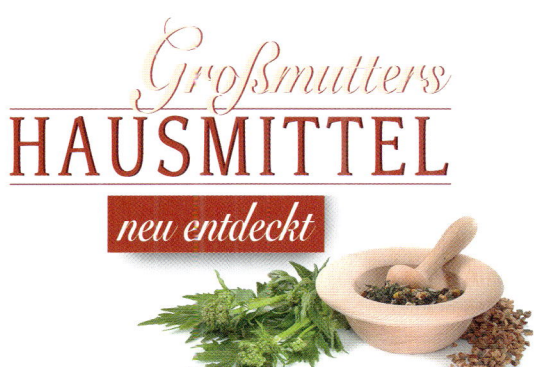

Großmutters
HAUSMITTEL
neu entdeckt

Großmutters HAUSMITTEL

neu entdeckt

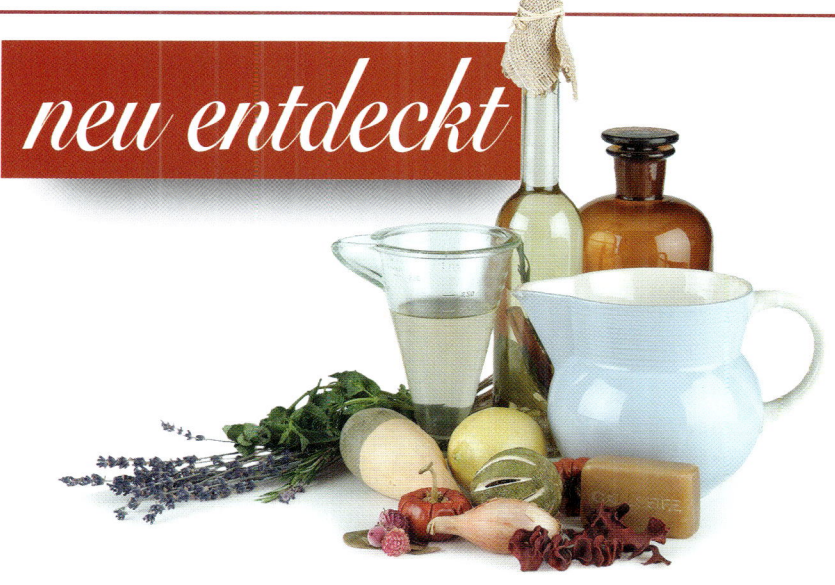

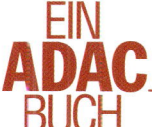
EIN ADAC BUCH

Autoren: Dr. Irmela Arnsperger (Kapitel 3 und 4, Sonderseiten), Dr. Stefanie Burkhardt-Sischka (Kapitel 5 und 6), Thomas Kopal (Kapitel 1), Angelika Lenz (Kapitel 2) und Heike Berli (Recherche Kapitel 6)

Fotografen: Fotostudio Udo Loster, Ulrich Kopp, Ginger Neumann

Redaktion: Annegret Diener-Steinherr (Projektleitung), Dr. Angela Meder, Hildegard Mergelsberg, Erwin Tivig, Joachim Wahnschaffe, Joachim Zeller
Grafik: Gabriele Stammer-Nowack, Peter Waitschies (Einband)
Bildredaktion: Christina Horut, Ute Noll
Produktion: Norbert Baier

Redaktionsdirektorin: Suzanne Koranyi-Esser
Redaktionsleiterin: Dr. Renate Mangold
Art Director: Rudi K. F. Schmidt
Leitung Produktion Buch: Joachim Spillner

Satz und Reproduktion:
Lihs GmbH, Medienhaus, Ludwigsburg
Druck und Binden:
MOHN MEDIA · Mohndruck GmbH, Gütersloh

Die in diesem Buch enthaltenen medizinischen Informationen sind kein Ersatz für eine ärztliche Diagnose und Behandlung. Der Verlag rät allen Patienten mit Krankheitssymptomen, sich an einen Arzt zu wenden.
Das vorliegende Buch ist sorgfältig erarbeitet worden. Dennoch erfolgen alle Angaben ohne Gewähr. Weder Autoren noch Verlag übernehmen für eventuelle Nachteile oder Schäden, die aus den im Buch gemachten praktischen Hinweisen resultieren, eine Haftung.

Sonderausgabe für die ADAC Verlag GmbH, München, 2001
© 2000, 2001 Reader's Digest
– Deutschland, Schweiz, Österreich –
Verlag Das Beste GmbH,
Stuttgart, Zürich, Wien

Printed in Germany
ISBN 3-8264-0899-3

VORWORT

Nicht lange klagen – Großmutter fragen. Diese Weisheit galt früher in vielen Familien, denn Oma wusste Rat, wenn es um die Wehwehchen ihrer Lieben ging oder wenn Abhilfe für die kleinen Probleme in Küche, Haushalt oder Garten geschafft werden musste. Rezepte für rasch wirkende Hausmittel kannte sie in Hülle und Fülle. Ihr praktisches Wissen beschränkte sich jedoch nicht auf die Gesundheit, für alle Bereiche des Alltags hatte sie schlaue

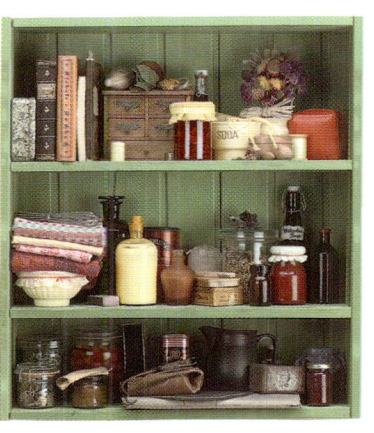

Tipps und Kniffe parat. Dadurch gelang ihr vieles wie von Zauberhand – ein leckeres Backrezept etwa, die Zubereitung eines Hustentees oder die Herstellung eines Duftsäckchens für den Wäscheschrank. Zum Glück ist all das nützliche Wissen heute nicht ver-

loren, denn dieser prächtige neue Ratgeber lässt auch die Jüngeren von Großmutters reichem Erfahrungsschatz profitieren. Dazu wurden die besten Rezepte, Tipps und Tricks aus der guten alten Zeit ausgewählt und nach neuesten Erkenntnissen zusammengestellt. Die Anleitungen zum Selbermachen sind für jedermann mühelos nachzuvollziehen, und oft wird dadurch der Kauf von teuren Fertigprodukten unnötig Noch wichtiger ist aber ein weiterer Vorteil: Wer Hausmittel selbst herstellt, weiß jederzeit, „was drin ist", denn er kann weitgehend auf natürliche Zutaten zurückgreifen. Freuen Sie sich also auf Hunderte von Anregungen für allerlei Nützliches, Schönes und Wohlschmeckendes!

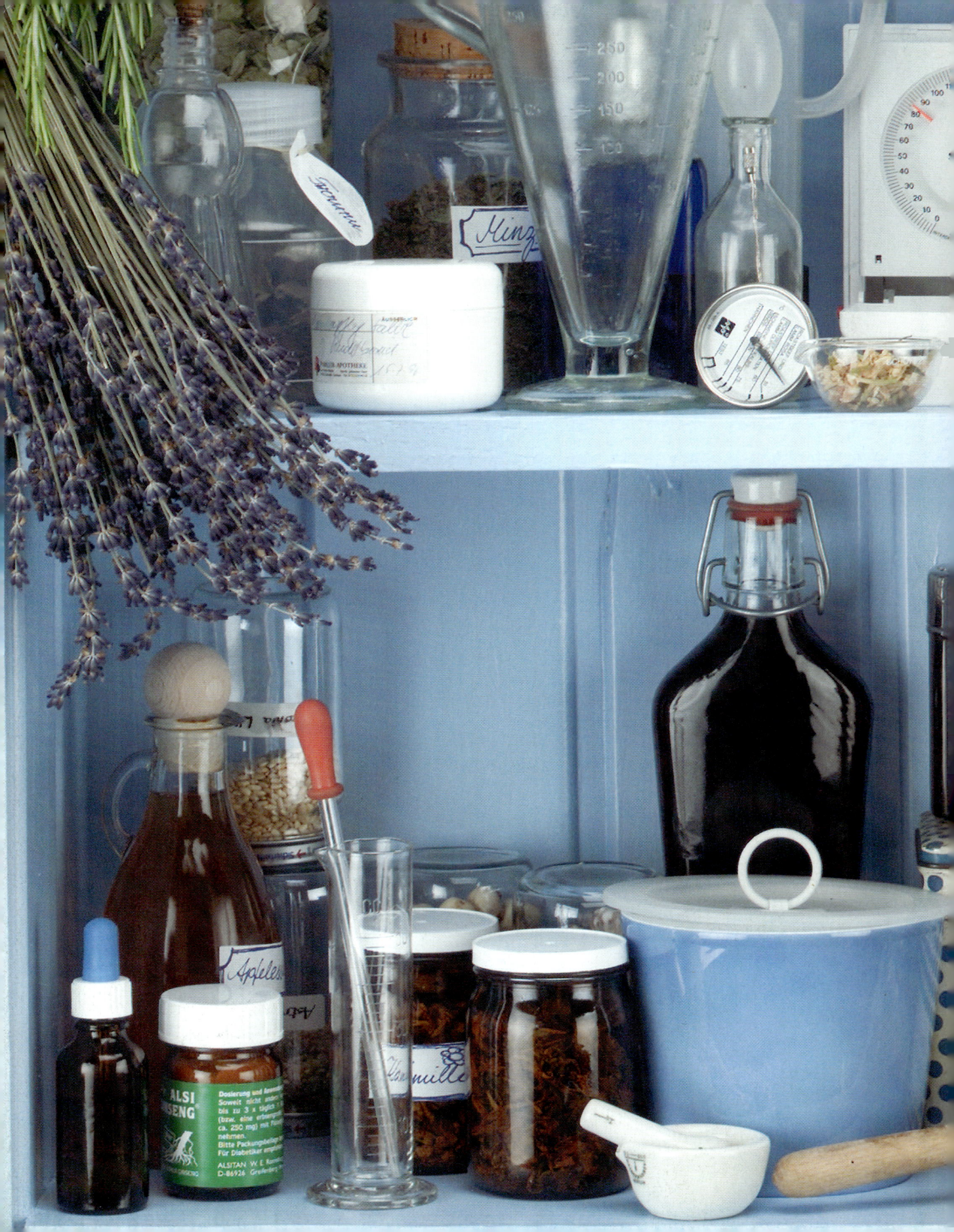

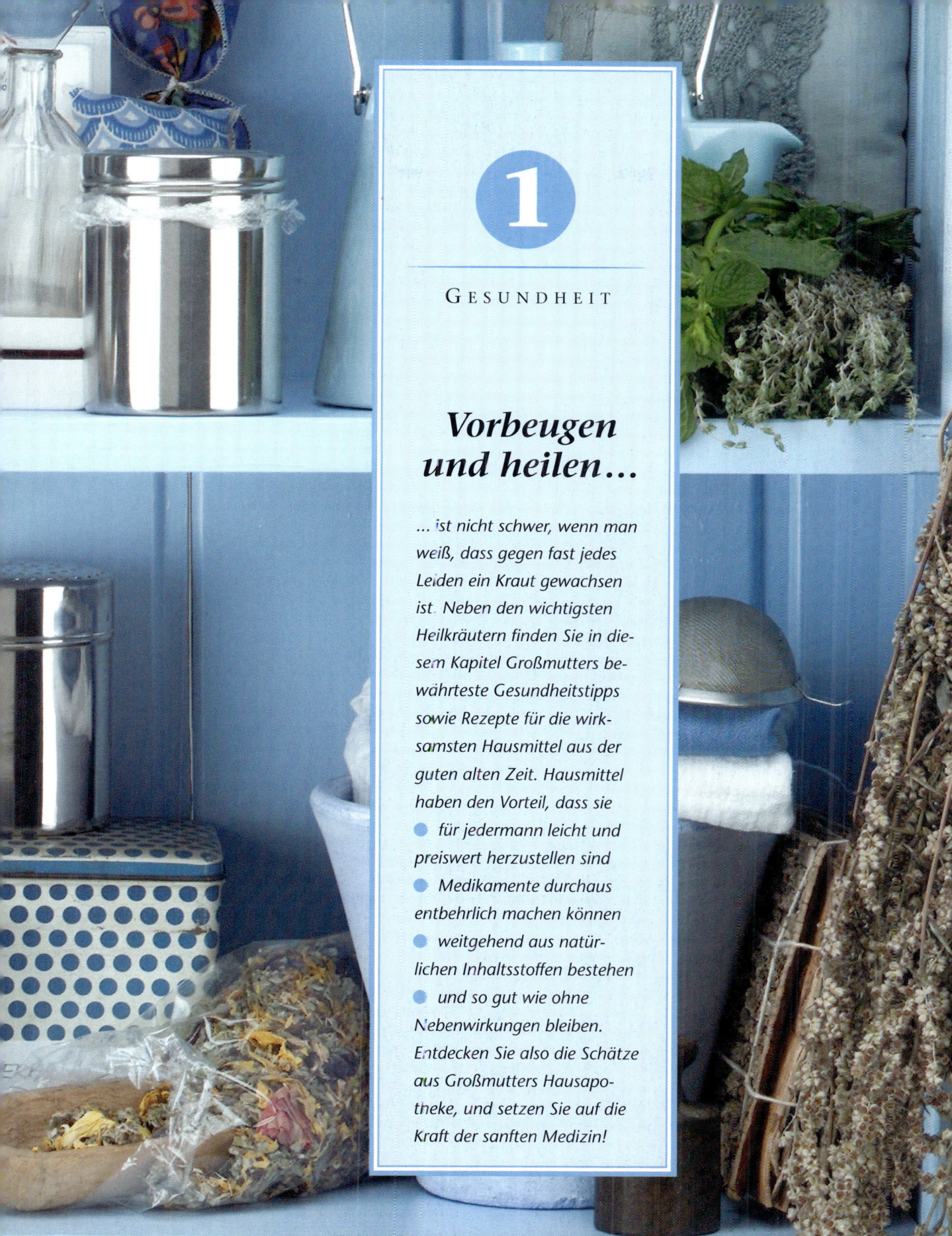

GESUNDHEIT

Vorbeugen und heilen…

… ist nicht schwer, wenn man weiß, dass gegen fast jedes Leiden ein Kraut gewachsen ist. Neben den wichtigsten Heilkräutern finden Sie in diesem Kapitel Großmutters bewährteste Gesundheitstipps sowie Rezepte für die wirksamsten Hausmittel aus der guten alten Zeit. Hausmittel haben den Vorteil, dass sie

● für jedermann leicht und preiswert herzustellen sind
● Medikamente durchaus entbehrlich machen können
● weitgehend aus natürlichen Inhaltsstoffen bestehen
● und so gut wie ohne Nebenwirkungen bleiben.

Entdecken Sie also die Schätze aus Großmutters Hausapotheke, und setzen Sie auf die Kraft der sanften Medizin!

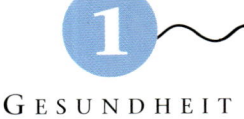

Ein klarer Kopf dank Kräuterkraft

Augen, Nase, Ohren, Mund und Hals – wer wüsste nicht, wie anfällig unser Kopf und seine empfindlichen Organe sind? Umwelteinflüsse, Stress oder ein geschwächtes Immunsystem führen dazu, dass die Augen brennen, der Kopf schmerzt oder der Hals kratzt. Meist sind die Beschwerden harmloser Natur und bedürfen, wenn sie sich nicht verschlimmern oder ein ernsthaftes Leiden als Ursache vermuten lassen, keiner ärztlichen Behandlung. Vielmehr kann man eine verstopfte Nase, Ohrenschmerzen oder entzündetes Zahnfleisch wirksam mit den zahlreichen Heilkräutern behandeln, die die Natur bereithält und deren Verwendung in Form von warmen Tees, Inhalationen, Wickeln und Bädern von Generation zu Generation überliefert wurde. Im Unterschied zu unseren Großmüttern braucht man heute die verschiedenen Zutaten nicht mehr mühevoll zu sammeln, sondern kauft sie in der Apotheke. Die Zubereitung der Rezepte ist unkompliziert, und Nebenwirkungen sind bei korrekter Anwendung nicht zu befürchten.

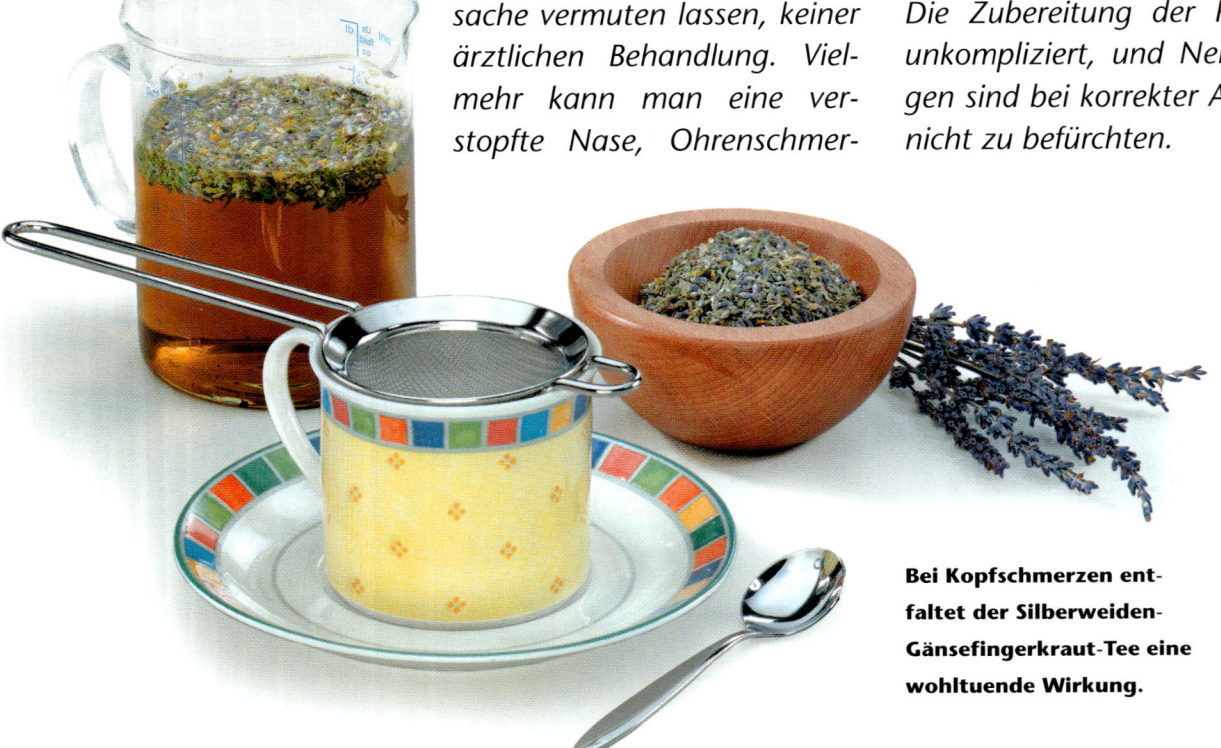

Bei Kopfschmerzen entfaltet der Silberweiden-Gänsefingerkraut-Tee eine wohltuende Wirkung.

In der Regel harmlos: Kopfschmerzen

Kopfweh gehört zu den häufigsten Beschwerden, hat aber selten ernste Ursachen. Der gewöhnliche Kopfschmerz vergeht nach einigen Stunden wieder und deutet meist auf Überarbeitung oder Übermüdung hin; selbst Wetterwechsel kommt als Auslöser infrage. Ähnlich bedingt ist die Migräne, die mit heftigen, pochenden Schmerzen und eventuell Übelkeit und Erbrechen einhergeht. Sehr häufig ist der so genannte Spannungskopfschmerz, bei dem der Betroffene einen dumpfen Druck im Kopf empfindet. Dieser Schmerz tritt oft infolge einer Überanstrengung der Augen oder einer Fehlhaltung auf, rührt aber auch von seelischen Spannungszuständen wie Angst her.

Was Sie tun können

Wenn sich eine ernsthafte Ursache ausschließen lässt, kann man Kopfschmerzen gut mit natürlichen Maßnahmen wie frischer Luft, kalten Kompressen oder einem Teilbad bekämpfen. Auch die hier vorgestellten Tees sind hilfreich.

Silberweiden-Gänsefingerkraut-Tee

Vor allem bei Spannungskopfschmerzen entfaltet dieser Tee seine wohltuende Wirkung. Die Silberweide enthält den Wirkstoff Salizin, der seit dem 17. Jh. als fiebersenkendes und schmerzstillendes Mittel bekannt ist.

1/2 l Wasser
30 g Silberweidenblätter
30 g Gänsefingerkraut
15 g Ringelblumenblüten

Das Wasser zum Kochen bringen. Die Kräuter mischen und 2 EL der Mischung mit dem kochenden Wasser überbrühen.

15 Minuten ziehen lassen, anschließend abseihen. Den Tee bei akuten Beschwerden recht schnell trinken. Sind die Kopfschmerzen chronisch, die doppelte Menge über den Tag verteilt zu sich nehmen. Bei längerer Anwendung nach 3 Wochen eine zehntägige Pause einlegen.
Achtung: Der Tee kann den Magen reizen und sollte daher bei entsprechenden Beschwerden nicht getrunken werden.

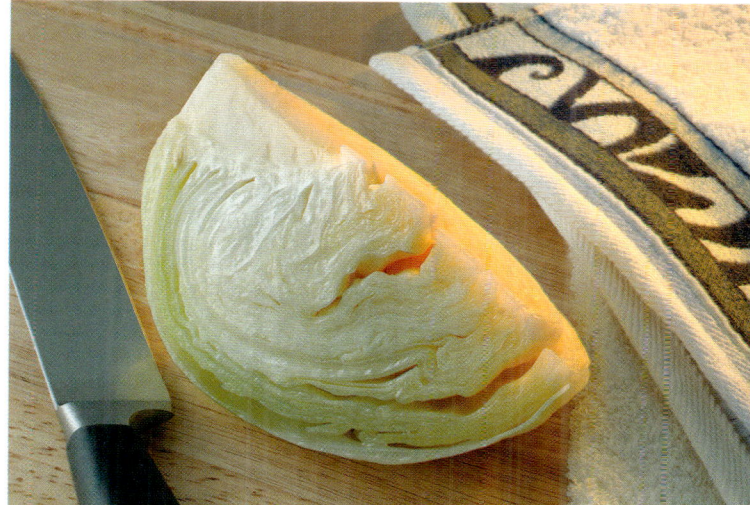

Inhalation mit Kohlwasserdampf

Dieses altbekannte Hausmittel gegen Kopfschmerzen war lange Zeit in Vergessenheit geraten. Es ist einfach zuzubereiten, und die einzige Zutat ist in jedem Supermarkt problemlos erhältlich.

1–2 l Wasser
1/4 Kohlkopf

Das Wasser zum Kochen bringen, den Kohl klein schneiden. Den Kohl in das kochende Wasser geben und 15 Minuten kochen lassen, dann den Topf von der Kochstelle nehmen und mit einem großen Handtuch über dem Kopf die heißen Dämpfe inhalieren. Danach das Gesicht mit einer Fettcreme eincremen.

Inhalationen mit Kohlwasserdampf sind ein wirksames Hausmittel gegen Kopfschmerzen.

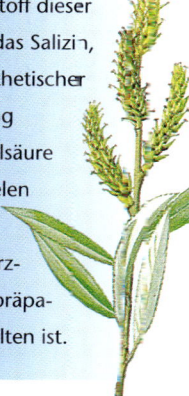

Silberweide
Hauptwirkstoff dieser Pflanze ist das Salizin, dessen synthetischer Abkömmling Acetylsalicylsäure heute in vielen gängigen Kopfschmerz- und Fieberpräparaten enthalten ist.

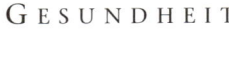

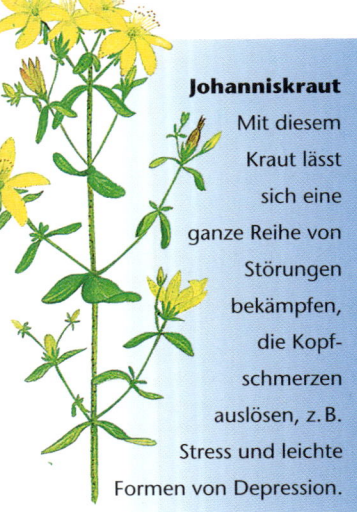

Johanniskraut
Mit diesem
Kraut lässt
sich eine
ganze Reihe von
Störungen
bekämpfen,
die Kopf-
schmerzen
auslösen, z. B.
Stress und leichte
Formen von Depression.

Stiefmütterchen-Mädesüß-Teemischung

Der Tee wirkt bei Spannungskopfschmerzen entkrampfend und schmerzlindernd.

¹/₂ l Wasser
15 g Stiefmütterchenkraut
30 g Mädesüß
30 g Johanniskraut
30 g Labkraut

Das Wasser zum Kochen bringen und die Kräuter mischen. 2 EL davon überbrühen und 15 Minuten ziehen lassen. Dann den Tee abseihen und recht rasch trinken. Bei chronischen Beschwerden die doppelte Menge über den Tag verteilt zu sich nehmen. Bei längerem Gebrauch jeweils eine 10-tägige Pause einlegen.
Achtung: Diese Teemischung kann den Magen reizen und ist zudem für Schwangere nicht geeignet.

Frauenmantel-Minze-Tee

Wer eine Migräne heraufziehen spürt, kann mit diesem Tee den Beschwerden möglicherweise vorbeugen.

1 l kochendes Wasser
40 g Frauenmantel
20 g Minzeblätter

Das Wasser zum Kochen bringen und die Kräuter 20 Minuten lang mitkochen, dann die Mischung noch 10 Minuten ziehen lassen. Den Tee abseihen und zunächst eine Tasse trinken. Bei Bedarf kann auch mehr getrunken werden.

Die Zwiebel ist nicht nur in der Küche unentbehrlich, sie ist auch ein beliebtes Hausmittel.

Der gute Rat

Kopfschmerzen müssen nicht sein. So helfen Sie sich selbst:

- Als wirksame Mittel gegen Kopfschmerzen haben sich ätherische Öle erwiesen. Ob Melissen- oder Pfefferminzöl: Ein paar Tropfen, auf Schläfen, Stirn und Nacken verrieben, wirken oft Wunder.

- Ein kaltes Armbad vertreibt ebenfalls die bösen Geister. Dazu die Unterarme ein paar Minuten lang in kaltes Wasser tauchen und sie dann kräftig abtrocknen.

- Auch ein Fußbad mit Senfmehl wirkt gegen Kopfweh. Dazu eine Schüssel mit körperwarmem Wasser füllen und darin 2 EL Senfmehl auflösen. Die Füße in dieser Mischung 5 Minuten baden und dann sorgfältig mit lauwarmem Wasser abspülen.

- Hilfreich bei Schmerzen im Hinterkopf ist eine Zwiebelpackung. Zu diesem Zweck eine rohe Zwiebel in Scheiben schneiden. Die Scheiben in den Nacken legen und mit einem Tuch bedecken, anschließend die Auflage fest mit einem Wollschal umwickeln.

Gut zu behandeln: Augenprobleme

Unsere Augen sind empfindliche Organe und meist schutzlos einer ganzen Reihe von Umwelteinflüssen ausgesetzt. Staub am Arbeitsplatz, klimatisierte Luft und Bildschirmarbeit bewirken müde Augen und Augenbrennen. Bei allergisch veranlagten Menschen kann die Reizung durch Blütenpollen eine Bindehautentzündung verursachen, und durch eine bakterielle Infektion können sich die Wimperntalgdrüsen am Lidrand zu einem Gerstenkorn entzünden.

Was Sie tun können

Urlaub für gestresste Augen bietet eine gezielte Augenentspannung, z. B. bei einem ausgiebigen Spaziergang an frischer Luft. Als natürliche Hausmittel kommen bei Augenbeschwerden Spülungen sowie Auflagen und Packungen zum Einsatz.

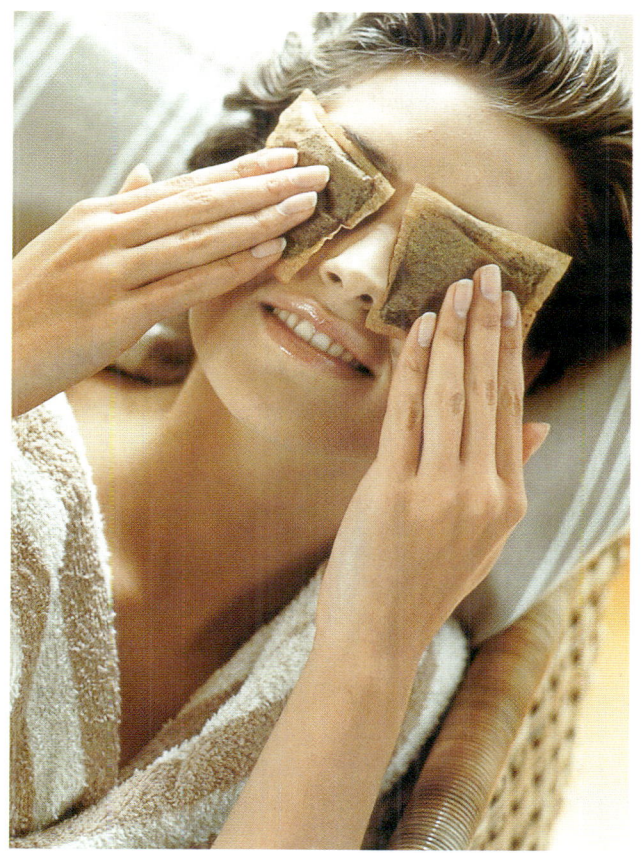

Für Augenauflagen werden Wattebäusche oder ein Tuch mit unverdünntem Tee getränkt. Bald nach dem Auflegen ist die beruhigende Wirkung spürbar.

Erfrischende Augenauflage

Diese Auflage erfrischt müde und empfindliche Augen. Es empfiehlt sich, zur Augenpflege statt Leitungswasser Quellwasser oder destilliertes Wasser zu verwenden.

**0,3 l Wasser
10 g Kornblumen
10 g echter Steinklee
20 g Spitzwegerich**

Das Wasser zum Kochen bringen. Die Kräuter hineingeben und 10 Minuten ziehen lassen, dann abseihen und die Flüssigkeit abkühlen lassen. Anschließend zwei Wattebäusche mit der Lösung tränken und die Bäusche auf die geschlossenen Augen legen. Wahlweise kann man auch ein Tuch verwenden. Der Sud lässt sich gut in sterilen, verschlossenen Flaschen aufbewahren.

Salbeiauflage

Salbei ist als Küchenkraut bekannt. Dass das Gewürz auch entzündungshemmend wirkt, wissen nur wenige. Zudem trocknet Salbei im Gegensatz zur Kamille die Haut nicht aus. Die Salbeiauflage ist bei überanstrengten Augen und Bindehautentzündungen besonders empfehlenswert.

**¹/₄ l Wasser
1 EL Salbei**

Das Wasser zum Kochen bringen. Den Salbei damit überbrühen, den Sud 10 Minuten ziehen lassen, danach die Lösung sorgfältig filtern. Wattebäusche oder eine Kompresse eintauchen und über die geschlossenen Augen legen. Solche Augenauflagen wirken übrigens auch der Fältchenbildung entgegen.

GESUNDHEIT

Petersilien-Augenspülung

Diese Spülung ist empfehlenswert bei überanstrengten Augen. Sie wirkt beruhigend, lindert Beschwerden und reinigt die Bindehaut. Mit dem Sud sind auch Auflagen möglich.

³/₄ l Wasser
1 Hand voll Petersilie

Das Wasser zum Kochen bringen. Die Petersilie unter fließendem Wasser gut abwaschen und mit dem siedenden Wasser überbrühen. Den Sud einige Stunden ziehen lassen, danach sorgfältig filtern. Zum Spülen eine Augenbadewanne benutzen, die in jeder Apotheke erhältlich ist. Die Wanne füllen und bei vorgebeugtem Kopf fest an das betroffene Auge drücken, dann den Kopf nach hinten neigen. Das Auge öffnen und durch Hin- und Herbewegen des Kopfes intensiv spülen. Die Spülung bei Bedarf mehrmals täglich wiederholen.

Eine Spülung mit Petersilienaufguss reinigt und beruhigt überanstrengte Augen. Der Sud ist einfach herzustellen.

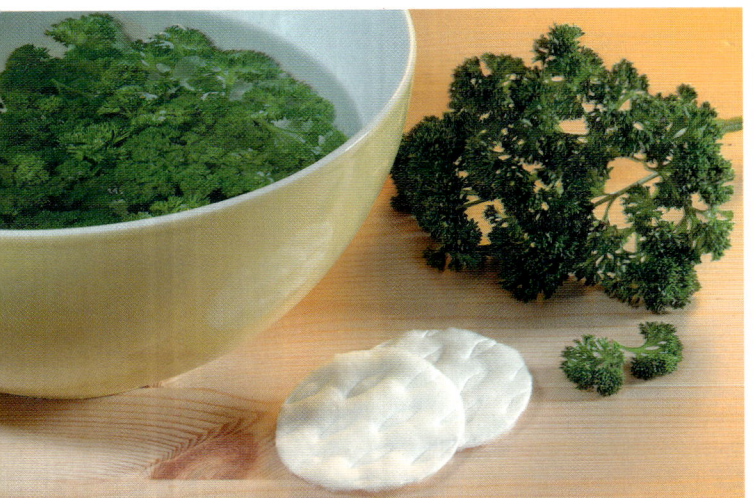

Augentrostauflage

Der Augentrost ist eine bekannte heimische Heilpflanze, die schon im 12. Jh. von der heiligen Hildegard empfohlen wurde und bei Bindehautentzündungen, Gerstenkörnern

und Augenverletzungen schmerzlindernd und heilend wirkt. Als Tee aufgekocht und getrunken, stärkt er die Abwehrkräfte.

1–2 TL Augentrost
¹/₄ l kaltes Wasser

Das Kraut schneiden, mit dem Wasser übergießen und alles zum Kochen bringen. 1–2 Minuten lang ziehen lassen, danach filtern. Mit dem Sud einen Wattebausch tränken und den Bausch auf das geschlossene Auge legen. Kann auch für Augenbäder verwendet werden.

Kartoffelbreipackung

Entzündungen am Lidrand sind unangenehm und schmerzhaft. Ein altbewährtes Hausmittel sind Kartoffelbreipackungen.

etwas Milch
1 heiße Pellkartoffel
1 Eigelb

Die Milch erwärmen. Die Pellkartoffel mit der Gabel zerdrücken und mit dem Eigelb und der Milch zu einem Brei verstreichen. Etwas abkühlen lassen, auf eine Kompresse geben und 20 Minuten lang auf das geschlossene Auge legen. 2- bis 3-mal wiederholen.

Kühle Quarkpackung

Auch Quarkpackungen wirken bei Entzündungen am Lidrand schmerzlindernd und helfen, die Schwellung zu mindern.

3 EL Quark
Saft einer Zitrone
1 EL Milch

Die Zutaten verrühren und auf ein warmes Tuch geben. Die Kompresse 20 Minuten lang auf das geschlossene Auge legen; 2-mal wiederholen.

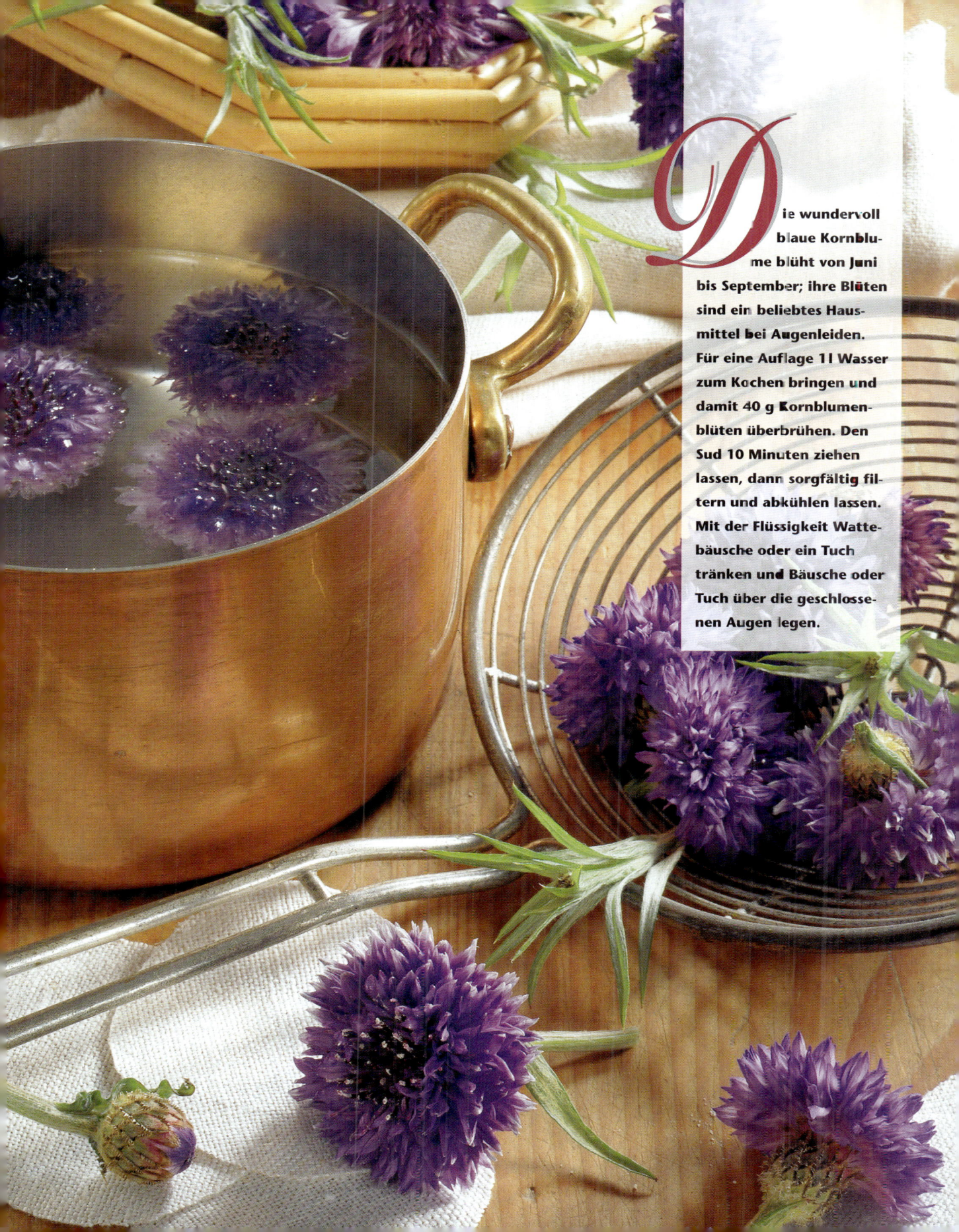

Die wundervoll blaue Kornblume blüht von Juni bis September; ihre Blüten sind ein beliebtes Hausmittel bei Augenleiden. Für eine Auflage 1 l Wasser zum Kochen bringen und damit 40 g Kornblumenblüten überbrühen. Den Sud 10 Minuten ziehen lassen, dann sorgfältig filtern und abkühlen lassen. Mit der Flüssigkeit Wattebäusche oder ein Tuch tränken und Bäusche oder Tuch über die geschlossenen Augen legen.

Anfällig für Beschwerden: die Nase

Unsere Nase, durch die wir ein- und ausatmen, und die dahinter liegenden Nasennebenhöhlen sind mit empfindlichen Schleimhäuten ausgekleidet, deren Aufgabe es ist, die Luft zu filtern, zu befeuch-

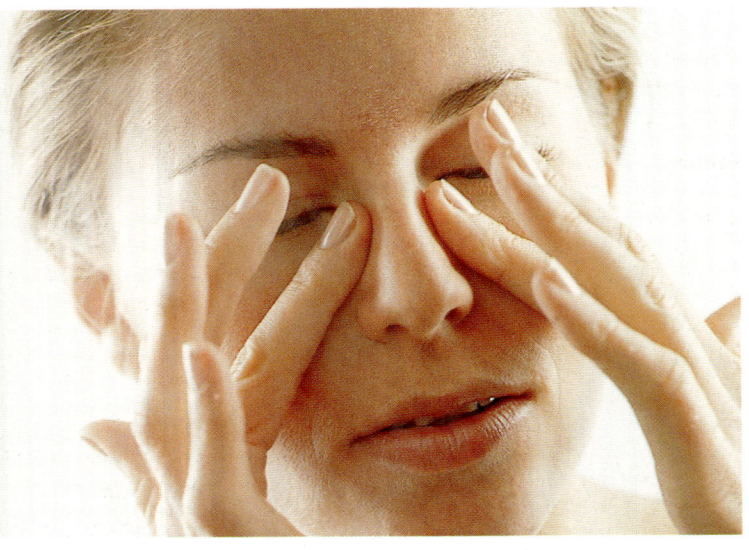

So stillen Sie Nasenbluten: Drücken Sie die Nasenflügel im Augenbereich 5–10 Minuten zusammen.

ten und zu erwärmen. Die Nase ist also ein Klimatisierungsapparat. Da die Gefäße der Nasenschleimhaut sehr fein sind, können sie leicht platzen, und es kommt zu Nasenbluten. Eine Entzündung der Nebenhöhlen-Schleimhäute kann sehr schmerzhaft sein. Im Frühjahr und Sommer leiden viele Menschen unter Heuschnupfen.

Was Sie tun können

Weil in der sensiblen Nasenregion Beschwerden häufig sind, nimmt es nicht Wunder, dass es eine ganze Reihe an bewährten und einfachen Hausmitteln aus Großmutters Zeit gibt. Ob Nasenbluten, Nebenhöhlenentzündung oder Heuschnupfen: Die Natur hält eine Vielzahl an heilkräftigen Kräutern bereit, die ohne Nebenwirkungen helfen.

Ingwer

Die aus Asien stammende Knolle ist Gewürz und Arzneimittel zugleich. Sie sorgt für eine gute Durchblutung und fördert so die Heilung.

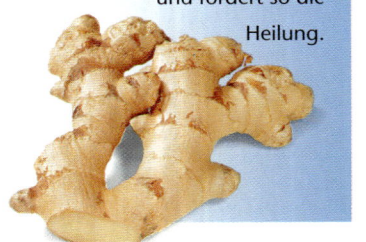

Tamponade aus Eichenrinde

Wer unter Nasenbluten leidet, kann die Blutung schnell und zuverlässig mithilfe einer Abkochung aus Eichenrinde stoppen.

1 TL Eichenrindenpulver
1 Tasse Wasser

Das Eichenrindenpulver in das Wasser geben. 2–3 Minuten kochen, dann abkühlen lassen. Einen Wattebausch mit dem Sud tränken und vorsichtig in das betroffene Nasenloch einführen.

Wiesenknopftee

Auch die blutstillende Wirkung des Wiesenknopfes ist seit alters bekannt. Hier wird die Wurzel der Pflanze verwendet.

1–2 TL Wiesenknopfwurzeln
¼ l kaltes Wasser

Die Wurzeln mit dem Wasser übergießen. Zum Kochen bringen, 10 Minuten ziehen lassen und dann abseihen. Von dem Tee täglich etwa 2 Tassen trinken.

Ingwerkompresse

Ingwer ist nicht nur ein Gewürz, sondern auch ein vielseitiges Heilmittel, das die Durchblutung fördert und so Nasennebenhöhlen-Entzündungen heilt.

2–3 EL frisch geriebener Ingwer
etwas Wasser

Durch Zusammendrücken in einem Tuch den Saft aus dem Ingwer pressen und mit dem Wasser vermischen. Die Lösung kurz erhitzen. Auf ein anderes Tuch geben und dieses über Stirn und Nase legen. Abkühlen lassen und den Vorgang so oft wiederholen, bis sich eine Hautrötung zeigt.

Ölinhalation

Der Duft, den ätherische Öle verströmen, wirkt bei Erkrankungen der Nasennebenhöhlen lindernd.

1–2 Tropfen Eukalyptusöl
*1–2 Tropfen Bergamott-
oder Lavendelöl*

Die Öle auf ein Tuch träufeln und den Duft tief einatmen. Ihre wohltuende Wirkung entfalten die Öle auch als Zusatz in einem heißen Bad.

Heuschnupfentee

Heuschnupfen ist für die Betroffenen eine wirkliche Plage. Hier hilft eine Teemischung aus heimischen Pflanzen.

1 l Wasser
1 EL Hirtentäschelkraut
1 EL Schafgarbe
1 EL Augentrost
1 TL Eichenrinde

Das Wasser zum Kochen bringen und die Kräuter damit überbrühen. 15 Minuten ziehen lassen, dann abseihen. Schluckweise über den Tag verteilt trinken. Mindestens 3 Wochen lang anwenden.

Ackerschachtelhalmspülung

Diese Nasenspülung lässt die Schleimhäute abschwellen. Man gewöhnt sich recht rasch an die zunächst ungewohnte Prozedur.

3/4 l kaltes Wasser
1/2 TL Ackerschachtelhalm

Das Wasser mit dem Kraut kurz aufkochen, dann sorgfältig filtern und abkühlen lassen. Von der Lösung 3- bis 5-mal am Tag jeweils eine Portion durch jedes Nasenloch hochziehen.

Der gute Rat

Nasenbluten kann man ganz schnell stoppen.

- Vor allem bei häufigerem Nasenbluten hilft die Zwiebelkur. Hierzu 1–2 rohe Zwiebeln reiben. Den Brei durch ein Sieb pürieren und den so gewonnenen Saft mit etwas Essig verdünnen. Die Lösung in Form einer Nasenspülung hin und wieder vorbeugend anwenden.

- Um eine akute Nasenblutung zu stoppen, legt man eine Eiskompresse auf die Nasenwurzel oder eine kalte Kompresse in den Nacken.

Was Sie bei Nebenhöhlenentzündungen tun können.

- Damit die Schleimhäute immer feucht und gut durchblutet sind, führen Sie jeweils morgens mit einer schwachen Salzlösung eine Nasenspülung durch. Die Lösung sollte etwa so wie Tränen schmecken.

- Bewährt haben sich auch Kamillendampfbäder, die schleimlösend und entzündungshemmend wirken: 2 EL Kamillenblüten in 1/2 l heißes Wasser geben und die Dämpfe 10 Minuten lang unter einem Handtuch inhalieren.

- Zusätzlich zu den Kamillendampfbädern empfiehlt sich ein abendliches Wechselfußbad. Hierzu beide Füße abwechselnd 5 Minuten in 38°C warmes und 10 Sekunden in 18°C kaltes Wasser tauchen.

- Sie können den Verlauf einer Erkältung abmildern, wenn Sie bei den ersten Anzeichen der Erkrankung Echinacin und Vitamin C einnehmen. Beides erhalten Sie in der Apotheke.

Selbst gegen Heuschnupfen hilft die Naturapotheke.

- Ein altes Hausmittel sind Bienenwaben, von denen 6-mal täglich jeweils ein kleines Stück 20 Minuten lang gekaut wird. Diese Kur sollte gut 3 Wochen lang durchgeführt werden.

- Apfelessig hilft ebenfalls bei Heuschnupfen. Morgens 1 TL in einem halben Glas Wasser zu sich nehmen.

- Langfristig zeigt auch eine Kur mit Schwarzkümmelöl Wirkung. Die enthaltenen ätherischen Öle harmonisieren das Immunsystem. 3-mal täglich je 2 Kapseln 3 Monate lang einnehmen.

Immer unangenehm: Ohrenschmerzen

Nicht nur Kinder, auch Erwachsene leiden unter Ohrenschmerzen, im Allgemeinen infolge einer Entzündung. Zumeist ist schon wegen der Intensität des Schmerzes ein Arztbesuch notwendig, aber auch weil Infektionen in diesem empfindlichen Organ auf keinen Fall verschleppt werden dürfen. Eine Reihe altbewährter Hausmittel kann – z. B. nachts und an Wochenenden – Linderung verschaffen oder sogar heilende Wirkung entfalten.

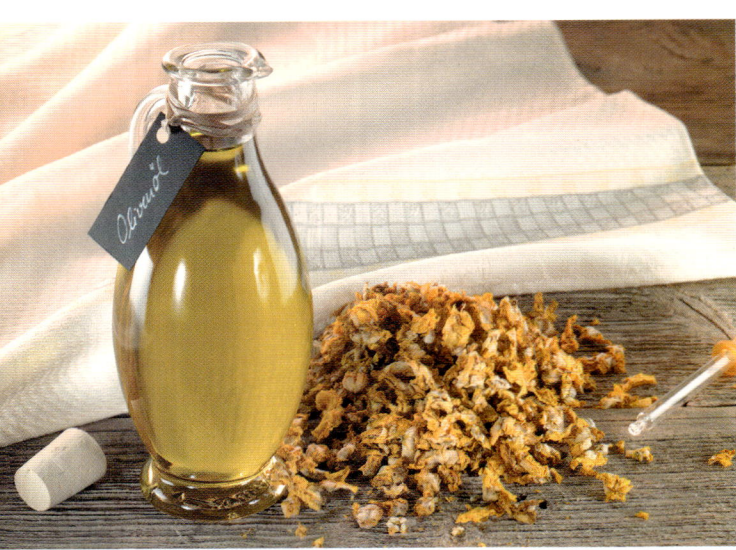

Königsöl ist besonders bei chronischer Mittelohrentzündung ein altbewährtes Hausmittel.

Königsöl

Königsöl leistet bei chronischen Ohrenschmerzen und Mittelohrentzündungen sowie bei Ekzemen gute Dienste.

**1 Hand voll frische Wollblumenblüten
100 g Olivenöl**

Die Wollblumenblüten mit dem Olivenöl übergießen. Den Ansatz 3–4 Wochen ins Freie stellen und von der Sonne bescheinen lassen. Einmal am Tag gründlich schütteln. Danach abseihen. Täglich 3 Tropfen in das betroffene Ohr träufeln.

Der gute Rat

Ohrenschmerzen lassen sich mit verschiedenen Mitteln lindern.

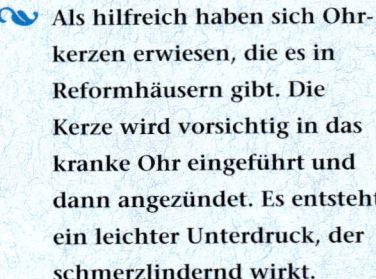

- Als hilfreich haben sich Ohrkerzen erwiesen, die es in Reformhäusern gibt. Die Kerze wird vorsichtig in das kranke Ohr eingeführt und dann angezündet. Es entsteht ein leichter Unterdruck, der schmerzlindernd wirkt.

- Gegen die Schmerzen einer Mittelohrentzündung helfen auch abschwellende Nasentropfen aus der Apotheke.

Ohrenschmalz kann sich verfestigen, das Ohr verstopfen und zu Schwerhörigkeit führen.

- Fest sitzendes Ohrenschmalz lässt sich mit einer Mischung aus einigen Tropfen Olivenöl und etwas Zitronensaft und Wasser aufweichen. Dreimal täglich einige Tropfen handwarm mit einer Pipette in das Ohr träufeln.

Für Ohrgeräusche sind Störungen wie hoher Blutdruck oder Angstzustände verantwortlich.

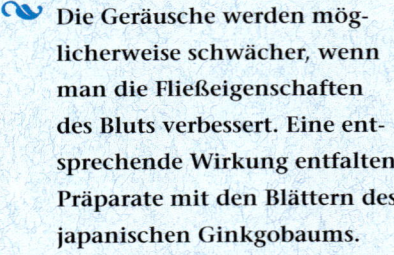

- Die Geräusche werden möglicherweise schwächer, wenn man die Fließeigenschaften des Bluts verbessert. Eine entsprechende Wirkung entfalten Präparate mit den Blättern des japanischen Ginkgobaums.

- Wechselwarme Fußbäder nach Kneipp trainieren die Gefäße und wirken stresslindernd.

Zwiebelwickel

Die Küchenzwiebel besitzt ein breites Heil-spektrum, das die Volksmedizin in Form überlieferter Hausmittel nutzt. Auch bei Ohrenschmerzen hat sie sich bewährt.

**1 Zwiebel
1 Mulltuch**

Die Zwiebel zerkleinern, auf ein Mull-tuch geben und das Tuch schließen. Die Kompresse auf das schmerzende Ohr legen und mit einer Mütze fixieren.

Rosen und Wermut

Ohrgeräusche sind sehr lästig. Mit der fol-genden Rezeptur können sie eventuell zum Verstummen gebracht werden.

**1 Knoblauchzehe
20 g Rosenblätter
10 g Wermutblätter
30 g Kleie**

Den Knoblauch abziehen und zerdrücken. Die Blätter in einem Mörser zerkleinern und mit der Kleie und dem Knoblauch zu einem Brei verkneten. Abends jeweils eine kleine Portion davon in ein Gazetuch wickeln und über Nacht aufs Ohr legen.

Melissenaufguss

Die Blüten der Melisse enthalten ätherische Öle, deren beruhigende und kräftigende Wir-kung sich auch bei Ohrgeräuschen entfaltet.

**1 l Wasser
60 g Melissenblüten**

Das Wasser zum Kochen bringen und die Blüten damit aufgießen. Gut ver-mischen. Den Sud 10 Minuten ziehen lassen, dann abseihen. 3-mal täglich eine Tasse nach den Mahlzeiten trinken.

Im Winter häufig: Halsbeschwerden

Meist beginnt es mit einem unangeneh-men Kratzen im Hals, dann fällt das Schlucken schwer, und schließlich bleibt die Stimme weg. Gegen Entzündungen in Hals und Rachen helfen indes gerade Hausmittel sehr gut. Die Natur hält eine ganze Reihe von Wirkstoffen bereit, die die Schluckbeschwerden lin-dern und die Entzündung erfolgreich zurückdrängen. Ob als Gurgellösung, als Halswickel oder als Tee – Großmutters Hausmittel helfen bestimmt.

Was Sie tun können

Vertrauen Sie auf die Heilkraft der Natur, und wenden Sie Hausmittel rechtzeitig an. Den Arzt sollten Sie aufsuchen, wenn sich zusätzlich Fieber oder eine Mandel-entzündung einstellt, was besonders bei Kindern und Jugendlichen häufig ist.

Ein altbekanntes und erprobtes Hausmittel bei Halsschmerzen und Husten ist Zwiebelmilch, wobei die Milch beruhi-gend und die Wirkstoffe der Zwiebel antibakteri-ell wirken. Zusätzlich ist das Getränk ein guter Vitamin-C-Lieferant.

Die Kräuterapotheke

Das Mittelalter war die große Zeit der Heilpflanzen. Man bezog sie aus der Natur und aus eigens angelegten Gärten.

Nachdem Kräuter lange Zeit nur gesammelt worden waren, ordnete Karl der Große (768–814) ihren planmäßigen Anbau an. Kräutergärten wurden in der Folge vor allem durch die Klöster angelegt, entstanden aber auch an den Höfen. Im Volk bildete sich das Berufsbild der weisen Kräu-terfrau heraus, die die Pflanzen im Umfeld der Siedlungen sammelte und sie gegen die verschiedenen Krankheiten anzuwenden wusste.

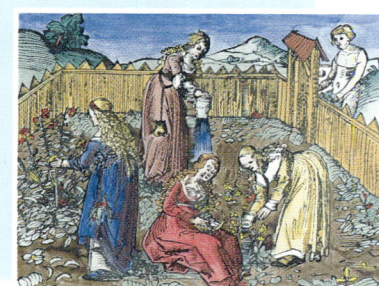

GESUNDHEIT

Zwiebelmilch mit Thymian und Nelken

Die Wirkstoffe in diesem Rezept sind hervorragend aufeinander abgestimmt.

3 große Zwiebeln
1 Gewürznelke
1 TL brauner Zucker
1 Thymianzweig
Wasser
1/2 Tasse Milch

Die Zwiebeln mit den Schalen klein schneiden und in einem Topf mit der Nelke, dem Zucker, dem Thymian und

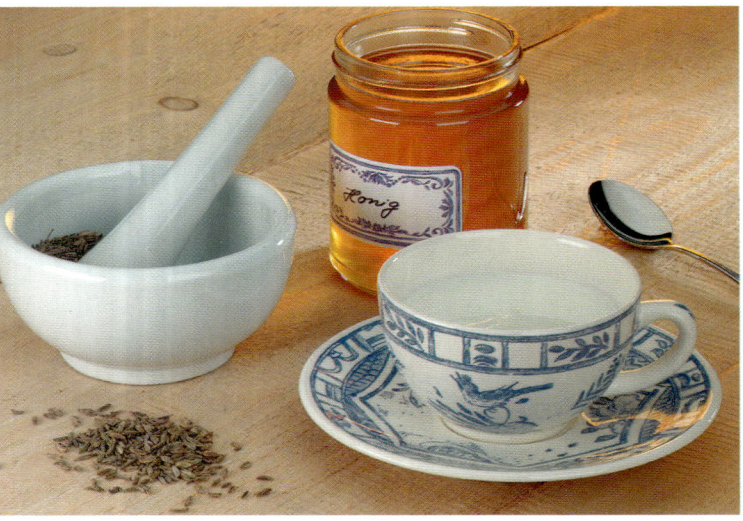

Bei Halsentzündungen kann ein Aufguss von wildem Fenchel – mit Honig gesüßt – die Stimme wiederbringen.

etwas Wasser gut vermischen. Alles ungefähr 2 Stunden köcheln lassen, dabei von Zeit zu Zeit etwas Wasser nachgießen. Die Mischung durch ein Sieb pressen und die Milch erhitzen. Den Zwiebelsaft mit der Milch zu gleichen Teilen vermischen und 3-mal täglich trinken. Wer den vollen Vitamin-C-Gehalt der Zwiebeln ausnutzen möchte, setzt die Mischung kalt an. Dazu die Zwiebeln mit dem Zucker vermengen und 12 Stunden ziehen lassen. Nun Wasser zugeben und auspressen. Weiter wie oben verfahren.

Aufguss von wildem Fenchel

Fenchel ist ein beliebtes Heilmittel. Wem bei einer Halsentzündung die Stimme versagt, kann es mit diesem Tee versuchen.

1 Tasse Milch
5 g Fenchelfrüchte
Honig zum Süßen

Die Milch aufkochen. Die Früchte zerdrücken, in die Milch geben und 10 Minuten darin ziehen lassen. Das Getränk nach Geschmack süßen und möglichst heiß 3-mal täglich trinken.

Bibernelle-Kamillen-Tee

Die Volks- wie auch die Schulmedizin wenden diese Heilpflanzen bei Entzündungen der oberen Atemwege an.

20 g Bibernellewurzeln
20 g Kamillenblüten
10 g Blutwurzeln
1/4 l kaltes Wasser
Honig zum Süßen

Die Kräuter mischen und 1 TL davon mit dem Wasser zum Kochen bringen, eine Minute kochen lassen und abseihen. Von dem Sud 3-mal täglich eine Tasse mit Honig gesüßt trinken. Ungesüßt ist der Tee zum Gurgeln verwendbar. Für Magen-Darm-Kranke weniger geeignet.

Edelkastanien-Gurgelwasser

Entzündungen in der Rachengegend kann man mit häufigem Gurgeln entgegenwirken.

2 TL Edelkastanienblätter
1/4 l kaltes Wasser

Die Blätter mit dem Wasser übergießen, kurz aufkochen lassen und filtern. Mit dem Tee 3-mal täglich gurgeln.

So werden Sie auf natürlichem Weg mit Halsschmerzen fertig.

- Hilfreich ist Gurgeln mit ätherischen Ölen. Dazu 3 Tropfen Eukalyptusöl, 2 Tropfen Sandelholzöl und 1 Tropfen Teebaumöl in ein Glas mit Wasser geben. 3-mal täglich anwenden.

- Inhalationen wirken ebenfalls reizlindernd und entzündungshemmend. Hierzu Kamille, Oregano und Thymian vermengen und 2 EL der Mischung mit 1 l heißem Wasser übergießen. Den Dampf 10 Minuten inhalieren.

- Besonders bei Kindern und Jugendlichen ist mit Halsentzündungen nicht zu spaßen. Dauern die Beschwerden länger als 4 Tage an, sollten Sie einen Arzt aufsuchen.

Pflanzliche Wirkstoffe helfen bei Problemen im Mundraum.

- Gegen Entzündungen setzt man die ätherischen Öle und Bitterstoffe des Salbeis ein. Einige Tropfen 2,5%iges Salbeiöl aus der Apotheke in etwas warmem Wasser lösen und damit nach dem Zähneputzen den Mund mindestens 2 Minuten lang spülen.

- Vorbeugend gegen Karies wirkt eine Ackerschachtelhalmkur. Die Zähne 2-mal täglich mit einer Mischung aus 1 g Pflanzenpulver und 1/2 TL Honig putzen.

Gesunder Mund und schöne Zähne

Wer sich gesunde Zähne und kräftiges Zahnfleisch wünscht, sollte die Zähne 2- bis 3-mal täglich putzen, die Zahnzwischenräume mit Zahnseide reinigen und regelmäßig zum Zahnarzt gehen. Mundhygiene spielt eine große Rolle, denn Karies und Zahnfleischentzündungen sowie Mundgeruch werden von Bakterien verursacht. Gegen deren Ausbreitung und gegen Zahnschmerzen helfen zahlreiche Hausmittel.

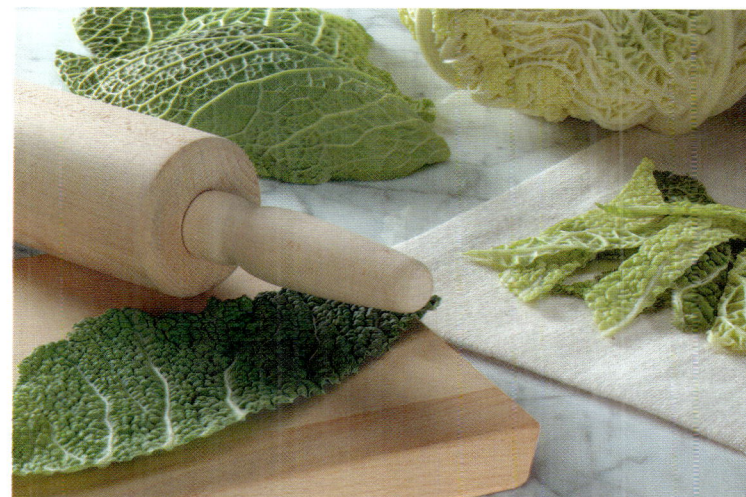

Wirsingauflage

Wirsing enthält Enzyme, die eine stark abschwellende Wirkung haben. Daher wird der Kohl seit alters als Hausrezept gegen Zahnschmerzen angewendet. Die Wirkung soll bereits nach einer halben Stunde einsetzen.

frische Wirsingblätter
1 Leinenlappen

Aus den Wirsingblättern die dicke Mittelrippe herausschneiden. Die Blätter mit einer Teigrolle weich rollen, auf einen Leinenlappen legen und mit dem Lappen an die entsprechende Wange drücken.

Einfach und sehr wirksam bei Zahnschmerzen und Schwellungen ist eine Wirsingauflage. Das Rezept ist uralt.

Rosmarin-Thymian-Zahnspülung

Zahnschmerzen können unerträglich sein. Vorübergehende Linderung verschafft eine Spülung mit diesen Kräutern.

20 g Dost
20 g Rosmarin
20 g Thymian
1 l Alkohol 90%

Die Kräuter in einem verschließbaren Gefäß mit dem Alkohol übergießen und 15 Tage ziehen lassen. Danach filtern

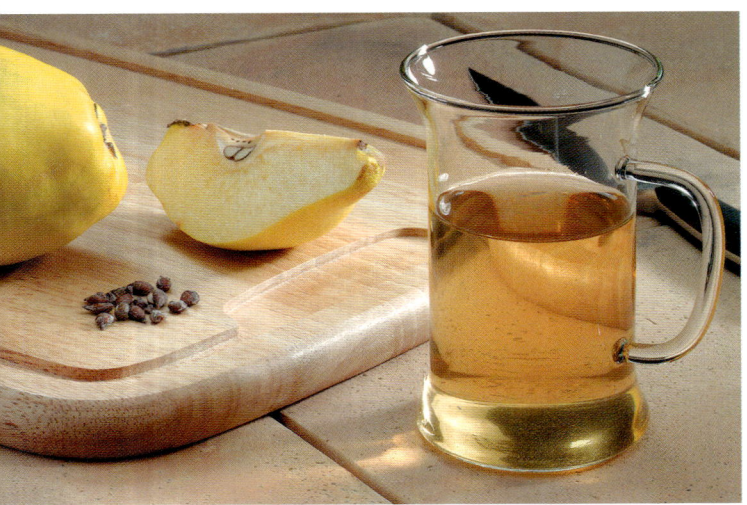

Eine Lösung aus Quittensamen hilft gegen Geschwüre im Mund.

Leinsamenumschlag

Auch ein Umschlag aus Leinsamen hat sich bei Zahnschmerzen bewährt.

1 l Wasser
200 g Leinsamen

Das Wasser zum Kochen bringen. Den Leinsamen in einen kleinen Leinensack oder einen Waschlappen füllen und darin 15 Minuten in das kochende Wasser geben. Abkühlen lassen und mit einem Handtuch, das die Wärme erhält, auf die Wange drücken, hinter der der schmerzende Zahn liegt.

Melissentinktur

Lippenherpes wird durch bestimmte Viren verursacht. Nach der Erstinfektion kommt es immer wieder zu Rückfällen. Gegen die Ausbreitung der Viren hilft die Melisse.

10 g Melissenblätter
100 ml Alkohol 70%

Die Melissenblätter und den Alkohol in ein gut schließendes Gefäß geben. Die Tinktur über Nacht ziehen lassen und anschließend mit einem Wattestäbchen mehrmals täglich auf die befallenen Stellen an der Lippe tupfen.

Quittenlösung

Kleine Geschwüre in der empfindlichen Mundschleimhaut können durch Quittensamen zum Abklingen gebracht werden.

1 l Wasser
150 g Quittensamen

Das Wasser zum Kochen bringen und die Samen darin 15 Minuten kochen lassen. Die Lösung filtern, abkühlen lassen und 3-mal täglich damit spülen. Wahlweise die Geschwüre mehrmals am Tag mit der Lösung bestreichen.

Kalmus-Gurgelmittel

Als Gurgelmittel entfaltet Kalmus eine desinfizierende Wirkung in Mund und Rachen.

2–3 TL getrocknete Kalmuswurzel
1 l kaltes Wasser

Die Wurzeln abends mit dem Wasser ansetzen und über Nacht ziehen lassen. Das Wasser zum Kochen bringen, die Wurzeln 10 Minuten darin ziehen lassen, dann abseihen und abkühlen lassen. Mit dem Absud 3-mal täglich gurgeln.

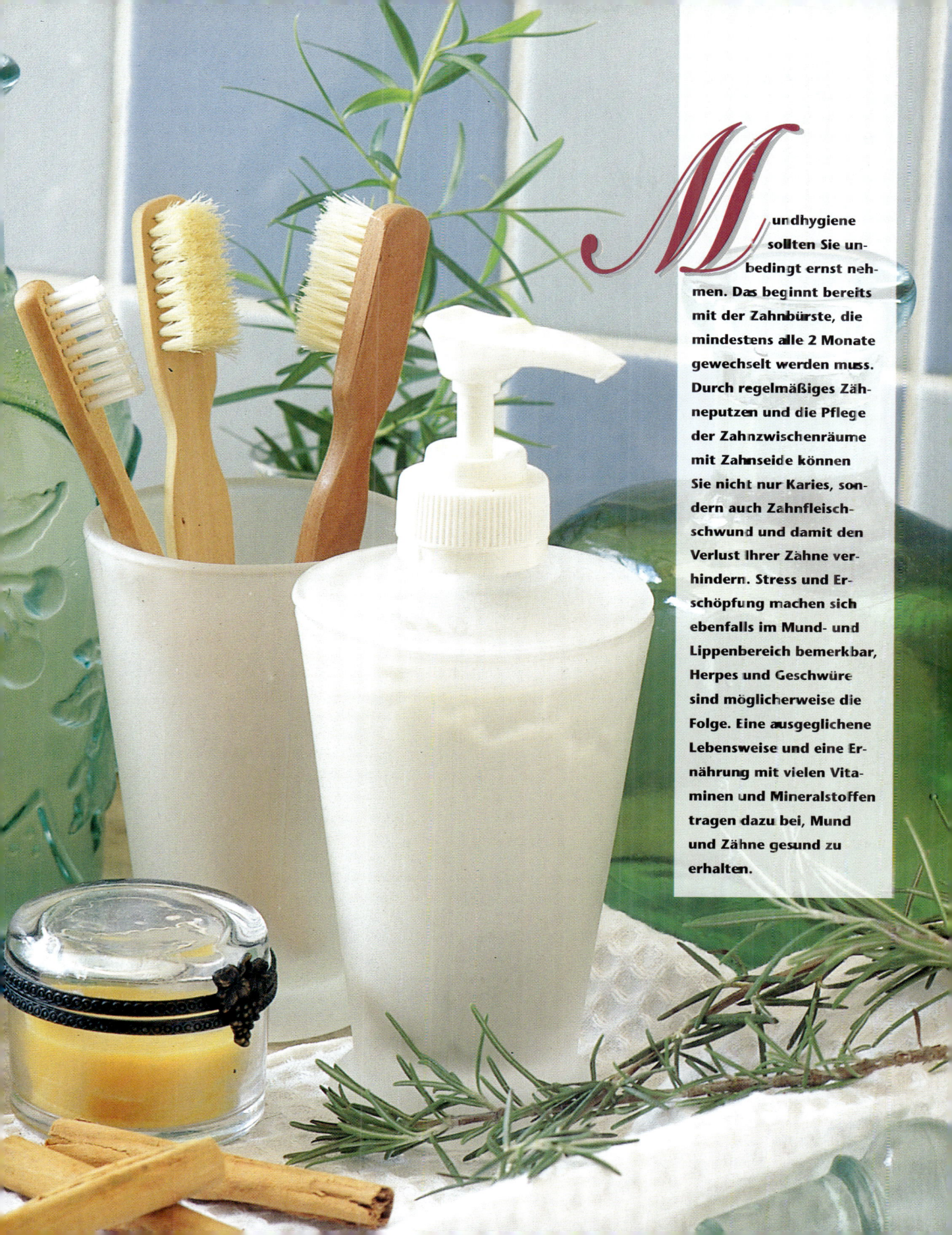

*M*undhygiene sollten Sie unbedingt ernst nehmen. Das beginnt bereits mit der Zahnbürste, die mindestens alle 2 Monate gewechselt werden muss. Durch regelmäßiges Zähneputzen und die Pflege der Zahnzwischenräume mit Zahnseide können Sie nicht nur Karies, sondern auch Zahnfleischschwund und damit den Verlust Ihrer Zähne verhindern. Stress und Erschöpfung machen sich ebenfalls im Mund- und Lippenbereich bemerkbar, Herpes und Geschwüre sind möglicherweise die Folge. Eine ausgeglichene Lebensweise und eine Ernährung mit vielen Vitaminen und Mineralstoffen tragen dazu bei, Mund und Zähne gesund zu erhalten.

Endlich wieder frei durchatmen

Normalerweise sind unsere Atemwege erstaunlich widerstandsfähig gegen Witterung und Krankheitserreger; von Staub können sie sich selbst befreien. Durch die Umweltverschmutzung in den Industrieländern und die moderne Lebensweise wird diese Widerstandskraft jedoch geschwächt, und Atemwegserkrankungen sind häufig die Folge. Rauchen, falsche Ernährung und gefährliche Stoffe aus der Umwelt können Asthma, Bronchitis oder chronischen Reizhusten verursachen. Das muss aber nicht sein – kluge Vorbeugung und sanfte Therapien, etwa mit Heilkräutern, können dabei helfen. Wer nicht raucht, sich gesund ernährt, sich viel in frischer Luft bewegt und Stress vermeidet, stärkt seine Atemwege und kann wieder frei atmen. Mutter Natur schenkt uns viele wertvolle Mittel, mit denen wir Atemwegsbeschwerden wirksam behandeln und uns vor ihnen schützen können. Warme Tees und Inhalationen lösen den Schleim, hemmen Entzündungen und entspannen; Wickel, Armbäder und Umschläge wirken tonisierend und erleichtern das Atmen. Oft müssen Sie keine Industrieprodukte kaufen, sondern können Ihre Mittel selbst herstellen – aus natürlichen Zutaten. Sie enthalten keinerlei chemische Zusätze und sind daher besonders verträglich.

Wenn Sie Schleim lösen wollen, trinken Sie täglich ein Getränk mit Apfelessig und Honig.

Auch gegen Asthma ist ein Kraut gewachsen

Wer unter Asthma leidet, kennt die gefährlichen Anfälle, bei denen man nicht richtig ausatmen kann, sodass der Körper nicht mehr ausreichend mit Sauerstoff versorgt wird und man das Gefühl hat zu ersticken. Asthma kann durch Allergien, Infektionen, Stress und Angst ausgelöst werden, aber auch die Veranlagung spielt eine Rolle. Viele Betroffene leiden seit der Kindheit unter Asthma, oft in Verbindung mit Hautausschlägen oder Heuschnupfen. Die Anfälle können wenige Minuten oder bis zu einigen Stunden andauern. In der Schulmedizin werden vor allem Mittel verschrieben, die Krämpfe lösen und die Bronchien erweitern.

Leichter atmen mit natürlichen Methoden

Asthmakranke können ihre Beschwerden lindern, indem sie die richtige Atemtechnik erlernen und Stoffe meiden, auf die sie allergisch reagieren. Es gibt aber auch viele natürliche Substanzen, die Schleim lösen und die Muskeln der Bronchien entspannen. Solche Stoffe sind z. B. in Zwiebeln und Knoblauch enthalten.

Apfelessig mit Honig

Beide Zutaten helfen bei vielen Beschwerden. Zu einem Getränk kombiniert, entspannen sie die Bronchialmuskulatur und können die Schleimlösung erleichtern.

2 TL Apfelessig
$^1/_4$ l Wasser
1 TL Honig

Den Apfelessig und den Honig im Wasser verrühren und 3-mal täglich ein Glas trinken. Diese Kur mindestens 3 Monate lang durchführen.

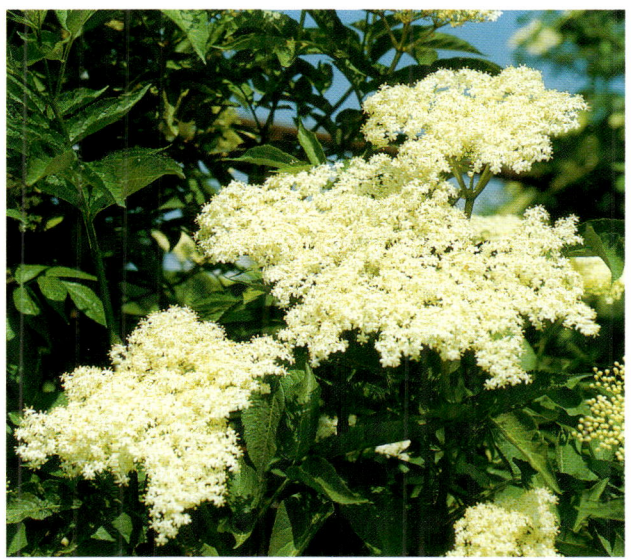

Holunderblüten erfreuen nicht nur das Auge, sondern haben auch heilende Wirkung – ebenso wie Beeren, Rinde und Blätter des Strauches.

Asthmatee

Thymian enthält ätherische Öle, die krampflösend und desinfizierend wirken.

50 g Thymian
20 g Sonnentau
30 g Majoran
50 g Meisterwurz

Die Kräuter mischen. Morgens Wasser zum Kochen bringen und einen Teil der Mischung überbrühen (für eine Tasse jeweils 2 TL der Mischung). Abseihen und über den Tag verteilt 5–7 Tassen trinken.

Holunderblüten-Huflattich-Tee

Holunder ist ein beliebtes Heilmittel und wird als Tee vor allem Kindern gegeben.

30 g Holunderblüten
30 g Huflattichblätter
20 g Königskerzenblüten

Die Kräuter mischen. Wasser aufkochen ($^1/_4$ l für 1 TL der Mischung), über die Kräuter gießen, 10 Minuten ziehen lassen und abseihen. 5 Tassen täglich trinken, die letzte vor dem Schlafengehen.

Tee zubereiten
Blüten und Blätter entfalten ihre Wirkung am besten, wenn sie lose in einem Gefäß schwimmer können. Für diese Art der Teezubereitung ist ein Sieb unerlässlich.

Nicht ganz ungefährlich: Bronchitis

Trockener Husten, keuchender Atem und Schmerzen im Brustkorb sind die ersten Zeichen einer akuten Bronchitis. Dabei sind die Bronchien – die Verbindung zwischen Luftröhre und Lunge – entzündet. Viren oder Bakterien können die Ursache sein. Meist klingt die Entzündung schnell wieder ab. Mit Mitteln aus der Natur kann man diesen Prozess beschleunigen und die Beschwerden lindern. Trotzdem sollte man sich vom Arzt untersuchen lassen.

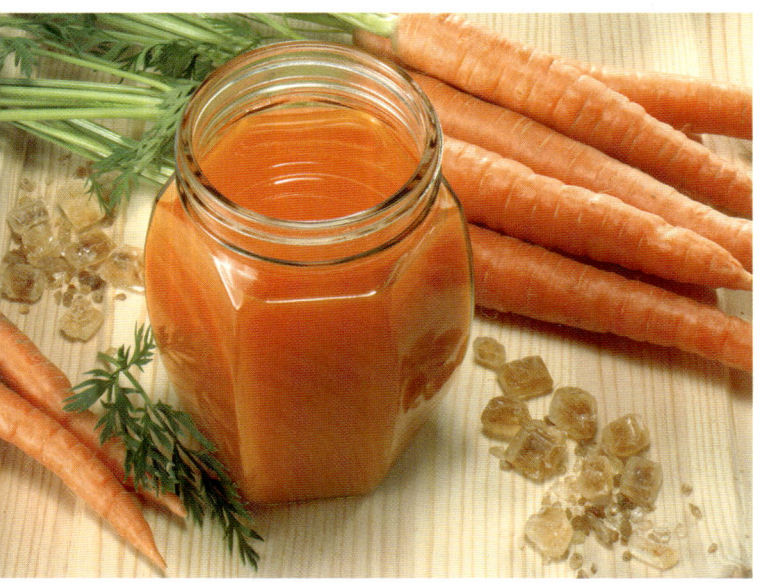

Schnell und einfach herzustellen ist Möhrensirup. In einem sauberen Honigglas lässt er sich lange aufbewahren.

Möhrensirup

Ein altes und sehr bewährtes Hausmittel gegen Husten und Erkrankungen der Bronchien ist dieser wohlschmeckende Sirup.

1/4 l Möhrensaft
2 EL Honig
etwas Wasser

Den Möhrensaft (frisch gepresst oder aus dem Reformhaus) mit dem Honig und dem Wasser unter Rühren zu Sirup verkochen. Täglich 3–4 TL einnehmen.

Sellerie-Raps-Absud

Sellerie hilft bei chronischen Leiden der Atmungsorgane. Hier werden die gereinigten Wurzeln der Pflanzen verwendet.

30 g Rapswurzeln
50 g Selleriewurzeln
1 großes Kohlblatt
1 l Wasser
Honig nach Bedarf

Das Wasser zum Kochen bringen, alle Zutaten bis auf den Honig hineingeben und 1/2 Stunde kochen. Danach abseihen, abkühlen lassen und mit Honig süßen. Über den Tag verteilt trinken.

Spitzwegerich-Lungenkraut-Tee

Lungenkraut hat eine reizlindernde Wirkung und kann auch Entzündungen der Schleimhäute eindämmen.

30 g Lungenkraut
20 g Spitzwegerichblätter
1 TL Honig

Die Kräuter mischen. Wasser zum Kochen bringen (1/2 l für 4 TL der Mischung) und über die Kräuter gießen. Nach 10 Minuten abseihen und den Honig einrühren. Über den Tag verteilt heiß trinken.

Kamille-Thymian-Inhalation

Inhalationen wie diese lindern den Schmerz und den Hustenreiz.

2 EL Kamillenblüten
2 EL Thymiankraut
3–4 l Wasser

Das Wasser aufkochen, die Kräuter zufügen und 10 Minuten ziehen lassen. In eine Schüssel gießen und inhalieren.

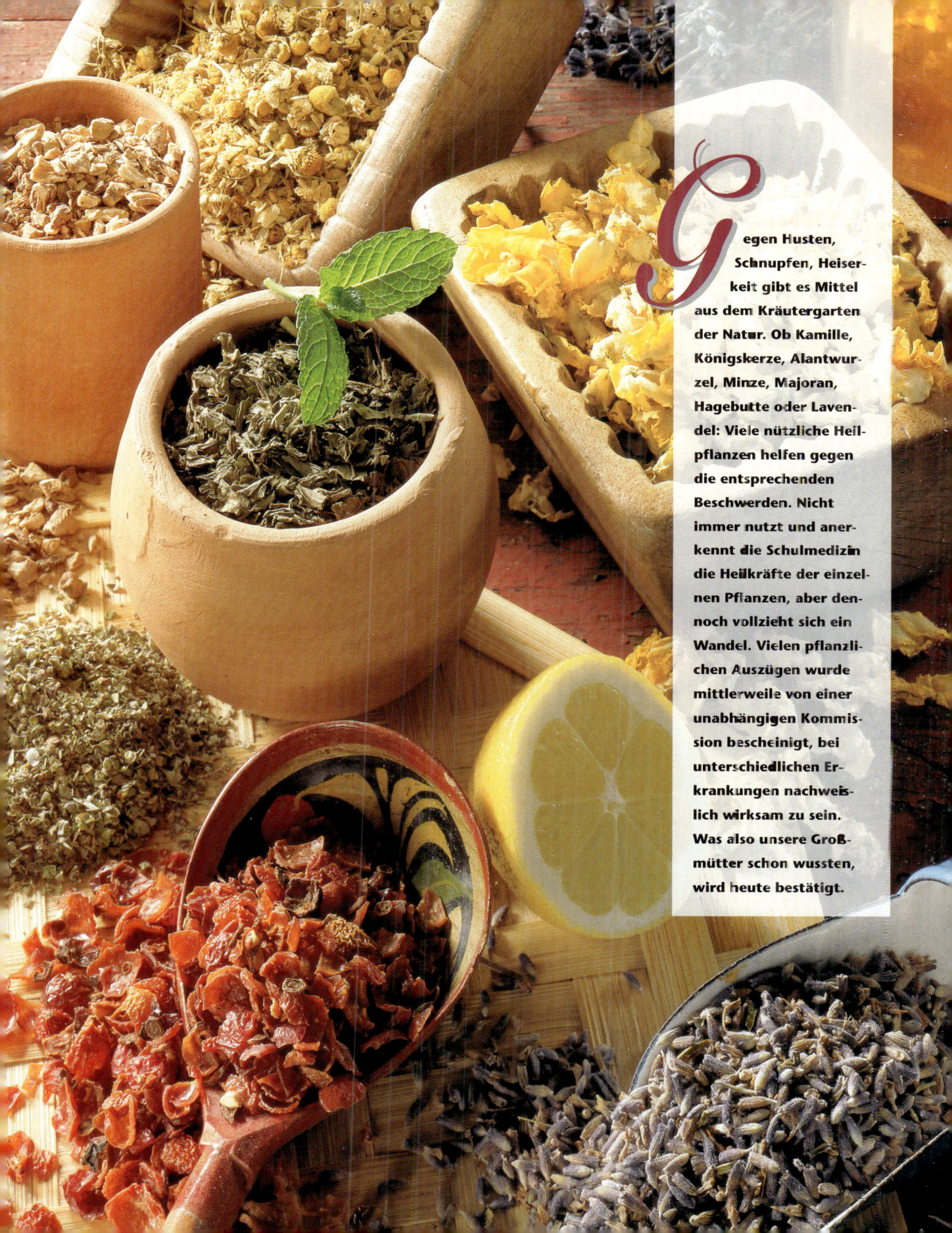

egen Husten, Schnupfen, Heiserkeit gibt es Mittel aus dem Kräutergarten der Natur. Ob Kamille, Königskerze, Alantwurzel, Minze, Majoran, Hagebutte oder Lavendel: Viele nützliche Heilpflanzen helfen gegen die entsprechenden Beschwerden. Nicht immer nutzt und anerkennt die Schulmedizin die Heilkräfte der einzelnen Pflanzen, aber dennoch vollzieht sich ein Wandel. Vielen pflanzlichen Auszügen wurde mittlerweile von einer unabhängigen Kommission bescheinigt, bei unterschiedlichen Erkrankungen nachweislich wirksam zu sein. Was also unsere Großmütter schon wussten, wird heute bestätigt.

So einfach löst sich lästiger Husten auf

Auch wenn Husten sehr unangenehm sein kann, trägt er zu unserer Gesundheit bei, denn er reinigt die Atemwege. In der Regel ist eine Erkältung die Ursache für starken Husten. Erst schmerzt der Hals, dann folgt der Reizhusten. Linderung verschaffen Mittel, die das Abhusten erleichtern und den Schleim lösen; außerdem ist es hilfreich, heiße Bäder zu nehmen, natürliche Hustenmittel zu schlucken und viel zu trinken, am besten Kräutertee.

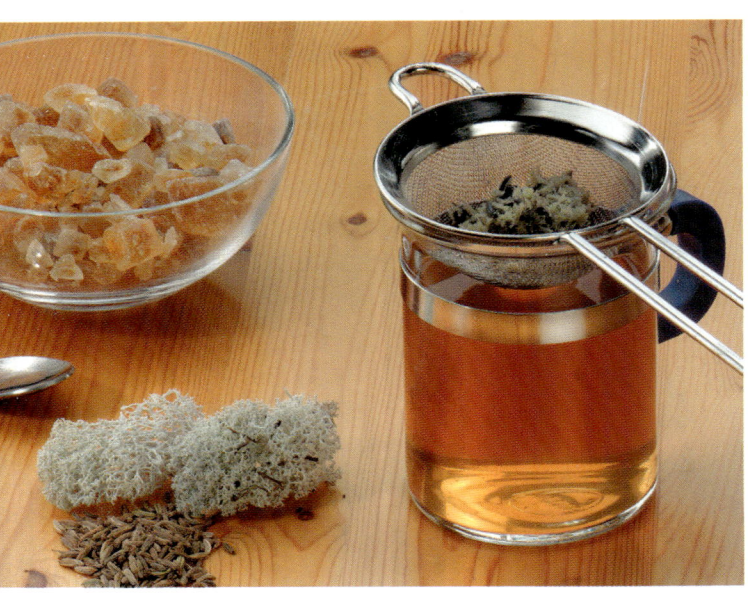

Isländisch Moos, Fenchelsamen und Kandiszucker bilden die Grundlage für diesen Sirup. Er hilft sehr gut gegen Reizhusten.

Veilchen-Efeu-Tinktur

Vor allem bei starkem Reizhusten hat sich diese Tinktur bewährt.

20 g Veilchenblüten
20 g Efeublätter
0,7 l Wodka, Korn o. Ä.

Die Kräuter zerkleinern, in eine gut verschließbare Flasche geben und diese mit dem Schnaps auffüllen. 4 Wochen lang ziehen lassen, dabei täglich schütteln. Dann abseihen und in sterile dunkle

Der gute Rat

Befreien Sie sich von Ihrem Reizhusten!

- Aus dem schwarzen Rettich kann man einen sehr wirksamen Hustensaft herstellen. Dazu den Rettich aushöhlen, in das Innere 2–3 TL Honig füllen und mit einer Stricknadel unten ein Loch hineinbohren. Den Rettich auf ein Glas an die Heizung stellen. Von dem ausgelaufenen Sirup alle 1–2 Stunden 1 EL nehmen.

- Warmes Bier lindert den Reizhusten. Dazu am Abend $1/2$ l Bier mit 4 EL Honig erwärmen und langsam trinken.

- Auch ein Sirup aus Tannenspitzen vertreibt den lästigen Husten. Hierzu 200 g frische Tannenspitzen 24 Stunden in $1/2$ l Wasser legen und dann kurz aufkochen. Abseihen und mit 500 g Zucker zu einem Sirup verkochen. Davon 2–3 TL täglich einnehmen.

- Wer über Nacht einen Muskatwickel anlegt, ist schnell wieder beschwerdefrei. Auf ein Leinentuch dick Vaseline aus der Apotheke auftragen. Darauf $1/2$ TL gemahlene Muskatnuss verteilen und gut einstreichen. Den Lappen auf die Brust legen und mit einem Wollschal festbinden.

- Inhalationen lindern ebenfalls den Husten. Träufeln Sie einfach 2–3 Tropfen Eukalyptus-, Thymian- oder Zypressenöl in heißes Wasser.

Glasflaschen umfüllen. 3-mal täglich 15 Tropfen auf Zucker oder Brot einnehmen. Diabetiker sollten Brot verwenden.

Fenchelsamen-Sirup

Isländisch Moos, eine Flechte, beruhigt die gereizten Schleimhäute.

> *3 TL Fenchelsamen*
> *3 TL Isländisch Moos*
> *1 1/2 l Wasser*
> *250 g Kandiszucker*

Die Kräuter mit dem Wasser übergießen, die Mischung erhitzen und kochen, bis etwa die Hälfte der Flüssigkeit verdampft ist. Abseihen und mit dem Zucker zu Sirup kochen. 1 EL alle 3 Stunden nehmen.

Lavendel-Minze-Tee

Lavendelblüten wirken beruhigend auf die Nerven der Atemwege.

> *20 g Lavendelblüten*
> *20 g Echte Minze*
> *1 l Wasser*

Das Wasser zum Kochen bringen, die Kräuter zufügen und 5 Minuten ziehen lassen. Abseihen und täglich 3-mal eine Tasse trinken. Nach Bedarf süßen.

Meerrettich-Zwiebel-Honig

Sowohl der Meerrettich als auch die Zwiebel enthalten antibiotische Wirkstoffe.

> *1 EL frischer Meerrettich*
> *1 EL Zwiebeln*
> *5 TL Honig*
> *5 EL Wasser*

Den Meerrettich fein raspeln, mit dem Honig verrühren, die Zwiebel hacken, darunter rühren, das Wasser dazugeben.

Kurz zum Sieden bringen und abkühlen lassen. 5-mal täglich 1 TL nehmen. **Achtung:** Nicht für Diabetiker geeignet.

Früchte-Elixier

Alantwurzel löst den Schleim, dämpft den Husten und löst Krämpfe.

> *10 g gedörrte Heidelbeeren*
> *10 g Hagebutten*
> *10 g Kressesamen*
> *20 g Alantwurzel*
> *1 l trockener Weißwein*

Früchte und Kressesamen 5 Minuten im Wein aufkochen. Abseihen, die Alantwurzel zufügen und einen Tag ziehen lassen. Abseihen und abfüllen. 3 Wochen lang 3-mal täglich 1 TL einnehmen.

Natürliche Wirkstoffe vertreiben den Husten gewiss: Meerrettich, Zwiebeln und Honig sind kraftvolle Heilmittel.

Hilfe von Pfarrer Kneipp

„Gerne gebe ich zu, dass manche Anwendungen und Übungen der Wasserkur eher für ein stark muskeliges und stark knochiges Ross passten als für ein vom Fleisch weich umkleidetes Menschengerippe." (Sebastian Kneipp)

Am Anfang standen das eiskalte Donauwasser und eiskalte Wechselduschen, dank derer sich der angehende Pfarrer Kneipp selbst von Tuberkulose heilte. Seine weiterentwickelte Kur mit Güssen, die sich auch für Atemwegsbeschwerden eignet, bringt Kranken bis heute Linderung.

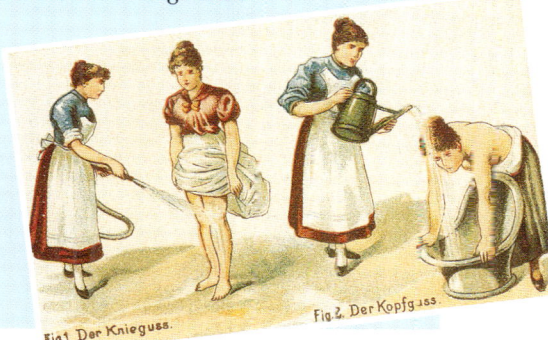

Fig.1. Der Knieguss.   Fig.2. Der Kopfguss.

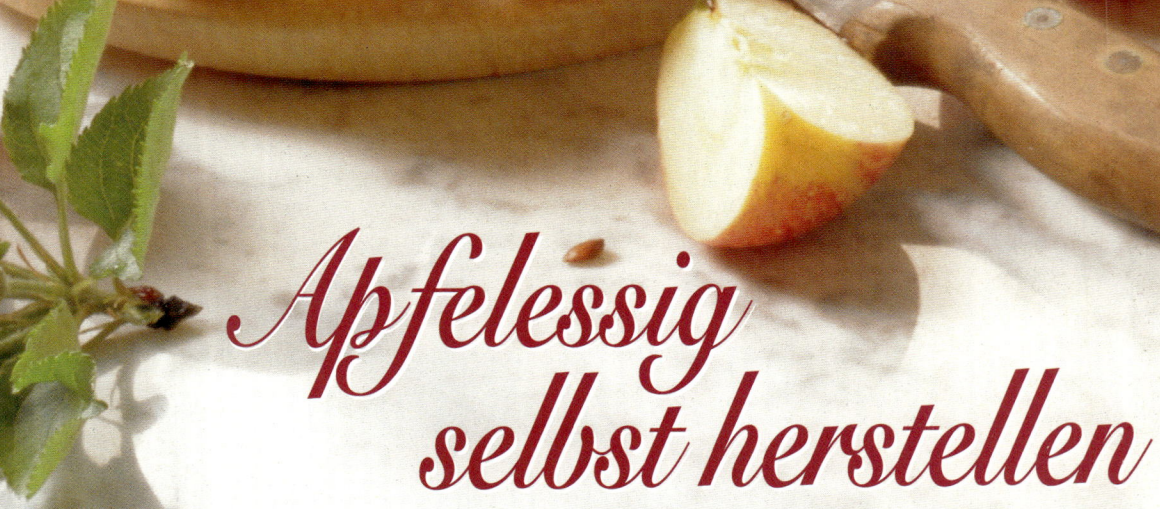

Apfelessig selbst herstellen

Ein wahrer Tausendsassa unter den Hausmitteln ist dieser Essig, der sich außerdem leicht herstellen lässt. Nutzen Sie seine vielfältigen Kräfte!

Der Apfelessig war fast in Vergessenheit geraten, ehe er vor einigen Jahren wieder entdeckt wurde. Seither feiert das beliebte Mittel aus Großmutters Zeit nicht nur in Deutschland einen regelrechten Triumphzug durch die Haushalte. Seine Wurzeln gehen bis ins Altertum zurück: Schon Nofretete pflegte ihre Schönheit mit Essigbädern. Apfelessig ist gesund, zaubert bei äußerer Anwendung Glanz ins Haar, fördert die Durchblutung der Haut und wirkt positiv auf deren Säureschutzmantel. Wenn man ihn regelmäßig trinkt, reguliert er außerdem den Stoffwechsel.

Früher wurde Apfelessig mithilfe einer Obstpresse im Haus zubereitet und war fast ein Abfallprodukt, denn zur Herstellung nahm man Fallobst. Heute verwendet man zur Gewinnung des Apfelsafts frisches Obst und ersetzt die Obstpresse durch den elektrischen Entsafter. Den Saft lässt man gären, bis die so genannte Essigmutter entsteht, die als klebriger Schaum an der Oberfläche auftritt. Die Zugabe von Hefe ist nicht unbedingt nötig, sie fördert aber den Prozess.

Apfelessig – so wird er gemacht

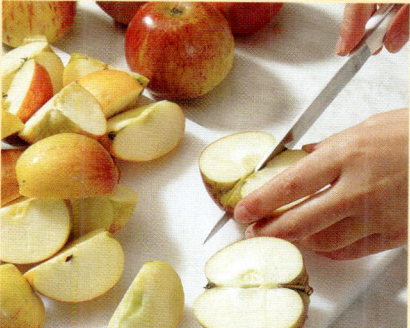

Äpfel waschen, vierteln und faule Stellen entfernen. Apfelstücke in die Saftpresse oder den Entsafter geben.

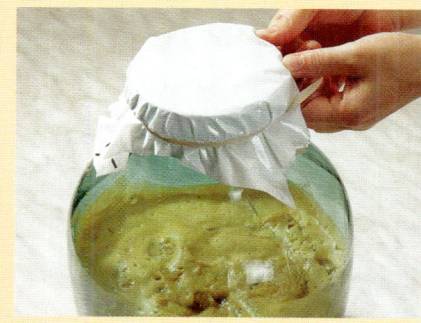

Den Saft mit einem Teil der Schalen und Kerngehäuse in ein Glas, eine Ballonflasche oder ein Steingutgefäß füllen. Etwas Trockenreinzuchthefe (im Fachhandel erhältlich) zufügen. Gefäß fest verschließen.

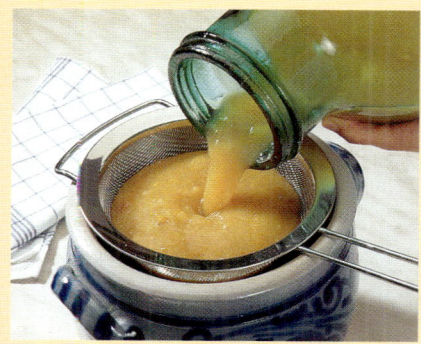

Etwa 4 Wochen stehen lassen, dabei gelegentlich Essigmutter abschöpfen und danach schütteln. Wenn der Essig den gewünschten Geschmack aufweist, durch ein Leinentuch gießen und in ausgekochte Flaschen füllen.

Sanfte Hilfen gegen Erkältungen

Nur wenige Menschen überstehen den Winter ohne Erkältung. Doch auch wer sich angesteckt hat, ist dem Virus nicht hilflos ausgeliefert; die Natur hält viele wirksame Mittel gegen diese Volkskrankheit bereit. Eine Erkältung bzw. ein grippaler Infekt, wie es medizinisch korrekt heißt, kündigt sich mit laufender Nase, Kratzen im Hals und Heiserkeit an. Dann ist es höchste Zeit, in den Apothekenschrank der Natur zu greifen. Besonders wichtig: Die Abwehrkräfte müssen gestärkt werden, damit das Immunsystem die lästigen Eindringlinge bekämpfen kann. Hierfür bietet die Natur zahlreiche Heilpflan-

zen, mit denen man die typischen Erkältungsbeschwerden auf sanfte Weise behandeln kann. Für den geschwächten Körper ist die chemische Keule aus der Apotheke, zu der viele Menschen immer wieder greifen, eine große Belastung, während alte Hausmittel die Widerstandskraft stärken. Mit Naturmedizin wird der Heilungsprozess unterstützt und das Fieber schonend gesenkt. Sogar bei einer richtigen Grippe können viele Mittel Linderung verschaffen. Machen Sie sich das jahrhundertealte Wissen um die Heilkraft einheimischer und fremder Pflanzen bei Erkältungen, Fieber und Grippe zunutze – auch Ärzte verordnen diese Mittel häufig. In der Apotheke erhalten Sie die Zutaten für die Rezepte, etwa für warme Tees.

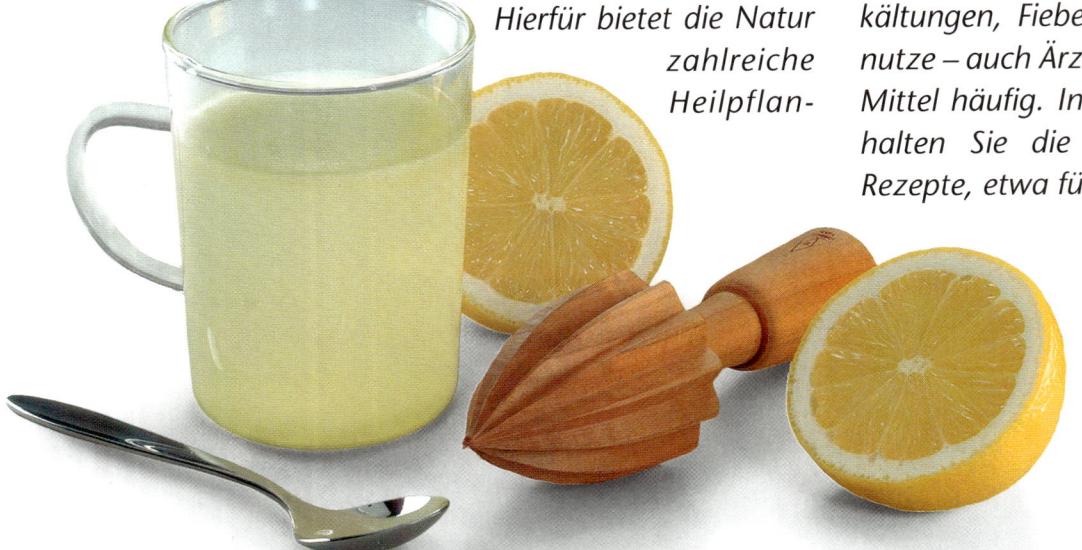

Fitmacher Nr. 1 bei Erkältungen: Ein Glas heiße Zitrone tut gut, belebt und stärkt die Abwehr mit Vitamin C.

Stärken Sie Ihr Immunsystem auf natürliche Weise

Manche Menschen leiden in jedem Winter mehrmals unter Erkältungen, andere hingegen überstehen die kalte Jahreszeit ganz unbeschadet, auch wenn sie ständig mit niesenden und hustenden Zeitgenossen in Kontakt kommen. Wie anfällig man für Virusinfektionen ist, hängt von den Abwehrkräften jedes Einzelnen ab. Unser Immunsystem hat die Aufgabe, Krankheitserreger wie Viren und Bakterien zu vernichten. Sobald ein Eindringling in den Körper gelangt, werden ganz spezielle Antikörper gegen ihn gebildet. Da viele Erreger, z. B. die Erkältungsviren, immer wieder ihre Oberflächenstruktur ändern, bieten die körpereigenen Abwehrstoffe keinen dauerhaften Schutz. Bei jeder Infektion müssen neue Antikörper erzeugt werden. Ist das Immunsystem schwach, kann der Organismus dies nicht leisten.

Viele Faktoren beeinträchtigen die Abwehrkräfte: Stress, falsche Ernährung, mangelnde Bewegung, schädliche Umwelteinflüsse, zu viel Alkohol, Nikotin und nicht zuletzt Krankheitserreger. Wenn der Organismus und das Immunsystem geschwächt sind, steigt das Infektionsrisiko. Um Erkältungen vorzubeugen, sollten Sie daher die körpereigene Abwehr stärken.

Doch selbst wenn das Virus Sie schon erwischt hat und die Nase läuft, ist nicht alles zu spät: Auch jetzt können Sie Ihr Immunsystem noch auf natürliche Weise wirksam unterstützen und gleichzeitig die Beschwerden lindern.

Bewährte Heilpflanzen, die stark machen

Schon die Indianer Nordamerikas verwendeten den Roten Sonnenhut (Echinacea) bei der Heilung von Wunden. Die Wirksubstanzen dieser Pflanze, die gewöhnlich in Tropfen eingenommen werden, schützen zudem vor Infektionen und regen die Abwehrkräfte an. Die gleiche Wirkung kann man mit einem Teeaufguss aus Wasserdost oder Wasserhanf erzielen; dieses Mittel senkt außerdem das Fieber. Wenn es zusätzlich mit Kamillenblüten und Melissenblättern gemischt wird, beugt es Erkältungen vor.

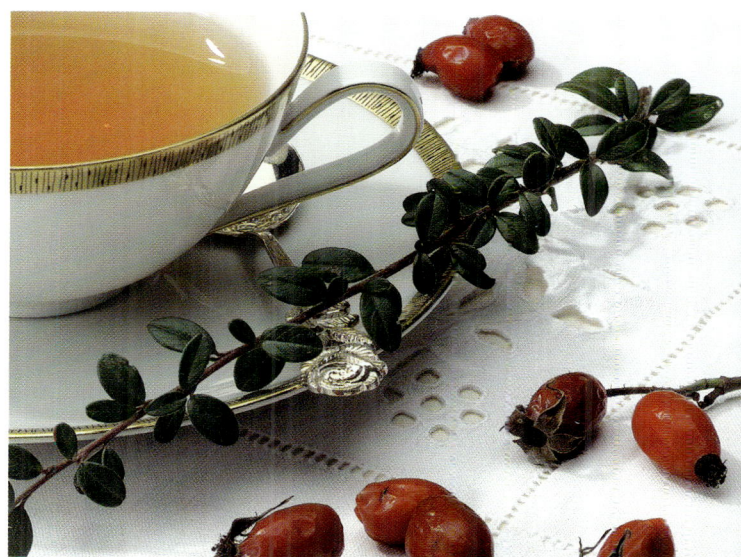

Tee aus getrockneten Hagebutten aktiviert die Selbstheilungskräfte des Körpers und liefert sehr viel Vitamin C.

Abwehrstärkende Teemischung

Dieser wohlschmeckende Tee stärkt nicht nur die Abwehr – er löst auch Schleim und entkrampft. Alle Zutaten enthalten außerdem viel Vitamin C.

> *25 g Hagebutten*
> *25 g Lindenblüten*
> *15 g Orangenschalen*
> *15 g Holunderblüten*

Die Früchte und Blüten mischen. Wasser nach Bedarf zum Kochen bringen und die Mischung (einen gehäuften EL auf ¹/₄ l Wasser) damit übergießen. Zugedeckt 10 Minuten ziehen lassen. Abseihen und süßen. 2- bis 3-mal täglich möglichst heiß trinken.

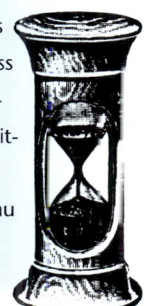

Der Faktor Zeit
Entscheidend für die Wirkung eines Heilmittels ist, dass die Zubereitungszeiten und die Zeitangaben zur Anwendung genau befolgt werden.

Schon Sebastian Kneipp kannte die Heilwirkung der Dampfinhalation bei Erkältungskrankheiten. Sie ist vor allem sehr wohltuend für die empfindlichen Schleimhäute, die bei einer Erkältung entzündet und stark angeschwollen sind. Der Dampf befeuchtet die Atemwege, die Schleimhäute schwellen ab, und das Atmen fällt leichter. Durch die Überwärmung und die zugesetzten ätherischen Öle werden hitzeempfindliche Erreger abgetötet. Bei einer Erkältung träufelt man 5 Tropfen einer Mischung aus je 10 g Eukalyptus-, Latschenkiefern- und Pfefferminzöl in eine Schüssel mit heißem Wasser und inhaliert die Dämpfe. Als Zusatz eignen sich auch je 1 EL Salbei, Kamille und Thymian.

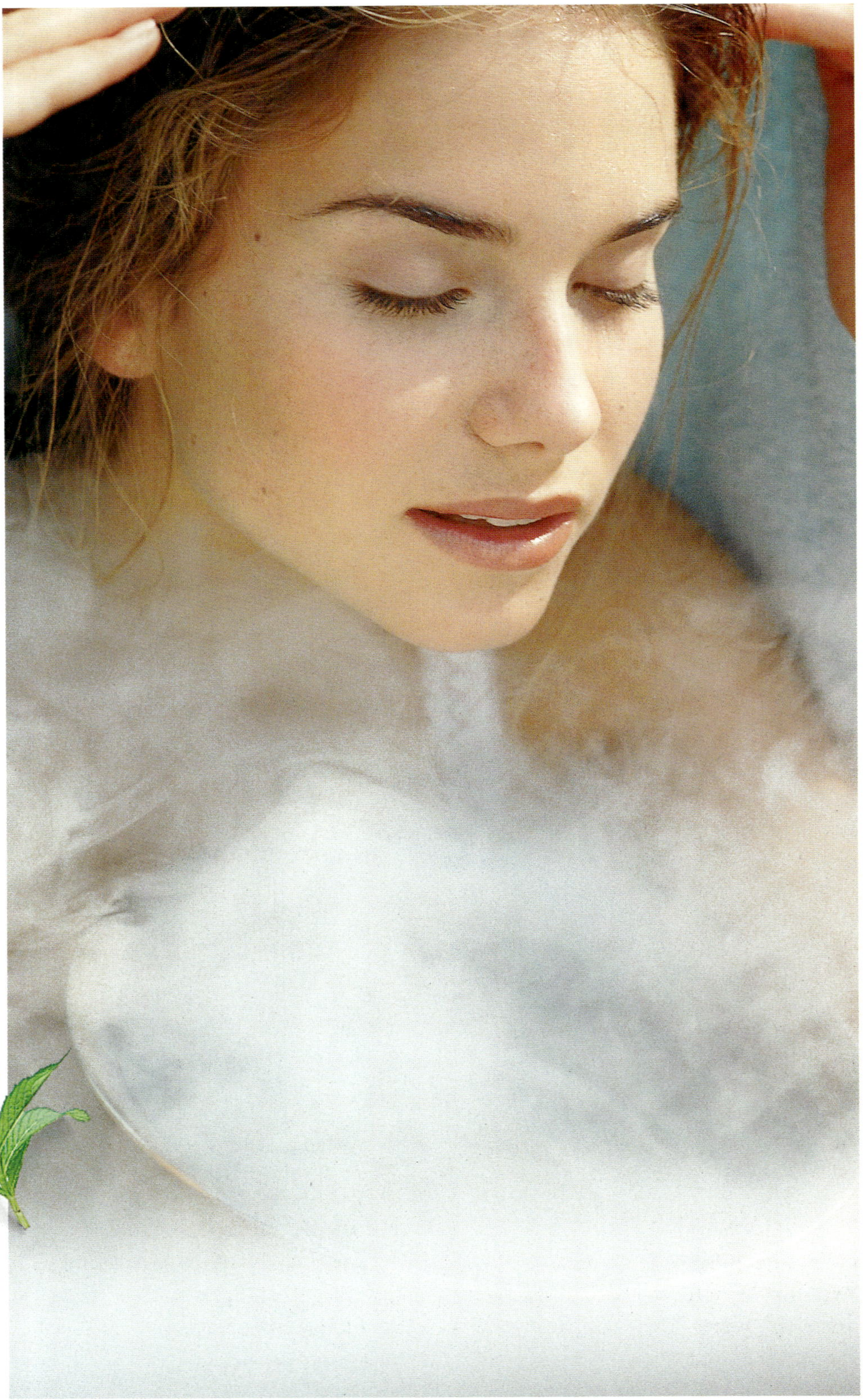

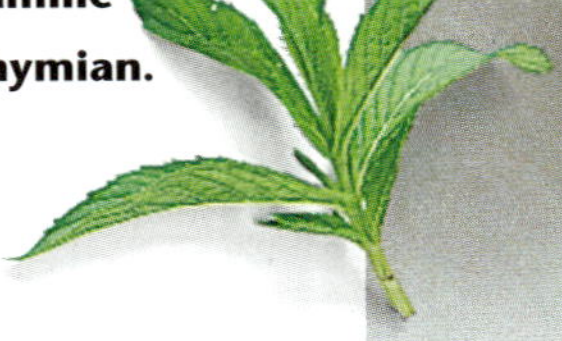

Heiße Zitrone

Vitamin C ist eine unerlässliche Stütze für unsere Abwehrkraft.

1 Zitrone
¹/₄ l Wasser
1–2 TL Honig

Das Wasser erhitzen. Die Zitrone auspressen, den Saft in eine Tasse füllen und mit dem etwas abgekühlten Wasser oder mit Tee (z. B. Malve oder Hagebutte) aufgießen. Nach Geschmack süßen.

Erkältungstee mit Hagebutten

Bei einer Erkältung steigt der Bedarf an Vitamin C im Körper rapide an. Die Früchte der Heckenrose liefern reichlich davon.

2–3 TL Hagebutten
¹/₄ l Wasser
1 TL Honig
1 TL Zitronensaft

Die Früchte in einem Topf mit dem Wasser übergießen, aufkochen und 10 Minuten ziehen lassen. Abseihen, Zitronensaft und Honig zugeben.

Andornelixier

Andorn wurde bereits von Dioskurides bei Atemwegserkrankungen empfohlen. Dieses Elixier aus dem Mittelalter befreit die Nase.

10 g Andornkraut
30 g Fenchelkörner
15 g Sonnenhut
Weißwein nach Bedarf

Die Kräuter mischen. 3 EL davon in 1 l Wein 4–5 Minuten kochen. Abseihen und warm halten. Über den Tag verteilt mit Honig gesüßt trinken. Kindern mehrmals am Tag nur 1 TL geben.

Heilsames Schwitzen vertreibt die Krankheit

Häufig sind Erkältungen von heftigem Fieber begleitet. Wenn sich die Körpertemperatur vorübergehend erhöht, ist dies kein Alarmsignal, sondern ein Zeichen dafür, dass der Körper den Kampf gegen die Krankheitserreger aufgenommen hat. Die Überwärmung des gesamten Organismus kurbelt die körpereigene Immunabwehr an; außerdem sind viele Keime hitzeempfindlich und sterben bei erhöhter Temperatur ab. Schon unsere Großmütter verordneten daher bei Fieber eine ordentliche Schwitzkur, die den Körper stärkt, für Herz-Kreislauf-Patienten jedoch ungeeignet ist. In der Apotheke der Natur finden sich viele Anwendungen, die das Schwitzen und die Ausscheidung von Giftstoffen sanft fördern. Sie unterdrücken das Fieber zunächst nicht. Kritisch kann es erst werden, besonders bei Kindern und älteren Menschen, wenn das Fieber lange anhält oder über 39 °C steigt. Dann sollte ein Arzt zurate gezogen werden.

Himbeeren gegen Fieber

„Die Himbeere ist kalt und brauchbar gegen Fieber. Wer nämlich Fieber hat und Appetitlosigkeit, koche Himbeeren in etwas Wasser und lasse diese in dem Wasser liegen und trinke so dieses Wasser morgens und zur Nacht warm …" (Hildegard von Bingen)

Ein Beispiel dafür, dass wirksame Medizin nicht immer bitter sein muss, sondern auch süß schmecken kann, ist Himbeersaft. Er wird seit vielen Generationen bei Fieber verabreicht und wurde früher im Frühsommer für den Winter eingekocht. Der Saft der Beeren, 1- bis 2-mal täglich eingenommen, senkt das Fieber und belebt den Kranken. Nicht nur Kinder nehmen diese Arznei als willkommene Abwechslung in der typischen Krankenschonkost gern ein.

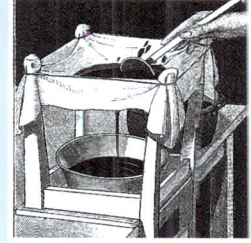

Kräutertee zur Schwitzkur

Thymian ist antiseptisch und lindert Entzündungen, Lindenblüten sind krampflösend, schweißtreibend und beruhigend.

20 g Kamillenblüten
20 g Thymian
20 g Lindenblüten

Die Kräuter mischen. Wasser nach Bedarf zum Kochen bringen und über die Mischung gießen ($^1/_4$ l auf 1 TL Kräuter), 10 Minuten ziehen lassen und abseihen.

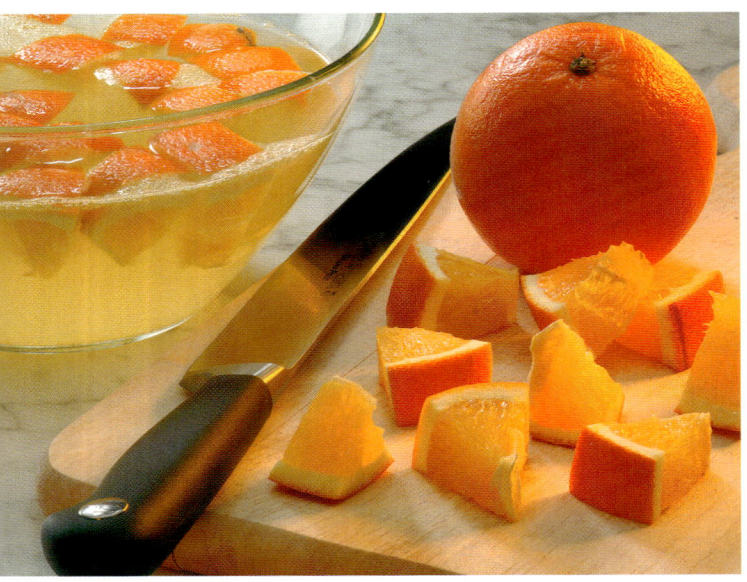

Ein Orangenaufguss kann Fieber senken. Dazu 2 unbehandelte Orangen mitsamt der Schale in Stücke schneiden. Diese in eine Schüssel füllen, mit 1 EL Zucker bestreuen und mit $^1/_2$ l siedendem Wasser übergießen. Ziehen lassen und die Früchte ausdrücken. Kalt trinken.

Schwitztee mit Weidenrinde

Er ist schweißtreibend und unterstützt die Ausscheidung von Giftstoffen.

2 EL zerstoßene Weidenrinde
20 g Anis
20 g Rosmarin
20 g Holunderblüten
20 g Lindenblüten

Die Kräuter mischen. Wasser nach Bedarf zum Kochen bringen und darüber gießen ($^1/_4$ l Wasser auf 1 EL Kräuter). 15 Minuten ziehen lassen, abseihen, süßen.

Auch die Grippe kann man in den Griff bekommen

Die heftigen Beschwerden, die Dauer und der Verlauf der Krankheit unterscheiden die echte Grippe von den harmloseren grippalen Infekten. Wenn sich zu Husten und Schnupfen plötzlich hohes Fieber einstellt, wenn Sie sich sehr geschwächt fühlen und an Kopf- und Gliederschmerzen leiden, haben Sie sich wahrscheinlich mit dem Influenza-Virus angesteckt. Es wird durch Tröpfcheninfektion übertragen.

Nehmen Sie die Krankheit nicht auf die leichte Schulter!

Die Infektionsgefahr bei Grippe ist sehr hoch, und viele Menschen erkranken nur daran, weil sie eine vorausgehende Erkältung nicht ausreichend kuriert haben und ihre Abwehrkräfte noch geschwächt sind. Eine echte Grippe zieht den Körper sehr viel stärker in Mitleidenschaft als eine einfache Erkältung. Das merkt man beispielsweise daran, dass sich der Kranke auch nach Abklingen der Symptome noch sehr schwach fühlt und nur langsam wieder zu Kräften kommt. Doch selbst bei einer Grippe können Sie auf die Heilkraft der Natur vertrauen und dadurch rasch wieder gesund werden.

Wermut-Honig-Mischung

Wermut hat sehr bittere Inhaltsstoffe, die auch für die Heilkraft verantwortlich sind. Sie können Fieber senken, die Dauer einer Grippe verkürzen und das Wohlbefinden steigern. Auch Honig stärkt die Abwehrkräfte.

1 g Wermut-Pulver
1 TL Honig

Den Wermut und den Honig vermengen. Das Mittel 2-mal täglich einnehmen.
Achtung: für Schwangere nicht geeignet!

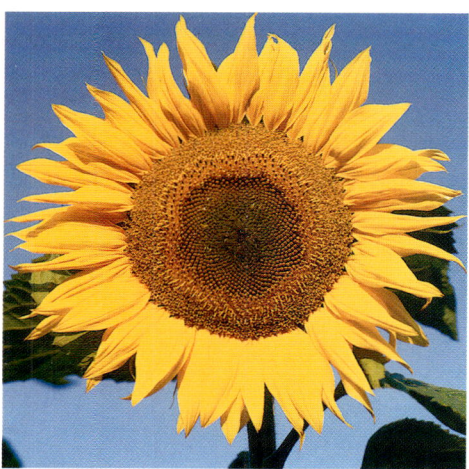

Die Kraft der Sonnenblume hilft gegen Fieber. Aus den Blütenblättern gewinnt man sogar eine Tinktur gegen Malaria.

Schafgarben-Minze-Tee

Dieses alte Hausmittel hat sich vor allem im Anfangsstadium einer Grippe bewährt. Darüber hinaus fördert es den Appetit.

10 g Schafgarbe
10 g Minze
10 g Zitronenmelisse
10 g Holunderblüten

Die Kräuter mischen. Wasser nach Bedarf zum Kochen bringen und darüber gießen (auf 1 EL Kräuter ¼ l Wasser). 10 Minuten ziehen lassen, abseihen, süßen und noch heiß trinken.

Thymian-Zitronen-Aufguss

Thymian kann schmerzhaften Husten lindern und das Atmen erleichtern.

20 g Echter Thymian
30 g Zitronenbaumblätter
1 l Wasser

Das Wasser aufkochen und über die Kräuter gießen. Lauwarm werden lassen und abseihen. 3-mal täglich trinken.

Der gute Rat

Wenn Sie von der Erkältung „die Nase voll haben"...

- Dies lässt Sie aufatmen: 1–2 Tropfen Pfefferminzöl, eventuell zusätzlich Eukalyptus- und Zitronenöl, auf ein Taschentuch träufeln und die Dämpfe einatmen.

- Auf Milch, Milchprodukte und Zucker möglichst verzichten. Sie fördern die Schleimbildung und verstärken die Beschwerden. Rauchen ist auch schädlich.

- Ein Salzbad kann die Erkältungsgefahr abwenden. Beim ersten Kratzen im Hals 2 Hand voll Bittersalz in die Wanne mit heißem Wasser streuen und so lange baden, wie es für Sie angenehm ist.

- Vom Essig wussten unsere Großeltern schon viel Wundersames zu berichten. Probieren Sie doch einmal Essigstrümpfe. Dazu Wollstrümpfe in kaltes Essigwasser (6 EL Essig auf ½ l Wasser) legen. Die Strümpfe auswringen und anziehen, trockene Socken darüber streifen und damit ins Bett gehen. Sie können sie die ganze Nacht tragen.

Fieber fördern oder senken

- Bei Erkältung, Fieber und Grippe verliert der Körper viel Flüssigkeit und damit auch wertvolle Vitamine und Mineralien. Essen Sie viel frisches Obst und Gemüse und trinken Sie viel (Tee, Säfte und Mineralwasser). Wer sich zusätzlich viel Ruhe gönnt, ist schneller wieder auf dem Damm.

- Sonnenblumentinktur senkt das Fieber. Dazu 5 g getrocknete Blätter 10 Tage lang in 50 ml 60%igem Alkohol ziehen lassen. Abseihen und in einem dunklen Gefäß aufbewahren. 20 Tropfen auf ein Glas Wasser einnehmen.

- Seit Generationen bewährt sind Essigwaschungen. Dazu den ganzen Körper mit Essigwasser abwaschen.

Was die Natur bei Grippe wärmstens empfiehlt

- Die vielseitige Heilwirkung des Knoblauchs schätzten schon unsere Ahnen. Essen Sie deshalb bei Grippe so viel frischen Knoblauch wie möglich, z. B. indem Sie eine große zerdrückte Zehe in eine Tasse heiße Hühnerbrühe rühren.

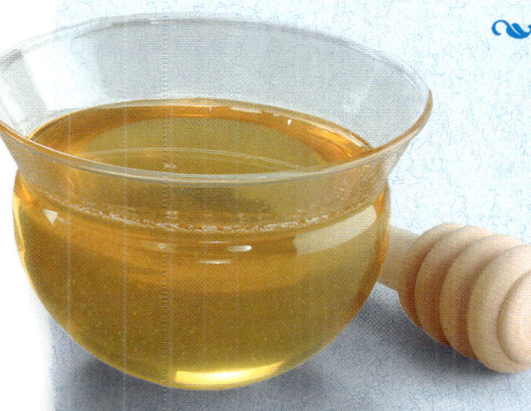

Naturarznei für Herz und Kreislauf

Gerade in der heutigen rastlosen Zeit werden Herz und Kreislauf oft übermäßigen Belastungen ausgesetzt. Stress im Beruf und im Privatleben und das Gefühl, ständig überfordert zu sein und sich nie richtig entspannen zu können, bedrohen unsere Gesundheit. Kommen auch noch falsche und einseitige Ernährung, Rauchen, Alkohol und Bewegungsmangel dazu, werden früher oder später die Blutgefäße in Mitleidenschaft gezogen. Mancherlei Beschwerden können die Folge sein – etwa Herzerkrankungen, Bluthochdruck, Durchblutungsstörungen, Krampfadern und Hämorrhoiden. Lassen Sie es am besten erst gar nicht so weit kommen! Gerade bei Herz- und Kreislaufbeschwerden kann man wirksam vorbeugen. Das ist aber nicht das Einzige, was Sie tun können; auch wenn die Probleme schon eingesetzt haben, gibt es viele Möglichkeiten, wie Sie Ihre Leiden lindern können. Nehmen Sie sich zuallererst nicht alles so „zu Herzen"; damit schützen Sie sich selbst. Mit erstaunlich einfachen Mitteln können Sie Ihre Leistungsfähigkeit erhöhen und Ihrem Blutgefäßsystem etwas Gutes tun – damit Ihr Herz noch lange für Sie schlägt und Sie sich des Lebens freuen können!

Frisches Gemüse enthält nicht nur Vitamine, sondern auch heilkräftige Stoffe. So kann Gurkensaft hohen Blutdruck senken.

Ruhe und Kraft für ein gesundes Herz

Das Herz ist der Motor des Lebens. Wie eine Pumpe hält es das Blut ständig in Bewegung und sorgt auf diese Weise dafür, dass der ganze Körper mit frischem Sauerstoff aus der Lunge und mit Nährstoffen versorgt wird, aber auch dass Abfallstoffe abtransportiert werden. Wenn unser Herz ruhig und regelmäßig schlägt, wissen wir, dass es seine Aufgabe erfüllt.

Wie alle Muskeln kann das Herz trainiert werden, damit es gesund und belastbar bleibt, z. B. durch Ausdauersport. Ohne ein solches Training gerät es manchmal aus dem Takt – vor allem, wenn man unter großer Anspannung steht. Damit sich ernste Beschwerden erst gar nicht entwickeln, sollte man das Herz auf natürliche Weise stärken. Zwar ist es leider nicht möglich, einem alten Herzen wieder die ganze jugendliche Kraft zurückzugeben, aber man kann es unterstützen. Die folgenden Mittel, auf die schon unsere Großeltern schworen, stärken oder beruhigen das Herz – je nach Bedarf.

Mus aus Galgant

Schon die alten Chinesen und Hildegard von Bingen empfahlen den Wurzelstock des Galgants bei nervösen Herzbeschwerden.

3 g Galgantpulver
6 g Majoranpulver
6 g Selleriesamenpulver
2 g weißer Pfeffer
200 g Honig

Die Pulver mischen, den Pfeffer zufügen und alles in den Honig streuen. Im Wasserbad erwärmen und zu einem Mus verrühren. Für eine Kur 4–6 Wochen lang 3-mal täglich $^1/_2$ TL einnehmen.

Herztee mit Melisse

Diese Mischung hilft stressgeplagten Menschen mit nervösen Herzbeschwerden.

30 g Melissenblätter
30 g Kümmelfrüchte
30 g Baldrianwurzel

Die Kräuter mischen. Wasser nach Bedarf zum Kochen bringen und über die Mischung gießen ($^1/_4$ l auf 2 TL Kräuter), 5–10 Minuten ziehen lassen. Abseihen und täglich eine Tasse trinken.

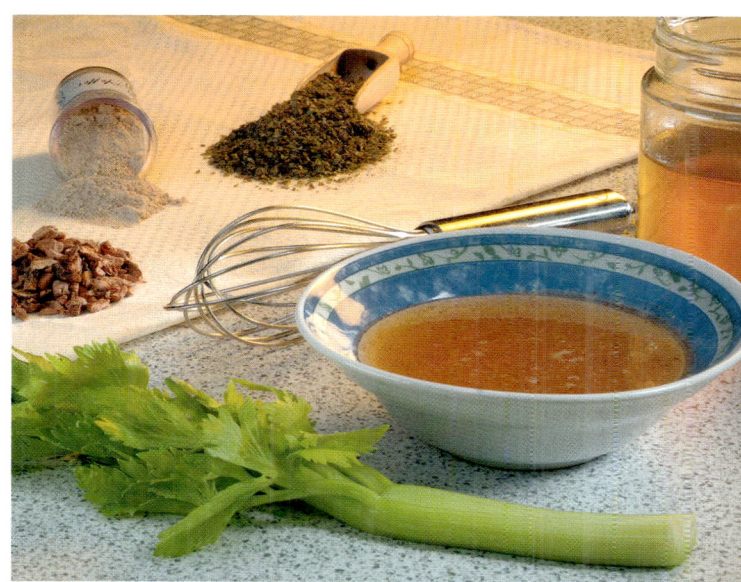

Beruhigende Herzteemischung

Wenn Ihr Herz ein wenig Ruhe nötig hat, hilft Ihnen dieser Tee ganz sicher.

40 g Zwergholunder
25 g Bibernelle
25 g Blutwurz
25 g Gartenraute
25 g Angelikawurzel

Die Kräuter mischen. Wasser nach Bedarf zum Kochen bringen und darüber gießen ($^1/_4$ l auf 2 TL der Mischung). Nach 10 Minuten abseihen. Täglich eine Tasse.

Galgantwurzel ist mit Ingwer verwandt und wird in Asien auch als Gewürz verwendet. Eine mehrwöchige Kur mit Galgantmus stärkt das Herz.

Arnika

Die aus den gelben Blüten gewonnenen Wirkstoffe sind entzündungshemmend, desinfizierend und senken zu hohen Blutdruck.

Baldrianwein

Mit diesem wohlschmeckenden Getränk überstehen Sie unruhige Zeiten besser. Es beruhigt und macht Sie ausgeglichen.

20 g Baldrianwurzel
Schale einer ungespritzten Orange
1 Rosmarinzweig
1 Gewürznelke
1 l Weißwein

Alle Zutaten mit dem Wein in einer Flasche mischen. Die Flasche verschließen und 4 Wochen stehen lassen, dann abseihen. Den Wein erhitzen und abfüllen. 3-mal täglich ein Likörglas trinken.

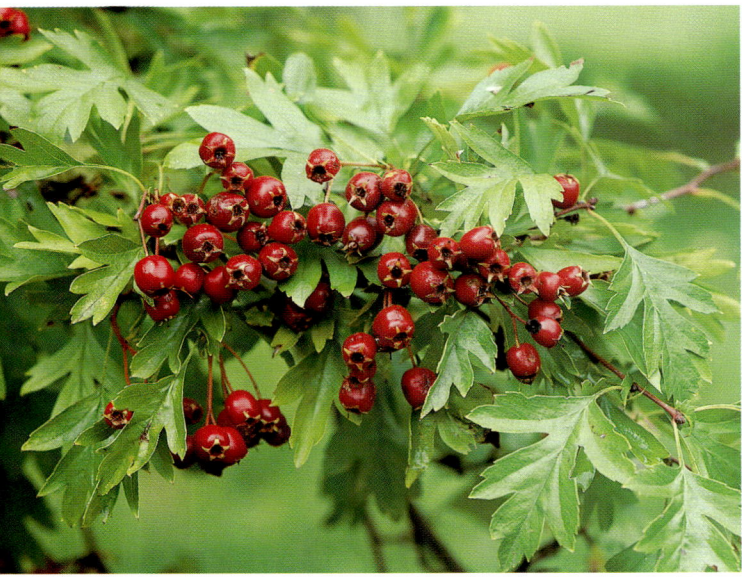

Der Weißdorn enthält in den Blüten, Blättern und Früchten Substanzen, die ein schwaches Altersherz kräftigen und bei zahlreichen Herz-Kreislauf-Beschwerden helfen.

Stärkender Herztee

Diese Mischung verbessert die Leistungsfähigkeit des Herzens und den Blutfluss.

40 g Weißdornblüten
15 g Arnikablüten
15 g Melissenblätter

Die Kräuter mischen. Wasser zum Kochen bringen, über die Kräuter gießen (1/4 l auf 1 EL), nach 10 Minuten abseihen.

Der gute Rat

So unterstützen Sie Ihr Herz auf sanfte Art

- Bei Herzrhythmusstörungen sollten Sie sich auf jeden Fall vom Arzt untersuchen lassen.

- Regelmäßige Bewegung an der frischen Luft kräftigt das Herz und versorgt es mit Sauerstoff.

- Warme Bäder mit Zusätzen von Baldrian, Melisse oder Sole-Latschenkiefer beruhigen das Herz und entspannen.

- Verzichten Sie bei Herzproblemen auf Kaffee, Nikotin und Alkohol, weil das Herz damit belastet und aus dem Rhythmus gebracht werden kann.

- Gegen Herzklopfen hilft ein Glas Zuckerwasser mit etwas frischem Zitronensaft.

Auch bei Blutdruckproblemen kann die Natur helfen

- Vermeiden Sie bei Bluthochdruck Übergewicht, und essen Sie viel frisches Obst und Gemüse, wenig Fleisch und häufig Vollkornprodukte.

- Knoblauch ist ein wahres Allheilmittel! Essen Sie möglichst viel frischen Knoblauch. Er hält die Gefäße offen, senkt den Blutdruck und reguliert den Stoffwechsel.

- Ein Tipp aus der Aromatherapie: Massagen oder Bäder mit Kampfer, Thymian, Pfefferminze, Salbei oder Rosmarin kräftigen das Herz.

Mit natürlichen Mitteln den Blutdruck regulieren

Viele Menschen leiden unter zu hohem oder zu niedrigem Blutdruck, ohne es zu wissen. Während der niedrige Blutdruck die Gesundheit nicht besonders bedroht, kann Bluthochdruck sehr gefährlich sein. Er muss unbedingt behandelt werden. Häufig ist zu hoher Blutdruck die Folge von Übergewicht und falscher Ernährung. Wenn zum Bluthochdruck Diabetes und erhöhte Cholesterinwerte hinzukommen, steigt das Herzinfarkt- und Schlaganfall-risiko erheblich. Mit den hier vorgestellten bewährten Hausmitteln können Sie solche Gefahren bannen.

Rosmarinwein gegen niedrigen Blutdruck

Rosmarin schmeckt nicht nur als Gewürz, sondern hat auch heilende Kräfte.

20 g Rosmarinblätter
³/₄ l Weißwein

Die Blätter mit dem Wein übergießen. 5 Tage ziehen lassen. Abseihen und in eine Flasche füllen. Mittags und abends zu den Mahlzeiten ein Likörglas trinken.

Blutdrucktee mit Mistel

Misteln haben zahlreiche Wirksubstanzen, die bei vielen Leiden helfen können. So ent-spannen sie die Muskulatur der Blutgefäße und senken den Blutdruck.

60 g Mistelblätter
40 g Schachtelhalm
40 g Weißdornblüten

Die Kräuter mischen. Wasser nach Bedarf zum Kochen bringen und darüber gießen (¹/₄ l auf 1 TL der Mischung). 10 Minuten

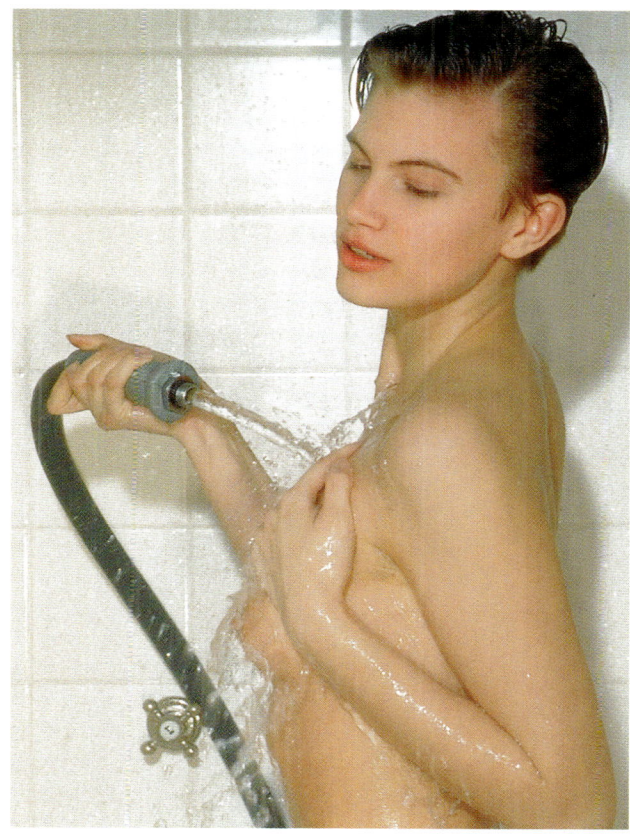

ziehen lassen, abseihen und mit Honig süßen. Jeweils morgens und abends eine Tasse trinken.

Tee gegen Bluthochdruck

Die Wirksubstanzen dieses Tees senken den Blutdruck und wirken beruhigend auf das gesamte Nervensystem.

40 g Ehrenpreiskraut und -samen
40 g Mariendistelsamen
30 g Johanniskraut
30 g Melissenkraut
30 g Arnikablüten

Die Kräuter mischen. Wasser nach Bedarf zum Kochen bringen und darüber gießen (¹/₄ l Wasser auf 2 TL der Mischung). Nach 15 Minuten abseihen und mit Ho-nig süßen. Über den Tag verteilt trinken.

Bei Pfarrer Kneipp ab-geschaut: Wechselduschen mit dickem Wasserstrahl – am besten morgens – haben sich bei niedrigem Blutdruck bewährt. Sie bringen den Kreislauf in Schwung und kräftigen das Herz.

Die Durchblutung fördern mit Kräuterkraft

Unser ganzer Körper ist von einem dichten Netz großer und kleiner Blutgefäße durchzogen. Sie sorgen dafür, dass das Blut in jedes Organ gelangt und dass jede Körperzelle ausreichend mit Nährstoffen und Sauerstoff versorgt wird.

Viele verschiedene Faktoren können die Durchblutung stören, was dazu führt, dass die Blutzufuhr zu einzelnen Körperteilen oder Organen beeinträchtigt oder sogar vollständig unterbrochen ist. Wenn kein Blut mehr durch eine Ader strömen kann, spricht man von Gefäßverschluss. Er kann an Arterien und Venen auftreten. Arterien sind meist an Armen und Beinen, Fingern oder Zehen betroffen, aber auch an der Niere oder am Herzen kommt es manchmal zu Gefäßverschluss. Dieser Zustand ist lebensgefährlich und muss sofort ärztlich behandelt werden.

Mörser

Bei der Zubereitung von Kräutertee leistet ein Mörser stets gute Dienste. Er eignet sich zum Zerstoßen von harten Stücken oder Samen und als Mischgefäß für größere Vorratsmengen.

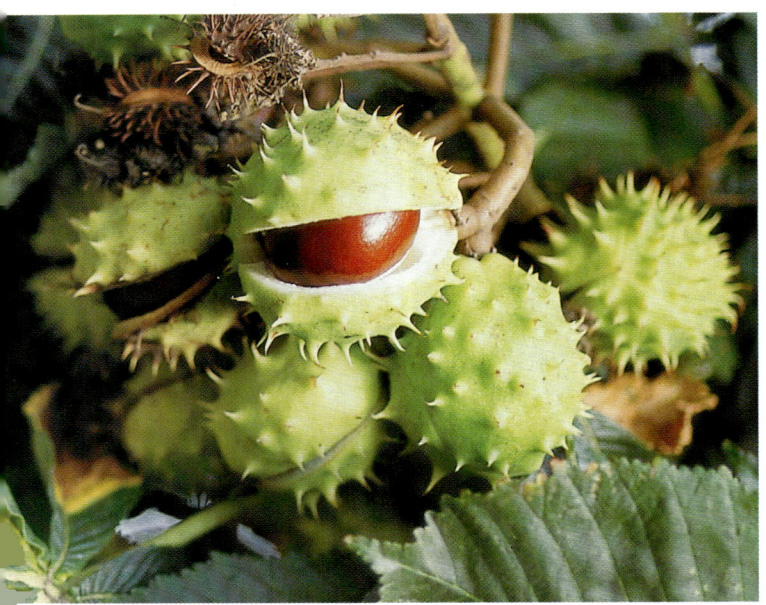

Die Rosskastanie kräftigt die Blutgefäße und hilft auf diese Weise gegen Venenleiden.

Gefäßverschlüsse in den Venen kommen vorwiegend an den Armen und Beinen sowie im Gesicht vor. Typisch sind in diesem Fall kalte Füße und Hände. Vor solchen Durchblutungsstörungen können Sie sich durch vorbeugende Maßnahmen schützen, und auch wenn Sie bereits davon betroffen sind, finden Sie wirksame Mittel in der Kräuterapotheke. Uraltes Wissen kann Ihnen helfen, die Durchblutung zu verbessern und damit mehr Wohlbefinden zu erlangen.

Teemischung mit Schafgarbe

Dieses Rezept hilft gegen kalte Hände und Füße bei Durchblutungsstörungen, denn Schafgarbe verbessert die Blutzirkulation.

20 g Schafgarbe
20 g Weißdorn
20 g Olivenblätter
20 g Bärentraubenblätter
20 g Mistel
1 l Wasser

Die Kräuter mischen und mit dem Wasser übergießen. Über Nacht ziehen lassen, dann 5 Minuten kochen, 10 Minuten ziehen lassen und abseihen. Über den Tag verteilt 3 Tassen trinken.

Durchblutungstee

Dieser Tee wirkt leicht entwässernd, was die Durchblutung verbessert. Bei älteren Menschen fördert er außerdem das Einschlafen.

15 g Pfefferminze
15 g Kamille
15 g Baldrianwurzel
15 g Gartenraute
15 g Gänsefingerkraut

Die Kräuter mischen. Wasser nach Bedarf zum Kochen bringen und darüber gießen (1/4 l auf 2 TL der Mischung), 5–10 Minuten ziehen lassen. Abseihen und mit Honig süßen. Täglich 1–2 Tassen trinken.

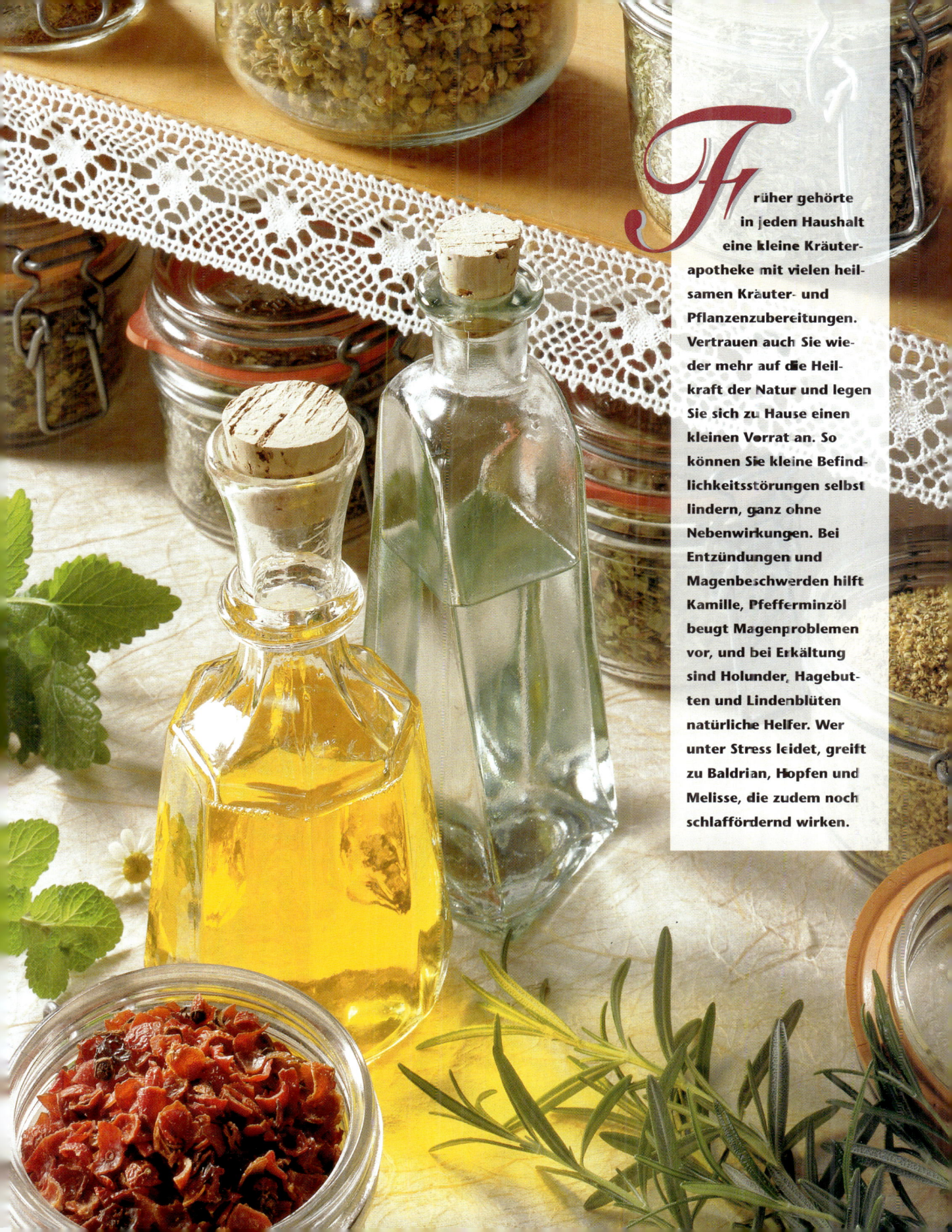

*F*rüher gehörte in jeden Haushalt eine kleine Kräuterapotheke mit vielen heilsamen Kräuter- und Pflanzenzubereitungen. Vertrauen auch Sie wieder mehr auf die Heilkraft der Natur und legen Sie sich zu Hause einen kleinen Vorrat an. So können Sie kleine Befindlichkeitsstörungen selbst lindern, ganz ohne Nebenwirkungen. Bei Entzündungen und Magenbeschwerden hilft Kamille, Pfefferminzöl beugt Magenproblemen vor, und bei Erkältung sind Holunder, Hagebutten und Lindenblüten natürliche Helfer. Wer unter Stress leidet, greift zu Baldrian, Hopfen und Melisse, die zudem noch schlaffördernd wirken.

Alte Hausmittel gegen ein altes Leiden: Krampfadern

Schon unsere Großmütter haben unter Krampfadern gelitten. Diese Venenkrankheit macht nicht nur die Beine unansehnlich, sie kann auch recht schmerzhaft sein. Die Ursache ist neben Bewegungsmangel oft eine angeborene Venenschwäche. Das verbrauchte Blut fließt nicht vollständig zum Herzen, sondern bleibt teilweise in den Beinen, wo es sich staut. Dadurch erweitern sich die Gefäße und treten an der Haut deutlich hervor. Seit vielen Generationen kennt man wirksame Mittel gegen Krampfadern und Hämorrhoiden.

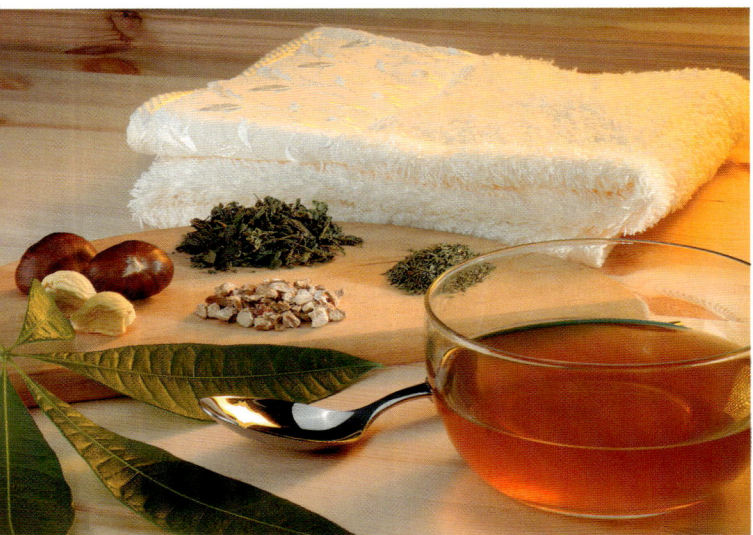

Wohltuend und wirksam gegen Krampfadern: ein Fußbad mit Rosskastanie. Danach die Füße trockenreiben und warm halten.

Kastanienfußbad

Der Wirkstoff der Rosskastanie stärkt die Gefäße und hemmt Entzündungen.

15 g Kastanienblätter und -früchte
10 g Thymianblätter
10 g Brennnesselblätter

Die Kräuter mischen. $1/2$ l Wasser zum Kochen bringen, über 2 TL der Kräuter gießen und abseihen. 12 EL des Suds auf 4 l Wasser in eine Wanne geben.

Krampfadertee

Schwere, müde, geschwollene Beine werden damit entwässert und die Venen gestärkt.

50 g Schachtelhalm
Wasser nach Bedarf

1–2 TL des klein geschnittenen Krauts mit $1/4$ l Wasser übergießen, über Nacht ziehen lassen, aufkochen, abseihen. Mehrere Wochen 2–3 Tassen täglich trinken.

Teemischung „Die Zierde der Gelehrten"

Dieses Mittel wandten schon unsere Großeltern gegen Hämorrhoiden an.

20 g Mistel
20 g Hirtentäschelkraut
20 g Schlehdorn
20 g Schafgarbe
20 g Kamille

Die Kräuter mischen. Wasser nach Bedarf zum Kochen bringen und darüber gießen ($1/4$ l auf 2 TL der Kräuter), 3–5 Minuten ziehen lassen, abseihen. Morgens und abends eine Tasse trinken.

Sitzbad mit Ölen

Eine Wohltat bei schmerzenden Hämorrhoiden ist ein Sitzbad mit lindernden Ölen.

je 2 Tropfen Zypressen- und Kamillenöl
(oder Wacholder- und Myrrhenöl)
1 Tropfen Pfefferminzöl
eine halb volle Schüssel Wasser

Die Öle in das Wasser tropfen und darin 5–10 Minuten ein Sitzbad nehmen. Danach eine Mischung aus 10 Tropfen der verwendeten Öle und 20 Tropfen Pflanzenöl auf die betroffenen Stellen auftragen.

Der gute Rat

Gute Durchblutung schützt die Blutgefäße

- Wassertreten (abwechselnd in warmem und kaltem Wasser) trainiert die Gefäße und ist ein bewährtes und beliebtes Heilmittel gegen alle Durchblutungsstörungen.

- Fußmassagen mit Rosmarin- oder Kampferspiritus verbessern die Durchblutung.

- Frischer Knoblauch senkt den Cholesterinwert (ebenso wie Bärlauch, Zwiebeln und Ingwer), schützt die Arterien und macht „fit im Kopf".

- Einreibungen mit Franzbranntwein schützen vor Verkalkung.

Hilfe bei Krampfadern

- Zunächst ist es wichtig, die Venenmuskulatur zu kräftigen – durch Schwimmen, Radfahren oder Laufen. Langes Sitzen und Stehen vermeiden.

- In Böhmen trinkt man seit alters bei Hämorrhoiden einmal täglich 1 EL frischen Brennnesselsaft (Reformhaus).

- Schmerzende Hämorrhoiden betupft man am besten mehrmals täglich mit Kamillenöl.

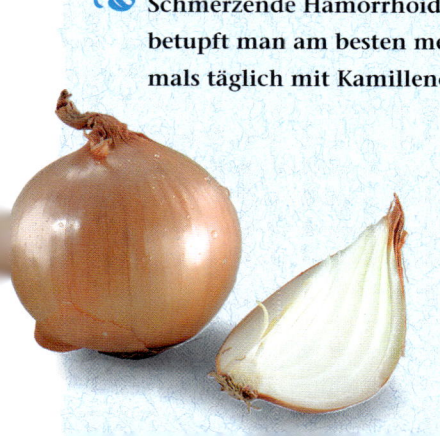

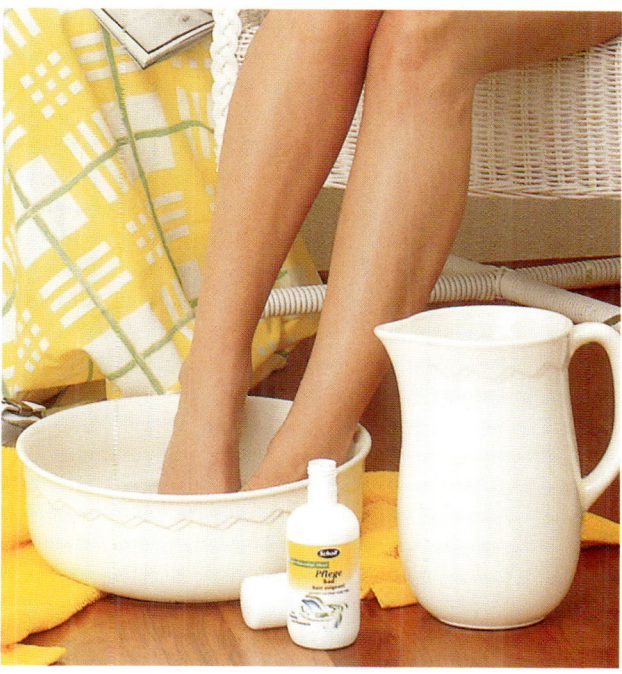

Ein Fußbad mit Fichtennadel-, Rosmarin- oder Eukalyptuszusätzen fördert die Durchblutung und beugt Arterienverkalkung vor. Beginnen Sie lauwarm und erhöhen Sie langsam die Temperatur.

Natürlich vorbeugen gegen Arterienverkalkung

Normalerweise sind unsere Gefäße elastisch und offen für das Blut. Mit zunehmendem Alter werden sie brüchig, und Ablagerungen behindern den Blutfluss; dies ist nicht zuletzt eine Folge ungesunder Lebensweise. Wie unsere Vorfahren können wir uns aber mit Hausmitteln vor der gefürchteten Verkalkung schützen.

Johannisbeerblätter-Aufguss

Die Heilpflanzen für diesen Aufguss erhalten das Gefäßsystem funktionstüchtig.

2 TL schwarze Johannisbeerblätter
2 TL Buchweizenkraut
2 TL Mistel
¹/₄ l Wasser

Das Wasser zum Kochen bringen, über die Kräuter gießen und 5–10 Minuten ziehen lassen. Abseihen und mehrmals täglich eine Tasse trinken.

Beweglich bleiben – ein Leben lang

Nur wenn unsere Muskeln und Gelenke reibungslos arbeiten, können wir uns ohne Schmerzen bewegen. Sie stützen unseren gesamten Körper, ermöglichen uns den aufrechten Gang und alle Bewegungen und Tätigkeiten – also beispielsweise Laufen, Schwimmen oder Schreiben. Tag für Tag stellen wir Muskeln und Gelenke auf eine harte Probe. Wenn sie schmerzen oder nicht einwandfrei funktionieren, fühlen wir uns stark eingeschränkt. Hexenschuss, Verstauchungen und Muskelschmerzen können sich in jedem Alter einstellen, auch bei sehr sportlichen, durchtrainierten Menschen. Glücklicherweise bietet die Natur viele Mittel zur Linderung solcher Beschwerden. Das wussten auch schon unsere Vorfahren. Mit bewährten Arzneien wird der Organismus auf sanfte Weise bei der Regeneration unterstützt, und die Schmerzen werden vertrieben. Hier finden Sie einige dieser Anwendungen, die Sie selbst zubereiten oder sich in der Apotheke zusammenstellen lassen können. So bleiben Sie ein Leben lang frei beweglich und gewinnen ein Stück Lebensqualität zurück.

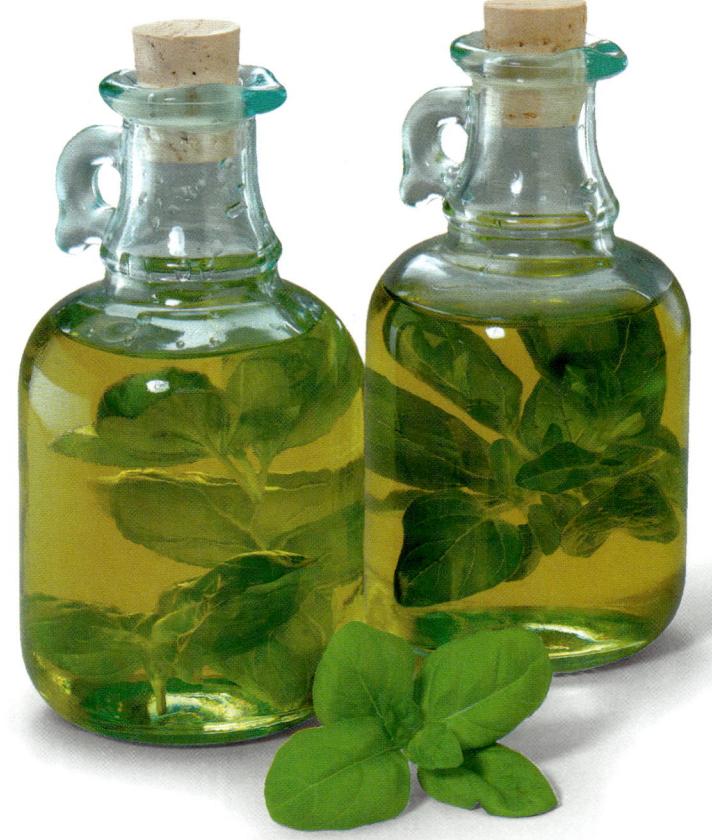

Mit Basilikumöl als Badezusatz verschwinden Muskelkrämpfe schnell und dauerhaft.

Wenn Muskeln und Gelenke nicht mehr mitmachen

Ob beim Sport, bei einer ungeschickten Bewegung oder „aus heiterem Himmel" – irgendwann erwischt es fast jeden einmal. Starke Schmerzen in den Muskeln oder Gelenken können verschiedene Ursachen haben, sind aber immer sehr lästig und schränken die Bewegungsfreiheit der Betroffenen stark ein.

Besonders häufig treten Muskelkrämpfe an den Armen und Beinen auf, gewöhnlich nach einer Überlastung des Muskels, z. B. bei verkrampftem Schreiben. Nächtliche Wadenkrämpfe deuten auf Mineralstoffmangel hin. Wer sich vor dem Sport nicht richtig aufwärmt, riskiert eine Verletzung, weil der Stoffwechsel im Muskel mit der Belastung nicht fertig wird. All diese Beschwerden kann man durch natürliche Mittel lindern, wie es schon unsere Großeltern getan haben.

Überbeanspruchung, eine Entzündung oder falsche Bewegungsabläufe können die Sehnenscheide beeinträchtigen. Viele Sportler leiden unter einem Tennisarm oder -ellenbogen. Auch dagegen gibt es viele wirksame Hausmittel.

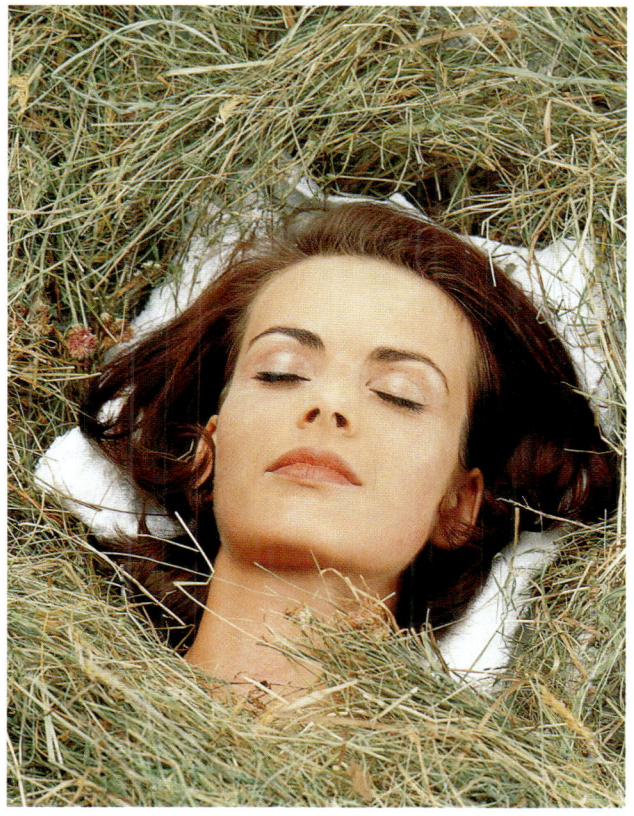

Für ein Heublumenbad brauchen Sie keine Wiese und keinen Heuschober, sondern nur eine Wanne und ein gutes Hausrezept.

Krampflösende Badeölmischung

Bei Verkrampfungen in Armen oder Beinen bringt dieses Bad deutliche Linderung. Seine Wirkstoffe fördern in Verbindung mit Wärme die Durchblutung, und die Schmerzen verschwinden.

4 Tropfen Basilikumöl
4 Tropfen Majoranöl
2 Tropfen Zitronengrasöl

Die Öle dem einlaufenden Badewasser zusetzen. Die schmerzenden Stellen im Wasser zusätzlich leicht massieren.

Heublumenbad gegen Muskel- und Gelenkschmerzen

Wer die wohlige Wärme und Entspannung bei einem Heublumenbad erlebt hat, wird es bei Schmerzen und Verspannungen immer wieder anwenden. Es regt den Gewebestoffwechsel an und lockert die Muskeln.

500 g Heublumenmischung
(aus der Apotheke)
5 l Wasser

Die Heublumen mit kaltem Wasser übergießen und erhitzen, 15–20 Minuten kochen, danach abseihen. Den Sud in das Badewasser schütten. Höchstens 15 Minuten bei 35–38 °C baden, danach Bettruhe einhalten. Bei lokal begrenzten Schmerzen einen heißen Heublumensack auflegen. Fertig gefüllte Leinensäckchen sind in der Apotheke erhältlich.

Auflagen bei Tennisarm

*Bei schmerzenden Sehnen helfen oft Aufla-
gen, die sehr einfach herzustellen sind.*

**1 EL Essig
1 Glas Wasser
oder 3–4 EL Meerrettich
oder 3–4 EL Quark**

Den Essig und das Wasser mischen, ein
Tuch damit tränken und auf die betroffenen Stellen legen. Als Alternative dazu
wird Meerrettich oder Quark messer-
rückendick aufgetragen.

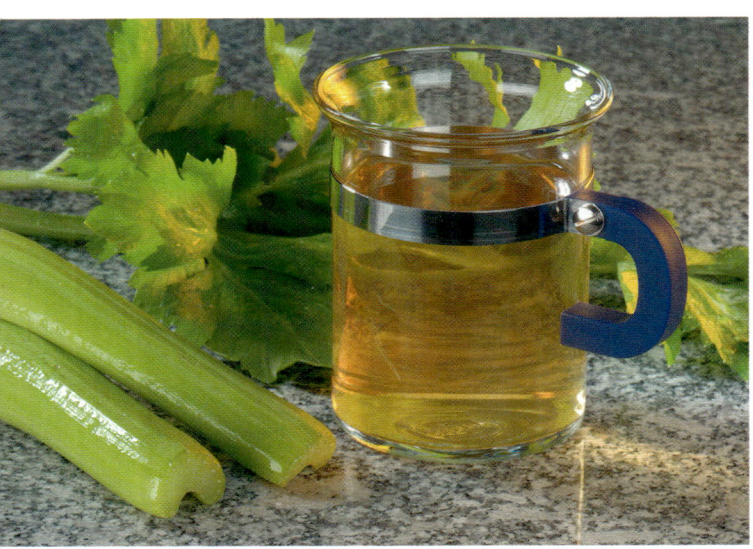

**Ein Sellerieaufguss lindert
Gelenkschmerzen, unter
denen vor allem ältere
Menschen leiden.**

Rosmarin-Spiritus

*Rosmarin, eine Heilpflanze aus dem Mittel-
meerraum, hilft bei Muskelkater, Gelenk-
rheumatismus und Verstauchungen.*

**100 g Rosmarinblätter
500 g 70%iger Alkohol
Mulltücher**

Die Rosmarinblätter mit dem Alkohol
übergießen und 10 Tage ziehen lassen.
Durch ein Mulltuch filtern und in eine
Flasche füllen. Die schmerzende Stelle
mehrmals täglich damit einreiben.

Heilsame Linderung bei Rheuma und Gicht

Besonders ältere Menschen leiden oft unter schmerzhaften Erkrankungen der Gelenke wie Rheuma und Gicht. Unter dem
Begriff Rheuma werden ganz verschiedene Erkrankungen zusammengefasst. So
zählt die Arthrose dazu, die durch Abnut-
zung der Gelenke entsteht, aber auch das
rheumatische Fieber und die Arthritis, bei
der die Gelenke entzündet sind. Bei der
Gicht handelt es sich hingegen um eine
Stoffwechselkrankheit. In den Gelenken
sammeln sich große Mengen von Harnsäure an, was im Lauf der Zeit zu den typischen Gichtknoten z. B. an den Finger-
gelenken führt.

Alle diese Erkrankungen sind im fort-
geschrittenen Stadium sehr schmerzhaft.
Doch es gibt zahlreiche alte Arzneien, die
die Schmerzen lindern. Häufig helfen die
Mittel unserer Vorfahren, von denen einige im Folgenden vorgestellt werden, genauso gut wie Schmerztabletten aus der
pharmazeutischen Fabrik. Mit der selbst
hergestellten Naturmedizin gewinnen Sie
ein Stück Beweglichkeit und damit auch
Lebensqualität zurück.

Sellerieaufguss gegen Arthritis

*Wenn die Gelenke entzündet sind, kann die-
ser Aufguss die Schmerzen lindern.*

**20 g Sellerie
1/4 l Wasser**

Den klein geschnittenen Sellerie mit dem
kalten Wasser übergießen, schnell aufkochen, kurz ziehen lassen und abseihen.
Nach Geschmack mit Honig süßen.
2 Tassen täglich trinken.
Achtung: bei Nierenentzündung nicht
anwenden.

Rheumatee

Dieser Tee hat sich vor allem bei chronischem Rheuma bewährt.

40 g Löwenzahnwurzel mit Kraut
20 g Schlehenblüten
20 g Pfefferminze
20 g Sandseggenwurzel
20 g Ackerstiefmütterchenkraut

Die Kräuter mischen. Wasser nach Bedarf zum Kochen bringen und darüber gießen ($^1/_4$ l auf 1–2 TL der Mischung), 10 Minuten ziehen lassen. Abseihen und mit Honig süßen. Morgens und abends je eine Tasse trinken.

Rheumabad mit Ackerschachtelhalm

Ackerschachtelhalm enthält Substanzen, die den Stoffwechsel im Gewebe anregen.

100 g Ackerschachtelhalm
1 l Wasser

Das Wasser erhitzen, über die Kräuter gießen, eine Stunde ziehen lassen. Abseihen und den Sud dem Badewasser zusetzen. Badedauer 15–20 Minuten.

Knoblauchöl

Dieses traditionelle Hausmittel erweitert die Gefäße und hat schon viele Menschen von ihren quälenden Rheumaschmerzen befreit.

3–4 Knoblauchzehen
3–4 EL Pflanzenöl
2–3 EL Schweinefett

Den Knoblauch grob zerstoßen und mit dem Öl und dem Fett verrühren. Die Mischung auf die schmerzenden Stellen auftragen und kräftig einmassieren.

Der gute Rat

Vertreiben Sie lästige Muskelschmerzen mit Kräuterkraft!

- Bei Muskelschmerzen nach schwerer Arbeit oder bei Muskelkater haben sich schon unsere Großmütter mit Franzbranntwein oder Arnika eingerieben.

- Wenn Sie nachts ein Wadenkrampf plagt, massieren Sie die Wade kräftig mit Olivenöl, das Sie zusätzlich mit Veilchenöl mischen können. Auch zur Vorbeugung hilft diese Methode.

- Vor Tennisarm und -ellbogen schützen Sie sich, indem Sie sich richtig aufwärmen und die Bewegungen beim Sport korrekt ausführen. Schwimmen und Gymnastik im Wasser halten Sehnen und Bänder elastisch.

Auch wenn „die Hexe schießt", gibt es Abhilfe

- Mit einer Brennnesselrute hat man schon vor vielen Generationen den Hexenschuss vertrieben. Dazu mehrere junge, blühende Brennnesseln abschneiden (Handschuhe!) und bündeln. Damit an drei aufeinander folgenden Tagen die betroffene Stelle am Rücken peitschen. Das Nesselgift erzeugt nach kurzem Brennen ein lang anhaltendes Wärmegefühl. Die Stelle sollte nicht mit Wasser benetzt werden.

Wohltuend bei Gicht- und Rheumaschmerzen

- In alten Arzneischränken fehlte er nie – der Kampferspiritus. Diese Mischung aus Weingeist und Kampfer wird auf die schmerzenden Gelenke gerieben.

- Ernähren Sie sich richtig, also ausgewogen, mit viel frischem Obst und Gemüse, ballaststoffreich, mit wenig Fleisch und Fett. Dies reguliert die Verdauung und sorgt für einen raschen Abtransport der Schlacken, die zu Gicht führen. Viel Flüssigkeit fördert ebenfalls die Ausscheidung dieser Stoffe. Daher gilt: Immer viel trinken!

- Johanniskraut ist als Stimmungsaufheller bekannt, doch in der Volksmedizin wird die Pflanze äußerlich auch bei Gicht erfolgreich eingesetzt. Dazu die erkrankten Gelenke mehrmals täglich mit Johanniskrautöl einreiben.

- Eine Kuranwendung mit Birkenblättersaft (4 Wochen täglich 3 EL) regt den gesamten Körperstoffwechsel an und verbessert auf diese Weise die Beweglichkeit der Gelenke.

Absud von Eschenblättern

Eschenblätter und Klettenwurzel helfen dem Körper, Abfallstoffe auszuscheiden, z.B. Harnsäure, die Gichtbeschwerden verursacht.

20 g Eschenblätter
20 g Wurzeln der Großen Klette

Die Kräuter mischen. Wasser nach Bedarf darüber gießen ($^1/_4$ l auf 2 TL der Mischung), erhitzen und 10 Minuten kochen, dann abseihen. Mehrmals täglich diese Menge trinken.

Teemischung bei Gicht

Bei diesem Tee steht ebenfalls die stoffwechselfördernde Wirkung im Vordergrund; so wird die in den Gelenken abgelagerte Harnsäure besser abtransportiert.

30 g Birkenblätter
20 g Schachtelhalm
20 g Schafgarbe
10 g Hauhechel
10 g Wacholderbeeren
10 g Brennnesselblätter

Die Pflanzen mischen. Wasser kochen und darüber gießen ($^1/_4$ l auf 2 TL). 5–10 Minuten ziehen lassen, abseihen. Morgens und abends je 1 Tasse trinken.

Gänseblümchentee

Wer hätte gedacht, dass man aus diesen niedlichen Blumen auch heilenden Tee herstellen kann? Schon im Mittelalter wurden die Blüten und Blätter zur Linderung zahlreicher Beschwerden wie Gicht oder Arthritis verwandt.

2 TL Gänseblümchenblüten
und -blätter
$^1/_4$ l Wasser

Das Wasser aufkochen und über die Pflanzen gießen. Zugedeckt 10 Minuten ziehen lassen und abseihen. Nach Geschmack mit Honig süßen. Täglich 2 Tassen trinken.

Gichtausleitender Mädesüßtee

Die hier beschriebene Kräutermischung ist ein traditionelles Hausmittel für Menschen mit schmerzhafter Gicht. Eine Kur mit diesem Tee lindert die Beschwerden.

15 g Mädesüß
15 g Liebstöckelwurzel
15 g Birkenblätter
15 g Brennnesselblätter
15 g Queckenwurzel
25 g Goldrute

Die Kräuter mischen. Wasser nach Bedarf zum Kochen bringen und darüber gießen (1 $^1/_2$ l auf 3–4 EL der Mischung), 15 Minuten ziehen lassen und abseihen. Für eine Kuranwendung 3 Wochen lang täglich 1 $^1/_2$ l Tee über den Tag verteilt trinken. Vor einer erneuten Kur eine Pause von 10 Tagen einlegen.

Heilendes Heu

Früher linderte so mancher Bauer sein Unwohlsein oder leichte rheumatische Beschwerden im ganzen Körper mit einem nächtlichen „Bad" im eigenen Heuschober.

Im letzten Jahrhundert machte sich Sebastian Kneipp dieses Hausmittel der Bauern zu Eigen und verwendete die „Heublumen", die sich in der Scheune am Boden ansammeln, für Bäder bei Rheumageplagten. Daraus wurden der Heublumensack und das -ölbad, die Allergiker jedoch meiden sollten.

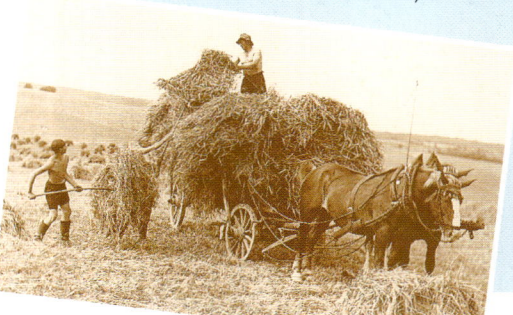

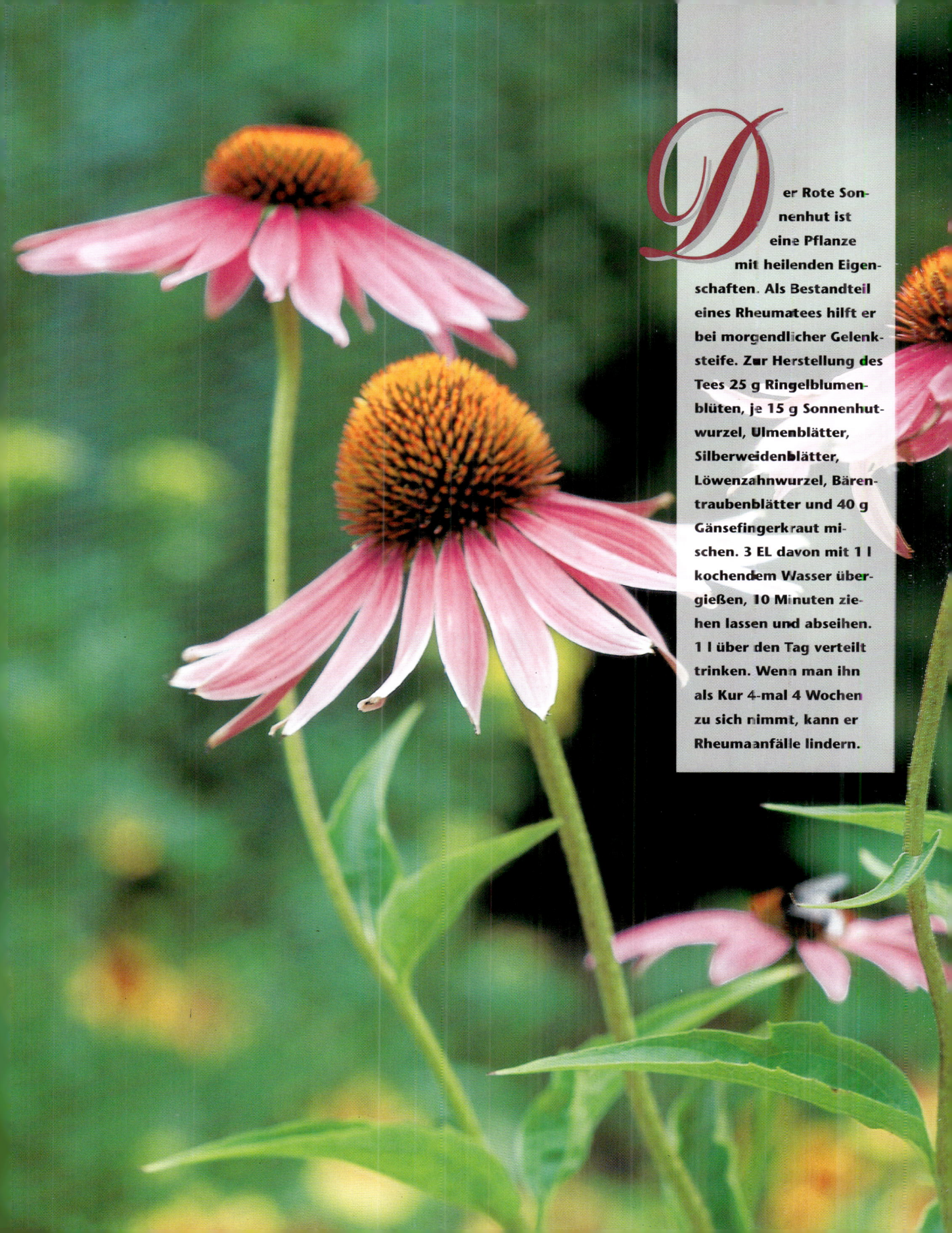

Der Rote Sonnenhut ist eine Pflanze mit heilenden Eigenschaften. Als Bestandteil eines Rheumatees hilft er bei morgendlicher Gelenksteife. Zur Herstellung des Tees 25 g Ringelblumenblüten, je 15 g Sonnenhutwurzel, Ulmenblätter, Silberweidenblätter, Löwenzahnwurzel, Bärentraubenblätter und 40 g Gänsefingerkraut mischen. 3 EL davon mit 1 l kochendem Wasser übergießen, 10 Minuten ziehen lassen und abseihen. 1 l über den Tag verteilt trinken. Wenn man ihn als Kur 4-mal 4 Wochen zu sich nimmt, kann er Rheumaanfälle lindern.

So hilft die Natur bei Verstauchungen

Ein falscher Tritt, und schon ist es passiert: Man knickt um. Bei dieser plötzlichen Bewegung verschieben sich die Gelenke, die Bänder werden stark überdehnt, und mitunter können sie sogar reißen. Winzige Einrisse in den Bändern bezeichnet man als Verstauchung. Da Sehnen und Bänder äußerst empfindlich sind, können Verstauchungen mehr schmerzen als ein Knochenbruch. Häufig kommt ein starker Bluterguss hinzu. Gegen diese Beschwerden helfen zahlreiche Hausmittel. Sie können die heftigen Schmerzen lindern und die Heilung fördern.

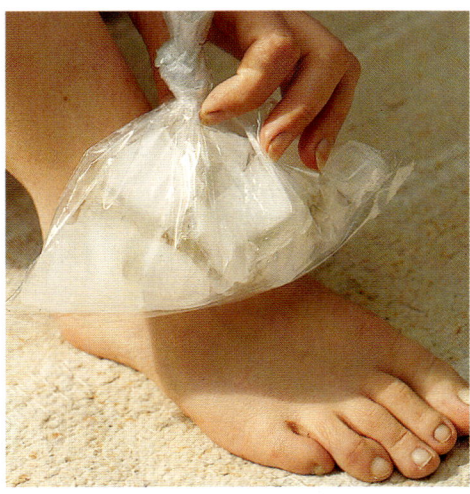

Bei Verstauchungen sollte man zuerst einen Eisbeutel auf die betroffene Stelle legen, damit sie nicht zu stark anschwillt.

Das Bienenwachs erwärmen und so viel unter das Öl rühren, bis eine streichfähige Paste entstanden ist. Auf die Verletzung auftragen und einen Mullverband darauf legen.

Schmerzlindernde Majoran-Weingeist-Salbe

Dieses alte Hausmittel hat sich bei schmerzhaften Verrenkungen und Zerrungen sehr bewährt. Majoran enthält ein ätherisches Öl, das den Schmerz herauszieht.

3–4 TL Majoranpulver
1–2 EL Weingeist
2–3 EL ungesalzene Butter
1 Mulltuch

Den Majoran mit dem Weingeist übergießen und einige Stunden stehen lassen. Mit der Butter vermischen und 5–10 Minuten im Wasserbad erhitzen. Die Salbe durch das Mulltuch abseihen und abkühlen lassen, dann auf die verletzte Stelle auftragen und mit einem Mullverband bedecken.

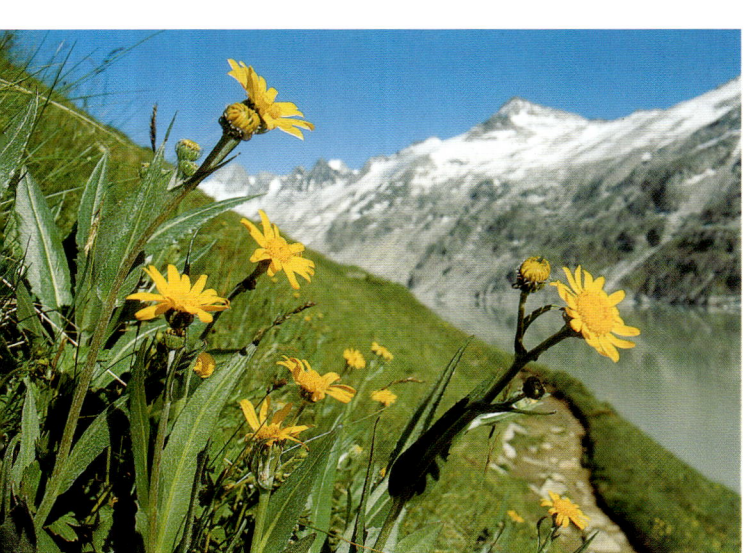

Wer im Frühsommer in den Bergen wandert, kann sich an den leuchtend gelben Blüten der Arnika erfreuen. Die Pflanze enthält Substanzen, die bei Zerrungen helfen.

Dillsalbe gegen Verstauchungen

Frischer Dill hilft gegen Verstauchungen und schmerzhafte Schwellungen.

4 EL frischer Dill
2 EL Olivenöl
Bienenwachs

Den Dill hacken und mit dem Olivenöl vermischen. 24 Stunden stehen lassen, anschließend durch ein Sieb streichen.

Der gute Rat

Wenn die Sehnen und Bänder schmerzen

- Im Arzneischrank unserer Großeltern hatte essigsaure Tonerde einen festen Platz. 1 EL der Erde in ein Glas Wasser einrühren, ein Mulltuch damit tränken, es auf die Verletzung legen und mit einem Mullverband fixieren.

- Um einer Schwellung bei Verstauchungen vorzubeugen, verwendete man früher 2–3 gekochte Weißkohlblätter, die man mit der Teigrolle wellte und dann auflegte. Mit einem Verband locker bedecken und 20 Minuten einwirken lassen.

Rückenschmerzen mit Wärme vertreiben

- Linderung bei Hexenschuss bringt ein Breiumschlag aus frischen Eisenkrautblättern. Sie werden mit einem Glas Essig gekocht oder überbrüht, zerstoßen und mit einem Eiweiß vermischt. Dann zwischen 2 Tücher legen und möglichst heiß anwenden.

- Auch ein Heublumensack wirkt durch die kontinuierliche Abgabe von Wärme und heilenden Wirksubstanzen schmerzlindernd. Der Sack wird über Wasserdampf erhitzt, ausgewrungen und möglichst heiß auf die schmerzenden Stellen gelegt.

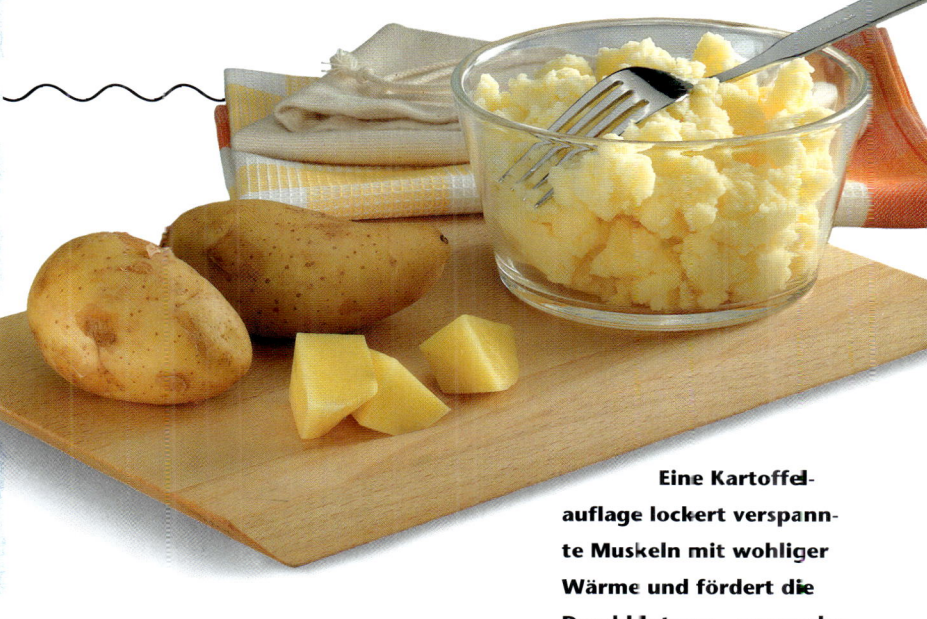

Eine Kartoffel-auflage lockert verspannte Muskeln mit wohliger Wärme und fördert die Durchblutung – genau das Richtige bei Rückenschmerzen.

Umschläge mit Beinwell-Auszug

Schon Paracelsus und Hildegard von Bingen heilten Verrenkungen, Zerrungen und Prellungen mit diesen Umschlägen.

100 g Beinwellwurzel
1 l Wasser
mehrere Leinen- oder Mulltücher

Die Beinwellwurzel in 1 l Wasser 10 bis 15 Minuten kochen, danach abseihen. Die Tücher mit dem Auszug tränken und auf die verletzten Stellen legen.
Achtung: den Beinwell nur äußerlich anwenden!

Kartoffelsack gegen Hexenschuss

Er verbessert die Durchblutung und entspannt die Muskeln.

5 kg Kartoffeln
Wasser nach Bedarf
1 Kopfkissenbezug

Das Wasser zum Kochen bringen, die ungeschälten Kartoffeln darin weich kochen, zerdrücken und in den Bezug füllen. Diesen so heiß wie möglich auf den Rücken legen. Mit einem Handtuch und einer Wolldecke zudecken und so lange ruhen, bis die Kartoffeln abgekühlt sind.

Wärme hilft heilen

Nicht nur der heiße Backstein oder die kupferne Wärmflasche zählten zu den wärmenden Hausmitteln. Auch Wickel und Packungen gehörten zu Großmutters Erfahrungsschatz.

Massageöl mit Lavendel

In eine dekorative Flasche gefüllt, ist das frisch duftende Massageöl ein willkommenes Geschenk und ein hübscher Blickfang im Badezimmer.

Nach dem Baden oder Duschen ist eine Massage mit Lavendelöl eine Wohltat für Körper und Seele: Die Haut wird samtig zart, und der angenehme Duft sorgt für Entspannung und Lebensfreude. Für alle, die Sport treiben, bietet Lavendelöl einen zusätzlichen Vorteil: Wer den Körper vor und nach dem Training mit dem Öl massiert, beugt Zerrungen und Muskelkater wirksam vor. Lavendel wird seit Jahrtausenden dank seines frischen Duftes und der heilkräftigen Wirkung vielfältig genutzt. Schon in der Antike salbten sich die Römerinnen mit Cremes ein, die nach Lavendel dufteten. Im 19. Jahrhundert erreichte die Begeisterung für die blauen Blüten in England den Höhepunkt: Wohlgeborene Damen parfümierten sich mit Lavendel-Duftwasser, und Liebesbriefe wurden mit Lavendelduft ausströmender Tinte geschrieben. Seit einigen Jahren ist das aromatische Kraut als Duftspender und natürliches Heilmittel wieder im Kommen.

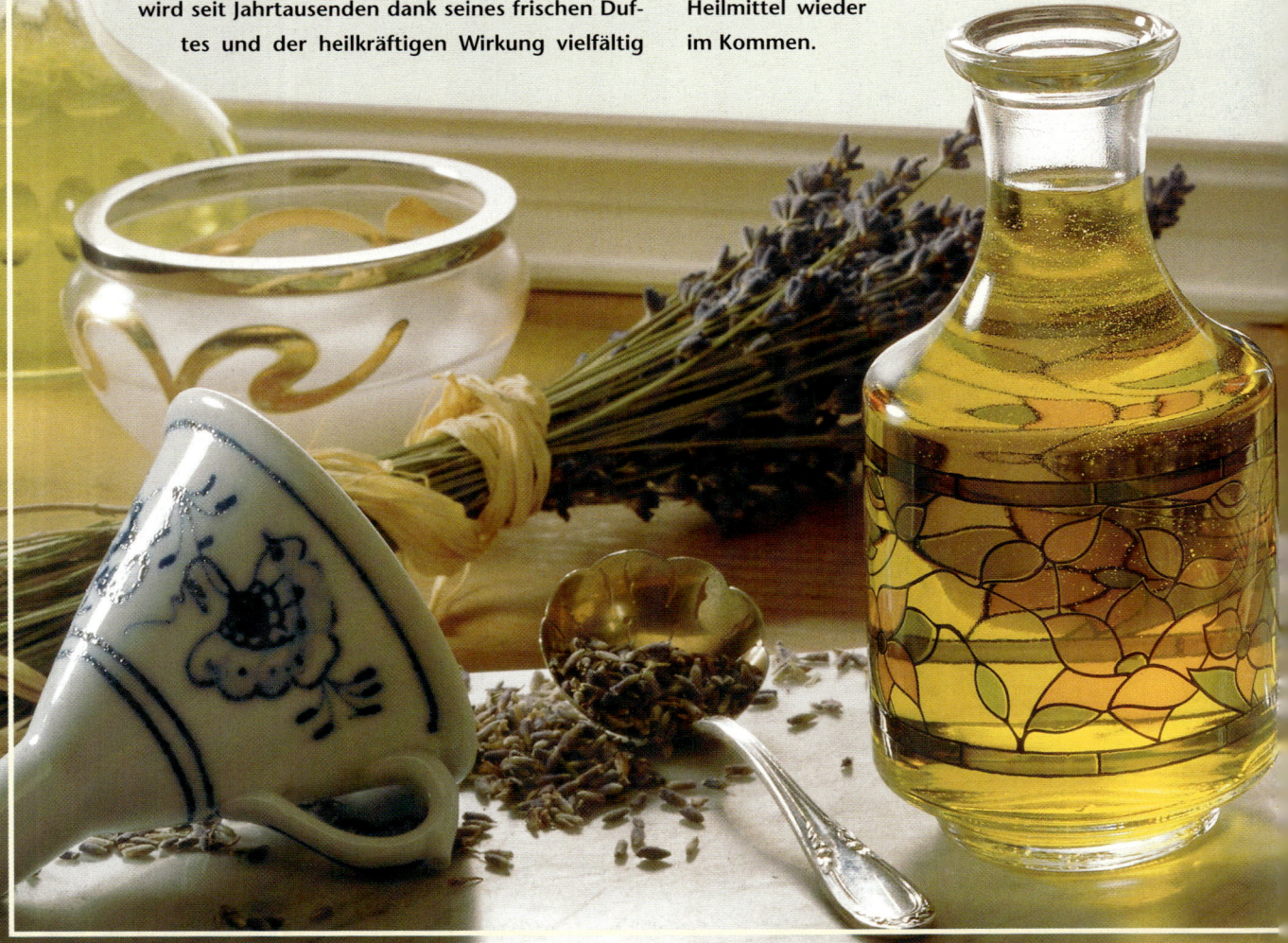

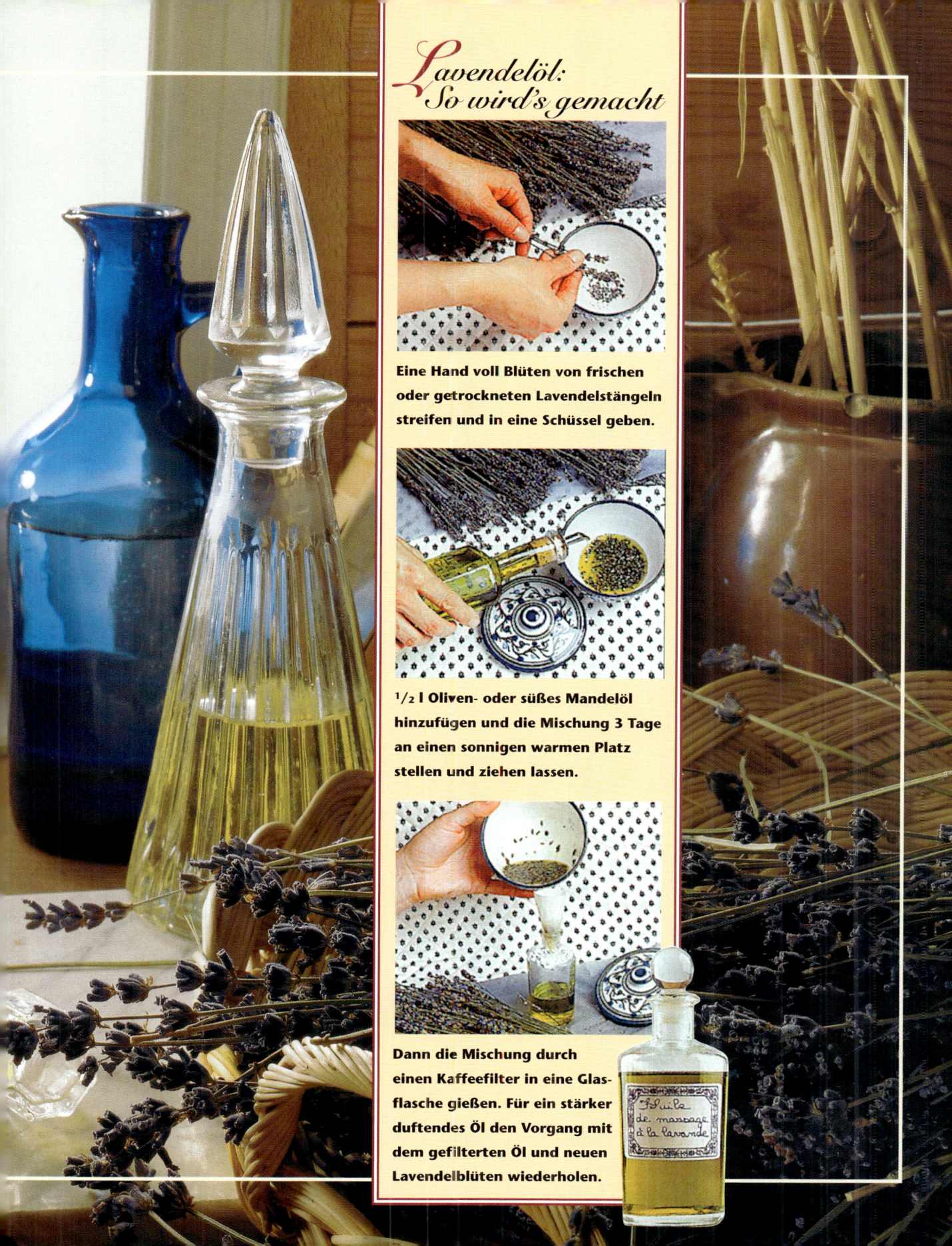

Lavendelöl: So wird's gemacht

Eine Hand voll Blüten von frischen oder getrockneten Lavendelstängeln streifen und in eine Schüssel geben.

$1/2$ l Oliven- oder süßes Mandelöl hinzufügen und die Mischung 3 Tage an einen sonnigen warmen Platz stellen und ziehen lassen.

Dann die Mischung durch einen Kaffeefilter in eine Glasflasche gießen. Für ein stärker duftendes Öl den Vorgang mit dem gefilterten Öl und neuen Lavendelblüten wiederholen.

Wohlbefinden für Magen, Darm & Co.

Unser Verdauungssystem muss Tag für Tag harte Arbeit leisten. Magen und Darm, Leber und Galle, Nieren und Blase sind dafür verantwortlich, dass die Nahrung gründlich zerlegt wird und die Nährstoffe an ihren Bestimmungsort gelangen. Unter Verdauungsstörungen leidet heute bereits jeder Dritte – sei es aufgrund von Stress, falscher Ernährung, mangelnder Bewegung oder einer Kombination aus diesen Faktoren. Die Folgen sind immer gleich: Sodbrennen, Übelkeit, Magenkrämpfe und weite-

re lästige Beschwerden. Damit sich wieder eine gesunde Verdauung einstellt, sind eine ausgeglichene Ernährung und eine zuträgliche Lebensweise unumgänglich. Bis dahin ersparen Ihnen zahlreiche Heilpflanzen den Griff in den Arzneischrank. Ob Sie unter Appetitlosigkeit oder einer Reizblase leiden oder ob Ihnen hin und wieder „die Galle überläuft" – die traditionellen Anwendungen der Großmutter können auch Ihre Beschwerden spürbar lindern.

Mit einer Rettichsaft-Kur lassen sich sogar entzündete Gallenwege kurieren. 2 Wochen lang täglich ein Glas von dem Saft vor dem Essen genügt.

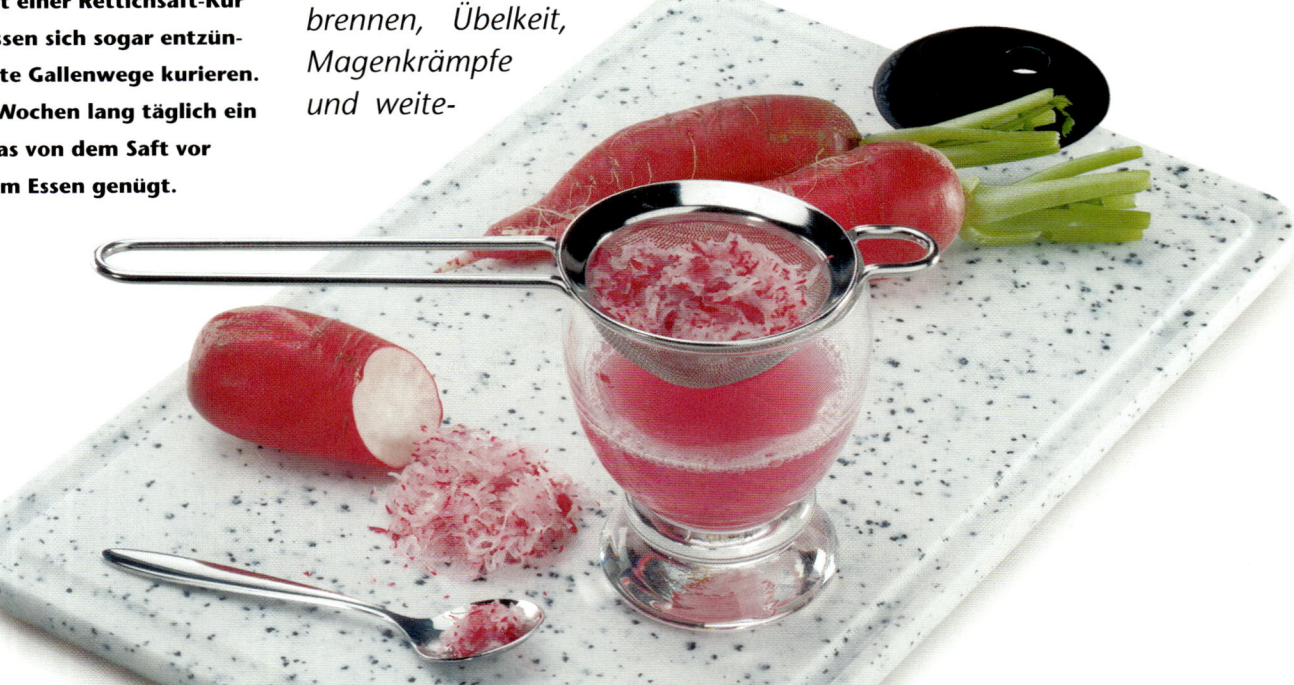

Wenn Ihnen alles auf den Magen schlägt

Unsere rastlose und hektische Zeit schlägt vielen auf den Magen – insbesondere denjenigen, die auch die Mahlzeiten noch in Eile bzw. unregelmäßig zu sich nehmen. Hinzu kommt häufig zu einseitiges, zu reichliches, zu fettes oder zu stark gebratenes bzw. gewürztes Essen. Jeder kennt die Folgen – Sodbrennen und Übelkeit, aber auch schmerzhafte Magenkrämpfe. Die Beschwerden können, wenn sich Lebensweise und Ernährung nicht ändern, sogar chronisch werden. Überdies können Stress, Ärger und ungelöste Konflikte im Privat- oder Berufsleben schnell ein Magengeschwür verursachen. Lassen Sie es gar nicht erst so weit kommen! In der Kräuterapotheke der Natur finden Sie viele Mittel, die Ihnen helfen, Magenbeschwerden zu beheben. Auch für diejenigen, die im Alter unter Appetitlosigkeit leiden, weil die Magensäfte versiegen, gibt es viele altbewährte Kräuter.

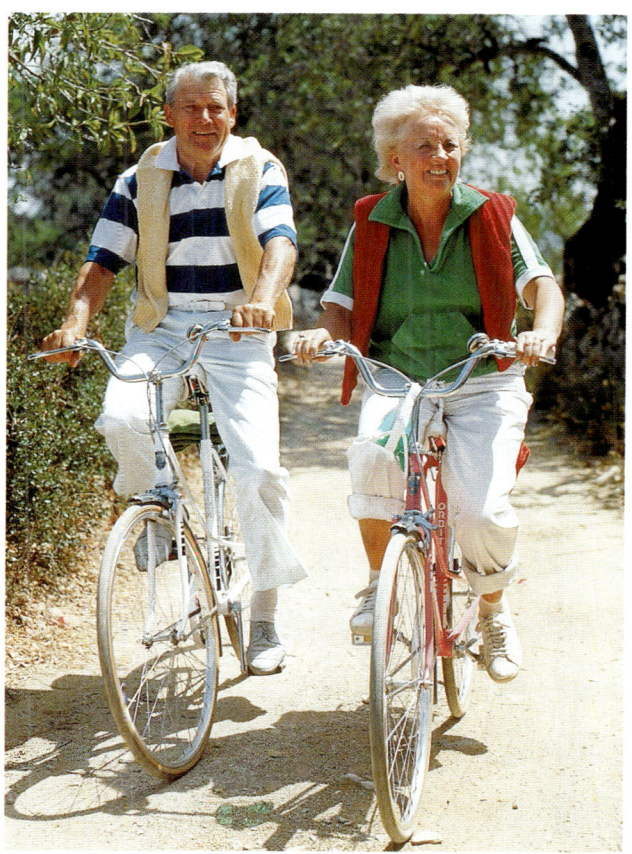

Frische Luft und reichlich Bewegung – das regt nicht nur bei älteren Menschen den Appetit an. Zudem stärken diese Faktoren die Abwehrkräfte.

Tee gegen Appetitlosigkeit

Besonders ältere Menschen haben oft nicht mehr viel Hunger. Dieser Tee steigert den Appetit und fördert die Verdauung.

$^1/_4$ l Wasser
30 g Tausendgüldenkraut
30 g Fenchelfrüchte
30 g Wermut
20 g Pfefferminze
20 g Faulbaumrinde

Das Wasser zum Kochen bringen. Die übrigen Zutaten mischen. 2 TL davon mit dem kochenden Wasser überbrühen und 5 Minuten ziehen lassen, danach abseihen. 30 Minuten vor dem Essen eine Tasse trinken.

Tee mit Pomeranzen zur Appetitsteigerung

Die Pomeranze, eine Zitrusfrucht, wird in Indien und im Mittelmeergebiet angebaut. Dieser wohlschmeckende und erfrischende Tee steigert auf angenehme Weise den Appetit. Die Hagebutten liefern eine Extraportion Vitamin C für die Abwehrkräfte.

$^1/_4$ l Wasser
20 g Pomeranzenschalen
20 g Hagebutten
20 g Tausendgüldenkraut

Das Wasser zum Kochen bringen. Die übrigen Zutaten mischen. 2 TL davon überbrühen und 5 Minuten ziehen lassen, danach abseihen. Regelmäßig 30 Minuten vor den Mahlzeiten jeweils eine Tasse warm und ungesüßt trinken.

Tee mit Kardobenediktenkraut

Die distelartige Heilpflanze enthält viele Bitterstoffe und ätherische Öle, die die Magensaftproduktion anregen und dadurch appetitsteigernd wirken.

1 l Wasser
20 g Kardobenediktenkraut
15 g Hopfenzapfen
15 g Lavendelblüten
15 g Rosmarinnadeln

Das Wasser zum Kochen bringen. Die übrigen Zutaten mischen und 3 EL davon mit dem kochenden Wasser überbrühen. 10 Minuten ziehen lassen, abseihen und über den Tag verteilt trinken. Zur Kur 3 Wochen lang durchführen.

Aus dem Arzneischrank Hildegards von Bingen ist dieser schmackhafte Verdauungswein überliefert.

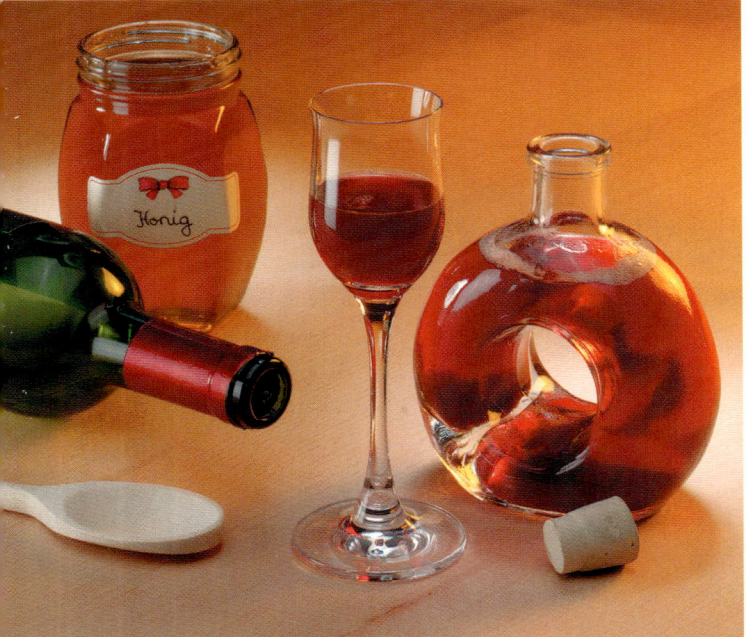

Verdauungswein

Bei Stress, falscher Ernährung oder im Alter kann die Verdauung schon einmal nicht mehr richtig funktionieren. Für Abhilfe sorgt hier dieser bereits im Mittelalter bekannte Verdauungswein.

125 g Honig
1 l Rot- oder Weißwein
50 ml Wermutsaft

Den Honig in den Wein einrühren und beides bei schwacher Hitze zum Kochen bringen. Den Wermutsaft zugeben und die Mischung nochmals kurz aufkochen lassen. Anschließend heiß in sterile Flaschen füllen und gut verschließen. Jeden Morgen ein Likörglas davon möglichst auf nüchternen Magen trinken.

Verdauungstee

Dieser Tee aus traditionellen Heilpflanzen hilft, die Speisen besser zu verwerten.

1/4 l Wasser
20 g Kamillenblüten
20 g Pfefferminze
10 g Schafgarbenkraut
10 g Tausendgüldenkraut
10 g Enzianwurzel

Das Wasser zum Kochen bringen. Die übrigen Zutaten mischen und 2 TL davon mit dem kochenden Wasser überbrühen. Zudecken und 10–15 Minuten ziehen lassen, dann abseihen. Ungesüßt nach dem Essen trinken.

Pfefferminztee gegen Übelkeit

Schon unsere Großmütter bereiteten aus Pfefferminze einen wohlschmeckenden und wirksamen Tee gegen Übelkeit und Erbrechen.

1/4 l Wasser
50 g Pfefferminze

Das Wasser zum Kochen bringen und 1–2 TL Pfefferminze damit überbrühen. Zudecken und 10 Minuten ziehen lassen, dann abseihen. 1–2 Tassen in kleinen Schlucken trinken.

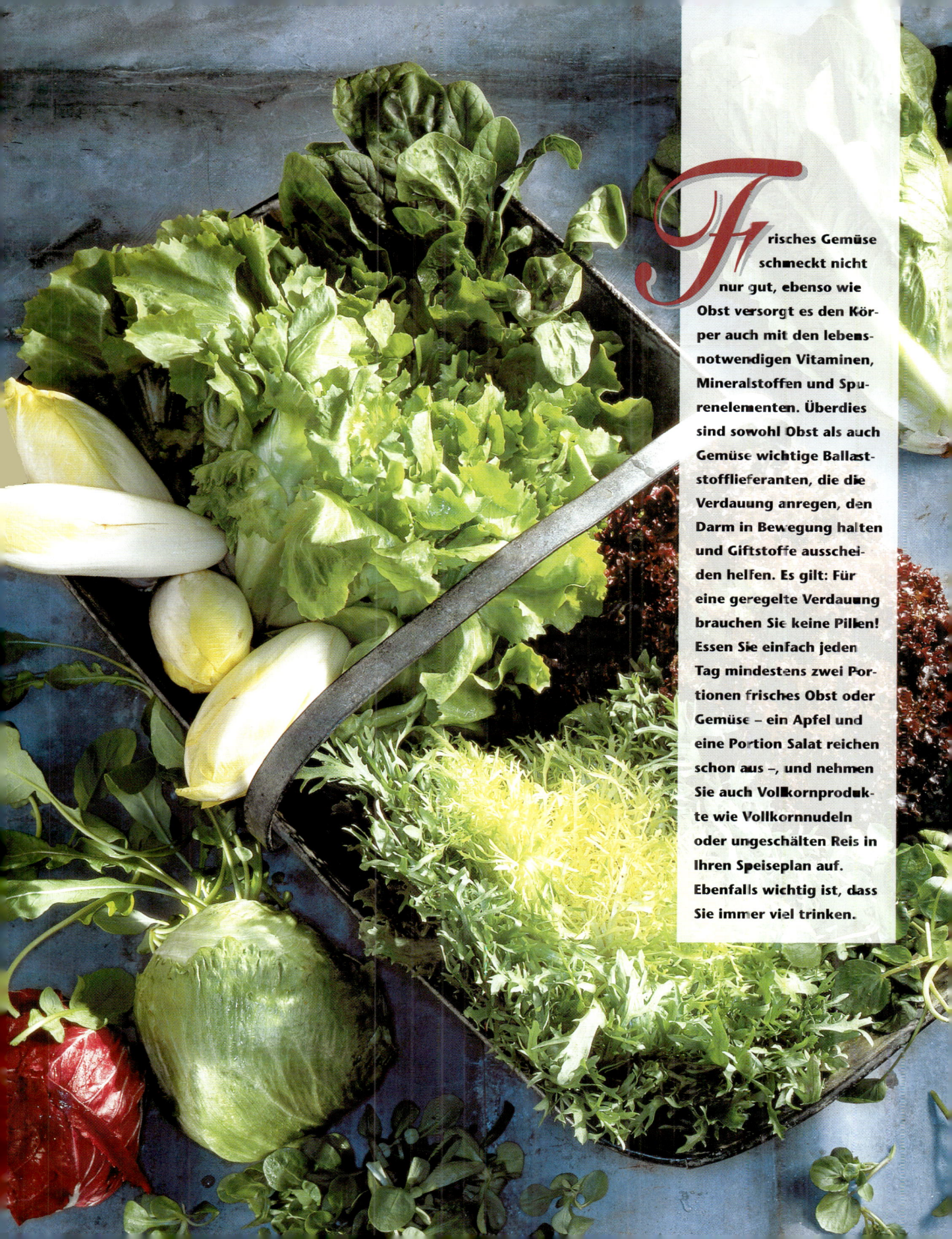

Frisches Gemüse schmeckt nicht nur gut, ebenso wie Obst versorgt es den Körper auch mit den lebensnotwendigen Vitaminen, Mineralstoffen und Spurenelementen. Überdies sind sowohl Obst als auch Gemüse wichtige Ballaststofflieferanten, die die Verdauung anregen, den Darm in Bewegung halten und Giftstoffe ausscheiden helfen. Es gilt: Für eine geregelte Verdauung brauchen Sie keine Pillen! Essen Sie einfach jeden Tag mindestens zwei Portionen frisches Obst oder Gemüse – ein Apfel und eine Portion Salat reichen schon aus –, und nehmen Sie auch Vollkornprodukte wie Vollkornnudeln oder ungeschälten Reis in Ihren Speiseplan auf. Ebenfalls wichtig ist, dass Sie immer viel trinken.

Ein Kräutertee mit Enzian, Wermut und Zimt beruhigt nervöse Mägen.

Wacholdertee gegen Sodbrennen

Bei saurem Aufstoßen, z. B. nach fetten Speisen, bringt Wacholder spürbare Linderung.

$^1/_4$ *l Wasser*
1 TL zerdrückte Wacholderbeeren

Das Wasser zum Kochen bringen und die Beeren damit überbrühen. 10 Minuten ziehen lassen, abseihen und trinken.

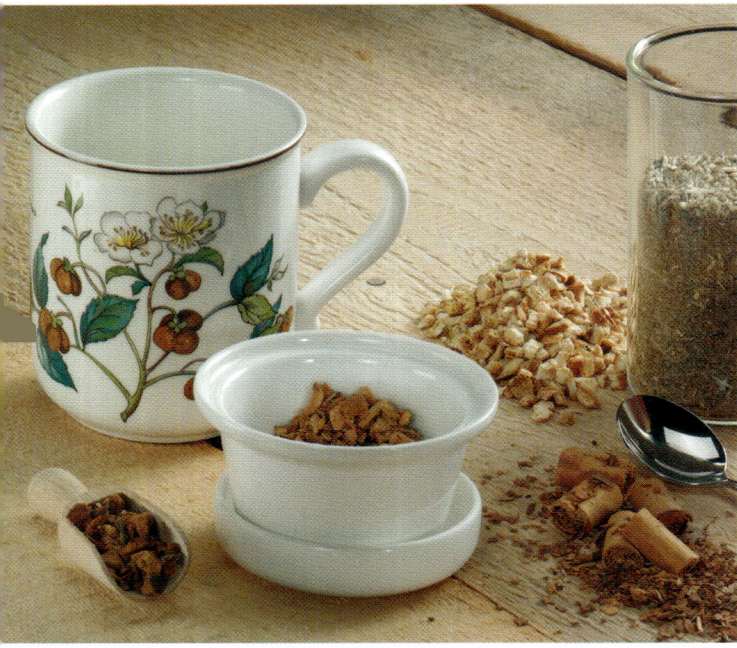

Teemischung gegen Reizmagen

Diese aromatische Kombination verschiedener Kräuter beruhigt den nervösen Magen.

$^1/_4$ *l Wasser*
20 g Enzianwurzel
25 g Wermutkraut
10 g Zimtrinde
20 g Pomeranzenschalen
25 g Tausendgüldenkraut

Das Wasser zum Kochen bringen. Die Kräuter mischen und 2 TL davon überbrühen. 10 Minuten ziehen lassen, abseihen und ungesüßt schluckweise trinken.

Rollkur mit Kamille

Wer häufig nervös ist und zu Reizmagen oder Magenschleimhautentzündung neigt, sollte es einmal mit dieser Rollkur versuchen.

$^1/_2$ *l Wasser*
20 g Kamillenblüten
10 g Melissenblätter

Das Wasser zum Kochen bringen. Die Kräuter mischen, 4 TL davon überbrühen und 10 Minuten ziehen lassen. Abseihen und langsam trinken. Sich in Rückenlage begeben und alle 5 Minuten weiterrollen, also linke Seite, Bauchlage, rechte Seite.

Holundertee gegen Koliken

Diese Kräutermischung verschafft durch ihre entkrampfenden Inhaltsstoffe Linderung.

$^1/_4$ *l Wasser*
20 g Holunderblüten
20 g Pfefferminze
15 g Lindenblüten
15 g Gänsefingerkraut

Das Wasser zum Kochen bringen. Die Kräuter mischen und 2 TL davon überbrühen. 5 Minuten ziehen lassen, abseihen und 2 Tassen schluckweise trinken.

Anismilch für Kinder

Dieses Hausmittel gaben früher Mütter ihrem bauchwehgeplagten Nachwuchs zu trinken. Es beruhigt den empfindlichen Kindermagen.

$^1/_2$ *TL Anis*
$^1/_2$ *TL Kümmel*
$^1/_4$ *l Milch*

Die Gewürze in die Milch geben und alles in 5 Minuten unter Rühren aufkochen. Sorgfältig abseihen und das Kind in kleinen Schlucken trinken lassen.

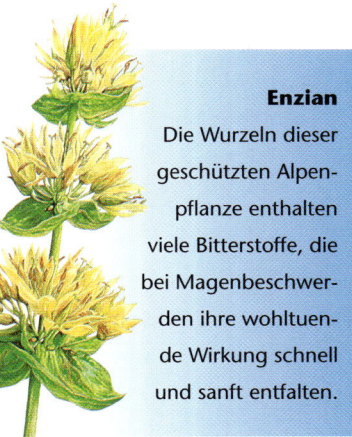

Enzian

Die Wurzeln dieser geschützten Alpenpflanze enthalten viele Bitterstoffe, die bei Magenbeschwerden ihre wohltuende Wirkung schnell und sanft entfalten.

Süßholztee gegen Magengeschwüre

Die Süßholzwurzel wirkt sowohl krampflösend als auch entzündungshemmend.

1/4 l Wasser
20 g Süßholzwurzel
20 g Kamillenblüten
5 g Melissenblätter
5 g Pfefferminze

Das Wasser zum Kochen bringen. Die Kräuter mischen und 1 TL überbrühen. 5 Minuten ziehen lassen und abseihen. Nach den Mahlzeiten eine Tasse trinken.

Kräuterauflage gegen Magenkrämpfe

Diese Auflage wirkt äußerlich und entspannt die verkrampften Muskeln.

40 g Salbei
40 g Dost
40 g Wermut
40 g Mutterkraut
20 g Wasserminze
20 g Poleiminze
1 l Wein oder Essig

Die Kräuter in einem Leinensäckchen in dem Wein oder Essig 10 Minuten kochen. Ausdrücken und möglichst heiß auf den Bauch legen.

Heilerde, in Flüssigkeit eingenommen, ist ein uraltes, beliebtes Hausmittel, das u. a. den Magen beruhigt.

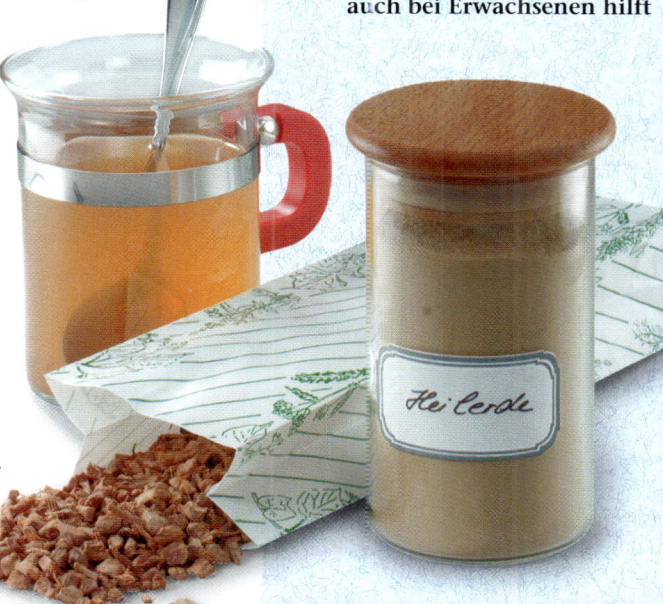

Der gute Rat

Die Natur hilft Ihrem Appetit auf die Sprünge

🌊 Ein Tipp von der Großmutter: Alles was scharf ist, regt den Appetit an und fördert die Verdauung: Chili, Meerrettich, Radieschen, Rettich und Zwiebeln, aber auch saure Gurken oder Senf. Sie haben die Wahl!

🌊 Ältere Menschen, die keinen richtigen Appetit mehr entwickeln, sollten eine halbe Stunde vor dem Essen ein paar kandierte Ingwerwurzeln kauen – das regt die Verdauungssäfte an.

Damit können strapazierte Mägen aufatmen

🌊 1 TL Heilerde in Mineralwasser oder Kräutertee auflösen und nach dem Essen trinken.

🌊 Nicht nur bei Säuglingen, auch bei Erwachsenen hilft Fencheltee bei Verdauungsbeschwerden. Die Inhaltsstoffe beruhigen gereizte Magenwände.

🌊 Ein sehr altes Hausmittel ist Schwedenbitter. Dieser Kräutertrunk aus der Apotheke hilft gegen vielerlei Verdauungsstörungen. 1–2 Likörgläser von dem Trunk am Tag zu sich nehmen.

🌊 Gegen Schluckauf gibt es viele Tipps: Halten Sie 30 Sekunden die Luft an, trinken Sie Eis- oder Zitronenwasser oder kauen Sie eine Gewürznelke. Grundsätzlich sollten Sie langsam essen und dabei gründlich kauen.

Übelkeit und Brechreiz auf sanfte Weise lindern

🌊 Omas Haferschleimsuppe wirkt auch heute noch gegen Übelkeit. Dazu 20 g Haferflocken in 1/4 l Wasser kochen und leicht salzen.

🌊 1 TL Melissengeist, in etwas Wasser oder auf Zucker eingenommen, hilft zuverlässig bei Übelkeit und lindert den Brechreiz.

🌊 Bei Erbrechen sollte man zunächst einmal nichts unternehmen. Es ist eine Schutzreaktion, mit der sich der Körper von Schadstoffen befreit. Bei fehlender Besserung empfiehlt es sich aber, einen Arzt aufzusuchen.

Wenn es mit der Verdauung nicht mehr richtig klappt

Unser Darm kann sehr empfindlich reagieren. Mangelnde Bewegung und fehlende Ballaststoffe lassen ihn regelrecht „erschlaffen". Und wenn wir uns einen Virus eingefangen haben, gerät seine Arbeit völlig aus dem Takt. Mit Erbrechen und Durchfall ergreift der Körper dann Schutzmaßnahmen, damit die Schadstoffe auf dem schnellsten Weg wieder ausgeschieden werden.

Was Sie tun können

Wenn Ihr Darm gereizt ist, braucht er eine Schonzeit und sollte nicht zusätzlich belastet werden. Unterstützen Sie den Heilungsprozess, indem Sie sich das Wissen um die Kraft der zahlreichen darmwirksamen Heilpflanzen zunutze machen. Während einige die Verdauungstätigkeit anregen, Übelkeit beseitigen und von Koliken befreien, helfen andere, die zerstörte Darmflora wieder aufzubauen.

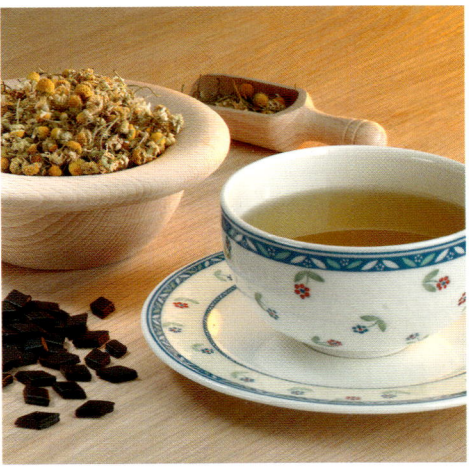

Dieser Tee mit Lakritze vermag zahlreiche Verdauungsbeschwerden zu lindern.

Kamillentee mit Lakritze

Während das in Lakritze enthaltene Süßholz gegen Sodbrennen, Blähungen und Krämpfe hilft, wirkt die Kamille beruhigend und entzündungshemmend auf die Schleimhäute.

¹/₄ l Wasser
5 g Kamillenblüten
20 g Lakritze

Das Wasser zum Kochen bringen und die Kamille damit übergießen. 10 Minuten ziehen lassen, abseihen und die Lakritze darin auflösen. Eine Tasse täglich trinken.

Kümmeltee gegen Blähungen

Wie der Kümmel vertreiben auch die anderen Inhaltsstoffe dieses Tees Blähungen.

¹/₄ l Wasser
15 g zerstoßener Kümmel
15 g zerstoßener Fenchel
15 g zerstoßener Anis

Das Wasser zum Kochen bringen. Die Früchte mischen und 2 TL davon überbrühen. 10 Minuten ziehen lassen, abseihen und ungesüßt trinken.

Turnvater Jahn

„Solange der Mensch noch … einen Leib hat, was ohne Kraft und Stärke, ohne Ausdauer … zum nichtig Schatten versiecht – wird die Turnkunst einen Hauptteil der menschlichen Ausbildung einnehmen…" F. L. Jahn

Friedrich L. Jahn (1778–1852) hatte es Anfang des 19. Jh. in seiner *Deutschen Turnkunst* festgelegt: Sportliche Betätigung an frischer Luft stärkt den Organismus und hält Körper und Geist gesund. Seine Ansicht nehmen sich auch diese Badegäste im Jahr 1919 im Ostseebad Heringsdorf zu Herzen.

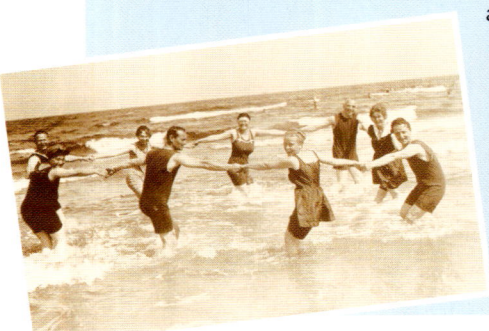

Windtreibender Ysoptee

Das Gewürz und Heilmittel Ysop hat eine krampflösende Wirkung und bewährt sich besonders bei Blähungen, auch chronischen.

20 g Ysop
¹/₄ l kaltes Wasser

2 TL zerschnittenen Ysop mit dem Wasser übergießen. Zum Kochen bringen und 5 Minuten kochen lassen. Abseihen und ungesüßt täglich 2 Tassen trinken.

Gänsefingerkrauttee

Die Volksmedizin schätzt diesen Tee bei akuten Durchfallerkrankungen.

¹/₄ l Wasser
20 g Gänsefingerkraut
20 g Melissenblätter
20 g Pfefferminzblätter

Das Wasser zum Kochen bringen. Die Kräuter mischen und 2 TL davon überbrühen. 10 Minuten ziehen lassen und abseihen. 2–3 Tassen täglich trinken.

Eibischtee gegen Durchfall

Durchfall ist meist eine Schutzmaßnahme des Organismus. Dieses Hausmittel beruhigt die gereizten Darmwände.

¹/₄ l Wasser
20 g Eibischblätter
20 g Wiesenknöterich
20 g getrocknete Heidelbeeren

Das Wasser zum Kochen bringen. Die Kräuter mit den Beeren mischen und 2 TL davon überbrühen. 15 Minuten ziehen lassen. Abseihen und ungesüßt mehrmals täglich trinken.
Achtung: Bei länger anhaltenden Darmbeschwerden sollten Sie zum Arzt gehen.

Blutwurztee gegen Durchfall

Die stark gerbstoffhaltige Blutwurz oder auch Tormentill wird traditionell zur Behandlung von Durchfällen eingesetzt. Sie ist seit der Antike bekannt und bei uns seit dem Mittelalter als Linderungsmittel bei Koliken gebräuchlich.

¹/₄ l Wasser
20 g Blutwurz

Das Wasser zum Kochen bringen und 1 TL Blutwurz darin 10 Minuten kochen. Abseihen und täglich 2–3 Tassen trinken.

Blutwurz
Die in den kräftigen Wurzeln dieser Heilpflanze enthaltenen Bitterstoffe lindern zahlreiche Magen- und Darmbeschwerden und werden auch in Magenbitter verwendet.

Basensuppe

Schon unsere Großeltern verordneten bei Durchfall eine Basensuppe. Sie ersetzt verlorene Flüssigkeit und Mineralstoffe, ohne die gereizten Darmschleimhäute zu belasten.

¹/₄ l Wasser
2 Kartoffeln
1 Möhre
1 Prise Salz

Das Wasser zum Kochen bringen. Kartoffeln und Möhre schälen, klein schneiden und in dem Wasser in 20 Minuten weich kochen. Anschließend pürieren, salzen.

Die schmackhafte Basensuppe mit Möhren und Kartoffeln ist die ideale Schonkost bei Durchfallerkrankungen.

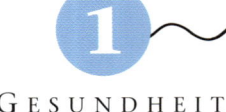

Ätherische Öle – im Tee oder zur Massage

Wer unter nervös bedingten Durchfällen leidet, sollte es mit ätherischen Ölen probieren. Sie beruhigen das vegetative Nervensystem.

**3–4 Tropfen Kamillenöl
oder 3–4 Tropfen Sandelholzöl
oder 3–4 Tropfen Wacholderöl
oder 3–4 Tropfen Lavendelöl**

Jeweils 3–4 Tropfen von einem der Öle in eine Tasse Kräutertee geben und langsam trinken. Wahlweise das Öl mit 2 TL Speiseöl vermischen und damit den Unterbauch kreisförmig massieren.

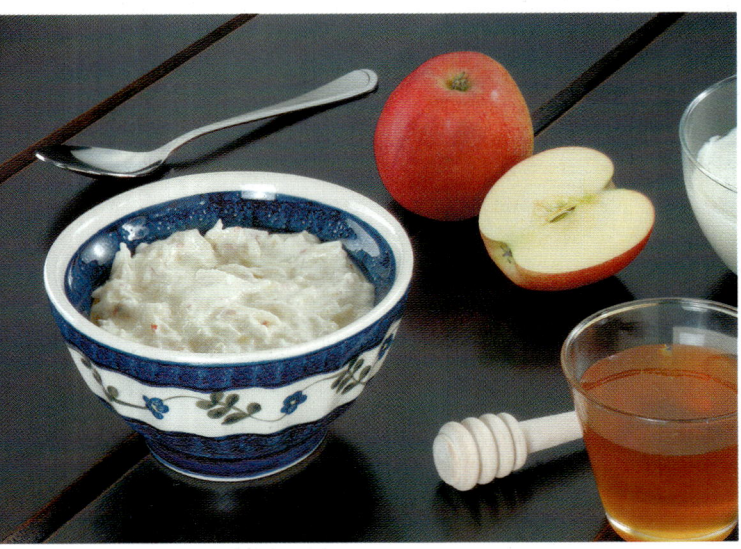

Ein leichter Apfelquark zum Frühstück schmeckt frisch und ist gesund. Außerdem sorgt er für eine gute Verdauung.

Aufguss von Passionsblumen

Bei krampfartigen Koliken beruhigt diese traditionelle Teemischung.

**1 l Wasser
20 g Passionsblumenblüten und -blätter
20 g Römische Kamillenblüten**

Das Wasser zum Kochen bringen und die Kräuter damit überbrühen. 10 Minuten ziehen lassen, abseihen und den Tee sehr warm und ungesüßt trinken.

Apfelquark gegen Verstopfung

Ein Mittel, das die Verdauung ganz natürlich in Schwung bringt, ist Apfelquark, zum Frühstück oder auch abends gegessen.

**125 g Magerquark
1 Apfel
1 TL Leinsamen
1 TL Honig**

Den Quark in eine Schüssel geben. Den Apfel reiben und zu dem Quark geben. Den Leinsamen und den Honig zufügen.

Sennesblättertee

Sennesblätter gehören zu den wirksamsten pflanzlichen Abführmitteln. Sie sollten aber nicht regelmäßig angewandt werden.

**¹/₄ l kaltes Wasser
20 g Sennesblätter**

1 TL Sennesblätter mit dem Wasser übergießen und 24 Stunden ziehen lassen. In dieser Zeit den Ansatz mehrmals umrühren, danach abseihen. Eine Tasse Tee vor dem Schlafengehen trinken.

Teemischung gegen Verstopfung

Weil Faulbaumrinde etwas schwächer wirkt als Sennesblätter, werden bei diesem Tee Magen und Darm nicht gereizt.

**¹/₄ l Wasser
20 g Faulbaumrinde
15 g Sennesblätter
10 g Schafgarbenkraut
10 g Fenchelfrüchte**

Das Wasser zum Kochen bringen. Die restlichen Zutaten mischen und 2 TL davon mit dem Wasser überbrühen. 10 Minuten ziehen lassen, abseihen. Morgens und abends eine Tasse trinken.

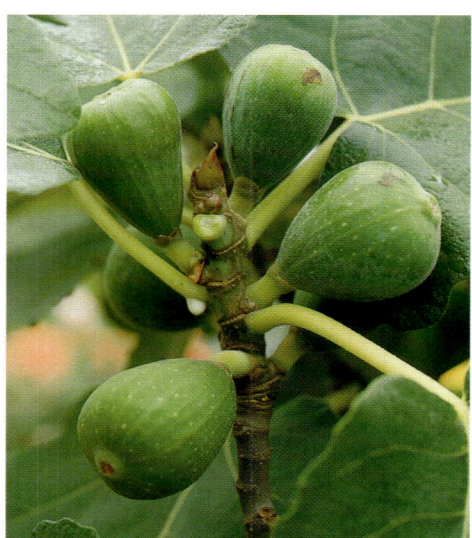

Die Früchte des Feigenbaums schmecken frisch oder getrocknet sehr aromatisch und wirken leicht abführend.

Trockenpflaumen und Feigen

Früher hatte die Großmutter immer einige getrocknete Früchte im Haus – für Fälle, in denen „nichts mehr ging".

4–5 getrocknete Pflaumen
1–2 Feigen

Die Früchte abends in lauwarmem Wasser einlegen. Am nächsten Morgen gleich nach dem Aufstehen das Einweichwasser trinken und die Früchte essen.

Apfelwein mit Essig und Milch

Das Rezept – ein altes Hausmittel gegen Verstopfung – hört sich ungewöhnlich an und schmeckt auch so, wirkt aber zuverlässig.

75 ml Milch
25 ml Apfelwein
1 TL Essig

Die Milch mit dem Apfelwein und dem Essig mischen. Morgens auf nüchternen Magen trinken.

Der gute Rat

Blähungen wirksam bekämpfen

- Blähungen sind oft eine Folge zu schnellen Essens oder Sprechens. Die verschluckte Luft reizt das Zwerchfell. Sprechen und essen Sie daher langsam, und kauen Sie gründlich.

- Verzichten Sie auf blähende Speisen wie Hülsenfrüchte oder Kohlsorten. Trinken Sie ausreichend Mineralwasser oder Kräuter- bzw. Früchtetee, und meiden Sie Alkohol, Kaffee und Zigaretten.

- In akuten Fällen wirkt eine Bauchmassage mit der flachen Hand. Massieren Sie kreisend und im Uhrzeigersinn. Oder kauen Sie nach dem Essen einige Anis-, Fenchel- oder Kümmelsamen.

- Kümmelschnaps hilft bei Blähungen und Völlegefühl. 50 g zerstoßenen Kümmel mit ¾ l Korn (mindestens 35 %) übergießen, 10 Tage ziehen lassen, abseihen. Bei Bedarf ein Likörglas trinken.

Mit bewährten Hausmitteln den Durchfall beenden

- Durchfall ist eine Schutzmaßnahme, durch die der Körper Schadstoffe ausscheidet, z. B. bei einer Infektion. Daher sollte man ihn nicht sofort stoppen. Die Flüssigkeit und damit die Mineralstoffe, die bei Durchfall verloren gehen, müssen jedoch unbedingt wieder zugeführt werden. Trinken Sie große Mengen Mineralwasser, Tee oder gesalzene Brühe.

- Ein Tipp von der Großmutter: 1 TL Kohlepulver oder Heilerde in einem Glas mit Wasser auflösen und trinken. Auch 2 Gläser schwarzer Johannisbeersaft können Durchfall stoppen.

- Die aus dem Gleichgewicht geratene Darmflora lässt sich am besten mit Naturjoghurt wiederherstellen. Die im Joghurt enthaltenen Milchsäurebakterien helfen beim Wiederaufbau.

- Wenn die Enkel Durchfall hatten, gab die Großmutter ihnen einige getrocknete Heidelbeeren zu essen. Die Beeren binden überschüssiges Wasser und sorgen so für eine längere Passage des Darminhalts.

Die Naturapotheke hilft auch bei Verstopfung

- Seit Generationen gleichermaßen bewährt wie gefürchtet ist Rizinusöl. Nehmen Sie 1–2 EL ein und neutralisieren Sie den Geschmack mit etwas Brot. Das Öl wirkt nach ungefähr 2 Stunden.

- Einfach wegtrinken lässt sich Verstopfung mit Holunder-, Pflaumen- oder auch Sauerkrautsaft.

Beschwerden an Leber und Galle sanft heilen

Die Leber ist für die Verdauung ebenso wichtig wie für Stoffwechsel, Blutkreislauf und Hormonhaushalt. Sie produziert u. a. die Gallenflüssigkeit, die in der Gallenblase gespeichert wird und die das mit der Nahrung aufgenommene Fett erst verdaulich macht. Nur wenn die Leber richtig funktioniert, kann sie auch ausreichend Galle produzieren. Zu reichliches und zu fettes Essen sowie übermäßiger Alkohol- und Nikotinkonsum können die Arbeit der Leber stark beeinträchtigen.

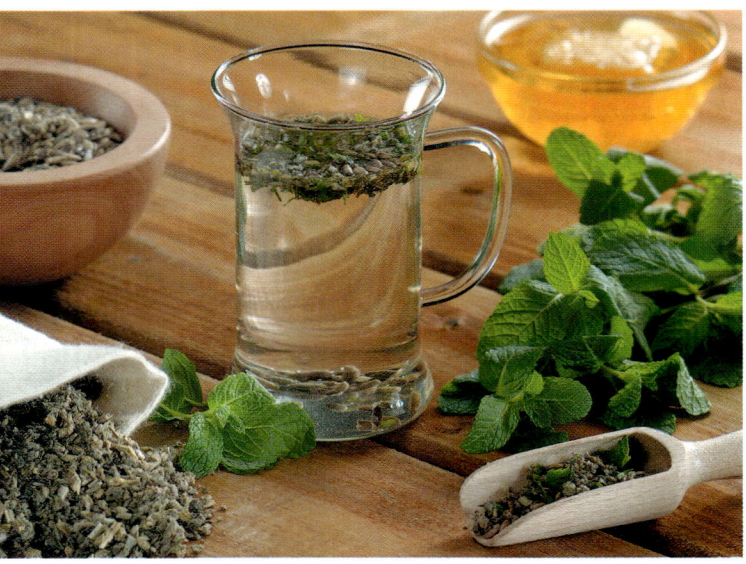

Mariendisteltee mit Andorn und Löwenzahn schützt und kräftigt durch seine Inhaltsstoffe Leber und Galle.

Dies führt zu Beschwerden, die von einem Völlegefühl bis hin zu starken Schmerzen reichen können, beispielsweise wenn aufgrund einer veränderten Zusammensetzung der Gallenflüssigkeit in der Gallenblase Steine entstehen und sich die Flüssigkeit dort staut. Krampfartige Koliken sind in diesem Fall die Folge. Wenden Sie regelmäßig die bewährten Rezepte aus Großmutters Kräuterschatz an – damit Ihre Leber und Ihre Gallenblase immer gut funktionieren.

Lebertee mit Gänseblümchen

Schon im Mittelalter schätzte man die Wirkung des Gänseblümchens als schützendes und stärkendes Leber- und Gallemittel.

¹/₄ l Wasser
20 g Gänseblümchenblüten und -blätter
20 g Brennnesselblätter

Das Wasser zum Kochen bringen. Die Kräuter mischen und 2 TL davon überbrühen. 10 Minuten ziehen lassen und abseihen. Täglich 2–3 Tassen trinken.

Lebertee mit Mariendistel

Die Wirkstoffe dieser Mischung schützen die Leber. Der Gallefluss wird verbessert.

¹/₄ l Wasser
30 g Mariendistelfrüchte
15 g Andornkraut
15 g Löwenzahnwurzel mit Kraut
15 g Pfefferminzblätter

Das Wasser zum Kochen bringen. Die Kräuter mischen und 2 TL davon überbrühen. 10 Minuten ziehen lassen und abseihen. Mit Honig süßen und täglich 2–3 Tassen trinken.

Auszug von Leberblümchenblättern

Von der Leberform der Blätter dieses Krauts schloss man früher auf seine Wirkung. Wurzel und Blüten dürfen nicht verwendet werden, und die Blätter müssen getrocknet sein.

20 g Leberblümchenblätter (getrocknet)
¹/₄ l kaltes Wasser

2–3 TL von den Blättern mit dem Wasser übergießen und 10 Stunden ziehen lassen. Danach abseihen und den Auszug leicht erwärmen. Schluckweise trinken.

Der gute Rat

Kräuter sind Balsam für die angeschlagene Leber

- Die Wegwarte ist ein altes Mittel, wenn der Gallefluss gestört und eine Stärkung der Leber erwünscht ist. Für einen Tee 1 TL Wurzel und Kraut mit 1/4 l kaltem Wasser übergießen. Erhitzen, 3 Minuten kochen lassen und abseihen. 2–3 Tassen täglich trinken.

- 3-mal täglich nach dem Essen 1 EL Artischockensaft mit wenig Wasser verrühren und einnehmen. Diese Anwendung entgiftet die Leber, regt die Gallensaftabsonderung an und senkt die Blutfettwerte. Den Artischockensaft gibt es in der Apotheke.

Damit Ihnen die Galle nicht überläuft

- Schon unsere Großeltern tranken frischen Rettichsaft, um die Gallentätigkeit anzuregen und Entzündungen der Gallenwege zum Abklingen zu bringen. Einen Rettich raspeln, mit braunem Kandis sowie Honig vermischen und eine Stunde Saft ziehen lassen. Als Kur 2 Wochen täglich ein Glas vor dem Essen trinken.

Gallentee mit Löwenzahn

Der Löwenzahn fördert die Gallensekretion.

1/4 l Wasser
20 g Löwenzahnwurzel mit Kraut
20 g Pfefferminzblätter
10 g Strohblumenblüten

Das Wasser zum Kochen bringen. Die Kräuter mischen und 2 TL davon überbrühen. 10 Minuten ziehen lassen, abseihen und 2–3 Tassen täglich trinken.

Löwenzahn entschlackt den Körper und verbessert das Wohlbefinden.

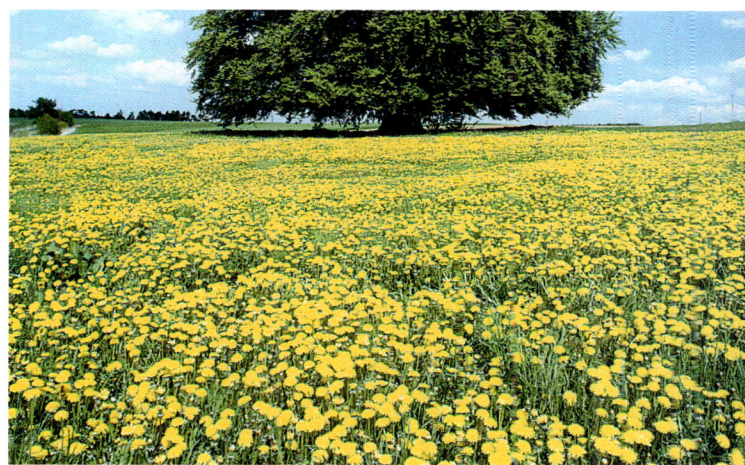

Haferstroh-Bad

Das Haferstroh-Bad ist ein altes Lebermittel.

80–100 g geschnittenes Haferstroh
3 l Wasser

Das Stroh in dem Wasser 15–20 Minuten lang kochen, danach abseihen. Den Auszug dem einlaufenden Badewasser zusetzen. 15 Minuten lang bei 38 °C baden.

Der Saft der Artischocke fördert Leber- und Gallentätigkeit und verbessert die Blutfettwerte.

Teemischung mit Erdrauch

Die Volksmedizin verwendet Erdrauch schon seit langer Zeit bei kleineren Gallensteinen.

¹/₄ l Wasser
10 g Erdrauch
10 g Brennnesselblätter
10 g Schachtelhalm
10 g Faulbaumrinde
10 g Löwenzahnwurzel mit Kraut

Das Wasser zum Kochen bringen. Kräuter mischen und 2 TL davon überbrühen. 10 Minuten ziehen lassen, abseihen und 2 Tassen am Tag 4 Wochen lang trinken.

Tee mit Sauerampfer

Der Tee regt Leber- und Gallenfunktion an.

¹/₄ l Wasser
15 g Sauerampfer
15 g Bitterklee

Das Wasser zum Kochen bringen. Die Kräuter mischen und 2 TL davon überbrühen. 10 Minuten ziehen lassen und abseihen. 1–2 Tassen am Tag trinken.

Läuse gegen Leberleiden

Aus Gegenden mit vielen Schafen wie der Lüneburger Heide oder den Mittelgebirgen existieren Berichte von einem ganz speziellen Geheimrezept gegen Erkrankungen der Leber.

Den Patienten werden dabei zehn frisch zerquetschte Schafsläuse verabreicht, wobei man empfindlichen Personen die Läuse in ein Butterbrot schmuggelt, sodass die Erkrankten die „Medizin" ahnungslos mitessen. Das Mittel soll bei Lebererkrankungen helfen, die mit einer Gelbsucht einhergehen, und den Zustand der Kranken schnell bessern. In vielen Fällen soll es sogar zu einer völligen Ausheilung kommen.

Blase und Nieren die Arbeit erleichtern

Die Nieren filtern Stoffwechselschlacken und Giftstoffe aus dem Blut, von dem täglich etwa 1500 l das Doppelorgan passieren. Der größte Teil der gefilterten Flüssigkeit wird in die Blutbahn zurückgeführt, während die Abfallprodukte mit dem Urin über die Harnleiter in die Blase weitertransportiert und über die Harnröhre ausgeschieden werden. Für einen reibungslosen Ablauf dieser Vorgänge ist es wichtig, dass man genügend Flüssigkeit zu sich nimmt, weil sonst Bakterien leichtes Spiel haben. Werden Nieren und Blase nicht ausreichend durchspült, können sich die Keime stark vermehren und Infektionen hervorrufen, z. B. eine Blasenentzündung. Brennende Schmerzen beim Wasserlassen sowie ständiger Harndrang sind die Folge. Besonders wer nach dem Schwimmen die nasse Badekleidung nicht wechselt, läuft Gefahr, dass sich durch die Verdunstungskälte auf dem Körper die empfindlichen Organe regelrecht „erkälten". Frauen sind von dem Problem der Blasenentzündung häufiger betroffen. Ihre Harnröhre ist im Verhältnis zu der des Mannes kürzer, weshalb Bakterien leichter bis in die Blase vordringen können. Wenn der Blasenmuskel seine Schließfunktion nicht mehr richtig erfüllt, spricht man von einer Blasenschwäche. In den Nieren können sich aufgrund von unzureichender Flüssigkeitszufuhr auch Steine bilden.

Blasenentzündung und Nierensteine einfach wegspülen

Damit Nieren und Blase gesund bleiben, müssen sie immer gründlich durchspült werden. Mit den richtigen Heilmitteln aus der Natur kann man die Funktion der beiden Organe verbessern und leichtere Beschwerden wirksam lindern.

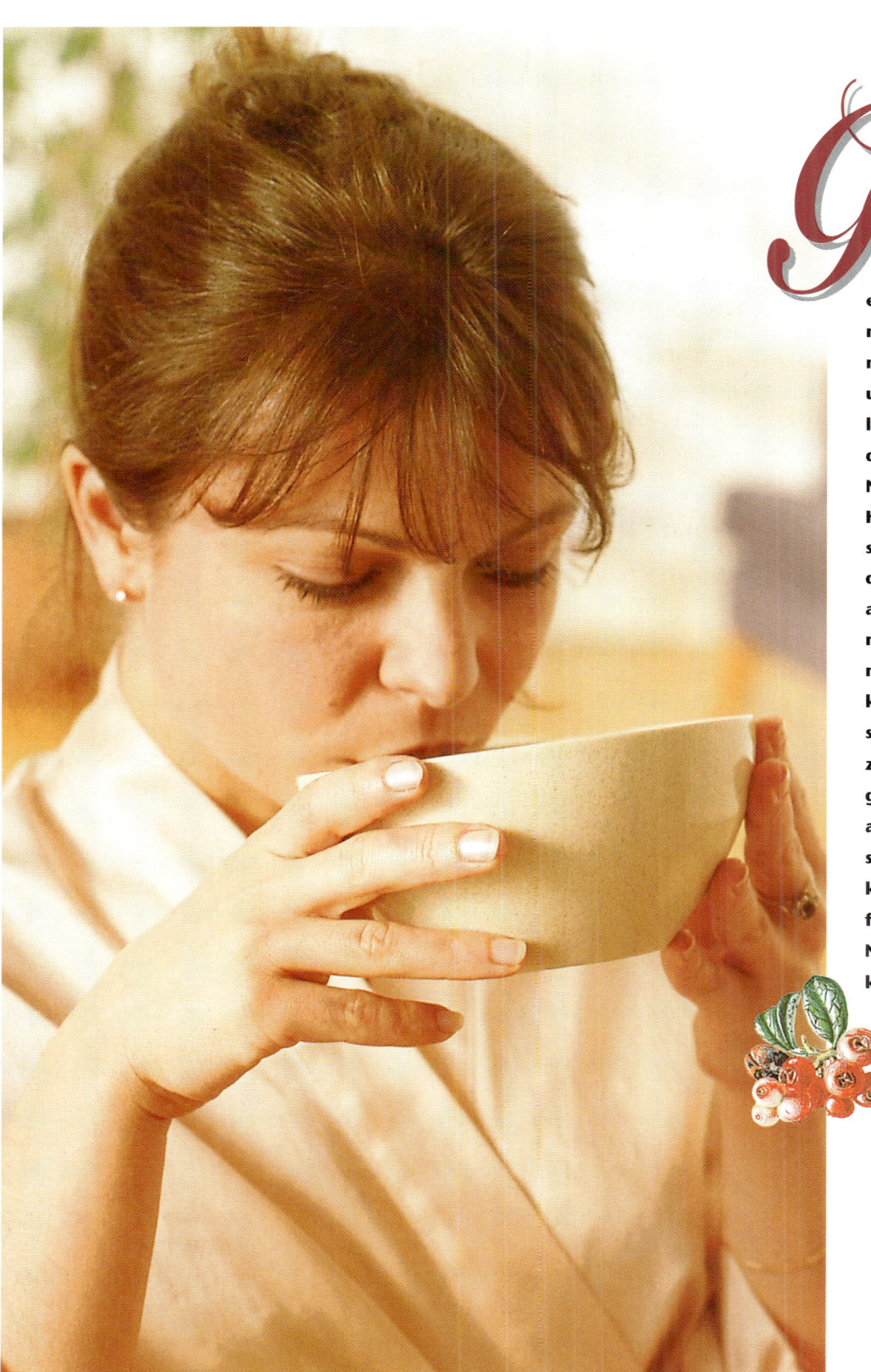

Gegen fast alle gesundheitlichen Beschwerden ist ein Kraut gewachsen – ein Grundsatz, den zunehmend auch die Schulmedizin wiederentdeckt und als Behandlungsmöglichkeit berücksichtigt. In der Tat bietet uns die Natur eine Vielzahl von Heilpflanzen, deren Wirksamkeit bei den verschiedensten Erkrankungen außer Frage steht. Die meisten Kräuter bekommen Sie in Ihrer Apotheke, wo man Ihnen bestimmte Teemischungen, z. B. mit Preiselbeeren gegen Blaseninfektionen, auch zusammenstellt. Mit solchen Aufbereitungen können Sie aktiv etwas für Ihre Gesundheit tun – Nebenwirkungen sind bei korrekter Anwendung nicht zu erwarten. Probieren Sie einfach aus, was Ihnen gut tut!

Nieren- und Blasentee

Dieser Tee verbessert die Durchspülung und lindert so Nieren- und Blasenbeschwerden.

1/4 l Wasser
30 g Bärentraubenblätter
15 g Birkenblätter
15 g Goldrutenkraut
15 g Hauhechelwurzel

Das Wasser zum Kochen bringen. Die Kräuter mischen und 2 TL davon überbrühen. 10 Minuten ziehen lassen, abseihen und trinken.

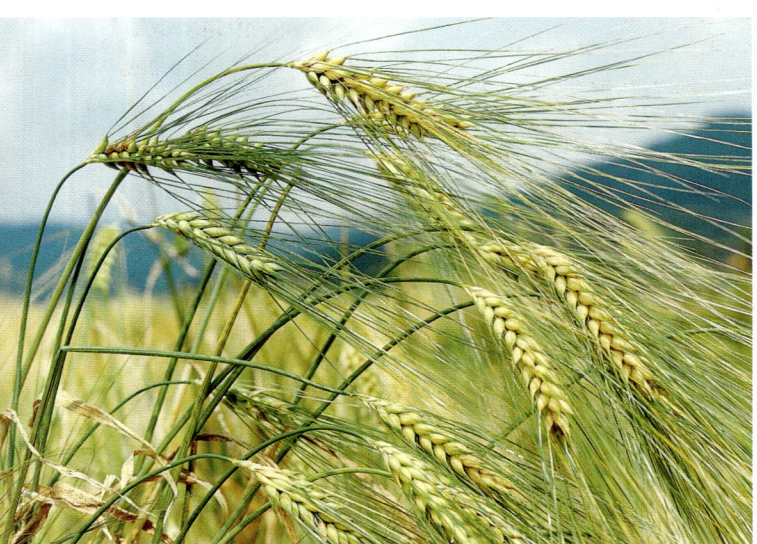

Schon unsere Großmütter kurierten Blasenentzündung mit Gerstenschleim.

Auszug von Bruchkraut und Bärentraubenblättern

Bei Blasenentzündungen wirkt dieser Tee krampflösend und entzündungshemmend.

25 g Bruchkraut
20 g Bärentraubenblätter
1/4 l kaltes Wasser

Die Kräuter mischen. 2 TL davon mit dem Wasser übergießen und den Ansatz 12 Stunden ziehen lassen. Danach abseihen und auf Trinktemperatur erwärmen. 3 Tassen am Tag trinken.

Gerstenschleim gegen Blasenentzündung

Bei Unterkühlung kann es leicht zu einer Blasenentzündung kommen. Als sanftes Mittel hat sich Gerstenschleim bewährt.

125 g Gerste
1 unbehandelte Zitrone
1 l Wasser
2 EL Honig

Die Gerste in einen Topf geben, mit Wasser bedecken und aufkochen lassen. Von der Zitrone die Hälfte der Schale abreiben. Aus dem Topf die Flüssigkeit abgießen. Erneut Wasser über die Gerste geben, die Schale zufügen und die Gerste weich kochen. Überschüssiges Wasser abgießen und den Schleim mit dem Honig süßen.

Heidelbeertee gegen Blasenschwäche

Heidelbeeren sind ein wohlschmeckendes Hausmittel bei vielerlei Beschwerden. Der Tee hilft gegen Blasenschwäche und wirkt außerdem antibakteriell.

1/4 l Wasser
20 g Heidelbeerblätter

Das Wasser zum Kochen bringen und 2 TL Heidelbeerblätter damit übergießen. 10 Minuten ziehen lassen, danach abseihen. 3 Tassen täglich trinken.

Wassertreibender Nierentee

Diese Mischung fördert die Nierentätigkeit, sodass vermehrt Harn ausgeschieden wird.

1/4 l Wasser
10 g Bohnenschalen
5 g Hagebutten mit Kernen
5 g Petersilienfrüchte
5 g Liebstöckelwurzel

Das Wasser zum Kochen bringen. Die übrigen Zutaten mischen und 2 TL davon in einem zweiten Topf mit dem siedenden Wasser übergießen. Etwa 5 Minuten weiter sieden lassen, danach abseihen. 2 Tassen am Tag trinken.

Tee gegen Nierensteine

Dieser Tee sollte innerhalb von 20 Minuten getrunken werden. Seine stark harntreibende Wirkung hilft, vorhandenen Nierengrieß oder kleine Nierensteine auszuschwemmen.

20 g Löwenzahnwurzel mit Kraut
10 g Grießwurz
10 g Zitterpappelblätter
10 g Brennnesselblätter
10 g Birkenblätter
1/2 l kaltes Wasser
etwa 1 l warmes Wasser

Die Kräuter mischen und 2 EL davon mit dem kalten Wasser übergießen. Aufkochen und 20 Minuten lang kochen lassen, dann abseihen. Den Ansatz mit dem warmen Wasser verdünnen, sodass insgesamt 1½ l Flüssigkeit entstehen.

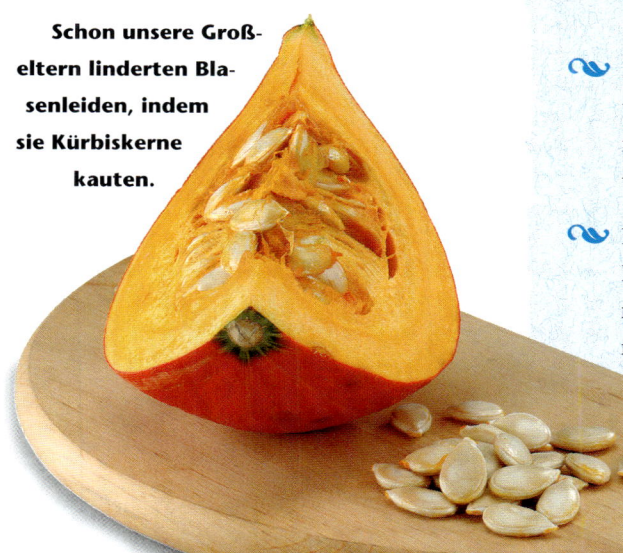

Schon unsere Großeltern linderten Blasenleiden, indem sie Kürbiskerne kauten.

Der gute Rat

Gegen Blasenschwäche gibt es Hilfen aus der Natur

- Bei Blasenschwäche hilft Wärme. Ein Fuß- oder Sitzbad mit Heublumen entspannt die Muskulatur und fördert die Durchblutung. Dieselbe Wirkung erzielen Sie mit einer Wärmflasche auf dem Unterleib.

- Blasenschwäche ist häufig psychisch bedingt. Wer Stress abbaut, z. B. mit autogenem Training, und wer Konflikte löst, anstatt sie unbewältigt zu lassen, wird oft sein Problem los.

Natürliche Hilfen bei Blasenentzündung und Reizblase

- Wer zu Blasenentzündung neigt, sollte Kälte und Zugluft meiden. Halten Sie Ihre Füße warm, und achten Sie immer auf eine warme Unterlage, wenn Sie sich im Freien hinsetzen.

- Ein Tipp von der Großmutter: Nach dem Schwimmen raus aus der nassen Kleidung und gut abtrocknen.

- Brunnenkresse wirkt bei Blasenentzündung blutreinigend und ausschwemmend. Am besten schmeckt sie als frischer Salat.

- Bei Harndrang sollten Sie stets auf die Toilette gehen und sich das Wasserlassen nicht verkneifen. Je länger der Harn in der Blase verbleibt, umso größer ist die Chance für eingedrungene Bakterien, sich zu vermehren und eine Entzündung zu verursachen.

- Eine Reizblase kann man in den Griff bekommen, wenn man jeden Tag mindestens 1 EL Kürbiskerne kaut. Die Kerne regulieren die Harnentleerung und lindern auch Prostatabeschwerden.

Eine sanfte Extraspülung für die Nieren

- Damit sich in den Nieren kein Grieß ansammeln kann, muss das Doppelorgan immer gründlich durchspült werden. Achten Sie stets auf eine ausreichende Flüssigkeitszufuhr von mindestens 2–3 l am Tag. Geeignet sind Mineralwasser, Kräuter- und Früchtetees sowie verdünnte Obstsäfte.

- Das königliche Gemüse Spargel schmeckt nicht nur gut und lässt sich in vielen Varianten zubereiten, es ist auch für seine entwässernde und harntreibende Wirkung bekannt. Machen Sie doch einmal pro Spargelsaison eine regelrechte Kur und essen Sie alle 2–3 Tage 200–300 g Spargel.

Stärkender Wein mit Kräutern

Dem Wein werden gesundheitsfördernde Kräfte zugeschrieben – vorausgesetzt, man genießt ihn in Maßen.

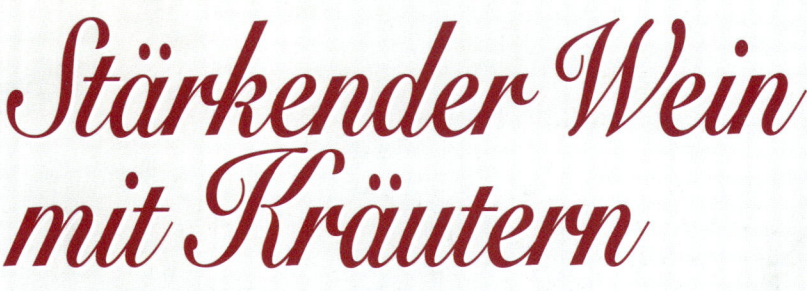

Trinke nicht mehr nur Wasser, sondern nimm ein wenig Wein dazu, um des Magens willen und weil du oft krank bist", heißt es in einem Brief des Apostels Paulus an Timotheus. Schon im Altertum muss also die heilsame und stärkende Wirkung des Weins bekannt gewesen sein. Auch heute noch empfiehlt man jungen Frauen, die unter Blutarmut leiden, morgens ein Gläschen Rotwein zu trinken, mit einem Eigelb verrührt. In der Tat kann Rotwein die Blutbildung fördern, vor allem wenn er von vulkanischen Böden stammt und daher viel Eisen und Phosphat enthält. Rotwein wirkt zudem, wenn man ihn in kleinen Mengen trinkt, positiv auf Herz und Kreislauf und empfiehlt sich daher bei Durchblutungsstörungen. Schließlich ist ein Gläschen am Abend vor dem Schlafengehen gut für die Nachtruhe. Die wohltuende Wirkung des Weins kann man mit Kräutern steigern. Kräuterweine werden nicht nur als Aperitifs und Digestifs geschätzt, man sagt ihnen auch eine kräftigende Wirkung nach. Der hier vorgestellte Stärkungswein wird mit Rotwein oder Weißwein zubereitet. Biologisch erzeugter Wein hat weniger chemische Zusätze, die bei vielen Menschen zu Kopfschmerzen führen können.

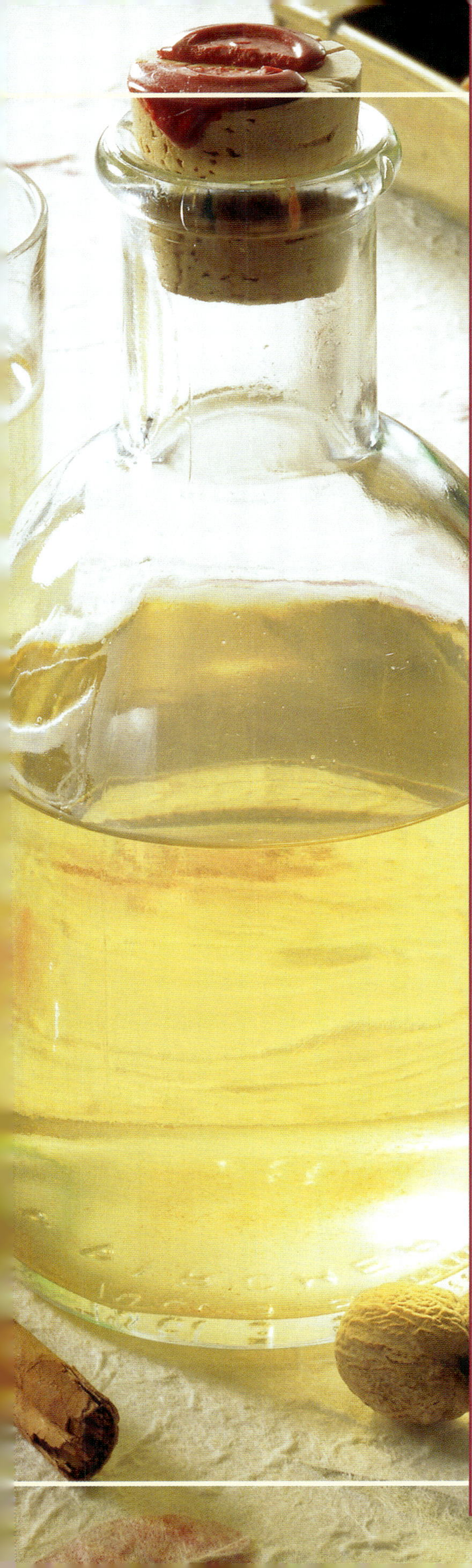

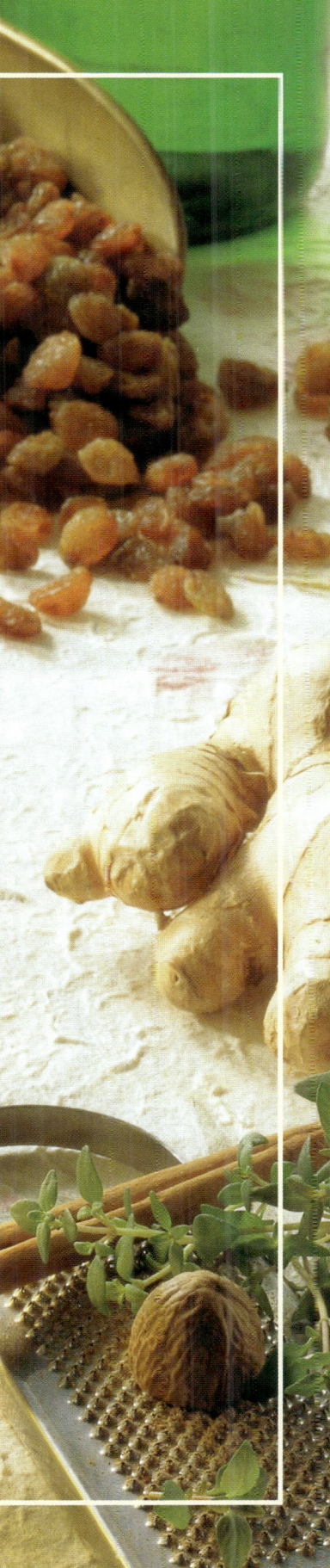

Stärkungswein –
so wird er gemacht

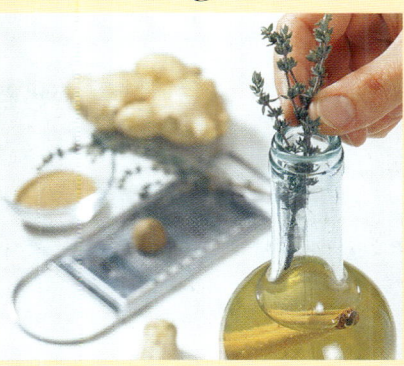

Eine Weinflasche entkorken, etwas Wein abgießen. Dann 1 Zweig Thymian, $\frac{1}{2}$ TL geriebene Muskatnuss, $\frac{1}{4}$ TL frischen Ingwer, 1 Zimtstange und 8 große Sultaninen hineingeben.

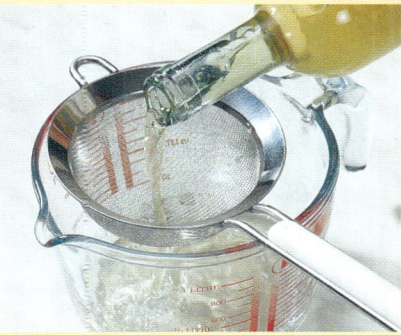

Die Flasche verkorken und 2 Wochen stehen lassen. Danach die Mischung durch ein Sieb gießen.

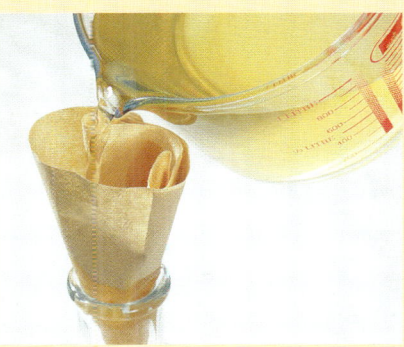

Den Wein durch einen Filter zurück in die Flasche füllen, die Flasche verkorken und ein Etikett mit dem Namen darauf kleben. Zur Stärkung ein halbes Glas puren oder ein Glas mit Wasser gemischten Wein trinken.

Arznei für Frauen und für Männer

Ist es leichter, eine Frau oder ein Mann zu sein? Auf diese Frage hat wohl jede und jeder eine eigene Antwort. Tatsache ist, dass Frauen und Männer oft unter Beschwerden leiden, die an ihr Geschlecht gebunden sind. Diese Leiden, die regelmäßig – beim weiblichen Zyklus – oder in bestimmten Lebensabschnitten auftreten, können das Wohlbefinden deutlich beeinträchtigen. In der Jugend plagen Männer ebenso wie Frauen ganz andere Sorgen als im Alter, auch wenn in beiden Fällen Hormone daran schuld sein können. Sie steuern unsere Entwicklung vom Fötus im Mutterleib bis ins hohe Alter. Stellt unser Körper die Hormonproduktion ein, kommen wir in die Wechseljahre; das gilt nicht nur für Frauen, sondern auch für Männer, bei denen dieser Prozess allerdings langsamer abläuft. Mit diesem Wechsel gehen körperliche Veränderungen einher. Natürliche Hausmittel und eine positive Einstellung können uns helfen, den richtigen Weg zur Zufriedenheit in der neuen Lebensphase zu finden. Es liegt an uns, ob wir jeden Abschnitt unseres Lebens glücklich und ausgeglichen durchlaufen. Das war schon unseren Vorfahren bewusst, und sie haben uns ihre Erfahrungen weitergegeben, mit denen auch wir dies erreichen können.

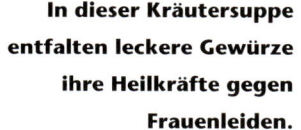

In dieser Kräutersuppe entfalten leckere Gewürze ihre Heilkräfte gegen Frauenleiden.

Kräuter regulieren Frauenbeschwerden

Gewöhnlich verläuft die monatliche Regel unproblematisch, aber für einige Frauen ist sie mit Beschwerden verbunden. Häufig kommt die Blutung sehr unregelmäßig oder nur sehr schwach; es kann auch vorkommen, dass sie ganz ausbleibt. In anderen Fällen sind die Blutungen sehr stark und von schmerzhaften Krämpfen im Unterleib begleitet. Manche Frauen leiden unter dem prämenstruellen Syndrom. Ihre Brust schmerzt, da sie gegen Ende des Zyklus größer wird und spannt; sie haben Rückenschmerzen und sind psychisch labil, manchmal sogar depressiv.

Erleichterung auch ohne Chemie

Der Zyklus einer Frau ist sehr variabel, und meist liegen Unregelmäßigkeiten im normalen Rahmen. Leichte Beschwerden sind noch kein Grund zur Besorgnis. Der Monatszyklus mit allem, was dazugehört, ist ein ganz natürlicher Bestandteil des weiblichen Lebens. Viele Beschwerden lassen sich recht einfach lindern. Bei Unterleibsschmerzen helfen ansteigende Fußbäder und vor allem Wärme, z. B. eine Wärmflasche auf dem Bauch, Heublumen auflagen oder Massagen. Warme Tees bilden eine Alternative zu Hormonpräparaten, außerdem können Kräuter auch die Psyche ins Gleichgewicht bringen.

Den Scheidenausfluss regulieren

Die Schleimhaut der Scheide produziert ständig ein leicht saures Sekret, das das Wachstum von Mikroben hemmt. Wenn diese Funktion gestört ist, helfen Teekuren und Scheidentabletten mit Milchsäurebakterien. Bei übermäßigem oder verändertem Ausfluss sollte ein Arzt konsultiert werden. Auch bei Schwangerschaft ist eine Eigentherapie nicht ratsam.

Keine Angst vor den berüchtigten Wechseljahren!

Beschwerden in dieser Lebensphase können verschiedene Ursachen haben, sind aber natürliche Vorgänge im Körper einer Frau. Mit der Heilkraft der Natur lassen sie sich abmildern bzw. fördern. Auf jeden Fall ist es entscheidend für das Wohlbefinden der betroffenen Frau, ob sie die Veränderungen in ihrem Körper akzeptiert.

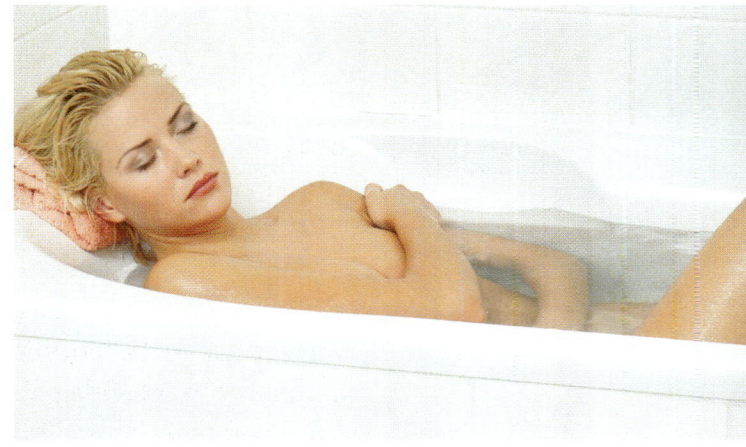

Heiße Vollbäder sind vor allem vor dem Schlafengehen eine richtige Wohltat. Sie regen die Monatsblutung an.

Warme Kräutersuppe

Wenn sich die Regel verspätet, hilft oft dieses alte Rezept. Hier zeigt sich, dass Gewürze auch Heilwirkung haben können.

> *1 Zweig Rosmarin*
> *2 Thymianzweige*
> *10 g Liebstöckel*
> *20 g Petersilie*
> *10 g Spitzwegerich*
> *1 l Wasser*
> *2 TL Salz*
> *2 TL Fruchtzucker oder Honig*
> *1/2 TL Zitronensaft*

Die Kräuter in das Wasser streuen und mit dem Salz, dem Fruchtzucker bzw. Honig und dem Zitronensaft eine Stunde kochen. Die Kräuter entfernen und die Suppe 3 Tage mehrmals täglich essen.

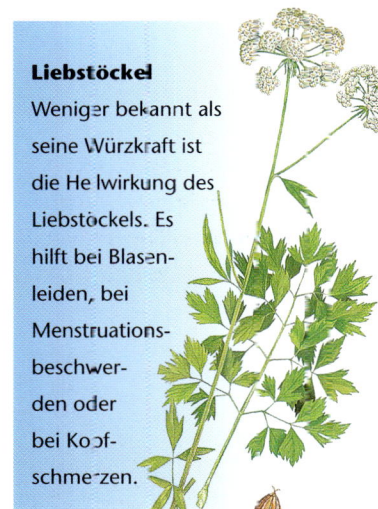

Liebstöckel
Weniger bekannt als seine Würzkraft ist die Heilwirkung des Liebstöckels. Es hilft bei Blasenleiden, bei Menstruationsbeschwerden oder bei Kopfschmerzen.

Gänsefingerkraut-Eichenrinde-Tee

Bei ungewöhnlich starker Regelblutung hilft diese Teemischung. Gänsefingerkraut soll Schmerzen bei der Menstruation lindern. Eichenrinde enthält Gerbstoff, der zusammenziehend wirkt.

60 g Gänsefingerkraut
50 g Eichenrinde
30 g Schafgarbe
30 g Hirtentäschelkraut

Die Kräuter mischen. Wasser nach Bedarf zum Kochen bringen und darüber gießen ($^1/_2$ l auf 3 TL der Mischung). Den Sud 10 Minuten ziehen lassen und abseihen. Nach Bedarf mit Honig süßen. Pro Tag mindestens 1 l dieses Tees trinken und die Kur 3 Tage lang durchhalten.

Ein altes Wehenmittel

Was tun, wenn der Geburtstermin erreicht ist und das Kind nicht zur Welt kommen will? Heute wird in solchen Fällen die Geburt mit Infusionen künstlich eingeleitet – früher verwendete man dazu ganz andere Methoden.

Eierwasser galt zur Zeit unserer Vorfahren auf dem Land als einfaches, aber wirksames Mittel zur Wehenförderung. Das Ei ist in vielen Kulturen ein Symbol der Fruchtbarkeit, daher lag der Gedanke nahe, dass es die Geburt erleichtern könne. Man stellte das Eierwasser wie folgt her: Drei Hühnereier wurden 15 Minuten lang sprudelnd in 1 l Wasser gekocht. Die Schwangere erhielt das abgekühlte Wasser zu trinken. Man nahm an, dass eine Substanz aus dem Ei, die das Küken zum Schlüpfen veranlasst, ins Kochwasser gelangt und dem Kind im Mutterleib ebenfalls mitteilt, dass die Zeit für die Geburt gekommen sei.

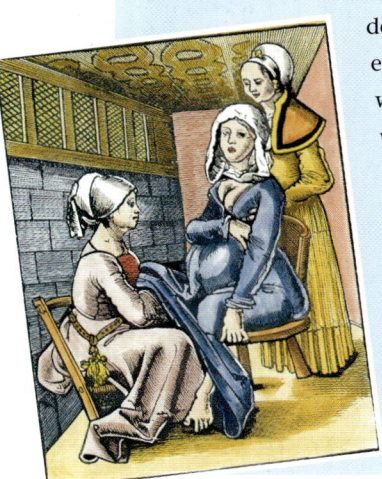

Baldrian-Kamillenblüten-Tee

Ebenfalls bei starker Regelblutung hilft folgende Teemischung. Baldrian wirkt nachweislich entspannend und beruhigend.

20 g Baldrianwurzel
20 g Kamillenblüten
20 g Pfefferminzblätter

Die Kräuter mischen. Wasser nach Bedarf zum Kochen bringen und darüber gießen ($^1/_4$ l auf 2 TL der Kräutermischung). Mit Honig süßen. 1–2 Tassen in kleinen Schlucken trinken.

Ysop-Thymian-Tee

Ysop ist nicht nur ein hervorragendes Küchengewürz, sondern auch eine Heilpflanze mit krampflösenden Wirkstoffen.

20 g Ysop
20 g Thymian
20 g Andorn
20 g Johanniskraut

Die Kräuter mischen. Wasser nach Bedarf aufkochen, darüber gießen ($^1/_4$ l auf 2 TL der Mischung) und 5 Minuten ziehen lassen. Täglich 2 Tassen trinken, am besten morgens und vor dem Schlafengehen.

Rautentee

Bei unregelmäßiger und schmerzhafter Periode bringt er Erleichterung. Auch Schafgarbe lindert Schmerzen und zu heftige Blutungen.

20 g Raute
20 g Schafgarbe

Die Kräuter mischen. Kaltes Wasser nach Bedarf darüber gießen ($^1/_4$ l Wasser auf 1–2 TL der Mischung), zum Sieden bringen, 5 Minuten ziehen lassen und abseihen. 2- bis 3-mal täglich eine Tasse.

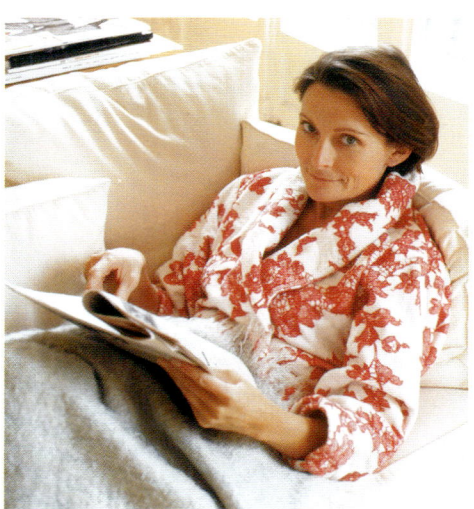

Gönnen Sie sich bei schmerzhafter Regel einfach etwas Ruhe. Körperliche Anstrengung kann die Krämpfe noch verstärken.

Krampflösender Tee

Bei krampfartigen Schmerzen im Unterleib sorgt diese Teemischung für Erleichterung.

20 g Schafgarbenkraut
10 g Melissenkraut
10 g Kamillenblüten
10 g Fenchelfrüchte
10 g Apfelschalen

Die Zutaten mischen. Wasser nach Bedarf zum Kochen bringen und über die Mischung gießen ($^1/_2$ l auf 3 gehäufte TL). 5 Minuten ziehen lassen und abseihen. 3-mal täglich eine Tasse trinken.

Hirtentäscheltee

Gegen übermäßig starke Monatsblutungen wird dieses Kraut seit alters benutzt.

2 TL Hirtentäschelkraut
$^1/_4$ l Wasser

Das Wasser kochen und über das Kraut gießen, etwa 10 Minuten ziehen lassen, abseihen. 2 Tassen täglich trinken.

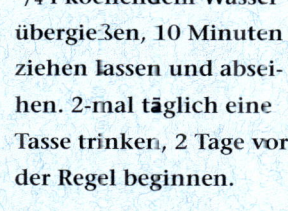

Der gute Rat

Wenn die Blutung ausbleibt oder sehr schwach ist, helfen folgende Hausmittel:

- Ein heißes Thymianbad wirkt krampflösend und blutungsfördernd. 4 EL Thymiankraut mit etwas kochendem Wasser übergießen und 10 Minuten ziehen lassen. Abseihen und 36–38 °C warmem Badewasser zugeben.

- Auch ansteigende Fußbäder stärken die Regelblutung. Eine große Schüssel mit 33 °C warmem Wasser füllen und die Füße hineinstellen. 15 Minuten lang langsam heißes Wasser nachgießen, bis maximal 42 °C erreicht sind. Füße gut abtrocknen und mit dicken Socken warm halten. 8 Tage vor Einsetzen der Regel beginnen.

Rezepte gegen zu starke Blutungen und Krämpfe

- Bei ungewöhnlich heftigen oder schmerzhaften Monatsblutungen kann Taubnesseltee helfen. 2 TL des Krauts mit

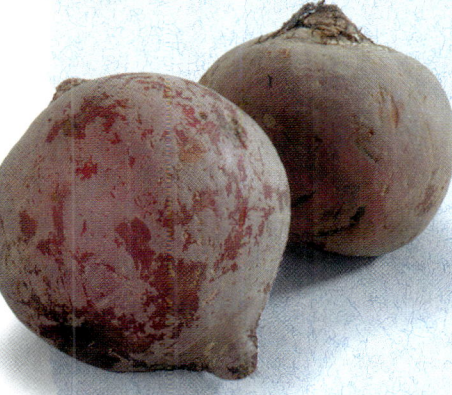

$^1/_4$ l kochendem Wasser übergießen, 10 Minuten ziehen lassen und abseihen. 2-mal täglich eine Tasse trinken, 2 Tage vor der Regel beginnen.

- Ein Tee aus Wiesenknopfwurzeln löst die Krämpfe. 4 EL Wurzeln werden mit $^1/_4$ l kochendem Wasser aufgebrüht. Nach etwa 10 Minuten abseihen und den Tee schluckweise über den Tag verteilt trinken.

- Hilfreich bei starken Blutungen sind auch Sitzbäder mit Kamillen- oder Schafgarbenzusätzen. Hierzu die entsprechenden Teeaufgüsse zubereiten und zum heißen Badewasser geben.

Beschwerdefrei durch die Wechseljahre

- Wechselwarme Fußbäder können Hitzewallungen abschwächen. Dazu 2 Fußwannen mit Hopfenblüten und Wasser füllen, eine mit 38 °C warmem und die andere mit 10 °C kaltem Wasser. Die Füße abwechselnd 5 Minuten ins warme Wasser stellen, dann 10 Sekunden ins kalte.

- Rote Rüben enthalten Stoffe, die wie weibliche Geschlechtshormone wirken. Daher sind sie bei Wechseljahresbeschwerden besonders zu empfehlen.

Gänsefingerkraut-Trunk

Dieses wohlschmeckende Getränk hilft bei Krämpfen während der Menstruation.

**100 g Gänsefingerkraut
60 g Ringelblumenblätter
60 g Frauenmantelblätter
1/4 l kalte Milch
1 TL Butter
2 TL Honig
1 Prise Zimt**

Der Gänsefingerkraut-oder auch Frauentrunk wird mit heißer Milch und Butter zubereitet. Er hilft bei Regelbeschwerden.

1 EL der Kräutermischung in der kalten Milch ansetzen, erhitzen, 5 Minuten ziehen lassen und abseihen. Butter, Honig und Zimt zugeben. 3-mal täglich trinken.

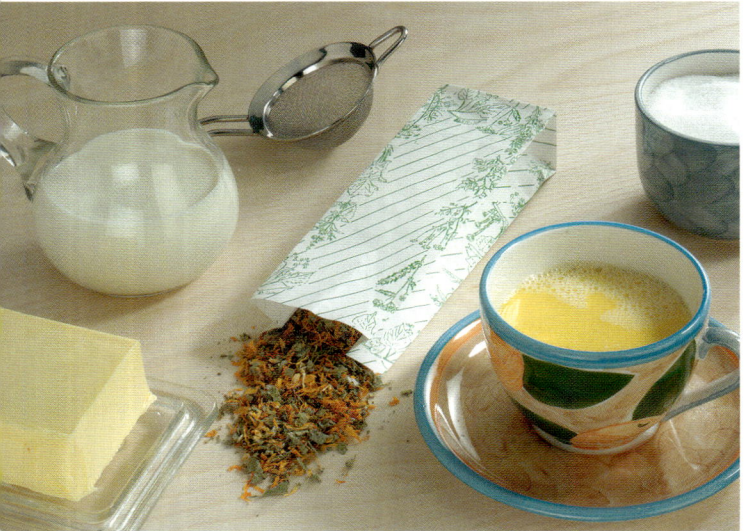

Taubnessel-Frauenmantel-Tee

Bei leichtem Scheidenausfluss kann diese Teemischung helfen.

**20 g Schafgarbe
20 g Frauenmantel
20 g Weiße Taubnessel**

Die Kräuter mischen. Wasser nach Bedarf zum Kochen bringen und darüber gießen (3/4 l auf 2 EL Kräuter). Nach 10 Minuten abseihen und trinken.

Wechseljahretee

Harmonisierend und beruhigend in dieser Lebensphase ist die Kombination der Wirkstoffe dieses altbewährten Tees.

**15 g Arnikablüten
30 g Raute
50 g Baldrianwurzel
1/2 l Wasser**

Das Wasser erhitzen und über die Kräuter gießen. 10 Minuten ziehen lassen und abseihen. 1–2 Tassen täglich trinken.

Faulbaumrinden-Waldmeister-Tee

Diese beiden Pflanzen gelten als wirksames Hausmittel gegen Migräne, Schwermut und Wechseljahrebeschwerden.

**20 g Faulbaumrinde
20 g Schafgarbe
20 g Waldmeisterkraut
20 g Sennesblätter
20 g Queckenwurzel**

Alle Kräuter mischen. Wasser nach Bedarf zum Kochen bringen und darüber gießen (1/4 l auf 2 TL der Mischung). 10 Minuten ziehen lassen und abseihen. Je eine Tasse nach dem Aufstehen und vor dem Schlafengehen trinken.

Rosmarintee

Der Rosmarin lindert in den Wechseljahren die häufigsten Beschwerden.

**1 TL Rosmarin
1 Tasse Wasser**

Das Wasser kochen und über den Rosmarin gießen, 10 Minuten ziehen lassen und abseihen. Regelmäßig 2-mal täglich 3 Tassen trinken.

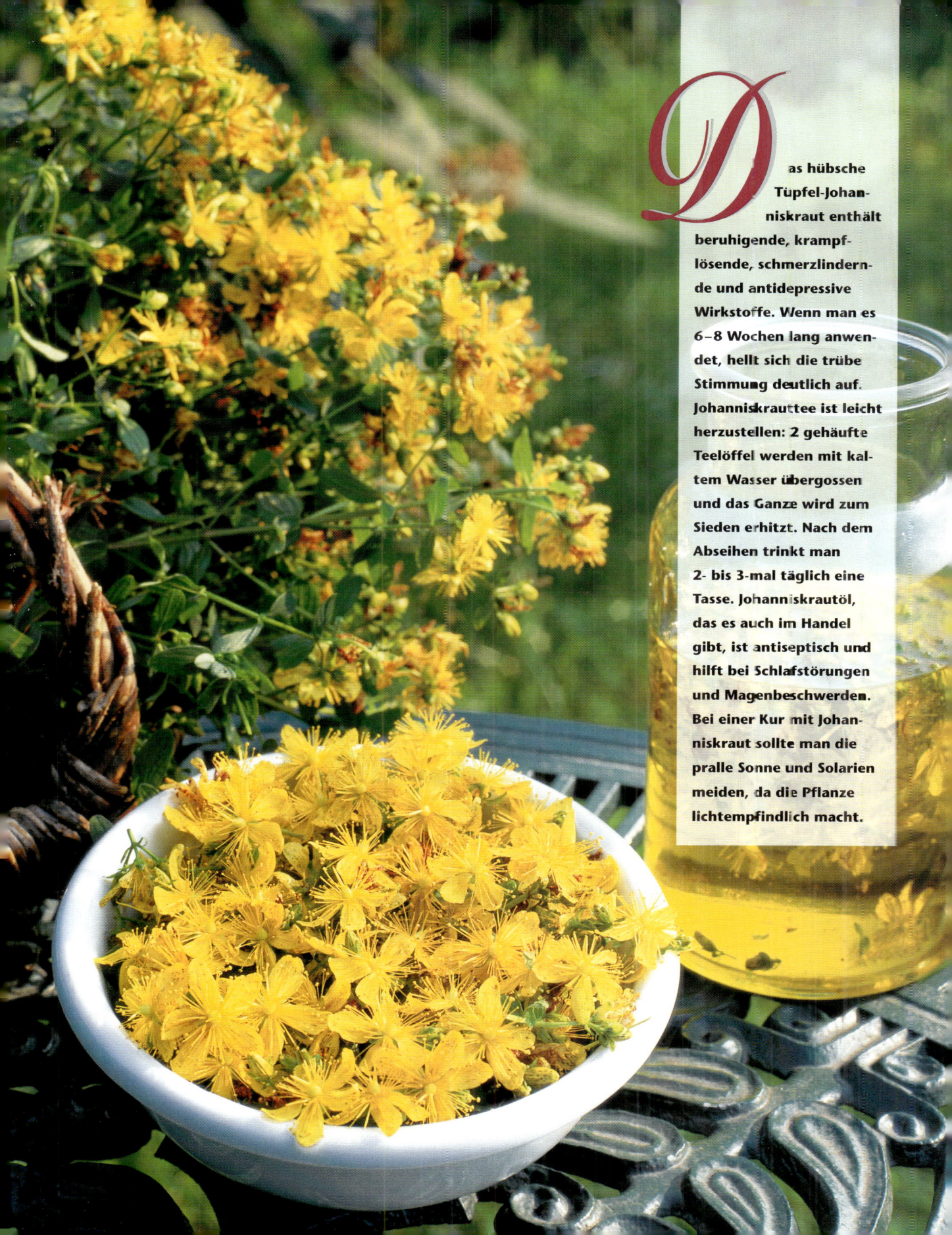

Das hübsche Tüpfel-Johanniskraut enthält beruhigende, krampflösende, schmerzlindernde und antidepressive Wirkstoffe. Wenn man es 6–8 Wochen lang anwendet, hellt sich die trübe Stimmung deutlich auf. Johanniskrauttee ist leicht herzustellen: 2 gehäufte Teelöffel werden mit kaltem Wasser übergossen und das Ganze wird zum Sieden erhitzt. Nach dem Abseihen trinkt man 2- bis 3-mal täglich eine Tasse. Johanniskrautöl, das es auch im Handel gibt, ist antiseptisch und hilft bei Schlafstörungen und Magenbeschwerden. Bei einer Kur mit Johanniskraut sollte man die pralle Sonne und Solarien meiden, da die Pflanze lichtempfindlich macht.

Männliche Leiden: Impotenz und Prostataprobleme

Jüngere Männer haben selten mit Impotenz zu kämpfen; wenn sie in jungen Jahren auftritt, ist dies meist ein Hinweis auf einen psychischen Konflikt. Ab einem Alter von 40 Jahren kann allerdings eine ganze Reihe körperlicher Faktoren zu Impotenz führen, z. B. Zuckerkrankheit, Bluthochdruck oder Arterienverkalkung. Auch eine ungesunde Lebensweise, falsche Ernährung, Bewegungsmangel oder Rauchen können Erektionsstörungen verursachen. Das Problem ist so alt wie die Menschheit; zahlreiche Mythen und Märchen ranken sich um mangelnde männliche Sexualkräfte. Viele Speisen und Substanzen sollen gegen diese Probleme helfen – ob Spargel oder Sellerie, Austern oder Nashornpulver –, aber oft stärken sie die Manneskraft nur in der Phantasie. Eine gesunde Lebensweise bewirkt sicher mehr, ebenso wie die Hausmittel, die hier vorgestellt werden.

Wie Sie die Vergrößerung der Prostata verhindern können

Ein typisches Männerleiden ist die Vergrößerung der Vorsteherdrüse oder Prostata. Ungefähr ab dem 50. Lebensjahr kann sie von Kastanien- auf Apfelgröße anwachsen, wodurch das Wasserlassen schwierig wird. Vermutlich sind hormonelle Veränderungen die Ursache dafür. Bei starken Beschwerden sollte man sich vor einer Selbstbehandlung vom Arzt untersuchen lassen. Viele Hausmittel können bei leichten Problemen helfen, bei denen keine ärztlichen Maßnahmen erforderlich sind, aber auch ergänzend zu einer medizinischen Behandlung.

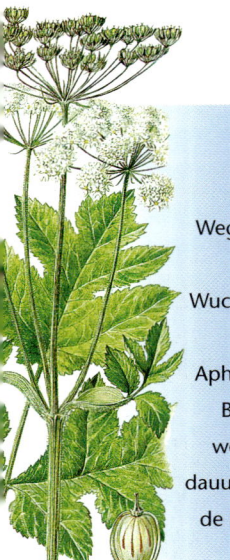

Wiesen-bärenklau

Wegen des aufstrebenden Wuchses gilt die Pflanze als Aphrodisiakum. Bekannter ist wohl ihre verdauungsfördernde Eigenschaft.

Der gute Rat

Ein befriedigendes Sexualleben mithilfe der Natur

- Gegen Impotenz hilft oft eine bessere Durchblutung des Unterbauches; mit Bärlauch kann man sie fördern. Eine Handvoll gehackter Bärlauchblätter wird mit $1/2$ l trockenem Weißwein aufgegossen und bis kurz vor den Siedepunkt erhitzt. Eine Woche ziehen lassen, dann gründlich abseihen. Kühl und dunkel lagern. Jeden Abend $1/4$ l trinken.

- Ätherische Öle stimulieren die sexuellen Gelüste. Dazu je 2 Tropfen Ingwer-, Schwarzer-Pfeffer- und Jojoba-Öl mischen und auf dem unteren Rücken, dem Steiß und den Oberschenkel-Innenseiten einmassieren – keinesfalls aber auf die Geschlechtsorgane.

Gegen Prostatabeschwerden selbst aktiv werden

- Als Vorbeugung sind Kürbiskerne zu empfehlen. Über einen längeren Zeitraum mehrmals täglich 10 Stück gut zerkaut essen.

- In vielen Fällen hat sich eine Umstellung der Ernährung sehr bewährt. Nehmen Sie weniger tierisches Fett zu sich, trinken Sie viel (aber nicht abends) und essen Sie reichlich Obst und Gemüse.

Kalmustinktur

Schon im alten Ägypten schrieb man dem Kalmus eine aphrodisierende Wirkung zu. Verwendung findet die Wurzel, die entweder als Tinktur oder als Tee zubereitet wird.

60 g Kalmuswurzel
2 l Apfelmost

Die Wurzel in dem Apfelmost ansetzen und in einer gut verschlossenen Flasche 6 Wochen lang ziehen lassen. Sorgfältig abseihen und täglich 2 Gläser trinken, bis die Flasche leer ist.

Wiesenbärenklau-Wein

Der Wurzel des Wiesenbärenklaus werden anregende, verdauungsfördernde und sexuell stimulierende Wirkungen nachgesagt.

50 g Wiesenbärenklauwurzel
1 l Rotwein

Die Wurzel klein schneiden und im Rotwein 24 Stunden lang ziehen lassen. Abseihen und täglich ein Glas trinken.

Weidenröschentee

Das Schmalblättrige Weidenröschen wirkt stark harntreibend und erleichtert bei Prostatabeschwerden das Wasserlassen. Harntreibend sind auch Brennnessel und Birke.

30 g Weidenröschen
20 g Brennnesselblätter
10 g Birkenblätter
10 g Ackerschachtelhalm

Die Kräuter mischen. Wasser nach Bedarf zum Kochen bringen und darüber gießen (1/4 l auf 2 TL Kräuter). 10 Minuten ziehen lassen und abseihen. Täglich 2 bis 3 Tassen trinken. Als Kur über 2–3 Wochen anwenden. Diesen Tee nicht süßen!

Männersuppe

Auch Stress und Erschöpfung sind der Potenz abträglich. Diese Suppe bringt müde Männer wieder so richtig auf Trab.

1 Sellerieknolle
etwas Sahne
1 Tasse Bouillon

Die Sellerieknolle in Alufolie einschlagen und im Ofen backen. Pro Teller eine Hälfte der Knolle mit der Sahne zu einem sämigen Brei verrühren. Diesen mit der Bouillon aufgießen, im Wasserbad erhitzen und gehackte Kresse, zerstoßene Kürbiskerne, Luzernesprossen, gehackte Liebstöckelblätter und frischen Estragon darüber streuen.

Mit ihren kräftigenden Kräutern bringt die Männersuppe erschöpfte Herren auf die Beine. Sie sollte mindestens 3 Wochen lang jeden Tag als Vorspeise genossen werden.

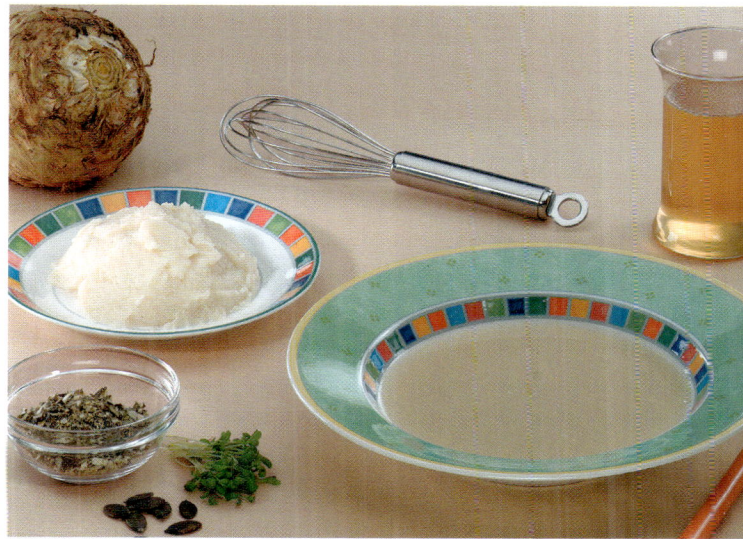

Goldrutentee

Bei einer Entzündung der Harnwege helfen die Wirkstoffe der Goldrute.

2 TL Goldrutenkraut
1 Tasse Wasser

Das Wasser erhitzen und über das Kraut gießen. 10 Minuten ziehen lassen. 2 Tassen täglich trinken.

Gesunde Haut – rein und schön

Der erste Eindruck prägt das Bild, das wir uns von einem Menschen machen, und dabei betrachten wir auch die Haut. Wer eine gepflegte Haut hat, kann leichter die Sympathien seiner Mitmenschen gewinnen. Seit vielen Tausend Jahren wenden vor allem Frauen viele Mittel an, die die Haut zart und geschmeidig machen. Heute gibt es mehrere Berufe, die sich mit der Haut befassen: Hautarzt, Kosmetiker, Visagist, Fußpfleger. Ständig werden neue teure Präparate entwickelt, die uns eine schönere und vor allem jüngere Haut versprechen. Sie enthalten allerdings oft verschiedenste Chemikalien, die empfindliche Haut reizen oder zu allergischen Reaktionen führen können. Preiswerter und häufig sogar besser sind Rezepte aus Großmutters Hausschatz, mit denen man sich bei kleineren und größeren Beschwerden selbst helfen kann. Natürliche Wirkstoffe pflegen die Haut sanft und ohne Nebenwirkungen. Hinzu kommt, dass diese Hausmittel auch das seelische Wohlbefinden erhöhen – vor allem wenn sie mit abwechslungsreicher eiweiß- und vitaminreicher Kost, viel Bewegung und erholsamem Schlaf kombiniert werden. Dann steht einer schönen Haut nichts mehr im Weg. Probieren Sie es einfach selbst aus!

Rosenwasser tut nicht nur durch den wundervollen Duft der Seele gut, es ist auch Balsam für die Haut.

Reine Haut mit sanften Anwendungen

Eines der häufigsten Hautprobleme ist die gewöhnliche Akne. Meist plagen sich Heranwachsende mit Mitessern, Pickeln, fettiger und glänzender Haut im Gesicht oder am Rücken. Vermutlich sind hormonelle Veränderungen die Ursachen für die lästigen Hautunreinheiten; Medikamente und zahlreiche Substanzen wie Öl, Kosmetika oder Vitaminpräparate können ebenfalls eine Akne auslösen.

Weit schmerzhafter kann ein Furunkel sein. Dabei entwickelt sich aus der Entzündung eines Haarfollikels, die von Bakterien verursacht wurde, ein eitergefüllter Abszess, der ziemlich unangenehm wird.

Hausrezepte gegen Pickel

Bei einer schweren Akne ist die Behandlung nicht nur aus kosmetischen, sondern auch aus medizinischen Gründen geboten. In jedem Fall gilt der Grundsatz: Mitesser und Pickel nicht mit den Fingern ausdrücken! Stattdessen reinigt man die Gesichtshaut mit milden Tinkturen. Hinzu kommen Dampfbäder, Inhalationen und Kompressen mit natürlichen Substanzen.

Aknetee

Stiefmütterchen reinigt die Haut bei Ekzemen und bei hartnäckiger Akne. Isländisch Moos wirkt reizlindernd, und Ackerschachtelhalm fördert die Wundheilung.

20 g Stiefmütterchenkraut
20 g Augentrost
10 g Isländisch Moos
10 g Ackerschachtelhalmkraut

Die Kräuter mischen. Wasser kochen und darüber gießen ($1/2$ l Wasser auf 2 TL der Mischung). 10 Minuten ziehen lassen. 3-mal täglich eine Tasse trinken.

Tipp: Dieser Tee sollte über einen längeren Zeitraum getrunken werden. Er eignet sich auch zum Waschen.

Papaya-Maske

Gegen Pickel, Mitesser und unreine Haut hilft die exotische Papaya.

1 Papaya
2–3 EL Sahne

Die Papaya schälen, die Kerne entfernen und die Frucht mit einer Gabel zu einem Brei zerdrücken. Die Sahne darunter mischen, das Mus auf Kompressen auftragen und 30 Minuten einwirken lassen.

Bei Akne sollte man das Gesicht regelmäßig mit sanften und verträglichen Mitteln reinigen. Diese Papaya-Maske kann man schnell herstellen.

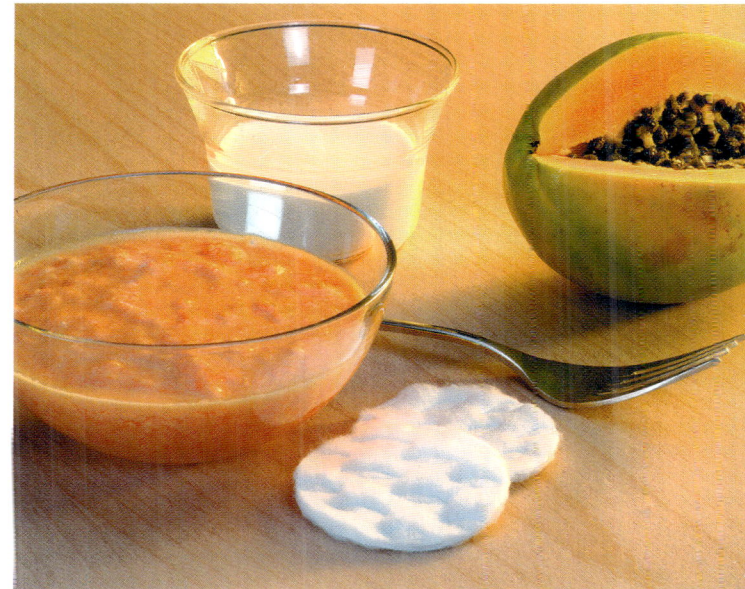

Lavendelöl

Der beruhigende Lavendel schützt und pflegt die gereizte Haut.

5 Tropfen Lavendelöl
5 Tropfen Mandelöl

Die ätherischen Öle vermischen und mit einer Kompresse sanft auf die Aknestellen tupfen. 2-mal täglich auftragen.

Gegen Akne gibt es zahlreiche Masken und Cremes zum Auftragen. Eines der wichtigsten alten Hausmittel ist Heilerde, die man in der Apotheke oder im Reformhaus kaufen kann. Für eine solche Maske verrührt man 3 EL Heilerde mit warmem Wasser zu einem dicken Brei und trägt ihn auf das Gesicht auf. Die Augenpartie wird ausgespart. Nach 20 Minuten die angetrocknete Erde mit warmem Wasser abwaschen und pflanzliche Feuchtigkeitscreme auftragen. Statt der Heilerde kann man auch eine Mischung aus 100 g Quark und einem Ei verwenden. Die Maske nach 15 Minuten mit warmem Wasser abwaschen und danach eine Feuchtigkeitscreme auftragen.

Lavendel-Arnika-Essig

Ein altes, bewährtes Heilmittel bei Akne ist diese Lösung zum Waschen und Pflegen.

20 g Lavendelblüten
10 g Arnikablüten
³/₄ l Apfelessig

Die Kräuter mit dem Apfelessig mischen und 2 Wochen lang in einer gut verschlossenen Flasche in der Sonne ziehen lassen, dabei häufig schütteln, dann abfiltern. Dem Waschwasser zugeben oder die Aknestellen direkt mit einem damit getränkten Wattebausch betupfen.

Brennnesselaufguss

Zur Hautreinigung von innen dient dieser Aufguss, der getrunken wird.

20 g Brennnesselblätter
20 g Löwenzahn
10 g Faulbaumrinde
10 g Anis

Die Kräuter mischen. Wasser nach Bedarf kochen und darüber gießen (¹/₄ l auf 2 TL der Kräutermischung). 10 Minuten ziehen lassen, abseihen und 3-mal täglich als Kur trinken.

Brotumschlag

Dieses Mittel sorgt dafür, dass sich der Eiter in einem Furunkel zusammenzieht.

1 Scheibe Brot
etwas Milch

Die Milch aufkochen, das Brot hineinbröckeln, die Masse auf ein Leinentuch breiten, etwas ausdrücken und noch heiß auf den Furunkel legen. Die gleiche Wirkung erzielt man übrigens mit einem Heilerde-Umschlag aus der Apotheke.

Kräuterkissen

Es hemmt Entzündungen, stillt den Schmerz und lässt die Schwellungen zurückgehen.

10 g Eibischblätter
10 g Malvenblätter
10 g Steinkleekraut
10 g Leinsamen
Wasser nach Bedarf

Ein Leinensäckchen zur Hälfte mit den Kräutern füllen und verschnüren. Das Wasser erhitzen und das Säckchen 10 Minuten hineinlegen, es dann in ein sauberes Tuch wickeln und so heiß wie möglich auf den Furunkel legen.

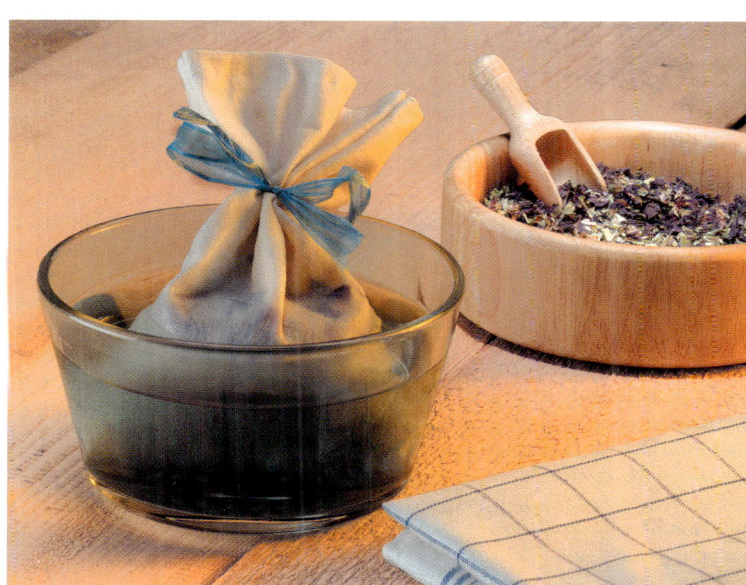

Bockshornklee-Auflage

Sind die Geschwüre fest und sollen geöffnet werden, hilft Bockshornklee.

1 EL Bockshornklee-Samen
etwas Wasser

Die Samen reiben, das Wasser kochen, beides zu Brei verrühren und auf ein Mulltuch auftragen. Dieses heiß auf den Furunkel legen. Mehrmals anwenden.

Bockshornklee-Samen sind Heilmittel und auch ein äußerst kräftiges Gewürz. Als Breiumschlag weichen sie Furunkel und größere Karbunkel auf, innerlich angewendet wirken sie appetitanregend.

Kräutersäckchen fördern die Reifung des Furunkels und tragen auf natürliche Weise zur Heilung bei.

Ausschläge: wenn die Haut juckt, schmerzt und brennt

Die Zahl der Hilfesuchenden in den Praxen der Hautärzte steigt stetig – Erwachsene, die über entzündete, trockene und juckende Haut klagen und Kinder, die sich wund gekratzt haben. Die Ursache dafür sind häufig bestimmte Substanzen wie Nickel oder andere Allergene. Oft gleicht die Suche nach dem Auslöser des Hautleidens der nach der Nadel im Heuhaufen.

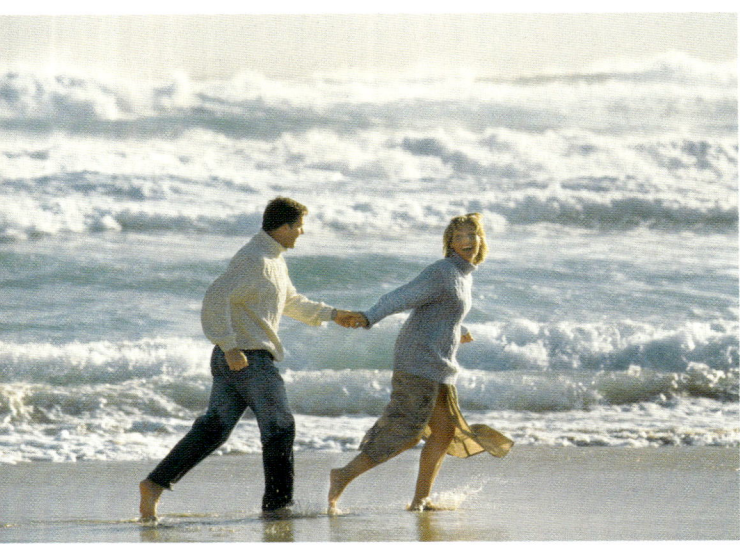

Durch Klimaveränderung, vor allem durch einen Aufenthalt am Meer, kann man viele Hautprobleme lindern.

Ein anderes sehr unangenehmes Problem ist die Schuppenflechte, die meist Herde verschiedener Größe und Form bildet und noch nicht heilbar ist. Trotzdem kann man die Symptome behandeln.

Sanfte Therapien für die angegriffene Körperhülle

Die meisten Hautprobleme lassen sich mit natürlichen Mitteln behandeln. Äußerlich helfen Bäder, Cremes, Salben und Auflagen, zur innerlichen Therapie haben sich verschiedene Tees bewährt. Sie lindern die Beschwerden und pflegen die Haut. Hausmittel können auch die medizinische Behandlung hervorragend unterstützen.

Wundumschlag

Frauenmantel und Gänseblümchen enthalten verschiedene Wirkstoffe, die Entzündungen hemmen.

20 g Frauenmantelblätter
20 g Gänseblümchen
20 g Wundklee

Die Kräuter mischen. Wasser kochen, darüber gießen (1 Tasse auf 2 TL) und stehen lassen. Wenn der Aufguss lauwarm ist, einen Leinenlappen damit tränken und auf die betroffene Hautstelle legen.

Schlehdorn-Melisse-Tee

Bei juckenden Hautausschlägen hilft dieses alte Hausmittel.

20 g Schlehdornblüten und -blätter
15 g Melissenblätter
20 g Schafgarbe
20 g Brennnesselblätter
10 g Salbeiblätter
10 g Schachtelhalmkraut

Die Kräuter mischen. Wasser nach Bedarf kochen und darüber gießen (1/4 l auf 2 TL). 10 Minuten ziehen lassen. 3-mal täglich 2 Tassen davon trinken.

Eichenrindenwaschung

Waschungen mit Eichenrinde wirken ebenfalls entzündungshemmend.

3 EL Eichenrinde
1 l Wasser

Das Wasser zum Kochen bringen, die Eichenrinde hineinlegen und 30 Minuten kochen lassen, dann abseihen. Den Sud ins Waschwasser geben oder in ein Vollbad. Er eignet sich auch für Umschläge, die warm aufgelegt werden sollen.

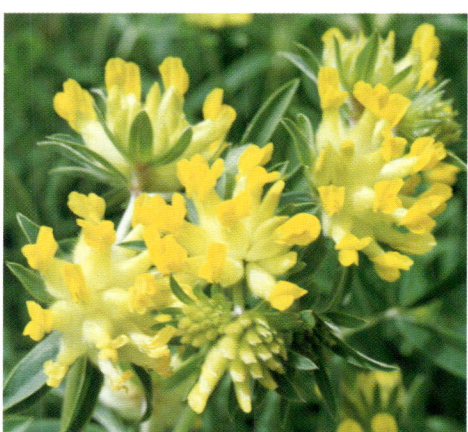

Ein feuchter Umschlag mit einem Absud aus Wundkleeblüten kann bei schlecht heilenden Hautverletzungen und Erfrierungen sehr hilfreich sein.

Sennesblättertee

Bei schlecht heilenden Ekzemen und bei Neurodermitis hat sich zur inneren Behandlung dieser Tee bewährt.

20 g Sennesblätter
20 g Kümmel
20 g Kamillenblüten
20 g Bittersüß

Die Kräuter mischen. Bei Bedarf 2 TL davon mit einer Tasse kochendem Wasser überbrühen. 20 Minuten ziehen lassen, dann abseihen. Täglich morgens und abends ein Glas trinken.

Malven-Kamille-Umschlag

Beruhigend auf die Haut wirken die Inhaltsstoffe von Malve und Kamille.

20 g Malvenblüten
20 g Kamillenblüten
1/4 l Wasser

Das Wasser aufkochen, über die Kräuter gießen und ziehen lassen. Ein mit diesem Sud getränktes Tuch auf das Ekzem legen.

Unreine Haut und Akne – bald kein Problem mehr

- Antibakterielle Hautreinigungsmittel kann man recht einfach selbst herstellen. Dazu 1 TL Ringelblumentinktur in ein Glas Wasser rühren und mit einem Wattebausch auf die Aknestellen auftragen.

- Entzündungshemmend wirken Arnikasalbe und Heilerde. Sollen die Pusteln schneller reifen, kann man abends ein luftundurchlässiges Pflaster darauf kleben.

- Thymianöl hilft bei Furunkeln. 3 Tropfen Öl mit einer Tasse Wasser mischen und auf den Furunkel tupfen.

Hautausschläge mit pflanzlichen Mitteln behandeln

- Mit einem Umschlag aus Leinsamen klingen die Ausschläge schneller ab. Die gemahlenen Samen mit Wasser zu einem Brei verrühren und diesen nach kurzer Quellzeit auftragen.

- Starkes Jucken kann ein Kleiebad lindern. Einfach Kleie ins Badewasser geben.

- Gegen Ausschläge hilft das duftende Rosenwasser. Dazu 1/2 l Rosenwasser mit 1/4 l Zitronensaft mischen und die Flüssigkeit mehrmals täglich auf die betroffenen Stellen tupfen.

Rezepte aus der Natur gegen lästige Ekzeme

- Borretsch wirkt stark entzündungshemmend. In Umschlägen wirken die Gerbstoffe besonders gut. Hierzu 4 EL Borretschkraut mit 1/4 l kochendem Wasser überbrühen, 10 Minuten ziehen lassen und abseihen. Ein Leinentuch in dem Sud tränken, auswringen und auf die betroffenen Stellen legen. Täglich mehrfach anwenden.

- Gegen verkrustete Hautschuppen ist ein Kamillenaufguss ideal Dazu Kamillentee bereiten und diesen abkühlen lassen. Dann ein Tuch in den Tee tauchen und 5 Minuten auf die betroffenen Hautstellen legen. Anschließend Salbenverbände anlegen.

So wird Schuppenflechte nicht zum Problem

- Meersalz hat sich bei der Behandlung der Schuppenflechte sehr bewährt. Für ein Vollbad werden dem Wasser 1–2 kg Salz aus dem Toten Meer zugegeben.

- Den Juckreiz lindern Bäder aus Haferstroh und Kleie. Die Mittel können nicht nur dem Badewasser zugesetzt, sondern auch als Umschläge auf die juckenden Stellen aufgebracht werden.

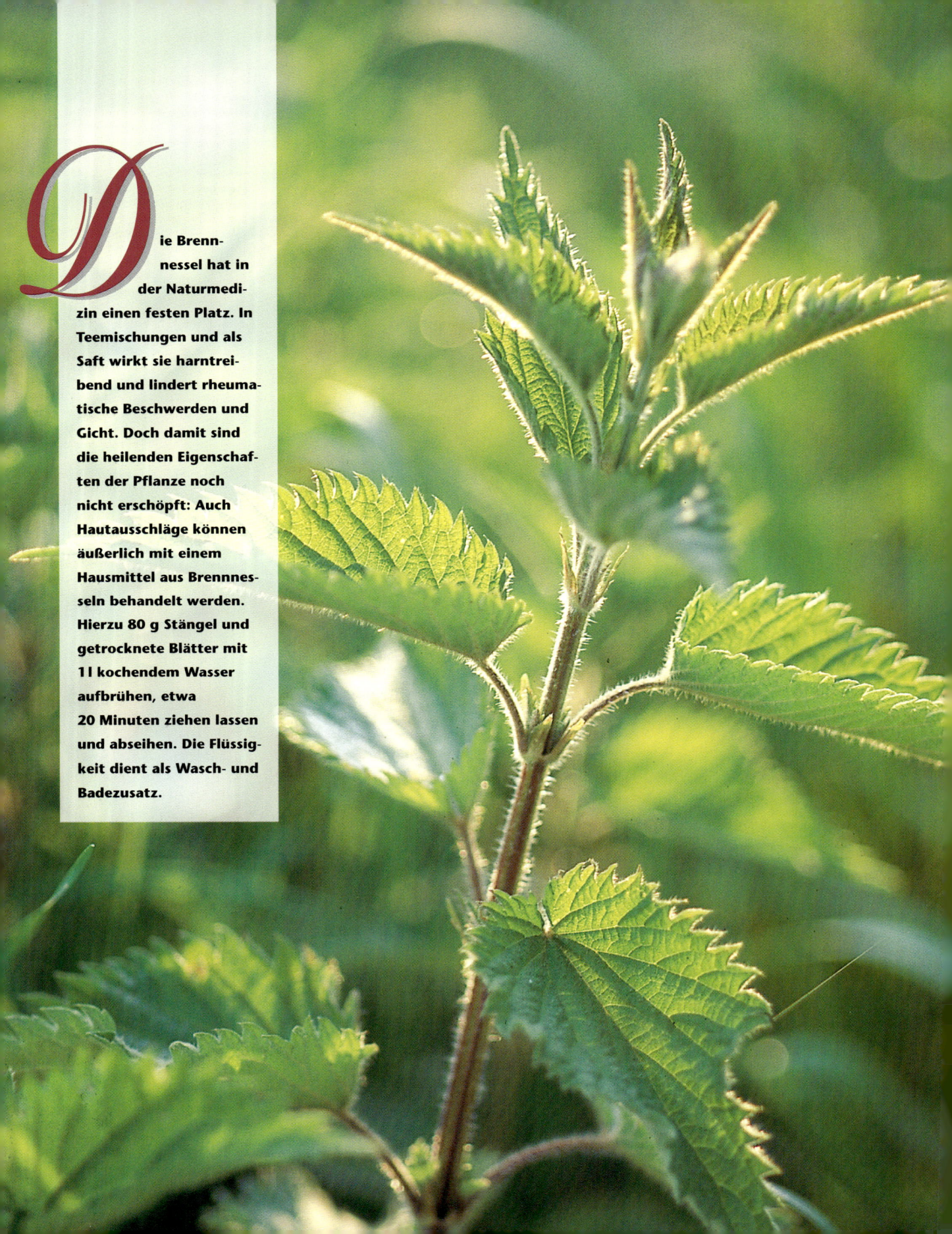

Die Brennnessel hat in der Naturmedizin einen festen Platz. In Teemischungen und als Saft wirkt sie harntreibend und lindert rheumatische Beschwerden und Gicht. Doch damit sind die heilenden Eigenschaften der Pflanze noch nicht erschöpft: Auch Hautausschläge können äußerlich mit einem Hausmittel aus Brennnesseln behandelt werden. Hierzu 80 g Stängel und getrocknete Blätter mit 1 l kochendem Wasser aufbrühen, etwa 20 Minuten ziehen lassen und abseihen. Die Flüssigkeit dient als Wasch- und Badezusatz.

Stiefmütterchen-Eichenrinde-Kompresse

Wenn ein Ekzem nässt, helfen diese feuchten Kompressen.

*5%iger Eichenrindenextrakt
10 g Stiefmütterchenblüten
1 l Wasser*

Die Stiefmütterchenblüten mit dem kalten Wasser ansetzen, die Mischung zum Kochen bringen und dann 30 Minuten lang ziehen lassen. Den Eichenrindenextrakt zugeben. Ein Tuch in den Sud tauchen, dieses auf das Ekzem legen und mit einem anderen Tuch fixieren. Den Umschlag immer wieder wechseln.

Leinöl-Johannisöl-Mischung

Mit diesen Ölen können Sie die Haut, die bei Schuppenflechte rissig und brüchig wird, wieder weich und geschmeidig machen.

*10 Tropfen Leinöl
2 Tropfen Johanniskrautöl
50 ml Trägeröl*

Das Leinöl und das Johanniskrautöl mit dem Trägeröl mischen und die Mischung auf die Haut auftragen. Selbstverständlich können die aromatischen Öle auch ins Badewasser getropft werden.

Roterlentee

Die Roterle enthält Gerbsäure, die bei Schuppenflechte die Hautreizungen mildert.

*2 TL Roterlenblätter und -rinde
1/4 l Wasser*

Das Wasser zum Kochen bringen, über die Blätter und Rinde gießen, 10 Minuten ziehen lassen und abseihen. 3-mal täglich 2 Tassen trinken.

Auch ohne Hexerei verschwinden Warzen

Warzen sind zwar meist schmerzlos, aber dennoch recht unangenehm. Häufig sind Viren die Auslöser, weshalb Warzen oft ansteckend sind. Sie werden in Schwimmbädern, Turnhallen und durch direkten Körperkontakt übertragen. Glücklicherweise wird man sie dank zahlreicher Hausmittel auch ohne Besprechen und andere „Hexenmittel" wieder los.

Warzenmittel

Schöllkraut enthält Alkaloide, die als Zellgift wirken und Warzen vernichten.

*50 g Schöllkrautwurzel
etwas Glyzerin*

Die Schöllkrautwurzeln fein reiben und durch ein Leinentuch pressen. Den Saft auffangen, zu gleichen Teilen mit Glyzerin mischen und auf die Warze auftragen. Als Kur 3 Wochen lang anwenden.

Sonne und Meer

Was um die Jahrhundertwende mit einigem Aufwand und mit viel Kleiderordnung verbunden war, lässt sich heute viel einfacher an. Damals wie heute war ein Bad im Meer nicht nur angenehm, sondern auch sehr gesund.

Nach wie vor reisen viele Menschen an Nord- und Ostsee, um Linderung von Beschwerden zu suchen. Mutige nehmen sogar in der kalten Jahreszeit ein Bad im Meer. Das Reizklima bringt vor allem Linderung bei Atemwegsbeschwerden und Hautkrankheiten wie Neurodermitis und Schuppenflechte.

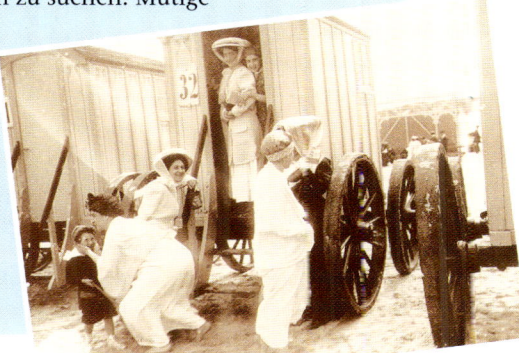

Hartnäckigen Fußpilz richtig behandeln

Mit dem Fußpilz verhält es sich ähnlich wie mit Warzen: Wo viele Menschen barfuß gehen, fängt man ihn sich leicht ein. Zuerst juckt die Haut, platzt auf oder schält sich. Wenn man in diesem Stadium nichts unternimmt, befällt der Pilz auch die Nägel – sie werden brüchig und rissig. Besonders betroffen sind Personen mit starker Schweißbildung an den Füßen.

Die Behandlung von Pilzerkrankungen kann recht langwierig sein, und Rückschläge kommen häufig vor. Natürliche Mittel sollten als Ergänzung zur medizinischen Behandlung angewandt werden. Wichtig ist, dass man möglichst rasch nach den ersten Anzeichen eines Pilzbefalls mit der Therapie beginnt.

Schmerzende Hühneraugen – auch hier hilft die Natur

Drücken die Schuhe, lässt das Hühnerauge nicht lange auf sich warten. An der Druckstelle wächst die Hornhaut und verdickt sich, sodass sich ein spitzer Kegel in die Haut hineinbohrt. Nun heißt es zuallererst: bequeme Schuhe tragen, die nicht drücken, und die schmerzenden Druckstellen entlasten. Die verdickte Hornhaut lässt sich mit einigen Hausmitteln sanft entfernen.

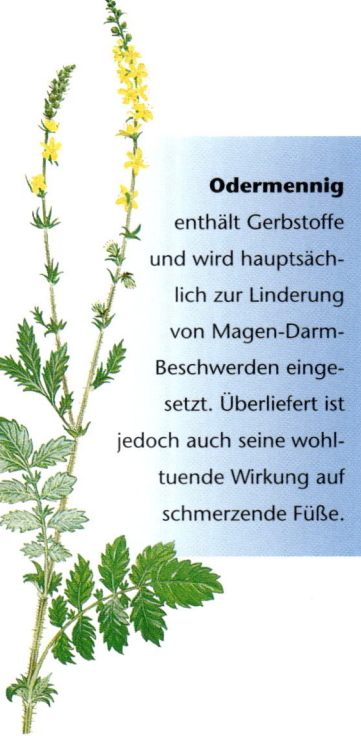

Odermennig enthält Gerbstoffe und wird hauptsächlich zur Linderung von Magen-Darm-Beschwerden eingesetzt. Überliefert ist jedoch auch seine wohltuende Wirkung auf schmerzende Füße.

Hühneraugen lassen sich mit Essigbrot aufweichen. Legen Sie dazu morgens einige Scheiben Weißbrot in Weinessig, und streichen Sie abends den daraus gewonnenen Brei auf die schmerzende Stelle. Über Nacht einwirken lassen und mehrmals wiederholen.

Der gute Rat

Wirksame Rezepte bei Fußpilz und Schweißfüßen

- Als gutes Mittel gegen Fußpilz hat sich ein Aufguss aus Bingelkraut erwiesen. Dazu eine Hand voll Bingelkraut mit 3 l Wasser übergießen, zum Sieden bringen und eine Minute kochen. Abseihen und in eine kleine Wanne gießen. Die Füße 10 Minuten darin baden. Regelmäßig anwenden.

- Hilfreich ist auch ein Fußbad mit Lavendelöl. 2 Tropfen davon dem Wasser zusetzen und die Füße 10 Minuten baden.

- Gegen Fußschweiß hilft Backpulverpaste. Backpulver mit lauwarmem Wasser verrühren und auf die Füße auftragen. Kurz einwirken lassen, die Füße abtrocknen und pudern.

Den Hühneraugen sanft zu Leibe rücken

- Nach dem Fußbad eine oder einige Rosinen halbieren, mit der Schnittfläche auf die Hühneraugen legen und befestigen. Die Behandlung mehrfach wiederholen.

Salbei-Ringelblume-Fußbad

*Diese Kräuter wirken antibakteriell und be-
sänftigen die gereizte Haut wunder Füße.*

30 g Salbei
30 g Ringelblume
30 g Odermennig
2 TL Apfelessig
Wasser nach Bedarf

Das Wasser erhitzen, Kräuter und Apfelessig zusetzen. Nach dem Abkühlen die
Füße darin baden. Danach trockenreiben
und mit Ringelblumensalbe eincremen.

Beinwell-Rosmarin-Balsam

*Fußpilz wird seit vielen Generationen mit
dieser Mischung behandelt.*

20 g Beinwellwurzeln
10 g Rosmarin
³/₄ l Olivenöl
Wasser für ein Wasserbad
40 g Bienenwachs

Kräuter und Öl mischen, im Wasserbad
¹/₂ Stunde erhitzen. Abkühlen lassen,
durch ein Mulltuch seihen, ausdrücken
und über Nacht stehen lassen. Das
Wachs schmelzen und die Mischung
langsam einrühren, bis eine Salbe entsteht. Den Balsam leicht einmassieren.

Zwiebel-Zitronen-Mischung

*Gegen fest sitzende Hühneraugen ist diese
Rezeptur besonders erfolgreich.*

1 Zwiebelscheibe
etwas Zitronensaft
etwas Salz

Den Zitronensaft und das Salz auf die
Zwiebelscheibe geben und diese über
Nacht mit einem Heftpflaster auf dem

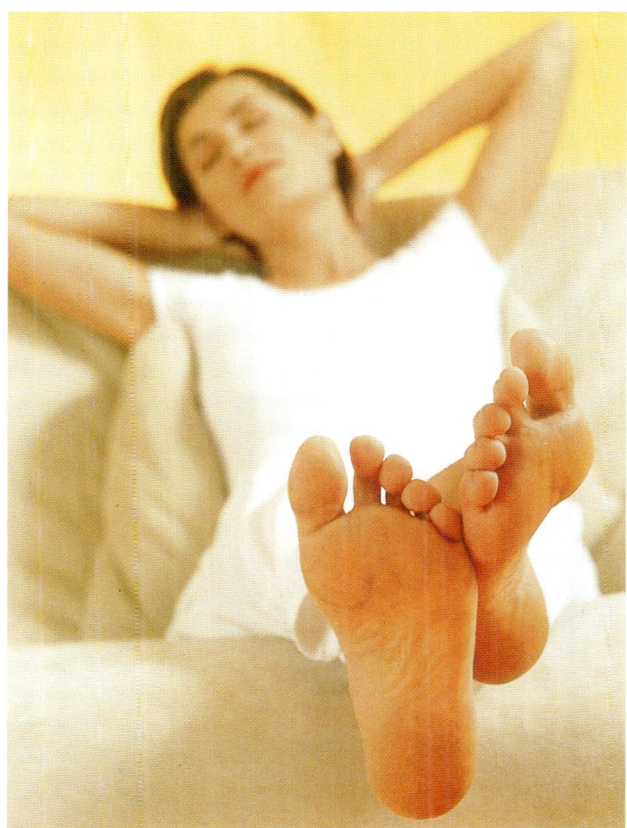

Hühnerauge fixieren. Diese Prozedur
etwa 8-mal durchführen. Das Hühner-
auge lässt sich dann mühelos mit der
Wurzel lösen.
Achtung: Auf keinen Fall sollte das
Hühnerauge mit scharfen oder spitzen
Gegenständen entfernt werden!

**Wer wünscht
sich nicht
gesunde und
makellose Füße? Ein anre-
gendes Fußbad ist wohl-
tuend und entspannt. Die
prickelnde Wärme fördert
die Durchblutung.**

Kampfer-Rosmarin-Tinktur

*Ist das Hühnerauge entfernt worden, muss
die Hautstelle sorgsam gepflegt werden.*

60 g Weingeist
120 g Rosenwasser
0,5 g Kampfer
15 g Benzoetinktur

Alle Zutaten mischen und die betroffene
Stelle mehrmals täglich mit dieser Tinktur waschen.

Freud und Leid der Sommerzeit

Endlich ist es wieder Sommer, doch leider kann so manches unangenehme Ereignis den Genuss stören. So sind beispielsweise Insektenstiche ebenso lästige Begleiter des Sommers wie ein Sonnenbrand. Und beim Aufenthalt im Freien gibt es häufiger kleine Verletzungen als im Winter. Glücklicherweise hält die Natur dagegen ein breites Arsenal an Heilmitteln bereit, mit denen den häufigsten Übeln meist schnell beizukommen ist.

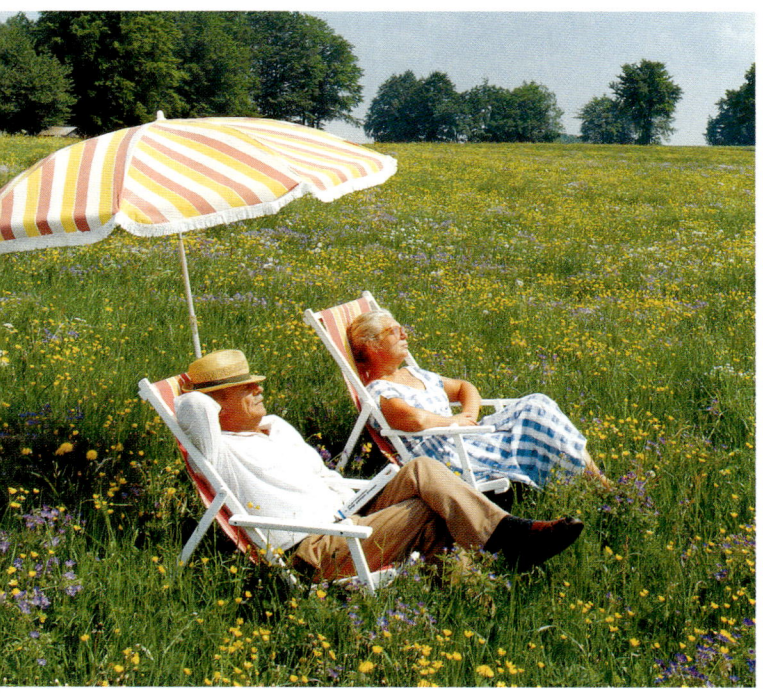

Wenn die Sonne lacht, entsteht beim anregenden Sonnenbad schnell ein Sonnenbrand. Hut und Brille sowie luftige, aber schützende Kleidung sind ebenso wichtig wie ein Sonnenschirm.

Zwiebel- oder Zitronenkompresse

Zwiebel und Zitrone desinfizieren, kühlen, beruhigen und begrenzen die Schwellung.

1 Zitronenscheibe oder 1 Zwiebelscheibe

Die Scheibe auf die Einstichstelle legen und mit einem Pflaster fixieren.

Wegerichblätterauflage

Beruhigend und stark abschwellend wirken die Blätter des Breit- oder Spitzwegerichs, doch nur als Sofortmaßnahme.

Wegerichblätter

So schnell wie möglich nach dem Stich frische Blätter kleinstoßen und auf die Einstichstelle streichen. Mit einem Pflaster fixieren, möglichst kühl halten.

Johanniskrautöl

Bei einem Sonnenbrand ist vor allem die gerötete und gereizte Haut gut zu kühlen.

150 g Johanniskraut
$^1/_4$ l Olivenöl
$^1/_8$ l Weißwein

Öl und Wein vermischen und darin das Johanniskraut 4 Tage einlegen. Gelegentlich umrühren. Danach alles im Wasserbad erhitzen, 3 Stunden köcheln lassen und durch ein Sieb drücken. Das Öl in kleine dunkle Fläschchen füllen und gut verschlossen kühl und im Dunkeln aufbewahren. Bei Bedarf auf die betroffenen Hautstellen tupfen.

Quark-Buttermilch-Wickel

Wickel mit Quark und Buttermilch kühlen die Haut und lindern die Schmerzen bei einem Sonnenbrand.

50 g Quark
1 EL Buttermilch

Die Milchprodukte mischen, auf ein kleines Baumwolltuch streichen und auf die verbrannten Hautpartien auflegen, bis sich der Wickel erwärmt hat. 2- bis 3-mal täglich wiederholen. Der Quark kann auch durch Joghurt ersetzt werden.

Der gute Rat

Schmerzhafte Insektenstiche einfach lindern

- Leichte Schwellungen können mit Wasser und Eis gut gekühlt werden und gehen so zurück.

- Damit sich die Einstichstelle nicht entzündet, wird sie mit Alkohol, Kölnisch Wasser oder Salmiakgeist betupft.

- Starke Schwellungen werden durch Lehm- oder Moorauflagen zurückgedrängt.

So kühlen Sie Sonnenbrand

- Vorbeugen ist besser als heilen! Angemessene Kleidung, Sonnenschutzpräparate, Kopfbedeckungen und kurze Verweildauer in der Sonne schützen vor der Strahlung.

- Bei großflächigen Verbrennungen sind Heilerdebäder gut. Dazu 8 EL roten Ton ins lauwarme Vollbad geben.

Kleine Fremdkörper aus der Haut entfernen

- Splitter lassen sich gut entfernen, wenn die Haut vorher aufgeweicht wurde – z. B. durch eine Zwiebelscheibe, die man 2 Stunden lang auflegt.

Ringelblumenbutter

Kleinere offene Wunden und Verletzungen heilen besser mithilfe von Ringelblumen.

70 g Ringelblumenblüten
100 g Butter

Die möglichst frischen Blüten fein zerquetschen und mit geschmolzener Butter über gießen. Diese Mischung im Wasserbad auf ca. 70 °C erhitzen und 20 Minuten ziehen lassen, dabei mehrmals umrühren. Danach durch ein Tuch sorgfältig abseihen und abkühlen lassen. Die Salbe auf die Wunde leicht auftragen.

Die Ringelblumen geben ihre Wirkstoffe, die u. a. Entzündungen hemmen und die Wundheilung fördern, an die Butter ab.

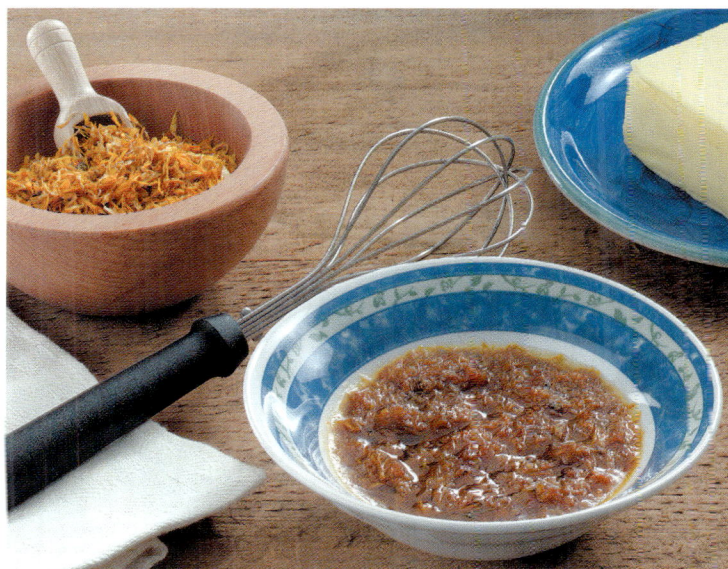

Schafgarbenpackung

Schafgarbe enthält ein desinfizierendes und entzündungshemmendes ätherisches Öl.

¹⁄₄ l Rotwein
30 g frische Schafgarbe

Die Wunde mit dem Wein auswaschen und steril bedecken. Das ausgekochte Kraut auf diese Abdeckung geben und fixieren. Täglich 3- bis 5-mal erneuern.

Ringelblumensalbe

Aus den Blüten der Ringelblume können Sie ohne Mühe eine Heilsalbe gewinnen, mit der sich Hauterkrankungen und Wunden erfolgreich behandeln lassen.

Seit dem 12. Jahrhundert wird die Ringelblume, die auch unter dem lateinischen Namen *Calendula* bekannt ist, in europäischen Gärten kultiviert. Die Heilpflanze stammt ursprünglich aus Ägypten. Schon allein wegen ihrer dekorativen Wirkung zwischen den Sommerblumen lohnt es sich, sie anzupflanzen. Sie gedeiht auch prächtig in Töpfen. Ein Blick auf die Ringelblume ersetzte früher oft die Wettervorhersage: Waren die Blüten der Pflanze gegen 7 Uhr geöffnet, verhießen sie gutes Wetter für den ganzen Tag, waren sie aber geschlossen, kündigte sich Regen an. Die Heilwirkung der Pflanze wurde schon von den alten Römern genutzt. Hildegard von Bingen, die berühmte Äbtissin und Naturheilkundlerin, empfahl sie später vor allem bei Verdauungsstörungen. Die Pflanze kann innerlich und äußerlich eingesetzt werden. Heute wird sie meist zur Wundheilung und bei Verrenkungen, aber auch bei Gallen- und Menstruationsschmerzen verwendet. Eine Salbe aus Ringelblumen, die man zu Heilzwecken oder für die Kosmetik benutzt, lässt sich leicht herstellen. Getrocknete Pflanzenteile sind allerdings nicht immer erhältlich. Daher lohnt es sich, die Blumen selbst anzupflanzen – Sie müssen nur darauf achten, lediglich die gelben Blüten zu ernten.

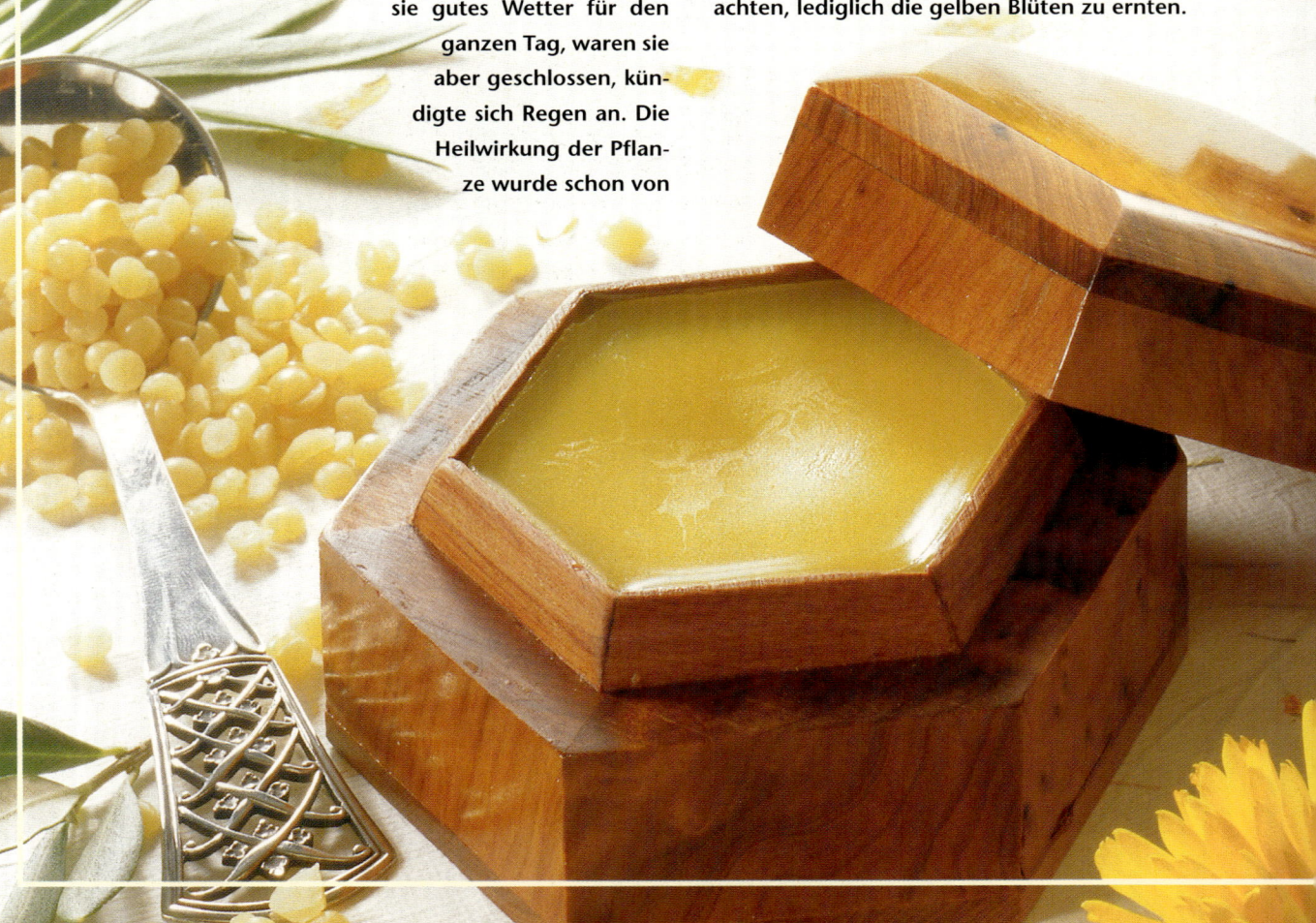

Die Salbe –
so wird sie gemacht

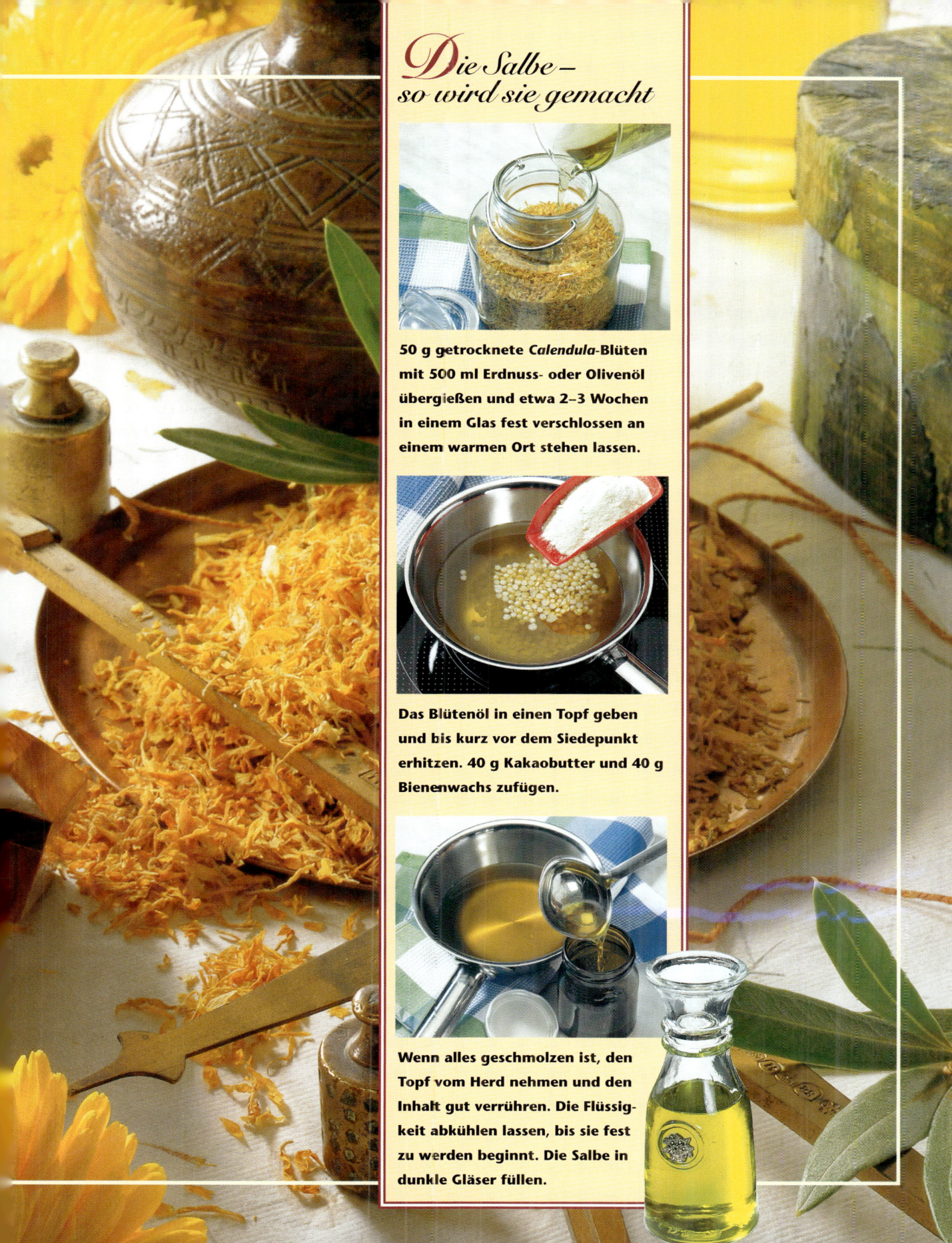

50 g getrocknete *Calendula*-Blüten
mit 500 ml Erdnuss- oder Olivenöl
übergießen und etwa 2–3 Wochen
in einem Glas fest verschlossen an
einem warmen Ort stehen lassen.

Das Blütenöl in einen Topf geben
und bis kurz vor dem Siedepunkt
erhitzen. 40 g Kakaobutter und 40 g
Bienenwachs zufügen.

Wenn alles geschmolzen ist, den
Topf vom Herd nehmen und den
Inhalt gut verrühren. Die Flüssigkeit abkühlen lassen, bis sie fest
zu werden beginnt. Die Salbe in
dunkle Gläser füllen.

1

Unbeschwert den Tag genießen

Unsere Seele und unser Geist sind meist in der Lage, auch schwierige Zeiten mühelos zu bewältigen. Der Alltag ist heute aber zunehmend hektischer, und so kommt es, dass Stress, Müdigkeit und Erschöpfung immer mehr um sich greifen. Unzählige Arzneimittel sollen helfen, diese Übel in den Griff zu bekommen – oft um den Preis von Unverträglichkeiten und Neben-

wirkungen. Da ist es schon besser, wenn wir uns selbst gegen Depressionen und Stress zur Wehr setzen und zu den zahllosen sanften Mitteln aus der Natur greifen. Sie alle tragen dazu bei, unser seelisches Gleichgewicht wiederherzustellen, wirken Angstzuständen entgegen, lassen uns ruhig schlafen, schaffen frischen Lebensmut und neue Energie. Und dabei braucht man nur zuzugreifen, denn viele Mittel, die bereits zu Omas Zeiten bekannt waren, sind leicht erhältlich. Sich ohne Pillen zu behandeln und mitunter sogar auf den Gang zum Arzt zu verzichten, das geht mühelos mithilfe der hier vorgestellten bewährten Hausrezepte.

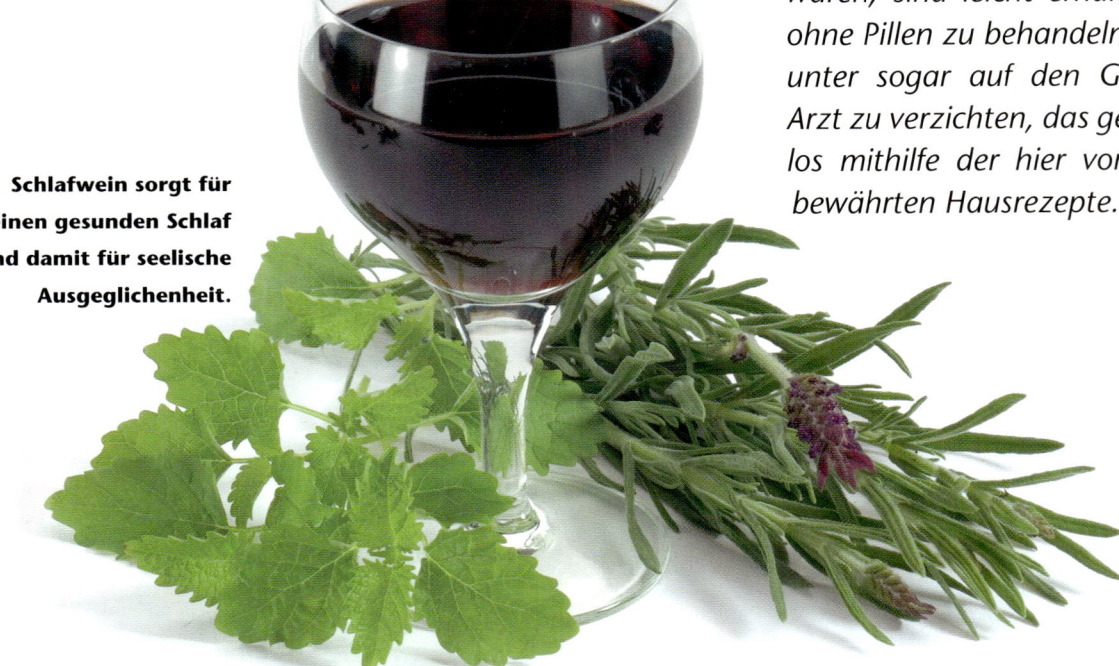

Schlafwein sorgt für einen gesunden Schlaf und damit für seelische Ausgeglichenheit.

Angstfrei durch den Alltag

Wir alle haben schon vor Prüfungen gezittert und kennen das durchaus normale Warnsignal der Angst. Wenn sie aber zum ständigen Begleiter wird, dann wirkt sie lähmend und schränkt die Lebensfreude sowie unser Handeln deutlich ein. Umso wichtiger ist es, ihr vorzubeugen – durch die bewährten Hausrezepte aus Großmutters Wissensschatz. Dazu zählen Kräuter als warme Tees oder als Badezusätze.

Beschwingt und leicht das Leben meistern

Wir alle wünschen uns, das Leben frei von Alltagsstress, Hektik und Gereiztheit genießen zu können. Das ist durchaus möglich, denn die Natur bietet eine Fülle altbekannter und wirksamer Mittel, die Körper und Geist positiv beeinflussen.

Beruhigende Teemischung

Diese Teemischung hat eine entspannende und angstlösende Wirkung auf die Seele.

10 g Melissenblätter
10 g Pfefferminzblätter
15 g Baldrianwurzel
20 g Orangenblüten
15 g Anis
20 g Passionsblumenkraut
¹⁄₄ l Wasser

Die Kräuter mischen und 2 TL mit kochendem Wasser überbrühen, 15 Minuten ziehen lassen, absehen und mindestens einen Monat lang 3 Tassen täglich trinken, davon eine Tasse spätabends.

Weißdornaufguss mit Pflaume

Aufbauend und beruhigend wirkt der Weißdorn, der zugleich alle Herzfunktionen günstig beeinflusst. Dieser Prozess kann allerdings viel Zeit in Anspruch nehmen, die einkehrende Ruhe ist aber von langer Dauer.

50 g Weißdornblüten
1 Pflaume

Wasser zum Kochen bringen. Die Blüten und die Pflaume mit 1 l kochendem Wasser übergießen und 15 Minuten ziehen lassen. Einen Monat lang täglich 3 Tassen trinken, davon eine Tasse spätabends.

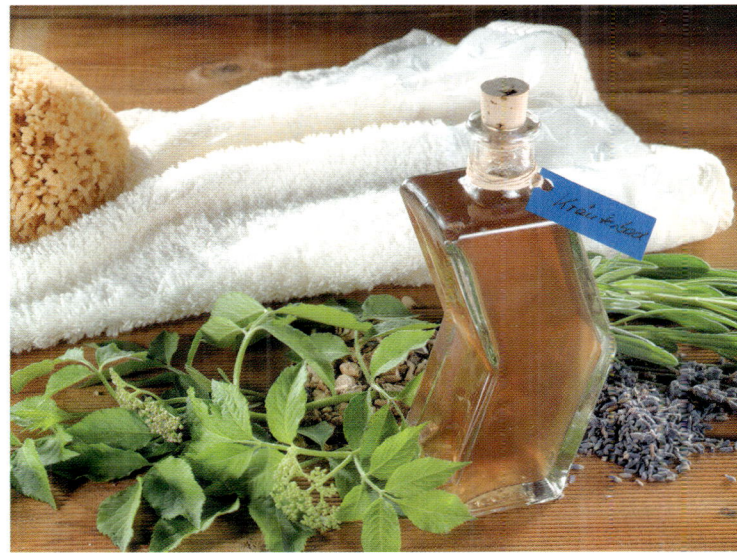

Entspannendes Kräuterbad

Gegen nervöse Zustände und innere Anspannung hilft ein beruhigendes und entspannendes Bad mit folgenden Kräuterzusätzen.

je 100 g Kamillen- und Lavendelblüten
100 g Holunderblüten
100 g Fichtensprossen
100 g Kalmuswurzel
2–3 l heißes Wasser

Die Kräuter mischen und 30 Minuten im Wasser kochen. Absehen und das Wasser einem heißen Vollbad hinzugeben. Nicht länger als 15 Minuten baden. Danach warm einpacken, ruhen und an etwas Beruhigendes denken.

Ein Kräuterbad ist ein wirksames Beruhigungsmittel bei nervösen Erregungszuständen.

Weißdorn

Ein selbst zubereiteter Tee aus den Blüten wirkt nachweislich gegen Druck- und Beklemmungsgefühle in der Herzgegend.

Gute-Nerven-Tee

Wenn die Nerven flattern und der Geist unruhig ist, dann hilft dieser Tee.

50 g Melissenblätter
je 10 g Schachtelhalm und Lavendel
1/4 l kochendes Wasser

Kräuter mischen und mit dem Wasser überbrühen. 10 Minuten ziehen lassen, abseihen und 2–3 Tassen trinken.

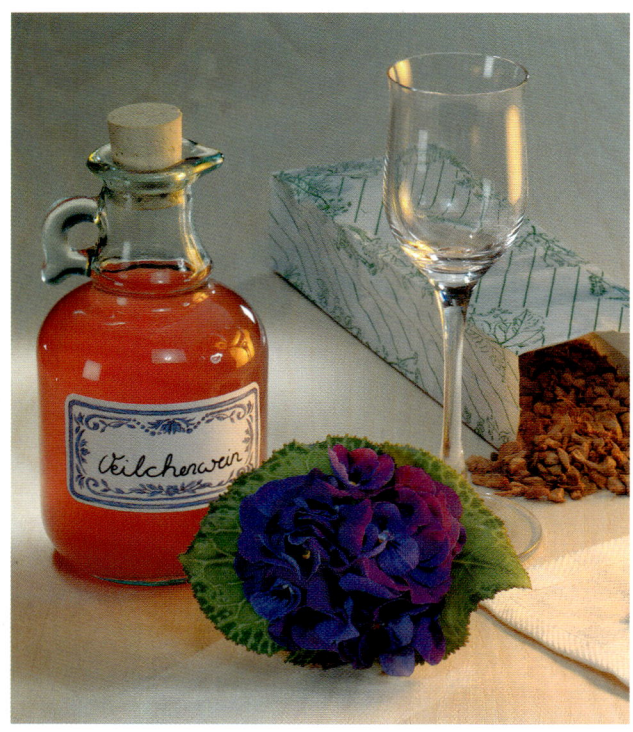

Baldrian-Orangenblüten-Aufguss

Die Baldrianwurzel kennt jeder, und dieser Tee führt rasch Entspannung herbei und löst so auch seelische Verkrampfungen.

50 g Baldrianwurzel
50 g Orangenblüten
1 l kochendes Wasser

Die Wurzel und die Blüten mischen, mit dem Wasser übergießen, 5 Minuten ziehen lassen und täglich 3 Tassen trinken.

„Es ist bekannt von alters her, wer Sorgen hat, hat auch Likör." Schon Wilhelm Busch wusste offenbar, dass man einem vorübergehenden Stimmungstief mit Veilchenwein begegnen kann.

Die Müdigkeit vertreiben

Die Belastungen des Alltags stellen hohe Anforderungen an viele Menschen, und so ist es kein Wunder, wenn der Schlaf nicht mehr erfrischend ist und man sich erschöpft fühlt. Die Folgen solch länger währender Zustände reichen von Konzentrationsstörungen und Nervosität bis zur Schwächung des Immunsystems. Dabei kann man schon mit einfachen natürlichen Mitteln seine Leistungsfähigkeit und Fitness wiederherstellen, um allen Belastungen gewachsen zu sein.

So vertreiben Sie dunkle Gedanken

Zeiten vorübergehender Niedergeschlagenheit und bedrückter Stimmung treten immer wieder einmal auf, sie werden aber meist von Perioden schöpferischer Tätigkeit abgelöst. Die Volksmedizin kennt eine Reihe von Hausmitteln, mit denen man aus dem Seelentief wieder herausfindet. Echte Depressionen, die gegenüber der Verstimmung länger dauern und viel intensiver sind, gehören unbedingt in fachärztliche Behandlung.

Veilchenwein

Dem Veilchenkraut wird in der Volksmedizin eine blutreinigende und stimmungsaufhellende Wirkung nachgesagt.

30 g Veilchenkraut
1 l Weißwein
5 g Galgantwurzel
15 g Süßholzwurzelpulver

Das Veilchenkraut in den Wein geben und 5 Minuten aufkochen lassen. Dann Wurzel und Pulver zugeben und nochmals kurz aufkochen lassen. Durch ein Tuch abseihen und in sterile Flaschen füllen. 2- bis 3-mal täglich 1–2 Likörgläser als Kur über 4 Wochen trinken.

Johanniskraut-Schafgarben-Tee

Die harmonisierende und tonisierende Wirkung des Johanniskrauts ist seit alters bekannt. Das Kraut wirkt als Tee ausgleichend und vertreibt die Müdigkeit.

20 g Johanniskraut
20 g Schafgarbenkraut
¹/₄ l kochendes Wasser

Die Kräuter mischen und 2 EL davon mit dem Wasser übergießen. 3 Minuten ziehen lassen, dann abseihen und 2-mal täglich trinken. Der Tee sollte als Kur mindestens 6 Wochen lang getrunken werden. Sonne und Solarium meiden.

Baldrian-Melissen-Tee

Dieses traditionelle Rezept empfiehlt sich dank der Kombination aus beruhigender und stimmungsaufhellender Wirkung.

20 g Baldrianwurzel
20 g Melissenblätter
¹/₄ l kochendes Wasser

Kräuter mischen und 2 TL davon mit dem Wasser überbrühen. 15 Minuten ziehen lassen, möglichst heiß 3-mal täglich in kleinen Schlucken trinken.

Hopfen-Weißdorn-Tee

Hopfen wird gern Tees gegen leichte Niedergeschlagenheit beigegeben, weil er gegen Einschlafstörungen und Unruhe wirkt.

20 g Hopfenblüten
20 g Weißdorn
¹/₄ l kochendes Wasser

Die Kräuter mischen und 2 TL der Mischung mit dem Wasser übergießen. 15 Minuten ziehen lassen, abseihen und ¹/₂ Stunde vor dem Einschlafen trinken.

Der gute Rat

So hilft die Natur bei Angst und Nervosität

- Gegen den Alltagsstress leistet ein Lindenblütenbad gute Dienste. Dazu einen Aufguss aus 3 l Wasser und 200 g Lindenblüten herstellen, 20 Minuten ziehen lassen, abseihen und ins Badewasser geben.

- Als richtige Stärkung für ein angeschlagenes Nervensystem erweist sich auch Karottensaft. Davon täglich 2 Gläser trinken.

- Zur Bekämpfung akuter Angstanfälle hat sich gesüßte Milch bewährt. Sie enthält Substanzen, die auf das Gehirn beruhigend und entspannend wirken. Der Zucker beschleunigt diesen Vorgang.

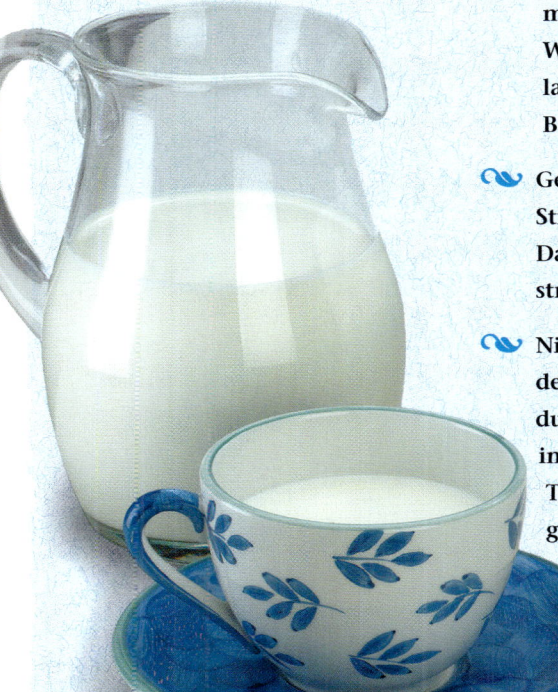

- Beruhigend wirkt auch ein Aufguss aus Lavendel, Minze und Rosmarin. Jeweils 150 g der Kräuter in 3 l Wasser aufkochen, 20 Minuten ziehen lassen, abseihen und zum Badewasser geben.

- Ob als Tee oder als Aufguss – Baldrian ist Balsam für gestresste Nerven. Die Baldrianwurzel kann auch bei allen Teezubereitungen und Aufgüssen einfach mit zugegeben werden.

Spannkraft und gute Laune wiederherstellen

- Nach anstrengenden Tagen verhilft ein stimulierendes Kräuterbad zu neuem Schwung. Dazu Rosmarin, Rosenblütenblätter und Lavendel zu gleichen Teilen mischen, in 2 l kochendem Wasser 15 Minuten ziehen lassen, abseihen und ins Badewasser geben.

- Gegen ein vorübergehendes Stimmungstief hilft Zimt. Dazu ein Brot mit Zimt bestreuen und langsam kauen.

- Nicht nur der Kreislauf, sondern auch die Seele wird durch Wasseranwendungen in Schwung gebracht. Ob Taulaufen, kalte Waschungen oder Wechselgüsse – alle diese Mittel helfen gegen Niedergeschlagenheit und Erschöpfung.

Schlafen wie ein Murmeltier

Ein gesunder und erholsamer Schlaf ist lebensnotwendig, damit man tagsüber effektiv arbeiten kann. Immer häufiger hört man jedoch Klagen über Ein- und Durchschlafstörungen – die Folgen sind Unkonzentriertheit und Nervosität. Mancher Betroffene greift zu Medikamenten, die leider oft zu Abhängigkeit führen und viele Nebenwirkungen haben. Sinnvoller ist es, die Schlafprobleme auf natürliche Weise zu beseitigen.

Schlafwein

Der selbst gemachte Schlaftrunk ist leicht und sehr gut bekömmlich.

20 g Johanniskraut
20 g Melissenblätter
10 g Lavendelblüten
10 g Hopfenzapfen
1 l Rotwein

Alle Kräuter werden gemischt und mit dem Wein übergossen. Die Mischung eine Woche lang bedeckt stehen lassen, sorgfältig abseihen und in sterile Flaschen abfüllen. Jeweils 1–3 EL vor dem Schlafengehen einnehmen.

Schlafkissen

Dieses überlieferte Rezept nutzt die aromatische Wirkung der Kräuter, indem die Düfte während des Schlafens eingeatmet werden.

50 g Hopfenzapfen
50 g Johanniskraut
30 g Lavendelblüten
30 g Baldrianwurzel

Die Kräuter in ein kleines Leinenkissen füllen, das man abends unter das Kopfkissen oder unter den Kopf schiebt.

Gute-Nacht-Tee

Wer unter starken Einschlafschwierigkeiten leidet, wird mit diesem Tee bald wieder zu einem ruhigen Schlaf finden.

30 g Hopfenblüten
30 g Holunderblüten
30 g Primelblüten
50 g Haferkraut

Alles vermischen und 3 EL davon mit ¹/₄ l kochendem Wasser überbrühen. 10 Minuten ziehen lassen, abseihen und vor dem Schlafengehen trinken.

Heublumenbad

Sehr beruhigend ist ein Bad mit Heublumen, das auch allgemein kräftigend wirkt.

500 g Heublumen
3 l heißes Wasser

Heublumen dem Wasser beigeben, das Wasser zum Kochen bringen, ¹/₂ Stunde ziehen lassen, abseihen und dem Badewasser zufügen.

Von der Schlaflosigkeit

„Und wer von falschen Träumen geplagt zu werden pflegt, der habe Betonicakraut bei sich, wenn er abends schlafen geht und wenn er schläft …" (Hildegard von Bingen)

Oft bedarf es keiner „Käferplage", um aus dem Schlaf gerissen zu werden wie hier im Bild – ein Alptraum genügt. Dagegen wie auch gegen Schlaflosigkeit half das einst verbreitete Arzneimittel Betonicakraut. Gemeint ist die Betonie, die getrocknet, zerschnitten und in Leinensäckchen genäht wurde. Diese legte man unter das Kopfkissen und hoffte, einen gesunden Schlaf zu finden.

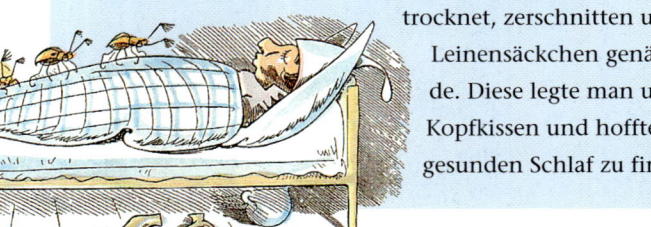

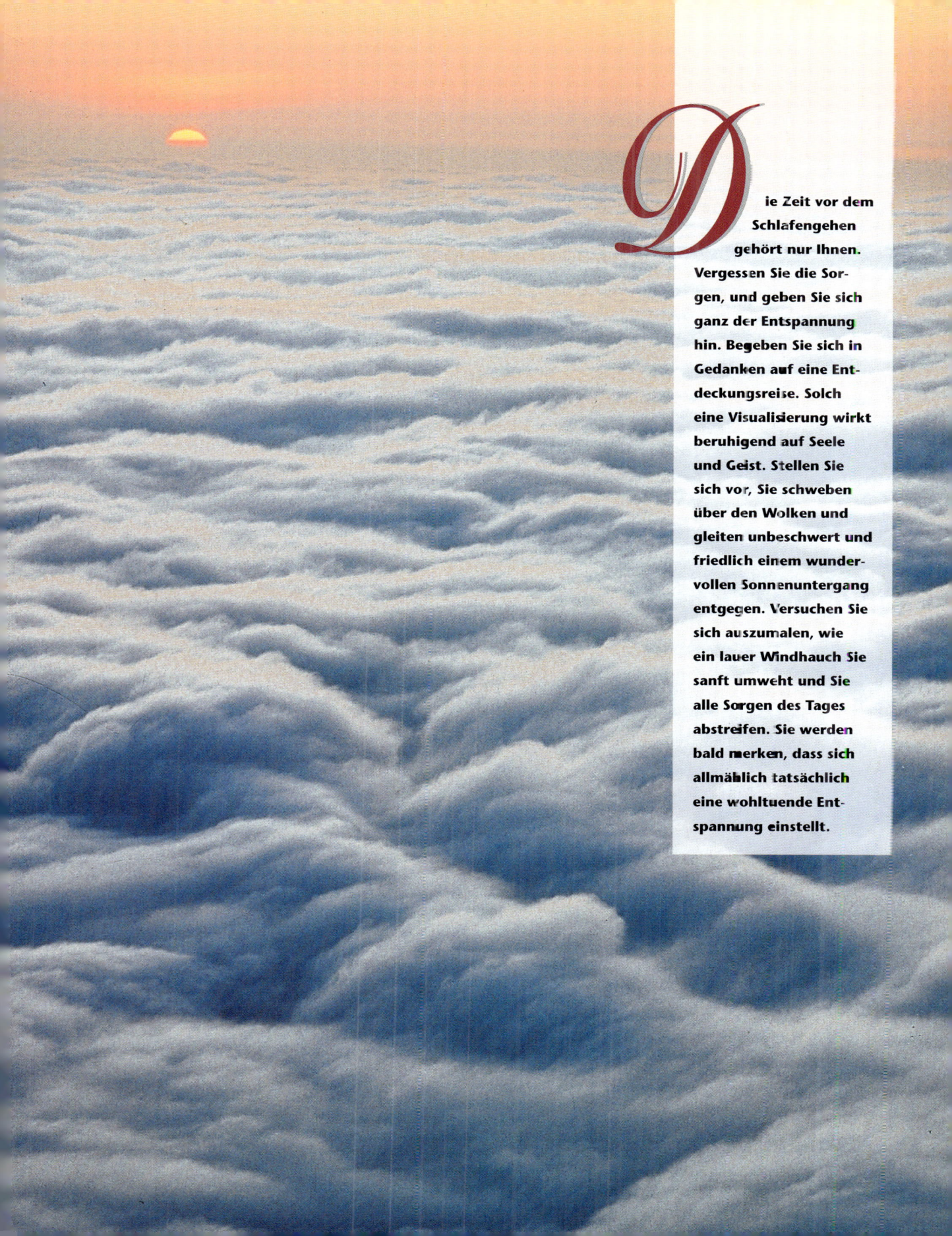

Die Zeit vor dem Schlafengehen gehört nur Ihnen. Vergessen Sie die Sorgen, und geben Sie sich ganz der Entspannung hin. Begeben Sie sich in Gedanken auf eine Entdeckungsreise. Solch eine Visualisierung wirkt beruhigend auf Seele und Geist. Stellen Sie sich vor, Sie schweben über den Wolken und gleiten unbeschwert und friedlich einem wundervollen Sonnenuntergang entgegen. Versuchen Sie sich auszumalen, wie ein lauer Windhauch Sie sanft umweht und Sie alle Sorgen des Tages abstreifen. Sie werden bald merken, dass sich allmählich tatsächlich eine wohltuende Entspannung einstellt.

Gesunde Kinder – glückliche Eltern

Kleine Kinder, kleine Sorgen, große Kinder, große Sorgen – dieses Sprichwort kennen alle Eltern. Immer wieder einmal kommt der Nachwuchs mit kleineren oder größeren Wehwehchen, die die besorgten Mütter und Väter in den Griff bekommen müssen. Jedes Kind macht in den ersten zehn Lebensjahren zahlreiche leichte und schwerere Infekte durch, bis sein Immunsystem genügend Antikörper entwickelt hat. So werden die Eltern im Lauf der Zeit zu richtigen Experten in Sachen Kindergesundheit. Viele stellen sich allerdings auch die Frage, ob die zahlreichen Tabletten, Säfte, Salben und Tinkturen, die manche Ärzte verordnen, ihren kleinen Lieblingen nicht eher schaden als nützen. Und so ist es nicht verwunderlich, dass die natürliche Apotheke unserer Großmütter, die noch ganz ohne Chemie und Gentechnik auskam, zunehmend Verbreitung findet. Die vielen, leicht selbst herzustellenden sanften Arzneien aus Omas Hausschatz stärken nicht nur die Abwehrkräfte unserer Kinder, sondern sind auch eine echte Hilfe im Fall der Fälle. Alle im Folgenden vorgestellten Rezepte vertrauen auf die Heilkraft der Natur, setzen auf die Selbstheilungskräfte der Kinder und sind bei richtiger Anwendung nebenwirkungsfrei.

Den Appetit von „schlechten Essern" fördern das Tannenspitzengelee und die Hagebutten-Schlehen-Marmelade.

Alte Heilmittel zum Wohl des Kindes

„Unser Kind ist ein schlechter Esser" – so oder ähnlich lauten die Klagen der Eltern, wenn ihr Sprössling keinen rechten Appetit entwickelt. Bevor man ein solches Urteil fällt, sollte man jedoch die Essgewohnheiten des Kindes unter die Lupe nehmen. Vielleicht sind es nur die heute üblichen Süßigkeiten, die ihm den Appetit verderben. Aber nicht nur die Ernährung, auch das übrige Umfeld unserer Jüngsten unterliegt Veränderungen. Aufgrund der gestiegenen Ansprüche und Belastungen nehmen Schlafstörungen zu. Hier wie beim Appetitmangel kann man viel mit leichten Naturheilmitteln erreichen und so einen gesunden Hunger und eine ausgeglichene Nachtruhe fördern. Die Abwehrkräfte der Kleinen lassen sich ebenfalls mit Hausmitteln kräftig steigern. Das ist besonders bei Umstellungen wichtig, etwa beim Übergang von zu Hause in den Kindergarten oder in die Schule, wenn der Körper anfällig für Infekte ist. Schließlich findet sich auch noch gegen Blasenschwäche und Bettnässen das Passende in Omas Hausrezepten.

Tannenspitzengelee

Dieses Gelee wirkt nicht nur appetitanregend, es schmeckt den Kindern auch gut.

500 g frische Tannenspitzen
Saft von 1 Zitrone
3 geriebene Äpfel
1 TL Salbei, gemörsert
Gelierfruchtzucker nach Bedarf

Die Tannenspitzen mit dem Zitronensaft sowie abgekochtem Wasser bedecken und über Nacht ziehen lassen, danach durch ein Sieb ausdrücken. Äpfel und Salbei zum Auszug geben, alles aufkochen und mit Gelierzucker zu einem Gelee verkochen. Abfüllen und dem Kind morgens aufs Frühstücksbrot streichen.

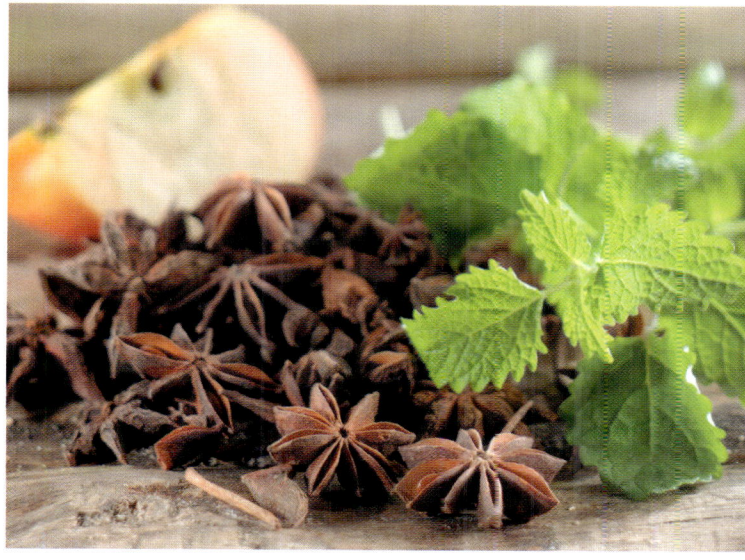

Kinderlikör

Dieser Likör fördert ebenfalls den Appetit und schmeckt den Kindern.

je 1 TL Ingwer, Kardamom
und Koriander
10 g Kümmel
10 Körnchen Sternanis
15 g getrocknete Löwenzahnblüten
etwas Melisse
100 g Honig
1 l Apfelsaft

Gewürze und Kräuter mit dem Honig süßen und mit dem Apfelsaft aufkochen. Abkühlen lassen, dann wieder aufkochen und abkühlen lassen. Nochmals aufkochen, anschließend sorgfältig abseihen, in sterile Flaschen füllen. Dem Kind täglich ein Likörglas davon zu trinken geben. **Tipp:** Der Saft hält sich besser in luftdicht verschlossenen Gefäßen. Dazu den Verschluss ebenfalls sterilisieren.

Den Kinderlikör aus diesen Zutaten mögen die Kleinen sehr. Er regt den Appetit an und wirkt zudem positiv auf die Verdauung.

Sternanis
ist ein tropisches Gewürz aus Südchina und Hinterindien. Es enthält viel ätherisches Öl, das intensiv süß schmeckt und den Magen stärkt.

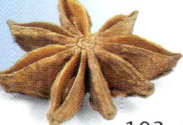

GESUNDHEIT

Spitzwegerich-Süßholz-Tee

*Gerade wenn in Übergangszeiten die Abwehr
stark beansprucht ist, stärkt dieser Tee.*

1/4 l Wasser
je 20 g Spitzwegerichblätter,
Stiefmütterchen- und Malvenblüten
20 g Hirtentäschel
50 g Süßholzwurzel

Das Wasser zum Kochen bringen. Die
Kräuter mischen und 2 TL davon mit
dem Wasser überbrühen. 10 Minuten
ziehen lassen, dann abseihen. Das Kind
3-mal täglich eine Tasse trinken lassen.

**Spitzwegerich und
Süßholzwurzel regen
das kindliche Immun-
system kräftig an.**

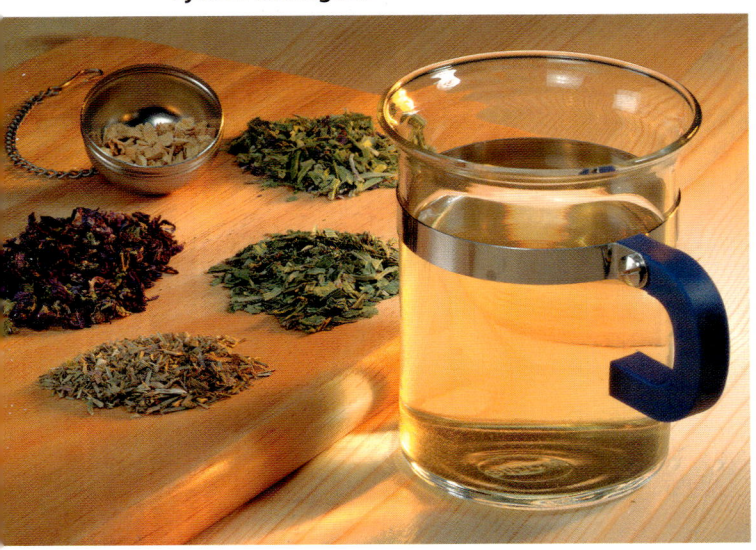

Hagebutten-Schlehen-Marmelade

*Diese Marmelade fördert den Appetit und die
Verdauung des Kindes.*

150 g entkernte Hagebutten
300 g Schlehen
250 ml Sanddornsaft
1 kg Gelierzucker

Die Früchte gut waschen und 8 Stunden
in dem Sanddornsaft quellen lassen. Die
Mischung im Wasserbad kochen, dann

Hagebutten

wirken durch ihren
hohen Gehalt an Frucht-
säuren appetitanregend.
Darüber hinaus ent-
halten die Früchte
eine große Men-
ge wichtiges
Vitamin C.

durch ein Sieb in einen Topf drücken.
Darin mit dem Gelierzucker zu Marmelade verkochen und in sterile Gläser füllen.
Täglich einen Löffel vor dem Frühstück
geben oder dem Kind aufs Brot streichen.
Tipp: Die Marmelade hält länger, wenn
man vor dem Verschließen im Deckel
1/2 TL Schnaps abbrennt.

Kinder-Schlaftee

*Wenn ein Kind Einschlafschwierigkeiten hat,
hilft dieser altbekannte Schlummertrunk.*

1/4 l Wasser
20 g Baldrianwurzel
10 g Melissenblätter
10 g Kamillenblüten
10 g Orangenblüten
10 g Hagebuttenfrüchte
Honig zum Süßen

Das Wasser zum Kochen bringen. Die
Kräuter und Früchte mischen und 2 TL
davon überbrühen. 10 Minuten ziehen
lassen, abseihen, süßen und 1/2 Stunde
vor dem Schlafengehen verabreichen.
Über mehrere Wochen anwenden.

Schlafkissen für Kinder

*Die Kinder atmen die wohltuenden und
beruhigenden Düfte der Kräutermischung ein.*

50 g Baldrianwurzel
50 g Kamille
50 g Salbei
50 g Rosmarin
20 g Farnkraut
20 g Zitronenmelisse
20 g Arnikablüten
20 g Mistelbeeren

Die Kräuter mischen und in ein kleines
Leinenkissen einnähen. Unter das Kopfkissen legen und alle 2 Monate erneuern.

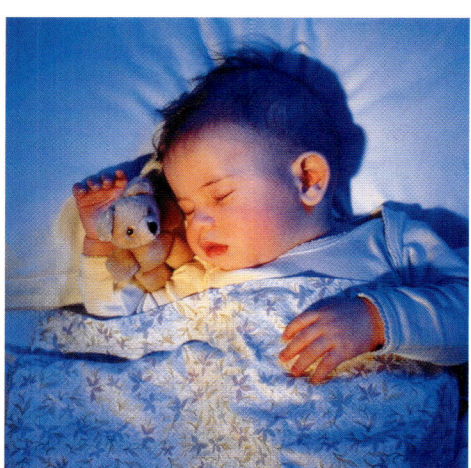

Ein festes Ritual sorgt im Allgemeinen dafür, dass Kinder schnell einschlafen.

Walnuss-Löffelkraut-Tee

Sind die Kinder angegriffen und die Lymph-knoten geschwollen, wirkt dieser Tee.

1/2 l Wasser
30 g Walnussblätter
30 g Wasserfenchel
30 g Gundelrebe
30 g Brunnenkresse
30 g Löffelkraut

Das Wasser zum Kochen bringen. Die Kräuter mischen und 3 EL davon mit dem Wasser überbrühen. 10 Minuten ziehen lassen, dann abseihen. Den Tee über den Tag verteilt langsam trinken lassen.

Brennnesseltee

Gegen Blasenschwäche und Bettnässen hilft die Kieselsäure in der Brennnessel.

1/4 l Wasser
20 g Brennnessel

Das Wasser zum Kochen bringen und das Kraut damit überbrühen. 10 Minuten ziehen lassen, abseihen. Schluckweise tagsüber trinken lassen, aber nicht abends.

Der gute Rat

So haben Kinder Appetit und schlafen schnell ein

- Wenn die Kinder nicht essen wollen, sollten die Eltern zuerst darauf achten, dass die Kleinen vor den Mahlzeiten keine Süßigkeiten und süße Getränke zu sich nehmen, denn diese verderben den Appetit gründlich. So enthalten bestimmte Erfrischungs-getränke pro 1,5 l eine Zuckermenge, die 40 Würfeln entspricht.

- Schlafstörungen und, damit verbunden, Konzentrations-mangel und Unruhe scheinen bei unseren Kindern zuzunehmen. Sorgen Sie für ein konsequentes Einschlaf-ritual, das die Kleinen rasch ein- und tief durchschlafen lässt. Eine Möglichkeit ist das abendliche Gespräch. Lösen Sie damit die Verspannungen aus den Aufregungen des Tages bei Ihrem Kind, und lassen Sie es beruhigt in den Schlaf gleiten.

Bettnässen auf natürliche Weise behandeln

- Ob das Kind zu tief schläft oder ob Angst vor der Dunkelheit es nicht zur Toilette gehen lässt – eine Reihe altbewährter Hausmittel kann hier Abhilfe bringen. Gegen das Einnässen im Tiefschlaf wirkt ein Küchentuch, das mit einem dicken Knoten auf dem Rücken zusammengebunden wird. Die meisten Kinder nässen ein, während sie auf dem Rücken liegen, und der Knoten lässt sie aufwachen, sobald sie sich in diese Lage drehen. Gegen die Dunkelangst hilft eine Taschenlampe am Bett oder eine Sparlampe, die ein schwaches Dämmerlicht im Kinderzimmer verbreitet.

Das kindliche Immunsystem kräftig anregen

- Eine Stärkung des Immunsystems bewirken die alten „Rachitis- und Skrofelntees" unserer Großeltern. Sie enthalten z. B. Augentrost, Brunnenkresse, Feldstief-mütterchen Gundelrebe, Hirtentäschel, Löffelkraut, Malve, Melisse, Quecken-wurzel, Salbei, Schachtelhalm, Süßholz, Walnuss-blätter, Wasserfenchel und Wegerich. Lassen Sie sich in Ihrer Apotheke beraten.

- Hilfreich bei einer Abwehrschwäche ist auch folgender Tee: 1/2 l Wasser zum Kochen bringen. Je 50 g Gundelrebe und Weiße Taubnessel mit je 20 g Primel- und Schlehdornblüten mischen. Von dieser Kräutermischung 2 EL mit dem kochenden Wasser überbrühen, 10 Minuten ziehen lassen, abseihen. Das Kind den Tee über den Tag verteilt trinken lassen.

Wie man kleinen Schnupfennasen hilft

Kaum ist der eine Schnupfen vorbei, naht schon die nächste Erkältung – eine alte Erfahrung, um die kein Elternpaar herumkommt. Der Nachwuchs spielt eben auch bei nasskaltem Wetter gern draußen, und oft genug ist die Quittung eine laufende Nase. Zum Glück gibt es dagegen eine ganze Reihe erprobter Hausmittel, die sowohl vorbeugend als auch behandelnd zum Einsatz gelangen.

Fieber senken mit natürlichen Mitteln

Gesellt sich zum Schnupfen Fieber, sollte man als Mutter oder Vater nicht gleich zu fiebersenkenden Mitteln greifen. Das Fieber hilft dem kindlichen Körper, mit den Krankheitserregern fertig zu werden. Nur wenn die Temperatur über 39 °C ansteigt, ist ein Griff in Großmutters Hausmittelschatz angezeigt. Aber Vorsicht: Bleibt das Fieber über längere Zeit bestehen, muss unbedingt ein Arzt hinzugezogen werden, damit die Ursache geklärt wird.

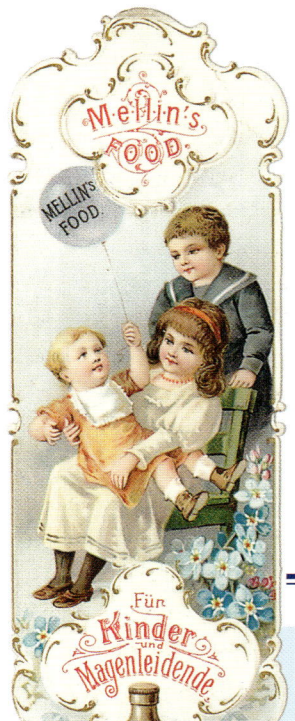

Bier gegen Keuchhusten

Keuchhusten ist eine schwere Erkältungskrankheit der Kinder. In den alten Zeiten schaffte oft ein Besuch in der Brauerei Abhilfe.

Wenn ein Kind früher an Keuchhusten erkrankt war, ging man mit ihm in den Keller einer Brauerei und ließ es dort einige Zeit die Dämpfe der gärenden Biermaische einatmen. Häufig verbesserte sich dadurch der Zustand der kleinen Patienten schlagartig. Auch das Keuchen, das noch Monate nach der Erkrankung bei einem gewöhnlichen Husten auftreten kann, wurde oftmals merklich gebessert.

Kamillen-Hagebutten-Tee

Sowohl zur Vorbeugung als auch bei nahender Erkältung ist diese Teemischung geeignet.

1 Tasse Wasser
10 g Kamillenblüten
10 g Hagebutten

Das Wasser zum Kochen bringen. Die Kräuter mischen und mit dem Wasser überbrühen. 15 Minuten ziehen lassen, abseihen und süßen. Dem Kind bis zu 3 Tassen täglich zu trinken geben.

Primel-Stiefmütterchen-Tee

Dieser altbekannte Tee entlastet den kindlichen Körper bei Fieber.

1 l Wasser
20 g Primelblüten
20 g Stiefmütterchenblüten
30 g Weidenblätter
30 g Brunnenkresse
30 g Sonnenhutwurzel

Das Wasser zum Kochen bringen. Die Kräuter mischen und 3 EL davon mit dem Wasser überbrühen. 10 Minuten ziehen lassen, abseihen und dem Kind jede Stunde eine Tasse zu trinken geben.

Rettich-Honig-Saft

Gegen Husten hilft dieser bewährte Saft, der leicht herzustellen ist.

1 schwarzer Rettich
3 TL Honig

Den Rettich aushöhlen und mit einer Stricknadel ein Loch hineinbohren. Auf ein Glas setzen, mit Honig füllen und das Glas auf die Heizung stellen. Von dem herauströpfelnden Saft dem Kind mehrmals täglich teelöffelweise geben.

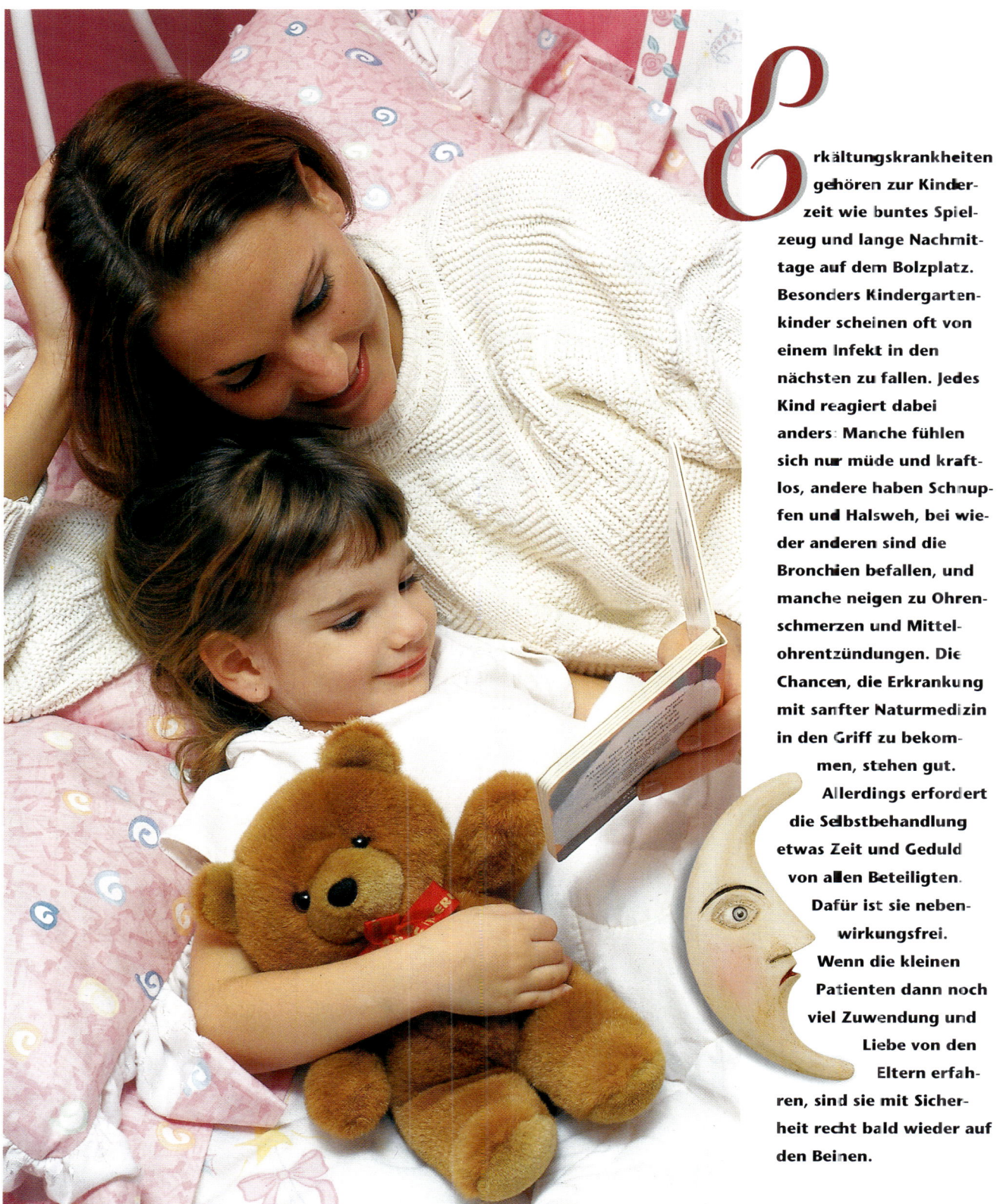

Erkältungskrankheiten gehören zur Kinderzeit wie buntes Spielzeug und lange Nachmittage auf dem Bolzplatz. Besonders Kindergartenkinder scheinen oft von einem Infekt in den nächsten zu fallen. Jedes Kind reagiert dabei anders: Manche fühlen sich nur müde und kraftlos, andere haben Schnupfen und Halsweh, bei wieder anderen sind die Bronchien befallen, und manche neigen zu Ohrenschmerzen und Mittelohrentzündungen. Die Chancen, die Erkrankung mit sanfter Naturmedizin in den Griff zu bekommen, stehen gut. Allerdings erfordert die Selbstbehandlung etwas Zeit und Geduld von allen Beteiligten. Dafür ist sie nebenwirkungsfrei. Wenn die kleinen Patienten dann noch viel Zuwendung und Liebe von den Eltern erfahren, sind sie mit Sicherheit recht bald wieder auf den Beinen.

Zwiebel-Zucker-Saft

Auch dies ist ein alterprobtes und schnell zubereitetes Hustenmittel.

2 Zwiebeln
250 g brauner Zucker

Den Backofen anstellen. Die Zwiebeln abziehen, in Scheiben schneiden, in ein Marmeladenglas schichten und mit dem braunen Zucker bestreuen. Das Glas verschließen und in den warmen Backofen stellen. Von dem Saft, der sich bildet, dem Kind täglich 2 TL geben.

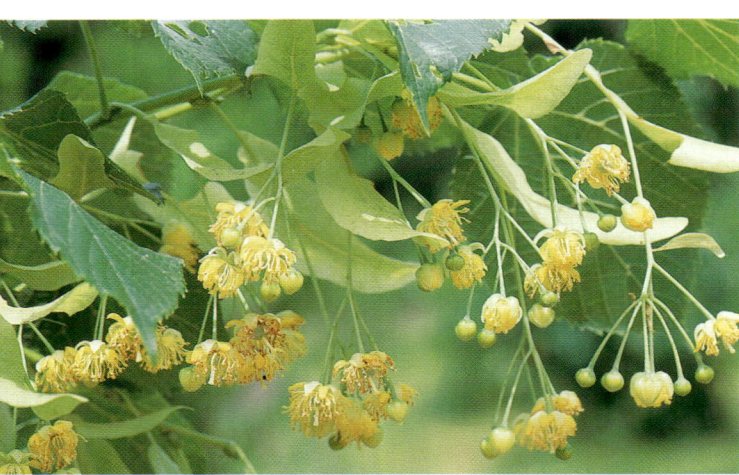

Lindenblüten aktivieren die körpereigenen Selbstheilungskräfte und werden deshalb gern zu Schwitzkuren getrunken.

Linden-Kamillen-Tee

Geht eine Erkältung mit Halsschmerzen einher, ist dieser Tee zu empfehlen. Die Wirkstoffe beruhigen die Entzündung und wirken zudem schleimlösend.

¼ l Wasser
20 g Lindenblüten
20 g Kamillenblüten
Honig zum Süßen

Das Wasser zum Kochen bringen. Die Kräuter mischen und 1 TL davon überbrühen. 5 Minuten ziehen lassen, dann abseihen und mit Honig süßen. Eine Tasse lauwarm schluckweise trinken.

Der gute Rat

So zeigt man roten Nasen die rote Karte

~ Fußbäder sorgen für eine gute Durchblutung des Nasen-Rachen-Raums und vertreiben eine Erkältung schnell. Dazu einen Eimer mit warmem Wasser füllen und die Füße des Kindes bis zu den Unterschenkeln hineinstellen. 5 Minuten baden, dann trockenrubbeln.

~ Ist das Kind schon ein wenig größer, kann man es unter einem Tuch Kamillendämpfe inhalieren lassen. Die Dämpfe lassen die Schleimhäute abschwellen und bewirken eine freie Nachtatmung. Wahlweise kann man im Zimmer Tücher aufhängen, die zuvor in heißem Kamillenwasser ausgewrungen wurden.

Steigt das Fieber an, kann man es mit Naturheilmitteln senken

~ Mit Wadenwickeln lässt sich die Temperatur um ca. 1 °C herabdrücken. Dafür kleinere Leintücher in kaltes Wasser tauchen, auswringen und um die Unterschenkel des Kindes legen. Mit einem großen Handtuch zudecken. Jeweils 20 Minuten anlegen, dann ½ Stunde pausieren und den Vorgang wiederholen.

~ Kinder sollten bei Fieber viel trinken. Geeignet sind rote Säfte, beispielsweise Kirsch- oder Johannisbeersaft.

Wie Kinder Keuchhusten gut überstehen

Keuchhusten ist eine bakterielle Erkrankung, die besonders für Säuglinge und Kleinkinder gefährlich sein kann. Kinderärzte raten deshalb zur Schutzimpfung. Zahlreiche naturheilkundliche Ärzte vertreten dagegen die Ansicht, Kinder sollten derartige Infektionen durchmachen. Dahinter steht die Vorstellung, dass die körperliche, seelische und geistige Entwicklung bei einem Kind im Einklang stehen. Besteht ein Ungleichgewicht in einem dieser Bereiche, entwickeln sich Spannungen, die sich auch in körperlichen Krankheiten äußern können. Indem das Kind diese Krankheiten durchmacht, kann es sich von dem Ungleichgewicht befreien und wieder gesunden. Generell gilt bei Keuchhusten: Die Krankheit ist ansteckend, und es sollte immer ein Arzt eingeschaltet werden. Die Naturheilkunde kann dann mit zahlreichen schleimlösenden und entkrampfenden Mitteln lindernd zur Seite stehen.

Schlüsselblumen-Thymian-Tee

Die Wirkstoffe dieser Kombination lösen den Hustenreiz und wirken entkrampfend.

1/4 l Wasser
30 g Holunderblüten
30 g Thymian
30 g Eibischwurzel
20 g Schlüsselblumen
15 g Anisfrüchte

Das Wasser zum Kochen bringen. Die übrigen Zutaten mischen und 2 TL davon mit dem kochenden Wasser überbrühen. 10 Minuten ziehen lassen, gut abseihen. Das Kind soll den Tee über den Tag verteilt in kleinen Schlucken trinken.

Sirup von Echter Katzenminze

Dies ist ein altes Hausrezept, das krampflösend wirkt.

1/4 l Wasser
25 g Sprossspitzen von Katzenminze
brauner Zucker

Das Wasser zum Kochen bringen und die Katzenminze damit überbrühen. 5 Minuten ziehen lassen, abseihen und so lange zuckern, bis die Lösung dickflüssig wird. Dem Kind über den Tag verteilt 3 TL von diesem Sirup geben.

Holunderblüten-Sonnentau-Tee

Diese Teemischung wirkt stärkend, wenn die Hustenattacken überstanden sind.

1/4 l Wasser
20 g Holunderblüten
20 g Veilchenblüten
20 g Spitzwegerich
20 g Sonnentau

Das Wasser zum Kochen bringen. Die Kräuter mischen und überbrühen. Kurz ziehen lassen, abseihen und das Kind 3-mal täglich eine Tasse trinken lassen.

Holunder
Den Holunderstrauch nannte man früher das Apothekerkästchen der Bauern. Blüten und Beeren sind in der Tat bei vielen Leiden verwendbar.

Ein Sirup aus der Echten Katzenminze wirkt entkrampfend und lindert den Hustenreiz.

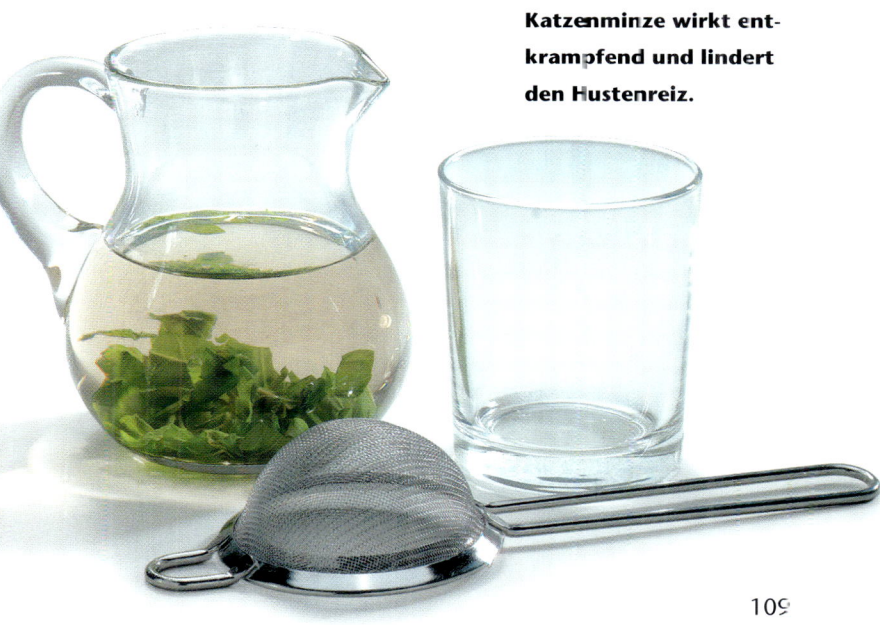

Masern und Windpocken natürlich überstehen

Masern sind hochansteckend, aber in der Regel harmlos. Verläuft die Krankheit unkompliziert, können altbewährte Hausrezepte die Beschwerden des Kindes lindern. Tauchen allerdings Komplikationen wie z. B. Ohrenschmerzen auf, sollte auf jeden Fall ein Arzt hinzugezogen werden. Auch bei den ebenfalls ansteckenden Windpocken hilft Mutter Natur mit vielen natürlichen Mitteln.

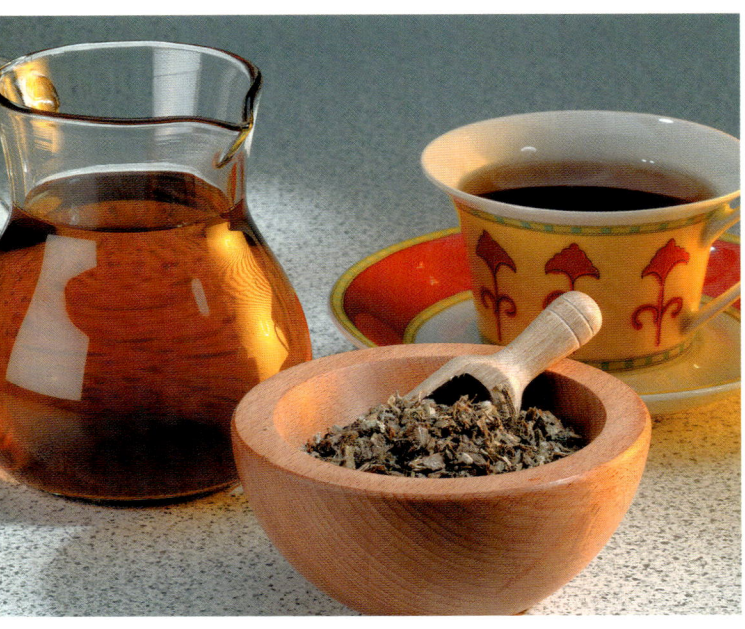

Die Borretschblüten helfen dem Kind sowohl körperlich wie auch seelisch wieder auf die Beine.

Borretschaufguss mit Honig

Dieser Aufguss stärkt die körperlichen und seelischen Kräfte der kleinen Patienten.

1 l Wasser
30 g Borretschblüten
3 TL Honig

Das Wasser zum Kochen bringen und die Blüten mit dem kochenden Wasser überbrühen. 30 Minuten ziehen lassen, abseihen und süßen. Alle 2 Stunden eine Tasse von dem Aufguss zu trinken geben.

Der gute Rat

Helfen Sie Ihrem Kind bei Masern und Windpocken

- Der Hautausschlag bei Masern lässt sich begrenzen, wenn man den kleinen Patienten einmal am Tag mit lauwarmem Salzwasser am ganzen Körper abwäscht. Dazu 1 TL Salz in 1/4 l Wasser auflösen und hinterher das Kind gut abtrocknen.

- Der Ausschlag bei Windpocken juckt sehr stark. Dagegen hilft ein Aufguss aus Holunderblüten, der mit einem Schwamm auf die betroffenen Hautstellen aufgetupft wird.

- Bei Windpocken sollten die Kinder viel Flüssigkeit zu sich nehmen. Geeignet sind Säfte, die reich an Vitamin C sind. Besonders wirksam ist eine Mischung aus Karotten- und Brunnenkressesaft.

Problemlos durch das erste Zahnen

- Das entzündete Zahnfleisch kann man kühlen, indem man ein feuchtes Tuch daran hält. Ebenso leistet ein kalter Beißring gute Dienste bei Entzündungen. Legen Sie den Ring zum Abkühlen in den Kühlschrank, bis er ausreichend kalt ist.

- Lassen Sie das Kind auf etwas kauen, z. B. auf einer Brotrinde. Das erleichtert den Zähnen den Durchbruch.

Schmerzen beim Zahnen sanft lindern

Das Zahnen ist für den Nachwuchs oft eine Quelle des Leids, und auch die Freude der Eltern über die ersten Zähne ist manchmal erheblich getrübt. Es schwillt nicht nur das Zahnfleisch und schmerzt, häufig gesellt sich noch Durchfall hinzu, und das Kind ist allgemein quengelig – besonders nachts. Da jedoch seit alters alle Kinder diese Phase durchmachen, gibt es in Großmutters Medizinschrank eine ganze Reihe erprobter Rezepte, die das Zahnen erleichtern und Kind und Eltern wieder ruhig schlafen lassen.

Safran-Honig-Massage

Ist das Zahnfleisch des Kindes geschwollen und schmerzt, verschafft eine Massage mit diesem Balsam Linderung.

1 Prise Safran
1 TL Honig

Den Safran mit dem Honig verrühren. Eine Fingerspitze eintauchen und das Zahnfleisch des Kindes sanft massieren. 3-mal täglich wiederholen.

Heidelbeertee bei Zahnungsdurchfall

Beim Zahnen haben viele Säuglinge Durchfall. Der Grund ist einfach: Das Kind reibt mit seinen Fingern am Zahnfleisch, wodurch sich die dort siedelnden Bakterien lösen und mit dem Speichel in den Darm gelangen.

1 EL getrocknete Heidelbeeren
¹/₄ l kaltes Wasser

Die Heidelbeeren mit dem kalten Wasser übergießen, aufkochen und 10 Minuten kochen lassen. Sorgfältig abseihen und

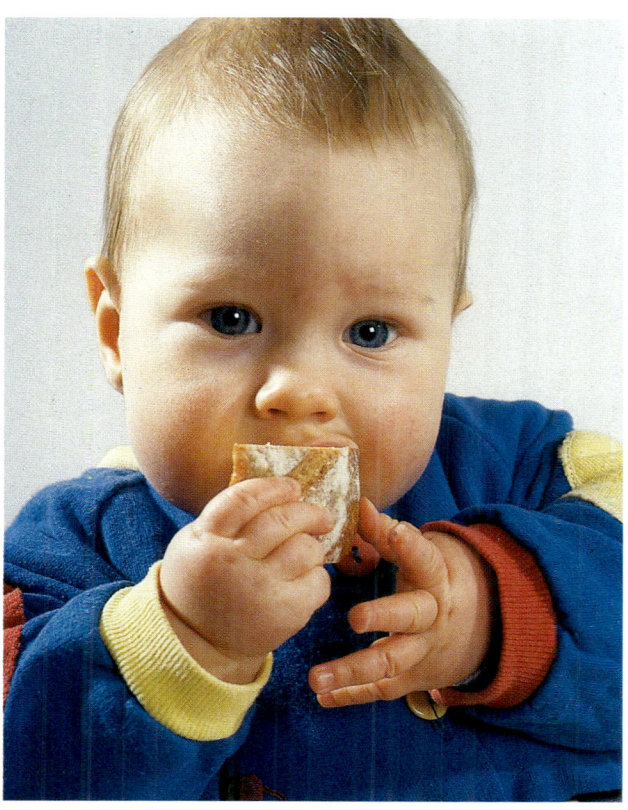

Eine ganz natürliche Beißhilfe findet sich in jeder Küche: eine Brotrinde. Sie gibt nach, ist aber gleichzeitig so hart, dass das Kind auf ihr kauen kann.

3- bis 5-mal täglich 2 TL des Tees der Flaschennahrung zufügen oder dem Kind auf einem Plastik-Eierlöffel geben.

Anis-Fenchel-Tee

Wenn Kinder Blähungen oder Durchfall haben, sind Anis und Kümmel erste Wahl, denn diese Kräuter helfen nicht nur, sondern schmecken den Kleinen auch gut.

¹/₄ l Wasser
20 g Anis
20 g Fenchelsamen

Das Wasser zum Kochen bringen. Anis und Fenchel mischen, zerdrücken und mit dem Wasser überbrühen. 10 Minuten ziehen lassen, dann abseihen und 3- bis 5-mal täglich 2 TL des Tees der Flaschennahrung zufügen oder dem Kind auf einem Plastik-Eierlöffel geben.

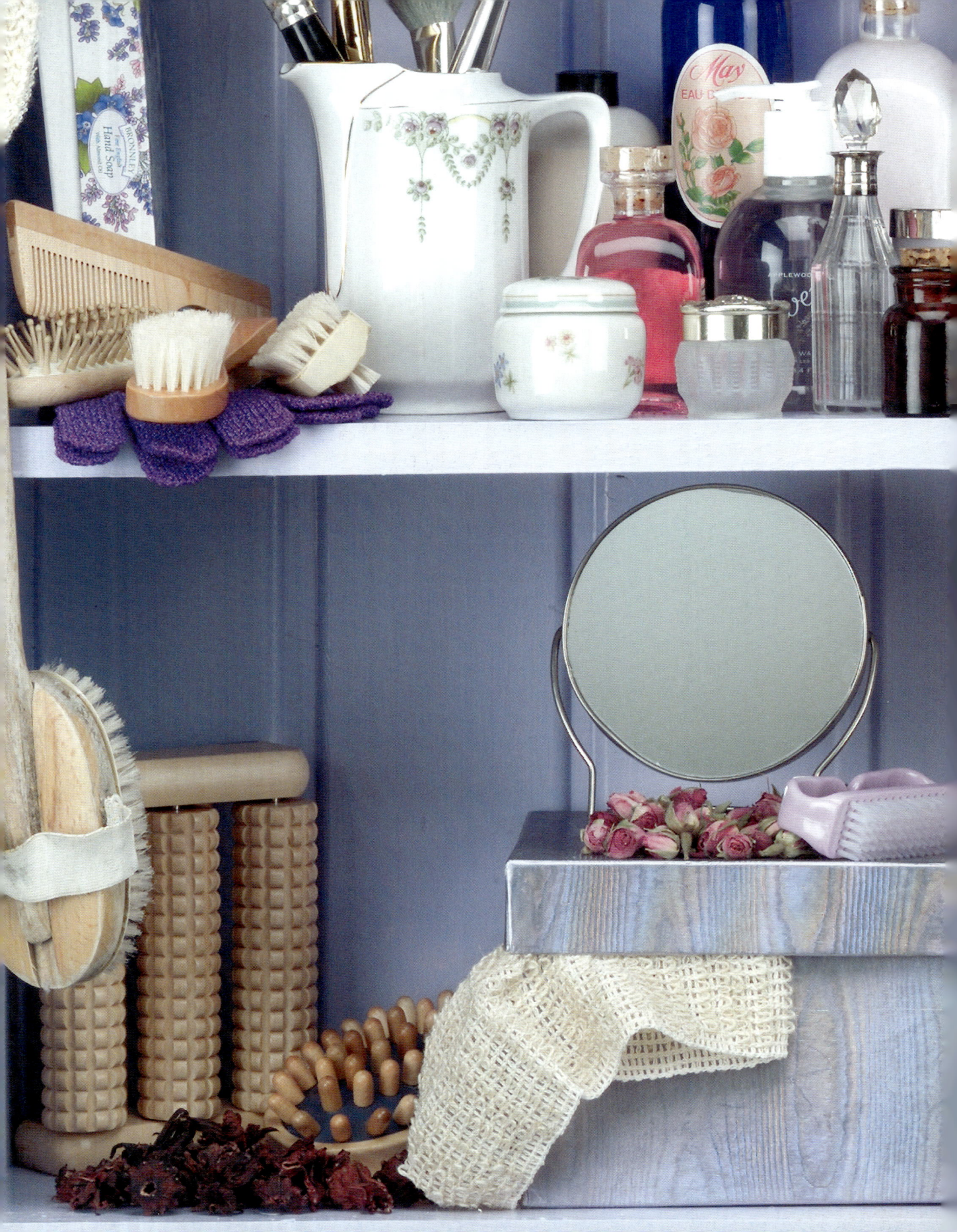

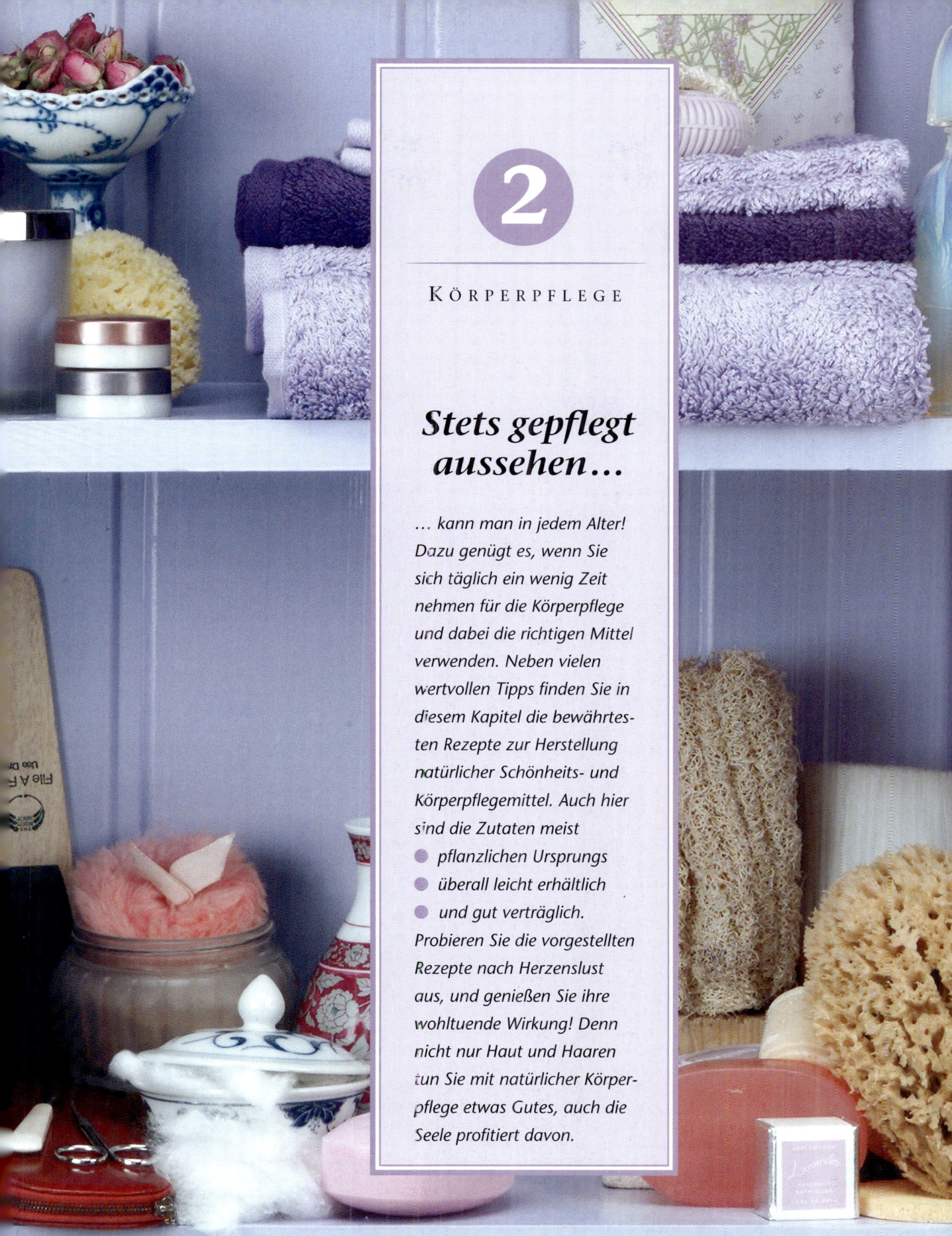

2

KÖRPERPFLEGE

Stets gepflegt aussehen…

… kann man in jedem Alter! Dazu genügt es, wenn Sie sich täglich ein wenig Zeit nehmen für die Körperpflege und dabei die richtigen Mittel verwenden. Neben vielen wertvollen Tipps finden Sie in diesem Kapitel die bewährtesten Rezepte zur Herstellung natürlicher Schönheits- und Körperpflegemittel. Auch hier sind die Zutaten meist

- pflanzlichen Ursprungs
- überall leicht erhältlich
- und gut verträglich.

Probieren Sie die vorgestellten Rezepte nach Herzenslust aus, und genießen Sie ihre wohltuende Wirkung! Denn nicht nur Haut und Haaren tun Sie mit natürlicher Körperpflege etwas Gutes, auch die Seele profitiert davon.

Natürliche Pflege für das Haar

Von Natur aus hat jeder schönes und gesundes Haar. Die Kunst besteht darin, diese natürliche Schönheit zu bewahren, was heutzutage gar nicht selbstverständlich ist. Schädliche Umweltfaktoren, aber auch aggressive Behandlungen wie Färben oder Wellen setzen dem Haar zu. Hinzu kommt, dass immer mehr Menschen empfindlich oder allergisch auf die in Fertigpflegeprodukten enthaltenen chemischen Substanzen reagieren. Da stellt man Shampoo und andere Mittel am besten selbst her wie einst die Großmutter, und zwar aus haut- und haarverträglichen Rohstoffen. Die Natur lehrt uns, wie wir vitales Haar schützen und strapaziertem wieder Kraft verleihen können, und hält für jeden Haartyp die richtigen Wirkstoffe bereit – für normales wie schuppiges, für trockenes wie fettiges, für dünnes wie glanzloses Haar. Nach einer schonenden, auf den individuellen Haartyp abgestimmten Reinigung können Sie Haar und Kopfhaut mit Spülungen, Packungen, Haarwasser und Festiger so richtig verwöhnen. Selbst sanfte Tönungen lassen sich mit unschädlichen Zutaten ins Haar zaubern. Ihr Spiegelbild wird Ihnen die kleine Mühe danken.

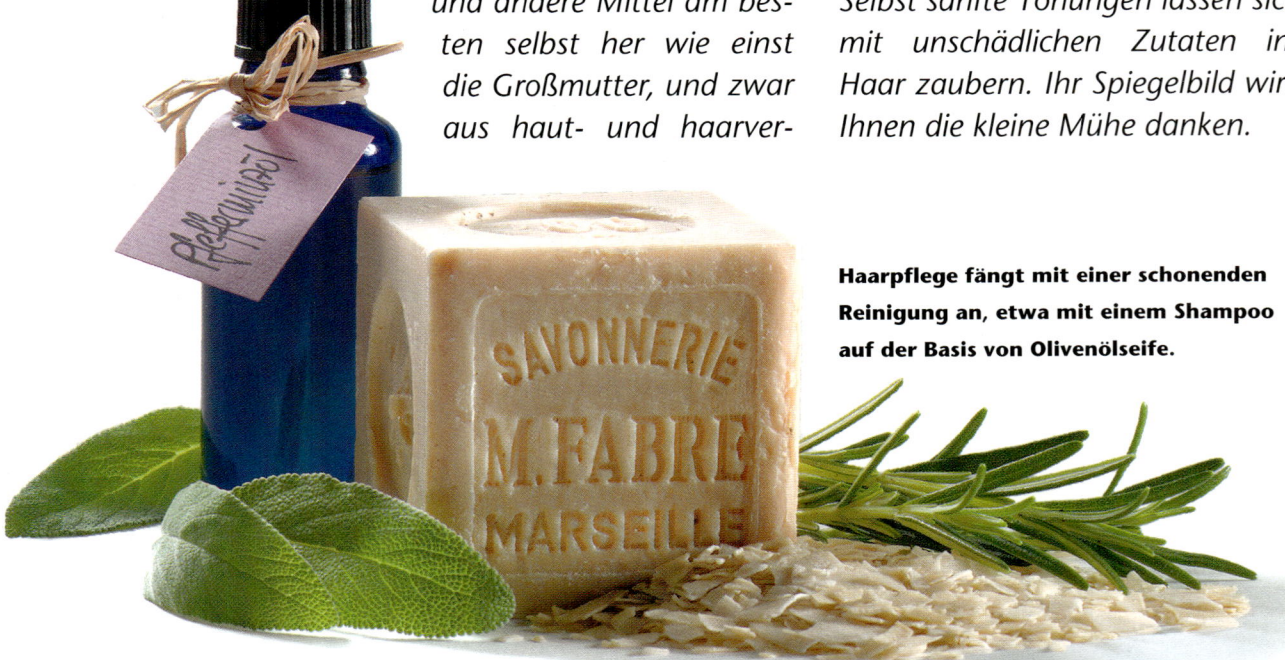

Haarpflege fängt mit einer schonenden Reinigung an, etwa mit einem Shampoo auf der Basis von Olivenölseife.

Auch normales Haar stellt Ansprüche

Normales Haar zeichnet sich dadurch aus, dass es kräftig und geschmeidig ist und glänzt. Es ist unempfindlich und lässt sich leicht frisieren. Es wäre allerdings ein Irrtum zu glauben, dass solches Haar keine besondere Pflege benötigt. Vielmehr gilt es, das natürliche Gleichgewicht zu bewahren. Die Spülung sollte daher ebenso wenig vergessen werden wie hin und wieder eine Haarkur.

Kräutershampoo mit Olivenölseife

Aus der französischen Olivenölseife Savon de Marseille lässt sich ein mildes Shampoo bereiten. Dieses Rezept gilt für blondes Haar; Dunkelhaarige nehmen statt Kamille Salbei.

8 EL getrocknete Kamillenblüten
1 EL getrocknete Pfefferminze
2 EL Rosmarin
600 ml destilliertes Wasser
60 g Olivenölseifenflocken
3 Tropfen Pfefferminz- oder Eukalyptusöl
2 EL Wodka

Die drei Kräuter und das Wasser in einen Topf geben, kurz aufkochen und 10 Minuten köcheln lassen. Die Kochstelle ausschalten und das Kräuterwasser zugedeckt 30 Minuten ziehen lassen. Durch ein Sieb in ein anderes Gefäß umgießen, dabei die Kräuter gut auspressen. Die Seifenflocken in einen Topf geben, den Kräutersud zufügen und alles auf kleiner Flamme unter Rühren erhitzen, bis sich die Seife aufgelöst hat. Abkühlen lassen. Das Öl mit dem Wodka verrühren und der Seifenmischung beifügen. In einen verschließbaren Behälter abfüllen und 3–4 Tage an einen warmen Ort stellen.

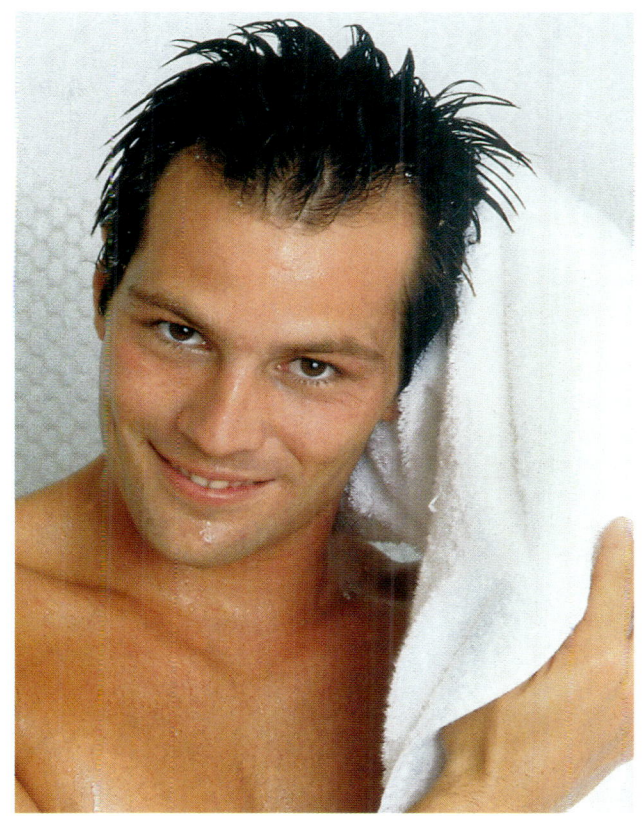

Shampoo mit Olivenölseife

Auch dieses Shampoo basiert auf Savon de Marseille. Es ist sehr gut verträglich, duftet angenehm nach Seife und hat eine cremige Konsistenz. Savon de Marseille enthält neben Olivenöl ausschließlich weitere natürliche Rohstoffe; sie ist in Bioläden erhältlich.

1 TL Olivenölseifenflocken
100 ml Wasser
Kräuterauszüge oder Duftöle nach Belieben

Das Wasser zum Kochen bringen, dann die Kochstelle abschalten. 1 TL Seifenflocken in dem heißen, nicht mehr kochenden Wasser auflösen. Abkühlen lassen und nach Belieben einige Tropfen eines Kräuterauszugs oder Duftöls zugeben. Es lassen sich auch mehrere Aromen kombinieren.

Sorgfältige Haarpflege sollte auch für das starke Geschlecht eine Selbstverständlichkeit sein. Mit ungewaschenem Haar ist bei Frauen garantiert kein Blumentopf zu gewinnen!

Haarwäsche anno dazumal

Statt zur Brause griffen unsere Altvorderen bei der Haarwäsche zu Kanne und Schüssel und spülten das Haar mit erwärmtem Wasser vom Herd.

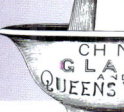

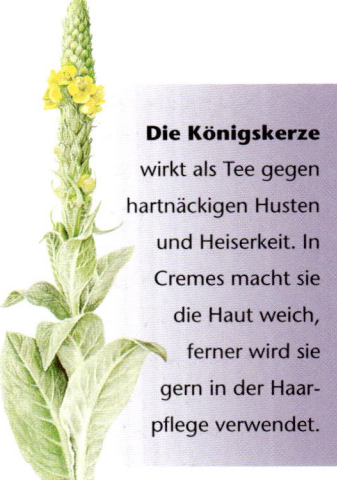

Die Königskerze
wirkt als Tee gegen
hartnäckigen Husten
und Heiserkeit. In
Cremes macht sie
die Haut weich,
ferner wird sie
gern in der Haar-
pflege verwendet.

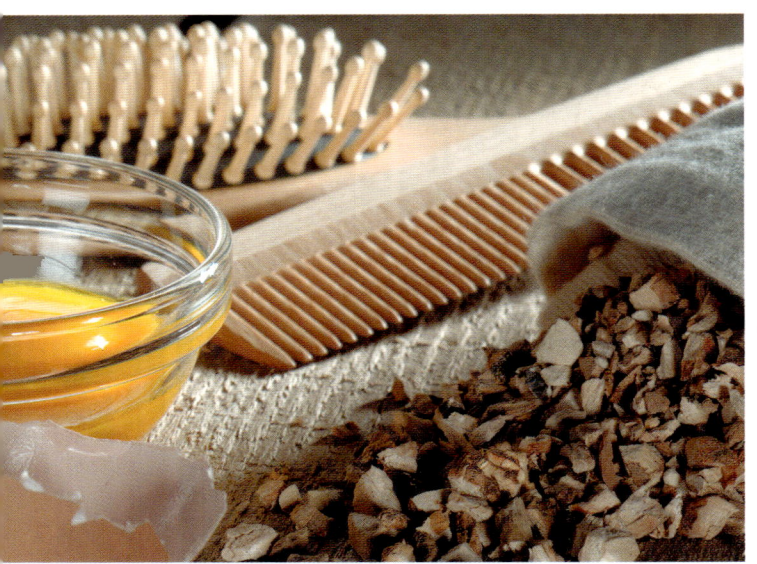

**Das Eigelb im Beinwell-
shampoo ist ein guter
Emulgator und macht Ihr
Haar herrlich weich und
geschmeidig. Beinwell-
wurzel wirkt außerdem
entzündungshemmend.**

Shampoo mit Beinwell

*Dieses Shampoo auf rein natürlicher Basis
reinigt und pflegt das Haar zugleich.*

**100 ml destilliertes Wasser
20 g gehackte Beinwellwurzel
2 Eigelb
20 ml 50%iger Alkohol**

Das Wasser über die Wurzel gießen.
3 Stunden ziehen lassen, dann in einem
Topf unter Rühren 3-mal aufkochen.
Zugedeckt abkühlen lassen. Durch ein
Sieb filtern, die Eigelbe und den Alkohol
hineinrühren. Die Hälfte des Shampoos
in das nasse Haar einmassieren. Ausspülen und mit dem Rest den Vorgang
wiederholen. Gründlich ausspülen.

Grundrezept Spülungen

*Dieser Spülung kann man je nach Haar spe-
zielle Kräuter beigeben, z.B. Römische Kamille für Blonde oder pulverisierte Walnussschalen für Brünette.*

**100 ml Wasser
1 EL getrocknete Kräuter
6 EL Zitronensaft oder Obstessig**

Das Wasser zum Kochen bringen. Die
Kräuter damit überbrühen und 10 Minuten ziehen lassen. Durch ein Sieb gießen,
mit Zitronensaft oder Obstessig vermischen, etwas abkühlen lassen und nach
der Wäsche im noch feuchten Haar verteilen; nicht ausspülen.

Kräftigende Spülung mit Birke und Lavendel

*Diese Spülung wirkt kräftigend und belebend
und ist für alle Haartypen geeignet. Der Lavendel verleiht ihr eine angenehme Duftnote.*

**1 TL Lavendelblüten
1 TL getrocknete Birkenblätter
1 l Obstessig
einige Tropfen ätherisches Lavendelöl**

Die Blüten und Blätter mit dem Obstessig
in eine Flasche abfüllen, gut verschließen
und 7 Tage ziehen lassen. Danach durch
ein Sieb seihen und das Lavendelöl zufügen. Vor jedem Gebrauch jeweils einen
Teil der Mixtur mit 2 Teilen Wasser vermischen und damit Kopfhaut und Haare
gut massieren; nicht ausspülen.

Milde Kräuterspülung

*Diese Spülung fördert die Durchblutung der
Kopfhaut, wirkt angenehm entspannend und
beugt Entzündungen vor.*

**2 Tassen Wasser
1 TL getrocknete Brennnessel
1 TL getrocknete Königskerze
1 TL Zinnkraut**

Das Wasser zum Kochen bringen und
die Kräuter damit überbrühen; 10 Minuten ziehen lassen. Abseihen, etwas abkühlen lassen und in das Haar einmassieren. 3 Minuten einwirken lassen, danach
wieder ausspülen.

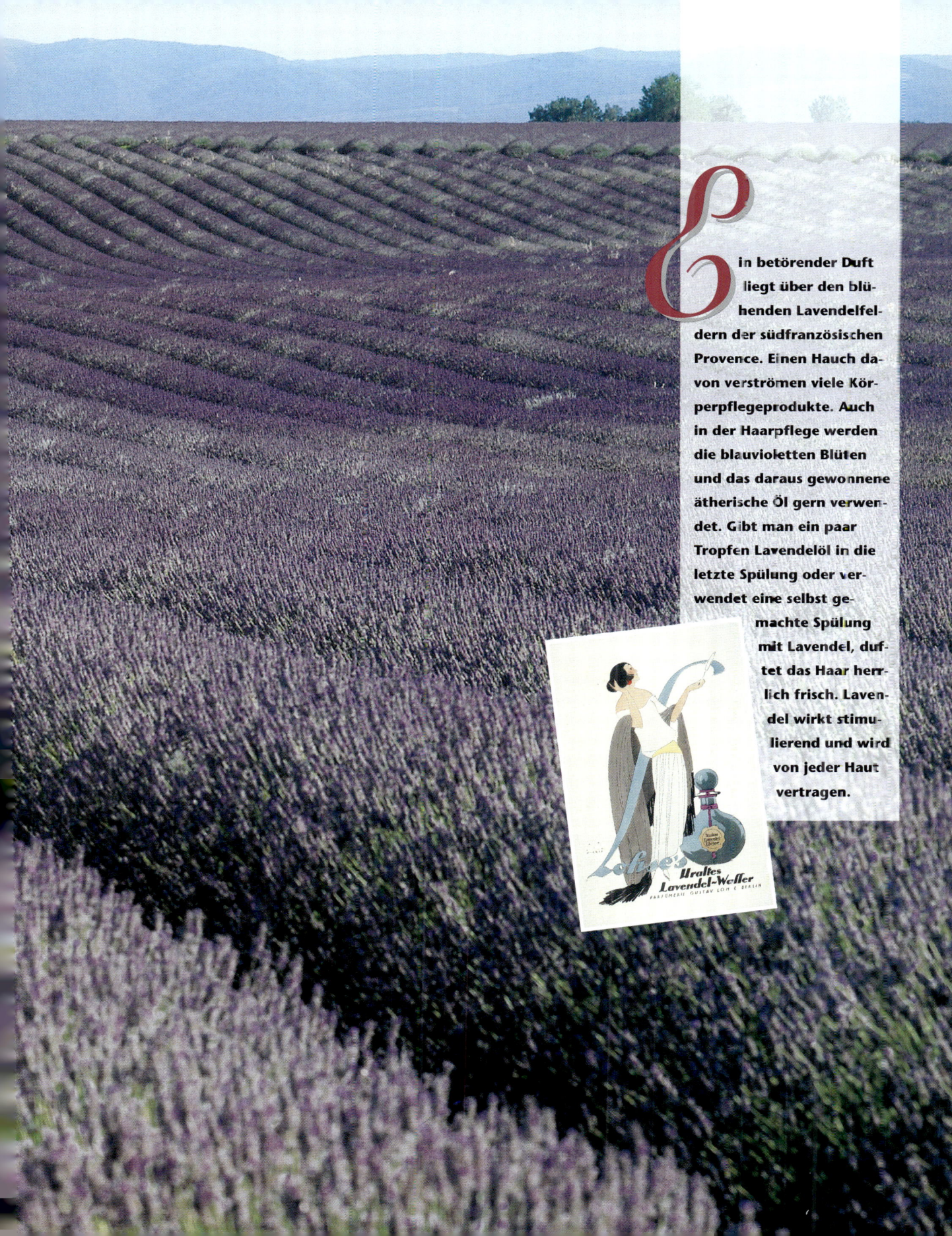

Ein betörender Duft liegt über den blühenden Lavendelfeldern der südfranzösischen Provence. Einen Hauch davon verströmen viele Körperpflegeprodukte. Auch in der Haarpflege werden die blauvioletten Blüten und das daraus gewonnene ätherische Öl gern verwendet. Gibt man ein paar Tropfen Lavendelöl in die letzte Spülung oder verwendet eine selbst gemachte Spülung mit Lavendel, duftet das Haar herrlich frisch. Lavendel wirkt stimulierend und wird von jeder Haut vertragen.

Haarkur mit Mandel- und Jojobaöl

Normales Haar bekommt einen wunderschönen Glanz mit dieser nährenden Kur.

50 ml süßes Mandelöl
10 ml Jojobaöl
20–30 Tropfen Duftöl nach Belieben

Die Öle mischen, gut ins Haar einmassieren und 30–60 Minuten unter einem Handtuch einwirken lassen. Danach mit Shampoo waschen und gut ausspülen.

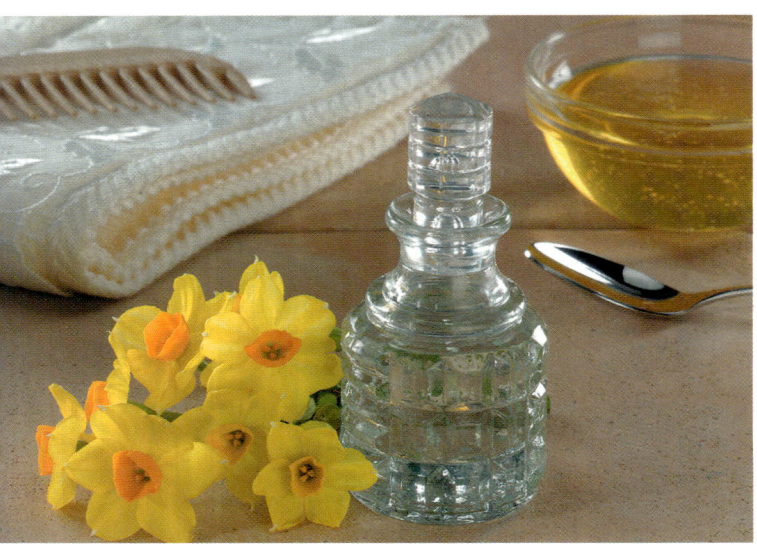

Schlichter geht's kaum: Für einen wirkungsvollen Festiger verwendete Großmutter lediglich Wasser, Honig und Essig; für ein zusätzliches aromatisches Duftöl fehlte damals oft das Geld.

Haarfestiger

Auf teure Stylingprodukte kann verzichten, wer sich diesen einfachen Haarfestiger nach Großmutters Rezept selbst zubereitet.

1/4 l Wasser
1 TL Honig
1 Spritzer Essig
Duftöl nach Belieben

Das Wasser erwärmen und Honig und Essig zufügen. Nach Belieben einige Tropfen Duftöl dazugeben. Nach der Wäsche im Haar verteilen und das Haar trocknen. Davor keine Spülung verwenden.

Der gute Rat

Pflegetipps für normales Haar

🌊 Für gesundes Haar ist ausgiebiges Bürsten unerlässlich. Es massiert die Kopfhaut und fördert die Durchblutung.

🌊 Weich und seidig wird das Haar, wenn man mit einem Frotteewaschlappen 1/8 l Vollmilch hineinreibt. 15 Minuten wirken lassen; ausspülen.

🌊 Blondes Haar erhält seidigen Glanz, wenn man zum Shampoo 2 EL Zitronensaft gibt.

🌊 Bier ist ein guter Festiger. In eine Zerstäuberflasche füllen und nach der Wäsche ins Haar sprühen. Keine Angst vor dem Geruch; er verfliegt, sobald die Haare trocken sind.

So rücken Sie dem Fett im Haar zu Leibe

🌊 Fettiges Haar nicht zu lange bürsten, da sonst noch mehr Talg produziert wird. Beim Föhnen gegen den Strich bürsten, das gibt mehr Fülle.

🌊 Zwar kannte die Großmutter Teebaumöl noch nicht, künftige Generationen werden aber diesen Tipp sicher weitergeben: Bei jeder Wäsche 5–10 Tropfen ins Shampoo geben, das reguliert die Talgproduktion.

🌊 Auf gesunde Ernährung achten, also viel Obst, Gemüse und Vollkornprodukte essen und Süßigkeiten, industriell verarbeitete Lebensmittel und fette Speisen meiden.

So wird fettiges Haar duftig und locker

Wenn das Haar kurz nach der Wäsche schon wieder fettig und strähnig ist, produzieren die Talgdrüsen der Kopfhaut zu viel Fett. Die Haare müssen dann häufig, manchmal täglich, gewaschen werden. Verwendet man dazu ein aggressives Shampoo, fetten sie umso schneller wieder nach – ein wahrer Teufelskreis. Nehmen Sie deshalb ein ph-neutrales Shampoo, das ausgleichend auf die Talgproduktion wirkt.

Trocken-Haarshampoo

Wenn die Zeit für eine Nasswäsche fehlt, leistet ein Trockenshampoo gute Dienste. Das Haar ist danach wieder frisch und duftig.

100 g Veilchenwurzelpulver
25 g pulverisierte Kieselsäure
25 g getrocknete Rosenknospen
1 Leinenbeutel

Die beiden Pulver zusammengeben. Die Rosenknospen in einen Leinenbeutel füllen, den Beutel verschließen und mehrmals mit einer Teigrolle fest darüber rollen. Die Pulver sorgfältig dazumischen. Das Trockenshampoo bei Bedarf leicht über das Haar stäuben, etwas einwirken lassen und sehr gründlich mit nach vorn geneigtem Kopf ausbürsten.

Haarwasser mit Hamamelis und Birkenblättern

Birkenblätter und Hamamelis wirken kräftigend, adstringierend und entzündungshemmend. Melisse duftet gut und desinfiziert.

3 Tropfen Melissenöl
20 ml Birkenblättertinktur
80 ml Hamameliswasser

Das Melissenöl in einem Fläschchen in der Birkenblättertinktur auflösen. Das Hamameliswasser zufügen und alles kräftig durchschütteln. Nach jeder Wäsche gründlich in den Haarboden einmassieren.

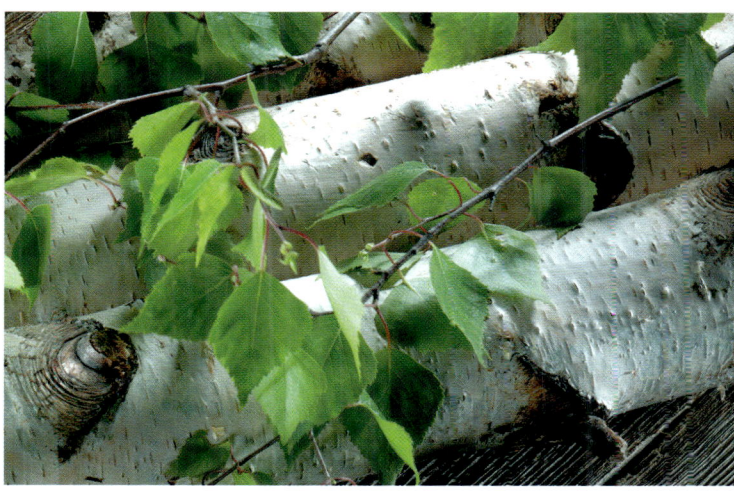

Kräuterspülung für feines, fettiges Haar

Feines Haar fettet sehr viel schneller und klebt dann unansehnlich an der Kopfhaut. In diesem Fall sollte man versuchen, nicht nur der Fettproduktion entgegenzuwirken, sondern auch das Haar zu kräftigen.

1 TL Rosmarin
1 TL Kamille
1 TL Brennnessel
100 ml Wasser
1 EL Obstessig

Das Wasser zum Kochen bringen. Die Kräuter in eine Schale geben und mit dem kochenden Wasser überbrühen. Den Obstessig zufügen und alles 10 Minuten ziehen lassen, dann durch ein Sieb gießen. Die Spülung nach der Haarwäsche in das feuchte Haar einmassieren; nicht ausspülen. Statt Kamille und Brennnessel kann man auch dieselbe Menge Thymian und Zinnkraut verwenden.

Um die beruhigende Wirkung der Birke auf die Kopfhaut wussten schon unsere Großmütter. Sie sammelten Blätter und Rinde und machten daraus ein Haarwasser, das bei fettigem Haar wie auch bei Schuppen hilft.

Haarwässer
Zu den ersten industriell hergestellten Kosmetika gehörten Haarwässer. Außer Farbstoffen und Parfümen enthalten sie besondere haarpflegence Stoffe.

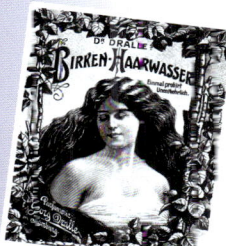

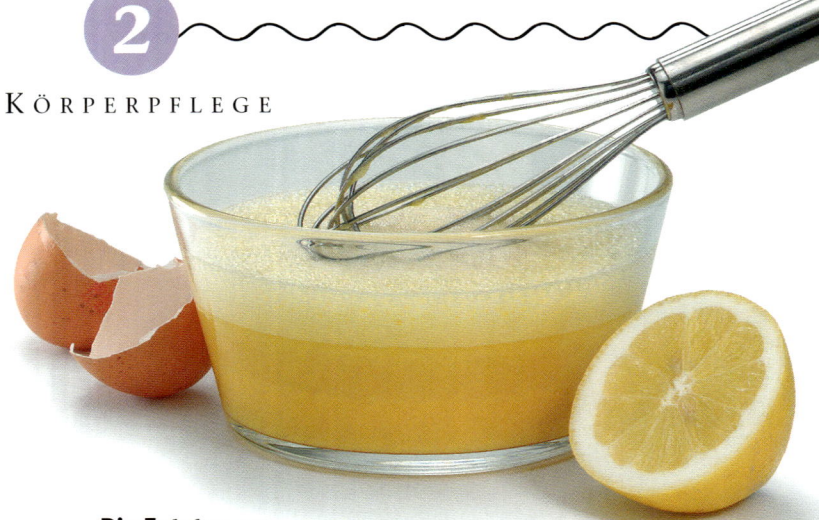

Die Zutaten zum Eishampoo für trockenes Haar finden sich samt und sonders in der Küche.

Streicheleinheiten für trockene und strapazierte Haare

Bei trockenem Haar produziert die Kopfhaut zu wenig Fett. Die Haare neigen dazu, spröde und brüchig zu werden. Kommen noch Faktoren wie intensives Sonnenlicht und Meerwasser oder chemische Behandlungen wie Färben oder Wellen dazu, wird das Haar leicht geschädigt; oft zeigt sich in den Spitzen Spliss. Manchmal hilft dann nur noch die Schere.

Mogelpackung

Die Idee, sich den Kopf mit falschen Federn, sprich Haaren, zu schmücken, ist uralt. Schon die Ägypter und Babylonier setzten sich Zweitfrisuren als Zeichen der Würde aufs Haupt.

Zum Modeattribut wurde die Perücke bei den Römerinnen der Kaiserzeit; die Herren begannen sich ab etwa 1620 unter Ludwig XIII. von Frankreich damit auszustaffieren. Dessen Nachfolger, der Sonnenkönig Ludwig XIV., führte die lang wallende Allongeperücke ein. Im strengen Preußen kam schließlich die Zopfperücke in Mode. Heute ist der künstliche Kopfputz noch auf den ehrenwerten Häuptern britischer Richter zu bewundern.

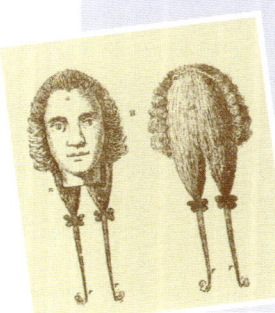

Trockenes Haar lechzt nach einer Extraportion Pflege

Aber so weit muss es gar nicht erst kommen. Auch trockenes und strohiges Haar wird mit der richtigen Pflege, die es restrukturiert und schützt, wieder geschmeidig. Damit dies gelingt, braucht es regelmäßige Kurpackungen, die es glätten und so ernsten Strukturschäden vorbeugen. Je strapazierter und angegriffener das Haar, desto wichtiger sind sie. Die Kuren kann man nach altbewährten Rezepten selbst herstellen.

Eishampoo

Trockenes Haar wird mit diesem Shampoo geschont. Dabei gilt: Pflegeprodukte, die Ei enthalten, sollten möglichst frisch verwendet werden, da sie so am besten wirken.

> *1 Eiweiß*
> *2 Eigelb*
> *1 TL Honig*
> *1 EL Olivenöl*
> *Saft von 1 Zitrone*

Das Eiweiß und die Eigelbe gut miteinander verquirlen. Dann den Honig, das Olivenöl und den Zitronensaft zufügen und gut verrühren. In das nasse Haar und die Kopfhaut einmassieren, kurz einwirken lassen und sorgfältig ausspülen, dabei nicht mit Wasser sparen.

Schützende Haarkur mit Eigelb und Olivenöl

Wer seinem Haar zwischendurch etwas Gutes tun will, sollte dieses Rezept ausprobieren, das schon unseren Großmüttern zu duftigem Haar verholfen hat.

> *2 EL Olivenöl*
> *1 Eigelb*

Das Öl langsam in das Eigelb einrühren. Die Paste frisch in das trockene Haar einmassieren, den Kopf mit einem Frotteetuch umwickeln und die Kur 30 Minuten wirken lassen. Anschließend sorgfältig ausspülen.

Kurpackung mit Henna und Avocadoöl

Hennablätter, die im Frühjahr geerntet werden, enthalten kaum Farb-, sondern in erster Linie Gerbstoffe. Das daraus gewonnene neutrale Henna sorgt für frisierbares Haar.

1 EL neutrales Henna
1 EL Avocadoöl
1 Eigelb

Henna, Avocadoöl und das Eigelb zu einer Paste vermengen und nach der ersten Wäsche im nassen Haar verteilen. Die Packung 30–60 Minuten wirken lassen und dann sorgfältig auswaschen.

Ölkur mit Rosmarin, Thymian und Brennnessel

Sprödem Haar und dem Spliss sagt diese Kur den Kampf an. Die Chancen auf Erfolg stehen gut, wenn man sie einmal in der Woche aufträgt.

40 ml Rizinusöl
20 ml Olivenöl
10 g Thymian
10 g Rosmarin
10 g Brennnesselblätter

Die Öle mischen. Die Kräuter in ein bauchiges Gefäß füllen und das Öl darüber gießen. Gut verrühren, verschließen und 2 Tage ruhen lassen. Anschließend durch einen feinen Filter seihen und dabei die Kräuter auspressen. Im Haar und auf der Kopfhaut verteilen, eine Folie und dann

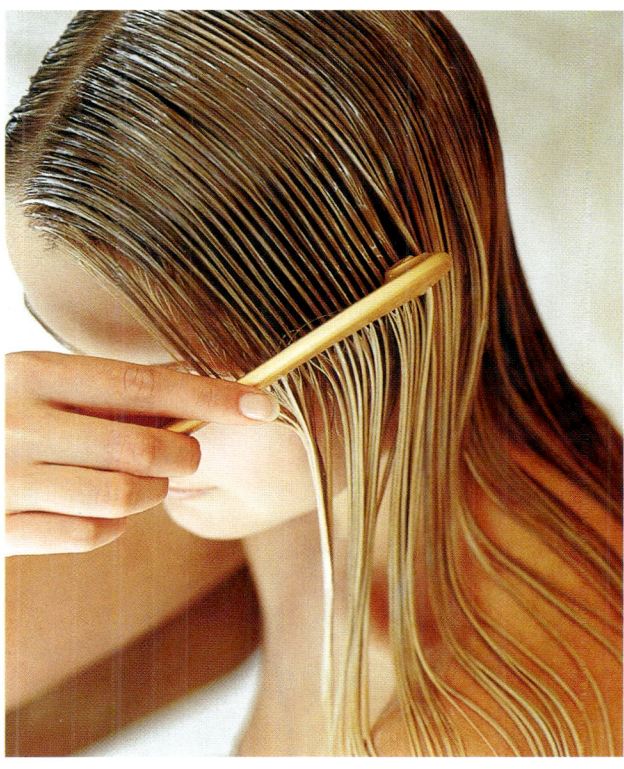

ein Frotteetuch um den Kopf wickeln und möglichst bei Wärme 2 Stunden einwirken lassen. Mit Shampoo auswaschen.

Kurpackung mit fünf Ölen

Gönnen Sie trockenem Haar einmal im Monat, jeweils an zwei aufeinander folgenden Tagen, diese reichhaltige Haarkur mit fünf verschiedenen Ölen.

50 ml Mandelöl
30 ml Sonnenblumenöl
30 ml Walnussöl
30 ml Rizinusöl
5 ml Rosenöl

Die Öle mischen und 2 Tage an einem kühlen Ort ruhen lassen. In das Haar einmassieren, mit einem Handtuch umwickeln und über Nacht einwirken lassen. Am nächsten Morgen mit einem milden Shampoo und viel Wasser auswaschen.

Eine Haarkur muss in jede Haarsträhne und bis in die feinen Spitzen eingearbeitet werden. Der Aufwand lohnt sich: Das Haar kann die wertvollen Wirkstoffe vollständig aufnehmen und wird wieder locker und duftig.

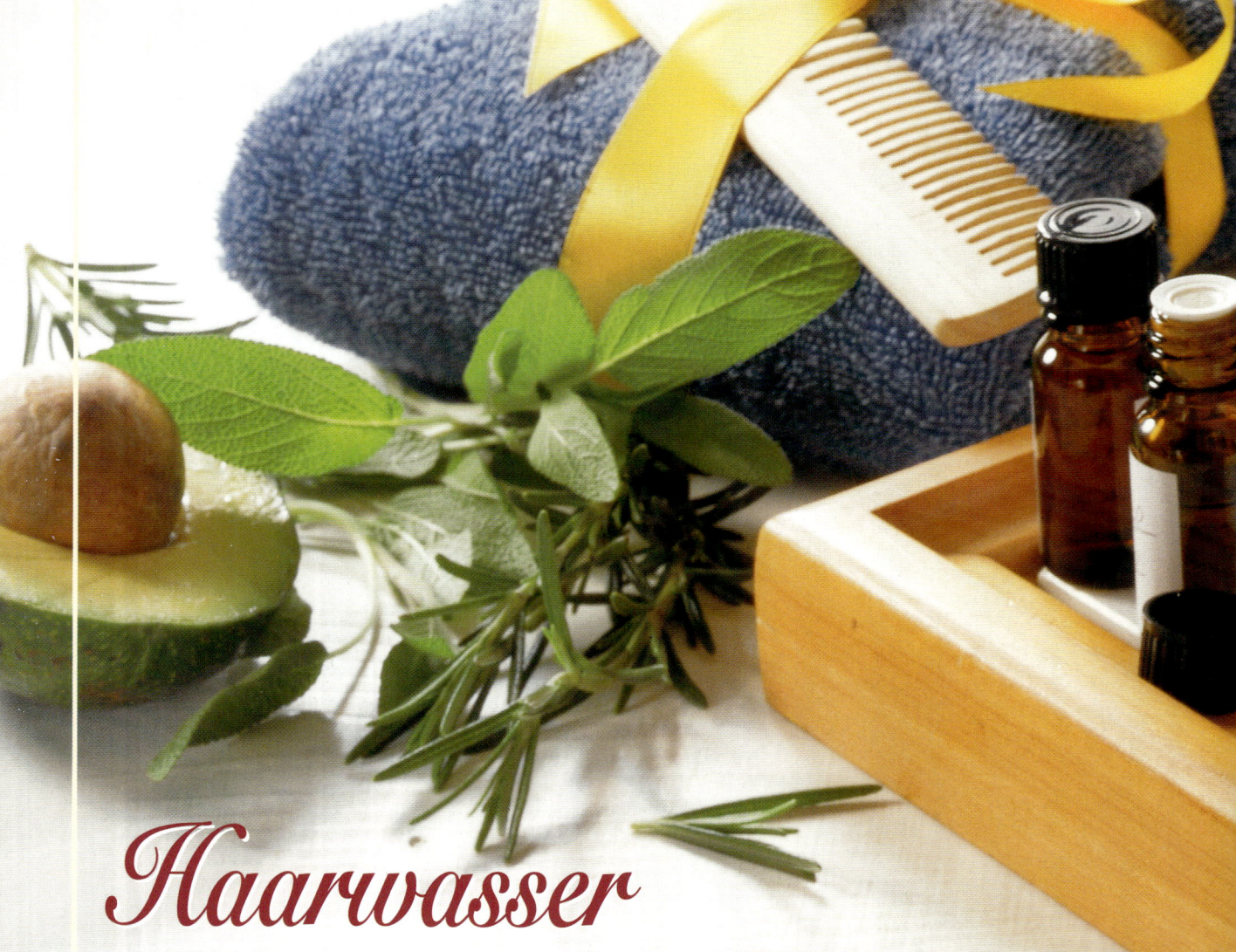

Haarwasser

Gönnen Sie Ihrem Haar ab und zu eine Schönheitskur – mit wertvollen Pflanzenessenzen.

Zurück zur Natur! Noch vor wenigen Jahren belächelte man z. B. Masken aus Gurkenscheiben als „altmodische" Kosmetik. Seit aber immer mehr Umweltreize Haar und Haut belasten, denkt mancher um. Außerdem sind heute viele Menschen gegen chemische Substanzen allergisch, und der Arzt findet nicht heraus, welches Mittel das Übel auslöst. Wer sich aus natürlichen Ausgangsstoffen selbst Kosmetika zubereitet, kann das Allergierisiko verringern. Stellen Sie einfach durch unbedenkliche Hauttests mit einzelnen Wirkstoffen fest, welche Substanzen Sie vertragen.

Sieht Ihr Haar angegriffen aus? Vielleicht braucht es eine Stärkung durch ein Haarwasser, das aus der Natur gewonnen wird. Apfelessig und Ringelblumentinktur gehören zu den wichtigsten Zutaten, aber auch die (im Garten eher ungeliebten) Brennnesseln werden verarbeitet. Rosmarin und Salbei entfalten als Tinktur ihre heilenden und pflegenden Kräfte. Neuerdings wird Avocadoöl in der Kosmetik sehr geschätzt, und die Zutat Propolis-Tinktur stammt aus dem Hausmittelschatz der Imker: Die harzartige Propolis wird von den Bienen meist aus den Knospen der Bäume gesammelt.

Haarwasser –
so wird's gemacht

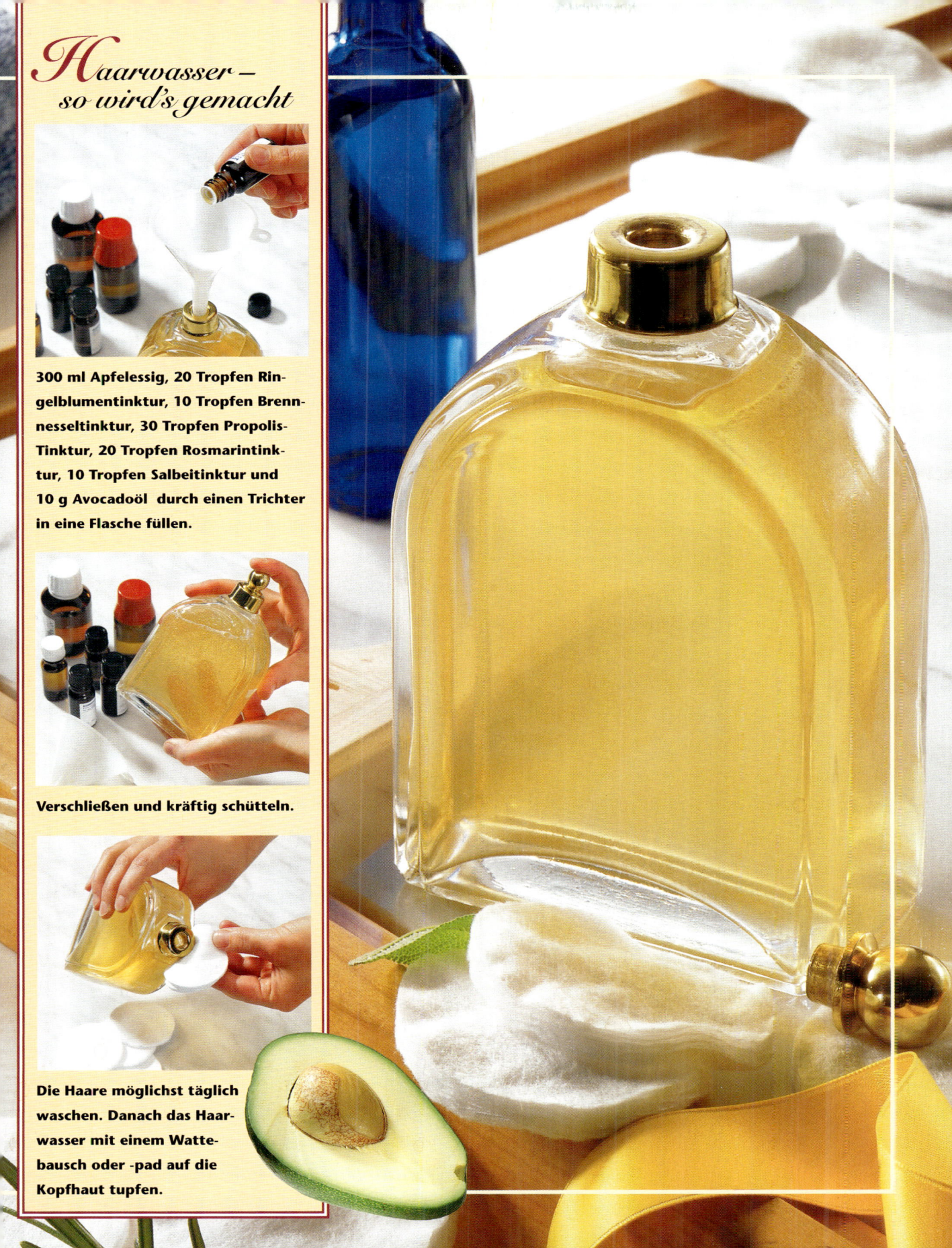

300 ml Apfelessig, 20 Tropfen Ringelblumentinktur, 10 Tropfen Brennnesseltinktur, 30 Tropfen Propolis-Tinktur, 20 Tropfen Rosmarintinktur, 10 Tropfen Salbeitinktur und 10 g Avocadoöl durch einen Trichter in eine Flasche füllen.

Verschließen und kräftig schütteln.

Die Haare möglichst täglich waschen. Danach das Haarwasser mit einem Wattebausch oder -pad auf die Kopfhaut tupfen.

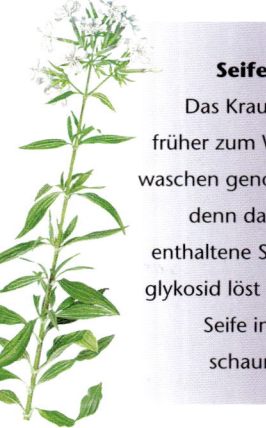

Seifenkraut

Das Kraut wurde früher zum Wäschewaschen genommen, denn das in ihm enthaltene Saponinglykosid löst sich wie Seife in Wasser schaumig auf.

Neuer Pep für glanzloses und stumpfes Haar

Wenn das Haar, besonders langes, glanzlos und traurig herabhängt, sind meist aggressive Behandlungen schuld, die das Haar aufrauen und dafür sorgen, dass das Licht nicht mehr reflektiert wird. Doch mit den richtigen Nähr- und Pflegestoffen lässt sich die Haarpracht wieder aufpäppeln. Die folgenden Shampoos, Spülungen und Kurpackungen aus Großmutters reichem Hausmittelschatz schützen das Haar ohne chemische Substanzen; längeres Haar lässt sich nach den Spülungen leichter kämmen.

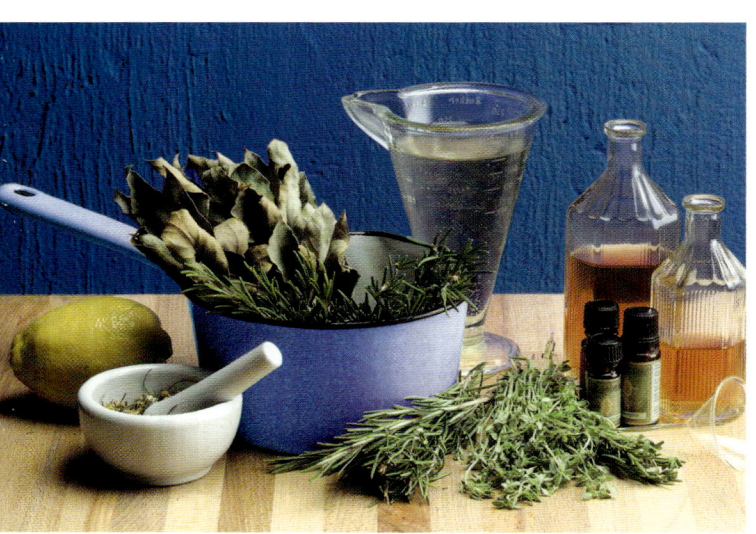

Man nehme Zutaten wie Zitrone, Kräuter, Obstessig und ätherische Öle – fertig ist die Spülung.

Shampoo mit Seifenkraut und Zitrone

Glanzloses Haar lebt wieder auf, wenn man es mit diesem Shampoo wäscht. Die Zitrone gibt Glanz, und das Seifenkraut reinigt und kräftigt das Haar.

1 EL Seifenkraut
¹/₄ l Wasser
1 EL Zitronensaft
1 Eigelb
1 Tropfen Zitronenöl

Das Seifenkraut und das Wasser in einen Topf geben und zusammen aufkochen. Die restlichen Zutaten unterschlagen und die Mischung 10 Minuten ziehen lassen. In einen verschließbaren Behälter füllen und bald aufbrauchen.

Glanzspülung mit Salbei

Diese Spülung mit Echtem Salbei, die alle 2–3 Tage angewandt werden kann, ist eine Wohltat für das Haar und sorgt für Glanz und Geschmeidigkeit. Sie bleibt im Haar und wird nicht wieder ausgespült.

250 g getrocknete Salbeiblätter
1 l Wasser
¹/₄ l Rum

Die getrockneten Blätter vom Echten Salbei und das Wasser in einen Topf geben, aufkochen und 15 Minuten köcheln lassen. 48 Stunden ruhen lassen, dabei von Zeit zu Zeit umrühren. Durch einen feinen Filter gießen, den Rum zugeben und alles in eine Flasche abfüllen.

Glanzspülung mit ätherischen Ölen

Glanzloses, strähniges Haar wird wieder schön und attraktiv, wenn man es von Zeit zu Zeit mit dieser Lösung spült, die obendrein gut duftet.

¹/₂ l Wasser
5 Tropfen Zitronenöl
5 Tropfen Rosmarinöl
5 Tropfen Lavendelöl

Das Wasser in eine verschließbare Glasflasche füllen und die Öle zugeben. Die Flasche verschließen und die Mischung kräftig durchschütteln. Die Spülung nach jeder Wäsche ins nasse Haar geben und nicht mehr ausspülen.

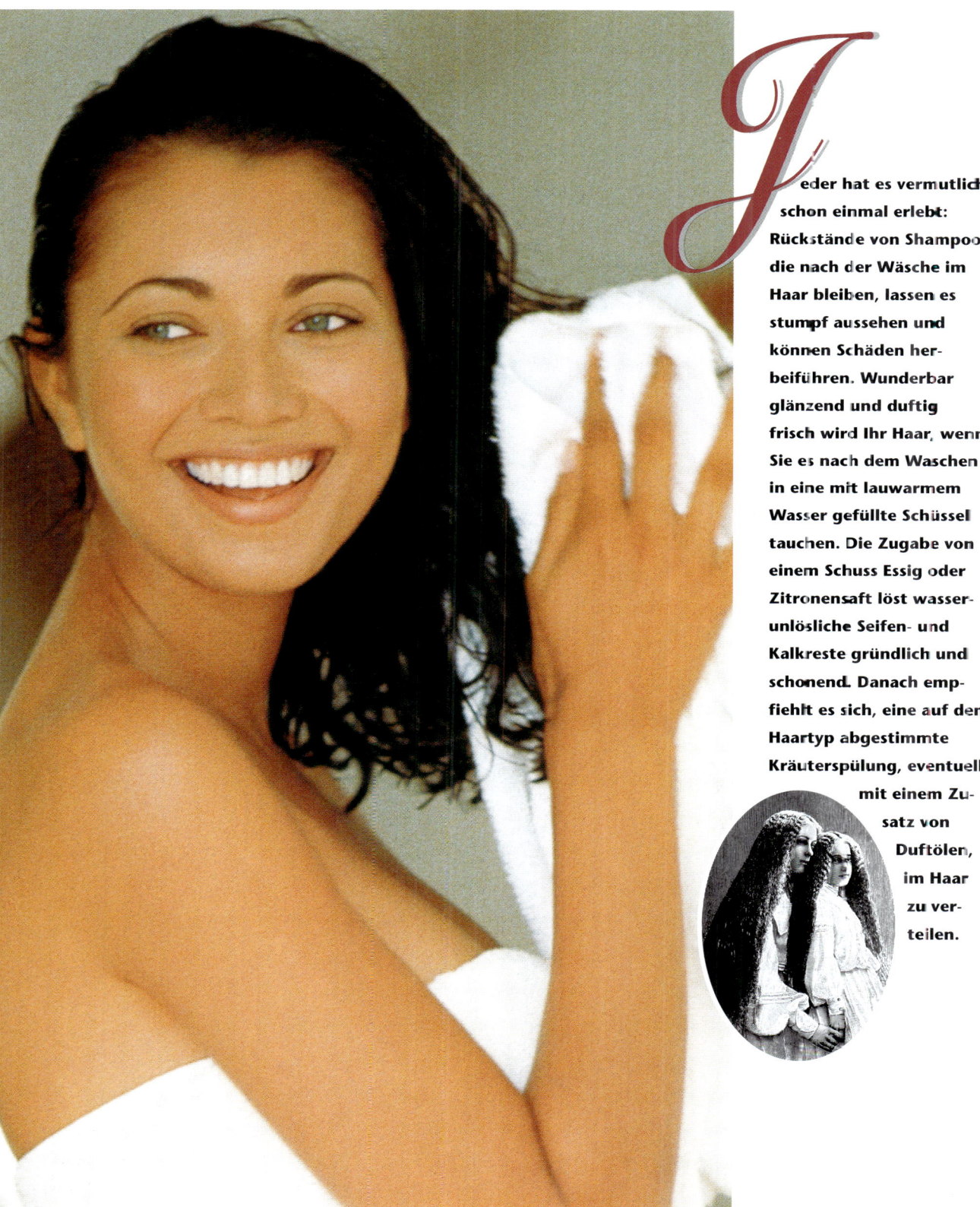

*J*eder hat es vermutlich schon einmal erlebt: Rückstände von Shampoo, die nach der Wäsche im Haar bleiben, lassen es stumpf aussehen und können Schäden herbeiführen. Wunderbar glänzend und duftig frisch wird Ihr Haar, wenn Sie es nach dem Waschen in eine mit lauwarmem Wasser gefüllte Schüssel tauchen. Die Zugabe von einem Schuss Essig oder Zitronensaft löst wasserunlösliche Seifen- und Kalkreste gründlich und schonend. Danach empfiehlt es sich, eine auf den Haartyp abgestimmte Kräuterspülung, eventuell mit einem Zusatz von Duftölen, im Haar zu verteilen.

Spülung für graues Haar

Durch diese Spülung erhält stumpfes graues Haar neuen Glanz und einen leichten blauen Schimmer. Nach jeder Wäsche anwendbar.

2 Hand voll getrocknete Kornblumen
¹/₂ l Wasser
1 Spritzer Zitronensaft

Die Blüten in eine Schüssel geben. Das Wasser aufkochen, darüber gießen und die Blüten zugedeckt 3 Stunden ziehen lassen. Abseihen, dann den Zitronensaft zufügen. Auf dem vorgetrockneten Haar verteilen; nicht ausspülen.

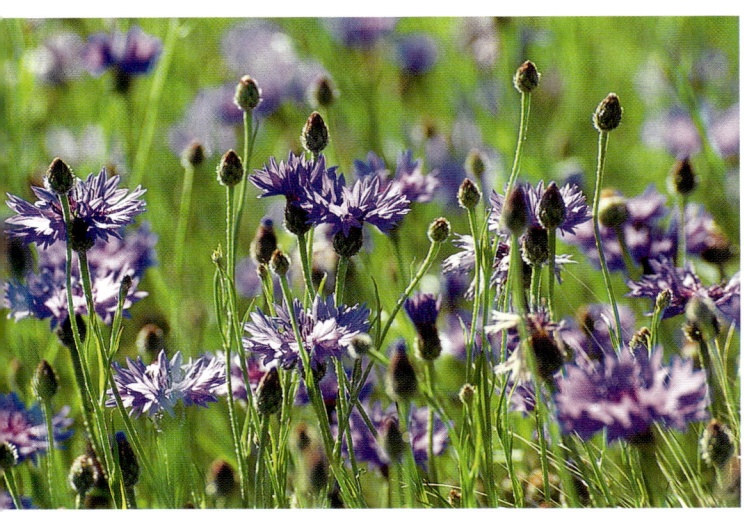

Seit Jahrhunderten schätzen ältere Damen die Kornblume, weil sie graues Haar mit einem Hauch von Blau überzieht. Im Altertum wurde die Blume von Ceres, der römischen Göttin der Ernte, im Haar getragen.

Kurpackung für stumpfes Haar

Lassen Sie Ihrem Haar einmal in der Woche diese Zitronen-Olivenöl-Kur zukommen, die in Sekundenschnelle zubereitet ist.

30 ml Olivenöl
30 ml Zitronensaft

Das Öl erwärmen und den Zitronensaft untermengen. Nach der Wäsche im nassen Haar verteilen, leicht einmassieren und eine Stunde unter einem Frotteetuch einwirken lassen. Anschließend gründlich mit Shampoo auswaschen.

Zaubern Sie Volumen in feines, dünnes Haar

Bei feinem, dünnem Haar hat sowohl das einzelne Haar als auch der Haarbalg einen geringen Durchmesser. Deshalb fehlt es den Haaren an Fülle. Frisuren gelingen schlecht und halten meist nur ein paar Stunden. Zum Glück kannten unsere Großmütter den einen oder andern Trick, wie man diesem Haar zu mehr Volumen und Festigkeit verhelfen kann – selbstverständlich nur mit gut verträglichen, natürlichen Substanzen.

Kurpackung mit Ei und Bier für dünnes und brüchiges Haar

Bier ist dafür bekannt, dass es das Haar festigt. Das Ei glättet den Haarschaft.

30 ml Bier
1 Ei

Das Bier und das Ei vermengen, sofort im nassen Haar verteilen und leicht einmassieren. 15–30 Minuten unter einem Frotteehandtuch einwirken lassen; anschließend gut mit Shampoo auswaschen.

Kräuterhaaröl

Pfefferminze macht das Haar dichter; Schafgarbe stärkt es und fördert das Wachstum. Statt Sojaöl können Sie auch Sonnenblumen-, Erdnuss-, Mais- oder Olivenöl nehmen.

6 EL Pfefferminzblätter
6 EL Schafgarbenkraut
300 ml Sojaöl

Die Kräuter unter das Öl mengen und die Mischung 30 Minuten im Wasserbad erhitzen. In ein Gefäß mit weitem Hals füllen und eine Woche an einen warmen Ort stellen; täglich umrühren. Dann

durch ein feines Sieb in eine verschließbare Flasche abfüllen. Je nach Haarlänge
5–8 EL leicht erwärmtes Öl in das feuchte Haar einreiben und eine halbe Stunde
unter einem Frotteetuch einwirken lassen. Danach 2-mal gründlich waschen.

Quittenfestiger

*Quittenkerne werden seit Jahrhunderten mit
Erfolg bei dünnem Haar eingesetzt. Der Festiger verbessert den Halt der Frisur und sorgt
dafür, dass die Haare nicht „fliegen".*

1 EL Quittenkerne
1/4 l Wasser

Die Quittenkerne und das Wasser in
einen Topf geben und erhitzen. Etwa
15 Minuten schwach sieden lassen, bis
die Mischung von gelee-
artiger Konsistenz ist,
dann durch ein feines
Sieb abgießen. Abkühlen
lassen und in das hand-
tuchtrockene Haar
einarbeiten.

**Auch mit wenigen Zu-
taten wussten unsere
Großmütter wirksame
Haarkuren zu zaubern.**

Der gute Rat

**Kleine Mittel, große Wirkung:
Tipps und Tricks für glänzen-
des, geschmeidiges Haar**

- Bürsten regt die Talgdrüsen
  an, mehr Fett zu produzieren. Bürsten Sie trockene
  Haare daher besonders ausgiebig, am besten morgens
  und abends jeweils 3 Minuten oder länger.

- In gespaltene Spitzen vor
  der Haarwäsche etwas
  Lanolin einarbeiten. Nach
  dem Waschen Kletten-
  wurzelöl in das angegriffene
  Haar einmassieren.

- Das gewaschene Haar möglichst an der Luft trocknen
  lassen. Föhn, Lockenstab
  und Trockenhaube strapazieren es über Gebühr.

- Vorsicht vor Sonne und
  Meerwasser! Schützen Sie
  Ihr Haar mit etwas Öl und
  einem Sonnenhut. Nach
  dem Baden das Salzwasser
  gleich auswaschen.

- Halten Sie sich mit Nikotin
  und Alkohol zurück, beide
  entziehen dem Körper und
  damit auch den Haarwur-
  zeln wichtiges Vitamin C.

- Waschen Sie glanzloses Haar
  nicht zu heiß, denn dadurch
  wird es zu sehr ausgelaugt

- Diese Lösung, in das gewaschene Haar eingekämmt,
  verleiht seidigen Glanz:
  1 TL Bienenhonig und einen
  Schuss Obstessig in 1/4 l warmem Wasser auflösen. Mit
  solchermaßen gepflegtem
  Haar wusste bereits Großmutter neidische Blicke auf
  sich zu ziehen.

**So setzen Sie dünnes Haar
gekonnt in Szene**

- Übergießen Sie eine Hand
  voll getrocknete Pfirsich-
  blätter mit 1/4 l kochendem
  Wasser. Die Mischung
  abkühlen lassen, dann
  durch ein Sieb abseihen.
  Nach der Wäsche als Spülung ins Haar geben und
  nicht mehr nachspülen.

- Wenn man die Kopfhaut
  regelmäßig mit Birkenwas-
  ser massiert und es gut einwirken lässt, wachsen die
  Haare kräftiger nach. Nach
  der Massage gut ausspülen.

- Hier noch zwei weitere
  Tipps für fülliges Haar:
  Lassen Sie feines Haar alle
  6 Wochen schneiden, und
  föhnen Sie es immer gegen
  den Strich. Oder probieren
  Sie es doch einmal mit hellen Strähnchen – auch die
  geben mehr Fülle, weil sie
  die Haarstruktur aufrauen.

Biologisch gegen Schuppen

Gegen die kleinen weißen Partikel, die sich im Haar und auf der Kleidung unansehnlich abzeichnen und bei denen es sich um abgestorbene Hautzellen handelt, muss man durchaus nicht immer schwere Geschütze wie z. B. Teerpräparate auffahren. In vielen Fällen lassen sich Schuppen gut mit Großmutters Hausrezepten in den Griff bekommen, denn die Ursachen liegen oft in einer zu fettigen oder zu trockenen Kopfhaut, aber auch in ungeeigneten Haarpflegemitteln. Schwere Fälle mit Entzündung und juckender Kopfhaut gehen manchmal auf das Konto eines seborrhoischen Ekzems, einer chronischen Hauterkrankung. Versuchen Sie es auch in diesem Fall einmal mit unseren hautverträglichen Rezepturen. Schlagen die Mittel nicht an, sollten Sie aber nicht zögern, zum Hautarzt zu gehen.

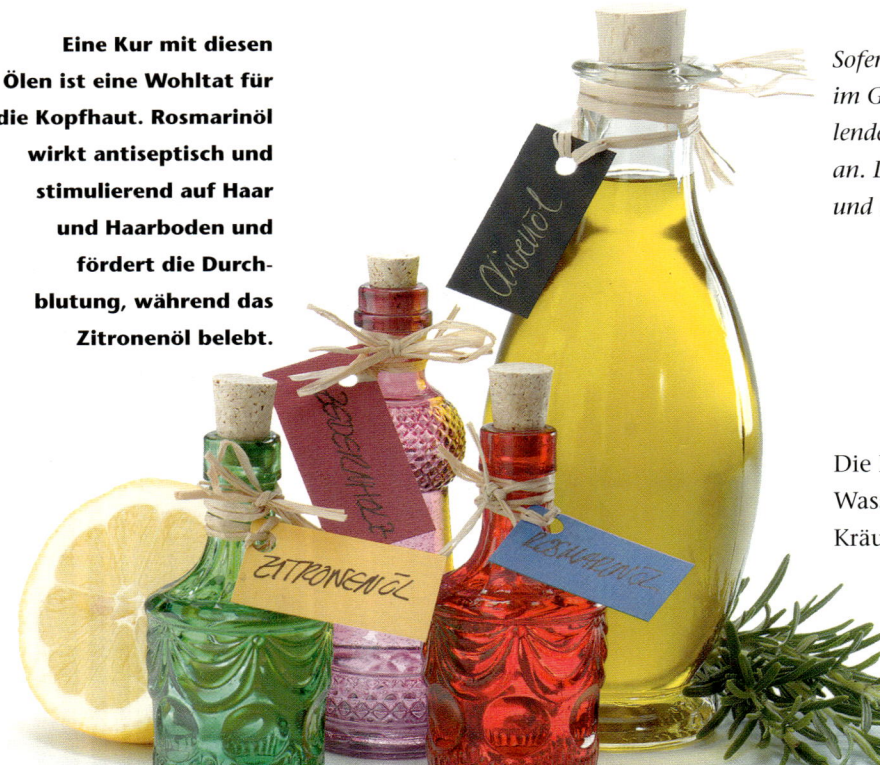

Zinnkraut
Die stark kieselsäurehaltige Pflanze heißt auch Ackerschachtelhalm oder Katzenschwanz und zeichnet sich durch entzündungshemmende und festigende Eigenschaften aus.

Eine Kur mit diesen Ölen ist eine Wohltat für die Kopfhaut. Rosmarinöl wirkt antiseptisch und stimulierend auf Haar und Haarboden und fördert die Durchblutung, während das Zitronenöl belebt.

Shampoo mit Lupinensamen

Beginnen Sie die Schuppenbehandlung mit diesem altbewährten Shampoo. Die eiweißhaltigen Lupinensamen, aus denen man in Kriegszeiten übrigens einen Ersatzkaffee bereitete, mildern Entzündungen, und die Weide wirkt adstringierend.

50 g Lupinensamen
30 g Frauenhaarfarn
30 g Weidenrinde
1 l Wasser

Lupinensamen, Frauenhaarfarn und Weidenrinde in einen Topf geben, mit dem Wasser übergießen und 10 Minuten kochen lassen. Durch ein Küchensieb abseihen und die Flüssigkeit in eine verschließbare Flasche füllen. 2–3 Wochen lang täglich abends damit die Haare waschen und die Kopfhaut massieren.

Kräuterhaarspülung

Sofern man nicht jedes so genannte Unkraut im Garten herauszupft, siedelt sich das heilende Zinnkraut vielerorts ganz von allein an. Die Spülung reduziert die Fettproduktion und lindert Entzündungen der Kopfhaut.

1 TL Zinnkraut
1 TL Rosmarin
1 TL Thymian
100 ml Wasser
1 EL Obstessig

Die Kräuter in eine Schale geben. Das Wasser aufkochen lassen und über die Kräuter gießen, anschließend den Obstessig zufügen. Die Lösung durch ein Küchensieb abseihen und nach der Wäsche auf das Haar und die Kopfhaut auftragen; nicht mehr auswaschen.

Ölkur gegen Schuppen

Statt des Weizenkeimöls als Basis können Sie genauso gut ein anderes Pflanzenöl nehmen.

1 EL Weizenkeimöl
3 Tropfen Zedernholzöl
2 Tropfen Rosmarinöl
2 Tropfen Zitronenöl

Die verschiedenen Öle miteinander vermischen. Etwas von der Mischung in die Kopfhaut einmassieren und 2 Stunden oder über Nacht einwirken lassen. Dann das Haar waschen und gründlich spülen.

Haarwasser mit Stieleiche und Schwarzpappel

Dieses Haarwasser, dessen Zutaten es in der Apotheke gibt, hält die Schuppen in Schach.

je 30 g Rindenpulver von der Stieleiche und der Schwarzpappel
1 l Wasser

Die Pulver und das Wasser zusammen in einem Topf 20 Minuten offen köcheln lassen. Abseihen, in eine verschließbare Flasche abfüllen und täglich in die Kopfhaut einmassieren.

Brennnesselhaarwasser

Die Brennnessel zeigt eine hervorragende Wirkung bei Schuppen. Die Zutaten sind in der Apotheke erhältlich.

40 g Brennnesseltinktur
1/2 TL Arnikatinktur
60 ml Hamameliswasser

Alle Zutaten in ein Fläschchen mit Pipettenverschluss füllen und einmal kräftig schütteln. Das Haar scheiteln und das Haarwasser tropfenweise auf die Kopfhaut auftragen und gut einmassieren.

Wenn das Haar sich lichtet

Fallen beim Bürsten viele Haare aus und wachsen neue nur spärlich nach, schrillt bei Damen wie Herren die Alarmglocke. Haarausfall kann erblich bedingt sein, wie die männliche Glatze, oder die Folge von Krankheit, hormonellen Störungen oder Stress. Oft ist auch ein Mangel an Vitaminen und Mineralstoffen, z. B. Eisen, schuld. Frauen bekommen in der Regel keine Glatze, doch können die Haare nach den Wechseljahren verstärkt ausfallen.

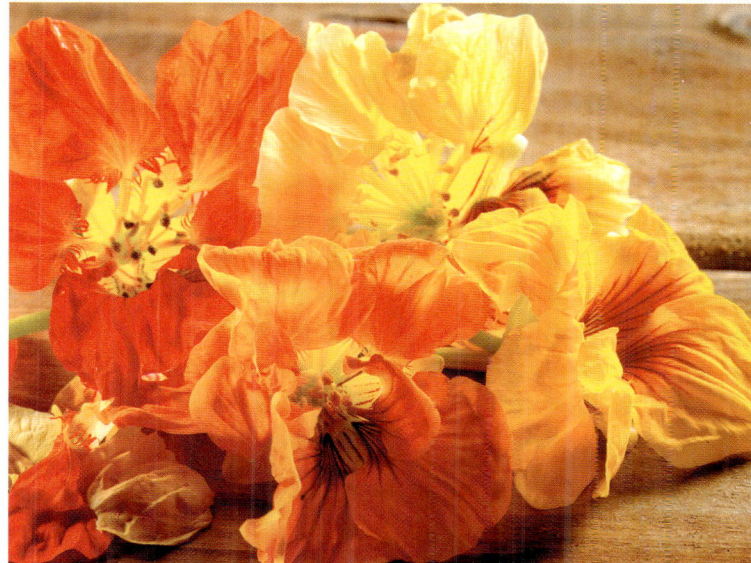

Haarwasser mit Kapuzinerkresse

Der Schwefel in der Kapuzinerkresse verhindert Haarausfall. Vom Feldthymian Stiele und blühende Sprossspitzen verwenden.

50 g Kapuzinerkressesamen und -blätter
50 g gehackter Feldthymian
1 l 60%iger Alkohol

Die Kräuter mit dem Alkohol in ein Gefäß füllen und 10 Tage ziehen lassen; anschließend abseihen. In Flaschen füllen und 1- bis 2-mal täglich kräftig in den Haarboden einreiben.

Auch Großmutter hat das Wundermittel nicht erfunden, das ausgefallene Haare garantiert wieder nachwachsen lässt. Wohl aber kannte sie wirksame Kräuter, die den Neuwuchs zumindest anregen wie z. B. die schön blühende Kapuzinerkresse.

Spülung mit Brunnenkresse

Mit dieser Spülung gab die Großmutter schütterem, brüchigem Haar wieder Kraft.

1 Hand voll Brunnenkresse
1 EL Obstessig
1/2 l Wasser

Die Brunnenkresse zerkleinern und in ein Gefäß geben. Den Obstessig in das Wasser rühren und darüber gießen. Über Nacht ziehen lassen, durch ein Küchensieb filtern. Langsam über das gewaschene Haar laufen lassen; nicht ausspülen.

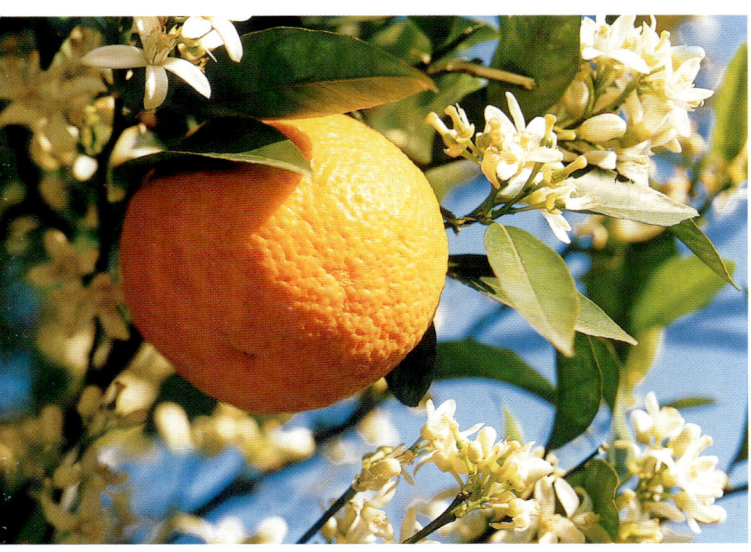

Aus den Blüten des Orangenbaums wird ein haut- und haarpflegendes Blütenwasser gewonnen, das einen feinen, anregenden Duft verströmt.

Anregendes Haarwasser

Das Rosmarinöl regt die Haarbälge an und fördert die Durchblutung. Statt Wodka können Sie auch einen anderen hochprozentigen Alkohol für dieses wohlriechende Haarwasser nehmen.

3 Tropfen Rosmarinöl
3 Tropfen Ylang-Ylang-Öl
30 ml Wodka
1 EL Orangenblütenwasser

Die beiden ätherischen Öle im Alkohol lösen, mit dem Blütenwasser verdünnen und in eine Flasche abfüllen. Täglich ein paar Tropfen der Lösung 2–3 Minuten lang sanft in die Kopfhaut einmassieren.

Haartonikum mit Buchsbaumblättern

Ein weiteres bewährtes Rezept der Großmutter, das die Durchblutung der Kopfhaut anregt und Haar und Haarboden kräftigt, ist dieses Buchsbaumtonikum. Es leistet sowohl als Spülung wie auch als Haarwasser gute Dienste.

1 Hand voll frische Buchsbaumblätter
1/2 l Quellwasser
6 ml Kölnisch Wasser

Die frischen Buchsbaumblätter in einem Topf mit dem Wasser aufkochen und zugedeckt bei schwacher Hitze 15 Minuten köcheln lassen. Von der Kochstelle nehmen und 2–3 Stunden abkühlen lassen. Durch ein Küchensieb filtern, das Kölnisch Wasser zugeben, vermischen und in eine Apothekerflasche füllen. Täglich in die Kopfhaut einmassieren oder das Haar damit spülen.

Walnussbaumbalsam

Von diesem alten Heilrezept zur Behandlung von Haarausfall gibt es verschiedene Varianten. Statt der Walnussbaum-Schösslinge werden auch frische Knospen genommen, die man dann in der gleichen Art zubereitet.

50 g Schösslinge vom Walnussbaum
150 g Schweineschmalz

Die Schösslinge zerkleinern und zusammen mit dem Schmalz in einem Topf 45 Minuten kochen lassen. Erkalten lassen und in ein Porzellangefäß abfüllen. Jeden Abend mit dem Balsam die Kopfhaut massieren.

Der gute Rat

Altbewährt bei Schuppen

- Eine Spülung aus 2 EL Zitronensaft und 1/2 l Wasser löst fest haftende Schuppen.

- Joghurt in Kopfhaut und Haar einmassieren, eine Stunde einwirken lassen, danach mit Shampoo waschen.

- Sonnenlicht fördert die Blutzirkulation der Kopfhaut und hilft so gegen Schuppen. Das Bad in der Sonne aber nicht übertreiben.

Dem Haarausfall vorbeugen

- 60 ml Bier nach der Wäsche ins Haar geben, kurz einwirken lassen und mit Shampoo auswaschen. Nochmals 60 ml Bier einmassieren, aber nicht mehr ausspülen.

- Verwenden Sie in der Küche viel Apfelessig. Er enthält alle Vitamine, Mineralstoffe und Spurenelemente, die für gesundes Haarwachstum nötig sind.

Noch mehr Farbtipps

- Eine Spülung mit Safranwurzeln oder -blüten und Ringelblume verleiht grauem Haar einen rötlich blonden Ton. Die Zutaten mit kochendem Wasser übergießen, 10 Minuten ziehen lassen; abseihen.

- Dunkelblondes oder braunes Haar bekommt einen rotbraunen Schimmer, wenn man es mit Schwarztee spült.

Öfter mal was Neues: Tönungen mit Pflanzenfarbe

Schon frühere Frauengenerationen wussten, wie man die eigene Haarfarbe aufpeppt oder in das Haar einen neuen Ton zaubert. Die Natur liefert die ganze Farbpalette, vom kühlen Blond über das feurige Rot und das warme Braun bis hin zum geheimnisvollen Schwarz. Reine Pflanzenfarben tönen und färben das Haar, ohne es anzugreifen, und pflegen es obendrein. Wagen Sie einen Versuch!

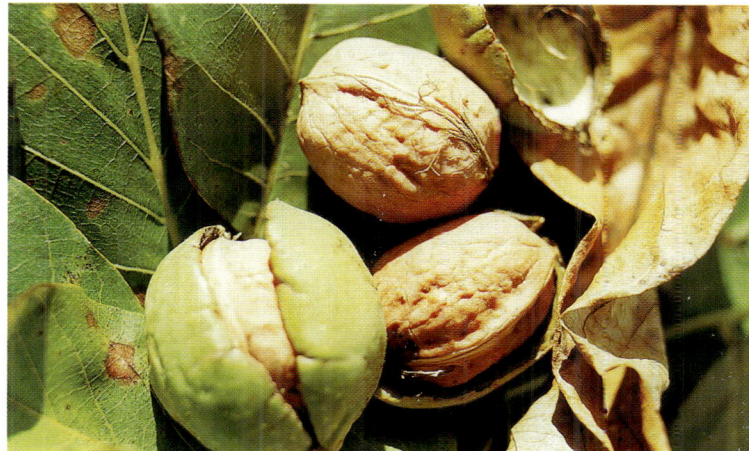

Brauntönung mit Walnuss

Diese Tönung mit Walnussschalen – die Menge variiert nach der Haarlänge – verleiht dunkelbraunem Haar einen tiefen, satten Ton und schönen Glanz.

2–3 Tassen zerkleinerte Walnussschalen
1 Spritzer Pflanzenöl
1 Spritzer Obstessig
etwas heißes Wasser
1 breiter Backpinsel

Die Walnussschalen in der Kaffeemühle zu staubfeinem Pulver mahlen. Das Pulver mit dem Öl, dem Essig und etwas heißem Wasser zu einem streichfähigen Brei verrühren. 15 Minuten ziehen lassen.

Pulverisierte Walnussschalen bringen ein schönes Braun ins Haar. Für alle Tönungen gilt: Vor dem Färben sollten Sie die Wirkung unbedingt an einer einzelnen Haarsträhne ausprobieren. So können Sie abschätzen, wie lange die Farbe bei Ihnen einwirken muss. Denn je nach Haar ist die Einwirkzeit verschieden.

Das Haar waschen und leicht vortrocknen. Den Brei mit heißem Wasser wieder streichfähig machen und mit dem Pinsel gleichmäßig auf dem Haar verteilen. Unter einer Plastikhaube im Warmen einziehen lassen. Regelmäßig die Farbintensität überprüfen, bis der gewünschte Ton erreicht ist. Danach gründlich waschen.

Rotfärbung mit Henna

In dunkelbraunes Haar zaubert rot färbendes Henna ein schönes Rot. Vorsicht bei hellbraunem Haar! Hier kann die Färbung rost- oder karottenrot ausfallen.

**etwa 1 Tasse Hennapulver rot
1 Eigelb
1 EL Pflanzenöl
etwas heißes Wasser
1 breiter Backpinsel**

Das Pulver mit dem Eigelb und dem Öl in einem Gefäß vermischen und heißes Wasser zugeben, bis der Brei streichfähig ist. Zudecken und über Nacht ziehen lassen. Am Morgen das Haar waschen und

leicht vortrocknen. Den Brei mit ein wenig heißem Wasser wieder streichfähig machen und mit dem Pinsel gleichmäßig auf das Haar auftragen. Unter einer Plastikhaube im Warmen einwirken lassen, bis der gewünschte Ton erreicht ist. Das Haar nochmals gründlich waschen.

Kamillenfarbspülung

Die Spülung gibt blondem Haar natürlichen Glanz. Sie kann häufig angewandt werden.

**2–3 Tassen Kamillenblüten
1 Spritzer Zitronensaft
$^1/_2$ l Wasser**

Die Blüten, je nach Haarlänge 2–3 Tassen, in einen Topf füllen. Das Wasser zum Kochen bringen, darüber gießen und 20 Minuten bedeckt ganz schwach sieden lassen. Durch ein Sieb seihen und den Zitronensaft zufügen. Die Haare gut waschen und ausgiebig in der Kamillenspülung baden. Nicht mehr auswaschen.

Schwarzfärbung mit Henna

Diese Packung mit schwarzem Henna gibt dunklem Haar einen seidigen Schwarzton.

**1 Packung Hennapulver schwarz
40 ml Milch
1 Eigelb
30 ml Rosenwasser
1 breiter Backpinsel**

Das Pulver mit der Milch verrühren, dann das Eigelb und das Rosenwasser untermischen. Den Brei gleichmäßig mit dem Pinsel auf das gewaschene Haar auftragen und unter einer Plastikhaube einwirken lassen. Regelmäßig die Farbintensität prüfen. Ist der gewünschte Ton erreicht, das Haar aufmassieren und danach mit reichlich warmem Wasser gut ausspülen.

Löwenfett und Eselshuf

Die alten Ägypter waren um Rezepte gegen Haarausfall nicht verlegen – zur Nachahmung nicht empfohlen!

Der beginnenden Kahlköpfigkeit rückten die Männer mit Löwenfett zu Leibe, das sie sich auf den Kopf schmierten. Für Königin Shesh war folgendes Mittel bestimmt: Sie sollte einen Eselshuf, einen Dattelkern und die Pfote eines Windhundweibchens auskochen und die Flüssigkeit reichlich auftragen. Während die Rezeptur erhalten blieb, ist leider nichts darüber bekannt, ob die Mischung auch Wirkung zeigte…

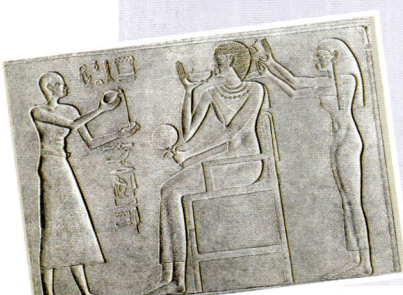

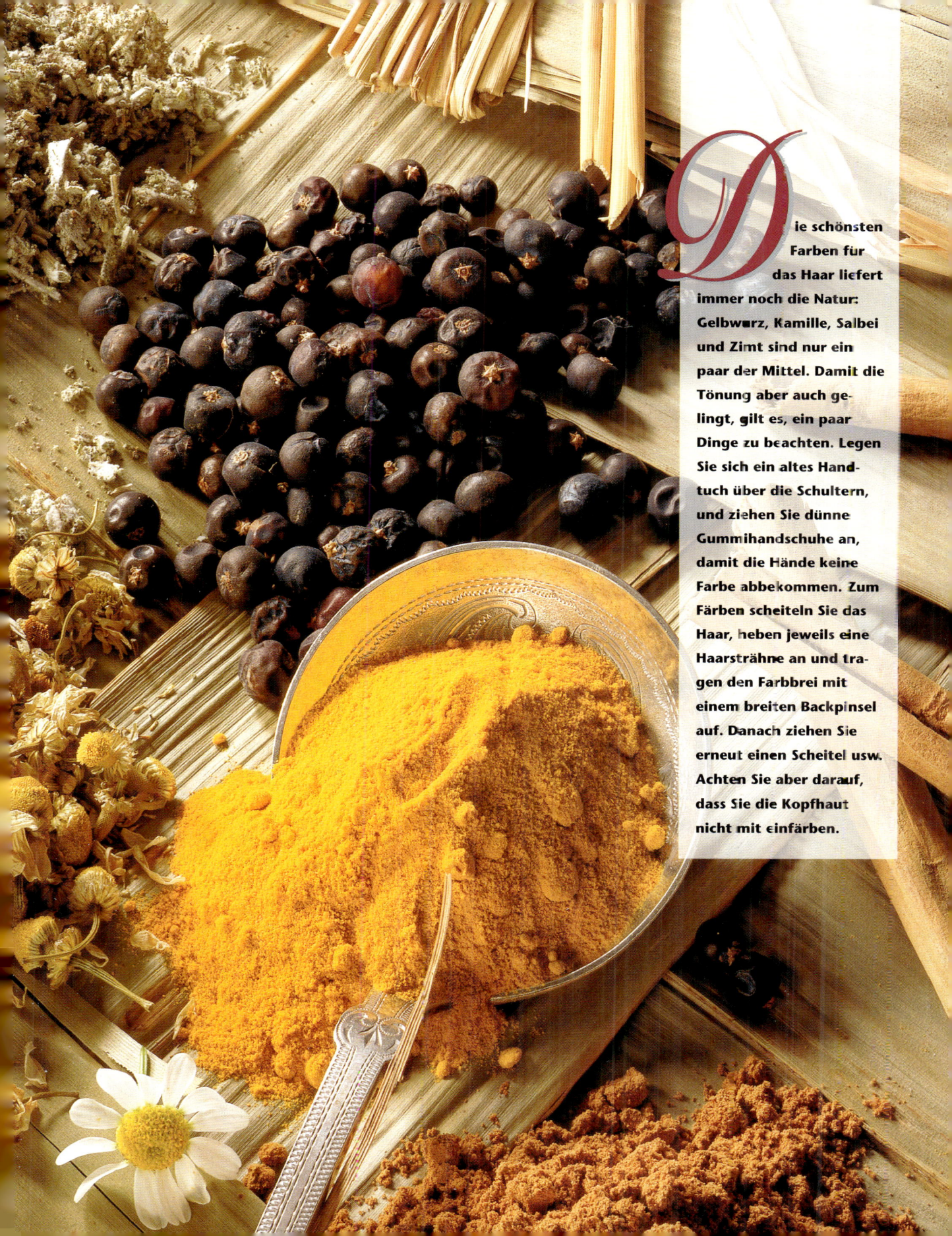

Die schönsten Farben für das Haar liefert immer noch die Natur: Gelbwurz, Kamille, Salbei und Zimt sind nur ein paar der Mittel. Damit die Tönung aber auch gelingt, gilt es, ein paar Dinge zu beachten. Legen Sie sich ein altes Handtuch über die Schultern, und ziehen Sie dünne Gummihandschuhe an, damit die Hände keine Farbe abbekommen. Zum Färben scheiteln Sie das Haar, heben jeweils eine Haarsträhne an und tragen den Farbbrei mit einem breiten Backpinsel auf. Danach ziehen Sie erneut einen Scheitel usw. Achten Sie aber darauf, dass Sie die Kopfhaut nicht mit einfärben.

Strahlend schön: Gesicht und Hals

Unzählige Produkte zur Gesichtspflege werden heute in Drogerien, Parfümerien und Apotheken angeboten. Doch lange bevor sich eine ganze Industrie der Schönheitspflege angenommen hatte, verstanden es die Frauen, ihr Aussehen hervorzuheben und sich zu pflegen. Was die Schönheit von Gesicht, Hals und Dekolleté betrifft, so findet man auf Großmutters Schminktisch alles, was das Herz begehrt. Mit verblüffend einfachen Mitteln verstand es Großmutter, die jugendliche Frische ihrer Haut zu erhalten und diese gegen Umwelteinflüsse und vorzeitiges Altern zu schützen. Sie war in der Lage, ihren speziellen Hauttyp optimal zu versorgen, und sie kannte wirksame Rezepte gegen Fältchen, Unreinheiten und hektische Wangenröte ebenso wie Schutz für die empfindliche Augen- und Lippenpartie. Auf ihrem Schminktisch standen Creme- und sonstige Töpfchen, die alle mit guten Zutaten aus der Natur gefüllt waren. Wir haben einen Blick hineingeworfen und laden Sie ein, das eine oder andere Rezept auszuprobieren. Freuen Sie sich auf herrlich sanfte Streicheleinheiten für Ihre Haut.

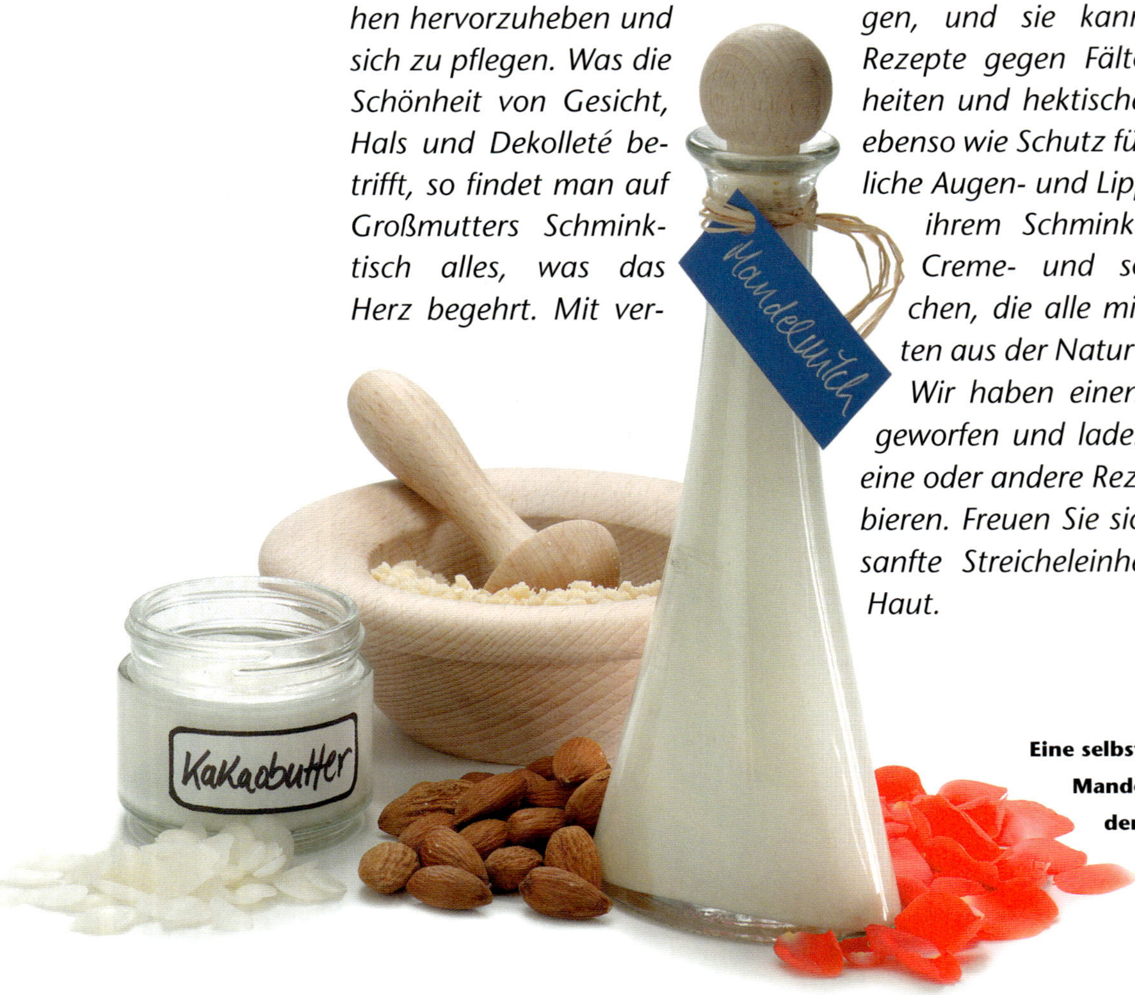

Kakaobutter

Mandelmilch

Eine selbst gemachte Mandelmilch reinigt den empfindlichen Teint gründlich und sanft.

Bestimmen Sie Ihren Hauttyp

Um den individuellen Ansprüchen Ihrer Haut zu genügen, müssen Sie erst Ihren Hauttyp bestimmen. Drücken Sie etwa 3–4 Stunden nach der letzten Reinigung ein feines Seidenpapier aufs Gesicht. Bei normaler und trockener Haut sind keine oder fast keine Fettspuren zu erkennen, bei fettiger Haut ist das Papier überall gefleckt. Mischhaut hinterlässt nur an Stirn, Nase und Kinn Fettspuren. Wenn Sie zu diesem Hauttyp neigen, pflegen Sie vorrangig die empfindlicheren trockenen Partien an den Wangen und um die Augen mit Präparaten für trockene Haut. Möchten Sie auch den fettenden Partien etwas Gutes tun, behandeln Sie sie mit Schönheitsmitteln für fettige Haut.

Glücksfall: normale Haut

Normale Haut ist straff, glatt, kleinporig und rein. Sie enthält ausreichend Fett und Feuchtigkeit und ist gut durchblutet. Sie können sich glücklich schätzen, wenn Sie solch eine unkomplizierte Haut besitzen, aber machen Sie bitte nicht den Fehler, ihre Pflege zu vernachlässigen.

Mandelmilch

Diese natürliche Reinigungsmilch entfernt schonend Schmutz und Make-up und eignet sich für alle Hauttypen.

50 g süße Mandeln
200 ml Rosenwasser der Essigrose
1 g Meisterwurzpulver

Die Mandeln in ein wenig Rosenwasser zerstoßen und unter ständigem Rühren das restliche Rosenwasser zugießen. Gut mischen und das Meisterwurzpulver beifügen. Abfüllen und vor allem abends Gesicht, Hals und Dekolleté damit reinigen.

Reinigungscreme mit Kakaobutter

Diese Reinigungscreme befreit die Haut schonend vor allem von fettlöslichem Make-up. Man trägt sie dünn auf Gesicht, Hals und

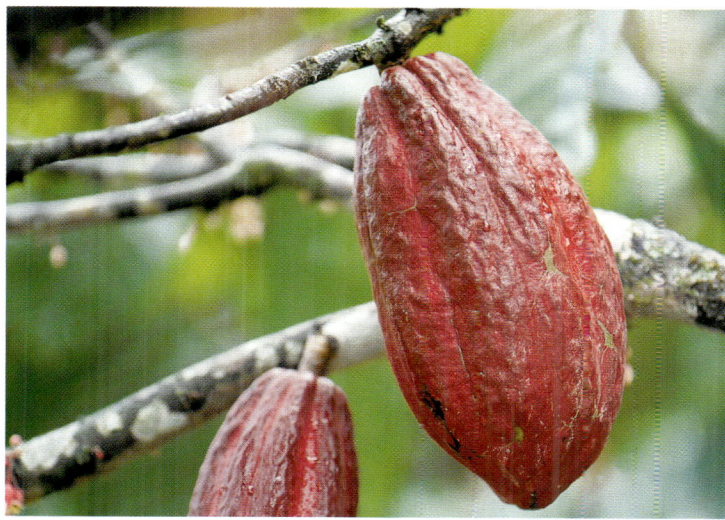

Die wertvollen Inhaltsstoffe der Kakaobohne, Kakao und Kakaobutter, sind von einer dicken, harten Schale geschützt.

Dekolleté auf, lässt sie kurz einziehen und nimmt sie mit einem weichen Papiertuch ab. Danach mit viel Wasser abwaschen und mit Gesichtswasser nachreinigen.

5 g weißes Wachs
20 g Lanolin
5 g Kakaobutter
40 ml Olivenöl
40 ml Rosenwasser

In einem Topf Wasser zum Kochen bringen. Das Wachs in einer Schale im Wasserbad schmelzen, dann Lanolin und Kakaobutter zufügen. Ist alles flüssig, das Öl dazugeben und auf 65 °C erwärmen. In einem feuerfesten Porzellantöpfchen das Rosenwasser auf 65 °C erwärmen. Die Fettmischung vom Herd nehmen und mit dem elektrischen Handrührgerät auf kleinster Stufe das Rosenwasser einrühren, bis die Creme kalt ist. In ein Töpfchen abfüllen und kühl lagern.

Rose

Bei der Dampfdestillation des Rosenöls fällt als Nebenprodukt das duftende Rosenwasser an, eine gute Basis für viele Kosmetikprodukte.

KÖRPERPFLEGE

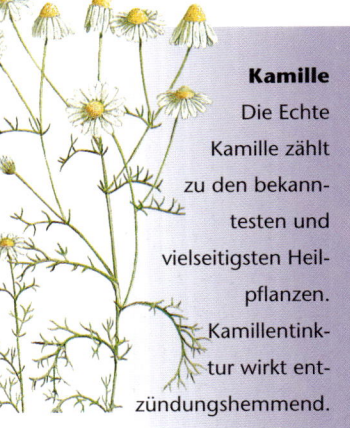

Kamille
Die Echte Kamille zählt zu den bekanntesten und vielseitigsten Heilpflanzen. Kamillentinktur wirkt entzündungshemmend.

Rosenwasser und Kamillentinktur beruhigen und erfrischen die Haut und ergeben mit Hamameliswasser und Honig ein wohltuendes Gesichtswasser.

Maismehlmassage

Behandeln Sie Ihre Haut einmal pro Woche mit dieser Mischung. Sie entfernt schonend abgestorbene Hautzellen.

**1 Tasse Maismehl
¹/₂ Tasse Weizenmehl
1 Tasse Trockenmilchpulver**

Alles gut vermischen und fest verschlossen aufbewahren. Nach der Gesichtsreinigung ein wenig von der Mischung mit warmem Wasser anrühren und damit das Gesicht einige Minuten sanft massieren. Mit viel warmem Wasser abspülen.

Gesichtswasser mit Hamamelis, Rose und Kamille

Dieses angenehm duftende Gesichtswasser ist mit Zutaten aus der Apotheke rasch hergestellt und eignet sich für jeden Hauttyp.

**50 ml Rosenwasser
¹/₂ TL Honig
50 ml Hamameliswasser
10 Tropfen Kamillentinktur**

Das Rosenwasser ein wenig erwärmen und den Honig darin auflösen. Das Hamameliswasser und die Kamillentink-

tur dazugeben, alles in eine dunkle Flasche abfüllen und gut schütteln. Nach jeder Reinigung ein paar Spritzer auf einen feuchten Wattebausch geben und das Gesicht damit abreiben.

Sandelholz-Gesichtswasser

Rotes Sandelholz zieht die Haut nach der Reinigung wieder zusammen. Es ist wie der Weingeist in Apotheken erhältlich.

**20 g Rotes Sandelholz
100 ml 50%iger Weingeist
¹/₄ l Rosenwasser**

Das Sandelholz in einen Glasbehälter füllen, den Alkohol darüber gießen und gut verschlossen 2 Wochen lang ziehen lassen. Anschließend durch ein feines Sieb abseihen. Mit dem Rosenwasser in eine verschließbare dunkle Apothekerflasche füllen und gut schütteln. Zur Anwendung ein paar Tropfen auf einen feuchten Wattebausch geben und Gesicht, Hals und Dekolleté damit abreiben.

Holunderblütenlotion

Für ein beruhigendes Gesichtswasser pflückte man früher von Juni bis Juli die weißen Blüten des Holunders. Man kann aber auch getrocknete Blüten verwenden. Das Kölnisch Wasser sorgt für längere Haltbarkeit.

**100 g frische Holunderblüten
300 ml Wasser
3 EL Kölnisch Wasser**

Die Blüten in eine Schüssel legen und mit einem Stößel zerdrücken. Das Wasser zum Kochen bringen, darüber gießen und kurz durchrühren. Abkühlen lassen. Durch ein feines Sieb gießen, das Kölnisch Wasser untermischen und in eine dunkle Apothekerflasche füllen.

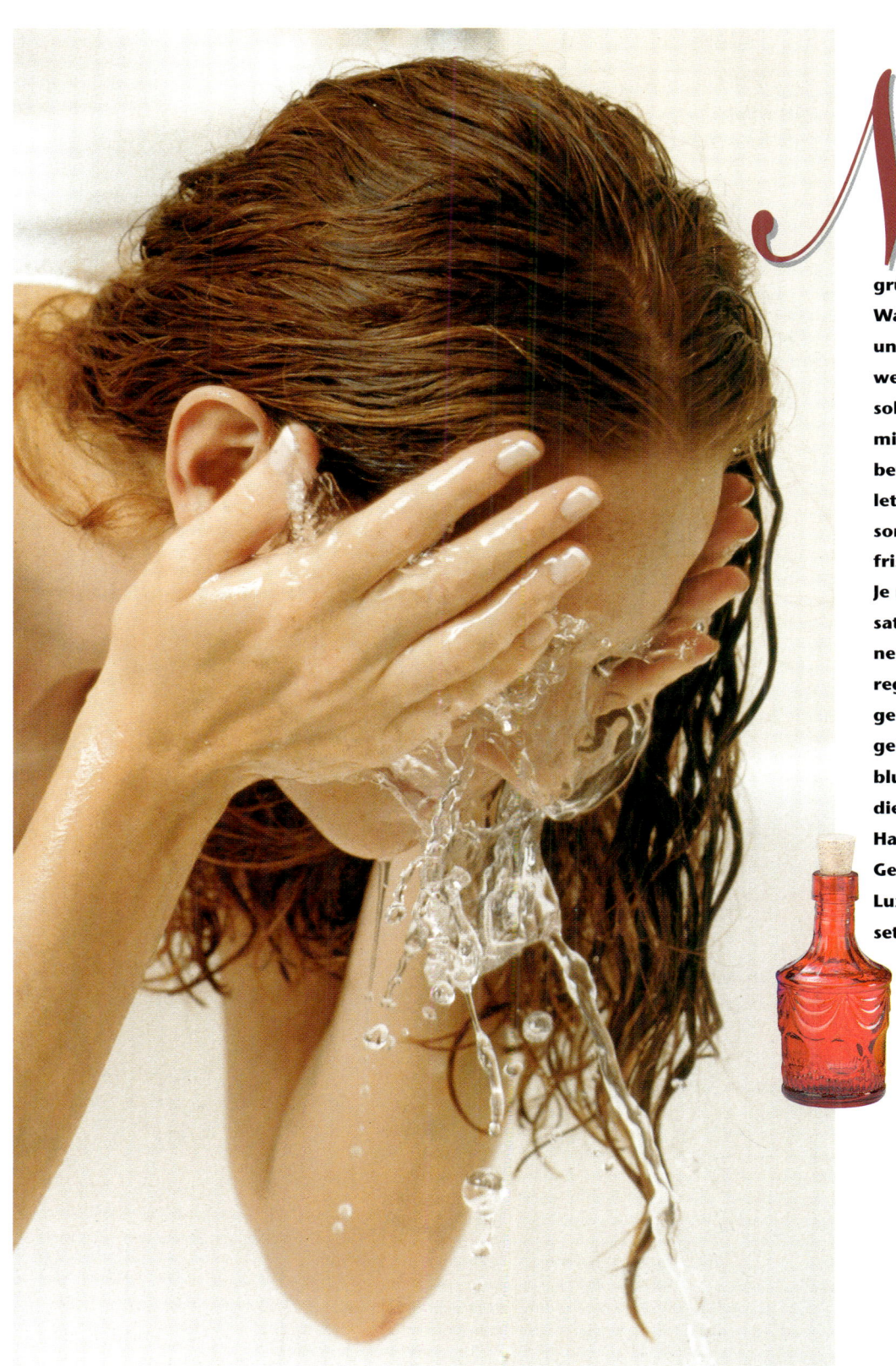

Nach jeder Gesichtswäsche muss das Reinigungsmittel gründlich mit sehr viel Wasser von Gesicht, Hals und Dekolleté abgespült werden. Anschließend sollte man stets die Haut mit einem Gesichtswasser betupfen, das nicht nur letzte Rückstände löst, sondern obendrein erfrischt, belebt und strafft. Je nach Hauttyp und Zusatz können diese Lotionen aber noch mehr. Sie regen an oder besänftigen, stoppen Entzündungen, fördern die Durchblutung oder verengen die Poren. Das auf den Hauttyp abgestimmte Gesichtswasser ist kein Luxus, sondern Voraussetzung für gesunde Haut und ein frisches, gepflegtes Aussehen.

Ysop-Gesichtslotion

Die blauvioletten Blüten des Ysops erscheinen von Juni bis September. Ihre Wirkstoffe verleihen eine feine, zarte Haut.

**1 l Wasser
50 g blühende Ysop-Sprossspitzen**

Das Wasser zum Kochen bringen. Die Kräuter in eine Schale geben, mit dem heißen Wasser übergießen und 10 Minuten ziehen lassen. Durch ein feines Sieb gießen und in eine Flasche füllen.

Feuchtigkeitsgel

Ein einfaches Gel aus Großmutters Rezeptbuch schützt die Haut vor dem Austrocknen und ist schnell zubereitet.

**150 ml Wasser
1 TL gekörnte Gelatine
1 TL Rosenöl
3 TL Glyzerin**

Das Wasser aufkochen und die Gelatine im heißen, aber nicht mehr kochenden

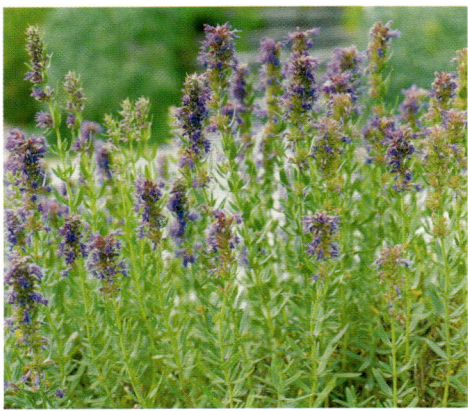

An warmen, trockenen felsigen Hängen, aber auch an Burgmauern fühlt sich der aromatisch duftende Ysop wohl.

Wasser auflösen. Dann das Rosenöl und das Glyzerin unterrühren. Das abgekühlte Gel in ein verschließbares Porzellantöpfchen abfüllen und kühl lagern.

Mandelölcreme

Diese Universalcreme mit seit Jahrhunderten bewährten Inhaltsstoffen findet bei der ganzen Familie Anklang und wird als Tages- wie Nachtcreme verwendet. Das wasserfreie Lanolinanhydrid kauft man in der Apotheke.

**3 g Bienenwachs
15 g Lanolinanhydrid
5 g Kakaobutter
30 ml süßes Mandelöl
40 ml Rosenwasser
3 Tropfen Lavendelöl**

Wasser in einem Topf zum Kochen bringen, und das Bienenwachs im heißen Wasserbad schmelzen. Die Kakaobutter und das Lanolinanhydrid dazugeben. Sobald alle Zutaten flüssig sind, das Mandelöl unterrühren und alles auf 60°C erwärmen. Währenddessen das Rosenwasser ebenfalls auf 60°C erhitzen. Die Fettschmelze vom Herd nehmen, das

Sisis Schönheit

Viel lieber als den Pflichten der Hofetikette widmete sich Kaiserin Elisabeth von Österreich der Schönheitspflege.

Sisi galt als eine der schönsten Frauen ihrer Zeit. Ihr ganzer Stolz waren die fersenlangen Haare, für deren Pflege sie mehrere Stunden am Tag aufwandte. Genauso akribisch wachte sie über ihre Figur, die sie mit Diät und Sport in Form hielt: Bei einer Größe von 1,72 m brachte sie nur 50 kg auf die Waage, und ihre Taille schnürte sie auf schmale 65 cm. Wenn sie mit ihrem Aussehen dennoch nicht zufrieden war, weigerte sie sich sogar gelegentlich, ihren Repräsentationspflichten nachzukommen.

Rosenwasser hinzufügen und die Creme mit dem elektrischen Handrührgerät auf kleinster Stufe kaltrühren. Wenn die Masse noch handwarm ist, das Öl einträufeln. Weiterrühren, bis die Creme erkaltet ist. In ein Porzellantöpfchen füllen und im Kühlschrank lagern. Die Creme nur hauchdünn auftragen und überschüssige Reste nach kurzer Einwirkzeit mit einem Papiertüchlein abtupfen.

Cold Cream

Das Rezept für diese Creme wurde von den Griechen rund 300 Jahre vor Christi Geburt erfunden und ist seither immer wieder abgewandelt worden. Ursprünglich bestand sie nur aus Bienenwachs, Öl und Wasser, das reine Aloe-vera-Gel verleiht ihr heute eine angenehme Konsistenz. Sie eignet sich als Tages- wie als Nachtcreme.

1 EL Aloe-vera-Gel
150 ml Maisöl
1 EL weißes Bienenwachs
2 EL Lanolinanhydrid
2 EL Lavendelwasser
2–3 Tropfen ätherisches Kamillenöl

Das Aloe-vera-Gel und das Maisöl in eine Schüssel geben und mit dem Schneebesen oder Handmixer verrühren. Wasser erhitzen und das Bienenwachs und das Lanolin in einer Schale im heißen Wasserbad schmelzen. Dann langsam die Öl-Aloe-vera-Mischung einrühren. Den Topf vom Herd nehmen und das Lavendelwasser sowie das Kamillenöl einrühren. Statt Kamillenöl können Sie auch ein anderes ätherisches Öl Ihrer Wahl verwenden. So lange rühren, bis die Mischung erkaltet ist und fest wird. Die Creme in ein Porzellantöpfchen abfüllen und im Kühlschrank lagern.

Der gute Rat

Tages- und Nachtpflege

- Unsere Gesichtshaut braucht morgens wie abends nach der Reinigung eine auf den jeweiligen Hauttyp abgestimmte Creme. Da die Haut tagsüber ihre Ruhephase hat, soll die Tagescreme wie ein Schutzfilm wirken. Aufgabe der Nachtcreme ist es, die Haut während der nächtlichen Aktivitätsphase bei der Ausscheidung von Stoffwechselschlacken und der Aufnahme von Nährstoffen zu unterstützen. Die meisten unserer Cremes eignen sich sowohl für den Tag als auch für die Nacht.

Schnelle Pflegetipps für normale Haut

- Das Gesicht morgens und abends mit Schafgarbentee waschen, dann wird die Haut herrlich klar und weich.

- Für ein natürliches und erfrischendes Gesichtswasser schält man ein Stück Salatgurke, schneidet es klein und presst es durch ein Tuch aus. Den Saft nur frisch verwenden!

Schönheitspackungen aus dem Obstkorb

- Zerdrücken Sie 1 EL Erdbeeren zu Mus und vermischen Sie es mit 1 TL Naturjoghurt. Die Masse auf Gesicht und Hals auftragen, ein feuchtwarmes Tuch darüber legen und ein paar Minuten einwirken lassen. Mit kaltem Wasser abwaschen. Nicht für Allergiker geeignet!

- Eine 10-Minuten-Packung für schöne Haut: Zwei Äpfel fein reiben, etwas Zitronensaft dazugeben und auf das gewaschene Gesicht auftragen. Nach 10 Minuten lauwarm abwaschen.

- Wenn Sie eine Maske auftragen, sparen Sie dabei Augenpartie und Lippen aus.

Was Sie sonst noch für Ihre Schönheit tun können

- So wichtig wie die Pflege von außen sind eine ausgewogene, vollwertige Ernährung, regelmäßige Bewegung an der frischen Luft und ausreichend Schlaf.

- Schlafen Sie auf dem Rücken, das beugt Falten im Gesicht und am Dekolleté vor. Weiche Bettwäsche tut ein Übriges.

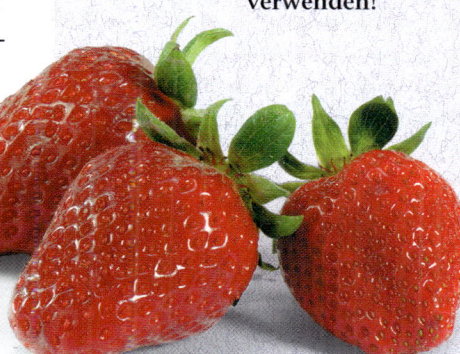

Die Erdbeer-Joghurt-Packung kühlt und beruhigt die Haut in Sekundenschnelle.

Blütenpollen-Mandelkleie-Packung

Blütenpollen sind reich an Vitaminen, Mineralien, Eiweiß und hormonähnlichen Stoffen und lösen sich gut in Flüssigkeiten.

30 g Mandelkleie
20 g Blütenpollen
20 g Honig
20 ml Hamameliswasser
20 ml süßes Mandelöl

Alles zu einem cremigen Brei vermengen. Auf das gereinigte Gesicht, Hals und Dekolleté auftragen, eine Stunde einziehen lassen. Mit warmem Wasser abwaschen.

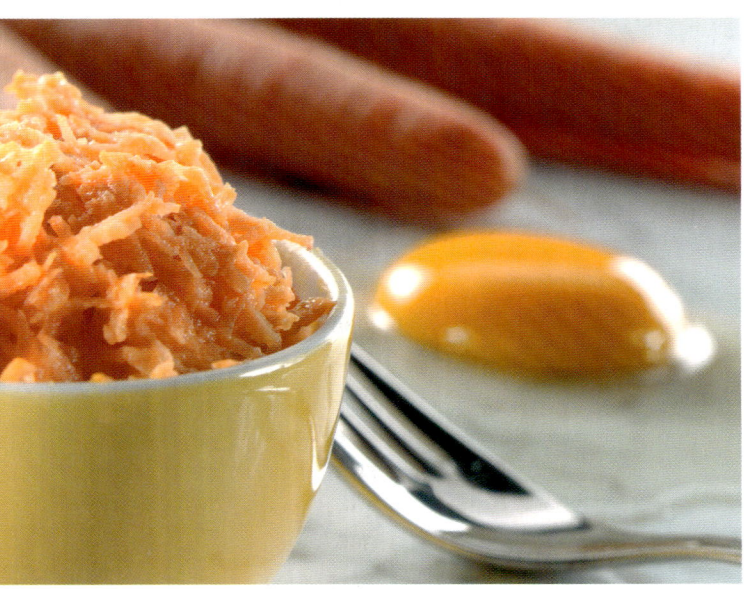

Wenn beim Kochen oder Backen ein Eigelb übrig bleibt, kann man sich mit Mohrrüben und Kartoffelmehl eine pflegende Gesichtspackung herstellen und beispielsweise auflegen, während der Kuchen in der Röhre ist.

Mohrrüben-Kartoffel-Packung

Die pflegende Packung ist schnell zubereitet und eine Wohltat für jeden Hauttyp.

2 Mohrrüben
1 EL Kartoffelmehl
1 Eigelb

Die Mohrrüben reiben, das Kartoffelmehl und das Eigelb dazugeben und gut vermischen. Den Brei sofort auf das gewasche-ne Gesicht, Hals und Dekolleté auftragen und 20 Minuten einziehen lassen. Zunächst mit sehr warmem, dann mit kaltem Wasser abwaschen.

Gesichtsmaske mit Honig und Sahne

Wenn Großmutter ihrer Haut etwas Gutes tun wollte, konnte sie im Nu mit Zutaten aus der Küche eine straffende Maske herstellen.

1 EL Honig
2 EL saure Sahne
etwas Weizenkeimflocken

Den Honig und den Sauerrahm verrühren. Vorsichtig so viel Weizenkeimflocken untermischen, bis eine dickflüssige Masse entstanden ist. Nach der gründlichen Reinigung auf Gesicht, Hals und Brustansatz auftragen, 15 Minuten einwirken lassen und dann mit viel lauwarmem Wasser abwaschen.

Belebende Kompresse

Der aromatisch duftende Dost, auch bekannt als Wilder Majoran, wirkt stimulierend und antiseptisch. Nach der Anwendung werden Sie sich herrlich erfrischt fühlen.

¹/₈ l destilliertes Wasser
20 g Dostkraut
2 EL Zitronensaft
1 feines Mulltuch

Das Wasser zum Kochen bringen und das Kraut damit überbrühen. Zudecken und kalt werden lassen. Durch ein feines Sieb seihen, dabei das Kraut auspressen. Den Zitronensaft zufügen. Das Mulltuch in der kalten Flüssigkeit tränken, leicht ausdrücken und auf das gewaschene Gesicht legen, Mund und Nasenlöcher dabei aussparen. 10 Minuten einwirken lassen.

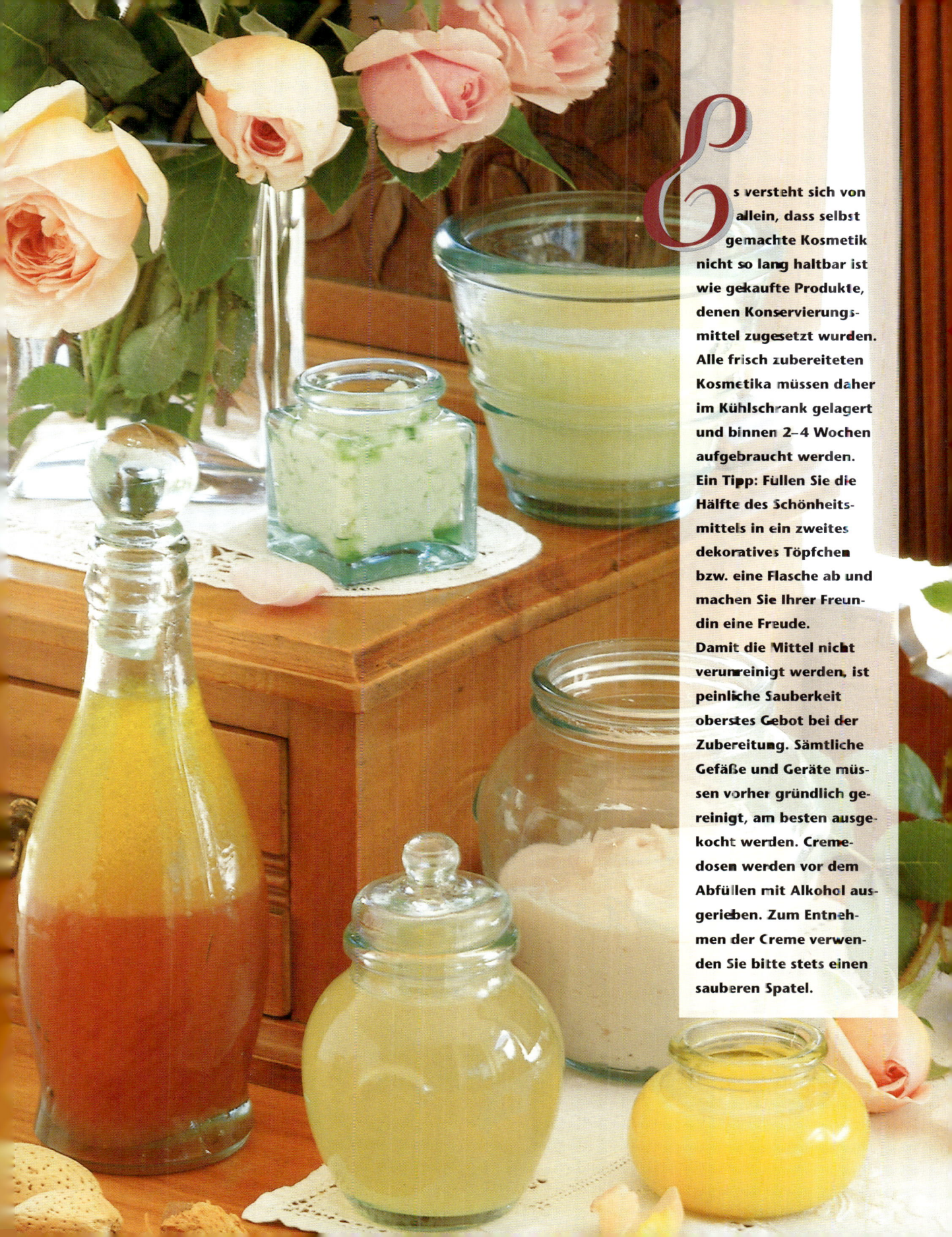

Es versteht sich von allein, dass selbst gemachte Kosmetik nicht so lang haltbar ist wie gekaufte Produkte, denen Konservierungsmittel zugesetzt wurden. Alle frisch zubereiteten Kosmetika müssen daher im Kühlschrank gelagert und binnen 2–4 Wochen aufgebraucht werden. Ein Tipp: Füllen Sie die Hälfte des Schönheitsmittels in ein zweites dekoratives Töpfchen bzw. eine Flasche ab und machen Sie Ihrer Freundin eine Freude.

Damit die Mittel nicht verunreinigt werden, ist peinliche Sauberkeit oberstes Gebot bei der Zubereitung. Sämtliche Gefäße und Geräte müssen vorher gründlich gereinigt, am besten ausgekocht werden. Cremedosen werden vor dem Abfüllen mit Alkohol ausgerieben. Zum Entnehmen der Creme verwenden Sie bitte stets einen sauberen Spatel.

Wie fettige Haut schön matt wird

Das typische Erkennungszeichen fettiger Haut ist der ölige Glanz, in dem das ganze Gesicht „erstrahlt". Die Haut ist dick und in der Regel unempfindlich. Charakteristisch sind auch große Poren, die durch eine erhöhte Talgproduktion zum Verstopfen neigen; nicht selten entwickeln sich daraus Hautunreinheiten. Hier können passende Pflegemittel Abhilfe schaffen, indem sie Poren verkleinern, die Talg vermindern und überschüssiges Fett entfernen (Rezepte für diesen Hauttyp finden Sie ab S. 157).

Eine sorgfältige Reinigung am Morgen und am Abend sowie ein klärendes Gesichtswasser sind bei fettiger Haut besonders wichtig. Die Mittel dürfen aber keinesfalls scharf sein, da dies die Fettproduktion zusätzlich anregen würde.

Wenn fettige Haut regelmäßig und sorgfältig mit einer auf den Hauttyp abgestimmten Reinigungsmilch gewaschen wird, können sich Hautunreinheiten gar nicht erst entwickeln.

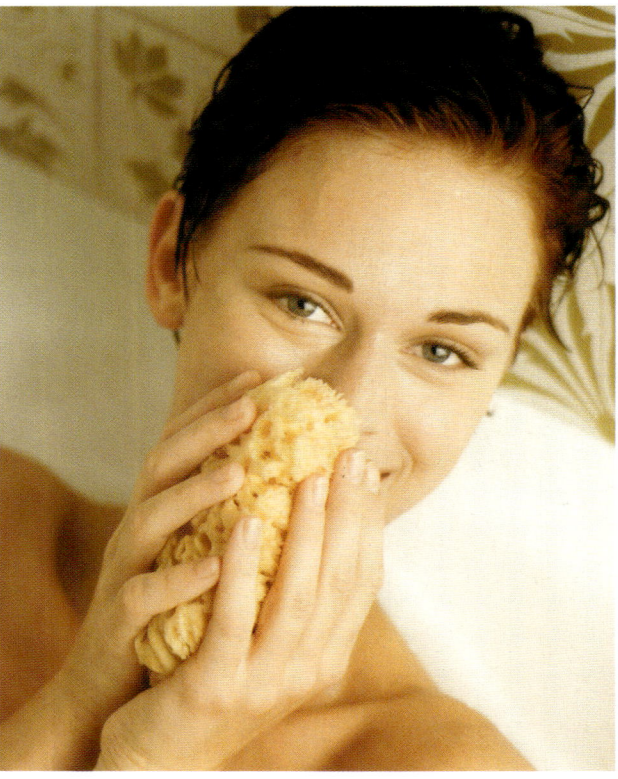

Mandelkleie-Reinigungsmilch

Zur gründlichen Entfernung von Fett, Make-up und Staubpartikeln sollten Sie Ihr Gesicht jeden Abend mit dieser Paste reinigen.

1 Tasse Mandelkleie
1/8 l Vollmilch
15 ml Mandelöl

Alle Zutaten gut verrühren und sogleich auftragen, dabei die empfindliche Augenpartie aussparen. Mit den Fingern leicht kreisend in die Haut einmassieren und mit viel lauwarmem Wasser nachspülen.

Weizenkleie-Reinigung

Unsere Großmütter wussten um die heilenden und lindernden Eigenschaften, die Weizenkleie gerade bei fettiger und zugleich unreiner Haut so wertvoll machen.

2 EL Wasser
1 EL Weizenkleie

Das Wasser erwärmen, die Weizenkleie unterrühren und sofort die Gesichtshaut sanft damit abreiben. Mit reichlich lauwarmem Wasser abspülen.

Salbei-Gesichtswasser

Auf diese Lotion spricht fettige, unreine Haut besonders gut an. Rosmarin reinigt verstopfte Poren, Salbei wirkt antiseptisch.

4 Tropfen Rosmarinöl
20 ml Salbeitinktur
80 ml Hamameliswasser

Das Rosmarinöl in der Salbeitinktur auflösen, das Hamameliswasser dazugießen und alles in einer dunklen Apothekerflasche aufbewahren. Auf einen feuchten Wattebausch träufeln und sanft Gesicht, Hals und Dekolleté damit abreiben.

Kleine Hilfen gegen Talg und große Poren

❧ Fettige, großporige Haut sollte man ab und zu, aber nicht öfter als einmal die Woche, mit einer Zitronenscheibe abreiben. Die Säure zieht die Poren zusammen.

❧ Mit 6 Tropfen Bergamottöl und 4 Tropfen Lavendelöl, die man in 50 ml Quellwasser gibt, kann man sich ein wirksames Gesichtswasser gegen fettige Haut mixen.

Noch ein paar Masken gefällig?

❧ Gegen große Poren wirkt eine Maske aus 3 EL Weizenmehl und 3 EL Joghurt. Die Zutaten gut verrühren und auf Gesicht und Dekolleté auftragen. Wenn die Masse nach etwa 25 Minuten getrocknet ist, mit viel warmem Wasser abreiben.

❧ Bewährt hat sich auch die Sauerkrautauflage. Dazu 200 ml Sauerkrautsaft erwärmen und ein Mulltuch damit tränken. Eine Hand voll rohes Sauerkraut auf dem Gesicht verteilen und mit dem Tuch bedecken. 20 Minuten einziehen lassen, mit lauwarmem Wasser abspülen.

❧ Zu guter Letzt: Einen Apfel schälen, fein raspeln und mit 1 EL Honig vermengen oder 2 EL Weizenkleie in 2 EL Buttermilch rühren. Aufs Gesicht auftragen und 20 Minuten wirken lassen.

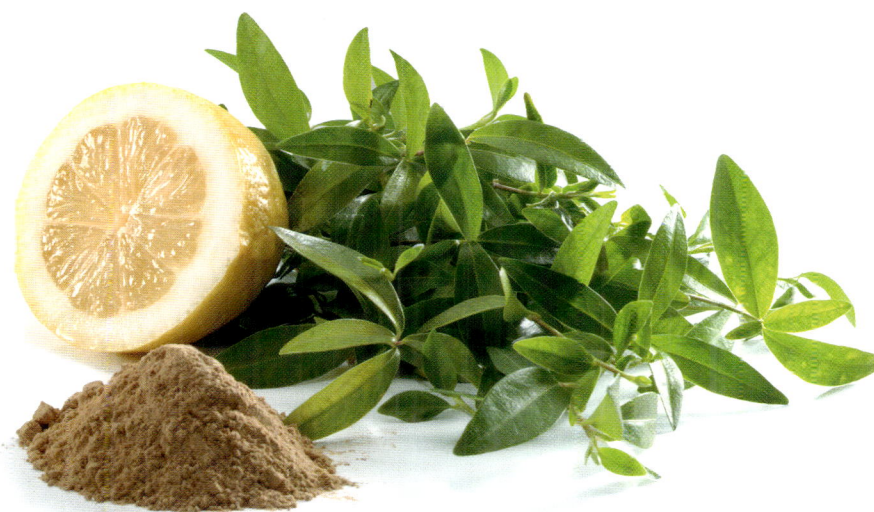

Gesichtslotion mit Immergrün

Diese Lotion ist perfekt auf die Bedürfnisse der fettigen Haut abgestimmt. Immergrün reguliert die Fettabsonderung und beugt Unreinheiten vor. Tonerde entschlackt und strafft die Haut; sie wird unter der Bezeichnung Bolus alba *als feines weißes Pulver in der Apotheke angeboten.*

$^1/_4$ l destilliertes Wasser
30 g Immergrünblätter
15 g Tonerde
20 ml Zitronensaft

Das Wasser und die Immergrünblätter in einen kleinen Topf füllen und 3-mal nacheinander aufkochen, abkühlen lassen und nochmals aufkochen, dann zudecken und kalt werden lassen. Anschließend den Sud durch ein feines Sieb gießen, dabei die Blätter gut ausdrücken. Die pulverige Tonerde behutsam unterrühren, den frisch ausgepressten Zitronensaft dazugeben und alles gut vermengen. In eine dunkle Apothekerflasche abfüllen und kühl lagern. Nach jeder Reinigung auf einen feuchten Wattebausch träufeln und Gesicht, Hals und Dekolleté sanft damit abreiben.

Das himmelblau blühende Immergrün war im Mittelalter Bestandteil manch eines Liebestranks. Während man an den magischen Kräften der Pflanze getrost zweifeln mag, sind ihre medizinischen Heilwirkungen unbestritten.

Die Menge macht's

Damit die Rezepte auch bestimmt gelingen, müssen Sie sich genau an die angegebenen Mengen halten. Am besten verwenden Sie dazu eine Fein- oder Briefwaage.

Huflattichlotion

*Huflattich wird wegen seiner entzündungs-
hemmenden und tonisierenden Eigenschaften geschätzt, die er auch in einem Gesichtswasser entfaltet.*

**1 l Wasser
50 g Huflattichblüten**

Das Wasser zum Kochen bringen, über
die Blüten gießen und 10 Minuten
bedeckt ziehen lassen. Durch ein feines
Sieb abseihen, dabei die Blüten gut ausdrücken. In eine dunkle Apothekerflasche füllen und im Kühlschrank lagern.

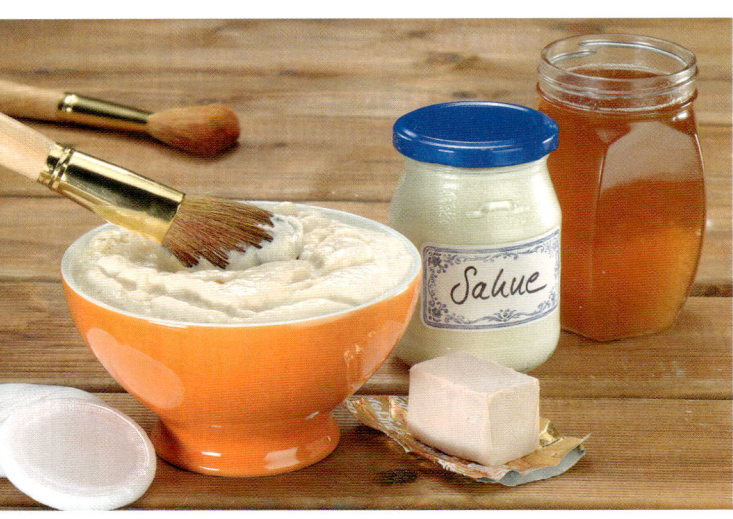

**Dass Bierhefe ein Segen
für fettige Haut ist, war
schon früheren Genera-
tionen bekannt. Geben
Sie Sahne und Honig
hinzu, und Sie haben eine
wunderbare Maske.**

Pfefferminz-Gesichtslotion

*Die Pfefferminze fördert die Durchblutung
und verengt und klärt die Poren fettiger Haut.*

**¹/₄ l Wasser
30 g Pfefferminzblüten und -blätter
50 ml Hamameliswasser**

Das Wasser mit der Pfefferminze aufkochen und 15 Minuten weiterköcheln lassen. Abkühlen und durch einen feinen
Filter abseihen. Mit dem Hamameliswasser in eine dunkle Flasche füllen, gut
durchschütteln und kühl lagern.

Gesichtscreme mit Schafgarbe

*Schafgarbe wirkt stark antiseptisch und lässt
Pickel und Mitesser abheilen. Das Orangenblütenwasser reguliert den Talgfluss. Basiscreme DAC ist in der Apotheke erhältlich.*

**100 ml destilliertes Wasser
15 g Schafgarbenkraut
30 ml Orangenblütenwasser
100 g Basiscreme DAC**

Das Wasser mit dem Kraut erhitzen und
3 Minuten kochen lassen. Zudecken und
kalt werden lassen. Durch ein feines Sieb
filtern, mit dem Orangenblütenwasser
vermischen und langsam unter die
Creme rühren, bis die gewünschte
Konsistenz erreicht ist, dann abfüllen
und kühl aufbewahren.

Orangenmaske für fettige Haut

*Die Orangenmaske fördert die Durchblutung
und normalisiert den Talgfluss. Dass Sie
dafür nur frisch gepressten Orangensaft verwenden, versteht sich von selbst.*

**Saft von ¹/₂ Orange
etwa 8 EL Mehl**

Die Orangenhälfte auspressen und so viel
Mehl hineinrühren, bis eine streichfähige, zähflüssige Paste entsteht. Mit einem
breiten Pinsel auf die gereinigte Haut auftragen und 20 Minuten einwirken lassen.
Mit viel warmem Wasser abwaschen.

Sahne-Hefe-Maske

*In jeder Küche finden sich die Ingredienzien
für diese hautklärende Maske. Die Hefe ent-
fettet die Haut, Sahne und Honig pflegen sie.*

**20 g Bierhefe
20 ml süße Sahne
10 g Honig**

Die Hefe zerbröseln und mit der Sahne verrühren, bis ein cremiger Brei entsteht, dann den Honig untermischen. Auf das feuchte Gesicht, Hals und Dekolleté auftragen und 20 Minuten wirken lassen. Mit reichlich warmem Wasser abspülen.

Maske mit Leinsamen

Diese Maske überzeugt: Während Gänseblümchen die Talgproduktion normalisieren, wirkt der Schleim eingeweichter Leinsamen Entzündungen entgegen.

2 EL Leinsamen
etwas destilliertes Wasser
$^1/_8$ l Wasser
1–2 EL Gänseblümchenblüten
1 weiches Mulltuch

Die Leinsamen fein schroten, mit etwas destilliertem Wasser vermengen und quellen lassen. $^1/_8$ l Wasser aufkochen, über die Gänseblümchen gießen, ziehen lassen und nach 10 Minuten abseihen. Die Leinsamenmaske auf das Gesicht auftragen, das Mulltuch mit dem Gänseblümchentee tränken, darüber legen und 20 Minuten ziehen lassen, abwaschen.

Gesichtsdampfbad

Die feuchte Wärme des Dampfbads öffnet die Poren, erleichtert den Talgabfluss und trägt so zur Hautreinigung bei.

5 l Wasser
2–3 Hand voll getrocknete Pfefferminz-
oder Salbeiblätter

Das Wasser zum Kochen bringen und damit die Kräuter überbrühen. Sich mit dem Gesicht über den dampfenden Topf beugen, dabei ein Handtuch wie ein Zelt über dem Kopf ausbreiten, damit kein Dampf entweicht. Nach 10–15 Minuten

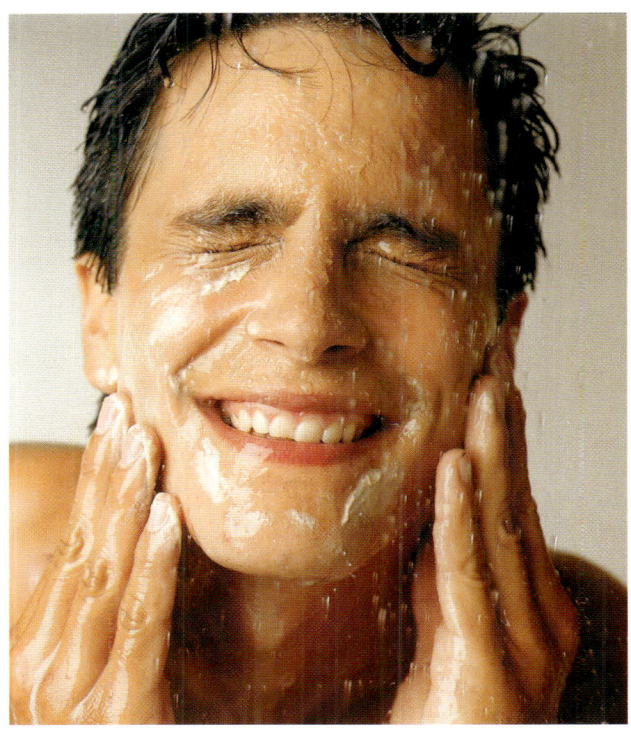

den Schweiß mit einem weichen Tuch abtupfen und das Gesicht mit kaltem Wasser abspritzen.

Kräuterkompresse

Die Kompresse erweicht die Hornschicht der Haut und reinigt die Poren. Rosmarin bzw. Huflattich wirken zusammenziehend und antiseptisch und vermindern die überschüssige Talgabsonderung fettiger Haut.

2 l Wasser
2 Hand voll Rosmarin oder Huflattich
1 feines Mulltuch

Das Wasser zum Kochen bringen und über die Kräuter gießen, von denen man Blüten und Blätter verwendet. 10 Minuten ziehen lassen, dann durch ein Sieb abseihen. Ein sauberes Tuch in die Flüssigkeit tauchen, gut ausdrücken und auf das gereinigte Gesicht legen. 5–10 Minuten einwirken lassen, nicht abspülen.

Die Zeiten sind vorbei, als Gesichtspflege mit Reinigungsmilch und anderen Produkten der Damenwelt vorbehalten war. Männerhaut lässt sich mindestens genauso gern verwöhnen.

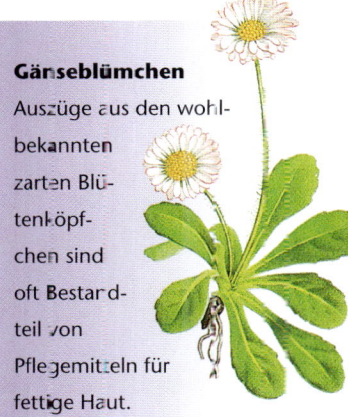

Gänseblümchen
Auszüge aus den wohlbekannten zarten Blütenköpfchen sind oft Bestandteil von Pflegemitteln für fettige Haut.

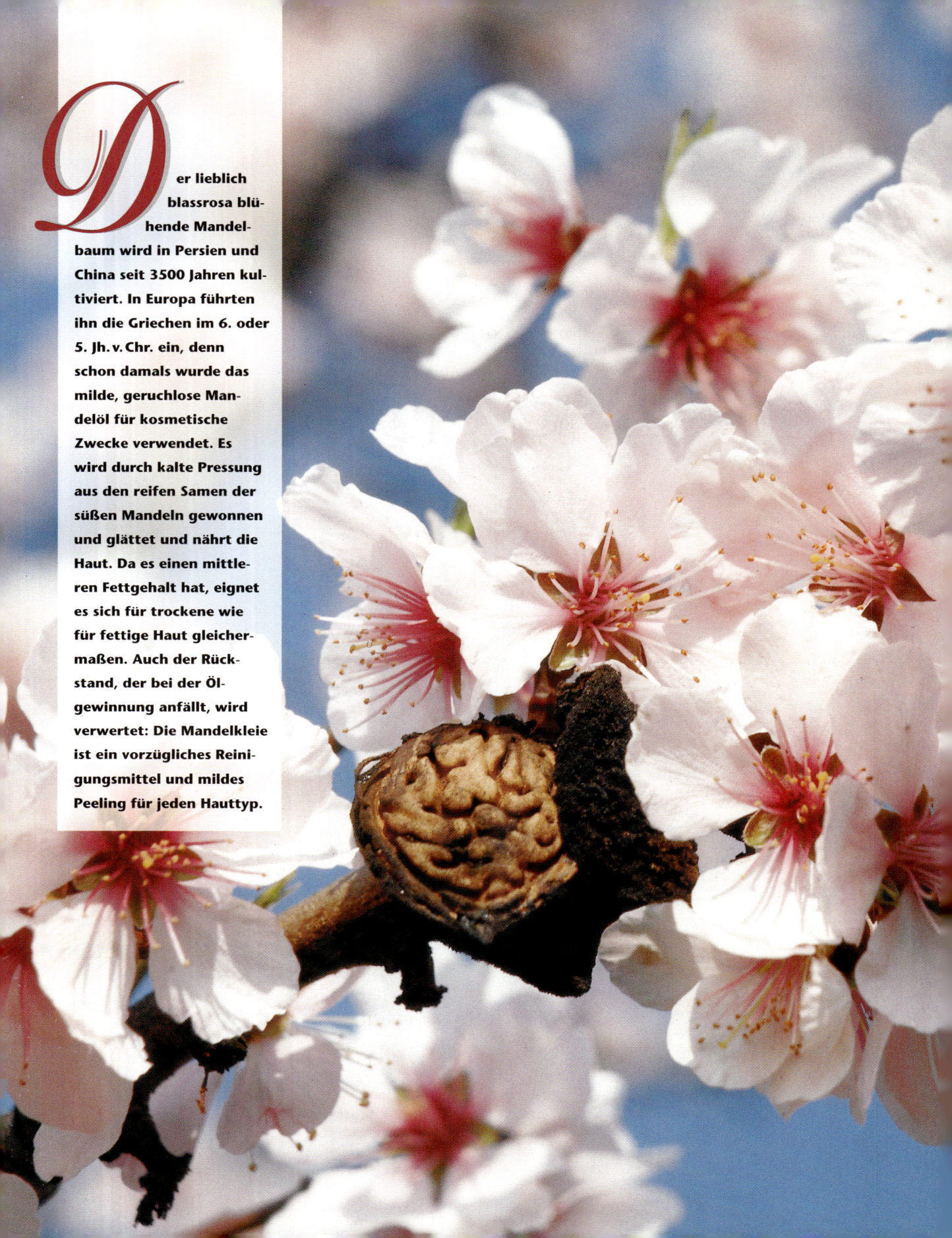

Der lieblich blassrosa blühende Mandelbaum wird in Persien und China seit 3500 Jahren kultiviert. In Europa führten ihn die Griechen im 6. oder 5. Jh. v. Chr. ein, denn schon damals wurde das milde, geruchlose Mandelöl für kosmetische Zwecke verwendet. Es wird durch kalte Pressung aus den reifen Samen der süßen Mandeln gewonnen und glättet und nährt die Haut. Da es einen mittleren Fettgehalt hat, eignet es sich für trockene wie für fettige Haut gleichermaßen. Auch der Rückstand, der bei der Ölgewinnung anfällt, wird verwertet: Die Mandelkleie ist ein vorzügliches Reinigungsmittel und mildes Peeling für jeden Hauttyp.

Neue Spannkraft für trockene Haut

Die Talgdrüsen der trockenen Haut produzieren zu wenig Fett, wodurch diese an Geschmeidigkeit einbüßt. Sie spannt, ist glanzlos und wirkt beansprucht, und es fehlt ihr an Elastizität. Obwohl die dünne und feinporige Haut zart aussieht, fühlt sie sich rau an und schuppt leicht. Außerdem ist sie empfindlich gegen Witterungseinflüsse, und ihre Abwehr ist geschwächt. All dies hat zur Folge, dass sie frühzeitig altert. Ältere Haut neigt zu Rötungen und geplatzten Äderchen.

Schutzbarriere aus Fett

Pflegepräparate für die trockene Haut müssen die Versorgung mit Fett verbessern, um die Haut vor dem Austrocknen zu schützen und gegen schädliche Umwelteinflüsse zu wappnen. Eine gute Fettcreme ist das A und O für diesen Hauttyp, tagsüber ebenso wie nachts, wenn die Zellerneuerung stattfindet.

Reinigungsmilch mit Mandel- und Avocadoöl

Avocado- wie Mandelöl haben eine ähnliche Konsistenz wie natürliches Hautfett und können sich daher leicht mit ihm verbinden. Beide Öle sind zwar teuer, doch Ihre trockene Haut wird es Ihnen danken, wenn sie schon bei der Reinigung damit verwöhnt wird.

100 ml Rosenwasser
1 EL Honig
20 g Trockenmilchpulver
20 ml süßes Mandelöl
20 ml Avocadoöl

Das Rosenwasser etwas erwärmen, den Honig und das Trockenmilchpulver darin auflösen und das Mandel- und Avocadoöl hinzufügen. Alles in eine dunkle Glas-

flasche abfüllen und gut durchschütteln. Im Kühlschrank aufbewahren. Gesicht, Hals und Brustansatz morgens und abends mit der Reinigungsmilch massieren und diese anschließend mit einem feuchten Wattebausch entfernen.

Gesichtswasser für empfindliche trockene Haut

Nach dem Waschen belebt eine Nachreinigung mit Rosenwasser und Ringelblume. Beides können Sie sich in der Apotheke auch gleich mischen und abfüllen lassen.

90 ml Rosenwasser
10 ml Ringelblumentinktur

Das Rosenwasser und die Ringelblumentinktur in eine dunkle Flasche abfüllen, gut durchschütteln und kühl lagern. Nach der Reinigung ein paar Spritzer auf einen Wattebausch geben und Gesicht, Hals und Dekolleté behutsam abtupfen.

Gute Allgemeinbildung

Frauen früherer Generationen waren in der Herstellung von Schönheitspräparaten bestens unterrichtet und geübt.

Im 16./17. Jh. waren umfassende theoretische und praktische Kenntnisse über Kosmetika und deren Zubereitung in besseren Kreisen selbstverständlicher Bestandteil der Ausbildung junger Frauen. An Fürstenhöfen gab es eigene Trockenräume für Heilpflanzen, und in den hauseigenen Laboratorien stellte man Arzneimittel und Kosmetika her. Doch selbst von „gewöhnlichen" Hausfrauen wurde erwartet, dass sie nicht nur leckere Speisen, sondern auch wirksame Schönheitsmittel selbst zubereiten konnten.

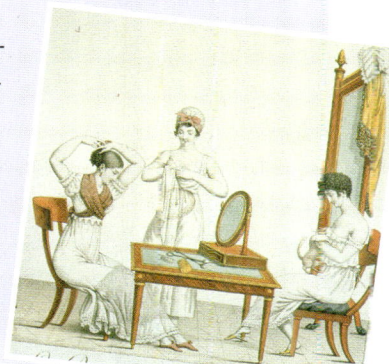

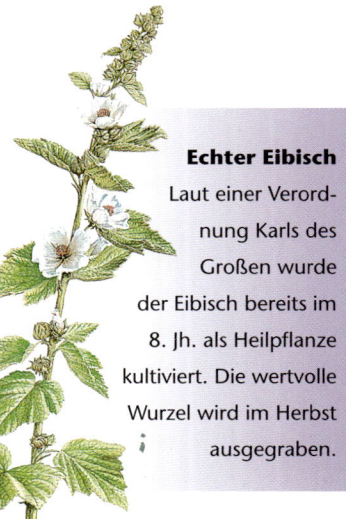

Echter Eibisch

Laut einer Verordnung Karls des Großen wurde der Eibisch bereits im 8. Jh. als Heilpflanze kultiviert. Die wertvolle Wurzel wird im Herbst ausgegraben.

Wenn Sie für Kosmetikpräparate verderbliche Naturprodukte verwenden, sollten Sie nur kleine Mengen zubereiten, die schnell aufzubrauchen sind.

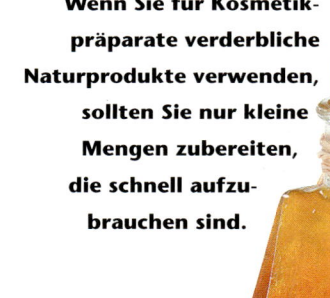

Gurken-Zitronen-Lotion für beanspruchte Haut

Das Pektin der Gurke, die Vitamine der Karotte und Zitrone und das Mandelöl ergeben eine wohltuende Lotion.

¹/₂ Salatgurke
30 ml süßes Mandelöl
Saft von ¹/₂ Zitrone
60 ml Karottensaft

Die Gurke schälen und fein raspeln. Durch ein feines Küchensieb auspressen. Gurkensaft, Öl und die frisch gepressten Säfte in eine dunkle Flasche füllen. Kühl lagern und vor Gebrauch jedes Mal gut schütteln. Nach der Grundreinigung auf einen feuchten Wattebausch geben und die Haut abreiben.

Eibischcreme

Die Wurzel des Echten Eibisch liefert einen wertvollen Schleim, der Feuchtigkeit spendet und trockene Haut beruhigt.

30 g gehackte Eibischwurzel
80 ml destilliertes Wasser
20 g Honig
100 g Basiscreme DAC

Den Eibisch 2 Stunden im Wasser einweichen lassen.

Dann auf kleiner Flamme 5 Minuten leicht köcheln, aber keinesfalls aufkochen lassen. Wenn der Absud erkaltet ist, durch ein feines Sieb filtern, dabei die Wurzeln gut auspressen. Den Honig im Sud auflösen, das Ganze unter die Basiscreme rühren und die Creme in ein Porzellandöschen abfüllen.

Kamillen-Geranien-Creme

Die ätherischen Öle von Kamille und Geranie verbessern die Struktur trockener Haut.

25 g Lanolin
25 g reine Vaseline
3 Tropfen Kamillenöl
3 Tropfen Geranienöl

Das Lanolin und die Vaseline in einer Schale mischen, die Öle dazugeben und so lange verrühren, bis eine geschmeidige Creme entstanden ist. In ein Töpfchen abfüllen und kühl lagern.

Jojobacreme

Schon die Indianer verwendeten das aus der Nuss der Wüstenpflanze Simmondsia chinensis *gewonnene Jojobaöl zu Heilzwecken.*

3 g Bienenwachs
10 g Lanolinanhydrid
3 g Kakaobutter
30 ml Jojobaöl
40 ml Orangenblütenwasser
3 Tropfen Orangenblütenöl

In einem Topf Wasser zum Kochen bringen. Das Bienenwachs, das Lanolinanhydrid und die Kakaobutter im Wasserbad schmelzen. Das Jojobaöl zufügen und alles auf 60°C erwärmen. In einem Extratopf das Blütenwasser auf 60°C erwärmen, dann mit dem Handrührgerät auf kleinster Stufe unter die Fette rühren. Sobald die Creme hand-warm ist, das Blütenöl zufügen und so lange rühren, bis die Creme erkaltet ist. In ein verschließbares Töpfchen füllen und kühl lagern.

Erdnusspackung

Erdnussöl versorgt die Haut mit viel Vita-min E und ungesättigten Fettsäuren.

**2 EL Erdnussöl
1 Eigelb
1/2 TL Honig
1 Spritzer Zitronensaft**

Das Öl tropfenweise mit dem Handrühr-gerät ins Eigelb rühren. Den Zitronensaft und den Honig unterrühren. Mit einem Backpinsel auf der Haut verstreichen und 30 Minuten einwirken lassen. Mit einem feuchtwarmen Tuch abnehmen.

Johanniskrautöl-Packung

Die Packung ist ideal für sensible trockene Haut und bewahrt ihre Elastizität.

**2 EL Johanniskrautöl
1 Eigelb
1 Spritzer Zitronensaft**

Das zimmerwarme Öl mit dem elektri-schen Handrührgerät tropfenweise in das Eigelb einrühren, bis eine feste Emulsion entstanden ist, und dann den Zitronen-saft zufügen. Auf das gereinigte Gesicht auftragen, 30 Minuten einwirken lassen und schließlich mit viel lauwarmem Wasser abspülen.

Maske mit Quark und Petersilie

Aus Quark und Petersilie kann man nicht nur einen guten Brotaufstrich, sondern auch eine erfrischende Gesichtsmaske zubereiten.

**2 EL Honig
1 EL Quark
1 Bund Petersilie**

Den flüssigen Honig mit dem Quark ver-mischen. Die Petersilie fein hacken und unter die Masse rühren. Auf das Gesicht auftragen und 25 Minuten einwirken las-sen. Mit viel warmem Wasser abspülen.

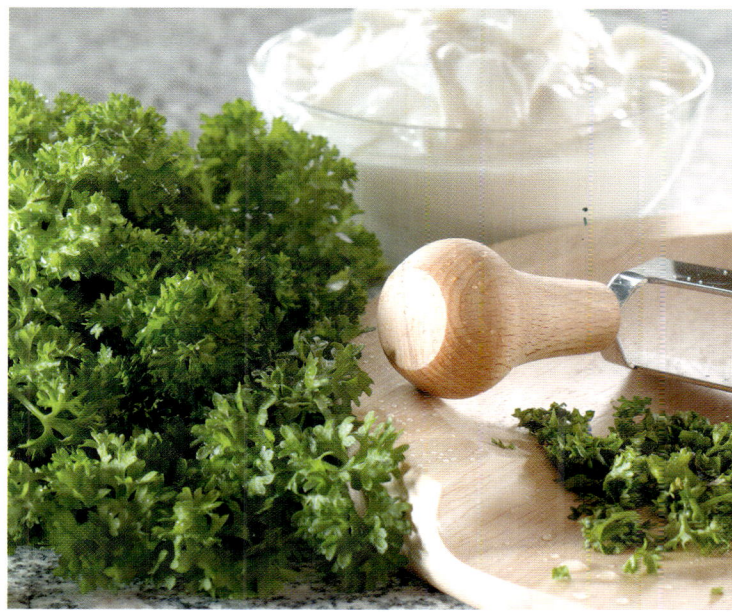

Kamillenkompresse

Wer den Geruch der Kamille nicht mag, kann stattdessen getrocknete Lavendel- oder Lindenblüten verwenden.

**1/2 l Wasser
2 EL getrocknete Kamillenblüten
2 feine Mulltücher**

Das Wasser zum Kochen bringen, die Kamille überbrühen und alles 15 Minu-ten ziehen lassen. Durch ein feines Sieb pressen. Erst ein Tuch mit dem warmen Aufguss tränken, ausdrücken und etwa 10 Minuten auf das gereinigte Gesicht legen, dann das zweite Tuch mit kaltem Wasser noch 5 Minuten auflegen.

Wenn Sie sich mit einer Schönheitsmaske verwöh-nen, lassen Sie sich Zeit bei der Zubereitung, und sorgen Sie für eine ange-nehme Umgebung, in der Sie sich entspannen und die Seele baumeln lassen können.

Duftende Allzweckcreme

Im Mittelpunkt dieses Rezepts steht das Naturprodukt Bienenwachs, das wie Honig oder Gelée royale aus der jahrhundertealten „Apotheke des Imkers" stammt.

Die heilende, schützende und pflegende Wirkung von Bienenwachs ist schon sehr lange bekannt. Früher wurde es z. B. von Landfrauen benutzt, zur Handpflege und zugleich als Schutz vor der Beanspruchung durch die Feldarbeit. Außerdem wurde es wegen seiner Reinheit und seines Duftes geschätzt und war daher kostbar. Heute ist es im Reformhaus, in der Drogerie oder beim Imker erhältlich, und wer aus Bienenwachs Kerzen machen will, bekommt z. B. Wachsplatten auch in Bastelläden. Schließlich kann man es selbst gewinnen, sofern man einen Bienenstock besitzt und bereit ist, einen Teil des Honigs zu opfern – Bienen verbrauchen immerhin 5 kg Honig, um 500 g Wachs zu produzieren. Zur Wachsherstellung löst der Imker den Honig aus der Wabe, spült diese unter fließendem Wasser aus, legt sie in einen Topf und gibt zwei Tassen Wasser zu, damit das Wachs bei der folgenden Behandlung kein Feuer fängt. Der Topf wird langsam erhitzt, bis die Wabe schmilzt; dann lässt man das Wachs eine Stunde lang kochen. Das heiße Wachs wird anschließend durch ein Mulltuch in eine Schale mit kaltem Wasser gegossen, um Verunreinigungen herauszufiltern. Es besitzt jetzt eine gelbe bis braune Farbe. Zur Verwendung in Cremes wird Wachs gebleicht. Das in dem Rezept zugesetzte Rosenwasser ist ein ausgezeichnetes Hauttonikum. Es schont empfindliche Haut, da es keinen Alkohol enthält. Probieren Sie es aus, und erleben Sie, wie gut sich Ihre Haut nach kurzer Zeit anfühlt.

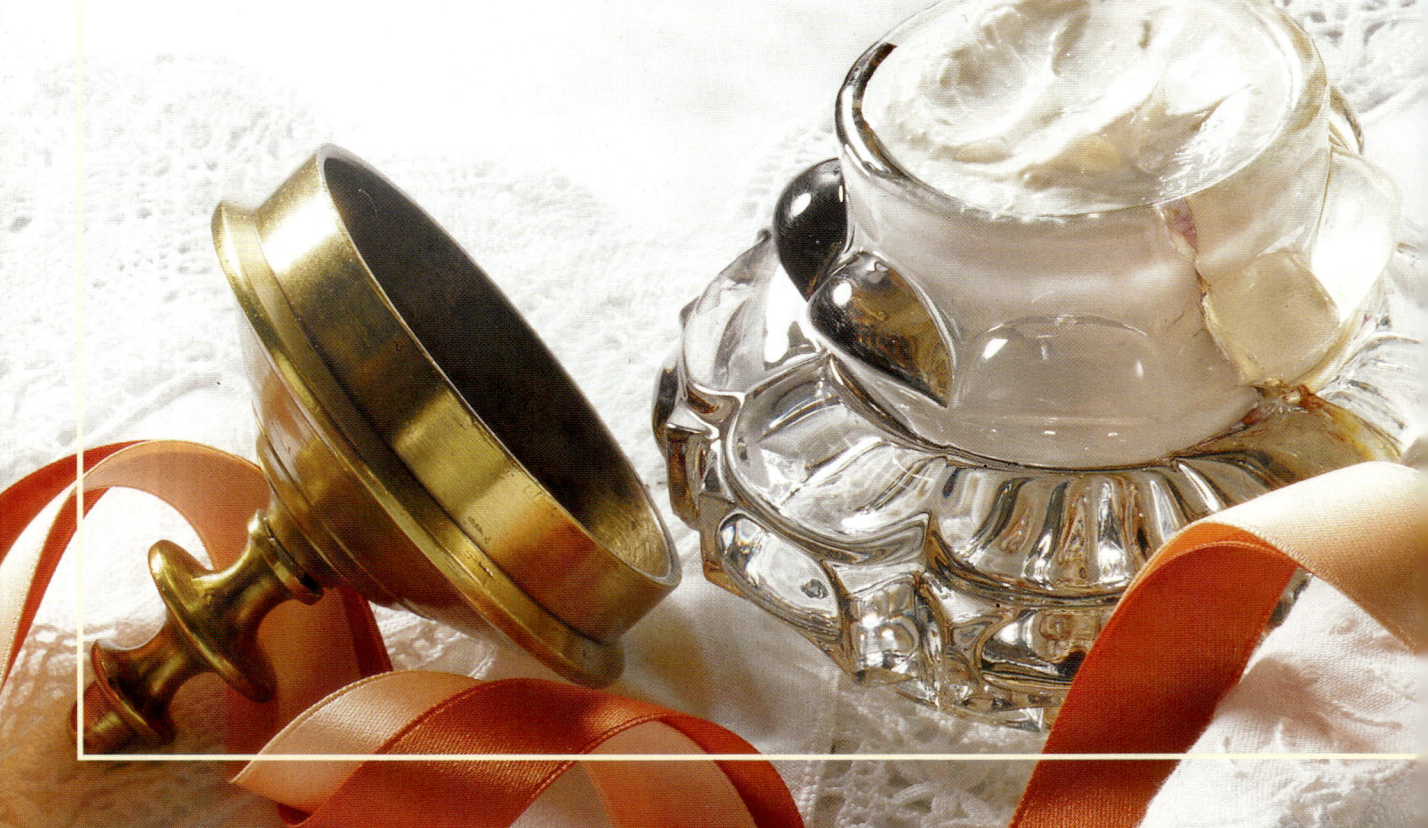

Allzweckcreme – so wird sie gemacht

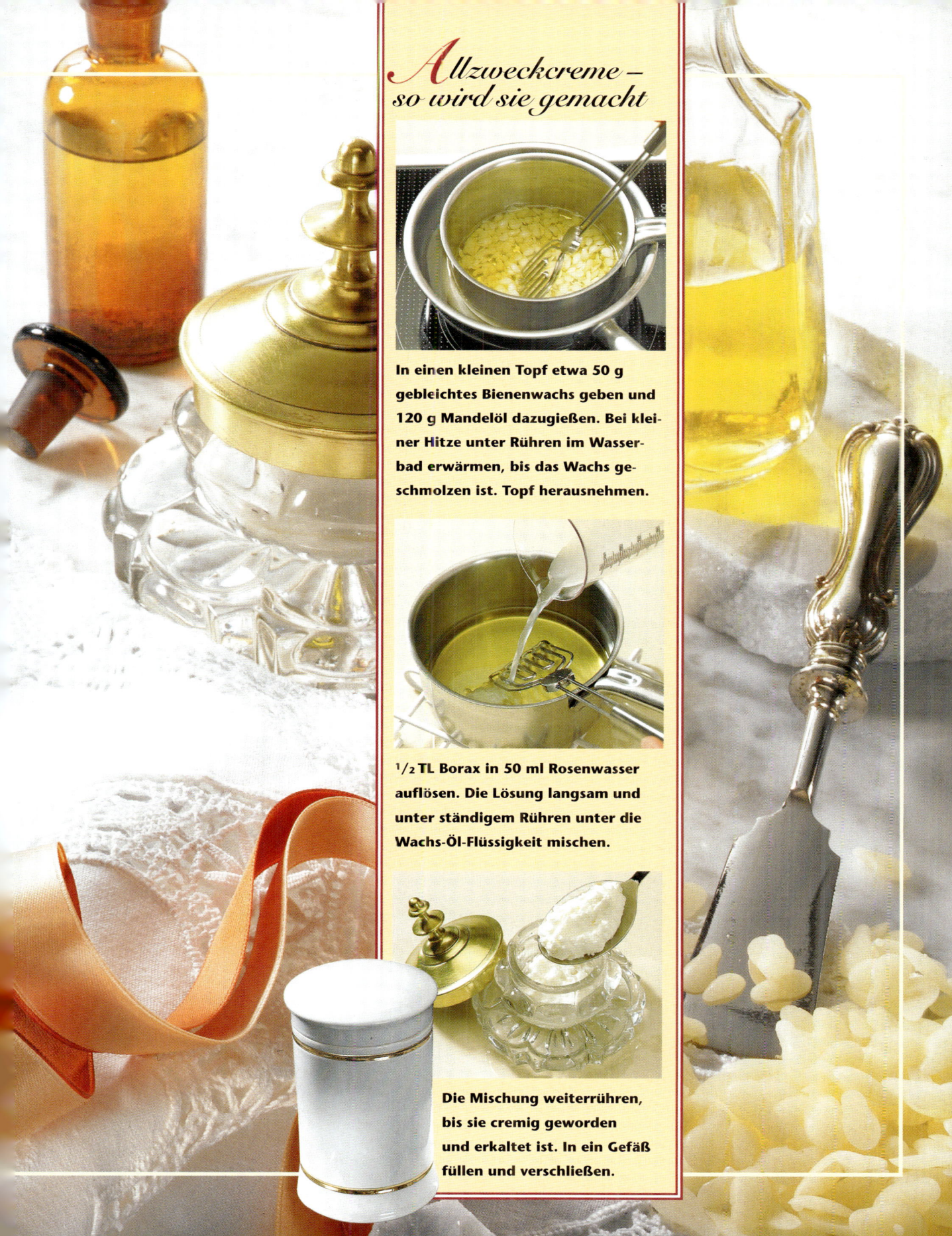

In einen kleinen Topf etwa 50 g gebleichtes Bienenwachs geben und 120 g Mandelöl dazugießen. Bei kleiner Hitze unter Rühren im Wasserbad erwärmen, bis das Wachs geschmolzen ist. Topf herausnehmen.

$^1/_2$ TL Borax in 50 ml Rosenwasser auflösen. Die Lösung langsam und unter ständigem Rühren unter die Wachs-Öl-Flüssigkeit mischen.

Die Mischung weiterrühren, bis sie cremig geworden und erkaltet ist. In ein Gefäß füllen und verschließen.

Die besonderen Bedürfnisse reifer Haut

Älter werden ist ein natürlicher Entwicklungsvorgang, den es in Gelassenheit anzunehmen gilt. Wie im Körper hinterlassen die Jahre auch auf der Haut sicht-

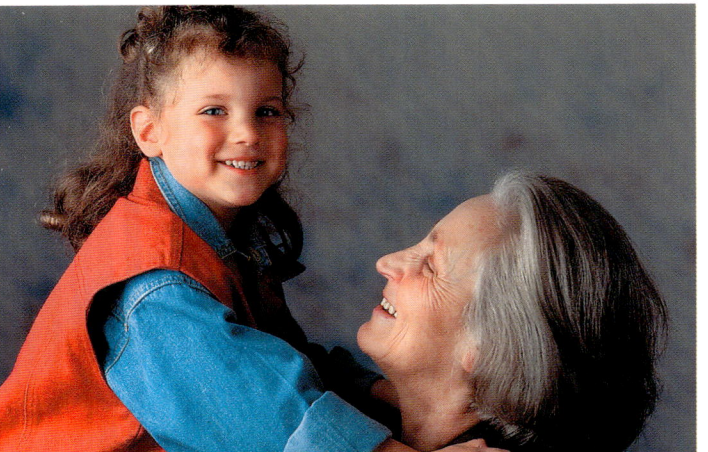

Schönheit ist keine Frage des Alters. Mimikfältchen beispielsweise verleihen dem Gesicht mehr Ausdruck und eine ganz besondere Anziehungskraft. Mit der richtigen Pflege kann man sich in jedem Alter ein vitales, strahlendes Aussehen bewahren.

bare Spuren. Es bilden sich Fältchen und Falten, und die Spannkraft des Gewebes lässt nach. Durch bestimmte Umstände kann dieser Prozess beschleunigt werden, etwa durch ausgiebige Sonnenbäder, eine nachlässige Schönheitspflege oder eine ungesunde Lebensweise mit zu wenig Schlaf und Bewegung und zu viel Alkohol und Nikotin.

In jedem Fall stellt reife Haut höhere Ansprüche an die Pflege als junge. Die aufbauenden natürlichen Schönheitsmittel nach alten Rezepten vermögen Falten zwar ebenso wenig wegzuzaubern wie teure Kosmetika, auch wenn die Werbung dies häufig verspricht. Sehr wohl aber können Hautpflegemittel vorhandene Fältchen mildern, die Faltenneubildung verlangsamen und die Gesichtskonturen straffen. Segensreiche Dienste leisten reichhaltige Nachtcremes; sie unterstüt-

zen den natürlichen Regenerationsprozess der Haut und laden sie mit neuer Energie auf. Oft enthalten sie wertvolle Pflanzenöle, die reich an essenziellen Fettsäuren sind und der Haut Geschmeidigkeit schenken.

Reinigungsmilch mit Gurke

Die erfrischende, straffende Gurkenmilch befreit schlecht durchblutete reife Haut von den Verunreinigungen des Tages und bereitet sie auf die nachfolgende Pflege vor.

1/2 Salatgurke
40 ml Rosenwasser
30 ml Glyzerin

Die Gurke auf der Reibe fein hobeln und durch ein Leinentuch pressen. Den so entstandenen Saft mit den anderen Zutaten in eine dunkle Apothekerflasche abfüllen, gut durchschütteln, kühl lagern und binnen einer Woche aufbrauchen.

Hopfen-Gesichtslotion

Wie eine Verjüngungskur wirkt dieses Tonikum. Hopfen hat sich in Schönheitsmitteln für erschöpfte, schlaffe Haut bestens bewährt.

30 g Hopfendolden
200 ml destilliertes Wasser
40 ml Rosenwasser
30 ml 50%iger Alkohol

Den Hopfen mit dem destillierten Wasser bei mittlerer Hitze kochen. Nach 15 Minuten zudecken und erkalten lassen. Dann durch ein feines Sieb filtern, dabei den Pflanzenrückstand gut auspressen. Mit den anderen Zutaten in eine dunkle Flasche abfüllen, kräftig schütteln und kühl lagern. Nach der Reinigung auf einen feuchten Wattebausch geben und die Haut sanft damit abreiben.

Nährendes Gesichtsöl für die ältere Haut

Da Weizenkeimöl reich an Vitamin E ist, einem natürlichen Antioxidans, wirkt es der Hautalterung effektiv entgegen. Auch die ätherischen Öle fördern die Zellerneuerung.

50 ml süßes Mandelöl
1 TL Weizenkeimöl
15 Tropfen Lavendelöl
10 Tropfen Weihrauchöl
3 Tropfen Neroliöl

Sämtliche Öle gut vermischen und in ein dunkles Fläschchen abfüllen. Abends nach gründlicher Reinigung leicht in Gesicht, Hals und Dekolleté einmassieren.

Rosskastanien-Mandel-Creme

Die Rosskastanie hat in der Kosmetik eine lange Tradition; bereits in der Antike wusste man um ihre hautstraffenden Eigenschaften.

100 g geschälte Rosskastanien
50 ml Jojobaöl
50 ml Hamameliswasser
1 EL Zitronensaft
150 g Basiscreme DAC

Die Kastanien im Mixer pürieren oder auf der Reibe hobeln. Das Jojobaöl unterrühren, das Hamameliswasser und den frisch gepressten Zitronensaft zufügen. Das Ganze mit der Basiscreme vermischen und in ein Porzellantöpfchen abfüllen.

Ölwickel für den Hals

Ein wöchentlicher Ölwickel regeneriert faltige und schlaffe Haut am Hals. Diese Öle stehen zur Wahl: Weizenkeim-, Mandel-, Avocado-, Sonnenblumen- oder Klettenwurzelöl.

3 TL Pflanzenöl
3 TL Honig

Das Öl und den Honig leicht anwärmen, verrühren und mit einem breiten Pinsel auftragen. Den Hals mit einem feuchten Frotteetuch bedecken und eine Stunde einwirken lassen. Nicht abwaschen.

Eigelb-Creme-Packung

Aus Großmutters selbst gemachten Hautcremes für reife Haut lassen sich herrlich pflegende Packungen bereiten. Eigelb gilt schon seit alters als Schönheitsspender.

1 Eigelb
1 Spritzer Zitronensaft
etwas selbst bereitete Hautcreme

Das Eigelb gut mit dem Zitronensaft verrühren und so viel Hautcreme dazugeben, dass eine streichfähige Paste entsteht. Mit einem Pinsel fingerdick auf Gesicht, Hals und Dekolleté verstreichen. Nach einer Einwirkzeit von 30 Minuten mit einem feuchtwarmen Tuch abnehmen, nicht mit Wasser abwaschen.

Rosskastanie
Mehl oder Brei aus den Früchten wirkt bei Hautproblemen wie Couperose gefäßverengend und entzündungshemmend.

Training für den Hals

Schon früher umfassten Gymnastikprogramme auch Übungen für den Hals. Wir stellen zwei zeitgemäße Übungen gegen schlaffe Haut und Doppelkinn vor:

• Flach auf den Rücken legen und die Hände auf der Stirn falten. Beim Ausatmen den Kopf gegen den Widerstand der Hände hochheben, die Spannung kurz halten, einatmen und die Spannung wieder lösen. Täglich 5-mal.
• Mit der rechten Hand über den Kopf ans linke Ohr fassen und den Kopf nach links drücken, die Spannung kurz halten und entspannen. Mit der linken Hand entsprechend verfahren.

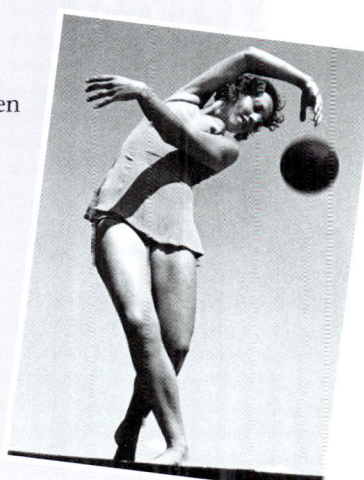

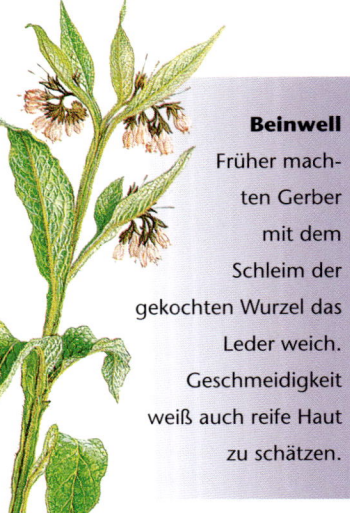

Beinwell

Früher machten Gerber mit dem Schleim der gekochten Wurzel das Leder weich. Geschmeidigkeit weiß auch reife Haut zu schätzen.

Himbeeren enthalten Vitamin A und C sowie Pektine. Sie erfrischen, zu einer Maske verarbeitet, müde Haut garantiert.

Straffende Himbeermaske

Schlaffe, müde Haut wird mit dieser Maske wieder schön straff und geschmeidig.

*100 g frische Himbeeren
20 g Mandelkleie
20 g Honig
1 Eigelb*

Die Früchte zu Mus zerdrücken und mit den restlichen Zutaten gut mischen. Die Paste auf Gesicht und Hals auftragen und mindestens 30 Minuten einziehen lassen. Mit lauwarmem Wasser abspülen.

Borretschkompresse

Die Kompresse, für die Sie auch Zinnkraut nehmen können, belebt müde, welke Haut.

*2 l Wasser
2 Hände voll Borretschblätter
1 feines Mulltuch*

Das Wasser zum Kochen bringen, die Borretschblätter damit überbrühen und 10 Minuten ziehen lassen. Abseihen, das Tuch im warmen Aufguss tränken und 5–10 Minuten auflegen.

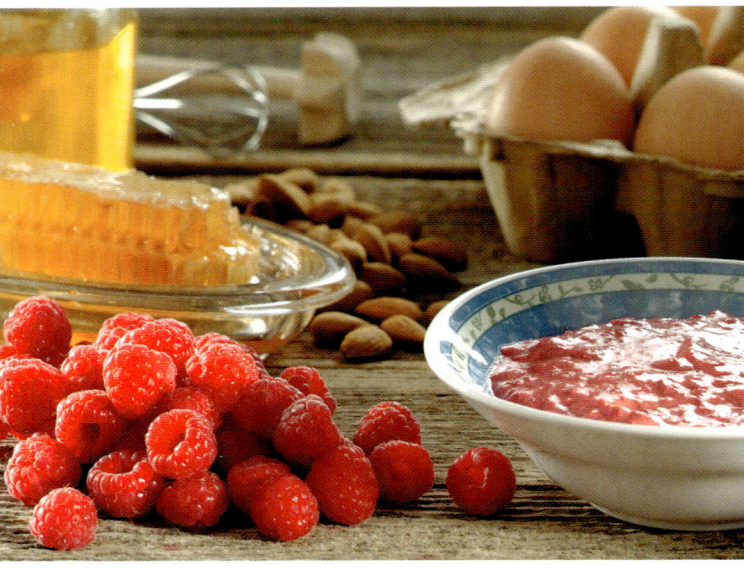

Der gute Rat

Nicht verzagen – es gibt Hilfe bei Falten!

- Beinwell bewahrt das jugendliche Aussehen der Haut. 2 TL gehackte Wurzel in $^1/_4$ l kaltes Wasser legen, aufkochen und 15 Minuten sieden lassen. 1 EL des Absuds einer Gesichtsmaske zusetzen.

- Dies versorgt die Haut mit viel Feuchtigkeit: 3 geschälte rohe Kartoffeln reiben und auf das gereinigte Gesicht auflegen. Nach 20 Minuten abspülen.

- Halsringe müssen nicht sein. Vergessen Sie Ihren Hals daher bei der Gesichtspflege nicht. Da die Haut am Hals dicker als im Gesicht ist, verträgt sie reichhaltigere Präparate.

- Vitamin E wehrt in Verbindung mit Vitamin C freie Radikale ab und verhindert so vorzeitiges Altern. Achten Sie auf ausreichende Zufuhr über die Ernährung, z. B. durch Salate mit einem Dressing aus kaltgepresstem Pflanzenöl.

So sehen Sommersprossen alt aus

- Betupfen Sie unerwünschte Sommersprossen täglich mit dem frischen Saft von Petersilie, Löwenzahn, Echter Brunnenkresse oder Zitrone.

- Eine Hand voll grüne Sellerieblätter mit kochendem Wasser überbrühen. Abkühlen lassen, dann die Blätter aufs Gesicht legen. Einwirkzeit 10 Minuten.

Wenn Sommersprossen allzu keck werden

Bei den Pünktchen, die sich bei manchen Menschen im Gesicht, am Dekolleté, auf Händen, Armen und Schultern tummeln, handelt es sich um eine Pigmentstörung. Während bei den meisten Menschen unter Sonneneinstrahlung in der Oberhaut hochwertiges dunkles Melanin produziert wird, wird in sehr heller, empfindlicher Haut minderwertiges Melanin gebildet, das sich in kleinen hellbraunen Flecken sammelt und kaum Schutz vor schädlichen Strahlen bietet. Heutzutage werden Sommersprossen längst nicht mehr als Schönheitsmakel gesehen, doch wer sich trotzdem daran stört, braucht nur in alten Quellen zu stöbern. Unsere Großmütter kannten so manches sanfte Mittel, das die Flecken wirksam abschwächt. Wer sie nur zeitweise verschwinden lassen möchte, kann sie mit getöntem Abdeckstift und Make-up überschminken.

Löwenzahnwaschung

Wenn Sie sich zweimal täglich mit dem Absud waschen, bleichen die Sommersprossen mit der Zeit aus.

50 g Löwenzahnblüten
1 l Wasser

Die Blüten mit dem kalten Wasser in einen Topf geben, aufkochen und mit Deckel 30 Minuten kochen lassen. Abseihen und in eine dunkle Flasche abfüllen.

Zitrone-Glyzerin-Lotion

Geben Sie jeden Abend nach der Reinigung einige Tropfen der Lotion auf einen Wattebausch und betupfen die Haut damit, so verblassen die Sommersprossen allmählich.

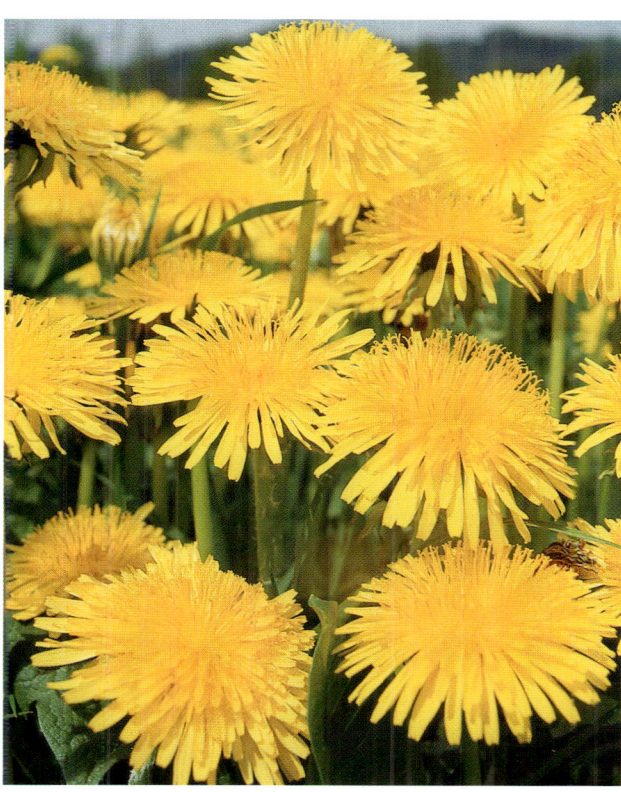

60 ml 70%iger Alkohol
60 ml Glyzerin
$^1/_4$ kg Honig
Saft 1 Zitrone

Den Alkohol und das Glyzerin mischen, den Honig und den frisch gepressten Zitronensaft unterrühren und in eine dunkle Flasche abfüllen.

Zwiebel-Essig-Paste

Noch schneller hergestellt ist diese preiswerte Paste gegen Sommersprossen.

1 rohe Küchen- oder Winterzwiebel
etwas Essig

Die Zwiebel fein hacken, mit einer Gabel zu feinem Mus zerdrücken und gut mit so viel Essig vermischen, bis eine dicke Paste entsteht. Abends auf die betroffenen Stellen tupfen.

Der weit verbreitete Löwenzahn steht nicht nur bei Kindern hoch im Kurs, die seine Samen in alle Himmelsrichtungen pusten. Der bittere Saft und ein aus den Blüten hergestellter Absud werden auch zum Betupfen von Sommersprossen verwendet.

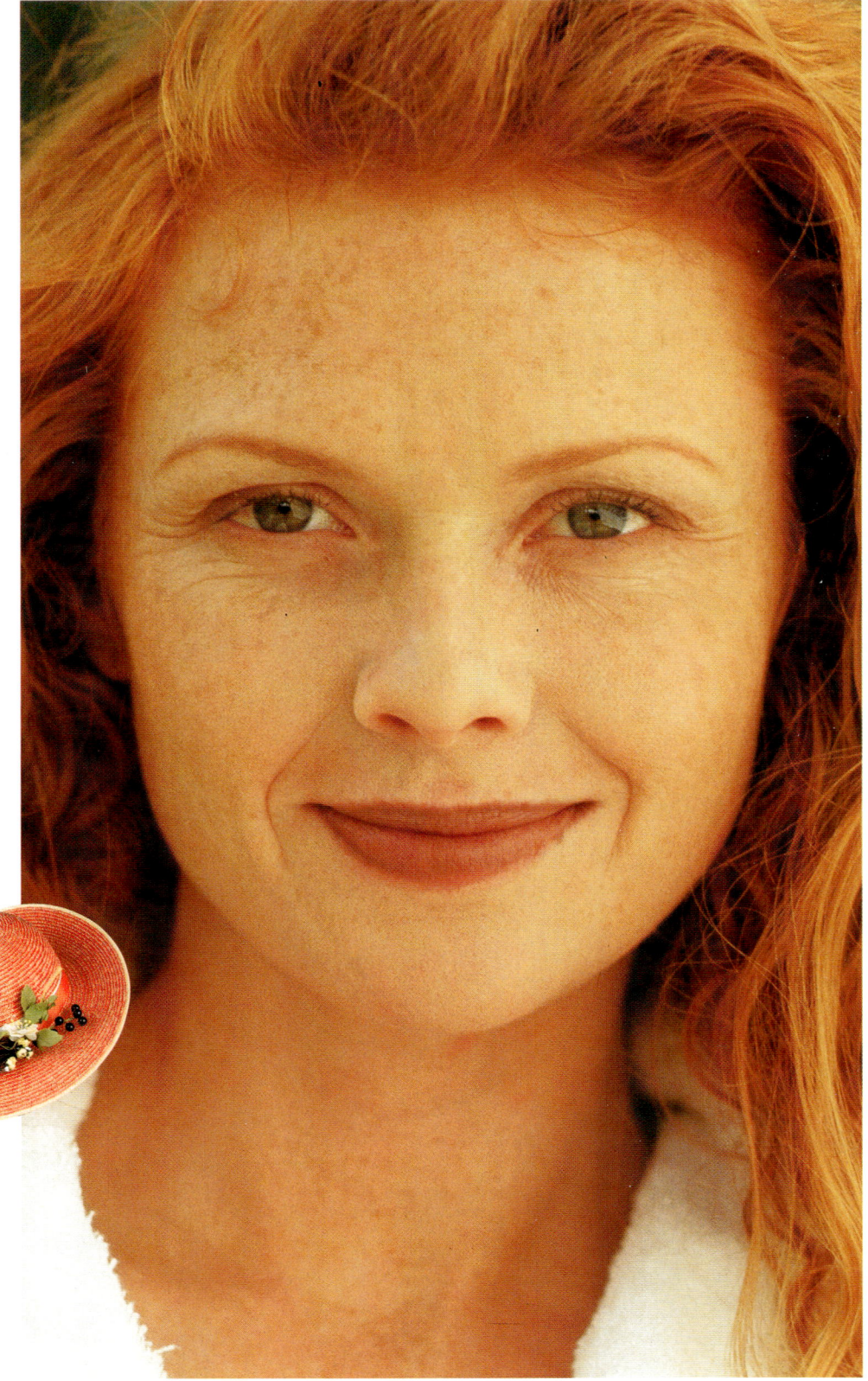

Z um Glück sind die Zeiten passé, als feine Damen Sonnenhüte tragen mussten oder ihren Sommersprossen mit Bleichcremes den Garaus machten, die giftiges Quecksilber oder Wasserstoffperoxid enthielten. Denn zum einen gibt es viel verträglichere Methoden, und zum anderen tragen immer mehr Betroffene stolz die frechen kleinen Pünktchen als etwas Besonderes zur Schau. Und das mit Recht: In unseren Breiten sind nur etwa 5 % der Bevölkerung waschechte Sommersprossige. Sie haben zudem empfindliche, helle Haut und meist rote oder rotblonde Haare.

Keine Chance für Pickel!

Pickelchen, Pusteln und Mitesser entwickeln sich aus übermäßig mit Talg verstopften Poren und neigen dazu, sich zu entzünden. Meist gehen sie mit fettiger Haut bzw. einer Mischhaut einher, weshalb sich viele für fettige Haut gedachte Rezepte, insbesondere Reinigungspasten und Gesichtswässer, auch für diesen Hauttyp gut eignen. Sie sind ab S. 142 zu finden. Der Erfolg aller Bemühungen steht und fällt freilich mit einer gründlichen Reinigung und peinlich genauer Hygiene.

Ringelblumencreme

Ringelblumen kann man im Beet oder Balkonkasten leicht selbst ziehen. Die blutreinigende Creme heilt entzündete Unreinheiten.

100 ml destilliertes Wasser
20 g Ringelblumenblüten
20 ml Mandelöl
100 g Basiscreme DAC

Das Wasser zum Kochen bringen und über die Blüten gießen. Zudecken und kalt werden lassen. Anschließend durch ein feines Sieb seihen, dabei die Blüten gut auspressen, und mit dem Öl verrühren. Die Öl-Wasser-Mischung sorgfältig mit der Basiscreme vermengen und in ein Porzellantöpfchen abfüllen.

Sonnenblumenmaske

Sonnenblumenkerne sind reich an Vitamin E, Öl und Lezithin; man erhält sie u. a. im Reformhaus oder Bioladen.

1 Hand voll Sonnenblumenkerne
etwas Wasser
1 TL Bienenhonig
1 TL reines Pflanzenöl

Die geschälten Sonnenblumenkerne in der elektrischen Kaffeemühle oder einer Körnermühle mahlen. Etwas Wasser heiß machen, den Honig darin auflösen und mit dem Öl unter das Pulver zu einem streichfähigen Brei verrühren. Bei Bedarf heißes Wasser zufügen. Gleichmäßig auf das zuvor gereinigte Gesicht und den Hals auftragen. 30 Minuten einwirken lassen und anschließend mit viel lauwarmem Wasser abwaschen.

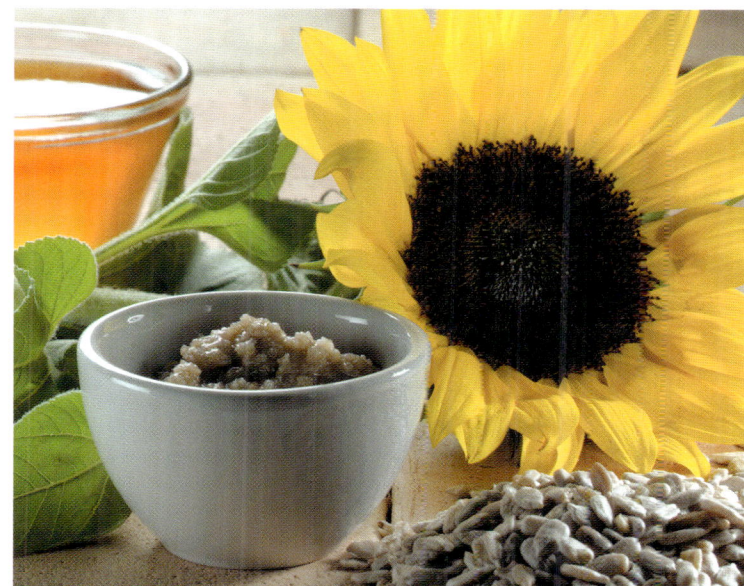

Orangen-Heilerde-Maske

Heilerde fördert die Durchblutung der Haut und tötet Keime ab. Das Vitamin C aus den Orangen klärt die Poren.

3 TL Orangensaft
2 TL Heilerde

Den frisch gepressten Orangensaft mit der Heilerde in einem kleinen Schälchen zu einem streichfähigen Brei verrühren und mit einem breiten Pinsel auf das gereinigte Gesicht auftragen. Rund 15 Minuten einwirken lassen und mit viel lauwarmem Wasser abwaschen.

Bei unreiner Haut muss man schon etwas Geduld aufbringen. Doch wenn man beispielsweise eine Sonnenblumenmaske regelmäßig über einen längeren Zeitraum anwendet, wird sich das Hautbild allmählich sichtbar bessern.

Huflattich- und Thymiankompressen

Pickel und Pusteln verschwinden, wenn Sie einmal wöchentlich an einem Tag die Huflattichkompresse und am darauf folgenden die Thymiankompresse auflegen.

2 EL Huflattichblätter und -blüten
2 EL Thymianblätter
je ¹/₂ l Wasser
1 feines Mulltuch

Für eine Kompresse je ¹/₂ l Wasser zum Kochen bringen und über die Pflanzen gießen. Etwa 10 Minuten ziehen lassen, durch ein Sieb filtern und gut ausdrücken. Das Tuch mit der Flüssigkeit tränken, ausdrücken und auf das gereinigte Gesicht legen. Nach etwa 10 Minuten abnehmen. Das Tuch in kaltem Wasser tränken und weitere 3 Minuten auflegen.

Die feuchte Wärme eines Gesichtsdampfbads reinigt die Haut porentief und erleichtert den Talgabfluss – bei unreiner Haut empfiehlt es sich jede Woche einmal. Pickeln und Mitessern wird so auf Dauer der Garaus gemacht.

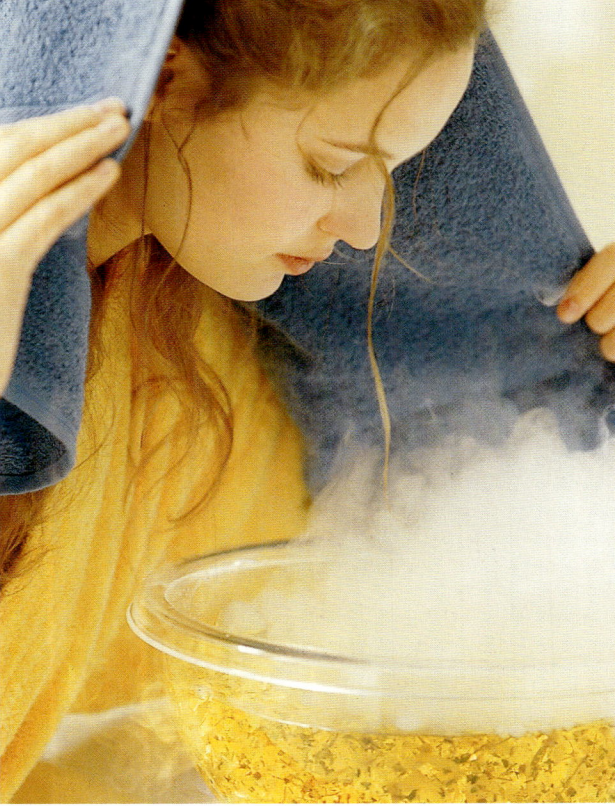

Reine Haut – mit Geduld und altem Wissen kein Hexenwerk

- Altbewährt bei Mitessern: das Gesicht nach der Reinigung mit einer rohen Kartoffelscheibe abreiben.

- Einzelne Pickel hindert man am Aufblühen, wenn man etwas Thymianöl darauf gibt. 2- bis 3-mal täglich wiederholen. Vorsicht: Nicht in der Augengegend auftragen!

- Hautunreinheiten heilen schneller ab, wenn man sie mit etwas Zitronensaft oder einer frisch angeschnittenen Knoblauchzehe betupft.

- Für ein Gesichtsdampfbad überbrühen Sie in einer großen Schale 2 Hände voll entzündungshemmende Kräuter wie Pfefferminze, Salbei, Zinnkraut, Huflattich, Thymian oder Kamille mit 3 l kochendem Wasser. Den Kopf 10 Minuten darüber halten.

- Ein uraltes Rezept der australischen Ureinwohner: Etwas Teebaumöl direkt auf den Pickel tupfen, das desinfiziert.

So besänftigen Sie gereizte und gerötete Haut

- Sanfte Reinigung: Geben Sie etwas Buttermilch auf einen Wattebausch, und reiben Sie damit Gesicht und Hals ab.

- Das Gesicht morgens und abends mit Anemonen-Zinnkraut-Tee waschen.

Wie nervöse, sensible Haut wieder aufatmen kann

Empfindliche Haut neigt zu unberechenbaren Reaktionen auf Umwelteinflüsse, bestimmte Pflegeprodukte und Stress, und sie fühlt sich dann gespannt an. Bedingt durch eine nachlassende Spannung der Gefäßwände scheinen an Wangen und Nase häufig erweiterte Äderchen durch; obendrein zeigen sich Rötungen und rote Flecken. Eine solche Hautröte wird als Couperose bezeichnet. In allererster Linie braucht gerötete, gereizte Haut eine beruhigende, reizausgleichende Pflege, die sie wieder atmen lässt. Gesichtsdampfbäder sind tabu.

Kamillenlotion

Wenn die Haut unter Stress zu hektischen Rötungen neigt, lässt sie sich durch dieses Gesichtswasser sanft beruhigen.

> *¹/₄ l Wasser*
> *25 g Kamillenblüten*
> *25 ml Zitronensaft*
> *40 ml Rosenwasser*

Das Wasser mit den Blüten erhitzen und 3 Minuten kochen lassen. Zudecken und kalt werden lassen. Durch ein feines Sieb seihen, dabei die Blüten gut ausdrücken. Den Absud mit dem Zitronensaft und dem Rosenwasser mischen und in eine dunkle Apothekerflasche füllen. Nach der Hautreinigung auf einen feuchten Wattebausch geben und Gesicht, Hals und Dekolleté sanft damit abreiben.

Walderdbeer-Umschlag

Den erweiterten Äderchen, die meist an Nase und Wangen auftreten, begegnet man sehr wirkungsvoll mit einem Breiumschlag, für

den man statt der Walderdbeerblätter auch die Blätter von Wasserdost, Giftlattich oder Mädesüß verwenden kann.

> *1 Hand voll Walderdbeerblätter*
> *etwas Wasser*

Die frischen Blätter der Walderdbeere zerstoßen und mit etwas kochendem Wasser zu einem Brei verrühren. Auf die Haut auftragen und einige Minuten einwirken lassen. Danach gut mit lauwarmem Wasser abspülen.

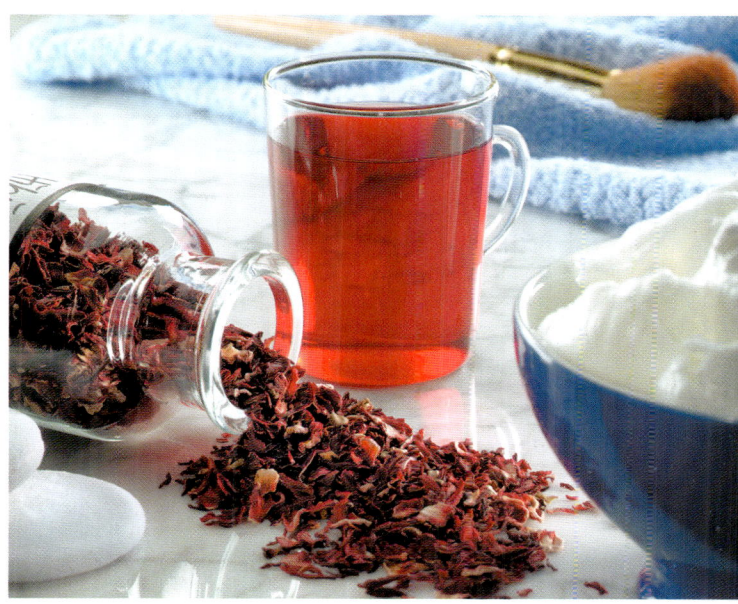

Malven-Eischnee-Maske

Aus dem Tee der reizmildernden Malve lässt sich eine beruhigende Maske bereiten.

> *1 Tasse Wasser*
> *1 EL Malvenblüten*
> *Schnee von 1 Eiweiß*

Die Malven mit kochendem Wasser übergießen. Zugedeckt 30 Minuten ziehen, dann erkalten lassen. Unter den Eischnee 3 EL Malventee unterrühren. Den flüssigen Brei mit einem Pinsel auftragen. Nach 20 Minuten mit Wasser abspülen.

Keine andere Pflanze hat so gut lindernde Eigenschaften wie die dezent blühende Malve. Vor allem empfindlicher, zu Rötungen und Irritationen neigender Haut tun Sie etwas Gutes, wenn Sie ihr mindestens einmal pro Woche eine Malven-Eischnee-Maske gönnen.

Verführerische Augenblicke

Schauen Sie sich in die Augen, bitte! Wenn Sie Ihr Gegenüber mit einem klaren, strahlenden Blick gefangen nehmen möchten, aber keine 18 mehr sind, dann sollten Sie der extrem zarten Haut Ihrer Augenpartie eine spezielle Pflege angedeihen lassen. Doch es genügt nicht, damit anzufangen, wenn sich schon die ersten Fältchen und Krähenfüße zeigen. Wirkungsvolle Augenpflege beginnt man am besten schon mit Mitte 20, spätestens aber mit 40. Die Pflegemaßnahmen sollten morgens und abends fester Bestandteil Ihrer Toilette sein.

Was viele nicht wissen: Eine Augencreme wird nie auf das Lid, sondern immer nur unter dem Auge aufgetragen.

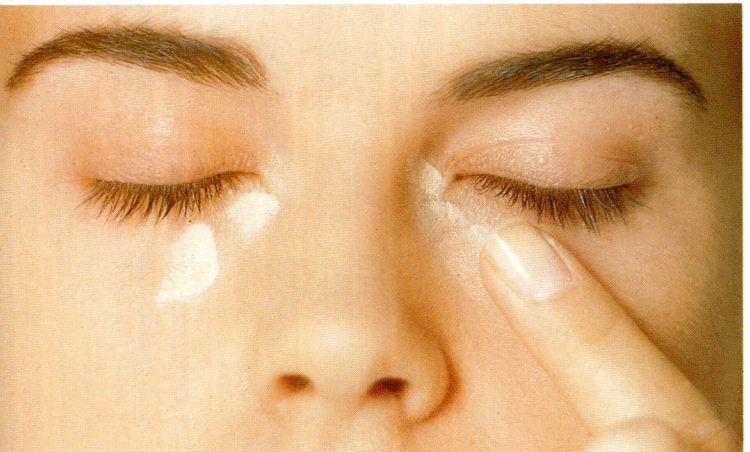

Augentrost-Waschung

Augentrost

Schon Hildegard von Bingen empfahl entzündungshemmenden Augentrost bei Augenleiden wie Lidrandentzündungen.

Um die Augen zu entspannen und den Staub in der Augenflüssigkeit zu entfernen, können Sie Ihre Augen 1- bis 2-mal im Monat mit diesem frisch zubereiteten Absud waschen, bei akuten Entzündungen auch häufiger.

1/2 TL Augentrost
1/8 l Wasser

Die Kräuter mit dem Wasser zum Kochen bringen und 10 Minuten kochen lassen. Abseihen und warten, bis der Absud lauwarm ist. In ein Schälchen geben und die Augen vorsichtig von außen nach innen mit dem Absud auswaschen. Mit einem weichen Kosmetiktuch nachtupfen.

Straffendes Efeugel

Das milde Gel festigt die Haut um die Augen und wirkt abschwellend. Die Kräuter verwendet man getrocknet oder frisch.

1/8 l destilliertes Wasser
25 g Rosenknospen
2 EL Efeublätter
1 EL Kornblumen
40 ml Rosenwasser
1 EL Leinsamen

Das Wasser aufkochen. Die Rosenknospen, Efeublätter und Kornblumen damit überbrühen und 2 Stunden ziehen lassen. Abseihen, dabei die Pflanzenteile gut ausdrücken. Währenddessen das Rosenwasser im heißen Wasserbad erhitzen, über die Leinsamen geben und ebenfalls 2 Stunden einweichen lassen. Durch das Sieb gießen, dabei den Rückstand der Leinsamen auspressen. Mit dem Pflanzentee mischen, in eine dunkle Flasche füllen und kühl lagern. 2-mal täglich nach der Gesichtswäsche aufs Unterlid tupfen, einziehen lassen und anschließend eine Augenfaltencreme auftragen.

Augenfaltencreme

Schlicht, aber auf die Dauer ebenso wirksam wie teure Kosmetik ist dieses altbewährte Mittel gegen Fältchen und Krähenfüße.

etwas süßes Mandelöl
etwas Lanolin

Ein paar Tropfen Mandelöl in eine kleine Menge Lanolin geben und gut verrühren. Regelmäßig vor dem Schlafengehen die Partie unter den Augen damit eincremen.

Der gute Rat

Richtig eincremen

- Am Auge nicht reiben oder ziehen, sondern eine perlengroße Menge Creme auf die Fingerkuppe geben und sanft vom inneren Augenwinkel zum äußeren einklopfen!

Krähenfüße, Augenringe, Tränensäcke – Großmutter weiß Hilfe für jedes Problem

- Krähenfüße an den Augen werden gemildert, und die Haut bleibt samtweich, wenn man regelmäßig zwei kleine, in Oliven- oder Mandelöl getränkte Mulltücher auflegt und 20 Minuten wirken lässt.

- Augenringe oder Tränensäcke nach dem Aufstehen? 15 Minuten lang abwechselnd kalte und warme Kompressen auf die Lider legen. Mit der kalten Kompresse aufhören.

- Gegen Augenringe helfen zwei Scheiben Salatgurke, die auf die Augen gelegt werden. Unter geschwollene Augen legt man zwei dicke Scheiben einer kalten Avocado.

Der richtige Rahmen: schöne Wimpern und Augenbrauen

- Mit der Fingerspitze von unten her etwas Olivenöl auf die Wimpern auftragen.

- Augenbrauen mit einem kleinen Bürstchen von innen nach außen bürsten. Sie erhalten so einen schönen Glanz.

Fenchelkompresse

Eine Wohltat für müde Augen ist diese erfrischende Kurzkur, die Sie auf die gleiche Weise auch aus Augentrost oder Lindenblüten zubereiten können.

**1/8 l Wasser
1/2–1 TL Fenchelsamen
2 Wattepads**

Das Wasser zum Kochen bringen, die Fenchelsamen überbrühen und 10 Minuten ziehen lassen. Abseihen und abkühlen lassen. Die Wattepads in den Tee tauchen, ausdrücken und 10–15 Minuten auf die geschlossenen Lider legen.

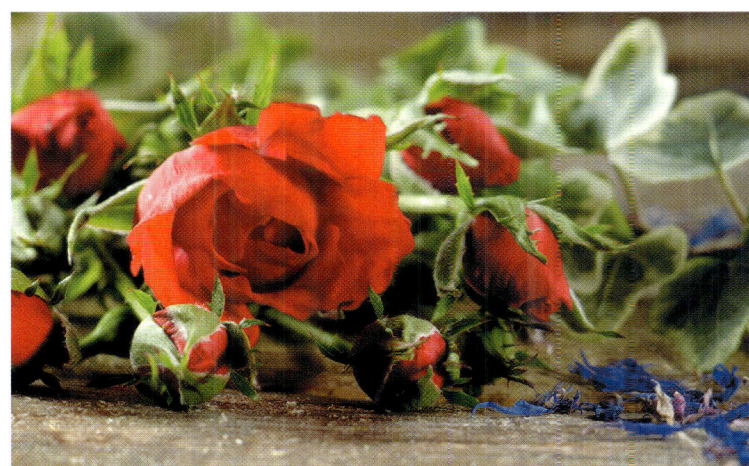

Eigelb-Augenmaske

Gönnen Sie sich einmal in der Woche die reichhaltige Eigelbmaske, die Fältchen sichtbar mildert. Borax gibt es in der Apotheke.

**etwas süßes Mandelöl
etwas Eigelb
ein paar Tropfen Zitronensaft
1 Prise Boraxpulver**

Alle Zutaten gut verrühren und um die geschlossenen Augen herum auftragen. Nach 10–15 Minuten mit viel warmem Wasser abspülen.

Bestandteil der Pflege der empfindlichen Augenpartie sollte ein glättendes Gel aus Rosenknospen, Kornblumen, Efeublättern und Leinsamen sein.

Weiße Zähne und samtweiche Lippen

Oft sind es die ersten Sekunden, die darüber entscheiden, ob wir unser Gegenüber sympathisch und attraktiv finden oder nicht. Neben den Augen bestimmt vor allem die Mundpartie den Gesichtsausdruck. Ein strahlendes Lächeln mit zarten, geschmeidigen Lippen und makellosen, gesunden Zähnen wirkt, gepaart mit frischem Atem, unwiderstehlich anziehend. Wer Zähne und Mund regelmäßig pflegt, tut aber nicht nur etwas für sein Aussehen, sondern auch für die Gesundheit. Viele Allgemeinerkrankungen nehmen im Mund- und Rachenraum ihren Anfang, etwa Erkältungskrankheiten oder Verdauungsstörungen. Kranke Zähne können Beschwerden im ganzen Körper hervorrufen. Außerdem nützen der ebenmäßigste Teint, das perfekteste Make-up und die schickste Erscheinung wenig, wenn bei jedem Wort, das gesprochen wird, schlecht gepflegte Zähne zum Vorschein kommen und dem Mund eine üble Duftwolke entströmt. Widmen Sie daher der Pflege von Mund und Zähnen dieselbe Aufmerksamkeit wie der übrigen Schönheitspflege – zum Besten Ihres Körpers und zur Freude Ihrer Mitmenschen. Sie können sich dazu natürlicher Mittel bedienen, denn die Natur liefert die besten Stoffe für die Mund- und Zahnhygiene.

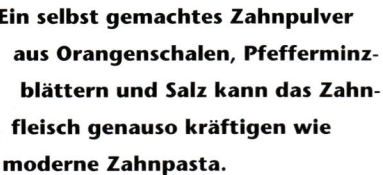

Ein selbst gemachtes Zahnpulver aus Orangenschalen, Pfefferminzblättern und Salz kann das Zahnfleisch genauso kräftigen wie moderne Zahnpasta.

Garantiert kein Zufall: kräftige, gesunde Zähne

In der Regel hat uns die Natur mit einem gesunden Gebiss und festem Zahnfleisch gesegnet. Es liegt an uns, ob wir diese Gabe erhalten oder nicht. Vor allem zwei Faktoren setzen den Zähnen zu: Karies, durch Bakterien ausgelöste Zahnfäule, Parodontose und Zahnfleischschwund. Beides kann nicht nur sehr schmerzhaft sein, sondern führt über kurz oder lang zum Verlust eines oder mehrerer Zähne. Doch so weit muss es nicht kommen.

Lebenslange Begleiter

Mit der richtigen Pflege und gesunder Ernährung lassen sich die Zähne bis ins hohe Alter erhalten. Gehen Sie 2-mal im Jahr zum Zahnarzt. Verwenden Sie Zahnbürsten mit Kunststoffborsten, und erneuern Sie die Zahnbürste alle 3 Monate. Putzen Sie Ihre Zähne nach jeder Mahlzeit 2–3 Minuten lang, und massieren Sie dabei auch das Zahnfleisch. Großmutters Pflegemittel stehen modernen Zahnpasten in nichts nach, sie enthalten zudem nur natürliche Zutaten.

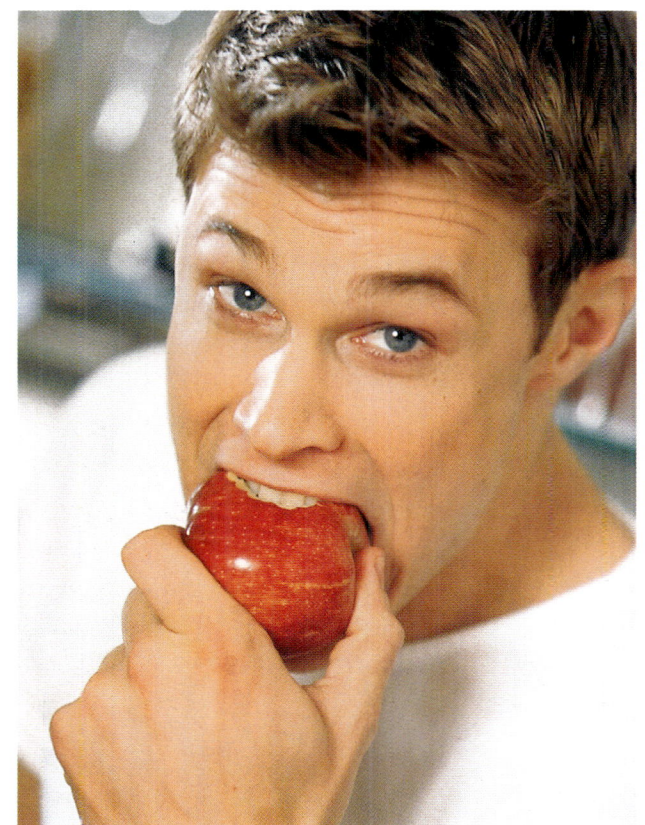

So wichtig wie regelmäßige Zahnpflege ist eine ausgewogene Ernährung mit viel Vitamin C, das beispielsweise Zahnfleischentzündungen vorbeugt.

schließbaren Porzellantopf oder ein Schraubglas füllen. Beim Zähneputzen etwas Pulver auf die angefeuchtete Zahnbürste geben.

Zahnpulver mit Orange und Pfefferminze

Das wirkungsvolle Zahnpulver kräftigt das Zahnfleisch und erzielt damit bei bereits bestehender Parodontose gute Erfolge.

40 g unbehandelte Orangenschale
30 g getrocknete Pfefferminzblätter
10 g Meersalz

Die Schale einer gewaschenen unbehandelten Orange abreiben und über Nacht trocknen lassen. Am nächsten Tag die Pfefferminzblätter zwischen den Fingern verreiben, mit den Orangenschalen und dem Salz mischen und in einen ver-

Zahnpulver mit Schlämmkreide

Die feine Schlämmkreide ist ein guter Putzkörper, der zuverlässig Zahnstein und Plaque löst. Die echte Veilchenwurzel ist unter dem Namen Radix Violae ordoratae erhältlich.

60 g Schlämmkreide
20 g Veilchenwurzelpulver
5 ml Pfefferminzöl

Die Kreide mit dem Pulver vermischen und das Pfefferminzöl dazugeben. Durchsieben und in ein verschließbares Glas füllen. Zum Zähneputzen etwas Pulver auf die nasse Zahnbürste geben.

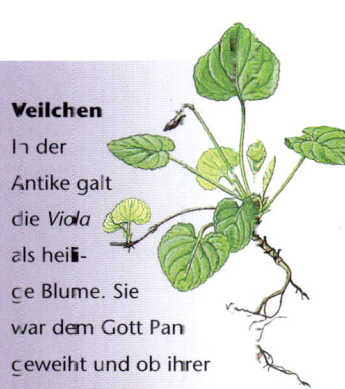

Veilchen
In der Antike galt die *Viola* als heilige Blume. Sie war dem Gott Pan geweiht und ob ihrer Heilkraft geschätzt.

Zahnpasta mit Zitrone, Salbei und Iriswurzel

In dieser Zahnpasta ist Großmutters gesammeltes Heilwissen vereint. Die Zitrone kräftigt das Zahnfleisch und entfernt braune Beläge. Salbei und Zimtöl wirken antiseptisch, und auf dem Wurzelstock der Iris, der schmerzlindernde Eigenschaften besitzt, ließ man einst zahnende Babys kauen.

1 Zitrone
1 TL Salbeiblätter
1 TL Iriswurzelpulver
$1/2$ TL Zimtöl
1 EL destilliertes Wasser

Das Fruchtfleisch der Zitrone zerstampfen und mit den zerkleinerten Salbeiblättern, dem Iriswurzelpulver und dem Zimtöl in einer Schale mischen. Dann das Wasser unterrühren, sodass eine zähe Masse entsteht. In ein verschließbares Glas füllen.

Mit Bürste und Urin

Beim Streifzug durch die Geschichte der Zahnpflege stößt man auf so manche mehr oder minder appetitliche Methode, wie sich frühere Generationen ihres Zahnbelags entledigten.

Ägyptische Grabfunde belegen für die Zeit um 3000 v. Chr. den Gebrauch erster Zahnbürsten: bleistiftlange Holzzweige, deren eines Ende pinselartig zerfasert wurde. Die erste Borstenbürste kam aus China: Das harte Winterhaar sibirischer Schweine wurde an der Spitze eines Bambus- oder Knochengriffs befestigt. Als „Zahnpasta" benutzten die Römer gar menschlichen Urin. Bis ins 18. Jh. blieb Urin Bestandteil vieler Zahnreiniger, da sein Anteil an Ammoniak die Zähne säubert und bleicht. Andere Zutaten waren Pulver aus Porzellan, Korallen und Tintenfischschulp. Was auch immer verwendet wird, die Erziehung zur Zahnpflege muss schon früh beginnen.

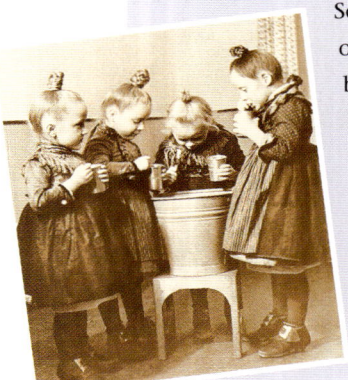

Anziehend: sanfte Lippen und frischer Atem

Die Haut der Lippen ist extrem zart und kann selbst kein Fett produzieren. Sie reagiert sehr sensibel auf Wind, Kälte, trockene Heizungsluft und starke Sonne und sollte daher mehrmals täglich eingecremt werden. Mithilfe eines natürlichen Balsams versorgt man die Lippen mit Fett und Feuchtigkeit, schützt sie vor Wind und Wetter und macht sie voll und geschmeidig. Rissige Lippen sind oft ein Zeichen von Krankheiten wie Fieber oder Bronchitis, aber auch unzureichender Flüssigkeitszufuhr. Trinken Sie daher täglich 2 l Mineralwasser oder Kräutertee.

Mundgeruch: wie unangenehm

Mundgeruch, der sich gern infolge von Verdauungsstörungen, Zahnfleischerkrankungen oder mangelnder Mundhygiene einstellt, ist eine peinliche Angelegenheit. Doch keine Sorge, auch gegen diese unangenehmen Gerüche findet sich im Kräuterbeet Abhilfe! Aus manchen Pflanzen lassen sich heilkräftige Mundwässer zubereiten. Freilich nützen sie nichts, wenn die Zähne nicht oft genug geputzt werden – das versteht sich von selbst.

Arnikamundwasser

Die wundheilende Arnikatinktur sollte in keiner Hausapotheke fehlen. Mit Wasser verdünnt wird daraus auch ein entzündungshemmendes Mundwasser.

75 ml Arnikatinktur
$1/4$ l destilliertes Wasser

Die Arnikatinktur mit dem Wasser mischen und in eine verschließbare Flasche abfüllen. Vor Gebrauch gut schütteln. Nach dem Zähneputzen 1–2 TL in ein Glas Wasser geben und gurgeln.

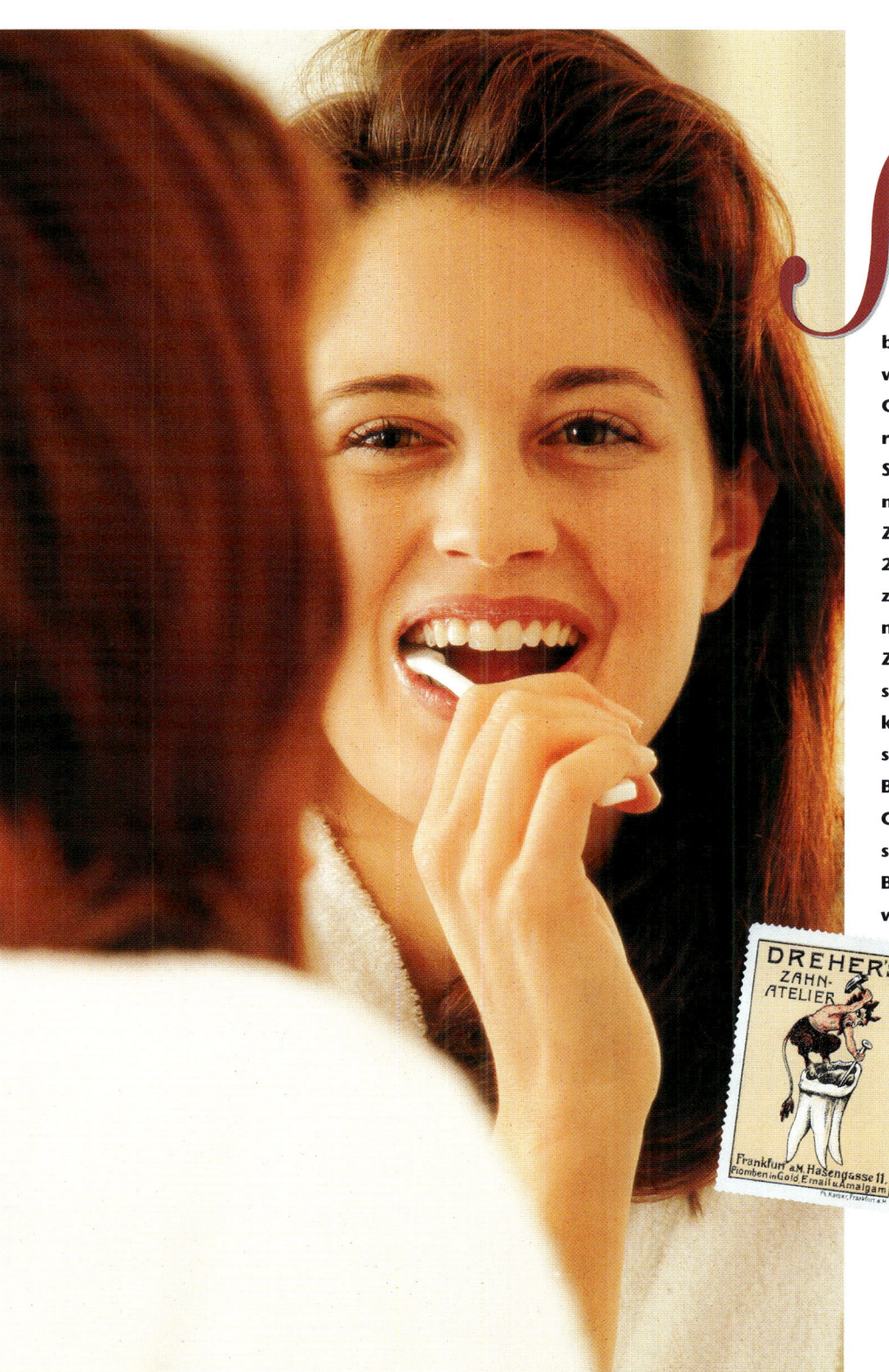

orgfältige Mundhygiene ist für ein gepflegtes Erscheinungsbild mindestens ebenso wichtig wie die tägliche Gesichtspflege und dekorative Kosmetik. Spielen Sie dem Zahnteufel übel mit, und putzen Sie die Zähne nach jeder Mahlzeit 2–3 Minuten lang, und zwar immer von „Rot nach Weiß", also vom Zahnfleisch weg zur Zahnspitze hin. So entstehen keine Taschen, in denen sich Speisereste und damit Bakterien sammeln. Genauso gründlich müssen die Kauflächen der Backenzähne gereinigt werden. Wenn Sie dann noch zur Zahnseide greifen und abschließend mit Mundwasser spülen, haben Sie das Beste für Ihre Gesundheit getan.

DREHER'S
ZAHN-
ATELIER

Frankfurt a.M. Hasengasse 11.
Plomben in Gold Email u. Amalgam

Johannisbeermundwasser

Dieses zusammenziehende Mundwasser wurde auch Kindern als Gurgelmittel bei Halsschmerzen gegeben.

1 Hand voll Johannisbeerblätter
$^1/_2$ l Wasser
2 TL Zitronensaft

Die Blätter der Schwarzen Johannisbeere mit dem Wasser aufkochen und so lange ohne Deckel kochen lassen, bis die Hälfte des Wassers verdampft ist. Den frisch gepressten Zitronensaft zufügen und das Ganze durch ein feines Sieb abseihen. 1–2 TL auf ein Glas Wasser geben und gründlich damit spülen.

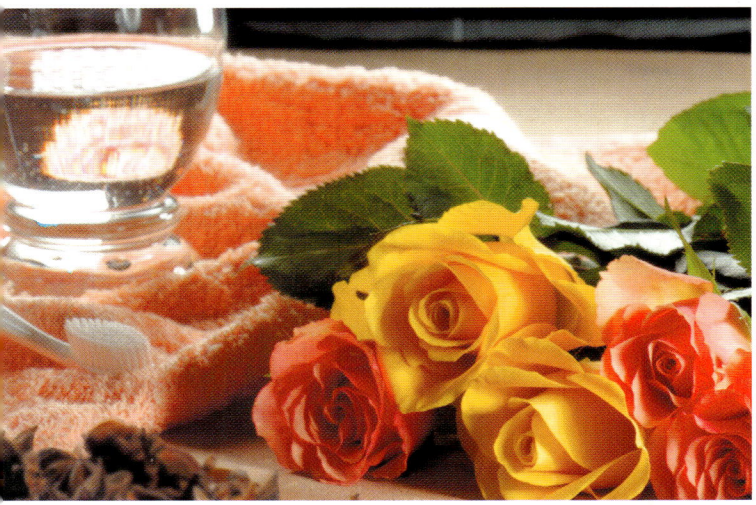

So erfrischend wie der Blütenduft wirkt eine Mundspülung aus Rosenwasser und Anis.

Süßholz-Wein-Spülung

Durch Mundspülungen mit Süßholzwein vermeidet und bekämpft man Mundgeruch, der auf Magenstörungen beruht.

100 g getrocknete Süßholzwurzeln
1 l Weißwein

Die Wurzeln in Stücke schneiden, in dem Weißwein einlegen und 10 Tage ziehen lassen. Abseihen und in eine Flasche füllen. 1 TL auf ein Glas Wasser geben.

Salbeimundwasser

Bei Zahnfleischbluten kann Salbei Abhilfe schaffen; er heilt und festigt das Zahnfleisch.

6 Salbeiblätter
$^1/_2$ l Wasser
1 Prise Salz

Den Salbei klein hacken. Das Wasser mit dem Salz aufkochen, den Salbei überbrühen und alles abkühlen lassen. Durch ein feines Sieb gießen und die Blätter ausdrücken. Den Absud nach dem Zähneputzen als Gurgelwasser verwenden.

Anismundwasser

Mit dem erfrischenden Anismundwasser sollte man gurgeln, wenn man Knoblauch oder Zwiebeln gegessen hat.

100 ml Wasser
2 EL Anissamen
40 ml 45%iger Alkohol
50 ml Rosenwasser

Das Wasser zum Kochen bringen und über die Anissamen gießen. Zudecken und kalt werden lassen. Durch einen Kaffeefilter seihen und dabei die Samen gut ausdrücken. Mit dem Alkohol und dem Rosenwasser vermischen, in eine dunkle Flasche füllen und gut schütteln. Nach dem Zähneputzen einen Schuss davon in ein Glas Wasser geben und Mund und Rachen gründlich spülen.

Lippenbalsam mit Honig

Der natürliche Balsam schützt die empfindlichen Lippen vor dem Austrocknen und macht sie weich und geschmeidig.

10 g Bienenwachs
30 ml Jojobaöl
1 TL Honig

Bereits im 9. Jh. war der Salbei in den Klostergärten verbreitet. Im Mundwasser heilt er Entzündungen in Mund und Hals.

Im heißen Wasserbad Wachs und Öl erhitzen, bis eine klare Schmelze entstanden ist. Aus dem Wasserbad nehmen. Den Honig ebenfalls im Wasserbad auf 30°C erwärmen, zur Wachs-Öl-Mischung geben und so lange rühren, bis der Balsam kalt ist. In ein Cremetöpfchen füllen.

Glanzbalsam für die Lippen

Seidigen Schimmer und Schutz vor dem Wetter verspricht ein Balsam mit Rosenwasser.

2 TL Bienenwachs
1 TL Rosenwasser
1 TL Traubenkernöl
2 TL süßes Mandelöl

Ein heißes Wasserbad bereiten und darin das Wachs schmelzen, dann das Rosenwasser und die Öle unterrühren. In einem Porzellantöpfchen mit Deckel abkühlen lassen.

Der gute Rat

Damit die Zähne so blendend weiß wie in der Werbung werden …

- Weiße Zähne und festes Zahnfleisch erhält man, wenn man sie mit der Innenseite einer unbehandelten Zitronenschale einreibt.

- Von Nikotin gelb verfärbte Zähne werden wieder weiß, wenn man sie einmal in der Woche mit Salz putzt.

Zahnpflege von innen

- Zucker, Süßigkeiten und süße Getränke wie Cola schaden den Zähnen in vielerlei Hinsicht: Sie liefern keine Vitamine, entziehen dem Körper aber wichtiges Kalzium und sind zudem der Hauptverursacher von Karies. Essen Sie stattdessen viel frisches vitaminreiches Obst und rohes Gemüse, und nehmen Sie viel Milchprodukte zu sich.

Wenn keine Gelegenheit zur Zahnpflege ist: zuckerfreie Zahnpflegekaugummis kauen oder einen ungeschälten Apfel essen.

Gewusst wie: der richtige Umgang mit Zahnseide

- Machen Sie die tägliche Verwendung von Zahnseide zur Routine, um auch Speisereste zwischen den Zähnen zu entfernen. Den Faden behutsam hin und her bewegen, während man ihn von unten nach oben über die beiden Zahnkanten gleiten lässt. Danach spülen.

Lippen weich wie Samt

- Jeden Morgen die Lippen mit einer weichen Zahnbürste behutsam massieren.

- Raue, spröde Lippen werden durch Kakaobutter oder Honig wieder zart.

- Aufgesprungene Lippen reibt man mit einer frischen Gurkenscheibe, Sahne oder ungesalzener Butter ein.

Für frischen Atem

- Knoblauchgeruch vertreibt man, indem man frische Petersilie oder Anis kaut.

- Für reinen Atem sorgt eine Mundspülung mit 30 Tropfen Myrrhentinktur auf ein Glas warmes Wasser.

Lipgloss, natürlich und schön

Wenn Sie sich besonders verwöhnen wollen, gönnen Sie Ihren Lippen eine pflegende Behandlung mit einem festen Lipgloss in Ihrer Lieblingsfarbe.

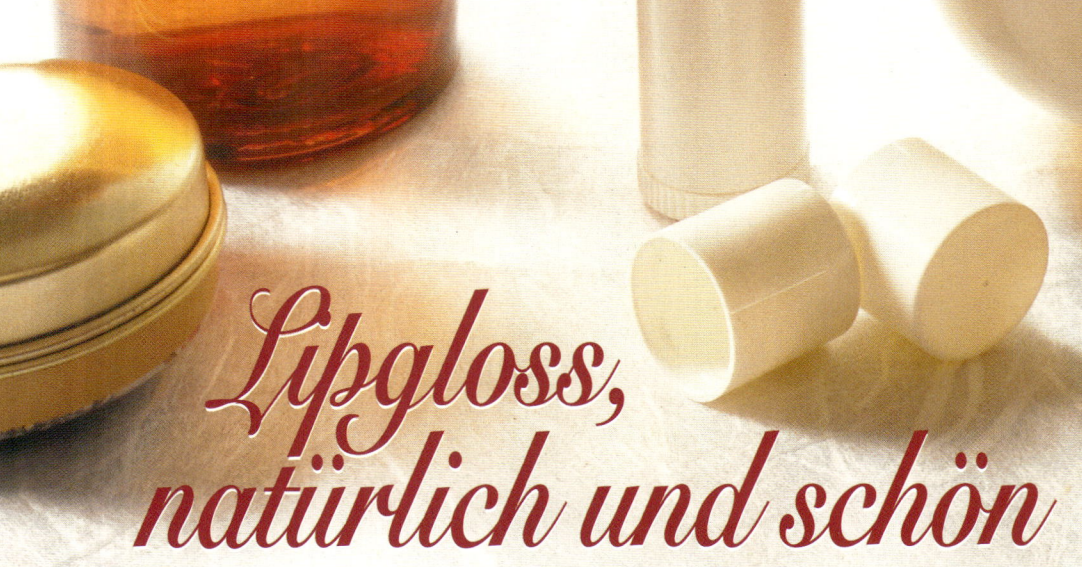

Lipgloss, im Handel meist in kleinen Döschen erhältlich, lässt sich leicht selbst herstellen. Es wird mit dem Pinsel, einem Applikator oder auch mit dem Finger aufgetragen. Viele Frauen schätzen Lipgloss, weil es pflegende Substanzen enthält, die die Lippen weich und geschmeidig machen. Sie können Lipgloss als farbige oder farblose Creme zubereiten. Farbloses Lipgloss wird besonders von älteren Frauen bevorzugt, die unter trockenen Lippen leiden, jedoch ungern einen farbigen Lippenstift auftragen. Wer dagegen einen lebhaften Akzent setzen will, kann dem selbst gemachten Lipgloss entweder Perlglanzpigment oder ein gewöhnliches Farbpigment zufügen.

Lipgloss –
so wird's gemacht

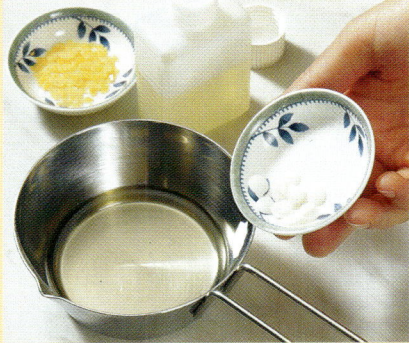

35 g Rizinusöl, 1 g Bienenwachs und 1 g helles Carnauba-Wachs (möglichst im Wasserbad) schmelzen.

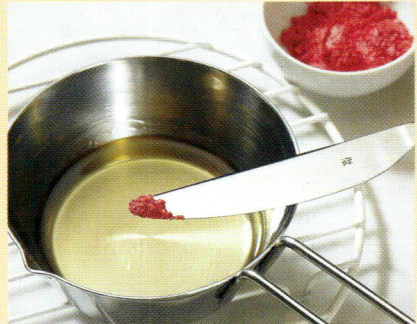

Abkühlen lassen, dann 5 g der Mischung abwiegen und erwärmen. 1 Messerspitze Perlglanzpigment hinzufügen. Nach Belieben 1 Tropfen Lebensmittelaroma dazugeben.

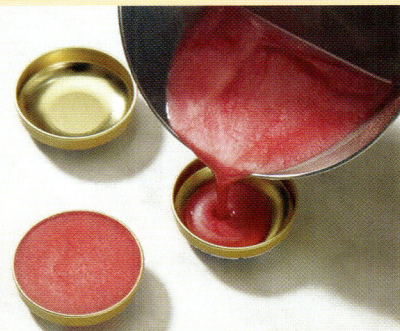

Die Masse in kleine flache Behälter füllen, z. B. so genannte Lidschatten-döschen, abkühlen lassen und gut verschließen. So können Sie das Lipgloss ohne Bedenken in der Handtasche mitnehmen.

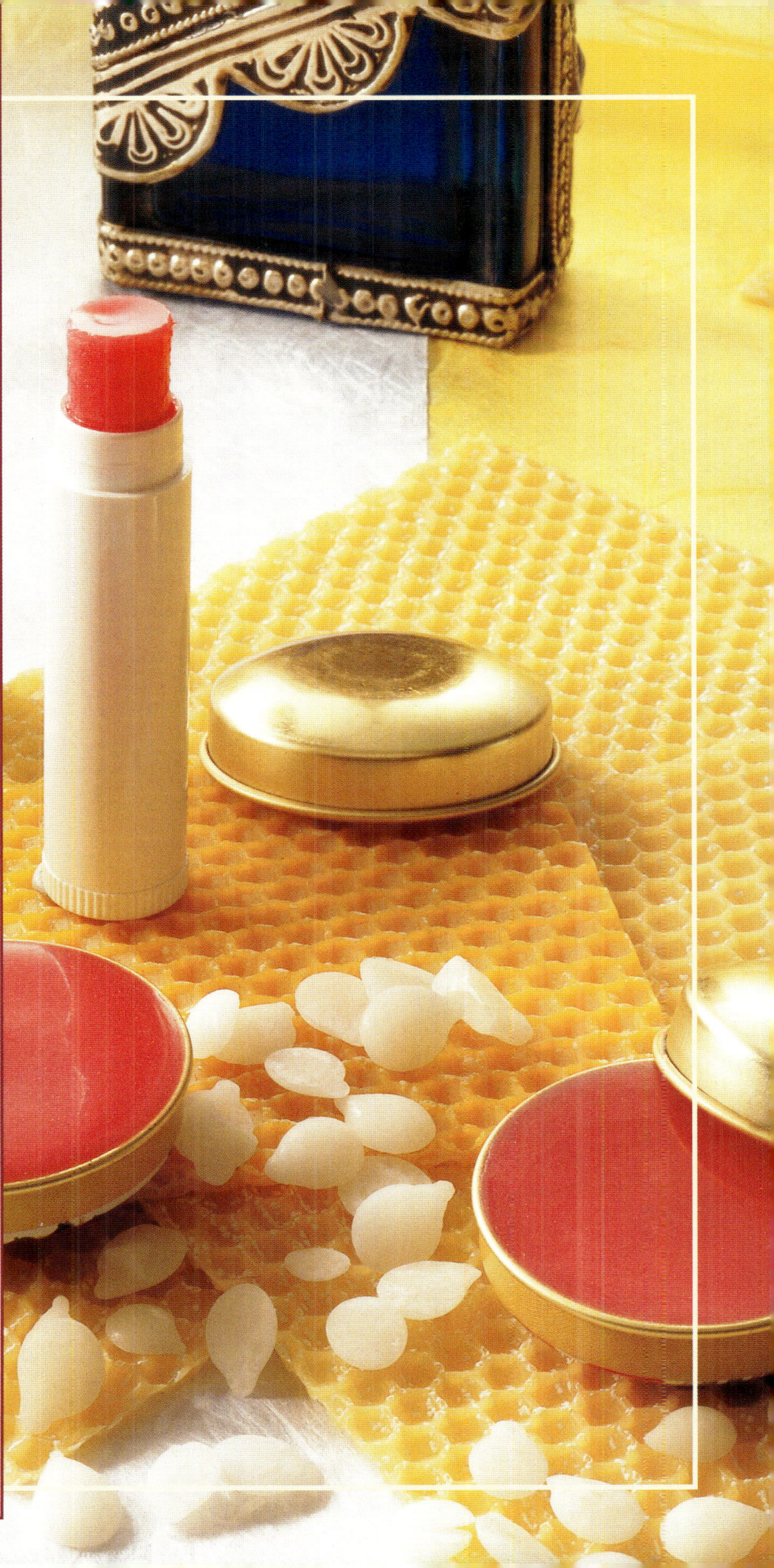

Schönheitspflege mit Hand und Fuß

Hände und Füße verrichten tagtäglich Schwerstarbeit. Die Hände waren die ersten Werkzeuge des Menschen, und auch im Hightechzeitalter gibt es so gut wie keine Tätigkeit, für die wir sie nicht brauchen. Dabei sind sie widrigen Einflüssen wie Wind und Wetter oder chemischen Substanzen zumeist schutzlos ausgeliefert. Allein die Hausarbeit greift die zarte Haut an und macht die Nägel brüchig. Hinzu kommt, dass sich auch Stress auf das Aussehen der Haut auswirken kann. So sagt man zu Recht, dass die Hände der Spiegel für das wahre Alter eines Menschen sind, denn anders als das Gesicht können wir sie nicht mit Make-up optisch verschönern. Umso wichtiger ist deshalb eine gezielte und regelmäßige Pflege, welche die Haut jugendlich glatt und die Nägel fest erhält. Das gilt auch für die Füße, die Tag für Tag die ganze Last unseres Körpers tragen, oft aber sträflich vernachlässigt werden. Zum Glück gibt es eine Reihe wirksamer Rezepte, die müde Füße auf Trab bringen und strapazierte Hände wieder geschmeidig machen. Alles, was wir zu ihrer Pflege brauchen, bietet die Natur in reicher Fülle.

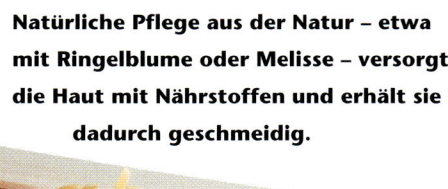

Natürliche Pflege aus der Natur – etwa mit Ringelblume oder Melisse – versorgt die Haut mit Nährstoffen und erhält sie dadurch geschmeidig.

Die Hand – Visitenkarte des Menschen

Unser Unterbewusstsein registriert weit mehr Signale als unser eigentliches Wahrnehmungsvermögen und entscheidet mit darüber, ob uns unser Gegenüber „auf den ersten Blick" sympathisch ist oder nicht. Das fängt schon beim Händeschütteln an: Eine sanfte Haut empfindet man als angenehm. Wenn die Hände dazu noch gepflegt wirken, kann man durchaus auf den ganzen Menschen schließen.

Damit es Streichelhände werden

Neben der Hausarbeit strapaziert auch häufiges Händewaschen die empfindliche Haut und macht sie rau und trocken. Benutzen Sie deshalb nur eine sehr milde Seife. Speziell die dünne Haut des Handrückens sollte nach dem Händewaschen eingecremt und mit Fett und Feuchtigkeit versorgt werden. Rissige oder strapazierte Hände brauchen eine besonders intensive Pflege, die sie vor den Belastungen des Alltags schützt. Und übrigens: Eine nährende Maske tut nicht nur Ihrem Gesicht gut, auch die Hand freut sich über Extra-Streicheleinheiten.

Nährende Lavendelcreme

Spröde, strapazierte Hände, die starken Belastungen ausgesetzt sind, nehmen die wertvollen Inhaltsstoffe der Creme dankbar auf.

3 EL Bienenwachs
4 EL süßes Mandelöl
4 EL Kokosöl
6 EL Glyzerin
6 Tropfen Lavendelöl

Ein heißes Wasserbad bereiten. Das Bienenwachs grob raspeln, mit dem Mandel- und dem Kokosöl in ein Schüsselchen geben und im Wasserbad leicht erhitzen, bis das Wachs schmilzt. Gut durchrühren und das Glyzerin tröpfchenweise zufügen. Die Masse aus dem Wasserbad nehmen und so lange weiterrühren, bis sie von cremiger Konsistenz ist. Das Lavendelöl unterrühren und in ein Porzellantöpfchen füllen. Kühl lagern.

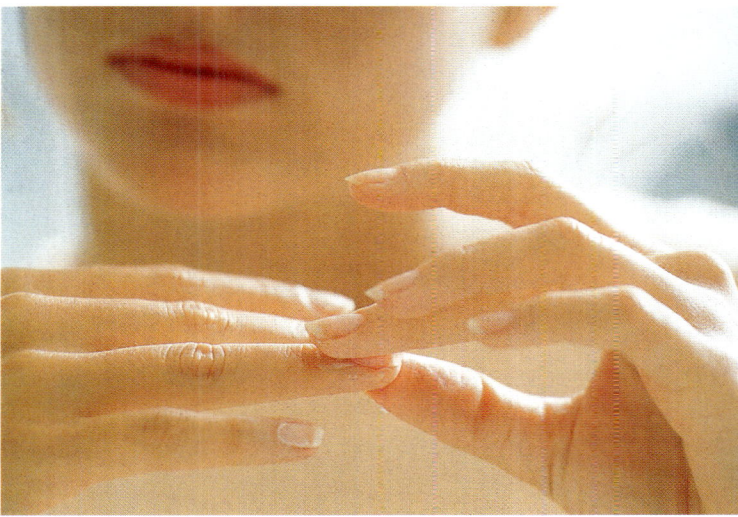

Ringelblumen-Handcreme

Ringelblume macht spröde, rissige Haut wieder geschmeidig und heilt kleinere Wunden. Auch Narben werden sichtbar gemildert.

1 Hand voll Ringelblumenblüten
100 ml Olivenöl
20 g Bienenwachs
4 Tropfen Melissenöl

Die getrockneten Ringelblumenblüten mit dem Öl in einem Topf aufkochen und 20 Minuten köcheln lassen. Durch ein Küchensieb filtern, dabei den Blütenrückstand gut ausdrücken. Das Bienenwachs zufügen und bei geringer Hitze langsam schmelzen lassen. Vom Herd nehmen und so lange kalt rühren, bis eine cremige Masse entsteht; zwischendurch das Melissenöl unterrühren. Danach abfüllen und kühl lagern.

Wenn Sie eine Handcreme auftragen, vergessen Sie nicht, sie auch in die empfindliche, oftmals eingerissene Nagelhaut einzumassieren.

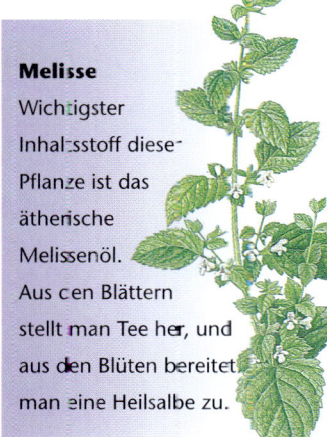

Melisse
Wichtigster Inhaltsstoff dieser Pflanze ist das ätherische Melissenöl. Aus den Blättern stellt man Tee her, und aus den Blüten bereitet man eine Heilsalbe zu.

Feuchtigkeits-Nachtcreme

Diese Handcreme tut trockenen Händen gut und wird vor dem Schlafengehen einmassiert.

60 g Honig
120 g Lanolin
60 ml Mandelöl

Den Honig im heißen Wasserbad verflüssigen und mit Lanolin mischen. Nach dem Abkühlen das Mandelöl unterrühren und in ein Porzellangefäß füllen.

Leinsamen-Handcreme

Reiben Sie die getrockneten Hände mit einer kleinen Menge Creme ein.

600 ml Wasser
3 EL Leinsamen
600 ml Essig
60–90 g Glyzerin

Das Wasser erwärmen, dann Leinsamen hineingeben und über Nacht quellen lassen. Am nächsten Morgen aufkochen und durch ein Sieb passieren. Mit dem Essig und dem Glyzerin vermischen. Das Ganze erneut aufkochen, vom Herd nehmen und eine Minute mit dem Schneebesen schlagen. In ein verschließbares Gefäß füllen und kühl aufbewahren.

Handgelee mit Eibisch

Gerötete, spröde Hände werden geschmeidig, wenn man sie nach dem Waschen mit etwas Eibischgelee einreibt. Die geleeartige Konsistenz kommt durch den aus Meeresalgen gewonnenen Agar-Agar zustande.

20 g gehackte Eibischwurzel
30 g Eibischblätter
200 ml destilliertes Wasser
140 ml Hamameliswasser
20 g Agar-Agar

Die zerkleinerte Wurzel und die Blätter in einen Topf füllen und das Wasser darübergießen. Nach 4 Stunden bei geringer Hitze 10 Minuten köcheln lassen, dabei ständig umrühren. Falls nötig, noch Wasser zugießen. Durchseihen und dabei den Rückstand ausdrücken. Ein heißes Wasserbad bereiten, darin das Hamameliswasser erhitzen und vorsichtig den Agar-Agar einrühren. Alles gut vermischen und in ein Porzellangefäß füllen.

Waschung für schweißige Hände

Ein bewährtes Mittel ist ein regelmäßiges Handbad in Eichenrindenabsud.

1 EL Eichenrinde
1 l Wasser
Salicylstreupulver

Die Rinde mit dem Wasser aufkochen und 10 Minuten sieden lassen. Durchseihen und die Hände in dem Sud baden. Danach mit dem Pulver einreiben.

Rund und gesund

In China begegnet man überall Menschen, die Qigongkugeln in der Hand drehen. Auch bei uns werden sie immer beliebter.

Auf den ersten Blick scheint es, dass die Metallkugeln, die man paarweise in der Hand dreht, nur dazu da wären, die Hände zu massieren und deren Muskeln zu trainieren. Tatsächlich aber

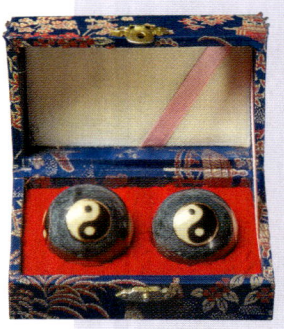

bewirken sie ungleich mehr. Indem sie die so genannten Meridianpunkte und Reflexzonen der Hände gezielt stimulieren, verbessern sie die Durchblutung und Lymphzirkulation im ganzen Körper, beruhigen die Nerven und bringen den Energiefluss wieder in Gang. Lässt man die Kugeln regelmäßig einmal am Tag in beiden Händen warm laufen, wirkt sich dies auf die Gesundheit positiv aus.

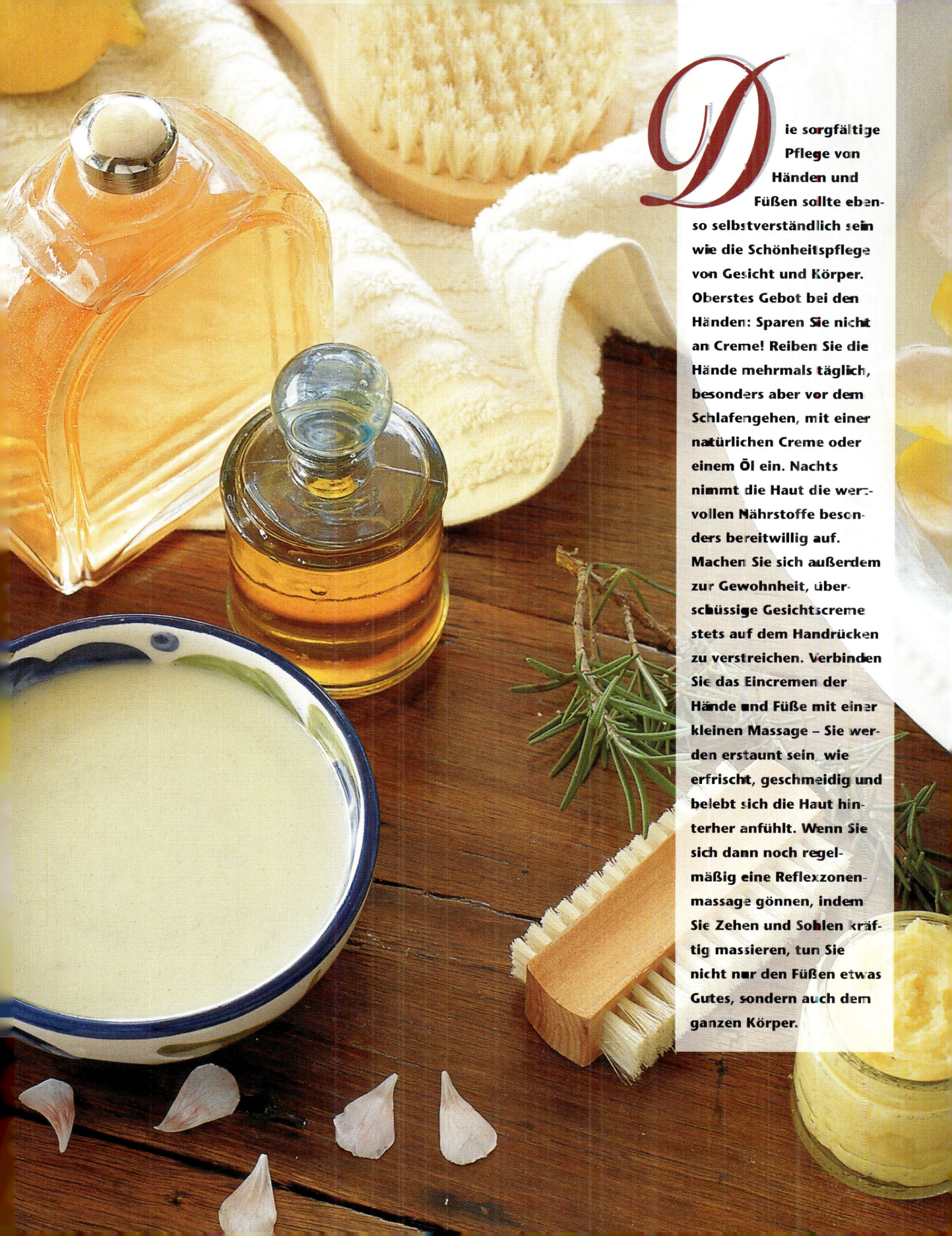

*D*ie sorgfältige Pflege von Händen und Füßen sollte ebenso selbstverständlich sein wie die Schönheitspflege von Gesicht und Körper. Oberstes Gebot bei den Händen: Sparen Sie nicht an Creme! Reiben Sie die Hände mehrmals täglich, besonders aber vor dem Schlafengehen, mit einer natürlichen Creme oder einem Öl ein. Nachts nimmt die Haut die wertvollen Nährstoffe besonders bereitwillig auf. Machen Sie sich außerdem zur Gewohnheit, überschüssige Gesichtscreme stets auf dem Handrücken zu verstreichen. Verbinden Sie das Eincremen der Hände und Füße mit einer kleinen Massage – Sie werden erstaunt sein, wie erfrischt, geschmeidig und belebt sich die Haut hinterher anfühlt. Wenn Sie sich dann noch regelmäßig eine Reflexzonenmassage gönnen, indem Sie Zehen und Sohlen kräftig massieren, tun Sie nicht nur den Füßen etwas Gutes, sondern auch dem ganzen Körper.

Maismehlmaske für geschwollene Hände

Für geschwollene Hände ist Großmutters Maismehlmaske eine wahre Wohltat.

¹/₂ Tasse Maismehl
¹/₂ Tasse Kleie
Wasser

Das Maismehl und die Kleie mit Wasser mischen, bis ein dicker Brei entsteht. Die Masse auf die Hände auftragen und 15 Minuten einwirken lassen. Die Hände dann abwechselnd unter warmes und kaltes, zuletzt unter kaltes Wasser halten.

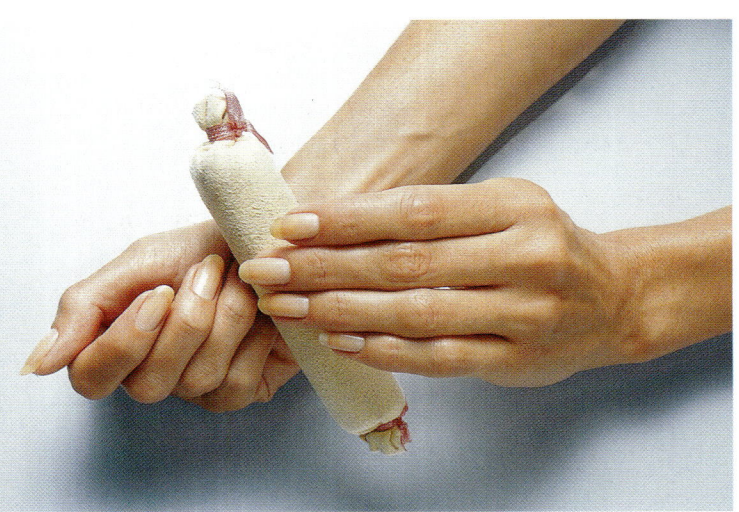

Gepflegte Fingernägel wirken auch ohne Nagellack attraktiv. Dazu nimmt man ein Wildlederkissen, wie es schon zu Großmutters Zeiten benutzt wurde, und poliert die Nägel auf Hochglanz.

Avocado-Milch-Maske

Gerade in der kalten Jahreszeit ist es wichtig, spröde, trockene Hände einmal in der Woche mit dieser nährenden Maske zu verwöhnen.

1 Avocado
Milch

Die Avocado fein pürieren und mit so viel Milch vermengen, dass eine dicke Paste entsteht. Auf beide Hände auftragen und 15 Minuten einwirken lassen. Dann die Hände abwaschen, abtrocknen und mit Handcreme pflegen.

Schön gepflegt bis in die Fingerspitzen

Hände mögen noch so schön sein, sie wirken aber nur halb so attraktiv, wenn die Nagelhaut eingerissen ist und die Nägel brüchig sind. Mit verantwortlich dafür ist zwar zum Teil die tägliche Hausarbeit, eine Entschuldigung ist dies aber noch lange nicht. Es gibt viele geeignete und leicht durchführbare Pflegetipps, die die Nägel gesund und schön erhalten, auch wenn die Hände stark beansprucht werden. Schon früher kannte man eine Reihe natürlicher Mittel für feste Fingernägel und glatte, zarte Nagelhaut ohne Risse. Außerdem sind diese Schönheitsmittel ebenso für die Zehennägel geeignet. Wenn Sie sie auf diese Weise verwöhnen und regelmäßig pflegen, bleiben diese lange in Topform und die Hände schön bis in die Fingerspitzen.

Aufbauende Nagellotion

Die Lotion aus Großmutters Rezeptbuch kräftigt die Fingernägel und macht die Nagelhaut zart und geschmeidig.

¹/₄ l Rosenwasser
Saft aus ¹/₂ Zitrone
10 g Salz
5 g Natriumborat

Sämtliche Zutaten gut vermischen und in eine verschließbare Dose abfüllen. Frühestens nach einem Tag erstmals auf die Nägel auftragen.

Glättendes Nagelöl

Diese schonende und nährende Ölkur tut Finger- wie Zehennägeln besonders gut. Anschließend keinen Nagellack auftragen, da er auf der Ölschicht nicht haftet.

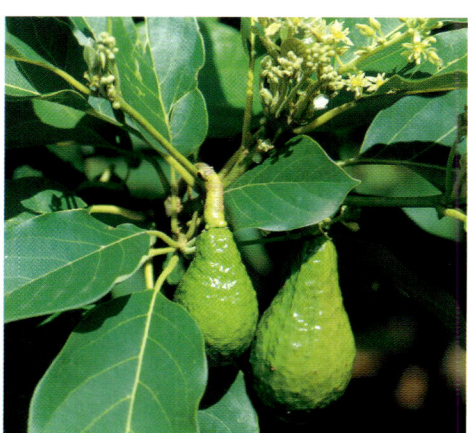

Dank des hohen Fettgehalts werden Avocados in der Naturkosmetik meist in Produkten für empfindliche Haut verarbeitet.

10 ml Sojaöl
5 ml Avocadoöl
5 ml Rizinusöl

Die Öle mindestens 2 Minuten lang gut verrühren und in eine Pinselflasche abfüllen. Einmal in der Woche dünn auf die gereinigten Nägel auftragen. Nicht mehr abwaschen.

Vaseline-Nagelcreme

Brüchigen Nägeln verhilft man zu neuer Festigkeit, indem man sie mit dieser Nagelcreme behandelt, denn die darin enthaltenen Wirkstoffe machen sie widerstandsfähiger.

10 g Vaseline
10 g Lanolin
2,5 g Salicylsäure
1 Paar Baumwollhandschuhe

Alle Zutaten in einem Gefäß gut verrühren, bis eine glatte Paste entsteht. Verschlossen aufbewahren. Vor dem Zubettgehen die Nägel in die Creme tauchen, die Handschuhe überziehen und die Creme über Nacht einziehen lassen. Mehrere Tage nacheinander anwenden.

Der gute Rat

Großmutters Pflegetipps für schöne Hände

❧ Sehr trockene, rissige Hände einmal wöchentlich 5 Minuten lang in lauwarmem Oliven- oder Sonnenblumenöl baden. Danach gut in Hände und Nagelbett einmassieren.

❧ Raue, rissige Hände öfter mit Melkfett oder Vaseline einreiben. Bewährt hat sich auch eine Mischung aus gleichen Teilen Zitronensaft, Bienenhonig und Glyzerin.

❧ Feuchte Hände regelmäßig mit einer Mischung aus 1 TL Alkohol und 5 TL Zitronensaft einreiben.

❧ Nikotinflecken an den Fingern verschwinden, wenn man sie mit dem Saft von $^1/_2$ Zitrone einreibt. Nach einer Minute abspülen.

❧ Wenn die Hände unangenehm nach Fisch, Zwiebel oder Knoblauch riechen, in Milch tauchen oder mit Kaffeesatz bzw. feuchtem Salz abreiben. Vor dem Gemüseschneiden mit Olivenöl einreiben, damit sie den Geruch nicht annehmen.

❧ Beim Umgang mit Flüssigkeiten zum Schutz der Hände Gummi- oder Plastikhandschuhe überziehen.

❧ Gönnen Sie Ihren Händen öfter eine Massage. Die Hände nach dem Waschen zunächst mit Massageöl oder Handcreme eincremen. Die Finger von oben nach unten einzeln durchkneten, dann Handinnenflächen und Ballen massieren. Die Hände auf den Tisch legen und mehrmals von den Fingerspitzen über Handrücken und Handgelenk streichen.

Perfekte Nagelpflege für Hand und Fuß

❧ Ein Bad in lauwarmem Oliven- oder Mandelöl hilft bei rissiger Nagelhaut und brüchigen Nägeln.

❧ Ein altes Hausmittel für brüchige, spröde Nägel ist Eichenrindentee, in dem die Nägel gebadet werden. Oder man mischt Mandelkleie mit lauwarmem Wasser und badet sie darin.

❧ Von innen werden brüchige Nägel gekräftigt, wenn man 4–6 Wochen lang täglich eine Tasse Brennnesseltee mit Kieselerdepulver trinkt.

❧ So wird richtig manikürt: Die Nägel mit einer Sandpapierfeile kürzen und in Form bringen. Einige Minuten im warmen Ölbad einweichen, dann die Nagelhaut vorsichtig mit einem Holzstäbchen zurückschieben; niemals mit der Schere schneiden. Abschließend die Nagelplatte mit einer Polierfeile oder einem schmalen Wildlederkissen polieren.

Mit bewährten Hausmitteln immer gut zu Fuß

Hätten Sie gedacht, dass unsere Füße im Lauf des Lebens eine Strecke zurücklegen, die genügen würde, die Erde 2,5- bis 4-mal zu umrunden? Und das bei ständiger Belastung durch unser Körpergewicht, das sie tragen. Wer so viel leistet, verdient eine regelmäßige Pflege. Doch wie steht es wirklich darum? Ist es nicht vielmehr so, dass wir die Fußpflege eher vernachlässigen? Wenn wir uns jedoch bewusst machen, was wir ohne gesunde Füße wären, werden wir schnell erkennen, wie wichtig sorgfältige Fußpflege ist.

Gelungener Auftritt für Ihre Füße

Wer im Beruf viel gehen oder stehen muss, leidet oft unter müden, geschwollenen Füßen und rissiger Haut. Da helfen Großmutters bewährte Hausmittel rasch und schonend wieder auf die Sprünge. Selbstverständlich brauchen auch Füße, die lebenslang ihren Dienst verrichten, Streicheleinheiten – mithilfe natürlicher Cremes, Tinkturen und Fußbädern, denn so bleiben sie gesund. Und nicht zu vergessen: Gepflegte Füße wirken besonders attraktiv.

Schon unsere Großmütter wussten, was müde, brennende Füße brauchen: ein Fußbad mit Thymian, Walnuss-, Lorbeer- und Efeublättern.

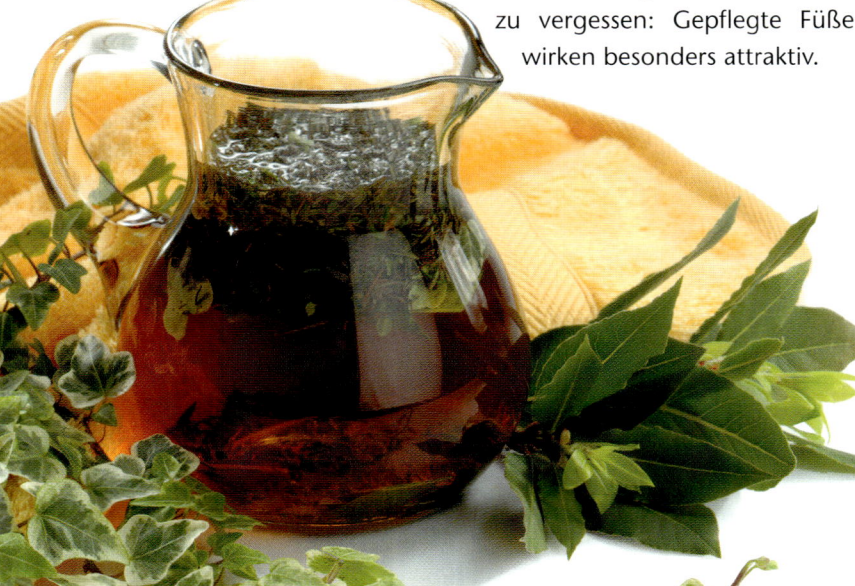

Kräuterbad für müde, schmerzende Füße

Müde, schmerzende Füße werden nach einem anstrengenden Arbeitstag durch dieses Fußbad garantiert wieder munter.

50 g Thymian
125 g Walnussblätter
50 g Lorbeerblätter
50 g Efeublätter
3 l Wasser
2 EL Kochsalz
1 EL Natron

Den Thymian und die Blätter mit dem Wasser zum Kochen bringen und 45 Minuten kochen lassen. Dann die Flüssigkeit bis auf Zimmertemperatur abkühlen lassen. Schließlich das Salz und das Natron dazugeben. 10–15 Minuten die Füße darin baden.

Holunderfußbad

Den Holunder- oder Holderbusch findet man noch heute oft in Bauerngärten und an Wegrändern. Aus seinen weißen, süßlich duftenden Blüten machte man früher Fußbäder für geschwollene, überanstrengte Füße.

5 Holunderblütendolden
1 Hand voll Pfefferminzblätter
1 l Wasser

Die Blüten und Blätter mit dem Wasser aufkochen und dann abkühlen lassen. In eine kleine Wanne mit 2 l lauwarmem Wasser schütten und die Füße 10 Minuten darin baden.

Obstessigfußbad

Aufgrund seines Säuregehalts hilft Obstessig der Haut, ihren antibakteriellen Schutzmantel zurückzugewinnen. Salbei und Oder- bzw.

Ackermennig unterstützen diese Wirkung durch ihre entzündungshemmenden und adstringierenden Eigenschaften.

¹/₂–³/₄ l Obstessig
1 Prise Salbei
1 Prise Oder- oder Ackermennig

Den Obstessig mit den Kräutern erhitzen und bis auf eine für die Füße erträgliche Temperatur abkühlen lassen. Die Füße darin täglich 30 Minuten baden.

Waschung für brennende Füße

Für schmerzende, brennende Füße ist eine Waschung nach diesem überlieferten Rezept eine wahre Wohltat. Schon im Altertum glaubte man, dass Beifuß, am Fuß getragen, vor Müdigkeit schützen könne.

30 g Beifuß
30 g Weidenblätter
30 g Feldkamille
1 l Wasser

Die Kräuter ins kalte Wasser geben und zusammen aufkochen; 15 Minuten bei geschlossenem Deckel kochen lassen. Auf eine für die Füße angenehme Temperatur abkühlen lassen und dann die Füße mit dem Sud waschen.

Belebendes Fußbad mit ätherischen Ölen

Wenn Sie abends noch ausgehen wollen und wenig Zeit haben, bietet sich dies erfrischende, durchblutungsfördernde Fußbad an, das auch mild desinfiziert. Danach sind Sie garantiert fit für die Nacht.

4 Tropfen Rosmarinöl
3 Tropfen Lavendelöl
3 Tropfen Zypressenöl
5 l Wasser

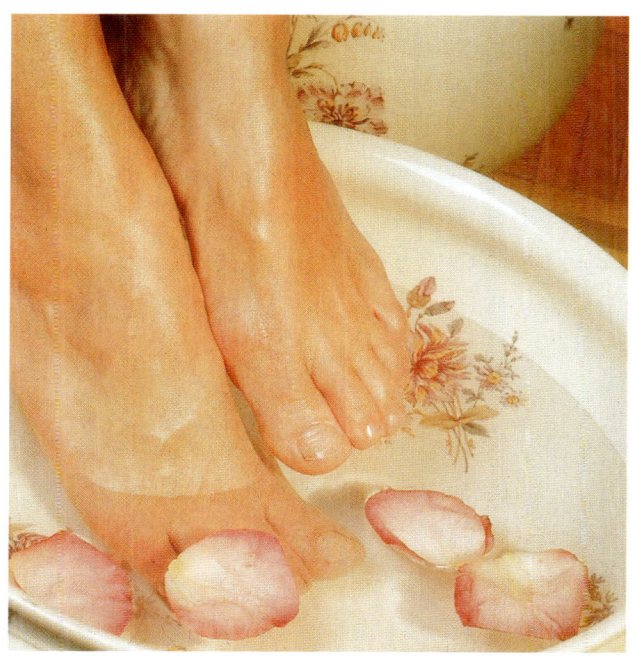

Die ätherischen Öle ins Wasser geben und zusammen auf eine angenehme Badetemperatur erhitzen. Die Füße darin 15 Minuten baden.

Lindenfußbad

Erst seit dem 18. Jh. werden in der Pflanzenheilkunde auch die Blätter und Blüten des Lindenbaums eingesetzt; bis dahin verwendete man lediglich die Rinde. Lindenblüten und -blätter wirken beruhigend und entzündungshemmend. Ein abendliches Fußbad besänftigt die Nerven und erfrischt zugleich.

25 g getrocknete Lindenblüten
25 g getrocknete Lindenblätter
¹/₂ l Wasser

Die Blüten und Blätter mit dem Wasser 3-mal aufkochen, dann zugedeckt kalt werden lassen. Durch ein feines Sieb seihen, dabei den Pflanzenrückstand ausdrücken. Den Sud in ein Wännchen mit 2 l möglichst heißem Wasser geben und die Füße 10–15 Minuten darin baden.

Es gibt wohl kaum etwas Angenehmeres nach einem anstrengenden Tag als ein Fußbad, in das nur beste Zutaten aus dem Garten der Natur kommen.

Lorbeer
Blätter und Früchte des Lorbeers sind reich an ätherischen Ölen, die man u. a. Salben gegen Zerrungen und Muskelschmerzen beimischt.

177

Fußbadesalz

Ein abendliches Fußbad mit diesem Badesalz fördert die Durchblutung und wirkt krampflösend und desinfizierend.

**1 TL Salbeiöl
1 TL Rosmarinöl
20 g 70%iger Alkohol
¹/₂ kg Meersalz**

Die beiden Öle im Alkohol auflösen, das Salz dazugeben und alles gut vermischen. In ein verschließbares Gefäß füllen. 2 EL des Badesalzes in 2–3 l Wasser auflösen und die Füße darin 10 Minuten baden.

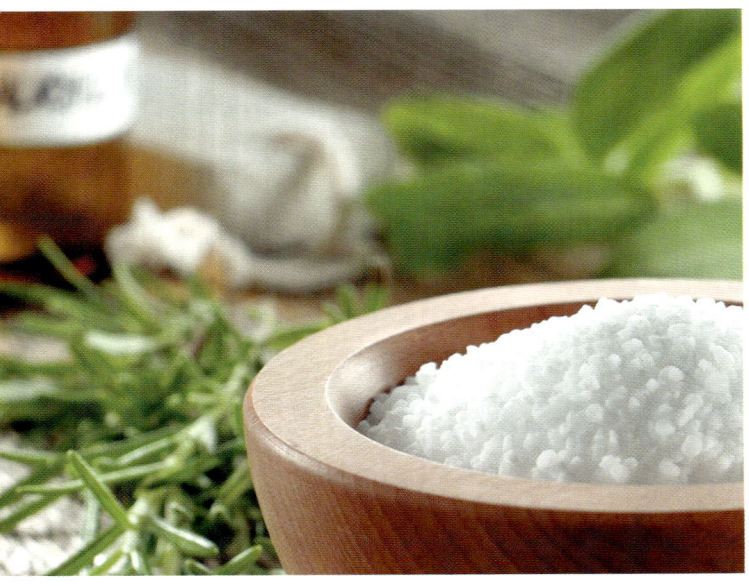

Wenn man den ganzen Tag auf den Beinen war, wirkt ein Fußbad mit selbst gemachtem Badesalz wahre Wunder.

Tinktur für feuchte Füße

Das an Kieselsäure reiche Zinnkraut hat sich bei schweißigen, feuchten Füßen bewährt.

**100 g Zinnkraut
100 ml 90%iger Alkohol**

Kraut und Alkohol in einem Gefäß 3 Wochen ziehen lassen, dann abseihen und in eine Flasche abfüllen. Täglich vor dem Anziehen der Strümpfe oder Socken die Sohlen und Zehen damit einreiben.

Huflattich-Fußgeist für müde, geschwollene Füße

Der wohltuende haltbare Fußgeist belebt und erfrischt müde Füße. Wer viel sitzen oder stehen muss, wird ihn gerade in der warmen Jahreszeit zu schätzen wissen.

**30 ml Huflattichtinktur
10 ml Melissentinktur
10 ml Calendulatinktur
¹/₂ TL Melissenöl
30 ml Hamameliswasser**

Die drei Tinkturen in eine Flasche füllen, dann das Melissenöl darin auflösen. Das Hamameliswasser zugießen und einmal kräftig durchschütteln. Die Füße morgens und bei Bedarf damit abreiben.

Fußöl für wunde, spröde Haut

Das altbewährte Öl mit heilkräftigem Bärlauch glättet spröde Haut und wirkt gegen wunde, rissige Stellen an den Füßen.

**100 ml Olivenöl
10 g Bärlauch
5 g Ringelblumenblüten
2 g Rosmarinblüten
2 g Lavendelblüten**

Das Öl erwärmen, den Bärlauch und die Blüten hineingeben und 3 Minuten kochen lassen. Erkalten lassen und über Nacht kühl stellen. Am nächsten Morgen vorsichtig erhitzen und fast 10 Minuten durchrühren. Abkühlen lassen, bis das Öl handwarm ist, durch ein Mulltuch seihen und abfüllen. Dünn auftragen.

Puder für Schweißfüße

Wenn man die Füße mit diesem angenehm duftenden, natürlichen Fußpuder einpudert, kann die Schweißabsonderung wirkungsvoll

Billig, aber wirksam: Das hilft den Füßen auf die Sprünge.

- Darauf schwört Großmutter noch heute: Ein Wechselfuß-bad stärkt den Kreislauf, här-tet ab und kräftigt die Arteri-en. Eine Fußbadewanne mit 38 °C warmem und eine mit 15 °C kühlem Wasser füllen. Das Wasser muss jeweils bis zur Wadenmitte reichen. Die Füße 5 Minuten ins warme, dann 10 Sekunden ins kalte Wasser tauchen und das Ganze wiederholen.

- Bei müden Füßen frische Farn-krautblätter in die Schuhe legen und dem Fußbad einige Tropfen Lavendelöl zufügen.

- Auch das tut den Füßen gut: barfuß laufen, Tau treten und auf den Zehenspitzen wippen.

Fußmassage und Pediküre

- Verwöhnen Sie Ihre Füße ab und zu mit einer Massage. 2 Minuten mit Massagebürste oder -roller von den Zehen zu den Fersen massieren, zu-nächst auf der Sohle, anschlie-ßend auf dem Spann. Kalte Füße täglich massieren.

- Vor der Pediküre ein Fußbad nehmen, dann die Hornhaut mit Bimsstein wegrubbeln und die Nagelhaut mit einem Holzstäbchen zurückschieben. Die Nägel stets gerade schnei-den, damit sie nicht einwach-sen. Abschließend mit einer Tinktur erfrischen.

eingedämmt werden. Besonders hilfreich ist der Puder im Sommer. Sämtliche Zutaten sind in der Apotheke erhältlich.

40 g Tonerde (Bolus alba)
50 g pulverisierte Thymianblätter
20 g pulverisierte Veilchenwurzel
15 g pulverisierte Eichenrinde

Die vier Pulver gut vermischen und in einem bauchigen, verschließbaren Gefäß aufbewahren. Vor dem Anziehen von Socken oder Strümpfen, bei starker Schweißbildung auch vor dem Zubett-gehen die Füße damit gut einpudern.

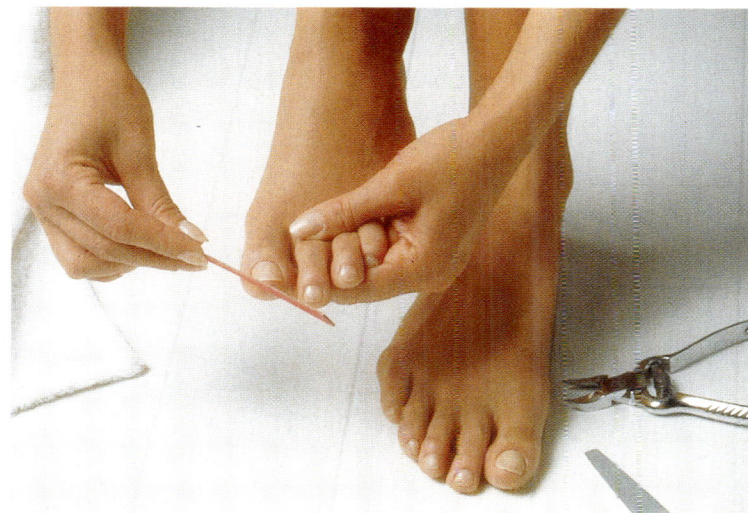

Fußpeeling

Was dem Gesicht gut tut, kann den Füßen nicht schaden. Ein gelegentliches Fußpeeling entfernt die tote Schuppenschicht, macht harte, trockene Haut wieder glatt und geschmeidig und fördert die Durchblutung.

1 EL Olivenöl
1 TL Salz
ein paar Tropfen Eukalyptusöl

Alle Zutaten gut miteinander vermischen und die Füße damit einige Minuten lang kräftig massieren. Dann abspülen.

Aus hygienischen Grün-den sollte es eine Selbst-verständlichkeit sein, für die Fußpflege ein anderes Pflegeset zu verwenden als für die Maniküre.

Seife mit Kräutertee

Die Weisheit, dass man Seifen nicht verschenken dürfe, ist längst passé. Mit diesem hübschen, in buntes Papier gewickelten Mitbringsel machen Sie überall Freude.

Seife war schon im 3. Jahrtausend v. Chr. bei den Sumerern bekannt; sie wurde zum Waschen von Textilien oder als salbenartige Medizin verwendet. Später entdeckte der römische Arzt Galen, dass Seife nicht nur heilend, sondern auch reinigend wirkt. Sogar die „barbarischen" Germanen stellten aus Talg, Asche und Pflanzensäften Seife her, die sie zur Rotfärbung der Haare vor Kämpfen benutzten. Heute gibt es Seife in unzähligen Variationen zu kaufen. Sie lässt sich leicht selbst herstellen, wie unser Rezept zeigt. Zum Gebrauch von Seife sollte man Folgendes wissen: Gewöhnlich wird die Haut von einem dünnen Fett-Wasser-Film geschützt, der einen pH-Wert von etwa 5,5 hat. Dieser Säureschutzmantel wird beim Waschen je nach Wassertemperatur, Dauer und Seife mehr oder weniger beschädigt, sodass die Haut vorübergehend Bakterien schutzlos ausgeliefert ist. Erst nach Stunden bildet sich der Schutzfilm nach. Umso wichtiger ist es, hautfreundliche Seifen zu benutzen. Bei trockener Haut empfiehlt sich leicht basische, bei fettiger Haut leicht saure Seife. Kernseife greift die Haut kaum an. In der Anleitung rechts ist Kernseife die Grundsubstanz. Man kann sie kaufen oder nach folgendem Rezept ebenfalls selbst zubereiten: Gießen Sie 50 ml Wasser in eine Glasschüssel und fügen unter Rühren 1 EL Ätznatronkristalle hinzu. Dann schmelzen Sie 100 g Schweineschmalz in einem Topf und rühren langsam die Natronflüssigkeit darunter. Anschließend 30 Minuten weiterrühren, bis eine dicke Masse entstanden ist. Jetzt kann die Kernseife weiterverarbeitet werden.

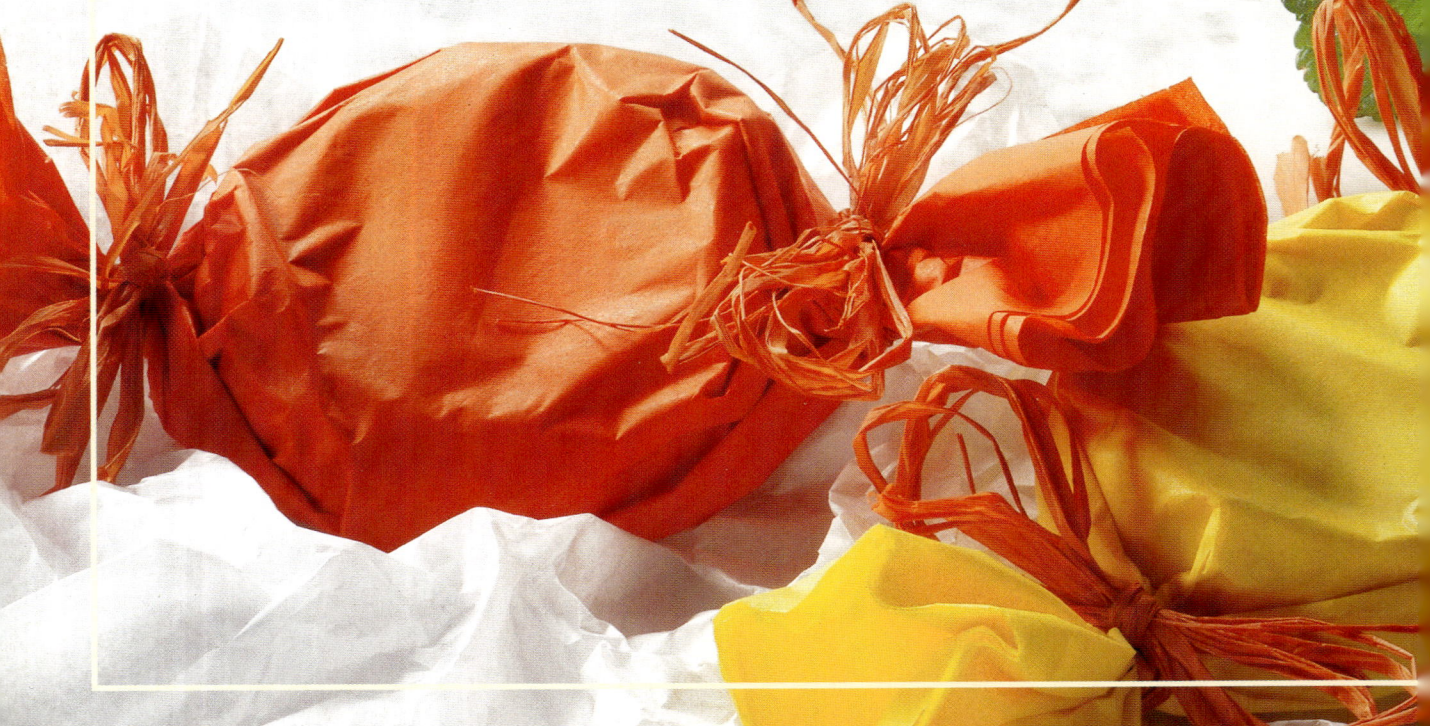

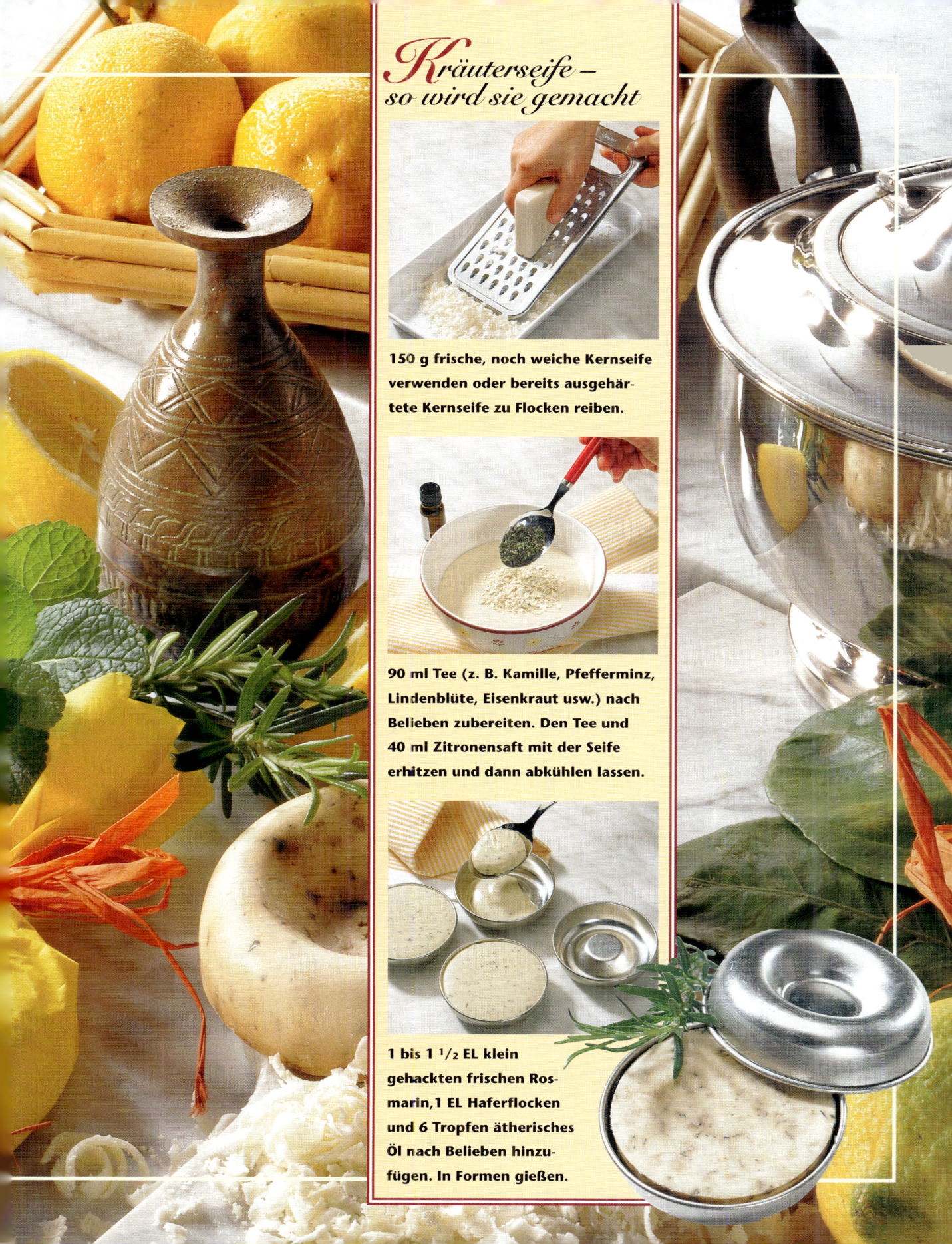

Kräuterseife –
so wird sie gemacht

150 g frische, noch weiche Kernseife verwenden oder bereits ausgehärtete Kernseife zu Flocken reiben.

90 ml Tee (z. B. Kamille, Pfefferminz, Lindenblüte, Eisenkraut usw.) nach Belieben zubereiten. Den Tee und **40 ml** Zitronensaft mit der Seife erhitzen und dann abkühlen lassen.

1 bis 1 ¹/₂ EL klein gehackten frischen Rosmarin, **1 EL** Haferflocken und **6 Tropfen** ätherisches Öl nach Belieben hinzufügen. In Formen gießen.

Wohltaten für den ganzen Körper

Nicht nur unser Gesicht, der ganze Körper ist Tag für Tag vielfältigen äußeren Einflüssen ausgesetzt, die die Haut strapazieren und ihr viel Feuchtigkeit entziehen. Die Körperpflege sollte Ihnen deshalb so viel Zeit und Aufwand wert sein wie die Gesichtspflege. Wie bei der Gesichtshaut heißt es auch hier zwischen normaler, trockener und fettiger Haut unterscheiden, will man seinem Körper die optimale Pflege zukommen lassen. Ob Sie einmal eine ganz individuelle Seife selbst herstellen oder in ein entspannendes, wohlriechendes Bad eintauchen wollen, das Haut und Sinne betört, ob Sie Ihren Körper mit Massageöl, Creme, Lotion, Puder oder gleich einer Packung verwöhnen möchten – mit Großmutters erprobten Körperpflegerezepten, die aus ausgewählten natürlichen Grundstoffen zubereitet werden, bekommt Ihre Haut wichtige Streicheleinheiten, und Sie tun auch etwas für Ihr Wohlbefinden. Unsere Großmütter wussten sogar Abhilfe bei Orangenhaut und konnten Sonnenpflegemittel und natürliche Duftwässerchen herstellen. Probieren Sie unsere natürlichen Rezepte ruhig am eigenen Leib aus – Sie werden sich von Kopf bis Fuß wohl fühlen in Ihrer Haut.

Aus einer schlichten weißen Toilettenseife lässt sich mit Lindenblütentee, Grapefruitsaft, Haferflocken und Öl im Handumdrehen eine reichhaltige individuelle Seife herstellen.

Volles Schönheitsprogramm für normale Haut

Normale Haut zeichnet sich im Gesicht wie am Körper durch Unempfindlichkeit, feine Poren und gute Durchblutung aus. Sie ist rein und straff, ohne gespannt zu sein, und dabei ausreichend mit Feuchtigkeit und Fett versorgt. Insgesamt macht sie einen gesunden, rosigen Eindruck. Dieser beneidenswerte Zustand lässt sich mit selbst gemachten Schönheitspräparaten erhalten. Unser Körperpflegeprogramm beginnt mit einer sanften Reinigung – ob in der Badewanne mit einem duftenden Zusatz oder unter der Dusche mit einer feinen Seife bleibt der persönlichen Vorliebe überlassen. Danach wird die Haut es genießen, wenn sie mit einer erfrischenden Lotion, einer glättenden Creme, einem reichhaltigen Öl oder einem Körperpuder gepflegt wird. Sogar ein Deo lässt sich selbst herstellen.

Verwöhnen Sie Körper und Geist nach allen Regeln der Kunst

Nehmen Sie sich Zeit für Ihre Körperpflege und damit Zeit für sich – Zeit zum Ausspannen, zum Erholen, um zur Ruhe zu kommen. Sie werden sehen, wie wohl diese Verwöhneinheiten nicht nur Ihrem Körper, sondern auch Ihrem Geist tun.

Lindenblütenseife

Wenn Sie die feine Seife bei der Zubereitung in hübsche Formen – etwa Herzen – gießen, haben Sie jederzeit ein Geschenk bereit.

350 g weiße Toilettenseife
300 ml starker Lindenblütentee
4 EL Grapefruitsaft
5 Tropfen Levkojenöl
4 EL feine Haferflocken
mehrere Plastikförmchen

Die Toilettenseife fein raspeln und mit dem Lindenblütentee und dem Grapefruitsaft in einem Topf erhitzen, bis sich die Seife auflöst. Mit einem Holzlöffel das Öl und die Haferflocken einrühren und unter Rühren abkühlen lassen, bis eine cremige Masse entsteht, die in die Förmchen gefüllt werden kann. Mit einem Tuch bedecken und an einem trockenen, warmen Ort 2–3 Wochen ruhen lassen. Anschließend in Seidenpapier verpacken.

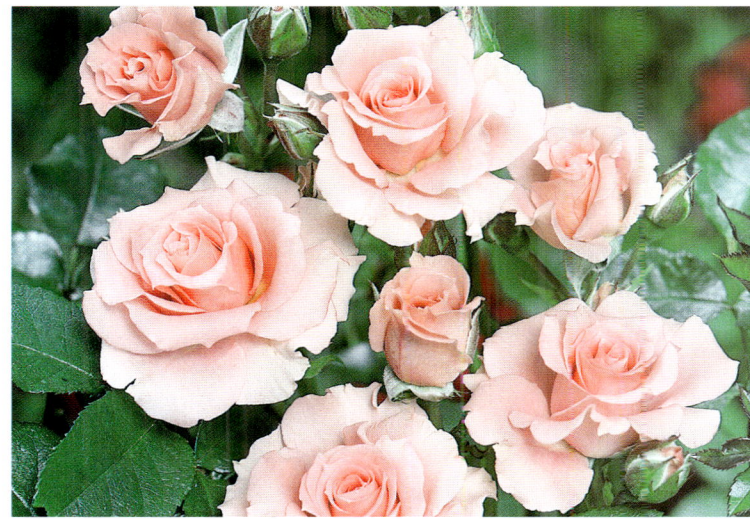

Die Kreuzfahrer brachten die Königin der Blumen nach Europa – seither erfreut die Rose nicht nur Gartenfreunde. Ihre Blütenblätter und das daraus gewonnene Öl und Wasser bereichern viele Kosmetikpräparate.

Englisches Schönheitsbad

Das herrlich duftende Bad wirkt erfrischend und belebend auf Haut und Organismus; es beschwingt und macht munter.

$^1/_2$–1 l Wasser
100 g getrockneter Rosmarin
50 g getrocknete Rosenblütenblätter
50 g getrocknete Lavendelblüten

Eine ausreichende Menge Wasser zum Sieden bringen, den Rosmarin und die Blüten hineinschütten und bei schwacher Hitze 15 Minuten durchziehen lassen. Die Abkochung durch ein Sieb direkt ins heiße Badewasser abseihen. **Achtung:** Nicht vor dem Schlafengehen.

Wellenbad
Das Badevergnügen ließ sich früher außer durch Badezusätze auch mit dieser Spezialwanne steigern. Der Wasserverbrauch ist nicht überliefert.

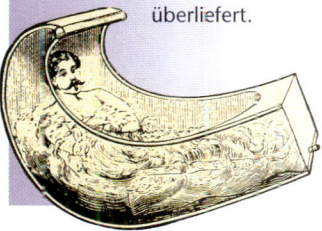

Entspannendes Kräuterbad

Altbewährt sind Bäder aus Blüten oder Kräutern. Unsere Mischung wirkt entspannend.

**150 g getrocknete Kamillenblüten
50 g getrocknete Pfefferminzblätter
50 g gehackte Kalmuswurzel
2 l Wasser**

Die Blüten, Blätter und die Wurzel mischen, das Wasser zum Kochen bringen und darüber gießen. 15 Minuten ziehen lassen, dann mit einem feinen Sieb abseihen und den Rückstand gut auspressen. Den Aufguss ins heiße Badewasser geben.

Milch-und-Honig-Bad

Das Badezimmer zu Hause kann leicht der Ort sein, an dem Milch und Honig fließen. Der Badezusatz, mit dem schon Kleopatra

ihren Körper verwöhnte, sorgt für herrliche Entspannung, und Ihre Haut wird sich hinterher zart und weich anfühlen.

**1 Tasse Honig
2 l Vollmilch**

Die Milch erwärmen, den Honig darin lösen, alles ins heiße Badewasser geben und gut mit den Händen verteilen.

Fichtennadel-Badesalz

Das entspannende und beruhigende Bad bietet sich nach einem anstrengenden Tag an. Natron und Alaun – ein kristallines Pulver – gibt es in der Apotheke.

**400 g Alaun
200 g Natron
einige Tropfen Fichtennadelöl**

Die beiden Pulver gut miteinander vermischen, mit dem Öl parfümieren und in ein verschließbares Gefäß füllen. Einige Esslöffel davon ins Badewasser geben. **Achtung:** Ungeeignet für Asthmatiker und bei Keuchhusten!

Mildes Deodorant

Reiben Sie die Achselhöhlen täglich mit diesem milden Deo ein, das angenehm erfrischt. Es reguliert die Tätigkeit der Schweißdrüsen auf natürliche Weise, ohne die gesunde Schweißabsonderung zu unterdrücken.

**1 g Menthol
30 ml 90%iger Alkohol
50 ml Rosenwasser
1 g Alaun**

Das Menthol im Alkohol auflösen. Das Rosenwasser leicht erwärmen und darin das Alaunpulver auflösen. Anschließend beide Flüssigkeiten zusammengießen und einmal kräftig durchschütteln.

Baden wie die Römer

In großen, prächtigen Badepalästen verbrachten die alten Römer zuweilen den ganzen Tag. Wer will, kann sich heute diesen Luxus wieder gönnen.

In den Caracalla-Thermen in Rom konnten mehr als 2000 Badegäste gleichzeitig unter den verschiedensten Bädern wählen. Insgesamt gab es etwa 500 solcher Gemeinschaftsbäder in Rom. Der gesellige und komfortable Badespaß, bei dem die letzten Neuigkeiten ausgetauscht wurden, geriet im 4. Jahrhundert in Vergessenheit, kam jedoch im Mittelalter wieder in Mode – und verschwand erneut. Da die Bäder von Männern und Frauen besucht wurden, hatten die Behörden nicht selten Grund einzuschreiten. Auch im 20. Jahrhundert erlebte die öffentliche Badekultur so manches Auf und Ab.

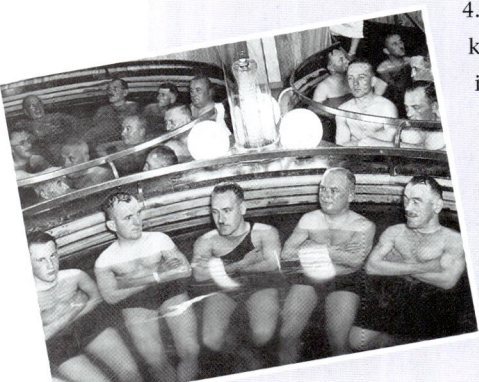

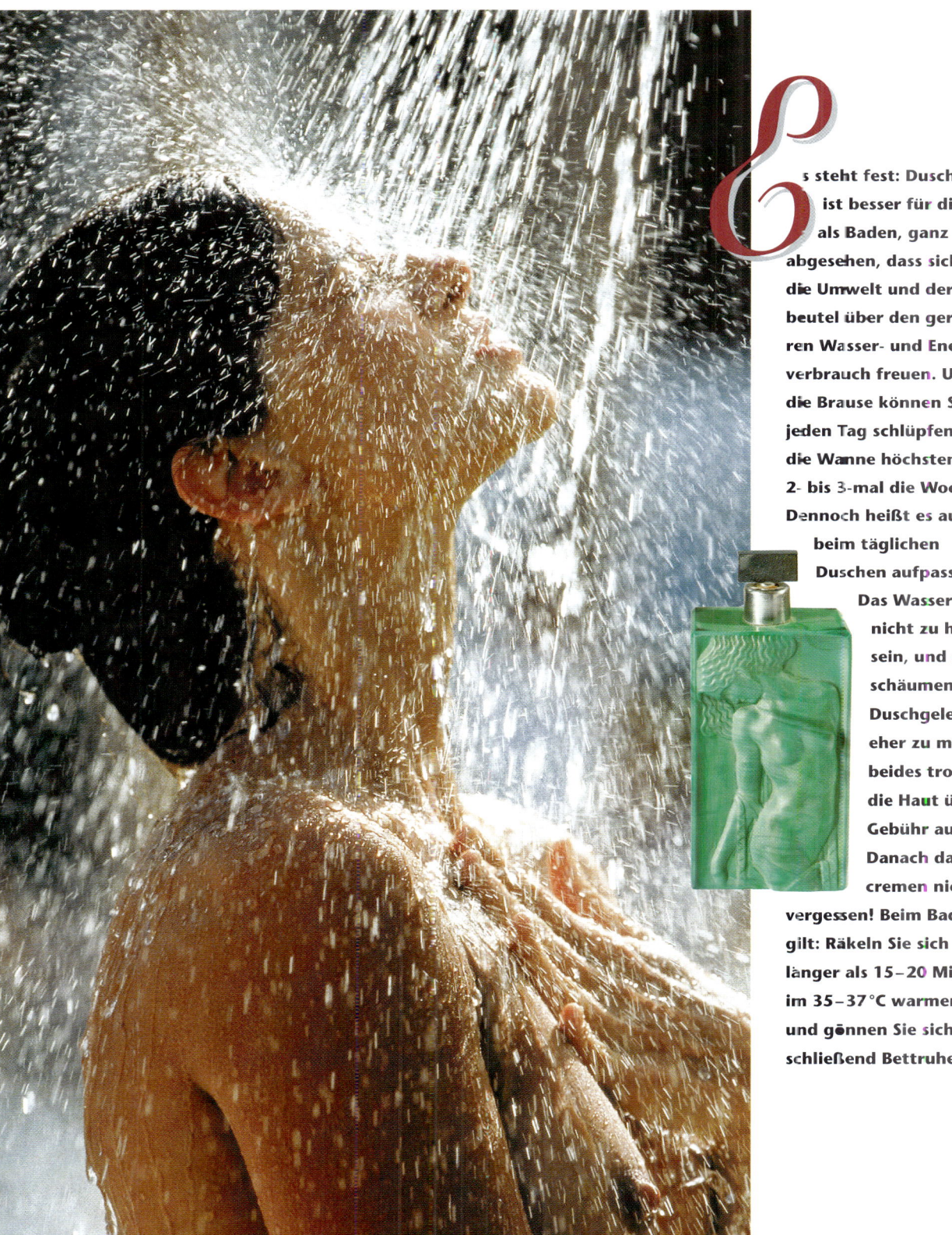

Es steht fest: Duschen ist besser für die Haut als Baden, ganz davon abgesehen, dass sich auch die Umwelt und der Geldbeutel über den geringeren Wasser- und Energieverbrauch freuen. Unter die Brause können Sie jeden Tag schlüpfen, in die Wanne höchstens 2- bis 3-mal die Woche. Dennoch heißt es auch beim täglichen Duschen aufpassen: Das Wasser darf nicht zu heiß sein, und stark schäumende Duschgele sind eher zu meiden; beides trocknet die Haut über Gebühr aus. Danach das Eincremen nicht vergessen! Beim Baden gilt: Räkeln Sie sich nicht länger als 15–20 Minuten im 35–37 °C warmen Nass, und gönnen Sie sich anschließend Bettruhe.

Aus der Körperpackung wird eine Minikur für Körper und Seele, wenn Sie während der Einwirkzeit schlafen oder sich bei sanfter Musik oder mit einem guten Buch entspannen. Danach werden Sie sich wie neugeboren fühlen.

Körpertonikum mit Lavendel

Reiben Sie Ihren Körper nach dem Baden oder Duschen mit diesem aromatischen Tonikum ab. Das regt die Durchblutung an.

1 Hand voll getrocknete Lavendelblüten
100 ml 50%iger Alkohol
300 ml destilliertes Wasser
1 EL Honig
4 Tropfen Lavendelöl

Die Lavendelblüten und den Alkohol in eine Flasche mit weitem Hals füllen und verschlossen rund 4 Wochen an einem dunklen Ort ruhen lassen. Danach durch ein Sieb filtern, dabei den Rückstand gut ausdrücken. Das Wasser erwärmen, den Honig darin auflösen und zum Schluss

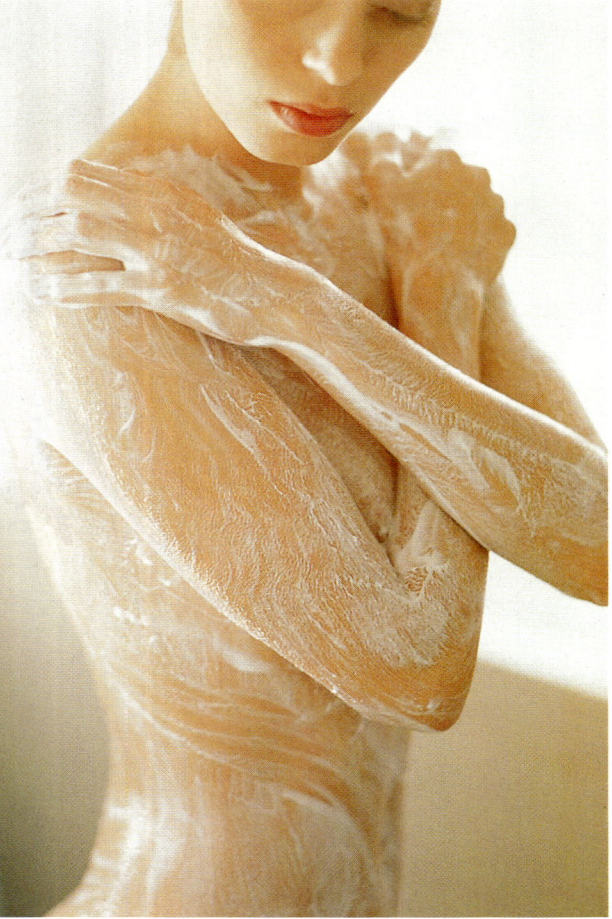

das Lavendelöl einrühren. Das Wasser mit dem Alkohol vermischen und in eine dunkle Apothekerflasche füllen.

Nährende Körperpackung

Im Gegensatz zur Gesichtspackung sollte eine Körperpackung möglichst mehrere Stunden einwirken können. Sie werden begeistert sein, wie zart und geschmeidig sich Ihre Haut hinterher anfühlt.

1 Eigelb
4 EL süßes Mandelöl
4 EL Avocadoöl
2 EL Weizenkeimöl
Saft von 1/2 Zitrone

Das Eigelb in eine Schale schlagen und die Öle tropfenweise unterrühren, bis eine feste Emulsion entstanden ist. Zum Schluss den frisch gepressten Zitronensaft unterrühren und die Packung sofort über den ganzen Körper verteilen, vom Hals bis zur kleinen Zehe. Raue Hautstellen wie Ellbogen, Knie oder Fersen besonders reichlich damit bedecken. Den Körper in ein Leintuch einwickeln und die Packung einziehen lassen. Anschließend mit lauwarmem Wasser abduschen.

Körperpeeling

Behandeln Sie Ihren Körper nach der Reinigung hin und wieder mit diesem schlichten, aber ausgesprochen wirksamen Peeling, das die Haut wunderbar glatt und weich macht.

2 EL süße Sahne
1 EL Jodsalz

Die Sahne und das Salz zu einem flüssigen Brei verrühren und damit den ganzen Körper in kreisenden Bewegungen sanft abrubbeln. Anschließend gründlich mit Wasser abduschen.

Pflegende Bodylotion

*Nach dem Bad oder der Dusche freut sich die
Haut über eine pflegende Bodylotion. Zum
Parfümieren eignen sich z. B. Lavendel-, Ro-
sen-, Aprikosenblüten- oder Ylang-Ylang-Öl.*

> **¹/₂ TL Lanolin**
> **1 TL Kakaobutter**
> **90 g süßes Mandelöl**
> **3–5 Tropfen Duftöl nach Belieben**

Ein kochendes Wasserbad bereiten und
das Lanolin und die Kakaobutter darin
schmelzen. Danach das Mandelöl hinzufügen. So lange erwärmen, bis die Fettschmelze klar ist. Vom Herd nehmen
und umrühren. Abkühlen lassen und das
Parfümöl einrühren.

Orangenblütenlotion

*Diese Körperlotion erfrischt und nährt die
Haut zugleich. Das Weizenkeimöl verbessert
die Haltbarkeit der Lotion.*

> **2 EL Honig**
> **4 EL Weizenkeimöl**
> **4 EL süßes Mandelöl**
> **2 EL Orangenblütenwasser**
> **1 EL Natriumborat**
> **8 Tropfen Bergamottöl**

Den Honig mit den beiden Pflanzenölen
vermengen. Das Blütenwasser erhitzen
und das Natriumborat darin auflösen.
Das Bergamottöl und die Öl-Honig-
Mischung zugeben und alles gut durchrühren. In eine dunkle Flasche füllen.

Erfrischender Körperpuder

*Wenn Sie Ihren Körper morgens nach dem
Duschen mit diesem selbst bereiteten feinen
Pulver einpudern, fühlen Sie sich den ganzen
Tag über frisch und gepflegt. Wollen Sie dem*

*Puder eine verführerische Note verleihen,
dann parfümieren Sie es mit Rosen- oder
Jasminöl statt mit Pfefferminzöl.*

> **1 EL Maisstärke**
> **2 Tropfen Pfefferminzöl**
> **5 EL Talkum**

Alle Zutaten in eine fest schließende
Dose geben und gut durchschütteln.
Anschließend durch ein sehr feinmaschi-
ges Haarsieb schütteln und wieder in die
Dose füllen. Den Puder mit einem Wattebausch aufstäuben; überschüssige Reste
mit einem Papiertuch entfernen.

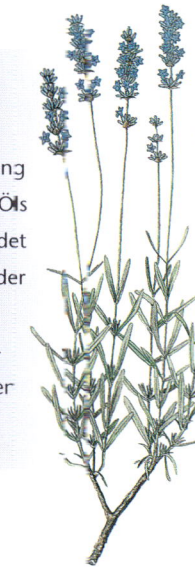

Lavendel
wird in großem
Stil zur Gewinnung
des ätherischen Öls
angebaut. Es findet
Verwendung in der
Kosmetik, aber
auch als Heilmit-
tel bei zahlreicher
Beschwerden.

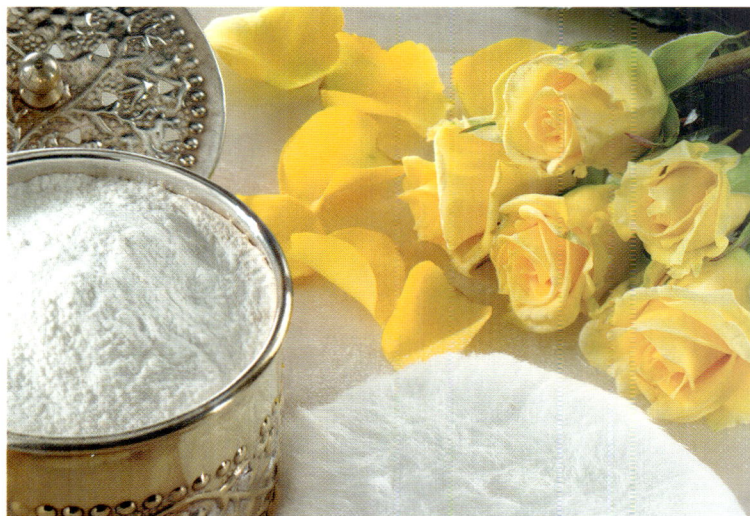

**Körperpuder hat einen
herrlich nostalgischen
Touch. Je nach Duftnote
wirkt er entweder sport-
lich oder sinnlich.**

Körperöl für den Mann

*Auch Männerhaut schätzt Pflege. Die Aus-
wahl der ätherischen Öle verleiht diesem
Körperöl einen herb-maskulinen Duft.*

> **50 ml Jojobaöl**
> **8 Tropfen Sandelholzöl**
> **1 Tropfen Vetiveröl**
> **4 Tropfen Geranienöl**
> **4 Tropfen Bergamottöl**

Das Jojobaöl mit den ätherischen Ölen in
ein dunkles Fläschchen füllen, gut verschließen und tüchtig durchschütteln.

Reichhaltiges Körperöl mit Nelke und Basilikum

Seit je sind wertvolle Pflanzenöle wichtige Bestandteile der Schönheitspflege, und nicht erst Kleopatra ließ sich damit einsalben. Pflanzenöle enthalten eine Reihe wichtiger Nährstoffe und machen die Haut zudem glatt. Basilikum beruhigt und lindert Entzündungen.

1 Gewürznelke
30 g Basilikum
100 ml süßes Mandelöl
30 ml Aprikosenkernöl

Die Gewürznelke gut zerdrücken und mit dem Basilikum in eine verschließbare bauchige Flasche füllen, dann das Mandel- und das Aprikosenkernöl darüber gießen. Fest verschlossen 2 Wochen an einem warmen, dunklen Ort ziehen lassen, dabei regelmäßig schütteln. Anschließend das Öl durch einen sehr feinen Filter gießen und dabei den Rückstand gut ausdrücken. In eine dunkle Flasche füllen und kühl und dunkel lagern. Wie die meisten Körperöle eignet sich auch dieses für eine wohltuende, entspannende Körperpflege.

Wenn Sie sich an aufwendigere Rezepte noch nicht herantrauen, dann pürieren Sie einfach 2–3 Erdbeeren zu Mus und mischen es unter Ihre Körpercreme – fertig!

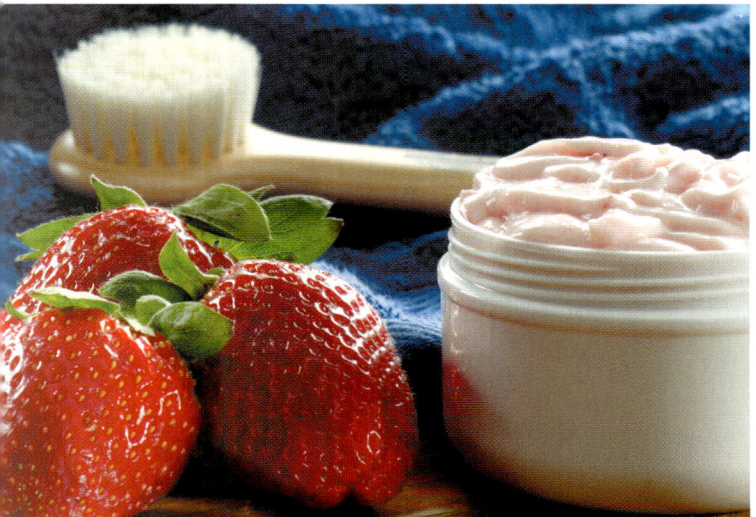

Der gute Rat

Altbewährte Badefreuden

- Wer stark schwitzt, sollte dem Badewasser Eichenrindenextrakt zusetzen. Er zieht die Poren zusammen und mindert die Schweißabsonderung. Dazu $3/4$ l Wasser mit einer Hand voll Rinde etwa 10 Minuten kochen lassen, den Sud abseihen und ins Badewasser gießen.

- Beruhigend wirkt der Zusatz von Zitrone im Badewasser, außerdem wird die Haut dadurch zart. 2–3 unbehandelte Zitronen in Scheiben schneiden, ein paar Stunden in einen Topf mit Wasser legen, Zitronenwasser abseihen und ins Badewasser gießen.

- 2 kg Saathafer in ein Säckchen füllen und ins Badewasser geben. Das macht die Haut herrlich weich und geschmeidig.

Natürliche Pflege für danach: Deo und Früchtecreme

- Nach dem Bad empfiehlt sich ein natürliches Deo: Dazu ein paar Tropfen Lavendelöl in 1 TL Leitungswasser geben und auftupfen.

- Eine normale Körpercreme lässt sich mit Früchten verfeinern. Die Hälfte einer Aprikose zu Mus zerdrücken und unter die Creme rühren – diese Mischung belebt und glättet die Haut sichtbar. Der Zusatz von 2–3 zerstampften Erdbeeren kühlt und beruhigt.

Für trockene Haut nur das Beste aus der Natur

Da trockene Haut zu wenig Talg produziert, speichert sie weniger Feuchtigkeit; sie wird glanzlos, spröde und spannt. Wenn man nichts dagegen tut, zeigen sich schon früh erste Fältchen. Die Haut ist daher darauf angewiesen, dass ihr Fett und Feuchtigkeit von außen zugeführt werden. Mit speziell für diesen Hauttyp zubereiteten Seifen, Körperpflegeölen und Badezusätzen ist das kein Problem. Am besten, man verwendet dafür einwandfreie Zutaten aus der Natur und stellt sie nach überlieferten Rezepten zusammen. Schließlich kommt es nicht von ungefähr, dass so manche alte Dame eine glattere und zartere Haut hat als eine 40-Jährige!

Olivenöl-Kräuter-Seife

Für trockene Haut und stark beanspruchte Hände ist die rückfettende Seife nach altem Rezept ideal. Auch bei empfindlicher Haut können Sie damit nichts falsch machen.

60 g weiße Toilettenseife
100 g weißes Bienenwachs
20 g Ringelblumenblüten
20 g Kamillenblüten
50 ml Olivenöl
50 ml destilliertes Wasser

Die Seife fein raspeln. Im heißen Wasserbad mit dem Bienenwachs schmelzen und wieder abkühlen lassen. Die Blüten mit den Fingern zerreiben, in ein verschließbares Glas füllen und mit dem Öl bedecken. Alles 2 Tage ruhen lassen. Durch ein feines Sieb filtern, dabei die Blüten auspressen. Ein heißes Wasserbad bereiten und darin das Öl und die Seifen-Wachs-Mischung schmelzen. Das destillierte Wasser erwärmen und dazugießen.

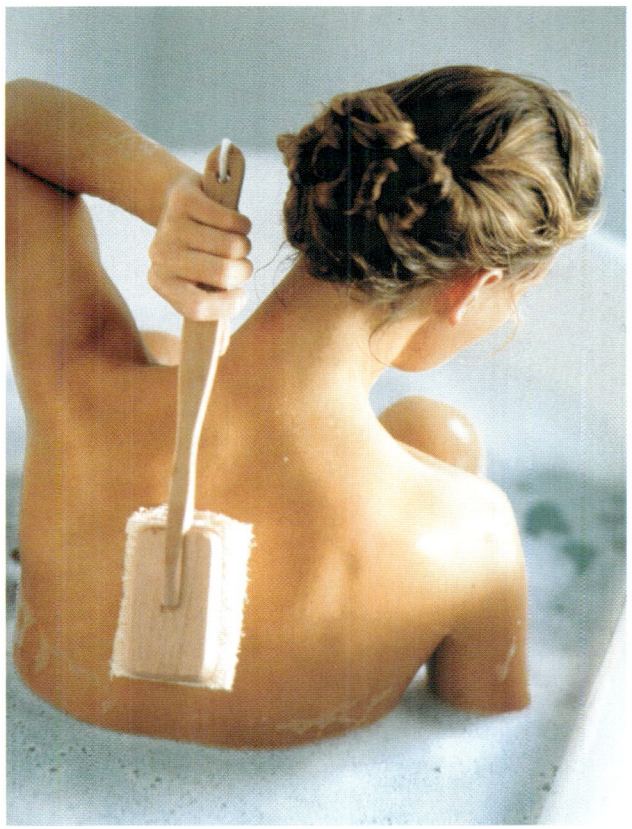

Zu einer cremigen Masse verrühren und noch warm zu Kugeln formen. Sind sie erkaltet, in Seidenpapier wickeln.

Eine sanfte Bürstenmassage in der Badewanne regt die Durchblutung an und entfernt behutsam abgestorbene Hautschüppchen.

Feuchtigkeits-Ölbad für sehr trockene Haut

Dieses Badeöl ist so reichhaltig, dass Sie den Körper nach dem Bad nicht mehr eincremen oder -ölen müssen. Selbst extrem trockene Haut wird wieder geschmeidig und sanft. Jasmin hebt zudem die Stimmung.

6 EL Jojobaöl
8 Tropfen reines Jasminöl
pro Bad 1–2 EL Honig

Die Öle in einer kleinen Flasche mischen und tüchtig durchschütteln. Pro Vollbad etwa 1 EL ins heiße Badewasser geben. Den Honig direkt im Wasser auflösen.

Frühlings-Kräuterbad

Der angenehm duftende Badezusatz erfrischt, glättet und klärt müde, trockene und schlecht durchblutete Haut.

1 l Wasser
100 g getrocknete Lavendelblüten
100 g getrocknete Brombeerblätter
1 Tasse Honig

Blüten und Blätter in kochendes Wasser geben und bedeckt 30 Minuten auf kleinster Flamme ziehen lassen. Aufguss und Honig direkt ins Badewasser geben.

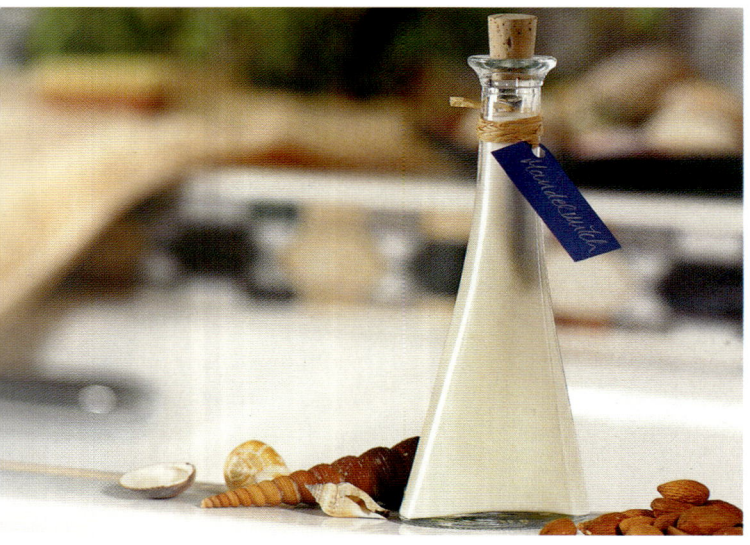

Schon Kleopatra wusste, dass Baden in Milch schön macht und trockene und empfindliche Haut beruhigt. Dieser Variante des Milchbads werden Mandelmehl und -öl zugesetzt.

Mandelmilchbad für trockene und Mischhaut

Das Mandelmilchbad wird auch von Mischhaut sehr gut vertragen, da es Hautreizungen lindert und Unreinheiten heilt.

2 EL fein gemahlene Mandeln
1/8 l Vollmilch
15 ml süßes Mandelöl

Für ein Vollbad die sehr fein gemahlenen Mandeln mit der Milch und dem Öl verrühren und die Mischung direkt ins warme Badewasser geben.

Pflegendes Weizenkleiebad für trockene, unreine Haut

Ein Säckchen mit Weizenkleie hing zu Großmutters Zeiten in fast jeder Badewannenfüllung. Das Kleiebad war auch in der Kinder- und Säuglingspflege sehr beliebt. Es reinigt, erfrischt und wirkt allerlei Hautentzündungen und -reizungen entgegen.

100 g Weizenkleie
1 Badesäckchen
2 Tassen Trockenmilchpulver

Die Kleie in das Badesäckchen oder einen ausgedienten Baumwollstrumpf füllen, gut zubinden und ins warme Badewasser hängen. Das Trockenmilchpulver direkt ins Badewasser streuen und unter Umrühren auflösen. Während des Badens das Säckchen öfter wie einen Schwamm ausdrücken.

Avocado-Massageöl

Avocadoöl verbindet sich rasch mit dem natürlichen Hautfett und wirkt in Verbindung mit Lanolin ausgesprochen pflegend bei trockener, spröder Haut. Verleihen Sie Ihrem wertvollen Massageöl durch Zugabe eines ätherischen Öls eine persönliche Duftnote! Geeignet sind Lavendel, Geranie, Rose, Petitgrain – oder bevorzugen Sie Ylang-Ylang? Probieren Sie es aus.

10 g Lanolin
90 ml Avocadoöl
einige Tropfen Parfümöl

Ein kochendes Wasserbad bereiten und das Lanolin darin schmelzen, dann das Avocadoöl unterrühren. Sobald eine klare Mischung entstanden ist, vom Herd nehmen. Leicht abkühlen lassen, dann das Parfümöl einrühren. Ist das Öl ganz abgekühlt, in eine dunkle Flasche füllen.

Der gute Rat

Mit Großmutters erprobten Rezepten wird trockene Haut wieder streichelzart.

- Ein Schönheitsbad für die trockene, zu Schuppen neigende Haut ist in Sekundenschnelle bereitet: 200 g Weizenmehl in ein Badesäckchen füllen, zuschnüren und in die Badewanne legen. Dann warmes Wasser einlaufen lassen und das Säckchen beim Baden öfter ausdrücken.

- Raue Ellbogen mit einer Mischung aus 2 EL erwärmtem Honig und 1 EL Zitronensaft bestreichen. Nach 30 Minuten abwaschen und eine Hautcreme einmassieren.

- Körperpeeling für zarte Haut: 3 EL Olivenöl und 2 TL Zucker verrühren und damit den Körper sanft abrubbeln.

- Raue Haut wird innerhalb weniger Wochen wieder glatt, wenn man sie regelmäßig zuerst mit Buttermilch, dann mit Hirschtalg einreibt.

Wie man fettiger Haut eine saftige Abreibung verpasst

- Vor dem Duschen den ganzen Körper mit Obstessig abreiben. Das zieht die Poren zusammen und erfrischt.

- 200 g Kamillenblüten mit 1 l kochendem Wasser übergießen, 15 Minuten ziehen lassen. Die Blüten abseihen und den Sud ins Badewasser gießen.

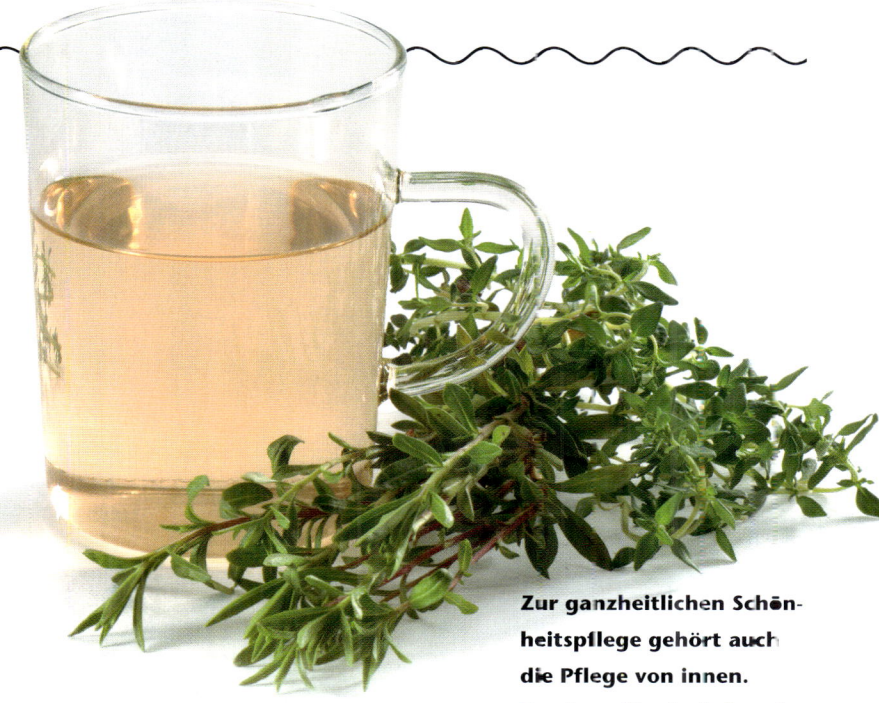

Sesam-Körperpflegeöl

Auch diesem reichhaltigen Massageöl können Sie ein Parfümöl Ihrer Wahl zusetzen. Massieren Sie das Öl jedes Mal nach Bad oder Dusche in die trockene Körperhaut ein. Sie wird es dankbar aufnehmen.

**50 ml Sesamöl
25 ml Rizinusöl
10 ml Weizenkeimöl
ein paar Tropfen Duftöl**

Sämtliche Öle gut miteinander mischen und in eine dunkle Flasche füllen.

Bohnenkrauttee

Haben Sie eine trockene, empfindliche Haut? Dann trinken Sie regelmäßig morgens und abends eine Tasse Bohnenkrauttee.

**¹/₄ l Wasser
1–2 TL Bohnenkraut
¹/₂ TL Thymian
¹/₂ TL Malvenblüten**

Das Wasser zum Kochen bringen und über die Kräuter gießen. 5–10 Minuten ziehen lassen, dann abseihen.

Zur ganzheitlichen Schönheitspflege gehört auch die Pflege von innen. Trockene Haut wird nach regelmäßigem Genuss von Bohnenkrauttee wieder frisch und straff. Generell gilt: Viel trinken!

Wilde Malve

Zur äußerlichen Anwendung wird ein Absud aus Blüten und Blättern empfohlen. Der Schleimgehalt hilft bei rauer Haut, Abszessen und Furunkeln.

Fettglanz oder Mitesser – nein danke!

Ihrer Struktur nach ist fettige Haut dick und meist schlecht durchblutet. Sie glänzt und hat große, sichtbare Poren – im Gesicht ebenso wie am Körper. Der unschöne Fettglanz kommt daher, dass die Haut zu viel des Guten tut und Talg im Überfluss produziert. Dieser überschüssige Talg kann obendrein die Poren verstopfen, und das hat oft genug Pickelchen und Mitesser zur Folge, die bevorzugt auf Rücken und Dekolleté, aber z. B. auch am Allerwertesten sprießen. Ein Gutes hat der fettige Hauttyp aber doch: Er speichert mehr Feuchtigkeit und Fett und bekommt daher viel weniger und später Falten als die normale oder die trockene Haut.

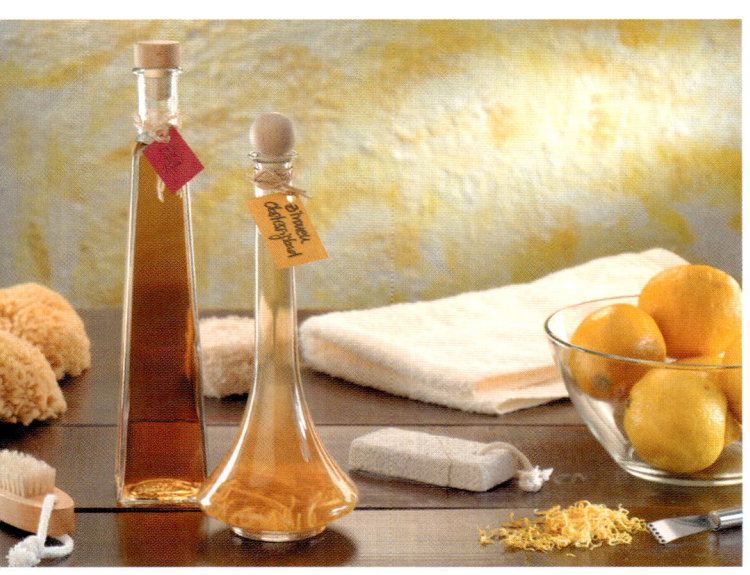

Die Zitronen für ein Zitronenessigbad muss man sehr dünn und sorgfältig schälen. Wenn nur etwas Fruchtfleisch an der Schale bleibt, beginnt der Vorrat rasch zu gären.

Oft ein Problem der Jugend

Da die Talgproduktion durch Hormone beeinflusst wird, tritt fettige Haut oft im Alter von 16–20 Jahren erstmals auf. Sie braucht vor allem eine sanfte Reinigung. Zum Glück liefert die Natur eine Reihe von Kräutern, die den Talgfluss normalisieren und Unreinheiten abklingen lassen.

Zitronenessigbad

Auf dieses seit Generationen bewährte Rezept für fettige, großporige Haut schwören viele Frauen noch heute. Zitronenessig zieht zu große Poren zusammen, desinfiziert leicht und hilft, den natürlichen Säureschutzmantel der Haut rasch zu regenerieren. Als Zusatz in einem Vollbad sorgt er zuverlässig für frische, klare Körperhaut.

> *3 unbehandelte Zitronen*
> *1 l Obstessig*

Die Zitronen gut waschen und die Schalen hauchdünn, unbedingt ohne das weiße Fleisch, abschälen. In eine Flasche mit breiter Öffnung füllen und den Obstessig darüber gießen. Gut verschlossen 2 Wochen in der Sonne oder an einem warmen Ort im Haus ziehen lassen. Anschließend abseihen und wieder in die Flasche füllen. Pro Vollbad 1/4 l Zitronenessig ins warme Badewasser geben.

Salbei-Teebaumöl-Bad für fettige, unreine Haut

Salbei wirkt antiseptisch und heilend bei unreiner Haut und wird vom australischen Teebaumöl in seiner Wirkung unterstützt. Honig dient als Emulgator für das Öl.

> *1 l Wasser*
> *200 g Salbeiblüten und -blätter*
> *4 Tropfen Teebaumöl*
> *1–2 EL Honig*

Das Wasser zum Kochen bringen und damit den Salbei überbrühen. 15 Minuten ziehen lassen, durch ein feines Sieb abseihen und dabei den Pflanzenrückstand gut auspressen. Den Aufguss ins warme Badewasser geben. Das Teebaumöl mit dem flüssigen Honig verrühren und ebenfalls direkt ins Badewasser geben.

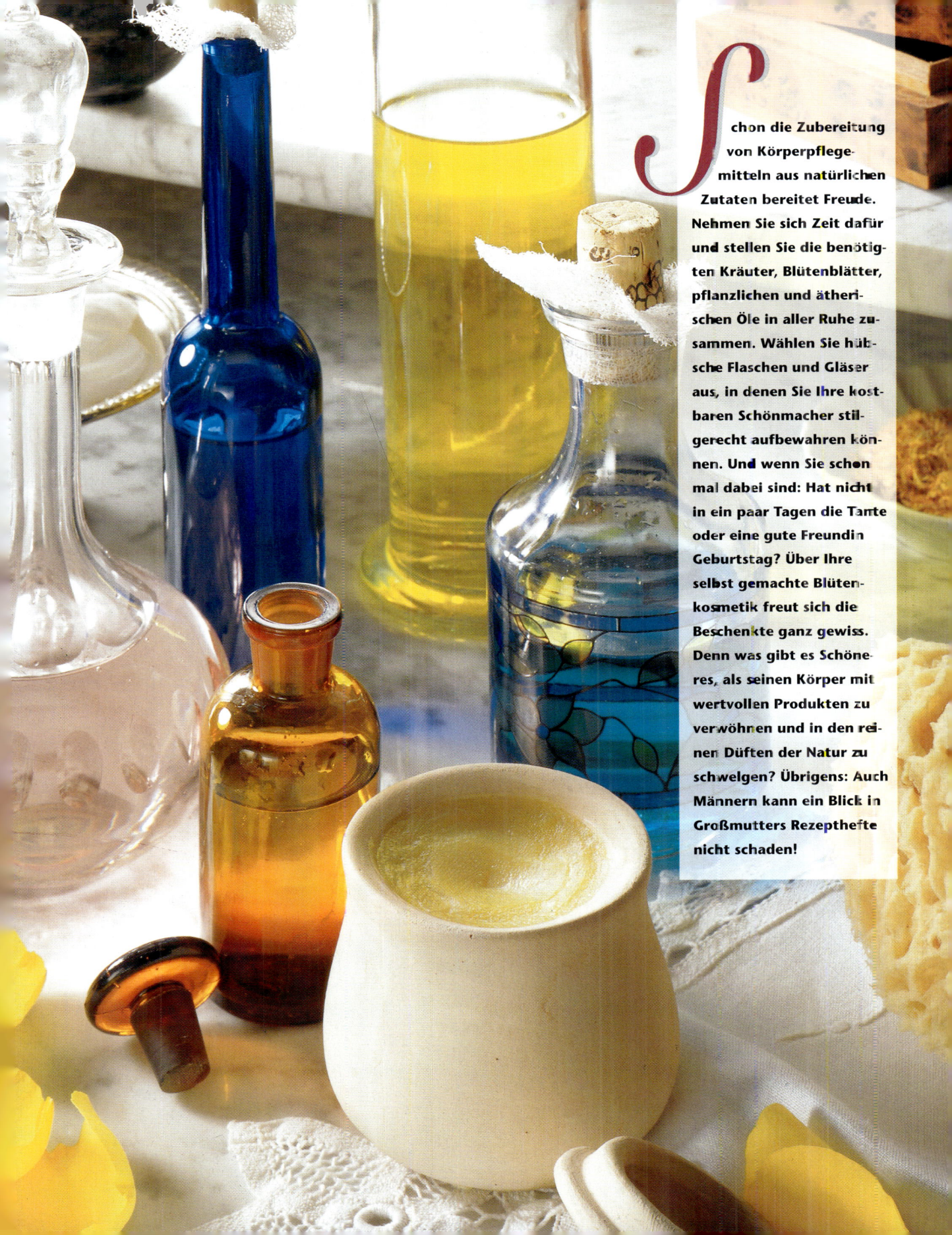

Schon die Zubereitung von Körperpflegemitteln aus natürlichen Zutaten bereitet Freude. Nehmen Sie sich Zeit dafür und stellen Sie die benötigten Kräuter, Blütenblätter, pflanzlichen und ätherischen Öle in aller Ruhe zusammen. Wählen Sie hübsche Flaschen und Gläser aus, in denen Sie Ihre kostbaren Schönmacher stilgerecht aufbewahren können. Und wenn Sie schon mal dabei sind: Hat nicht in ein paar Tagen die Tante oder eine gute Freundin Geburtstag? Über Ihre selbst gemachte Blütenkosmetik freut sich die Beschenkte ganz gewiss. Denn was gibt es Schöneres, als seinen Körper mit wertvollen Produkten zu verwöhnen und in den reinen Düften der Natur zu schwelgen? Übrigens: Auch Männern kann ein Blick in Großmutters Rezepthefte nicht schaden!

Zypressen-Körperpflegeöl

Wer den herb-würzigen Duft des Zypressen-öls nicht mag, kann stattdessen Geranienöl nehmen. Beides hilft gut bei fettiger Haut.

**70 ml Sojaöl
10 ml Mandelöl
5 ml Zypressenöl**

Die Öle in ein Fläschchen füllen und gut schütteln. Den Körper nach dem Baden oder Duschen sparsam damit einreiben.

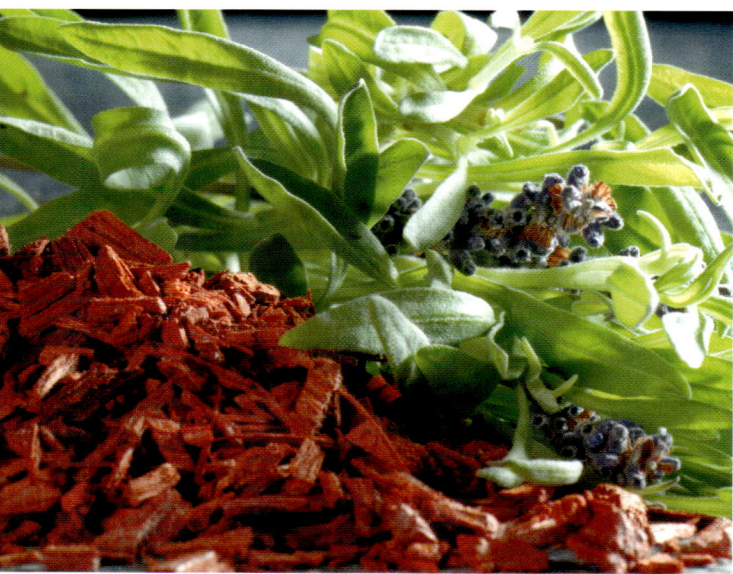

Sandelholz wird in Indien schon seit mehr als 4000 Jahren zur Körperpflege verwendet. Zu dem Sandelholz-Sahne-Bad kann anstelle von Jasmin- auch Lavendelöl gegeben werden.

Sandelholz-Sahne-Bad

Sowohl Sandelholz- als auch Patschuliöl wirken antiseptisch und entzündungshemmend. Da sich ätherische Öle nicht in Wasser lösen, benötigt man dafür einen natürlichen Emulgator, die Sahne, die auch von fettiger Haut gut vertragen wird.

**5 EL flüssige Sahne
20 Tropfen Sandelholzöl
20 Tropfen Jasminöl**

Die Sahne mit dem Sandelholz- und dem Jasminöl vermengen und direkt ins warme Badewasser geben.

Orangenhaut – zu 98 % reine Frauensache

Orangenhaut oder Cellulite, eine Veränderung des Fettkörpers im Unterhautfettgewebe, ist der Schrecken vieler Frauen. Cellulite hinterlässt eine bucklige, wulstige Haut, die, wenn man sie zusammendrückt, der einer Orange gleicht. Betroffen sind meist Frauen, denn ihr Bindegewebe ist weicher als das der Männer. Die Ursachen sind meist Stoffwechselstörungen, hormonelle Veränderungen oder ein geschwächtes Lymphsystem, weshalb Cellulite oft in der Pubertät, der Schwangerschaft oder den Wechseljahren auftritt. Die unschönen Dellen und Knoten finden sich meist dort, wo ein stärkerer Fettkörper vorhanden ist, also an Gesäß, Hüften, Bauch, Oberarmen und Oberschenkeln. Übergewicht verstärkt Cellulite zusätzlich.

So machen Sie eine gute Figur

Um es gleich vorab zu sagen: Auch Großmutters altbewährte Rezepte können Cellulite nicht ganz beseitigen, ebenso wenig wie teure Anti-Cellulite-Gels. Man kann ihr aber vorbeugen sowie die Haut sichtbar straffen, etwa mit durchblutungsfördernden, entschlackenden Umschlägen und Kräutertees. Achten Sie außerdem auf ausreichende Bewegung, und reduzieren Sie langsam Ihr Gewicht, wenn Sie zu viele Kilos auf die Waage bringen.

Breiumschlag mit Tang

Wenden Sie diesen Breiumschlag dreimal in der Woche an. Blasentang nennt man die Braunalgen der Nord- und Ostsee.

**50 g gewöhnlicher Blasentang
100 g Kleie
100 g grobes Salz
Wasser**

Den Blasentang, die Kleie und das Salz mit nur so viel Wasser kochen, dass eine breiige Masse entsteht. Etwas abkühlen lassen, dann auf die betroffene Stelle auftragen. Ein Leinentuch darüber legen und maximal 5 Minuten einwirken lassen. Anschließend abspülen.

Zinnkraut-Algen-Gel

Das aus Meeresalgen gewonnene Agar-Agar bildet in Verbindung mit heißem Wasser ein ideales natürliches Gel. Zinnkraut besitzt einen hohen Kieselsäureanteil und stärkt daher das Bindegewebe.

**$^1/_4$ l destilliertes Wasser
50 g getrocknetes Zinnkraut
3 g Agar-Agar-Pulver**

Das Wasser zum Kochen bringen, über das Zinnkraut gießen und 10 Minuten ziehen lassen. Durch ein Sieb geben und das Agar-Agar-Pulver einrühren. Erneut erhitzen und in eine dunkle Flasche abfüllen. Täglich auf den Körper auftragen, 10–15 Minuten einziehen lassen, danach mit lauwarmem Wasser abduschen.

Efeu-Massageöl

Das Massageöl wird täglich nach dem Duschen mit kreisenden Bewegungen kräftig in die betroffenen Hautstellen einmassiert.

**1 Hand voll frische Efeublätter
200 ml Weizenkeimöl
2 Tropfen Rosmarinöl**

Die Efeublätter in ein Glas mit weiter Öffnung füllen, Weizenkeimöl darüber leeren und 2 Wochen gut verschlossen an einem warmen Ort ziehen lassen. Durch ein Sieb abseihen, dabei den Rückstand gut auspressen. Das ätherische Rosmarinöl dazugeben und abfüllen.

Anti-Cellulite-Kräutertee

So wichtig wie die äußere Anwendung ist auch die innerliche Therapie bei Cellulite. Da sowohl die aromatischen duftenden Blätter der Schwarzen Johannisbeere als auch die Eschenblätter wassertreibend wirken, wird diese Teemischung gern bei Orangenhaut eingesetzt.

**1 l Wasser
10 g Blätter des Schwarzen
Johannisbeerstrauchs
10 g Eschenblätter**

Das Wasser zum Kochen bringen und siedend über die Blätter gießen. 15 Minuten ziehen lassen, dann abseihen. Täglich 3 Tassen zwischen den Mahlzeiten trinken, eine davon auf nüchternen Magen.

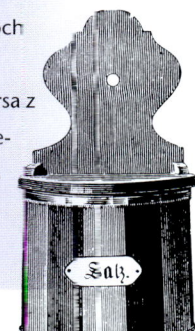

Salz
Gewöhnliches Kochsalz oder besser noch mineralstoffreicheres Meersalz wird für kosmetische Peelings oder Umschläge eingesetzt.

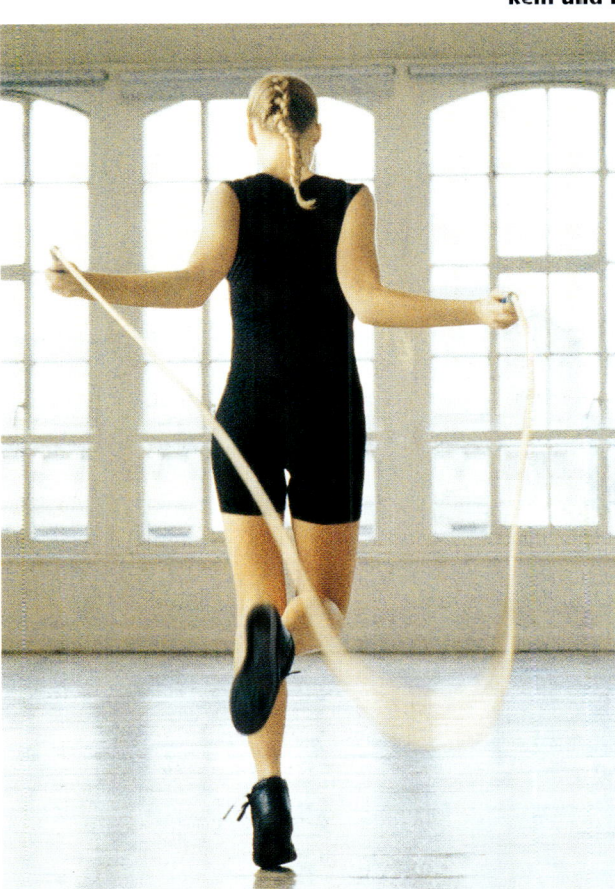

Durch regelmäßigen Sport werden Haut, Muskeln und Bindegewebe gestrafft – Bedingungen, unter denen Cellulite gar nicht gut gedeiht. Deshalb gilt: immer schön in Bewegung bleiben!

Für die sonnigen Stunden des Jahres

In der guten alten Zeit war Ozonloch ein Fremdwort, und unsere Großeltern machten sich keine Gedanken darüber, ob zu viel Sonne der Gesundheit schadet. Heute weiß jedes Kind, dass unsere Lichtquelle am Himmel auch ihre Schattenseiten hat und man sich schützen muss, möchte man sie ohne Risiko genießen. Wir empfehlen daher natürliche Sonnencremes,

Wer die Freuden des Sommers ohne Reue genießen will, muss die Haut schützen, bevor er sich in die Sonne legt.

die jedoch nur wenig Schutz bieten. Mit einem effektiven, anhaltenden Schutz gegen UV-Strahlen kann die Natur nicht aufwarten. Für extreme Sonnenbäder sind Großmutters Mittel ebenso wenig geeignet wie für zarte Baby- und Kinderhaut. In diesen Fällen verwenden Sie bitte fertige Präparate mit hohem Lichtschutzfaktor.

Weniger ist mehr

Ausgedehnte Sonnenbäder können gesundheitsschädlich sein. Sonnen Sie sich daher nur kurz, und halten Sie sich ansonsten im Schatten auf. Für gemäßigte Sonnenbäder sind Großmutters Mittel durchaus geeignet, vor allem wenn die Haut schon an die Sonne gewöhnt ist.

Zitronen-Olivenöl

Reines Olivenöl verleiht in Verbindung mit Zitronensaft und Jod eine schöne Bräune: ein Rezept, das aus südlichen Ländern stammt.

1/4 l reines Olivenöl
10 Tropfen Jodtinktur
Saft von 1 Zitrone

Alle Zutaten miteinander vermengen und in eine dunkle Flasche füllen. Vor dem Auftragen gut schütteln.

Avocadosonnenöl

Dieses Sonnenöl sorgt bei vorgebräunter Haut für einen warmen Bronzeton.

1 TL frische Lavendelblüten
1 TL Heidekrautblüten
100 ml Avocadoöl
50 ml Karottenöl
8 Tropfen Zimtessenz

Die Blüten fein zerstoßen, in eine Flasche mit breitem Hals füllen und mit den Ölen und der Zimtessenz übergießen. 24 Stunden ziehen lassen, dabei gelegentlich umrühren. Durch ein feines Sieb filtern und in eine dunkle Flasche abfüllen.

Sesamsonnencreme

Sesamöl enthält einen Wirkstoff, der die Oxidation verhindert und UV-Strahlen absorbiert – ideal für eine Sonnencreme.

5 g Bienenwachs
3 g Kakaobutter
10 g Lanolinanhydrid
35 ml Sesamöl
40 ml destilliertes Wasser

Ein kochendes Wasserbad bereiten und darin das Wachs, die Kakaobutter und das Lanolinanhydrid schmelzen. Sobald

Ernst gemeint: Orangen gegen Orangenhaut

❧ Eine Cellulitebehandlung hat dauerhafteren Erfolg, wenn man viel Rohkost isst; zwei bis drei Zitrusfrüchte am Tag, z. B. Orangen, bekämpfen gezielt die Orangenhaut. Entwässernd wirken Sellerie und Wassermelonen, während Gurke und Rote-Bete-Saft entschlacken.

❧ Anti-Cellulite-Bad: eine Hand voll frischer Efeublätter in 3 l Wasser zugedeckt 2 Stunden köcheln lassen, abseihen und den Sud ins warme Badewasser leeren.

❧ Eine Bürstenmassage morgens und abends regt das Lymphsystem an und hilft, giftige Abfallstoffe auszuscheiden.

Pures Sonnenvergnügen

❧ Reibt man die Haut mit einer Zitronenhälfte ab, ist man eine Weile vor Sonnenbrand geschützt. Vorher Creme gründlich entfernen.

❧ Nach dem Sonnenbad wirkt ein lauwarmes Buttermilchbad herrlich kühlend auf der erhitzten Haut, und es unterstützt deren Regeneration. 2–3 l Buttermilch in die Wanne gießen, dann Wasser einlaufen lassen.

eine klare Schmelze entstanden ist, das Sesamöl hinzufügen und auf 60°C erwärmen. Das Wasser in einem Extratöpfchen auf 60°C erwärmen und mit dem elektrischen Handrührgerät auf kleinster Stufe in die Fettschmelze einrühren. So lange rühren, bis die Creme kalt ist, dann in ein Cremetöpfchen füllen. Kühl lagern.

Regenerierende After-Sun-Lotion

Nach einem Aufenthalt in der Sonne lechzt die Haut nach Feuchtigkeit und nach Nährstoffen, um mögliche Schäden durch die Sonne schnell zu beheben. Großmutters Lotion mit Weizenkeimöl hat davon reichlich. Das Lavendelöl reduziert zudem das Hitzegefühl auf der Haut.

> 2 EL Kakaobutter
> 2 EL Lanolin
> 5 EL Lavendelöl
> 1 TL Weizenkeimöl
> 4 EL schwarzer Tee
> 1 EL Glyzerin

Die Kakaobutter und das Lanolin unter Rühren schmelzen. Die beiden Öle extra erhitzen und unter die Fettschmelze rühren. Abkühlen lassen, den Tee und das Glyzerin zugeben und kräftig unterrühren. Abfüllen und kühl aufbewahren.

Efeu
Äußerlich angewendet besitzen Efeublätter die Fähigkeit, erkranktes Gewebe zu regenerieren. In Breiumschlägen sollen sie überflüssiges Fett abschmelzen lassen und so gegen Cellulite wirken.

Nur die besten und reinsten pflanzlichen Öle sollte man für ein natürliches Sonnenöl verwenden, das der Haut viel Feuchtigkeit spenden muss. Avocadoöl ist reich an Vitamin E und schützt die Zellen vor vorzeitiger Alterung.

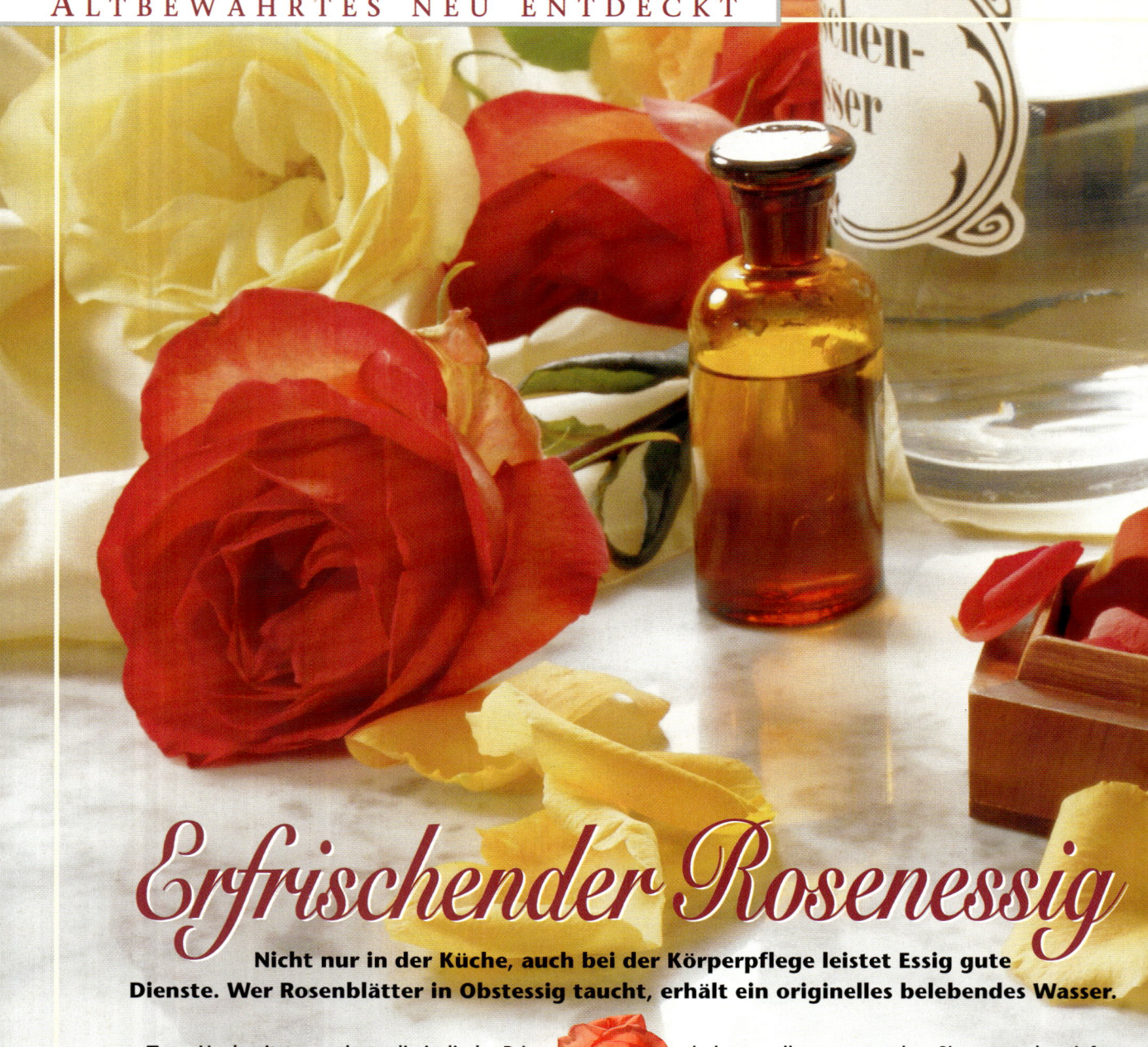

Erfrischender Rosenessig

Nicht nur in der Küche, auch bei der Körperpflege leistet Essig gute Dienste. Wer Rosenblätter in Obstessig taucht, erhält ein originelles belebendes Wasser.

Am Hochzeitstag ruderte die indische Prinzessin Nurmahal mit ihrem frisch angetrauten Herrscher der Moguln, Dschahangir, über einen mit Rosenblüten bedeckten Teich. Vom Duft verzaubert, benetzte sie ihr Taschentuch mit dem öligen Film, den die Blütenblätter auf der Wasseroberfläche hinterlassen hatten. Das war die Geburtsstunde des Rosenöls, sagt die Legende. Rosenöl wird in diesem Rezept zur Verstärkung des Dufts zugefügt. Doch nicht alle Rosen duften, nur etwa 20 % sind sehr wohlriechend. Wenn Sie einen kräftigen Duft haben wollen, verwenden Sie rote oder tiefrosa Rosen, denn diese verströmen den typischen Rosenduft. Rosenessig eignet sich ideal für die tägliche Körperpflege. Nach dem Bad oder der Dusche reibt man den ganzen Körper damit ab. Rosenessig löst Kalkrückstände von der Haut und hilft, den Säuremantel der Haut nach dem Waschen zu regenerieren. Er wirkt außerdem leicht desinfizierend und desodorierend. Deshalb – und wegen seiner belebenden und pflegenden Wirkung auf die Haut – ist er für die morgendliche Körperpflege wie geschaffen.

Rosenessig – so wird er gemacht

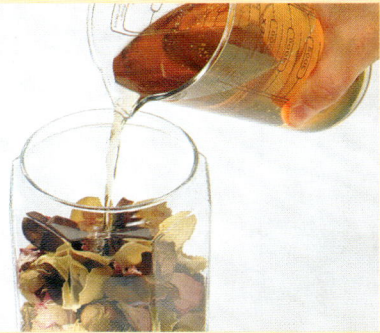

Zwei Hände voll getrocknete Rosen-blütenblätter in ein Gefäß mit großer Öffnung füllen. $^1/_2$ l natur-reinen Obstessig zugießen und fest verschließen.

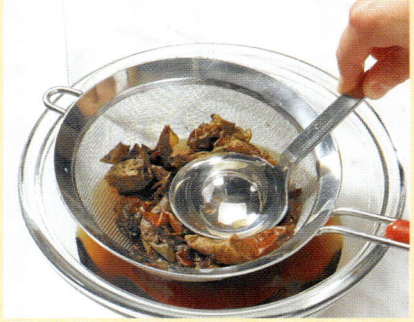

Etwa 2 Wochen an einem warmen Platz stehen lassen. Die Flüssigkeit in ein Sieb geben und die Rosenblätter gut ausdrücken. Dann durch einen Kaffeefilter gießen.

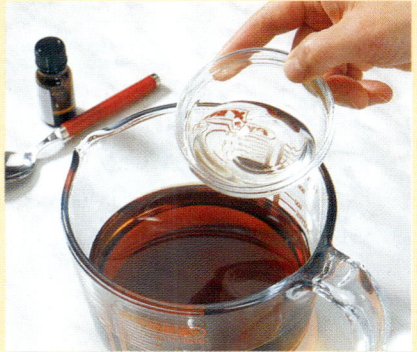

Mit 100 ml destilliertem Wasser auf-füllen. In 20 ml 70%igem Alkohol 1 TL Rosenöl lösen und zugeben. In eine dunkle Flasche gießen.

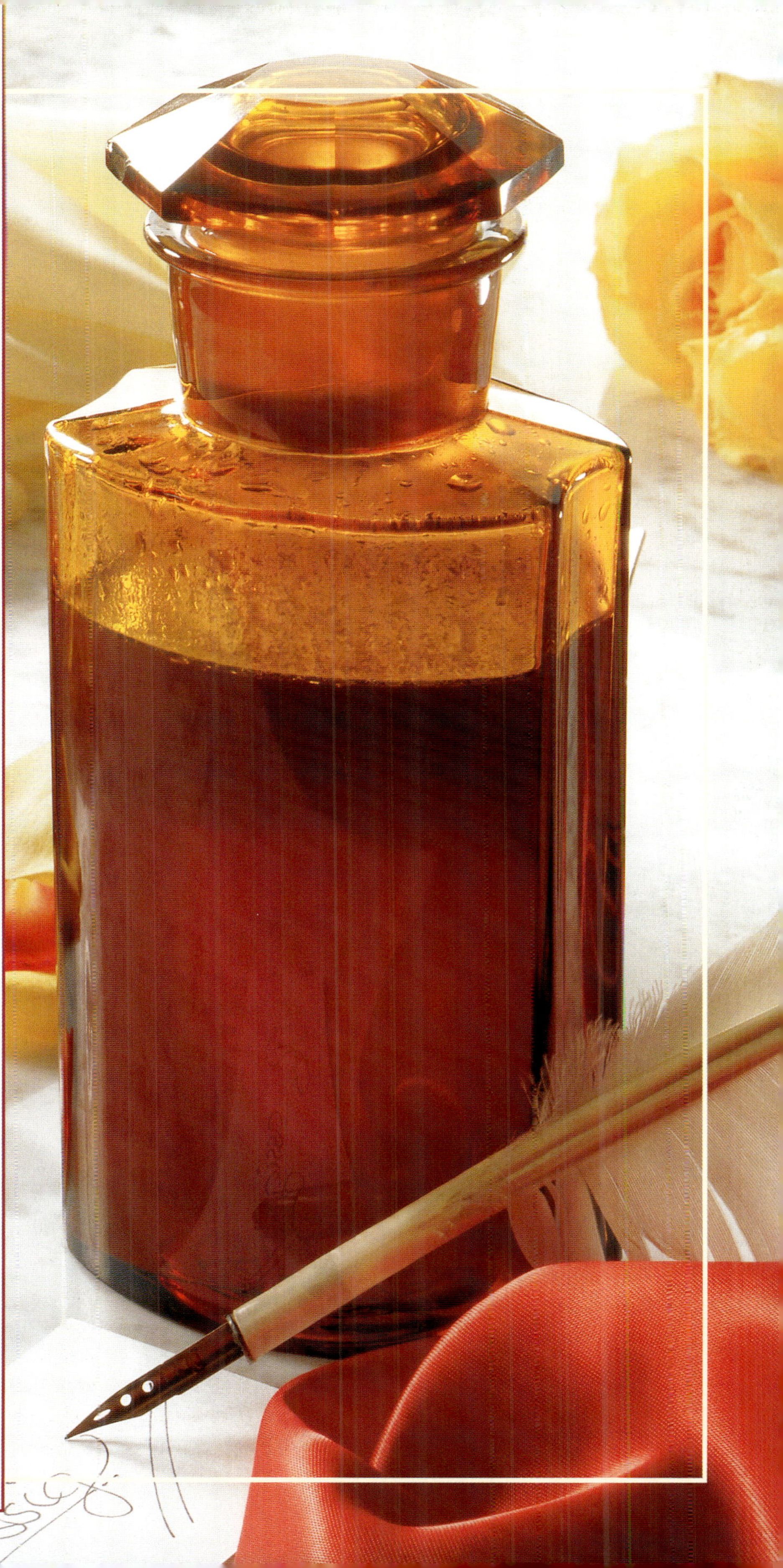

Verführerische Kreationen aus dem Garten der Düfte

Seit Jahrtausenden umhüllt sich vor allem das schöne Geschlecht mit Wohlgerüchen. Unsere Großmütter tupften sich gern Kölnisch Wasser hinters Ohrläppchen und ans Handgelenk, zuweilen aber griffen sie auch zu schwereren Parfümen, die gleichfalls auf dem Schminktisch standen. Die Natur schenkt uns Blüten, Früchte, Hölzer und Gewürze in Hülle und Fülle, deren Düfte nur darauf warten, sich zu einzigartigen Kompositionen zu vereinen.

Eau de Cologne

Dieser Klassiker aus deutschen Landen ist einfach nicht totzukriegen, und das aus gutem Grund: Besonders an heißen Tagen ist Kölnisch Wasser das ideale Toilettewasser für die Erfrischung. Es fehlte früher auf keinem Schminktischchen.

300 ml Wodka
12 Tropfen Bergamottöl
12 Tropfen Zitronenöl
10 Tropfen Orangenöl
10 Tropfen Geranienöl
6 Tropfen Rosmarinöl
3 Tropfen Neroliöl
80 ml destilliertes Wasser

Den Wodka mit den ätherischen Ölen in eine Flasche füllen und kräftig schütteln. Gut verschließen und 2 Tage ruhen lassen. Anschließend das Wasser dazugeben, erneut durch Schütteln gut vermischen und eine Woche stehen lassen. Danach durch ein Filterpapier gießen und wieder abfüllen.

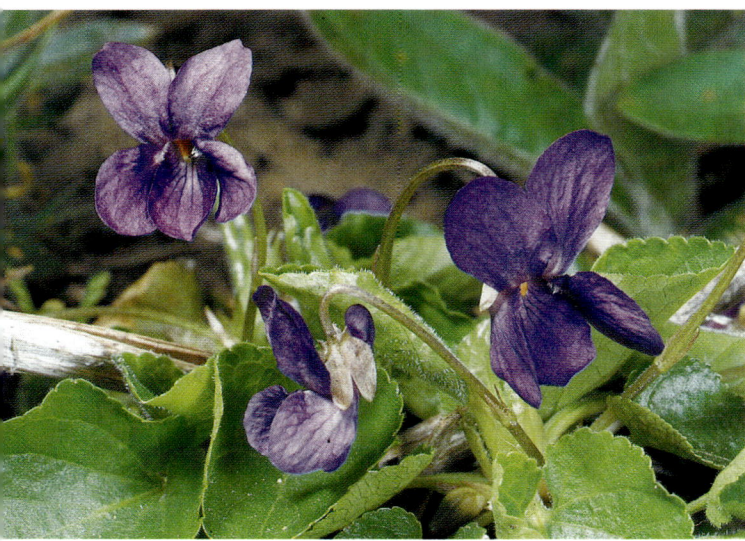

So klein und unscheinbar Veilchen auch inmitten ihrer herzförmigen Blätter am Boden blühen mögen, so stark und betörend ist doch ihr süßer und exotisch anmutender Duft. Er verleiht so manchem hochwertigem Parfüm den letzten Schliff.

Duftwasser mit Vanille

Liebhaberinnen eines unverfälschten Dufts werden sich für dieses Wasser begeistern.

2 Vanillestangen
80 ml 50%iger Alkohol
1/4 l destilliertes Wasser

Die Vanillestangen leicht anschlitzen, in eine bauchige Flasche geben und den Alkohol darüber gießen. Gut verschlossen 3 Tage durchziehen lassen. Die Schoten entfernen und das Wasser zugeben.

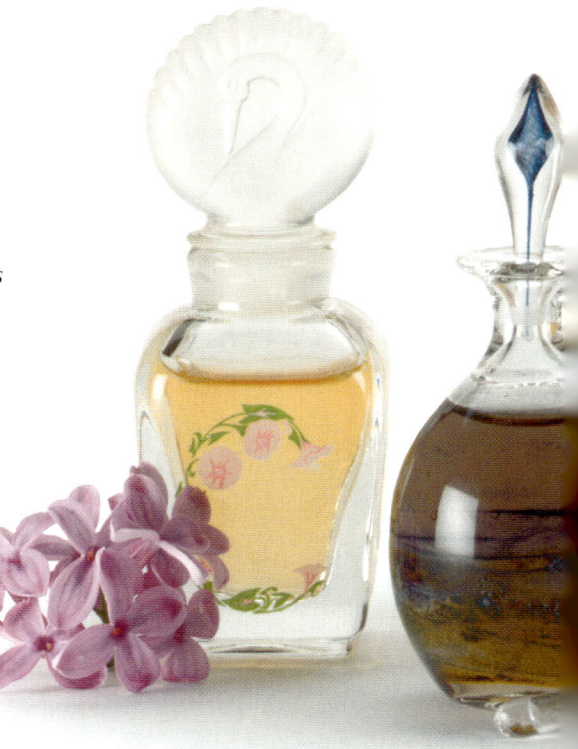

Englisches Blütenparfüm

Mit dieser Komposition aus ausgewählten ätherischen Blütenölen parfümierten sich die Damen der englischen Gesellschaft im Viktorianischen Zeitalter besonders gern. Das nostalgische Parfüm hat bis heute nichts von seinem Zauber verloren, und schon seine Zubereitung ist ein sinnliches Vergnügen.

20 ml Rosenöl
20 ml Veilchenöl
10 ml Hyazinthenöl
5 ml Orangenblütenöl
2 ml Bergamottöl
einige Tropfen 90%iger Alkohol

Sämtliche Öle in einem dunklen Parfümflakon mischen und zunächst 10 Tropfen Alkohol zugeben. Gut schütteln und testen, ob die gewünschte Duftnote erreicht ist. Falls nötig, tropfenweise noch mehr Alkohol dazugeben. Vor der ersten Verwendung mindestens 2 Wochen ruhen lassen. Am besten kühl und dunkel aufbewahren.

Ungarisches Wasser

Der Legende nach soll ein Eremit dieses Rezept im 14. Jh. der Kaiserin von Ungarn vermacht haben.

1 ungespritzte Zitrone
4 TL frischer Rosmarin
3 TL frische Minze
3 TL frische Rosenblütenblätter
150 ml Orangenblütenwasser
150 ml 90%iger Alkohol

Die Zitrone waschen und die Schale hauchdünn abschälen. Die Schale mit den Kräutern und Blättern in eine bauchige Flasche füllen und das Blütenwasser und den Alkohol darüber gießen. Verschlossen 2–3 Wochen stehen lassen.

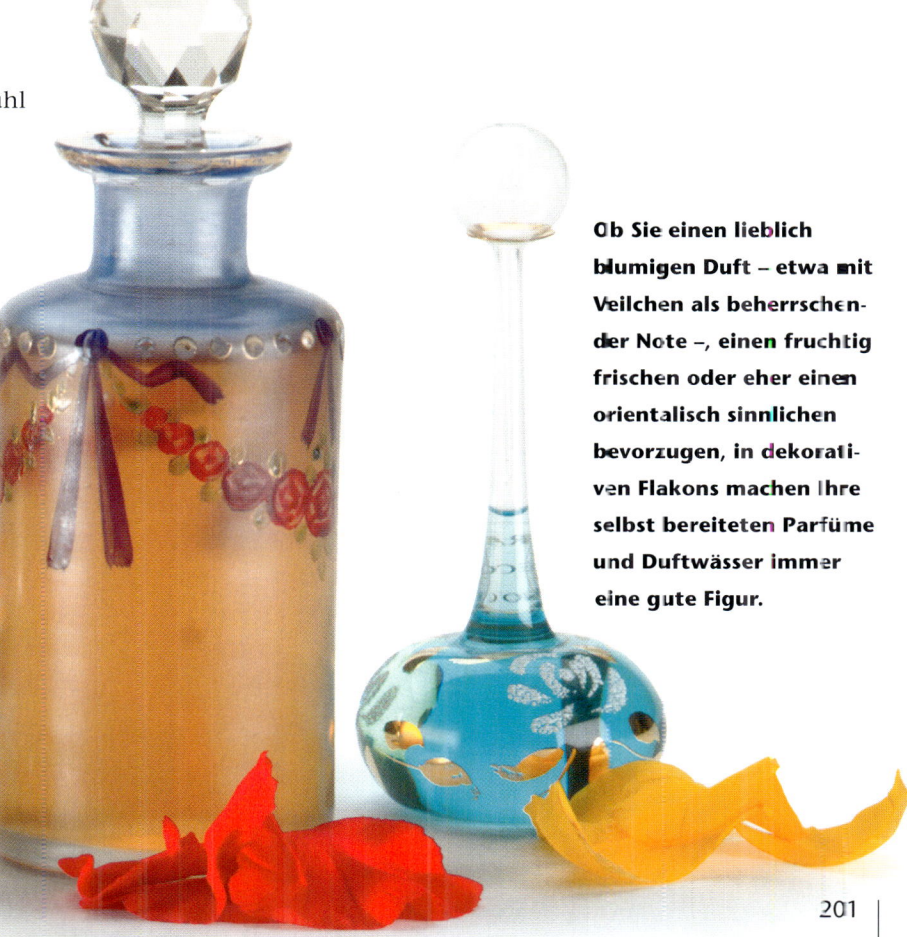

Ob Sie einen lieblich blumigen Duft – etwa mit Veilchen als beherrschender Note –, einen fruchtig frischen oder eher einen orientalisch sinnlichen bevorzugen, in dekorativen Flakons machen Ihre selbst bereiteten Parfüme und Duftwässer immer eine gute Figur.

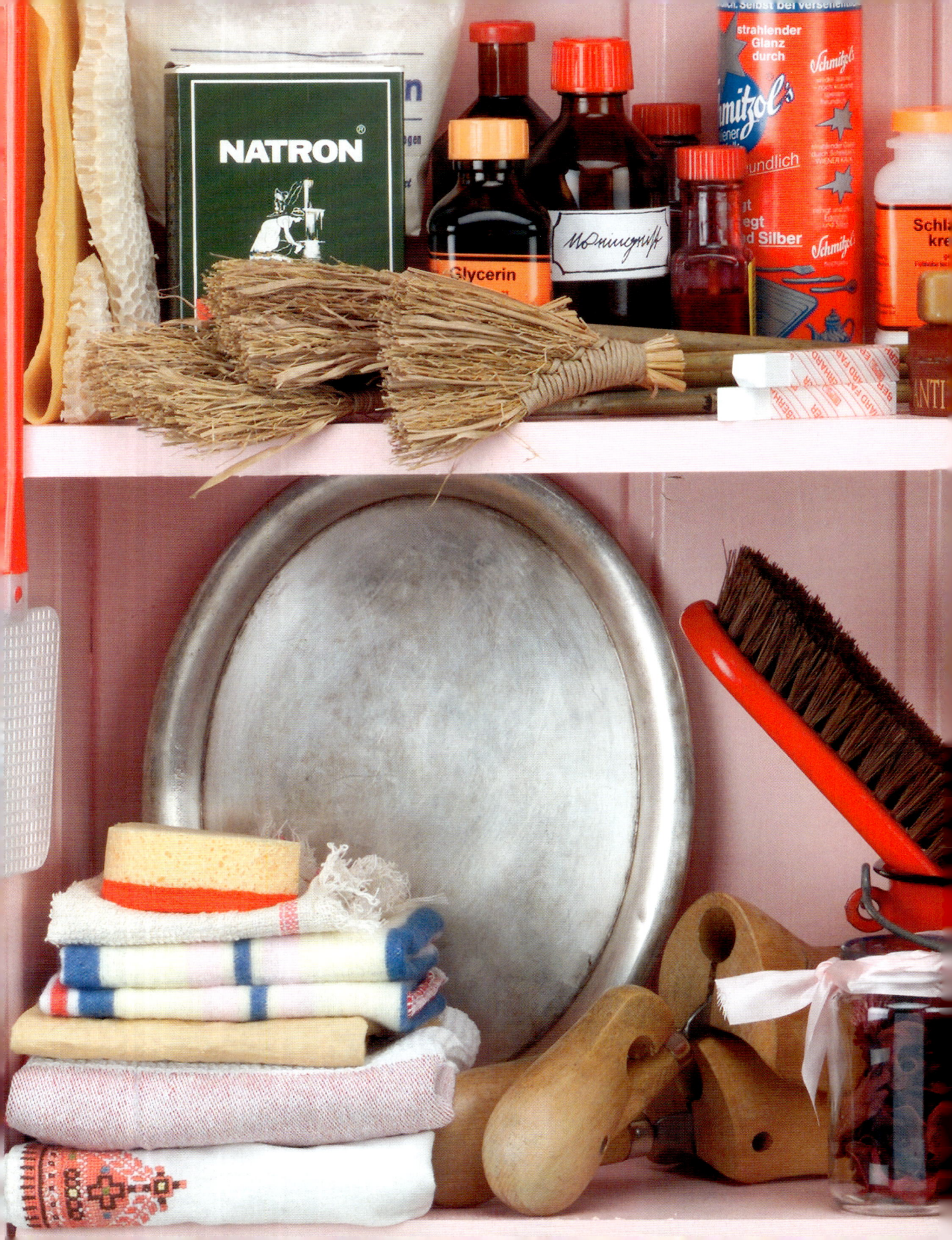

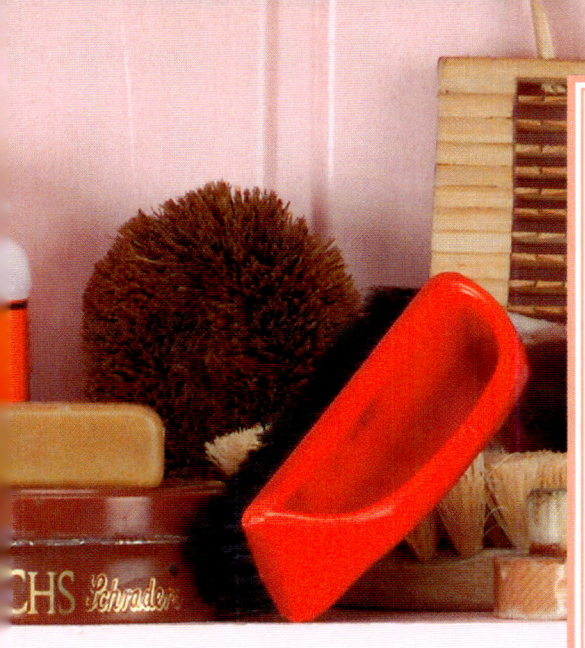
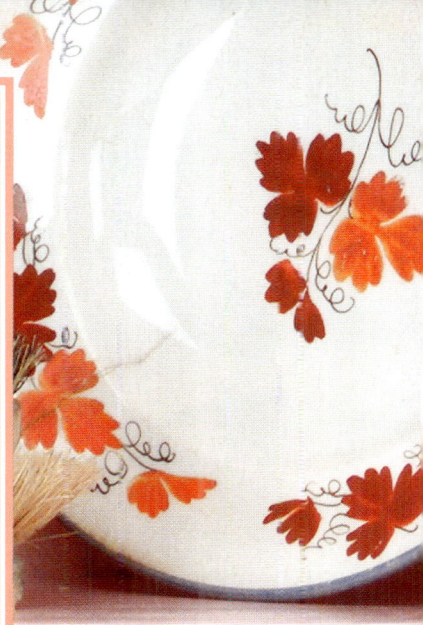
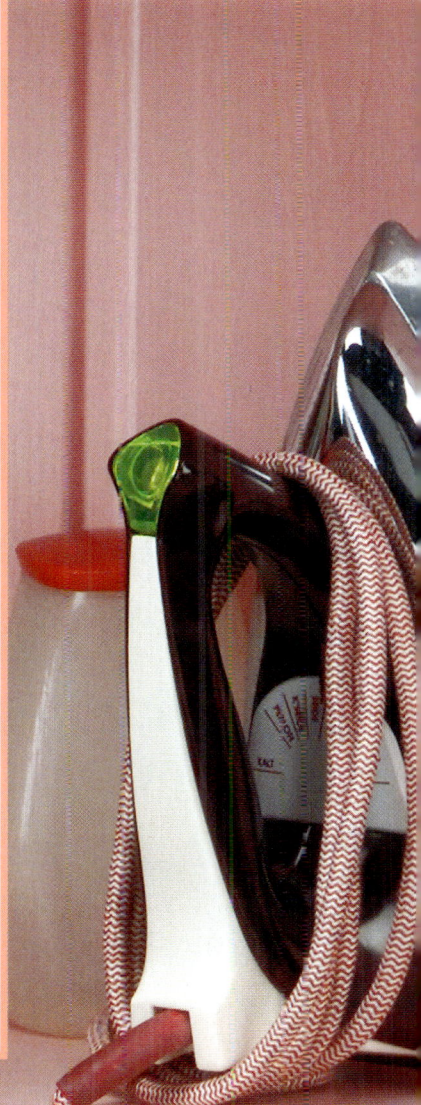
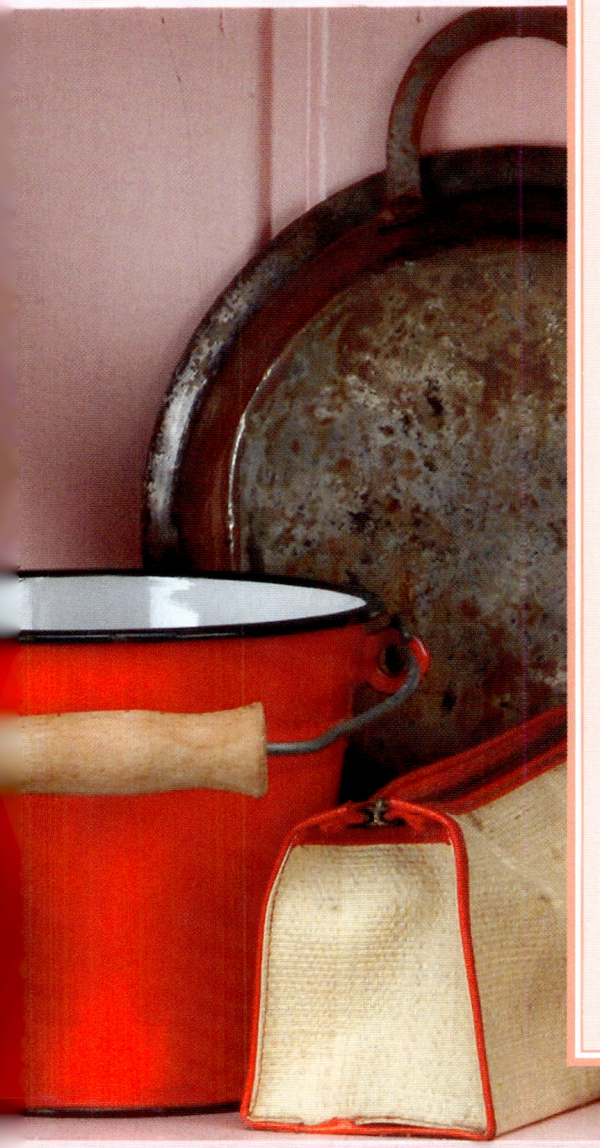

3

HAUSHALT

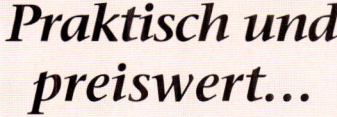

Praktisch und preiswert…

… sollten die Mittel sein, die zu Großmutters Zeit zur Reinigung und Pflege von Haushaltsgegenständen verwendet wurden. Preiswert waren sie gewiss, denn man stellte sie selbst her. Den Praxistest bestanden sie ebenfalls, weil sie auch ohne ein Übermaß an Chemie sehr wirksam waren. Eigens für dieses Kapitel wurden die alten Rezepte zur Herstellung bewährter Putz-, Wasch- und Pflegemittel zusammengetragen. Entdecken Sie pfiffige Anleitungen und wertvolle Tipps und Tricks für

- sanfte Wäsche und gründliche Entfernung von Flecken
- natürliche Boden-, Glas-, Leder- und Möbelpflege
- ein gesundes Raumklima
- und vieles, vieles mehr!

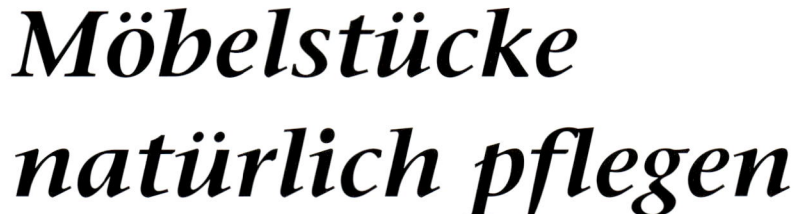

Möbelstücke natürlich pflegen

Erlaubt ist, was gefällt: So verschieden die Menschen sind, so verschieden richten sie auch ihre Wohnräume ein – jeder möchte seinem Zuhause eine ganz persönliche Note geben. Neben Schönheit und Zweckmäßigkeit wird bei der Auswahl der Einrichtung in den letzten Jahren verstärkt darauf geachtet, dass die Möbel aus möglichst natürlichen Materialien hergestellt sind. Möbel aus Massivholz oder Naturstein, Bezüge aus Naturfasern oder Leder werden daher immer beliebter – zumal sie eine entspannte Atmosphäre und ein gesundes Wohnen garantieren. Damit Ihre Möbel über lange Jahre nicht nur ihren Zweck erfüllen, sondern auch schön bleiben, sollten Sie sie regelmäßig pflegen. Im Handel wird eine Vielzahl von Pflegemitteln angeboten. Diese enthalten aber oft Mineralöle oder Lösungsmittel, die dann die Raumluft belasten und sogar Allergien auslösen können. Mit Großmutters natürlichen Alternativen pflegen Sie Ihre Möbel genauso gut – aber ohne Nebenwirkungen und Belastung der Umwelt. Für die verschiedenen Materialien und Oberflächen gibt es jeweils besondere Mittel aus Omas Trickkiste: Tinkturen und Pasten zur Pflege von Massiv- oder Furnierholzmöbeln, Mittel für Möbel aus Bambus oder Rattan, für Bezugsstoffe aller Art sowie für Glas, Marmor und Chrom.

Schöne alte Möbel verleihen jeder Wohnung eine besondere Atmosphäre. Sie verdienen daher auch eine regelmäßige und fachkundige Pflege.

Erstklassige Holzpflege für wertvolle Möbel

Möbel aus Holz sind im Allgemeinen sehr pflegeleicht. Staub und leichtere Verschmutzungen kann man mit einem angefeuchteten Putztuch entfernen. Auf keinen Fall dürfen jedoch Tropfen auf der Oberfläche zurückbleiben, da sonst Wasserflecken entstehen. Bei stärkeren Verschmutzungen oder Kratzern gibt es eine Vielzahl von entsprechenden Hausmitteln.

Hilfe gegen den Staub

Dieses Mittel verhindert, dass sich der Staub allzu schnell wieder auf die Möbel legt.

1 l Wasser
1 TL Essig (15%)
1 TL Glyzerin

Wasser, Essig und Glyzerin in einem Gefäß mischen. Auf einen weichen Lappen träufeln und die Möbel abwischen.

Für dunkles oder helles Holz

Pottasche wurde in früheren Zeiten als Grundsubstanz für Seifen benutzt. Asche können Sie aber auch zur Pflege von Holz verwenden, denn sie lässt sogar kleinere Kratzer verschwinden.

3 EL Bienenwachs
3 EL Terpentinöl
3 EL Leinöl
3 EL Papierasche (für dunkles Holz)
3 EL Birkenholzasche (für helles Holz)

Das Bienenwachs in einem Wasserbad schmelzen lassen. Die restlichen Zutaten untermischen und bei schwacher Hitze cremig schlagen. Unter Rühren die Politur kalt werden lassen und in ein Gefäß füllen. Die Politur hält sich ein Jahr lang.

Holzpolitur für alte Möbel

Für diese Politur wird Schellack verwendet. Es ist ein aus den Ausscheidungen der Lackschildlaus gewonnenes natürliches Harz.

3 EL Schellack
3 EL Spiritus

Beides mischen und mit einem weichen Tuch das Möbelstück einreiben. Mit einem Wolltuch nachpolieren.

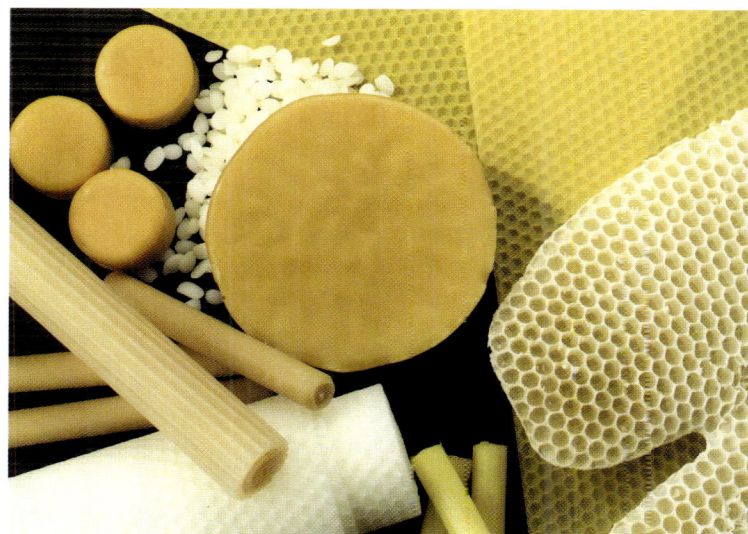

Pflege für Holzfurniere

Die Politur kann für alle Arten von Furnieren verwendet werden, sie ist aber auch für andere Oberflächen geeignet.

200 ml Olivenöl
20 ml Zitronensaft
1 kleine Glasflasche mit Korken

Das Öl und den gefilterten Zitronensaft durch einen Trichter in die Flasche füllen. Den Korken aufsetzen und kräftig schütteln. Bei Bedarf die Politur auf einen Wattebausch träufeln, mit einem Leinentuch bedecken und kreisförmig polieren. Dieses Mittel hält sich einige Wochen. Vor jedem Gebrauch schütteln.

Bienenwachs, von hellem gebleichtem Granulat bis zu gerollten Wabenplatten, eignet sich hervorragend zur Herstellung von Pflegemitteln für Holz.

Straubentrichter

Mit diesem Trichter konnte man nicht nur bequem Flüssigkeiten umfüllen, sondern diese zugleich auch filtern.

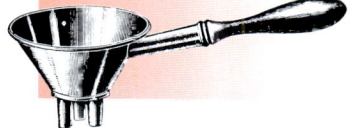

Bienenwachs für helle Holzflächen

Auch wenn in der Regel Staubwischen mit einem weichen Wolltuch genügt, brauchen Möbel aus gewachstem Holz gelegentlich eine Auffrischung.

**10 g Bienenwachs
100 ml Sojaöl**

Die Zutaten in eine Schüssel geben und in einem Wasserbad erhitzen, bis das Wachs geschmolzen ist. Mit einem Schneebesen oder einem Handrührgerät auf kleiner Stufe rühren. Wenn die Masse kalt ist, in einen verschließbaren Behälter füllen. Dieses Pflegemittel kann etwa ein halbes Jahr aufbewahrt werden. Die Zutaten sind u. a. in Naturholzmöbelläden erhältlich.

Auffrischung für dunkle Möbel

Zur Pflege von eher dunklem Holz ist dieses Wachs geeignet. Terpentin besteht aus Harzbalsam von Nadelhölzern, das zu Öl destilliert wird, dem Terpentinöl. Meist wird es jedoch einfach Terpentin genannt. Vorsicht: Es ist leicht entflammbar und sollte für Kinder unzugänglich aufbewahrt werden!

**2 g Bienenwachs
1 TL Lanolin
20 ml Sojaöl
5 ml Terpentin**

Die Zutaten in einem Wasserbad erhitzen und zubereiten wie im Rezept *Bienenwachs für helle Holzflächen* beschrieben.

Jungbrunnen für gebeizte Möbel

Dieses Mittel können Sie zur Beseitigung von Flecken verwenden, aber auch, um den gebeizten Flächen wieder einen schöneren Glanz zu verleihen.

**300 ml Leinöl
1 TL Salz**

Das Salz ins Leinöl geben und gut mischen. Damit einen Wolllappen beträufeln und die Möbel abreiben. Mit einem sauberen Tuch nacharbeiten.

Eichenmöbel reinigen

Wenn Eichenmöbel staubig und fleckig sind, kann man sie mit Bier abreiben. Ist jedoch die Oberfläche richtig stumpf geworden, braucht der Gerstensaft noch Unterstützung.

**1 EL Bienenwachs
300 ml Bier
2 TL Zucker**

Das Wachs in einem Wasserbad schmelzen. Etwas erkalten lassen, aber dabei darauf achten, dass es nicht fest wird. Bier und Zucker unterrühren. Mit einem weichen Pinsel die Fläche bestreichen und trocknen lassen. Dann mit einem Wolltuch blank reiben.

Stubenmädchen

„In großen Städten, namentlich in Berlin, ist für niemanden schlechter gesorgt als für die weiblichen Dienstboten, die fast immer mit einem Hängeboden fürlieb nehmen müssen."

In einem Haushalt der Mittelschicht gab es früher nur ein Mädchen, das alle Arbeiten verrichten musste: kochen,

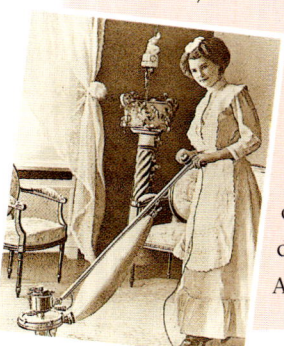

putzen, waschen, einkaufen, Kinder hüten. Auch wenn man sich eigentlich kein Mädchen leisten konnte, hielt man sich eine „Stütze" als Zeichen des bürgerlichen Standes. Entsprechend schlecht wurden die Dienstboten behandelt. Viele zogen es daher vor, in Fabriken mit regelmäßiger Arbeitszeit zu gehen.

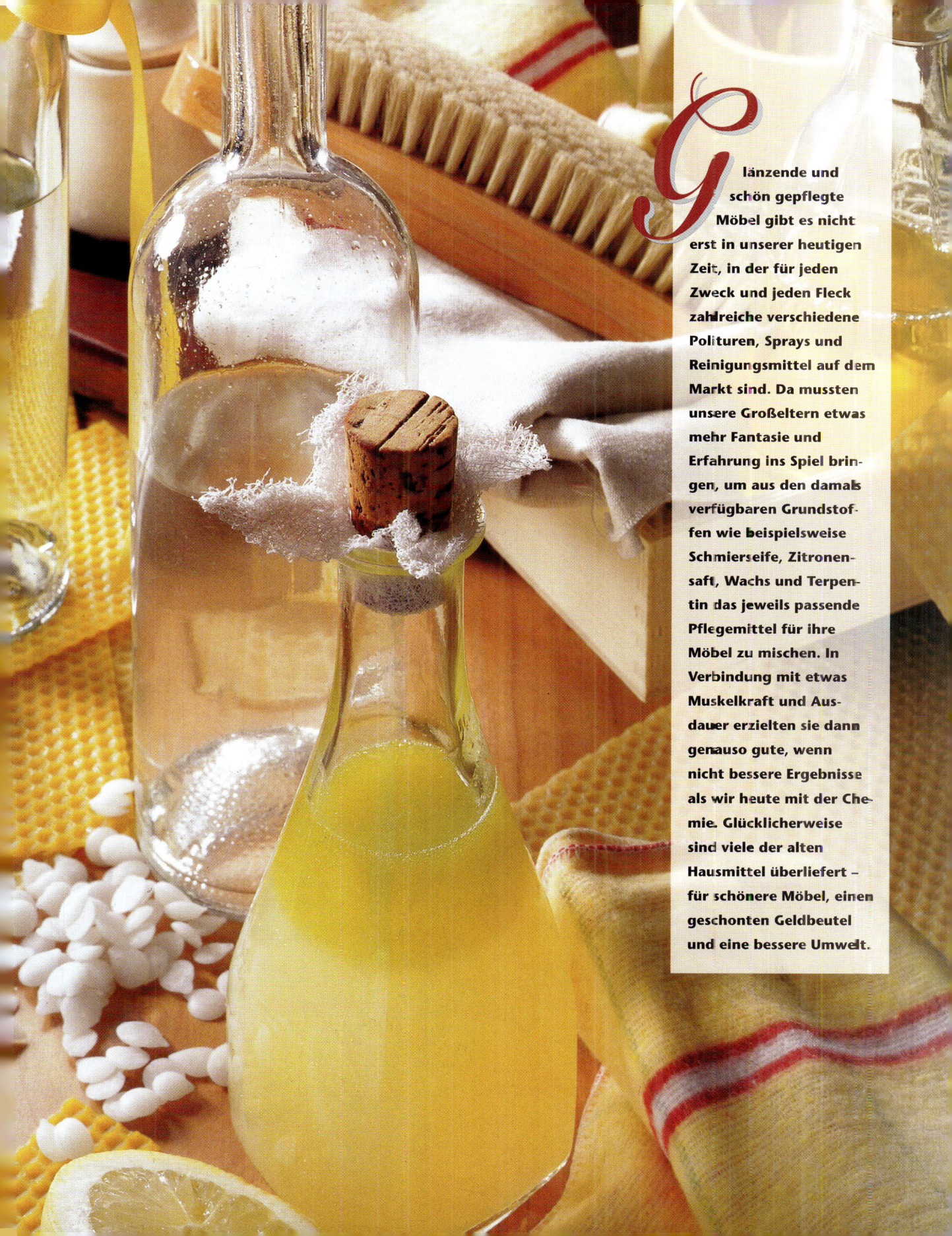

Glänzende und schön gepflegte Möbel gibt es nicht erst in unserer heutigen Zeit, in der für jeden Zweck und jeden Fleck zahlreiche verschiedene Polituren, Sprays und Reinigungsmittel auf dem Markt sind. Da mussten unsere Großeltern etwas mehr Fantasie und Erfahrung ins Spiel bringen, um aus den damals verfügbaren Grundstoffen wie beispielsweise Schmierseife, Zitronensaft, Wachs und Terpentin das jeweils passende Pflegemittel für ihre Möbel zu mischen. In Verbindung mit etwas Muskelkraft und Ausdauer erzielten sie dann genauso gute, wenn nicht bessere Ergebnisse als wir heute mit der Chemie. Glücklicherweise sind viele der alten Hausmittel überliefert – für schönere Möbel, einen geschonten Geldbeutel und eine bessere Umwelt.

Der gute Rat

Alles, was dem Holz gut tut

- Unlackierte Möbel: für helles und dunkles Holz gibt es im Handel Teaköl, für rötliches eignet sich Leinöl.

- Apfelessig eignet sich hervorragend zum Abreiben, wenn sich eine feste Staubschicht gebildet hat.

- Eichenmöbel bekommen wieder Glanz mit einer Mischung aus 1 l Bier und 1 TL Distelöl.

- Möbel aus Nussbaumholz werden nach dem Staubwischen mit Milch poliert.

- Lasierte Möbel sollte man nicht feucht abwischen, sondern mit Bienenwachs einreiben.

- Weiß angestrichene Holzmöbel bekommen wieder einen schönen Glanz, wenn man Schlämmkreide in warmem Wasser verrührt und diese Mischung aufträgt. Danach poliert man das Holz mit einem Wolltuch. Mit dem Mittel können auch weiße Fenster und Türen behandelt werden.

Kampf den Flecken und kleinen Kratzern

- Sehr dunkles Holz kann man mit einem alten Teenetz betupfen, in das Eichenrindenpulver gefüllt ist. Dann werden Kratzer unsichtbar.

- Kratzer bei hellem Holz beseitigt man mit weißer Vaseline oder mit einer Mischung aus 1 TL Essig und 1 TL Öl. Bei eher dunklen Möbeln verwendet man Rotwein und Öl.

- Bei Kratzern auf hellem Holz hilft auch weiße oder beige Schuhcreme, auf dunklerem Holz braune Creme und auf dem „märchenhaften" Ebenholz sogar schwarze.

- Walnusskerne sind nicht nur schmackhaft: Kratzer in Nussbaummöbeln lassen sich mit einem halbierten Walnusskern entfernen.

- Wasserflecken auf Holz verschwinden durch Einreiben mit Zahnpasta, bei hartnäckigen Flecken wird etwas Natron zugegeben. Danach die Stellen mit einem weichen Tuch aufpolieren.

- Kerzenwachs lässt sich mit einem Föhn aufweichen und mit Küchenpapier entfernen – danach unbedingt mit Essigwasser abwischen!

- Auf Druckstellen im Holz wird ein feuchter Lappen gelegt. Nach einigen Stunden sind sie verschwunden.

- Ränder von Gläsern auf Holztischen usw. werden mit einer Mischung aus 1 TL Butter, 1 TL Mayonnaise und etwas Zigarettenasche entfernt.

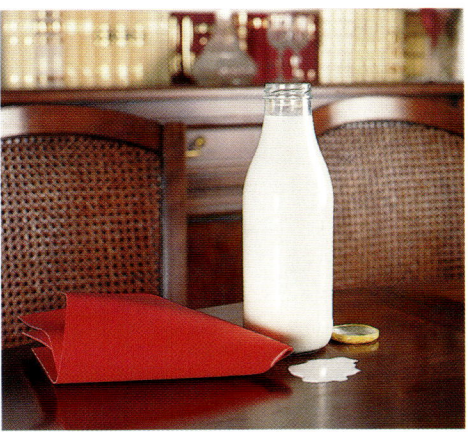

Nussbaumholz zeigt seine Färbung und Maserung besonders schön, wenn es hin und wieder mit Milch abgerieben wird.

Für Mahagonimöbel nur das Beste

Verschmutztes Mahagoniholz bearbeiten Sie mit Seifenwasser und einer weichen Bürste, dann reiben Sie es trocken. Bei Flecken empfiehlt sich eine Sonderbehandlung.

**100 ml Alkohol
2 EL Leinöl
2 EL Rotwein**

Zunächst die Flecken kräftig mit Alkohol einreiben, danach die Stellen sofort trockenreiben. Öl und Wein verrühren und die behandelten Stellen polieren.

Auch hartnäckigen Flecken keine Chance

Auf behandeltem Holz lassen sich Flecken mit diesem alten Hausmittel entfernen.

**1 TL weißes Vaselineöl
2 TL Terpentin**

Die Zutaten in einem kleinen Gefäß mit einer Gabel durchrühren. Ein weiches Tuch damit beträufeln und die Flecken durch kräftiges Einreiben entfernen.

Die richtige Pflege für lackierte Möbel

Lackierte Möbel verlangen nach einer speziellen Behandlung, da die Oberfläche empfindlich ist. Auf keinen Fall sollte man Scheuersand oder andere aggressive Mittel verwenden. Normal verschmutzte Möbelstücke werden mit Seifenwasser und Schwamm oder Putztuch gereinigt. Matt gewordene Stellen auf lackierten Flächen können mit einem Tuch glänzend gerieben werden, das zunächst in Brennspiritus, dann in Leinöl getaucht wurde. Am besten reibt man die Stellen in gleichmäßigen Kreisen ab.

Schonender Glanz

Wer seinen Lieblingsmöbeln eine besonders schonende Pflege zukommen lassen möchte, stellt folgendes Pflegemittel her.

1 l Wasser
50 g Weizenkleie

Wasser und Kleie aufkochen. Möglichst in einem Topf mit einem dicken Boden, damit die Brühe nicht anbrennt. Durch ein Sieb geben und die Möbel damit abreiben.

Fleckentferner

In den Haushaltsbüchern der Großmütter fehlte dieses Rezept zur Beseitigung von Flecken auf lackierten Möbeln nie.

3 EL Leinöl
3 EL Weingeist
3 EL Terpentin

Alle Zutaten vermischen. Ein Tuch mit dem Öl sparsam tränken und die Flecken reiben, bis sie verschwunden sind. Die Stellen mit Küchenpapier nachreiben.

Starkes Reinigungswasser

Zur Entfernung von starken Verschmutzungen können Sie ein Reinigungsmittel zubereiten, das auf der Grundlage von Seifenwasser bereitet wird.

1 l Seifenwasser
1 EL Salmiakgeist
1 EL Terpentin

Das Wasser nur kurz erhitzen, es sollte lauwarm sein. Salmiakgeist und Terpentin untermischen. Mit einem Tuch oder Schwamm die verschmutzten Flächen kräftig abseifen.

Mildes Reinigungswasser

Dieses etwas mildere Mittel ist für ganz empfindliche Oberflächen geeignet.

1 l Wasser
1 EL Milch
1 EL Spülmittel

Das Wasser erhitzen. Die anderen Zutaten kräftig unterrühren. Ein weiches Tuch darin tränken und die Verschmutzungen damit abreiben. Anschließend mit einem trockenen Tuch nachreiben.

Die herrlichen Schnitzereien dieser schönen Holzkommode werden mit einem weichen Pinsel abgestaubt.

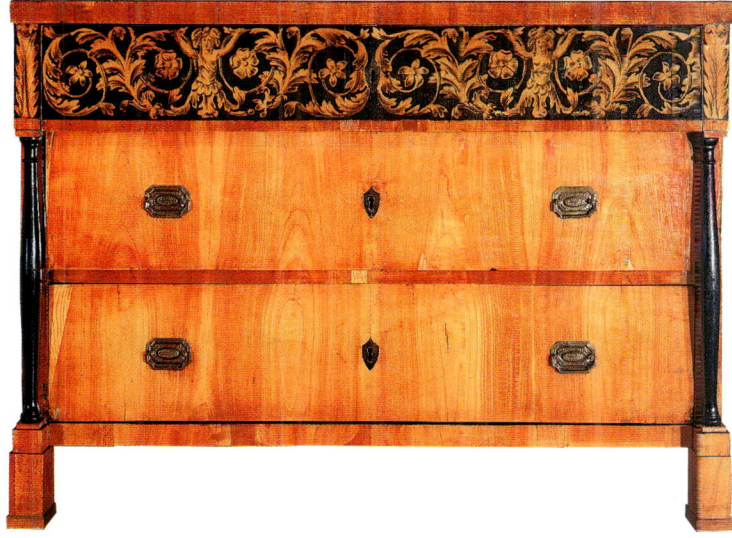

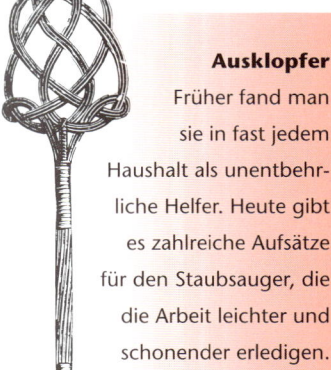

Ausklopfer
Früher fand man
sie in fast jedem
Haushalt als unentbehr-
liche Helfer. Heute gibt
es zahlreiche Aufsätze
für den Staubsauger, die
die Arbeit leichter und
schonender erledigen.

Reinigen und pflegen von Polstern aller Art

Bloß keinen Staub aufwirbeln! Das größte Problem bei der Pflege von Polstermöbeln ist der Staub, der sich unvermeidlich auch im tieferen Gewebe festsetzt. Am besten macht man es sich zur Gewohnheit, die Polster einmal pro Woche abzusaugen. Zusätzlich ist es sinnvoll, die Polster alle paar Wochen möglichst im Freien etwas abzuklopfen oder abzubürsten. Lederpolster sollten Sie ausschütteln und den Staub abwischen.

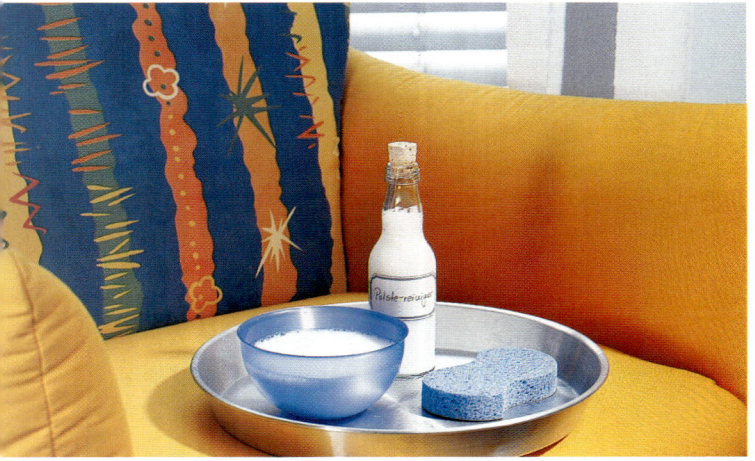

Die Farben und Muster jeder Polstergarnitur kommen wieder voll zur Geltung, wenn sie mit einem der leicht selbst herstellbaren Reiniger behandelt werden.

Schönheit für die Polster

Zur Auffrischung von Stoffpolstern können Sie sich folgende Paste kochen, die 6 Monate lang haltbar ist.

25 g Seifenflocken
500 ml destilliertes Wasser
100 ml Glyzerin
100 ml Weingeist

Seifenflocken und Wasser unter Rühren erhitzen, bis sich die Flocken aufgelöst haben. Abkühlen lassen. Glyzerin und Weingeist nacheinander untermischen. In ein Plastikgefäß füllen und verschlie-ßen. Vor jedem Gebrauch 1 EL der Masse

in weichem Wasser auflösen und mit dem Schneebesen kräftig umrühren. Den Schaum mit einem Schwamm auftragen. Darauf achten, dass die Polster nicht zu feucht werden.

Allzweckwaffe Gallseife

Bei sehr starker Verschmutzung hilft die bekannte Gallseife, ein umweltfreundliches und gesundheitlich unbedenkliches Produkt.

1 l Wasser
etwas Gallseife
1 TL Salmiakgeist

Das Wasser erhitzen, bis es handwarm ist. Die Gallseife darin auflösen und den Salmiakgeist zufügen. Die Flüssigkeit mit einer Bürste in Stoffrichtung auftragen, mit klarem Wasser nachbürsten und dann mit einem Tuch trockenreiben.

Geschmeidigkeit für Lederpolster

Damit Leder nicht brüchig wird, sollte es regelmäßig eine Auffrischung erhalten.

6 EL Essig
12 EL Leinölfirnis

Essig und Leinölfirnis mischen, etwas auf ein weiches und fusselfreies Tuch geben und die Lederbezüge abreiben.

Auch im Alter schön – Leder

Für Antiquitäten aus Leder sollten Sie das folgende Spezialmittel verwenden.

¹/₂ l Milch
etwa 1 EL Terpentin
Leinöl (entsprechend der Fläche)

In die lauwarme Milch das Terpentin geben. Die Flächen damit einreiben. Dann sparsam mit Leinöl nachbehandeln.

Der gute Rat

Tipps zur Auffrischung von Polstern

- Blasse Polster leuchten wieder in den ursprünglichen Farben, wenn man sie mit kaltem Essigwasser abreibt.

- Eine Kur mit Sauerkraut ist nicht nur für Menschen gesund, sondern erneuert auch Polstermöbel: Die Polster kräftig mit Sauerkraut oder Sauerkrautsaft abreiben, mit Wasser nacharbeiten.

Fusseln, Flecken und Konsorten

- Um Fusseln von Polstern zu entfernen, tränkt man ein Fensterleder in Essig und reibt damit leicht über die Flächen.

- Tierhaare lassen sich mithilfe eines Klebebandes entfernen, das man sich – mit der Klebeseite nach außen – mehrmals um die Hand gewickelt hat.

- Einige Flecken können durch Bestreuen mit Salz oder Stärkemehl beseitigt werden.

- Hartnäckige Flecken verschwinden, wenn sie mit Rasiercreme eingerieben werden. Die Creme sollte einige Zeit einwirken, danach mit einem Tuch und klarem Wasser abreiben.

- Kunststoffpolster reinigt man, indem man ein Tuch mit Wasser und Natron tränkt, damit die Polster abreibt und bei Bedarf mit Spülmittel nachbehandelt.

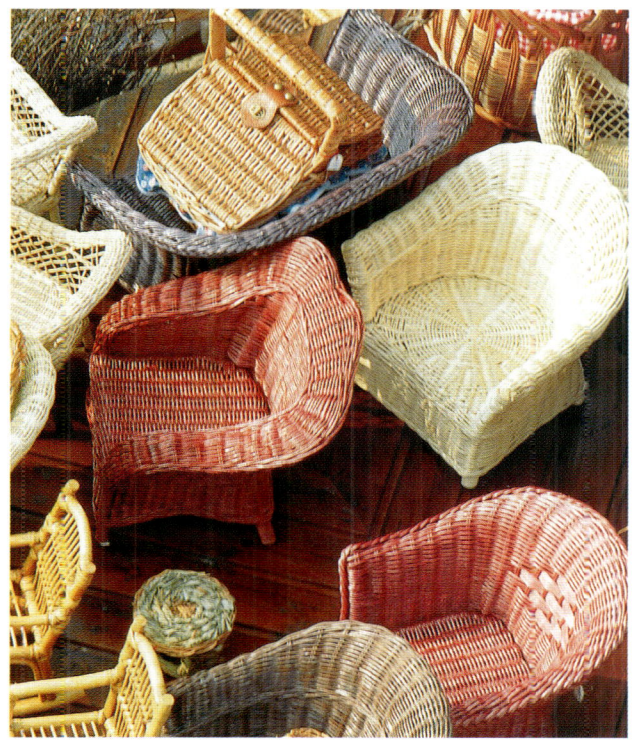

Korb- und Bambusmöbel

Bei guter Pflege sind Korb- und Bambusmöbel äußerst haltbar. Zur regelmäßigen Reinigung von Korbstühlen gehört das Abbürsten mit Seifen- oder Salzwasser.

Reinigungswasser für Bambus

Die Reinigung mit Wasser verhindert auch das Austrocknen der Bambusmöbel.

1 EL Salz
300 ml Wasser
1/2 TL Zitronensaft
Leinöl

Salz, Wasser und Saft mischen und mit einer weichen Bürste auf die Möbel auftragen. Ein weiches, nicht fusselndes Tuch, z.B. aus Samt, mit Leinöl tränken und die Möbel damit einölen. Nach 1–2 Stunden mit einem anderen weichen Tuch nachpolieren.

Korbmöbel werden aus den Zweigen einer asiatischen Kletterpflanze hergestellt, dem Rattan. Die Schlingen können bis zu 100 m lang werden. Diese äußerst biegsamen und dennoch stabilen Fasern sind ein beliebtes Flechtmaterial. Da das Rohr eine Schutzschicht aus Kieselsäure hat, ist eine Oberflächenbehandlung überflüssig.

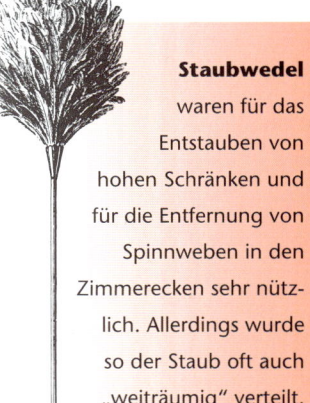

Staubwedel
waren für das
Entstauben von
hohen Schränken und
für die Entfernung von
Spinnweben in den
Zimmerecken sehr nütz-
lich. Allerdings wurde
so der Staub oft auch
„weiträumig" verteilt.

**In ländlichen Gegenden
stellte ein mit vielfältigen
Mustern bemalter
Schrank das Prunkstück
des Hauses dar.**

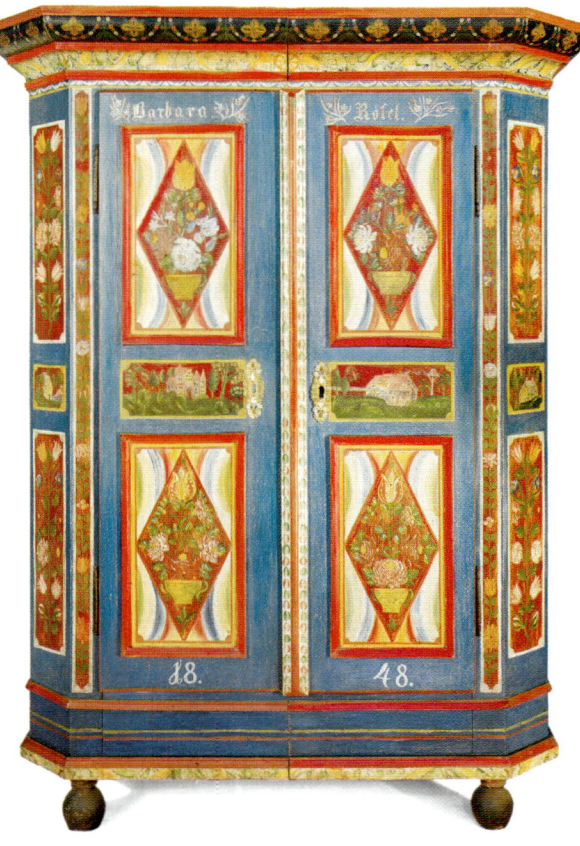

Frisches Aussehen für die Bauernmöbel

Bemalte Bauernmöbel können mit ihren strahlenden Farben einen ganzen Raum zum Leuchten bringen. Selbstverständlich wusste Großmutter ein Hausmittel, mit dem die Farben frisch bleiben.

Balsam für den Stolz des Hauses

Bauernmöbel sollten regelmäßig mit Seifenwasser abgewischt und mit flüssigem Wachs nachbehandelt werden.

1 Stück Bienenwachs
250 ml Terpentin

Das etwa walnussgroße Stück Bienenwachs schmelzen, dann das Terpentin zugeben. Mit einem Tuch die Möbel abwischen und anschließend mit einem zweiten Tuch kräftig abreiben.

Den Glanz auf Marmorflächen erhalten

Die feine Maserung und der Glanz von Marmor sind das typische Merkmal dieses Steins und begründeten seinen Ruf als edles Material. Allerdings ist Marmor relativ empfindlich, etwa im Vergleich zu Granit. Daher muss die Oberfläche gut und regelmäßig gepflegt werden. Flecken sollte man möglichst sofort entfernen. Zur Pflege brauchen Sie jedoch keines der teuren, industriellen Fertigprodukte zu kaufen – selbst herstellen lohnt sich!

Stumpfer Marmor adieu

Schön glatt und glänzend werden Marmorplatten mit folgender Politur, die leicht hergestellt werden kann.

80 g Terpentin
10 g weißes Wachs
2 g Leim

Terpentin und Wachs mischen. Den Leim mit etwas Wasser verdünnt zur Mischung geben. Ein Wolltuch erwärmen – z. B. das Tuch auf einen heißen Kochtopfdeckel legen. Mit dem warmen Tuch die Politur auftragen und kräftig einreiben.

Verjüngungskur für Marmor

Marmor darf nicht abgebürstet werden, da sonst die Oberfläche stumpf wird.

frisch gelöschter Kalk
Wasser
etwas Salmiakgeist

Den Kalk mit so viel Wasser verrühren, bis die Masse breiig wird. Salmiakgeist zugeben. Gleichmäßig auftragen und 2–3 Tage einwirken lassen. Mit klarem Wasser abwaschen und trockenreiben.

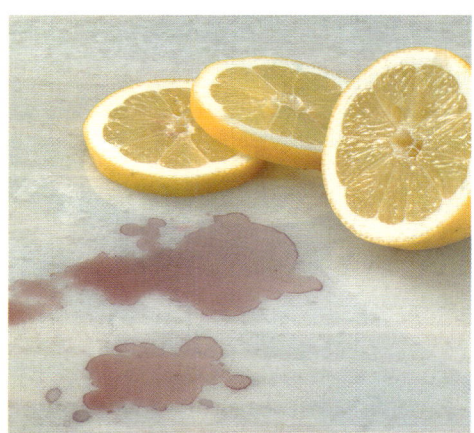

Wenn Marmor Flecken hat, können Sie ihn mit Zitronenscheiben abreiben. Auf diese Weise kommt auch die schöne Maserung besser zum Vorschein.

Das gibt den Flecken Saures

Dieses Mittel zur Entfernung von Flecken auf Marmor ist ganz einfach zubereitet, denn die Zutaten sind schnell greifbar.

1/2 Zitrone (oder Wasser)
Essig

Die Zitrone auspressen. Den Saft mit Essig mischen oder nur Wasser mit Essig mischen. Flecken damit abreiben.

Wer gut schmiert …

Schmierseife wurde früher auch schon zur Reinigung von Marmorböden benutzt.

4 EL Schmierseife
1/2 TL Schlämmkreide
Wasser
1 Spritzer Salmiakgeist

Etwa 2 EL Schmierseife und die Schlämmkreide mischen und auf dem Marmor verteilen. Einige Stunden einwirken lassen. Dann das Wasser erhitzen, den Salmiakgeist zugeben und damit den Marmor gründlich abwaschen.

Tipps für Bambus- und Korbmöbel

- Bambusmöbel werden mit lauwarmem Wasser und einer weichen Bürste gesäubert. Den Bambus trocknen lassen und zum Schluss eine Mischung aus einem Teil Leinöl und einem Teil Terpentin auftragen.

- Korbgeflecht auf Stühlen kann mit der Zeit an Spannung verlieren. Dann hilft es, das Geflecht mit heißem Wasser zu tränken und trocknen zu lassen, aber nicht in praller Sonne.

Pflege von Marmor

- Weißer Marmor bleibt schön hell, wenn er mit einem in Petroleum getränkten Tuch abgerieben wird. Mit Wasser abspülen und trockenreiben (dieses Mittel jedoch nicht zu oft anwenden).

- Stark verschmutzte Marmorplatten mit Bimssteinmehl abreiben, danach die Platte abspülen und ganz trockenreiben.

- Als Poliermittel ist flüssiges Bohnerwachs geeignet.

- Großmutter benutzte zur Beseitigung von Flecken Eau de Javelle: 1–2 Tropfen auf die Flecken geben und mit Wasser nachspülen – oder mit Ochsengalle (Gallseife) einreiben.

- Fettflecken lassen sich mit einer Paste aus Magnesium und Waschbenzin beseitigen. Die Paste über Nacht auftragen und mit Seifenwasser abwaschen.

- Rostflecken müssen sofort mit einer Kleesalzlösung beseitigt werden. Danach sollte die Stelle mit Bohnerwachs eingerieben werden.

- Rotweinflecken können durch Beträufeln mit Zitronensaft, Salmiakgeist oder aufgelöster Weinsteinsäure entfernt werden.

- Bei glanzlosem Marmor können Weinflecken mit Bimssteinpulver bestreut werden, auf das ein paar Tropfen Öl geträufelt werden. Einige Zeit einwirken lassen und dann einreiben.

Glastischplatten und Chromrahmen pflegen

- Zum Säubern und Polieren von Glas kann Zitronensaft auf der Platte verteilt werden. Dann wird mit Küchenpapier oder Zeitungspapier poliert.

- Die Chromrahmen der Glasplatten werden mit Salmiakgeist beträufelt und kräftig damit eingerieben.

- Bei stärkerer Verschmutzung wird Chrom mit Terpentin oder Petroleum gereinigt und mit einem Tuch poliert.

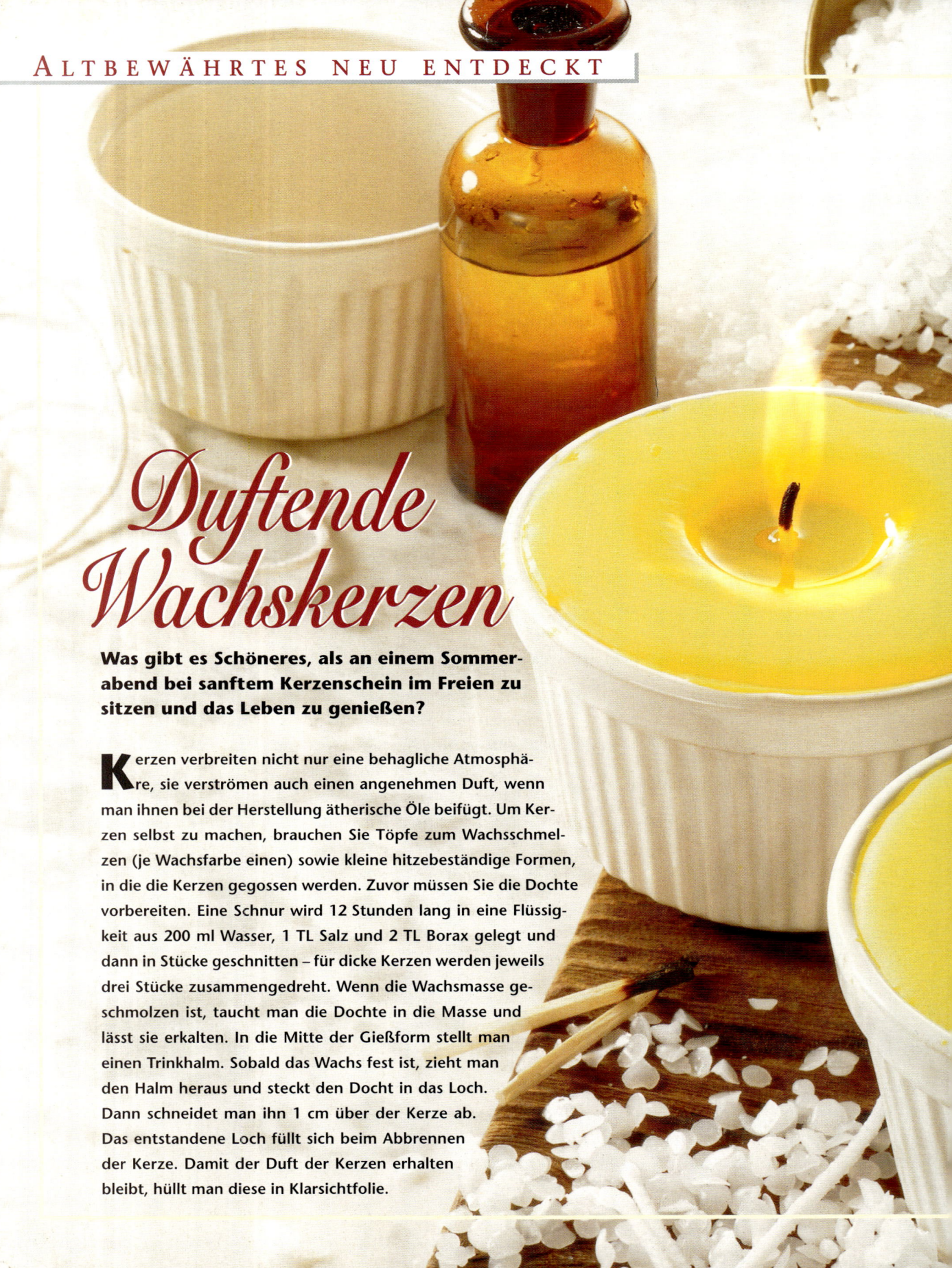

Duftende Wachskerzen

Was gibt es Schöneres, als an einem Sommerabend bei sanftem Kerzenschein im Freien zu sitzen und das Leben zu genießen?

Kerzen verbreiten nicht nur eine behagliche Atmosphäre, sie verströmen auch einen angenehmen Duft, wenn man ihnen bei der Herstellung ätherische Öle beifügt. Um Kerzen selbst zu machen, brauchen Sie Töpfe zum Wachsschmelzen (je Wachsfarbe einen) sowie kleine hitzebeständige Formen, in die die Kerzen gegossen werden. Zuvor müssen Sie die Dochte vorbereiten. Eine Schnur wird 12 Stunden lang in eine Flüssigkeit aus 200 ml Wasser, 1 TL Salz und 2 TL Borax gelegt und dann in Stücke geschnitten – für dicke Kerzen werden jeweils drei Stücke zusammengedreht. Wenn die Wachsmasse geschmolzen ist, taucht man die Dochte in die Masse und lässt sie erkalten. In die Mitte der Gießform stellt man einen Trinkhalm. Sobald das Wachs fest ist, zieht man den Halm heraus und steckt den Docht in das Loch. Dann schneidet man ihn 1 cm über der Kerze ab. Das entstandene Loch füllt sich beim Abbrennen der Kerze. Damit der Duft der Kerzen erhalten bleibt, hüllt man diese in Klarsichtfolie.

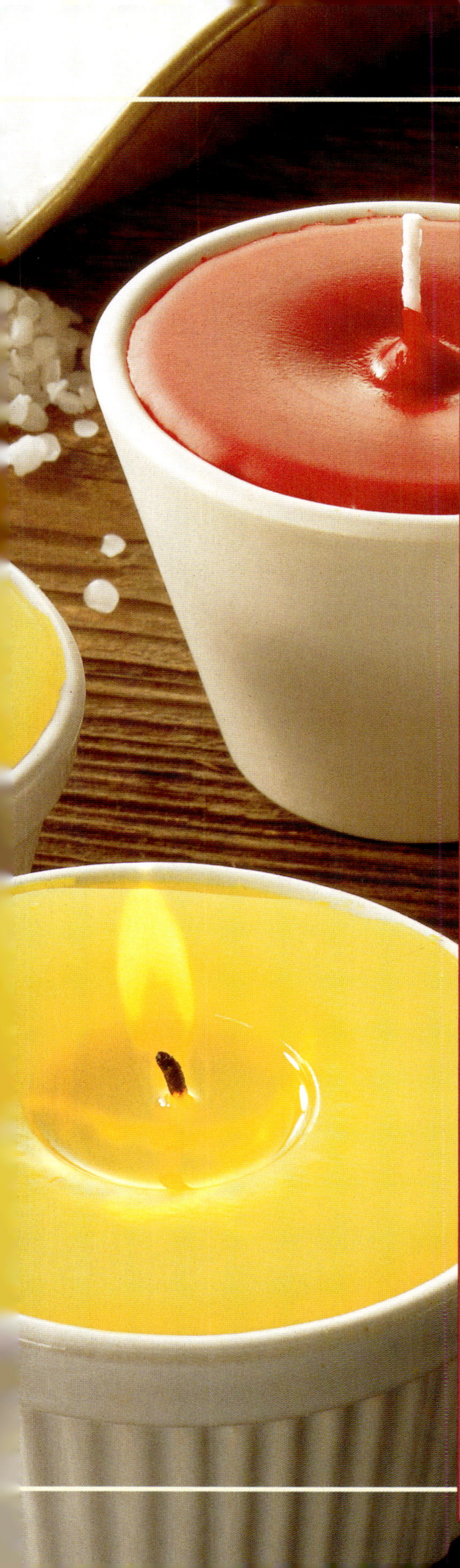

Duftkerzen – so werden sie gemacht

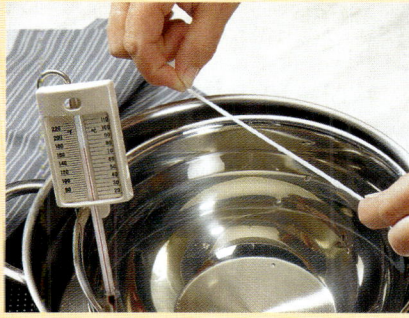

1 kg Paraffin und 250 g Stearin-flocken in einem Topf schmelzen. So lange erhitzen, bis das Thermo-meter 80 °C anzeigt.

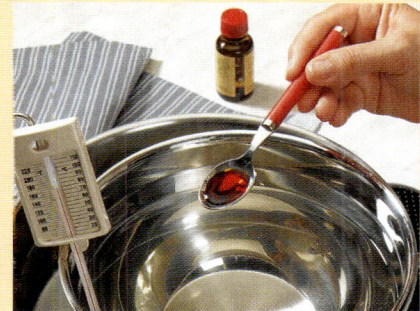

Einige Tropfen ätherisches Öl und Lebensmittelfarbe hinzufügen. Wer zweifarbige Kerzen wünscht, gießt das flüssige Wachs zuerst in zwei verschiedene Töpfe, ehe er die Far-ben und das ätherische Öl zugibt.

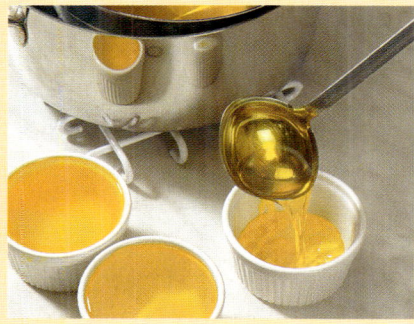

Die Mischung mit einer Kelle in die Förmchen gießen. Bei zweifarbigen Kerzen gießt man zunächst eine Farbschicht hinein und lässt sie er-kalten. Erst danach füllt man eine Schicht der zweiten Farbe ein.

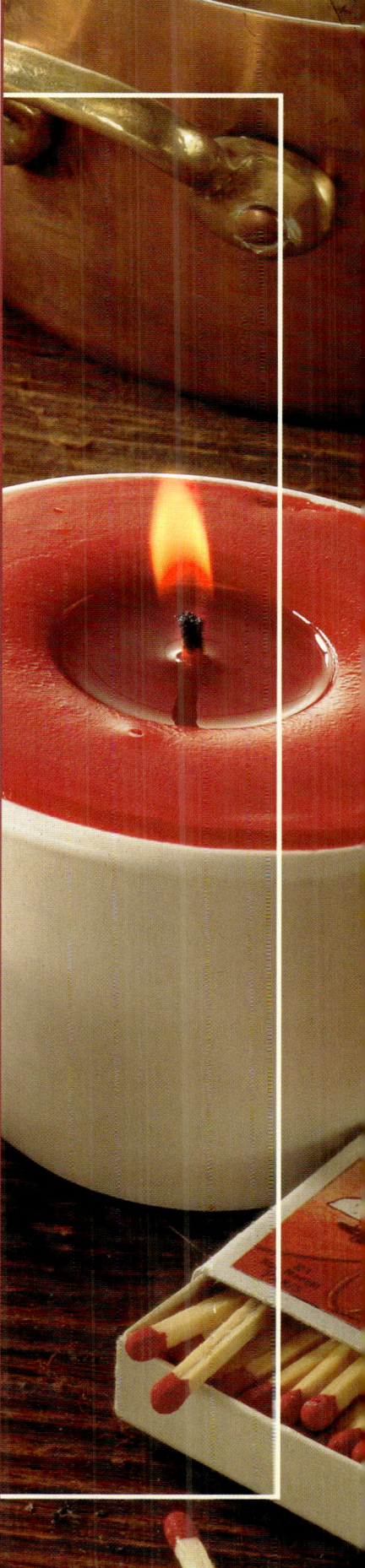

Schöner Glanz in Küche und Bad

So manches, was man im Vorratsschrank einer gewöhnlichen Küche findet, ist bei näherem Hinsehen sehr gut für die Reinigung von Küche und Bad geeignet – ganz vorn in der Hitliste steht natürlich der Essig, aber auch Salz und Zitronensaft können große Helfer sein. Das hat mittlerweile auch der Markt erkannt und bietet gar „Zitrusfrische" zum Kauf an. Den Aufwand fürs Putzen kann man verringern, wenn man ein paar Grundregeln beachtet und sich eine praktische Einrichtung zulegt: Möbel und Wände sollten bis zu einer bestimmten Höhe abwaschbar sein. Holzmöbel mit Verzierungen in der Küche sind meist schwer zu reinigen. Geschirr und Geräte sollten möglichst in den Schränken verstaut werden, denn alles, was offen herumsteht, wird nach jedem Braten mit einem dünnen Fettfilm überzogen – es sei denn, man hat eine große Küche, bei der der Herd abgetrennt und mit einem starken Dunstabzug versehen ist. Die Arbeitsflächen sollten möglichst glatt sein, dann können sie schneller und leichter abgewischt werden. Auch im Bad ist es sinnvoll, dass die Gegenstände in Schränken verstaut werden, da sie sonst in der feuchten Luft Stockflecken bekommen können.

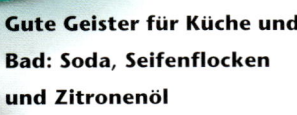

Gute Geister für Küche und Bad: Soda, Seifenflocken und Zitronenöl

Kücheputzen leicht gemacht

Die Küche ist bei vielen Menschen der Mittelpunkt des familiären Lebens. Und was gibt es auch Gemütlicheres, als gemeinsam um den Tisch zu sitzen, zu essen und sich zu unterhalten? Die Kehrseite der Medaille ist allerdings, dass man die Küche sehr oft reinigen muss, weil im Umgang mit Lebensmitteln größte Sorgfalt geboten ist. Für die Grundreinigung genügen meist einfaches Seifenwasser oder Essigreiniger, für „hartnäckigere Fälle" gibt es dann Mittel aus Großmutters Trickkiste.

Extra feines Scheuerpulver

Für empfindliche Flächen ist dieses Scheuerpulver gut geeignet. Es hält 8 Monate.

50 g Seifenflocken
150 g Schlämmkreide
80 g Soda
5 Tropfen Zitronenöl

Die Seifenflocken fein mahlen. Mit der Schlämmkreide und Soda gut vermischen. Zum Schluss das Öl zugeben. In ein Glas mit Schraubverschluss füllen und nochmals kräftig schütteln.

Backofenreiniger

Sie können hartnäckige Verschmutzungen im Backofen vermeiden, wenn Sie den Backofen nach jedem Gebrauch, solange er noch warm ist, mit Seifenwasser auswischen. Sollte dennoch einmal ein Malheur passiert sein, verhilft das folgende Mittel zu neuem Glanz.

1 EL Paraffin
2 EL Salz
Wasser
Bleichsoda

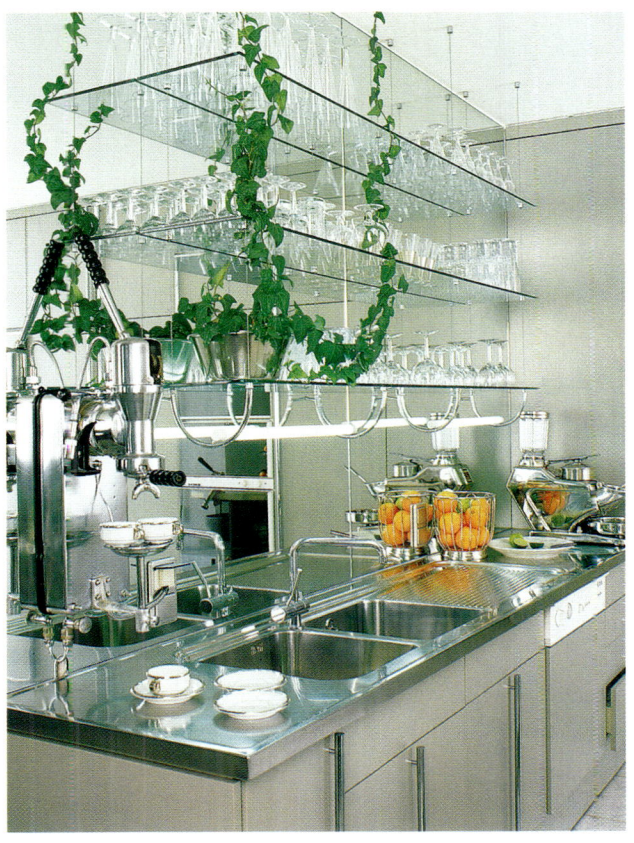

So viel Chrom und Glas hätten sich unsere Großeltern in einer Küche wohl kaum vorstellen können – der Fortschritt macht's möglich! Die unempfindlichen Oberflächen erleichtern außerdem die Hausarbeit.

Paraffin und Salz mischen. Die Verschmutzungen damit kräftig abreiben, bis sie sich gelöst haben. Dann das Bleichsoda in warmes Wasser geben und den Backofen gründlich auswaschen.

Aluminiumtöpfe reinigen

Falls im Topf etwas angebrannt ist, füllen Sie ihn mit Wasser und lassen ihn eine Stunde stehen, ehe Sie Folgendes versuchen.

Wasser (je nach Topfgröße)
1 Zwiebel
1 EL Salz

Die Zwiebel achteln, mit dem Salz in das Wasser geben und alles 10 Minuten kochen lassen. Nun lösen sich die Verkrustungen, und Sie können mit einem Spülschwamm nacharbeiten.

Ein schöner Herd ist Goldes wert

Der Herd in einer Küche ist wie die Visiten-karte der Hausfrau oder des Hausmannes. Daher sollte man ihn öfter gründlich reini-gen. Das folgende Mittel können Sie daher bei Bedarf auch in größerer Menge herstellen, da es gut haltbar ist.

**250 ml Wasser
1 TL Schmierseife
$^1/_2$ TL Glyzerin
10 TL Haushaltsessig
6 EL Schlämmkreide oder Scheuersand**

Das Wasser aufkochen. Schmierseife, Glyzerin und Essig mischen. Das kochen-de Wasser zugießen. Zum Schluss die Schlämmkreide oder den Scheuersand darunter mischen. In eine Flasche füllen und fest verschließen. Das Mittel ist 3–4 Monate haltbar.

Wasserschäffer

Früher verfügten man-che Haushalte nicht ein-mal über einen Spül-stein. Dort musste man das Geschirr und die Töpfe in einer verzinkten Eisenblechwanne spülen.

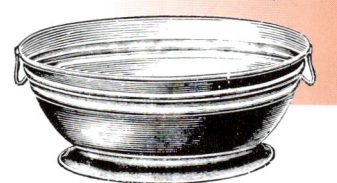

Eine schöne Herdplatte ist die wahre Zierde für jede Küche. Den Glanz muss man heute aber nicht mehr wie früher durch das Abreiben mit einer Speckschwarte herstellen.

Sauberes Geschirr

Auch wenn Sie eine Geschirrspülmaschine besitzen, müssen Sie immer wieder einzelne Stücke mit der Hand abwaschen, weil sie zu groß, zu schmutzig oder zu empfindlich sind. Mit Omas Hausmittel schonen Sie auch noch die Umwelt. Der Geruch nach Fisch, Zwiebeln o. Ä. verschwindet, wenn man der Spülcreme den Saft einer halben Zitrone oder Rosmarinöl zufügt.

**80 g Schmierseife
80 ml destilliertes Wasser
40 ml Tween 80
$^1/_2$ Zitrone**

Seife, Wasser und Tween in eine Schüssel geben und rühren, bis eine glatte Creme entstanden ist. Etwa 1 EL ins Spülwasser geben. Den Saft der halben Zitrone oder einige Tropfen Rosmarinöl zufügen.

Edles für Edelstahl

Edelstahl ist an sich pflegeleicht, hygienisch und sehr langlebig. Allerdings bekommen Gegenstände aus Edelstahl leicht Flecken und Kratzer. Mit Großmutters Hausmittel lassen sich die Flecken entfernen und sogar kleinere Kratzer auspolieren.

**1 EL Schmierseife
1 EL Schlämmkreide**

Schmierseife und Schlämmkreide mischen, bis eine gleichmäßige Masse entstanden ist. Etwas davon auf ein Tuch geben, den angefeuchteten Edelstahl abreiben und dann nachpolieren.

Rostfreie Zone

Rost bei Gusseisengeschirr können Sie vor-beugen, indem Sie es nach dem Spülen mit Speiseöl einreiben. Sollten sich doch Rost-stellen finden, greifen Sie zu diesem Mittel.

**1 EL Zitronensäure
500 ml Wasser**

Zitronensäure und Wasser vermischen. Die Flecken mit der Flüssigkeit und einer Bürste bearbeiten, bis der ganze Rost entfernt ist.

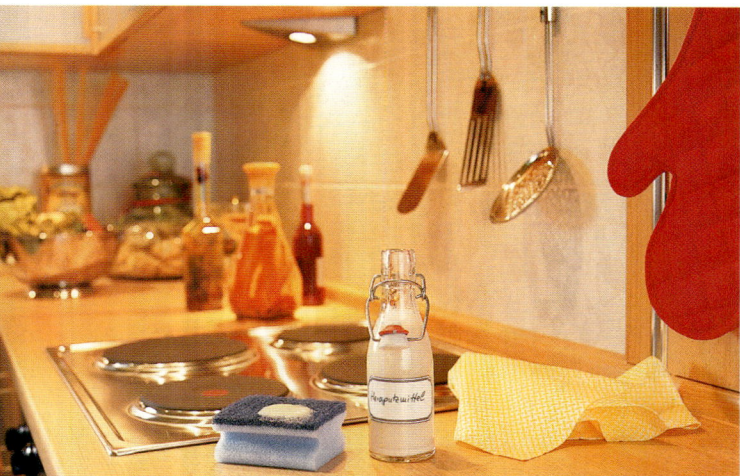

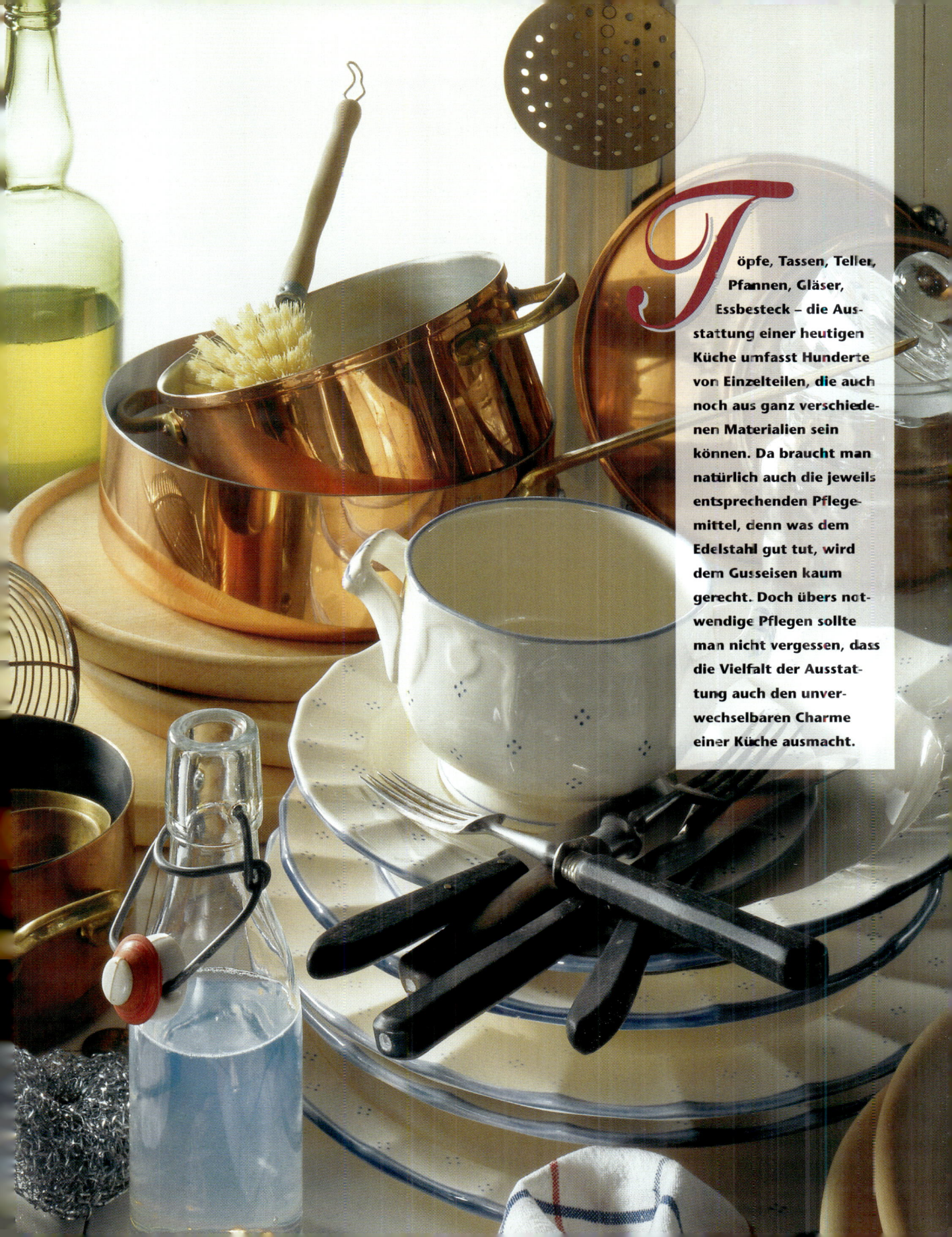

Töpfe, Tassen, Teller, Pfannen, Gläser, Essbesteck – die Ausstattung einer heutigen Küche umfasst Hunderte von Einzelteilen, die auch noch aus ganz verschiedenen Materialien sein können. Da braucht man natürlich auch die jeweils entsprechenden Pflegemittel, denn was dem Edelstahl gut tut, wird dem Gusseisen kaum gerecht. Doch übers notwendige Pflegen sollte man nicht vergessen, dass die Vielfalt der Ausstattung auch den unverwechselbaren Charme einer Küche ausmacht.

Frischer Wind für die Vorratsgläser

Längere Zeit nicht benutzte Einmachgläser und Gefäße aus Steingut oder Holz bekommen einen muffigen Geruch. Er lässt sich mit einfachen, natürlichen Mitteln gründlich und schnell entfernen.

Wasser
Schwefelpulver (je nach Bedarf)
1 Hand voll Sellerieblätter

Die Gläser oder Gefäße mit heißem Wasser ausspülen. Dann mit dem Pulver ausreiben. Die Sellerieblätter hineinlegen und kochendes Wasser darüber gießen.
Achtung: Die Gläser vor dem Übergießen mit kochendem Wasser auf ein feuchtes Tuch stellen, sonst springen sie.

Sellerie ist nicht nur als Zutat für manche Speisen gut, sondern seine Blätter haben auch noch die echte „Frischepower" – rein in die Gläser, raus mit dem Beigeschmack.

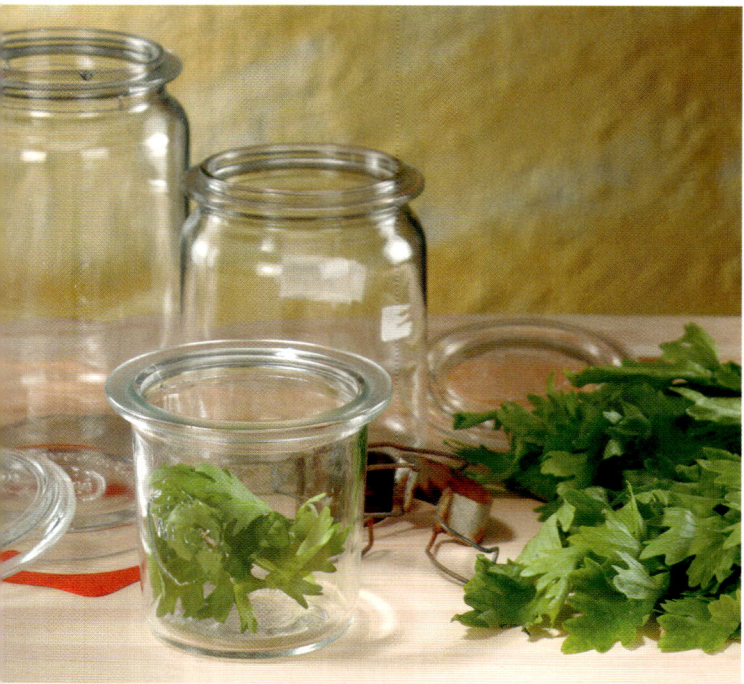

Auch der Rand soll sauber sein

Wenn Sie Gläser sofort spülen und trockenreiben, bleiben keine Ränder oder Flecken zurück. Wenn man aber Gäste hat, lässt

man Gläser meist länger stehen, und es bilden sich häßliche Ränder. Mit dieser einfachen Paste lassen sie sich beseitigen.

2 EL Essig
1 EL Salz

Beide Zutaten zu einer Paste verrühren und mit einem feuchten Tuch die Ränder abwischen. Mit klarem Wasser abspülen und sorgfältig abtrocknen.

Kunststoff braucht Extra-Pflege

Scheuersand oder aggressive Putzmittel sind für kunststoffbeschichtete Pfannen nicht geeignet, da sie die Oberfläche zerstören. Die sanfte, aber wirkungsvolle Alternative greift auf die Wirkung von Backpulver zurück.

1/8 l Wasser
2 EL Backpulver

Wasser und Backpulver in die Pfanne geben. Die Mischung aufkochen, dann wegschütten und die Pfanne gründlich mit klarem Wasser spülen. Zum Schluss trockenreiben.

Kein Kalk in Kaffeemaschinen und Wasserkochern!

Wenn Wasser erhitzt wird, bleibt immer etwas Kalk zurück. Mit der Zeit bildet sich eine Schicht, die die Funktion der jeweiligen Maschine stark beeinträchtigen kann. Bevor Sie zu handelsüblichen Entkalkern greifen, versuchen Sie doch einmal diese Mischung.

3 EL Zitronensäure
1/2 l Obstessig

Die Zitronensäure im Essig auflösen. Die Flüssigkeit unverdünnt in das Gerät oder Gefäß gießen und aufkochen. Dann mit klarem Wasser gründlich ausspülen oder einmal durchlaufen lassen.

Schluss mit der Topf-Verkalkung!

Kalkablagerungen in Wasserkesseln können Sie verhindern, indem Sie ein Stück Marmor oder einen Kieselstein hineinlegen. Schon vorhandenen Kalk in Töpfen entfernt man mit Essigwasser.

300 ml Wasser

100 ml Essig

Beide Flüssigkeiten in den Topf gießen und aufkochen. Abkühlen lassen. Sind die Ablagerungen nicht ganz beseitigt, das Verfahren so oft wiederholen, bis kein Kalk mehr zu sehen ist.

Reinigermilch

Zum Schluss noch einmal ein universelles Reinigungsmittel nach einem altbewährten Rezept, das schonend zu Ihrer Küche und auch zu Ihrer Haut ist, falls Sie empfindlich auf moderne Haushaltsreiniger reagieren.

1 EL Schmierseife

200 ml Wasser

5 g Pottasche

20 g Schlämmkreide

5 Tropfen Zitronenöl

Die Schmierseife, das Wasser und die Pottasche unter ständigem Rühren bei schwacher Hitze im Wasserbad auflösen. Die Schlämmkreide mit dem Handrührgerät bei kleiner Geschwindigkeit untermischen. Das Öl zugeben und die Milch in eine fest verschließbare Flasche füllen (etwa 3 Monate haltbar).

Der gute Rat

Schränke und Arbeitsflächen pflegen

- Die Schrankoberseiten lassen sich am besten mit einer Mischung aus Wasser, Essig und Schmierseife säubern.

- Schränke sollten einmal im Jahr mit Essigwasser ausgewischt werden. Bei dieser Gelegenheit kann man auch gleich alle sehr selten benutzten Gegenstände gründlich sauber machen.

Ob Kochmulden oder Ceranfeld – blitzen soll der Herd!

- Verschmutzte Rillen in der Kochplatte lassen sich reinigen, indem man die Platte etwas erwärmt, Backpulver darauf streut und sie danach mit einem Reinigungspad abreibt.

- Flecken auf Kochplatten verschwinden, wenn man Salz darauf streut und es mit einer befeuchteten Bürste kräftig bearbeitet. Danach werden die Platten mit viel Wasser abgespült und gründlich abgetrocknet.

- Der Schmutz von Ceranherdplatten wird mit einem feuchten Tuch und ein paar Tropfen Spülmittel abgewischt. Für Verkrustungen gibt es in Haushaltsläden einen speziellen Glasschaber. Um den Glanz zu erhalten, die Platte mit Essig polieren.

Kleine Kniffe mit großer Wirkung

- Den Kühlschrank wischt man regelmäßig mit Essigwasser oder Wasser mit etwas Soda aus.

- Um Gerüchen im Kühlschrank vorzubeugen, legt man einen aufgeschnittenen Apfel hinein und ersetzt ihn einmal in der Woche. Ein kleiner Teller mit Kaffeesatz hat dieselbe Wirkung.

- Falls Abflussrohre in der Küche an „Verstopfung" leiden, versuchen Sie Folgendes: kochend heißes Kartoffelwasser in den Ausguss gießen. Bei hartnäckigeren Problemen schüttet man Soda hinein und gießt heißes Wasser nach.

- Sauber bleiben die Abflussrohre, wenn ab und zu Kaffeesatz hinuntergespült wird.

- Edelstahlbecken behalten ihren Glanz, wenn man sie mit einer Paste aus Schlämmkreide und Essig abreibt. Danach mit Wasser abwaschen und gründlich trockenpolieren.

Frische Flecken auf der Arbeitsfläche verschwinden im Nu, wenn man sie mit frisch geschnittenen Zitronenscheiben abreibt.

Der gute Rat

Fliesen und Waschbecken sauber halten

ॐ Fliesen mit Kalkrändern werden mit Essig abgerieben. Mit einem milden Geschirrspülmittel oder Salmiakwasser reinigt man sie nach. Zum Schluss gibt man etwas Speiseöl auf ein weiches Tuch und poliert die Fliesen blank.

ॐ Die Fliesen glänzen wieder, wenn sie mit salmiakgetränktem Zeitungspapier kräftig abgerieben werden (möglichst nicht in die Fugen kommen).

ॐ Fliesen oder Waschbecken bekommen mit einer Mischung aus Salz und Terpentin wieder Glanz.

ॐ Gelbe Flecken im Waschbecken verschwinden oft, wenn sie mit Zitronensaft beträufelt werden.

Badewanne, Dusche und Armaturen pflegen

ॐ Wenn man die Badewanne mit einer Mischung aus Salz, Essig und Buttermilch abreibt, bleibt sie schön glänzend.

ॐ Auch mit Paraffin können Schmutz und Kalkränder an Badewannen und Armaturen entfernt werden.

ॐ Chromarmaturen behalten ihren Glanz, wenn sie gelegentlich mit einer Mischung

aus 1 l Wasser und $1/2$ TL Salmiak abgerieben werden. Dann müssen sie gut abgespült und getrocknet werden. Zur regelmäßigen Reinigung reicht warmes Wasser aus. Immer gut trockenreiben.

ॐ Die Spritzlöcher im Duschkopf verkalken nach einiger Zeit. Füllen Sie eine Schüssel mit warmem Essig oder Salzwasser und legen Sie den Duschkopf hinein, bis sich der Kalk aufgelöst hat.

ॐ Glas- und Plastiktrennwände in der Dusche werden mit Essig abgewischt.

ॐ Die meisten Duschvorhänge können bei 30 °C in der Waschmaschine gewaschen werden. Hartnäckige Stockflecken werden am besten mit Natron entfernt.

Spieglein, Spieglein ...

ॐ Heißes Essigwasser eignet sich vorzüglich zum Putzen des Spiegels. Oder man reibt den Spiegel mit einer Kartoffel ab, spült ihn mit klarem Wasser und poliert dann mit Zeitungspapier nach.

Frische und Glanz im Bad

Auch im Bad ist die Rückkehr zu sanfteren und natürlicheren Methoden der Reinigung eingekehrt. Ätzende Reiniger, deren Ausdünstungen unter Umständen sogar die Atemwege schädigen können, sollte man nur in wirklichen Notfällen verwenden. Mit den folgenden Mitteln dagegen ist man für die üblicherweise vorkommenden Probleme im Bad gut gerüstet.

Fliesen und Becken auffrischen

Unansehnlich gewordene Fliesen sehen wieder wie neu aus, wenn Sie sie mit dieser erprobten Mischung behandeln.

100 ml Leinöl
35 ml Terpentin

Öl und Terpentin gut verrühren. Tropfenweise auf ein sauberes Tuch geben und die Fliesen damit polieren.

Gelbliche Flecken entfernen

Besonders unter den Wasserhähnen können sich im Waschbecken oder in der Badewanne gelbe Flecken bilden. Abhilfe schafft eine Paste aus Essig und Salz.

100 ml Essig
100 g Salz

Essig und Salz zu einer Paste verarbeiten. Den Brei auf die Flecken geben. Je nach

Stärke der Flecken bis zu einer halben Stunde einwirken lassen. Dann abspülen. Bei Bedarf den Vorgang wiederholen.

Weg mit dem Kalk

An den Armaturen, aber auch an anderen Stellen bilden sich im Bad oft Kalkflecken. Tränken Sie ein Tuch mit Essig und wischen Sie die Flecken ab. Bei hartnäckigen Ablagerungen greifen Sie zu Omas Hausmittel.

150 ml Essig
150 ml Wasser
¼ TL Salz

Essig und Wasser aufkochen, das Salz darin auflösen. Die Flüssigkeit auf die Flecken um die Armaturen verteilen und mindestens eine Stunde einwirken lassen. Gründlich mit klarem Wasser abspülen und mit einem weichen Tuch trockenreiben.

Rohr frei!

Ist das Rohr unter dem Waschbecken so verstopft, dass auch mit dem Saugnapf nichts mehr geht, müssen Sie den Siphon abschrauben – immer einen Eimer darunter stellen – und das Rohr säubern. Da dies eine mühsame und unangenehme Angelegenheit ist, können Sie zunächst versuchen, die Verstopfung mit dieser Lösung zu beseitigen.

150 g Salz
150 g Natron
Wasser

Salz und Natron in den Ausguss schütten. Dann das Wasser darauf gießen. Einige Minuten warten. Wieder Wasser nachlaufen lassen. Wenn es immer noch nicht abläuft, müssen Sie den Siphon wie oben beschrieben reinigen oder den Installateur holen.

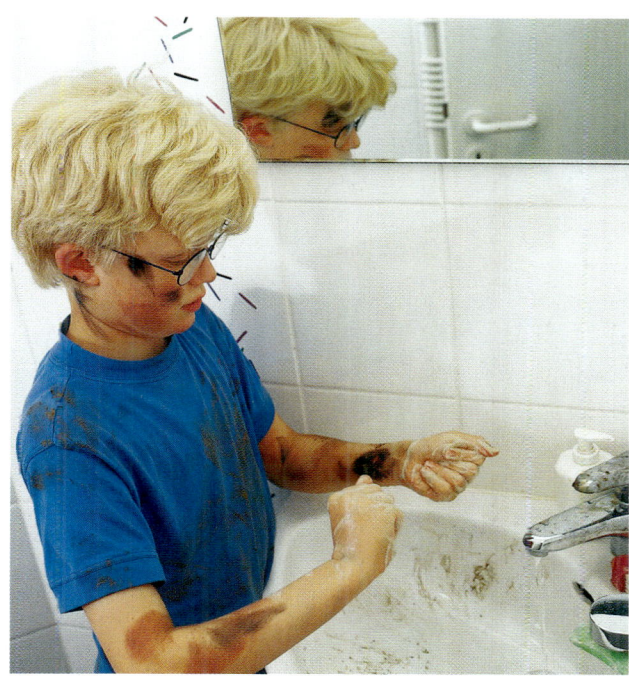

Der Verstopfung keine Chance

Zur Vorbeugung empfiehlt es sich, regelmäßig Sodawasser in den Abfluss zu gießen.

2 l Wasser
3 EL Soda

Wasser und Soda aufkochen. Sofort in den Ausguss gießen. Bei einer Anwendung pro Monat haben Sie keine verstopften Abflüsse mehr.

Verstopfte Toiletten frei machen

Bevor der Installateur gerufen wird, können Sie ein bewährtes Mittel ausprobieren.

4 l Wasser
500 g Seifenstein
3 EL Soda

2 l Wasser zum Kochen bringen, den Seifenstein darin auflösen und in die Toilette gießen. Nach 2 Stunden restliches Wasser und Soda mischen. Ebenfalls in die Toilette gießen. Mehrere Male spülen.

Dieser kleine „Bauarbeiter" verbraucht natürlich viel Wasser und Seife, bevor er zum Essen kommen darf. Dabei bleibt auch der Boden nicht trocken. Aber wenn man gleich nachwischt, gibt es keine Probleme mit Kalkflecken.

Wandkonsolen boten früher im Bad Platz für Gefäße mit Reinigungsmitteln. Griffbereit sind hier Scheuersand, Seife und Soda untergebracht.

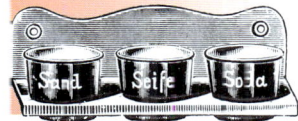

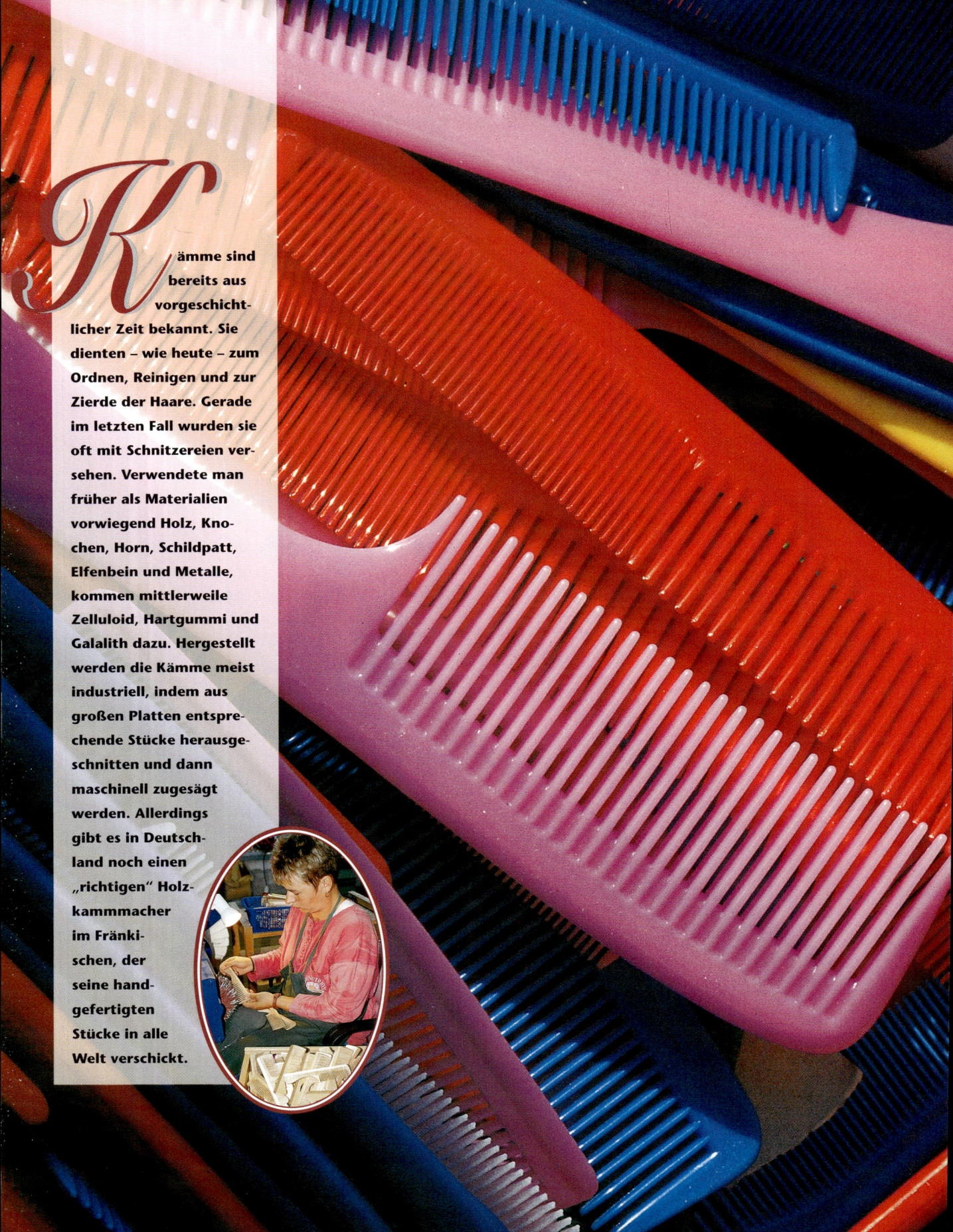

Kämme sind bereits aus vorgeschichtlicher Zeit bekannt. Sie dienten – wie heute – zum Ordnen, Reinigen und zur Zierde der Haare. Gerade im letzten Fall wurden sie oft mit Schnitzereien versehen. Verwendete man früher als Materialien vorwiegend Holz, Knochen, Horn, Schildpatt, Elfenbein und Metalle, kommen mittlerweile Zelluloid, Hartgummi und Galalith dazu. Hergestellt werden die Kämme meist industriell, indem aus großen Platten entsprechende Stücke herausgeschnitten und dann maschinell zugesägt werden. Allerdings gibt es in Deutschland noch einen „richtigen" Holzkammmacher im Fränkischen, der seine handgefertigten Stücke in alle Welt verschickt.

Naturschwämme reinigen

Naturschwämme sollten täglich mit klarem kaltem Wasser ausgespült werden. Einmal in der Woche empfiehlt sich diese Reinigung.

125 g Salz
1 l Wasser

Das Salz im Wasser auflösen und den Schwamm darin 24 Stunden liegen lassen. Anschließend mit kaltem Wasser gründlich spülen.

Naturschwämme pflegen

Wenn die Schwämme mit der Zeit doch Hautfett aufgenommen haben, verdienen sie eine Extra-Pflege.

1 EL Essig
500 ml Wasser

Essig und Wasser verrühren. Den Schwamm mehrere Stunden darin liegen lassen. Mit klarem Wasser ausspülen.

Reinheit für Bürsten und Kämme

Wenn Sie Holzbürsten reinigen, müssen Sie darauf achten, dass das Holz nicht zu sehr aufgeweicht wird – gegebenenfalls zuvor den Rücken mit Vaseline einreiben.

1 l warmes Wasser
2 EL Salmiakgeist

Das Wasser und den Salmiakgeist in einem breiten flachen Gefäß mischen. Die Bürsten und Kämme darin reinigen. Unter fließendem Wasser gut ausspülen.

Pflege für Bürsten und Kämme

Sehr schonend ist dieses ebenfalls ganz leicht herzustellende Reinigungs- und Pflegemittel. Ammoniak erhalten Sie in der Drogerie. Es muss so aufbewahrt werden, dass es nicht in die Hände von Kindern gelangen kann.

1 EL flüssiges Ammoniak
400 ml warmes Wasser

Ammoniak und Wasser gründlich vermischen. Die Bürsten und Kämme reinigen wie im vorangehenden Rezept beschrieben. Mit dieser Flüssigkeit können Sie auch Glas und Schmuckstücke säubern.

Harte Borsten weich gemacht

Sind Borsten an einer Bürste mit der Zeit zu hart geworden, nehmen Sie diesen sanften Weichmacher.

400 ml Wasser
400 ml Milch

Die Milch und das Wasser mischen und in ein flaches Gefäß gießen. Die Bürste etwa 30 Minuten darin liegen lassen. Ist sie noch nicht weich genug, verlängern Sie die Pflegezeit noch ein paar Minuten.

Gehobene Badefreuden

„Im Allgemeinen sind zwei Ofensysteme in Gebrauch, und zwar Badeofen für festen Brennstoff und Badeofen für gasförmigen Brennstoff."

So nüchtern das in einem technischen Handbuch vor 1920 klingt, so fortschrittlich war die Einrichtung eines Badeofens, denn nur wohlhabendere Familien besaßen ein Bad mit einer meist frei stehenden Wanne, an der eine Dusche befestigt war. In den meisten Wohnungen gab es dagegen kein Badezimmer. Viele Menschen mussten sich mit einer Waschnische im Zimmer begnügen oder mit einer Zinkwanne in der Küche.

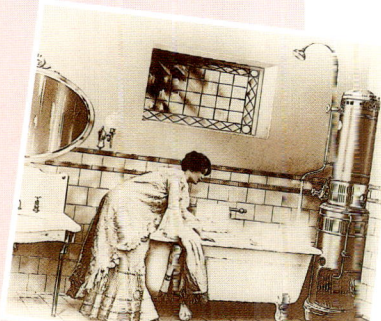

Fenster, Türen und Wände pflegen

Fenster, Türen und Wände – sind das die Stiefkinder im Haushalt? Viele Hausfrauen geben insgeheim zu, dass sie nichts mehr als das Fensterputzen fürchten, weil trotz aller Mühe oft Streifen zu sehen sind. Noch schwieriger erscheint vielen das Problem, wie man denn Türen und Wände richtig reinigen oder putzen soll. Dabei ist kaum etwas ärgerlicher als eine schlierige Scheibe im hellen Sonnenlicht oder der Anblick einer Tür, bei der um die Klinke hässliche Flecken sind. Grundsätzlich sollte man nicht so lange warten, bis sich der Schmutz richtig festgesetzt hat. Eine große Erleichterung verschaffen auch die richtigen Mittel zum Saubermachen, die Sie auf den folgenden Seiten finden werden. Und gerade beim Fensterputzen lohnt es sich, eine gewisse Arbeitsabfolge einzuhalten: Zuerst räumt man die Fensterbank ganz frei und deckt empfindliche Möbel oder Böden ab. Dann beginnt man mit dem Abwischen der Rahmen, danach putzt man die Scheiben und säubert zum Schluss die Fensterbänke.

Was haben Zwiebeln, Essig, Kartoffelschalen, Brennnesseln und eine Zeitung gemeinsam? Großmutters Antwort: Alle eignen sich für das Fensterputzen!

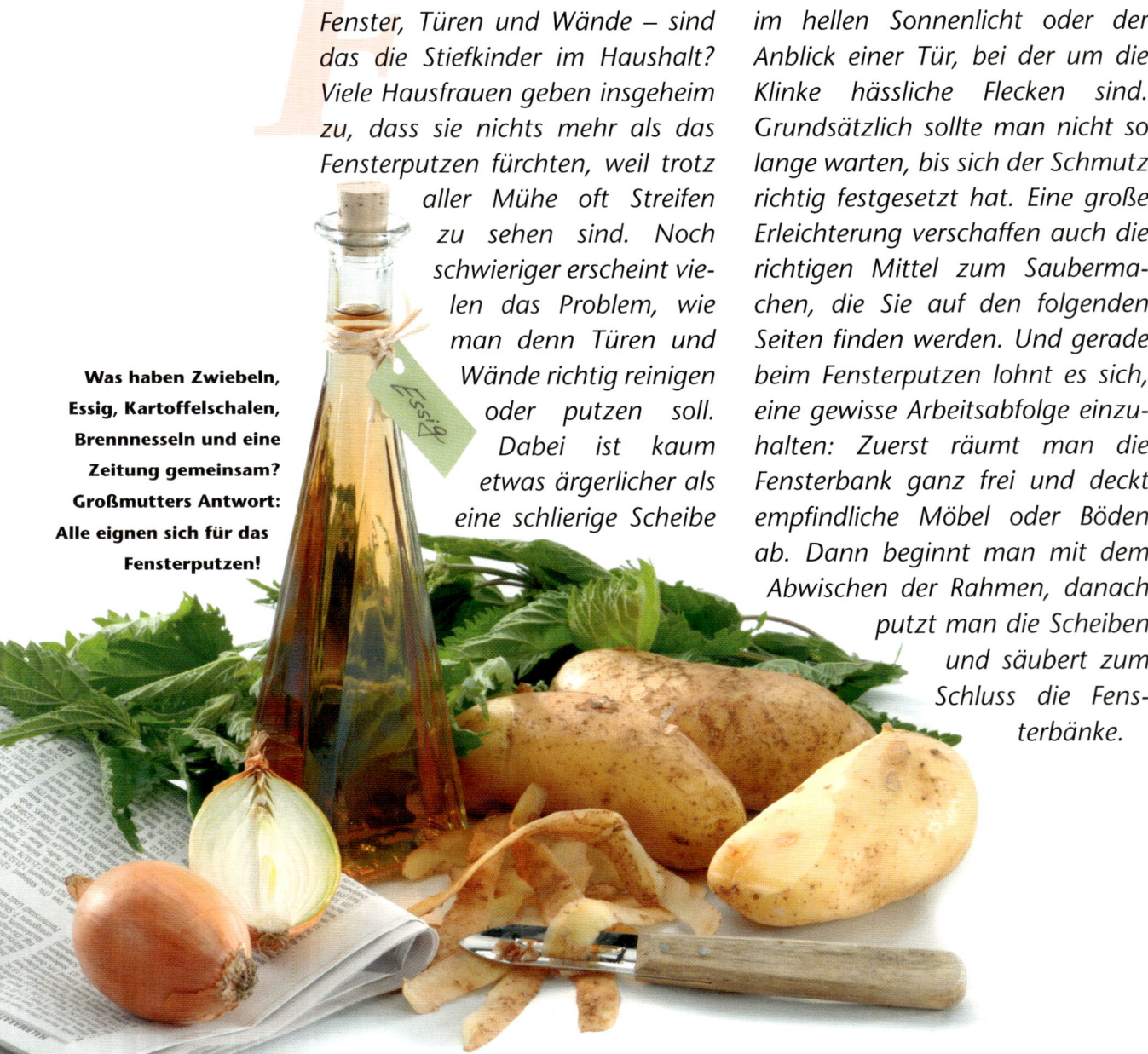

Blitzblank – Fenster, Rahmen und Fensterbänke

Wie im Bad und in der Küche ist Essig bei Glasreinigern die wichtigste Zutat. Essig ist ein rein natürliches Mittel und hat die Eigenschaft, Fett zu binden. Im Haushalt ist Weinessig am besten geeignet. Essigessenz können Sie mit Verdünnung ebenfalls verwenden.

Fensterrahmen reinigen

Rahmen aus klarlackiertem oder lasiertem Holz sowie aus Kunststoff wischt man mit einem feuchten Tuch ab. Sind die Rahmen mit Farbe angestrichen, nimmt man ein Salmiakwasser, allerdings sollte man nicht zu kräftig reiben.

¹/₂ l lauwarmes Wasser
2 EL Salmiakgeist

Das Wasser und den Salmiakgeist in einem kleinen Eimer mischen. Rahmen abwischen und mit klarem Wasser abspülen. Gut trocknen. Eine gründliche Reinigung ist im Normalfall nur zweimal im Jahr notwendig.

Glasklare Scheiben

Für eine normale Reinigung genügt die nachfolgende Essigverdünnung. Sind die Scheiben dagegen sehr stark verschmutzt, sollten Sie sie mit unverdünntem Essig putzen oder zuerst mit einer Zwiebelhälfte abreiben.

1 l Wasser
¹/₄ l Essig

Das Wasser in einen Eimer füllen, den Essig zugießen und mit einem Schwamm oder Tuch die Scheiben säubern. Mit Küchenpapier trockenreiben und mit trockenem Zeitungspapier blank polieren.

Für die Schnellreinigung: die Kraft aus der Sprühflasche

Wenn Sie ein Fenster einmal schnell zwischendurch reinigen möchten, können Sie sich dieses Mittel auf Vorrat herstellen.

1 l Wasser
1 Spritzer Spülmittel
1 Spritzer Spiritus

Durch einen Trichter das Wasser in eine Spritz- oder Sprühflasche füllen. Dann Spülmittel und Spiritus zugeben. Zum Gebrauch auf die Fenster sprühen, abwischen und zum Schluss trockenreiben und polieren.

Für noch mehr Durchsicht

Ein ganz altes und überraschendes Mittel gegen Schmutz auf Scheiben ist die Brennnessel – auf jeden Fall Handschuhe tragen!

1 Bund frische Brennnesseln
1 l Wasser
1 Spritzer Essig

Wasser und Essig in einen Eimer füllen. Die Blätter eintauchen, etwas zusammenknüllen und die Fenster zügig abreiben.

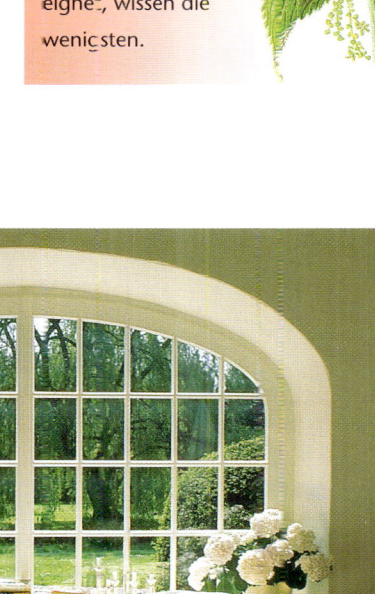

Brennnessel
Dass sie „brennt", weiß jeder, dass sie auch gegen Hexenschuss hilft, ist nicht so bekannt. Dass sie sich schließlich sogar zum Reinigen der Fenster eignet, wissen die wenigsten.

Wer solch einen herrlichen Platz an der Sonne hat, möchte sicher auch blitzblanke Scheiben haben.

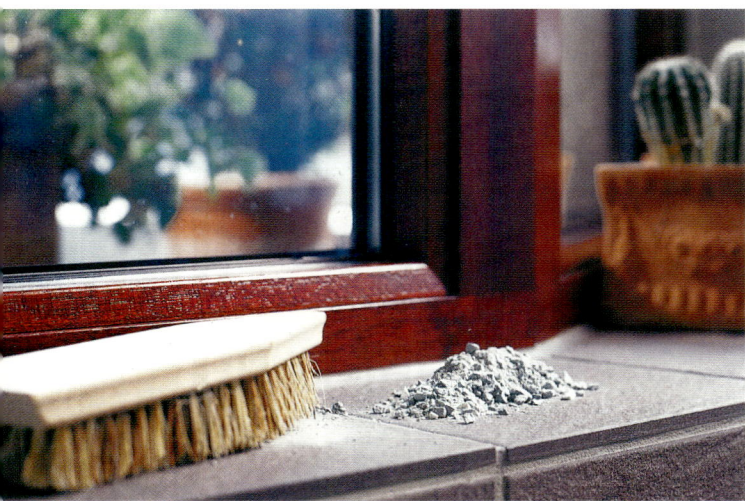

**Es ist fast unvermeidlich,
dass Blumentöpfe und
Gießwasser auf den
Fensterbänken Ränder
und Flecken hinterlassen.
Mit Bürste und Gesteins-
mehl kann man ihnen zu
Leibe rücken.**

Wirkt gegen „neblige" Fenster

*Im Winter beschlagen Fenster nicht mehr so
leicht, wenn sie mit Großmutters Spezialmittel behandelt werden.*

> **1 ½ l Wasser
> 1 EL Schmierseife
> ½ EL Glyzerin**

Wasser, Schmierseife und Glyzerin verrühren. Die Scheiben damit einreiben,
überschüssige Flüssigkeit mit einem
Schwamm abnehmen. Alternativ kann
man auch 1 ½ l verdünnten Spiritus
(60 %) mit 45 g Glyzerin mischen und
damit die Fensterscheiben abreiben.

Pflege von Steinfensterbänken

*Wenn auf den Fensterbänken Flecken und
Kratzer sind, werden sie mit Gesteinsmehl
entfernt, das in Gartencentern oder bei
einem Steinmetzbetrieb erhältlich ist.*

> **Gesteinsmehl
> etwas Wasser**

Die Menge der Zutaten hängt von der
Größe der Fläche ab. Aus den beiden Zu-
taten eine cremige Paste bereiten. Die
Flecken und Kratzer damit bearbeiten.

Reinigung von Türen und Wänden

Das entsprechende Mittel zum Pflegen
von Türen hängt vom jeweiligen Anstrich
ab. Meist sind sie heute aus furniertem
Holz und entweder weiß gestrichen oder
mit einer Lasur versehen. Massivholztüren
sollten behandelt werden wie Möbel. Mit
Tapeten beklebte Wände werden regelmäßig abgesaugt und bei Bedarf mit
einem trockenen Schwamm abgerieben.
Bei Stofftapeten sollten Sie im Fachhandel
um eine Pflegeanleitung bitten.

Hartnäckige Fälle

Bei Türen, wasserverträglichen Wand-
anstrichen oder Tapeten genügt es meist,
wenn man sie mit Wasser abwäscht. Bei
stärkeren Verschmutzungen hilft oft in
Wasser aufgelöste Schmierseife. Schmutz-
krusten sollten zunächst mit Schmierseife
etwas aufgeweicht werden. Einige Flecken
auf Raufasertapeten können Sie mit einem
Radiergummi entfernen oder mit Talkumpuder bepinseln.

Putzmittel für Türen

*Das folgende Rezept eignet sich gut zum
Reinigen von Türen, kann aber auch für
Spülbecken, Waschbecken, Fliesen und
Fußböden benutzt werden.*

> **2 EL Soda
> 250 g Schlämmkreide
> 2 EL Seifenflocken
> etwas Wasser**

Soda im Mörser zerstoßen. Dann mit
Schlämmkreide und Seifenflocken
mischen und so viel Wasser zugießen, bis
die Masse flüssig wird. Die Tür damit abwaschen. Mit einem feuchten Tuch nach-
wischen, trocknen und als zusätzliche
Pflege mit Leinöl einreiben.

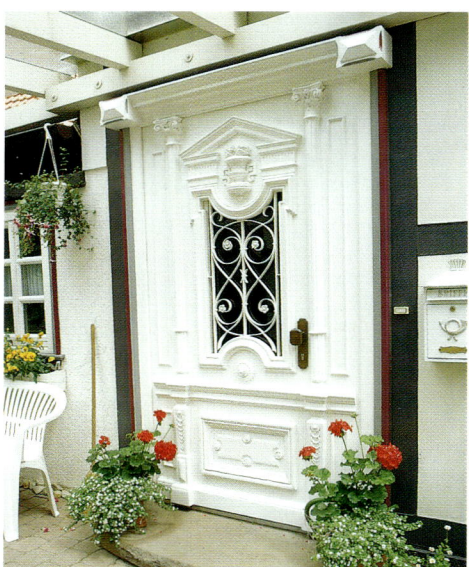

Weiß lackierte Eingangstüren sollten mit Bohnerwachs behandelt werden, damit das Wetter ihnen nichts anhaben kann.

Verschmutzte Tapeten

Prüfen Sie an einer versteckten Ecke, ob die Tapete die Verjüngungskur gut übersteht.

¾ l lauwarmes Wasser
500 g Kleie
2 g Wasserglas
1 EL Terpentin

Alle Zutaten zu einem glatten Brei verrühren. Die Tapete damit säubern.

Nur für abwaschbare Tapeten

Mit diesem extra starken Seifenwasser machen Sie jedem Fleck den Garaus.

2 EL Salmiakgeist
2 EL Essig
2 EL Waschnatron
4 l warmes Wasser

Die Zutaten mischen, dann die Tapete mit der Lösung abwischen und falls nötig mit einem Schwamm trockentupfen.

Der gute Rat

Alles, was das Scheibenputzen noch leichter macht

- Das Fensterglas wird schön blank, wenn Sie dem Putzmittel etwas Salz zugeben. Auch Spiritus ist geeignet, zieht allerdings im Sommer die Fliegen an.

- Die Kraft der Kartoffel nutzt dieses Mittel: Saubere Kartoffelschalen mit kochend heißem Wasser übergießen, dann mit diesem Wasser die Scheiben abwischen.

- Fettflecken auf Glas verschwinden mit Terpentin.

- Beim Putzen sollte direkte Sonneneinstrahlung vermieden werden, sonst gibt es Streifen.

- Glas lässt sich auch säubern, indem man es mit feuchtem Zeitungspapier abreibt.

- Leichter fällt das Putzen, wenn Sie einen Gummifensterabzieher benutzen.

- Bewährt hat sich auch das Abreiben des Glases mit einem Fensterleder und Essigwasser. Anschließend wird mit einem Tuch nachpoliert – am besten mit einem alten Frottiertuch.

- Fensterleder sollten nach dem Gebrauch gleich in Salzwasser ausgespült werden. Mit einer Mischung aus Wasser und einem Spritzer Salmiakgeist werden sie wieder geschmeidig.

- Farbflecken kann man mit einer Rasierklinge abschaben. Kalkflecken mit Essig einweichen, dann mit Wasser abspülen. Ölfarben mit Schmierseife bestreichen, mehrere Stunden einwirken lassen, dann abwischen.

Der richtige Weg zu tadellosen Fensterrahmen und -bänken

- Unlackierte Holzrahmen werden des Öfteren mit Leinöl abgerieben.

- Auf gestrichene Rahmen kann nach der Reinigung mit einem milden Essigwasser farbloses Bohnerwachs zum Schutz aufgetragen und eingerieben werden.

- Zum Polieren von Fensterbänken aus Marmor wird farblose Schuhcreme oder eine Paste aus Stärkemehl und Wasser verwendet.

Tipps für Türen

- Weiß gestrichene Türen und Fenster können mit Bohnerwachs schonend gereinigt werden. Seifenwasser dagegen macht die Lackierung schneller stumpf.

- Flecken auf weißen Türen werden mit weißer Zahnpasta behandelt.

- Bei quietschenden Türen fettet man die Scharniere mit Vaseline oder reibt mit einem Bleistift darüber

Auch der Fußboden will gepflegt sein

Gerade weil man sie dauernd mit Füßen tritt, verdienen die Fußböden eine regelmäßige Pflege. Für die richtige Behandlung ist dabei entscheidend, aus welchem Material der Boden besteht. Die Vielfalt der Bodenbeläge ist heute um einiges größer als zu Großmutters Zeiten, aber viele altbewährte Hausmittel lassen sich dennoch gut anwenden. Früher gab es vor allem den Holzboden aus Dielen und das Parkett, wobei mittlerweile das Fertigparkett das klassische, vor Ort verlegte vielfach abgelöst hat. Auch Steinböden aus Keramikfliesen und Marmor gibt es schon lange, genauso wie Teppichboden oder Linoleum. Nur die Bandbreite an Farben und Mustern ist deutlich gestiegen. Eher neu sind Beläge aus Kork oder Laminat.

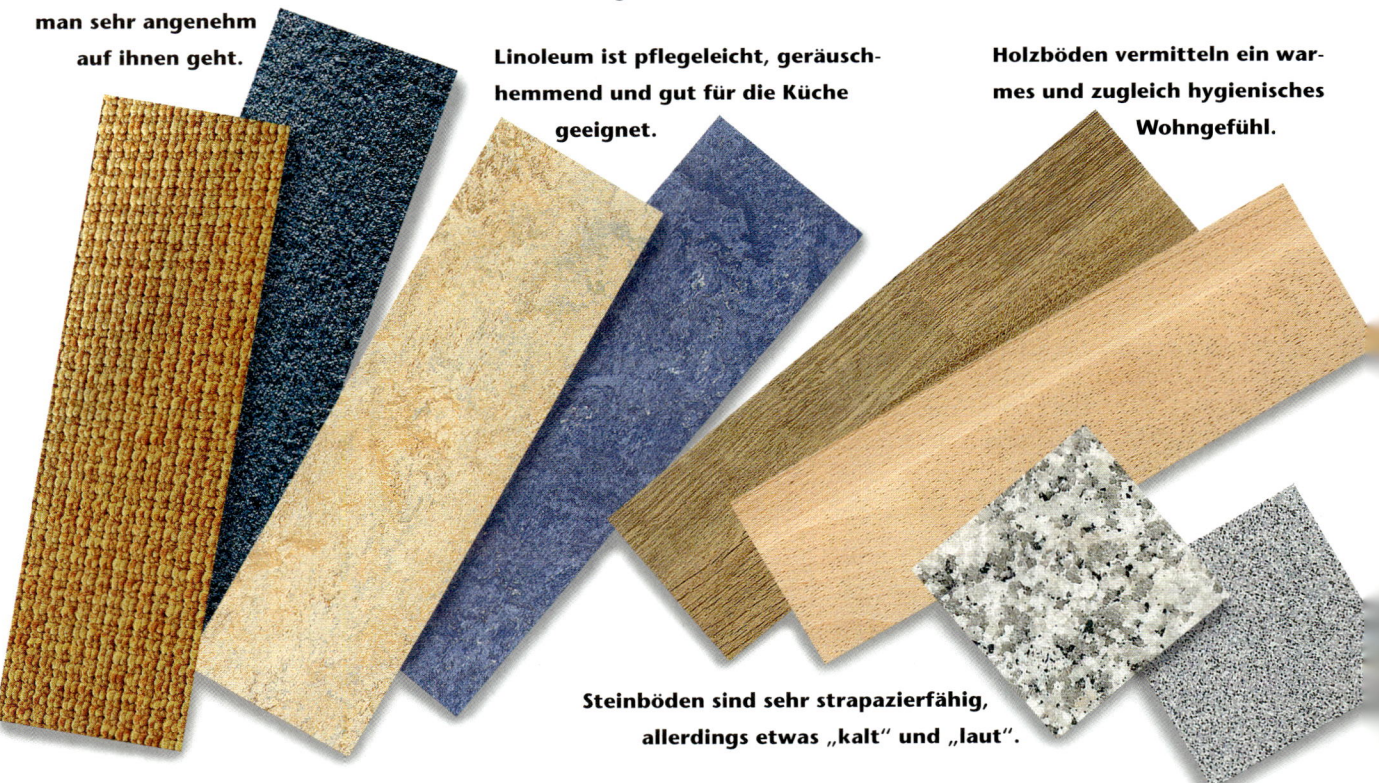

Teppichböden sind im Wohnbereich beliebt, weil man sehr angenehm auf ihnen geht.

Linoleum ist pflegeleicht, geräuschhemmend und gut für die Küche geeignet.

Holzböden vermitteln ein warmes und zugleich hygienisches Wohngefühl.

Steinböden sind sehr strapazierfähig, allerdings etwas „kalt" und „laut".

Für jede Fußbodenart die richtige Pflege

Damit der Boden möglichst lange schön bleibt, sollten Sie regelmäßig den Staub entfernen, denn Sand und Staub können glatte Böden zerkratzen.

Steinfußböden sind im Allgemeinen sehr pflegeleicht: einfach fegen und nass wischen. Auf stark verschmutzte Stellen können Sie das Reinigungswasser einige Minuten lang einwirken lassen, wenn es sich um Keramikfliesen, Marmor oder Granit handelt.

Versiegelte Holzböden und Laminatböden sind ebenfalls leicht zu reinigen. Nach dem Kehren genügt es meist, den Boden feucht zu wischen. Gewachster Holzboden sollte dagegen möglichst nicht nass behandelt werden oder wenn, dann nur mit einem ganz schwach feuchten Tuch. Sonst wird er gemopt und mit Bohnerwachs eingerieben. Es genügt, wenn Sie bei der regelmäßigen Reinigung einen universellen Bodenreiniger verwenden. Eine gründlichere Pflege verlangt jedoch nach speziellen Mitteln.

Verjüngungskur für Steinböden

Dieses Mittel ist zwar zeitaufwendig in der Herstellung, dafür aber auch sehr wirksam.

300 g gesiebte helle Holzasche
1 festes Stoffsäckchen
10 l Wasser

Die Holzasche in das Säckchen füllen und fest zubinden. In ein großes Gefäß legen. Das Wasser zum Kochen bringen und über das Säckchen gießen. Mehrere Stunden stehen lassen. Das Säckchen herausnehmen. Die Lauge zum Wischen benutzen. Das Säckchen kann ein zweites Mal verwendet werden.

Marmorboden pflegen

Grobe Verschmutzungen im Eingangsbereich werden mit Schmierseife eingerieben und dann nass abgewischt. Zur Auffrischung nehmen Sie diese Reinigungspaste.

3 EL Putzpulver (nicht scheuernd)
Zitronensaft

Die Menge reicht für etwa 1 m². So viel Zitronensaft zum Pulver geben, bis eine Paste entstanden ist. Damit den Boden einreiben und anschließend mit klarem Wasser abwischen.

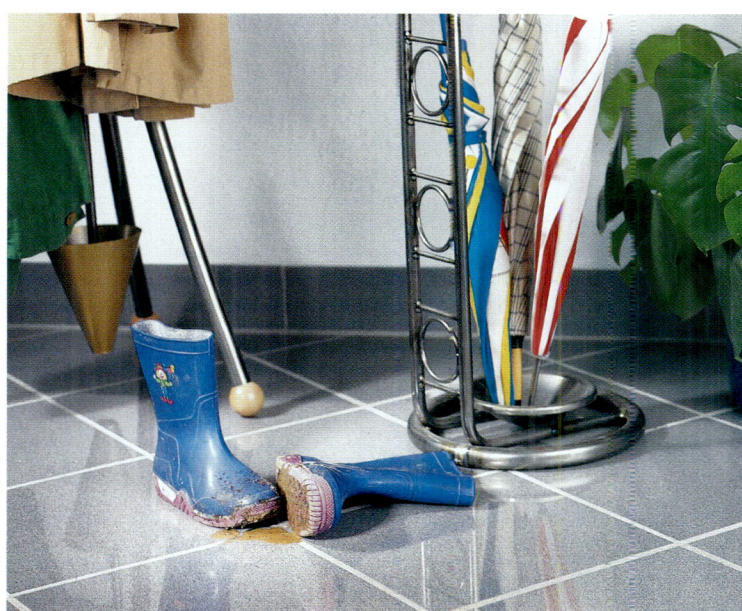

Nässe und Schmutz machen Steinböden überhaupt nichts aus – einmal darüber gewischt, glänzt er wieder wie neu.

Selbst gemachtes Bohnermittel

Ganz einfach ist dieses ausgezeichnete Bohnermittel herzustellen.

4 TL Möbelpolitur
6 EL Essig
10 l Wasser

Alle Zutaten mischen und den Boden damit bohnern. Verwenden Sie anstelle eines Tuchs altes Seidenpapier. Es saugt sich nicht so stark voll.

Der gute Rat

Keine Probleme mit Holz

- Gewachstes Parkett, das sehr verschmutzt ist, wird mit einem in Terpentin getränkten Tuch in Richtung der Maserung abgerieben. Dann sollte das Parkett mit einem sauberen Tuch poliert und dünn eingewachst werden.

- Wenn Dielen knarren, hilft es, Talkumpuder in die Rillen zu streuen.

- Helle Flecken auf Holzböden kann man mit einer Paste aus Bohnerwachs und brauner Schuhcreme beseitigen.

- Spuren von Schuhabsätzen können mit einem Radiergummi abgerieben werden. Handelt es sich um hartnäckige Flecken, hilft Petroleum oder Terpentin.

- Einen frischen Fettfleck auf Parkett reibt man mit weißem Löschpapier ab, das in Benzin getaucht wurde.

Schöne Steinböden

- Mit einer Lösung aus Wasser und Salmiak werden Steinböden gründlich sauber.

- Zur Reinigung geeignet ist auch in Wasser aufgelöste grüne Seife.

- Terrazzoböden werden mit Seifenwasser geputzt.

- Um hartnäckige Flecken auf Marmor zu beseitigen, mischt man eine Paste aus ungelöschtem Kalk und Wasser. Achtung: nur mit Handschuhen arbeiten!

- Kalkflecken auf Steinfliesen lassen sich mit etwas Essig wegwischen.

- Schmutzige Fliesenfugen säubert man vorsichtig mit zusammengefaltetem Schmirgelpapier.

Tipps für Linoleum und Kork

- Kaum zu glauben, aber wahr: Mit Kartoffelkochwasser bekommt man Linoleum sauber!

- Kratzer auf Linoleum kann man mit feinem Schmirgelpapier vorsichtig bearbeiten, dann den Staub abfegen und mit Leinöl dünn einreiben.

- Schwarze Striemen von Gummisohlen lassen sich mit einem in Spiritus getränkten Tuch abreiben.

- Fliesen aus Linoleum, Kunststoff oder Kork nicht zu nass wischen. Wasser kann in die Fugen auf den Untergrund dringen und dadurch die Platten ablösen.

- Versiegelte Korkböden müssen nur ab und zu feucht gewischt werden.

- Gewachste Korkböden sollte man zweimal im Jahr dünn nachwachsen. Alle zwei Monate empfiehlt es sich, den Boden zu bohnern.

Wie Teppich- und Linoleumbelag behandelt wird

Teppichböden sollten mindestens einmal in der Woche gesaugt werden, denn Staub und Sand können die Unterseite mit der Zeit beschädigen. Flecken werden am besten gleich mit warmem Wasser abgewischt, damit sie nicht zu tief ins Gewebe dringen. Linoleum wird gewischt und von Zeit zu Zeit mit einem Pflegemittel behandelt.

Teppichreiniger

Teppichböden können Sie mit Sauerkraut abreiben. Es ist jedoch sehr mühsam. Einfacher ist die Reinigung mit diesem Shampoo.

3 EL Seifenflocken
500 g Kartoffelstärke

Die Seifenflocken fein mahlen, dann mit dem Kartoffelmehl mischen. Auf den Teppich streuen und mit einer Bürste oder einem Schrubber kräftig einarbeiten. Nach 30 Minuten absaugen.

Treppe, Tür und Parkett aus Holz bilden hier eine sehr harmonische Einheit und strahlen eine warme Atmosphäre aus.

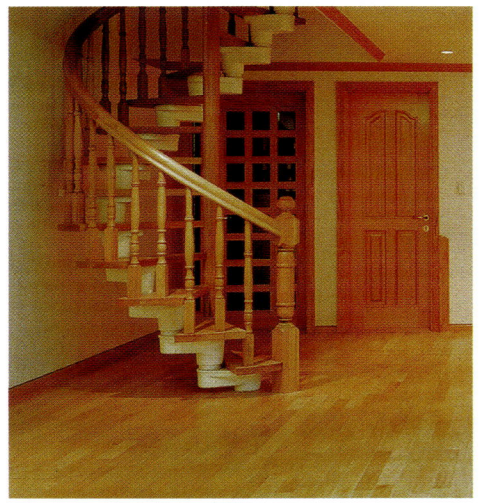

Frische für den Teppich

Dieses Mittel eignet sich besonders für die Reinigung des Teppichbodens und zur Auffrischung der Farben.

1 l Wasser
1 EL flüssiges Ammoniak
Sägespäne

Wasser und Ammoniak verrühren. Die Sägespäne mit der Flüssigkeit tränken, auf den Teppich streuen und einbürsten. Zum Schluss absaugen.

Flecken ade!

Vor der gründlichen Reinigung sollte der Teppich von Flecken befreit werden. Die Gallseife ist dabei ein wirksamer Helfer.

Gallseife
Wasser
2 EL Essig
Schwamm

Die Gallseife in etwas Wasser auflösen. Mit dem Seifenwasser die Flecken entfernen. Auf dunklen Teppichen kann man es auch mit gebrauchten Teeblättern versuchen. Den Essig mit Wasser verdünnen und den Teppich damit abreiben.

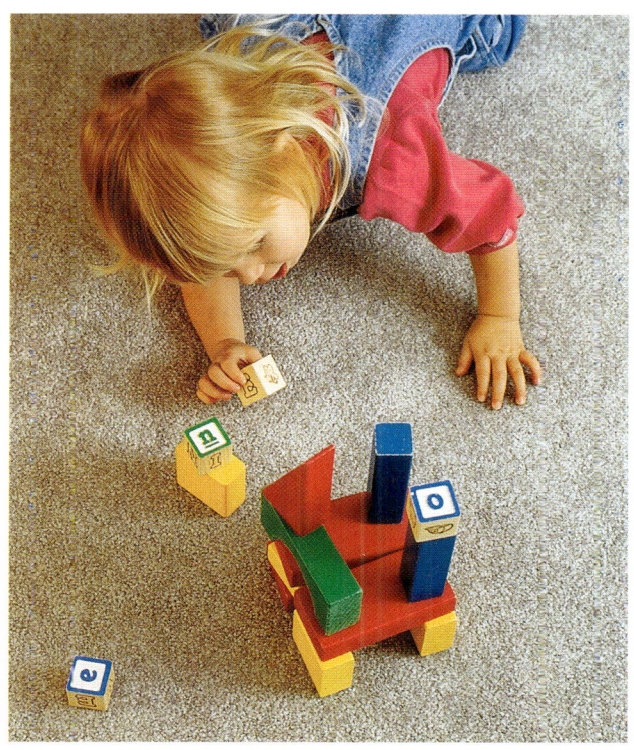

Kinder spielen gern auf weichem Teppichboden. Um gesundheitliche Risiken zu vermeiden, sollte dieser regelmäßig und gründlich gesaugt werden.

Je elastischer, desto besser

Damit Linoleum nicht so leicht brüchig wird, sollten Sie es häufig einfetten.

1 l Essig
1 l Öl

Essig und Öl mischen und den Boden damit kräftig einreiben.

Seifenlauge für Linoleum

Linoleum nimmt nicht so viel Schmutz auf, wenn es mit Wachs behandelt wird.

2 EL Seife
Bürste oder Schrubber
15 l Wasser
2 EL Bohnerwachs

Die Seife mit 10 l warmem Wasser mischen und den Boden säubern. Das Wachs im restlichen Wasser auflösen und das Linoleum damit abwischen.

Glänzendes Linoleum

Flecken auf Linoleum reibt man mit ganz feiner Stahlwolle, die in Terpentin getränkt wurde, ab. Danach sollte der Boden mit diesem Mittel behandelt werden, damit er wieder glänzt.

1 l Milch
1 l Wasser

Milch und Wasser gut mischen. Das Linoleum mit einem Tuch und der Flüssigkeit polieren.

Kehrschaufel

Sie ist unentbehrlich und dient zum Aufnehmen des Kehrichts, daher auch Kehrichtschaufel genannt. Mundartlich heißt sie noch deutlicher Dreckschippe oder Kutterschaufel.

Großer Waschtag, kleines Flecken-Abc

*Waschtag – das bedeutete für viele Großmütter und alle Urgroßmütter einen schweißtreibenden Arbeitstag in der Waschküche: Da wurden die Kleider im Zuber geschrubbt, in großen Kesseln gekocht und dann durch die Mangel gedreht. Zwei-*fellos hat der Fortschritt mit Waschmaschine, Vollwaschmittel und Trockner dazu beigetragen, dass die heutigen Hausfrauen und Hausmänner es um vieles leichter haben. Doch das hat auch seinen Preis: Täglich fließen unzählige Liter Seifenwasser mit großen Mengen an Schadstoffen in die Kanalisation und belasten unsere Umwelt. Natürlich soll keiner auf frische Wäsche verzichten – denn was gibt es Schöneres, als morgens in frisch duftende Kleidung zu schlüpfen und den Tag mit leichtem Schwung zu beginnen? Zum Glück sind viele kleine und auch größere Tipps aus Großmutters Zeiten bekannt, die einerseits die Arbeit erleichtern und andererseits sogar einige Superwaschmittel und „chemische Keulen" aus der Werbung überflüssig machen können.

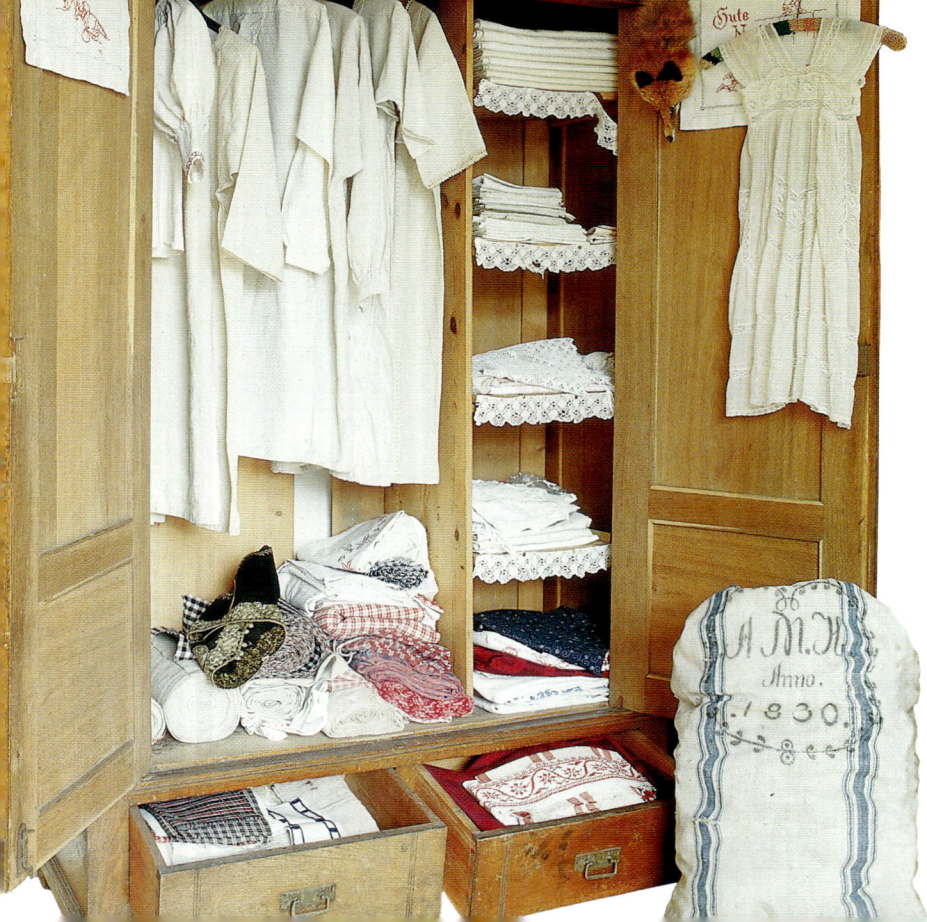

Wohl dem, der so einen schönen alten Kleiderschrank hat! Auch in modernen Möbeln sollte die Wäsche locker und luftig aufbewahrt werden.

Sanft zu Ihrer Wäsche, schonend für die Umwelt

Niemand will zum Waschen im Zuber zurückkehren. Aber auch im Umgang mit der Waschmaschine sollte man einiges berücksichtigen. Verzichten Sie beispielsweise auf eine Vorwäsche, bei normal verschmutzter Wäsche ist sie nicht notwendig. Stark verschmutzte Teile können Sie auch einweichen. Achten Sie beim Kauf von Waschmitteln auf die biologische Abbaubarkeit, und dosieren Sie ruhig etwas weniger als angegeben. Versuchen Sie kleinere Mengen Wäsche per Hand und mit unserer selbst zubereiteten Kernseife zu waschen.

Schmierseife für alle Fälle

Viele Stoffe kann man mit einer einfachen Schmierseifenlauge reinigen.

1 kg Kernseife
500 g Soda
7 1/2 l Wasser

Die Seife klein schneiden und mit den anderen Zutaten unter ständigem Rühren kochen lassen, bis die richtige Beschaffenheit der Seife erreicht ist.

Schmierseife – besonders fein

Für gehobene Ansprüche benützt man Talg und Natron. Hierbei empfiehlt es sich, Gummihandschuhe zu tragen und das Natron – wie auch das Soda – vor Kinderhänden sicher aufzubewahren.

1 kg Talg
200 g Natron
2 l Wasser

Die Zutaten in einem Topf mischen und erwärmen. In das Waschwasser geben.

Frische für Gardinen

Damit Gardinen schön sauber werden, sollte man sie gründlich einweichen.

500 g Soda
10 l Wasser

Das Soda im Wasser auflösen und die Gardinen darin mehrere Stunden einweichen. Dann mit klarem Wasser spülen.

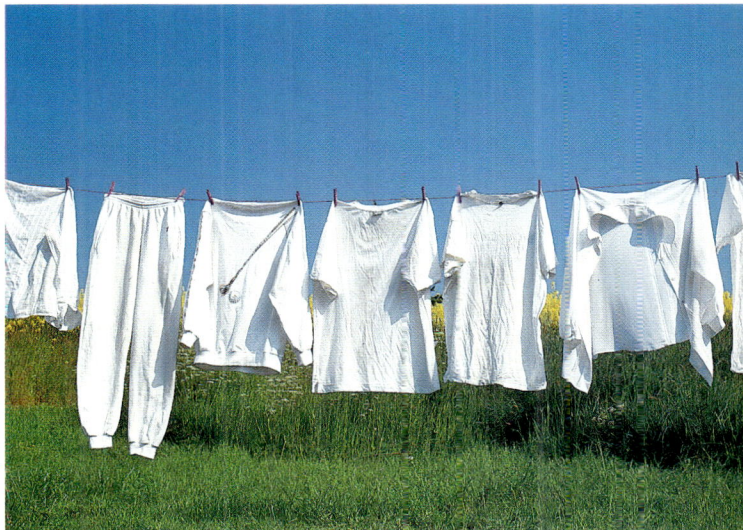

Vergilbung, nein danke!

Für vergilbte Wäsche gibt es ein hervorragendes Bleichmittel. Die Bleichzeit dauert etwas lange, die Wirkung ist aber zuverlässig.

4 Zwiebeln
25 g Kernseife
1 l Essig
100 g Holzasche

Die Zwiebeln abziehen und klein hacken. Die Kernseife reiben. Zwiebeln, Seife, Essig und Asche verrühren und in einem Topf aufkochen. Die Mischung in eine kleine Wanne geben und die Wäsche darin 12 Stunden einweichen. Danach ausspülen und waschen. Einzelne Stellen kann man auch mit dem Sud abreiben.

Auch ohne künstliche „weiße Riesen" und Vorwaschgang erhält man schöne Wäsche – dank einfacher Hausmittel und der Kraft der Sonne.

Waschbrett
Wurde früher mit dem verzinkten Waschbrett mühsam die Wäsche geschrubbt, dient es heute fast nur noch als Rhythmusinstrument.

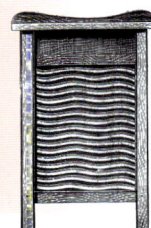

Der gute Rat

So werden Wäsche und Gardinen weich und weiß.

- Gibt man dem letzten Spülwasser Salz oder Essig hinzu, wird die Wäsche weich.

- Frotteesachen werden kuschelig, wenn man sie über Nacht in heißes Essigwasser legt.

- Stark verschmutzte Wäsche wird mit Soda eingeweicht.

- Ein Päckchen Backpulver, das man dem Waschmittel zugibt, macht die Wäsche schneeweiß.

- Tennissocken werden wieder schön weiß, wenn man sie zusammen mit einem Leinensäckchen mit Zitronenschalen wäscht.

- Vom Zigarettenrauch vergilbte Gardinen legt man in Salzwasser.

- Schonend gestärkt werden Gardinen und feine Wäsche, wenn man sie in Wasser legt, in dem zuvor Reis abgekocht wurde.

So bleiben Farben erhalten.

- Die Waschechtheit von Stofffarben prüft man so: Stoff anfeuchten und dann mit einem weißen Papier abreiben. Färbt sich das Papier, darf man nur mild von Hand waschen.

- Bei der ersten Wäsche bunter Kleidung verhindert man ein Ausfärben, wenn man dem Wasser einen Schuss Essig zufügt.

- Beim Waschen von Buntwäsche wird das Ineinanderlaufen der Farben verhindert, wenn man beim letzten Spülgang Salz zugibt.

- Essig beim letzten Spülen frischt farbige Wäsche auf.

- Farbige Vorhänge werden sauber, ohne dass die Farben ausbleichen, wenn man sie in Salzwasser einweicht.

- Um Farben auf Baumwolle aufzufrischen, werden die Stücke einige Stunden in Magermilch gelegt. Anschließend müssen sie ausgewaschen werden.

Pflege empfindlicher Stoffe

- Wollsachen bleiben weich, wenn man dem vorletzten Spülgang Essig und dem letzten Glyzerin zufügt.

- Wollsachen werden am besten in lauwarmem Wasser mit etwas Borax oder Salmiakgeist ohne Seife gewaschen, dann laufen sie nicht ein.

- Dunkle Wollkleidung wird wieder schön, wenn man sie mit einer Mischung aus $^{1}/_{2}$ l Wasser und 10 g Pfeifentabak sanft abbürstet.

Vorbeugen ist besser als nachbleichen

Um es gar nicht erst zum Vergilben kommen zu lassen, kann man folgende Mischung beim Waschen beifügen.

1 EL Spiritus
1 EL Terpentin

Den Spiritus und das Terpentin mischen und dem Spülgang oder dem Wasser zugießen, das dem Stärken der Wäsche dient. Die Menge reicht für einen Eimer Wasser. Bei größeren Mengen entsprechend mehr davon zugeben.

Leinen bleichen

Am besten nehmen Sie die Behandlung an einem Sonnentag vor, wenn Sie die Wäsche im Freien aufhängen können, denn das Sonnenlicht unterstützt den Prozess.

10 l Wasser
100 g Soda

Das Wasser, das Soda und das Leinenstück nacheinander in einen Topf geben. Mehrere Stunden bei schwacher Hitze

Die Wäsche wird herrlich weiß, wenn Sie einen Leinensack mit Eierschalen füllen, ihn fest verschließen und dann bei der Wäsche einfach mitkochen lassen.

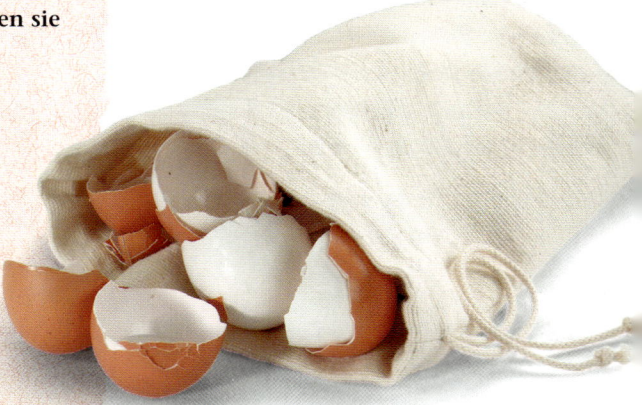

kochen lassen. Anschließend ausspülen und waschen. Ist das Leinen noch nicht ausreichend gebleicht, wird es nochmals in der Lauge gekocht.

Stärke aus der Sprühflasche

Stärke bringt die Wäsche nicht nur in Form, sondern schützt sie auch vor schneller Verschmutzung.

1 TL Reisstärke
150 ml Wasser

Das Stärkemittel in eine Sprühflasche füllen und Wasser zufügen. Kräftig schütteln. Die Wäsche einsprühen und bügeln.

Stärke für die Waschmaschine

Wenn eine Waschmaschinenfüllung gestärkt werden muss, z. B. Gardinen, kann die Stärke über das Waschmittelschubfach hineingegeben werden.

2 TL Kartoffelmehl
1 l Wasser

Das Mehl im Wasser auflösen und dem letzten Spülgang zugießen.

Starke Spitzen

Beim Waschen in der Maschine sollten Sie Spitzen in einen alten Kissenbezug stecken. Sie werden auf diese Weise geschont. Ansonsten verwendet man das nachfolgende Mittel am besten mit einer Sprühflasche.

300 ml Wasser
1 EL Maisstärke
Salz

In einem Behälter das Wasser, die Stärke und etwas Salz gut verrühren. Die Flüssigkeit in eine Sprühflasche gießen und die Spitzen damit einsprühen.

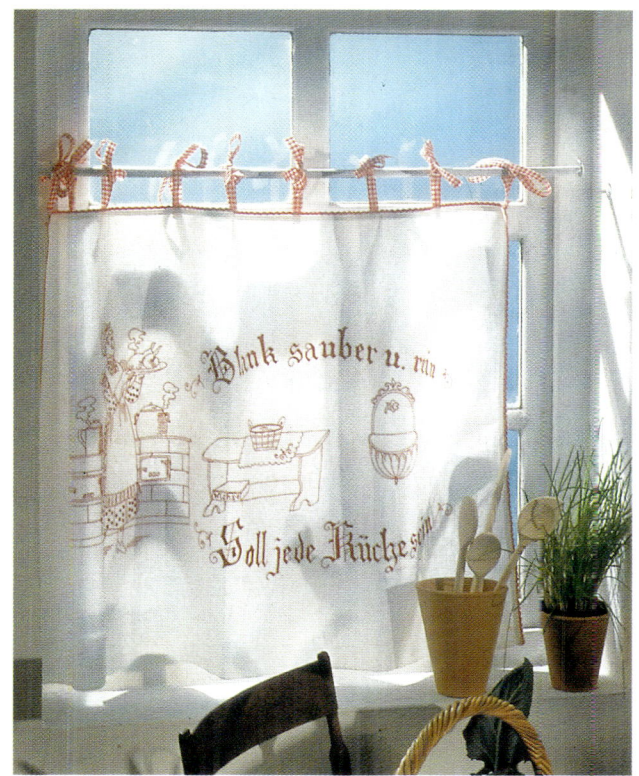

Nostalgische Gardinen geben einer Küche ein besonderes Flair. Um den Stoff vor den Küchendünsten zu schützen, sollte er regelmäßig gestärkt werden.

Kleidungsstücke imprägnieren

Baumwollstoffe können Sie mit folgendem Mittel wasserabweisend machen.

25 ml essigsaure Tonerdelösung
1/2 l Wasser

Die Zutaten mischen. Mit einer Bürste auftragen oder das Stück darin eintauchen. Auswringen und trocknen lassen.

Jacke wie Hose – wasserdicht

Ein altes wasserabweisendes Mittel ist Alaun, das in Apotheken erhältlich ist.

Alaun
Wasser

Das Kleidungsstück waschen. Alaun in Wasser auflösen. Dann das Kleidungsstück 1- bis 2-mal in die Alaunlösung tauchen. Trocknen lassen.

Waschmittel für Stricksachen

Stricksachen sollten nur mild und lauwarm gewaschen werden, sonst verfilzen sie. Glyzerin kann leichte Verfilzungen beseitigen.

1 TL Borax
1 TL Glyzerin
kaltes Wasser

Das Borax und das Glyzerin im Wasser auflösen. Die Wollsachen darin waschen und dann gründlich spülen.

Aprilfrische für die Wolle

Hängen Sie die Kleidung vor der Behandlung einige Stunden an die frische Luft.

200 ml Wasser
100 ml Salmiakgeist

Wasser und Salmiak mischen. Ein Tuch anfeuchten und die Kleidung damit sanft

Klassische Waschküche

„Man sollte üblicherweise für das Reinigen der Wäsche einen besonderen Raum, die so genannte Waschküche, bereitstellen, worin ein Waschkessel, ein Waschtisch, eine Wasch- und eine Wringmaschine Platz haben."

Bei den ersten elektrischen Waschmaschinen befand sich der Motor unter der Trommel. Die Maschine konnte lediglich das Wasser erhitzen und die Wäsche mithilfe eines Waschkreuzes bewegen. Zuvor musste die Wäsche per Hand in einem Zuber eingeweicht werden, und nach dem Waschen musste das Wasser ausgegossen und frisches zum Spülen eingefüllt werden. Zum Trocknen gab es eine Wringmaschine.

und schonend abreiben. Bei größeren Kleidungsstücken oder mehreren Teilen die Menge entsprechend erhöhen.

Gegen störenden Glanz

Um zu vermeiden, dass Wollstoff glänzt, sollte er nur von links oder mit einem feuchten Tuch als Zwischenlage gebügelt werden. Eine Mischung aus Salz, Salmiakgeist und Wasser nimmt den Glanz weg.

25 g Salz
25 g Salmiakgeist
1/4 l Wasser

Alle Zutaten mischen. Das Kleidungsstück damit befeuchten und mit warmem Wasser nachbürsten.

Kann denn Seide Sünde sein?

Schwarzen Seidenstoff bestreicht man mit einem Schwamm vorsichtig mit heißem schwarzem Kaffee. Danach wird die Seide noch feucht gebügelt – oder man reinigt sie mit Salmiakwasser.

1 Teil Salmiakgeist
3 Teile Wasser

Das Salmiakwasser zubereiten. Ein Tuch darin tränken und den Seidenstoff strichweise damit abreiben. Die Seide auf die linke Seite drehen und mit einem mäßig heißen Bügeleisen trockenbügeln.

Extra-Spülung für Seide

Nach der Behandlung sollte die Seide noch feucht gebügelt werden.

1 Spritzer Spiritus
Wasser (je nach Bedarf)

Den Spiritus in das Wasser geben und die Seide gründlich darin spülen.

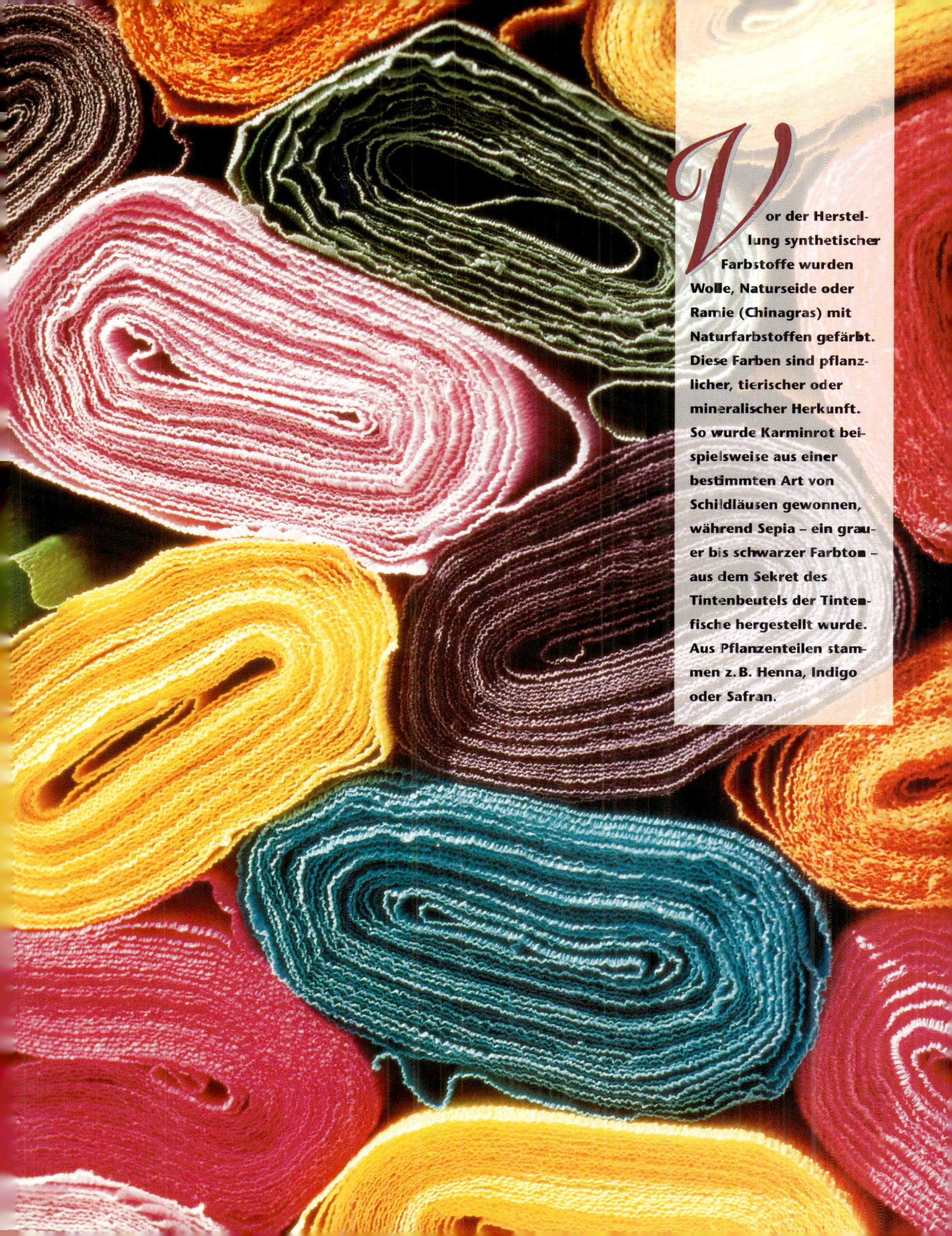

Vor der Herstellung synthetischer Farbstoffe wurden Wolle, Naturseide oder Ramie (Chinagras) mit Naturfarbstoffen gefärbt. Diese Farben sind pflanzlicher, tierischer oder mineralischer Herkunft. So wurde Karminrot beispielsweise aus einer bestimmten Art von Schildläusen gewonnen, während Sepia – ein grauer bis schwarzer Farbton – aus dem Sekret des Tintenbeutels der Tintenfische hergestellt wurde. Aus Pflanzenteilen stammen z.B. Henna, Indigo oder Safran.

Frischebad für Seide

Für matt gewordene Seide (keine weiße oder sehr helle) gibt es dieses Erneuerungsbad.

**1 Hand voll Efeublätter
etwas Essig
etwas Salz**

Frische Efeublätter säubern und im Wasser aufkochen. In das abgekühlte Wasser Essig geben und die Seide darin waschen. Anschließend in Salzwasser nachspülen.

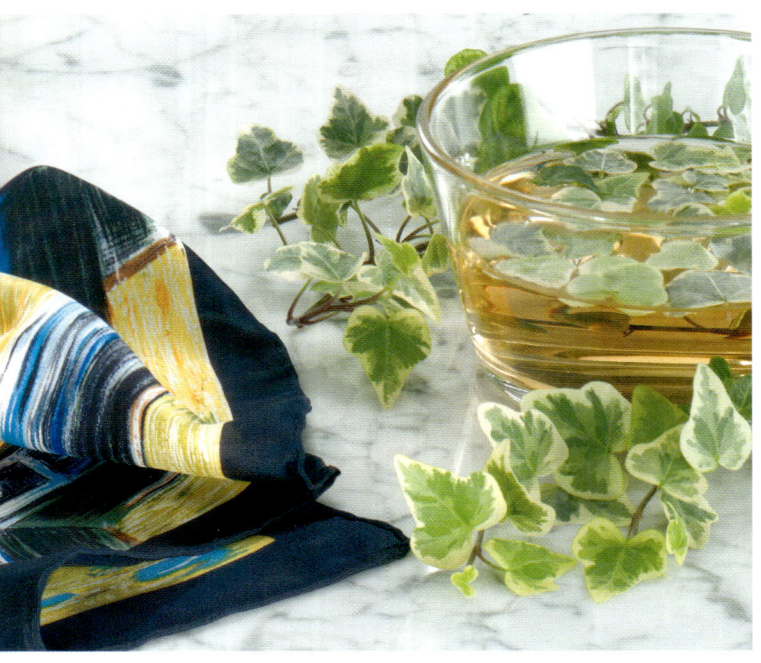

Efeu erzeugt bei Seidenstoffen schönen Glanz. Wenn man noch etwas Essig und Salz zusetzt, wird die Seide farbecht.

Jeans vor dem Ausbleichen schützen

Ausgebleichte Jeans können Sie zusammen mit neuen Jeans waschen, dann nehmen sie wieder Farbe an. Noch besser, Sie schützen die Jeans vor dem Ausbleichen.

**1 EL Salz
1 l kaltes Wasser**

Salz im Wasser auflösen, die Jeans hineinlegen und eine Stunde darin ziehen lassen. Dann in kaltem Wasser waschen.

Reinigung von Anzug- und Jackenkragen

Nicht waschbare Jacketts und Jacken brauchen Sie nicht gleich in die Reinigung zu bringen, wenn die Kragen schmutzig sind. Versuchen Sie doch einmal ein Rezept aus Großmutters Wissensschatz.

**10 g Salmiakgeist
100 ml Wasser**

Salmiak und Wasser vermischen und den Kragen damit abreiben, bis er sauber ist. Mit einem nassen Tuch nachreiben.

Dem Schmutz an den Kragen

An Hemd- und Blusenkragen setzt sich schnell Schmutz fest, dem Sie schon vor der Wäsche zu Leibe rücken sollten.

**etwas grobes Salz
1 EL Alkohol (90%)**

Das Salz im Alkohol auflösen. Die Flüssigkeit mit einem Schwamm auf den Kragen auftragen. Einige Zeit einziehen lassen. Anschließend ausspülen und waschen wie gewohnt.

Extra-Feines für Samtkragen

Samtkragen weisen am Rand und innen schnell Fettstreifen auf, die Sie ohne großen Aufwand entfernen können.

**Kreide
einige Blätter Löschpapier**

Die Kreide fein reiben. Ein Blatt Löschpapier auf den Kragen legen. Das Kreidepulver darauf streuen. Ein zweites Blatt darauf legen und ein heißes Bügeleisen darauf stellen, bis Fettflecken zu sehen sind. Das Löschpapier mehrmals austauschen, bis alles Fett aufgesogen ist.

Der gute Rat

Kleiderpflege: viele Probleme, pfiffige Lösungen

- Bei vergilbten Kragen hilft eine Paste aus Essig und Natron: Den Kragen einreiben und dann auswaschen.

- Farbige Stickereien werden wieder schön, wenn man sie in Buttermilch einweicht und danach wäscht.

- Gegen kratzende Pullover gibt es zwei Möglichkeiten: Man legt den Pullover über Nacht in die Gefriertruhe. Oder man wäscht ihn mit mildem Haarwaschmittel, legt ihn 10 Minuten in ein Haarkurbad und spült ihn aus.

- Spitzen bestreut man mit Magnesium, lässt es einige Tage lang einziehen und schüttelt es dann ab.

- Ein „derangierter" Filzhut wird über Wasserdampf gehalten und danach wieder in Form gebracht.

- Samt glänzt wieder, wenn er mit einer Bürste und etwas Salz behandelt wird.

Richtig bügeln

- Wäsche, die schnell gebügelt werden soll, wird mit warmem Wasser besprengt.

- Dunkle Stoffe werden von links gebügelt, um zu vermeiden, dass sie glänzen.

- Empfindliche Stoffe bügelt man unter Seidenpapier.

Sonderfall – seidene Krawatten

Seidenkrawatten müssen nicht unbedingt gleich in die chemische Reinigung – probieren Sie doch vorher die Kraft der Kartoffel aus.

rohe Kartoffeln
Leinentuch
Wasser

Die Kartoffeln reiben und im Tuch auspressen. Den Saft ins Wasser geben, die Krawatten darin waschen, nachspülen.

Handschuhe waschen

Helle Wollhandschuhe werden mit diesem Mittel wieder sauber.

etwas Gallseife
lauwarmes Wasser

Die Seife im Wasser auflösen. Die Handschuhe darin waschen und ausspülen.

Kalkfreie Waschmaschine

Waschmaschinen sollten regelmäßig entkalkt werden – bei hartem Wasser durchaus einmal im Monat –, da sie sonst mehr Energie verbrauchen oder sogar schlechter waschen. Fragen Sie bei Ihrer kommunalen Versorgung nach der Wasserhärte.

2 $^1/_2$ l Essig
2 $^1/_2$ l Wasser

In die Waschmaschine den Essig und das Wasser gießen und bei 95 °C den Hauptwaschgang durchlaufen lassen. Wenn Sie regelmäßig Essig zum Weichspülen in die Maschine geben, müssen Sie sie nicht so oft entkalken.

Bügeleisen
waren schwer und verlangten von der Büglerin viel Kraft. Die Eisen wurden erhitzt, indem glühende Kohle hineingefüllt wurde.

Bevor man Frotteetücher zum Trocknen auf die Leine hängt, sollte man sie kräftig ausschütteln. Dann richten sich die langen Fasern wieder auf. Jetzt noch etwas Wind – und die Tücher werden schön flauschig.

Großmutters Kräuterkissen

Früher bekämpften die Menschen Krankheiten und Schädlinge hauptsächlich mithilfe von Kräutern, und auch heute setzt man wieder vermehrt auf deren Wirkung.

Kräuter besitzen starke Inhaltsstoffe, die nicht nur beim Würzen in der Küche zur Geltung kommen. Auch im Garten verlässt man sich auf die Kraft der Kräuter, weil sie Schädlinge fern halten oder das Wachstum anderer Pflanzen fördern können. Das Wissen um die nützlichen Gartenhelfer war früher weit verbreitet, und man profitierte von den Erkenntnissen gerne auch im Haus. So legte man beispielsweise zur Abwehr von Insekten kleine, mit Kräutern gefüllte Kissen in den Wäscheschrank. Besonders beliebt war das Lavendelsäckchen, das gegen Motten half und darüber hinaus wegen seines angenehmen Dufts geschätzt wurde. Seine Geschichte reicht bis ins 14. Jahrhundert zurück. „Dein Atem ist

lieblicher als Balsam, und du duftest so süß wie die Lavendelblüten in der Wäschetruhe", heißt es in einem Text aus jener Zeit, in dem eine schöne Frau beschrieben wird. Einen ähnlich betörenden Duft wie Lavendel verströmen auch Eberraute, Rainfarn, Rosmarin und Iriswurzel. Diese Kräuter, die sich zugleich zur Mottenabwehr in Wäscheschränken eignen, werden in das selbst gemachte Kräuterkissen gefüllt, das auf diesen beiden Seiten vorgestellt wird. Dazu verwandeln Sie ein zartes weißes Taschentuch mit verzierter Kante in einen hübschen Kissenbezug. Er wird so gefaltet, dass eine Klappe entsteht, die schließlich mit einem individuellen Muster aus aufgestickten Perlen geschmückt wird.

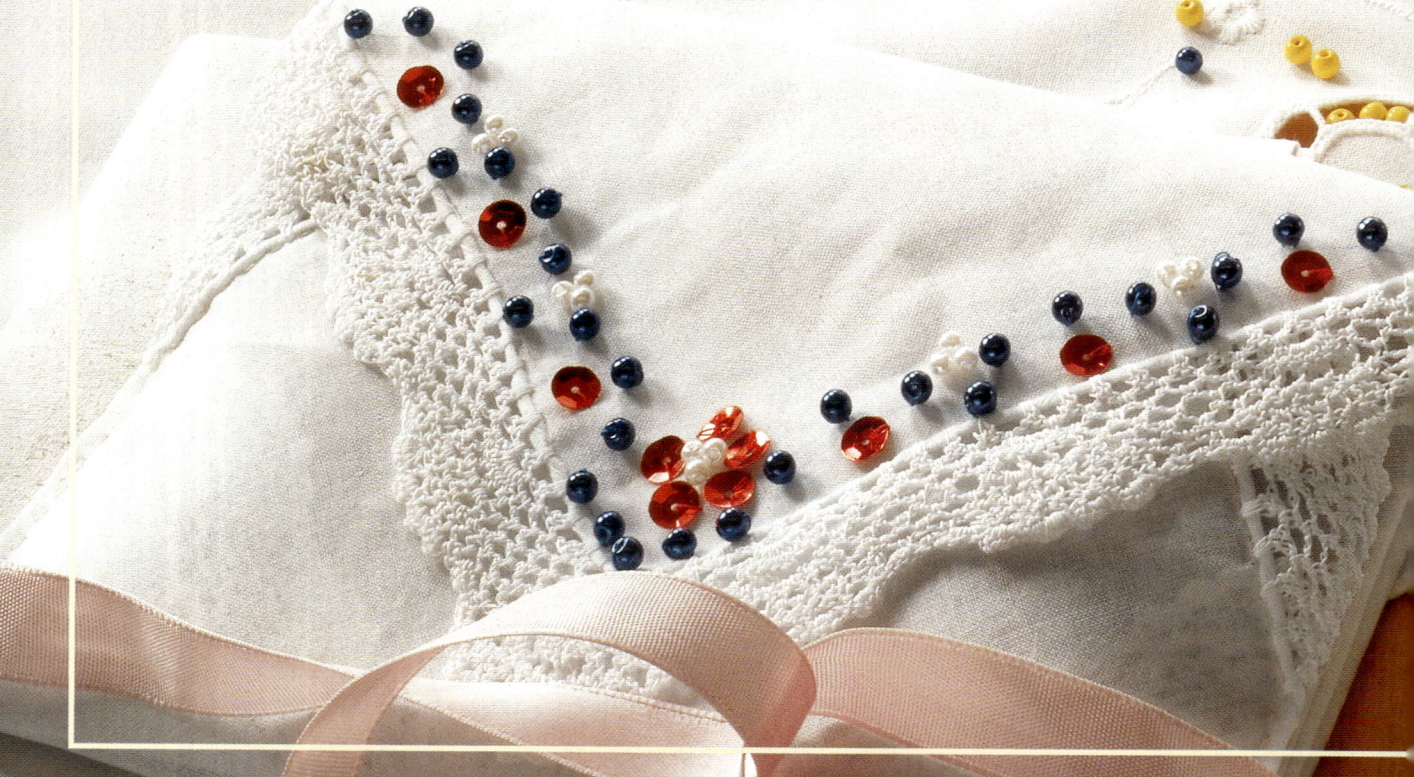

Kräuterkissen – so wird's gemacht

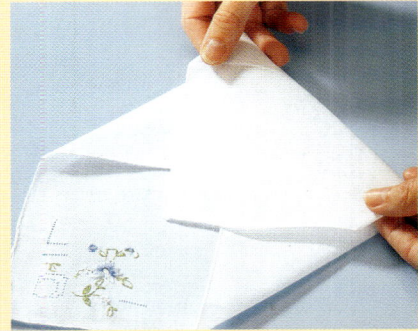

Die Ecken eines Baumwoll- oder Taschentuchs nacheinander zur Mitte legen und bügeln. Sie sollen sich überlappen und die Form eines Briefumschlags haben.

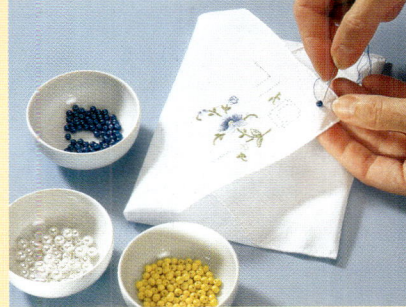

Ein farblich passendes Nähgarn auswählen und damit die inneren Kanten mit einigen Stichen befestigen. Die Klappe mit Perlen besticken.

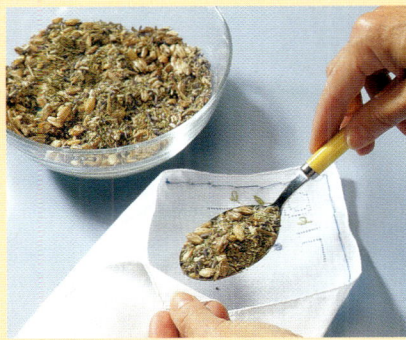

Je nach Größe des Kissens 4 Teile Rainfarn, 4 Teile Eberraute, 2 Teile Lavendel, 1 Teil Rosmarin, $1/2$ Teil gemahlene Iriswurzel mischen und in das Kissen füllen. Die Klappe mit einigen Stichen festnähen.

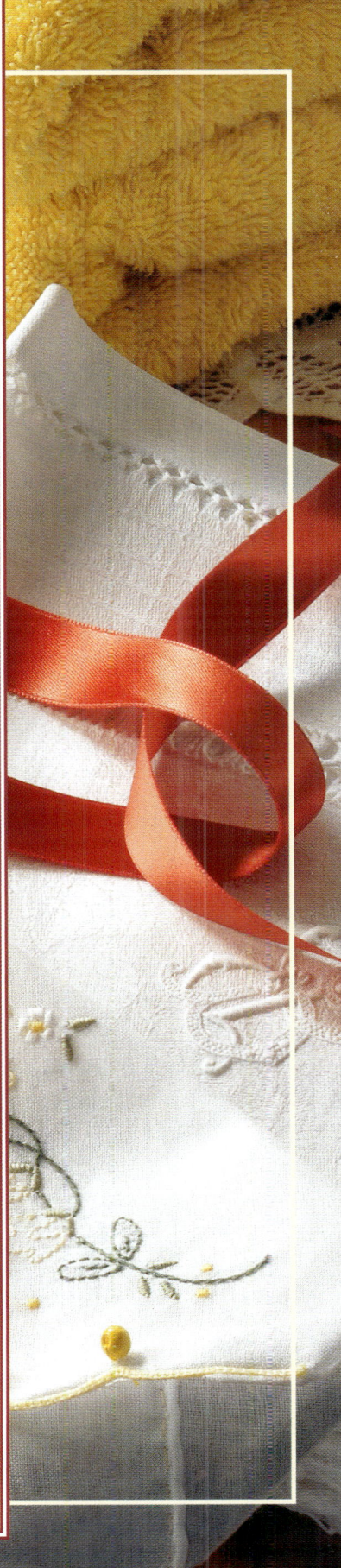

Kleines Flecken-Abc

Das waren noch Zeiten, als es in manchen Gegenden den so genannten Detacheur gab, den hauptberuflichen Fleckenentferner. Dieser Fachmann zog mit seinem Werkzeug und seinen Geheimmitteln von Haus zu Haus und von Dorf zu Dorf, um seine Dienste anzubieten. Heutzutage gibt es zwar chemische Reinigungen, und man kann alle Arten von Fleckenentferner kaufen, aber beide Möglichkeiten kosten Geld und sind nicht unbedingt umweltfreundlich. Da lohnt es sich, auf einige alte Hausmittel zurückzugreifen und selbst sein Glück zu probieren.

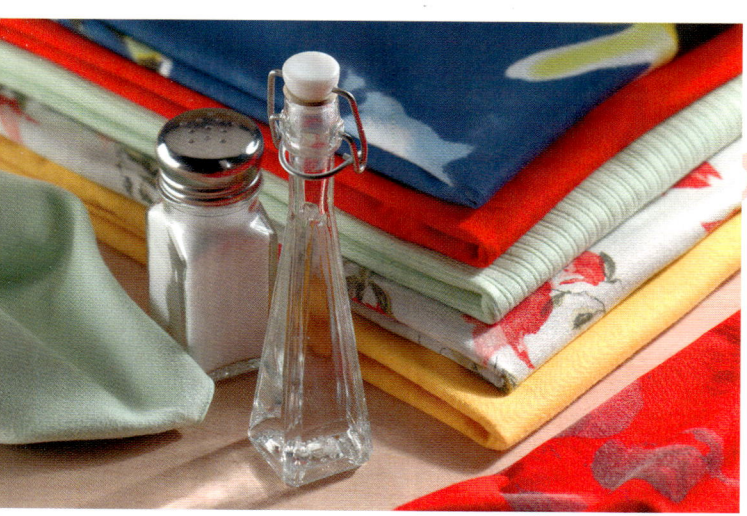

Flecken auf farbechten Stoffen können Sie mit einem Mittel aus 15 g Salz und ¹/₂ l Weingeist schonend entfernen – zuvor aber eine Probe an einer verdeckten Stelle machen!

Universelles Fleckenwasser

Das speziell für Reinigungszwecke hergestellte Waschbenzin ist leicht entflammbar und sollte kindersicher verwahrt werden.

250 ml Alkohol (90 %)
100 ml Salmiakgeist
10 ml Waschbenzin

Alkohol, Salmiak und Benzin mischen und in eine fest verschließbare Flasche füllen. Bei Bedarf auf ein weiches Tuch geben und damit den Fleck bearbeiten.

Der gute Rat

Was grundsätzlich bei der Fleckenbeseitigung gilt

- Flecken sollte man immer sofort behandeln. Um den restlichen Stoff zu schonen, wird ein saugfähiges Tuch oder Küchenpapier unterlegt.

- Ein Fleckenentferner sollte zuerst an einer verdeckten Stelle, etwa am Saum oder an einer Innennaht, ausprobiert werden. So ist man sicher, dass er dem Stoff nicht schadet.

- Die Fleckenentferner werden in Kreisbewegungen von außen nach innen eingerieben, damit möglichst keine Ränder zurückbleiben.

- Werden Flecken mit Salmiakgeist oder Terpentinöl behandelt, müssen die Kleidungsstücke mit Wasser gespült werden, sodass das Gewebe nicht angegriffen wird.

Sanfte Kraft mit guter Wirkung

- Einige Flecken, etwa von frischem Obst, können mit Buttermilch entfernt werden.

- Ein billiges und schnell greifbares Mittel ist Mineralwasser: Es wird über den Fleck gegossen und nach kurzem Einwirken mit einem Schwamm oder Tuch aufgenommen.

- Bei vielen Flecken kann man zuerst zu Wasser und milder Seife greifen. Oder man feuchtet den Fleck an und reibt ihn mit Gallseife ein.

Der Schrecken der Flecken

Ein weiteres ausgezeichnetes Mittel zur Entfernung verschiedener Flecken ist diese „hochgeistige" Mischung.

4 EL Salmiakgeist
4 EL Weingeist
1 EL Salz

Die Zutaten gut mischen und dem Fleck damit zu Leibe rücken.

Für den schnellen Einsatz

Da Spiritus in fast jedem Haushalt vorhanden ist, lässt sich dieses Mittel schnell anwenden – ein großer Vorteil, denn je frischer ein Fleck ist, desto leichter kann er entfernt werden.

2 EL Wasser
1 EL Spiritus

Wasser und Spiritus in einem kleinen Gefäß mischen und den Fleck beseitigen.

Rezept bei älteren Flecken

Falls Sie Flecken nicht sofort behandeln können, sollten Sie folgende Prozedur einmal versuchen.

2 EL Waschmittel
3 EL Essig
1 l warmes Wasser

Die Zutaten in einem kleinen Eimer gut mischen. Den Fleck mit der Lösung einreiben und dann so gut wie möglich trocknen. Bei Bedarf wiederholen.

Stockflecken ade!

Sollte das Mittel beim ersten Mal nicht zum gewünschten Erfolg führen, kann es mehrfach angewendet werden.

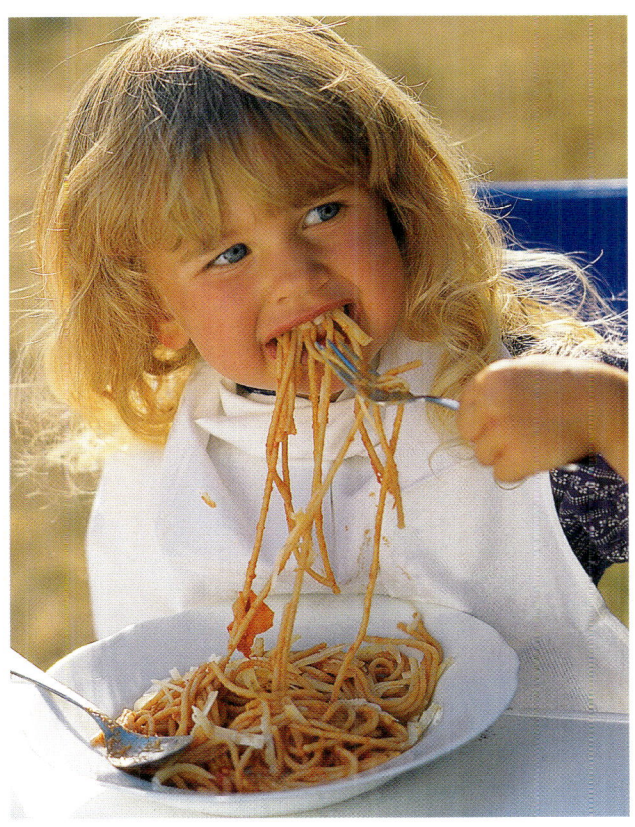

200 ml Wasser
1 EL Salmiak
1 EL Salz

Salmiak und Salz ins Wasser geben, gut durchmischen und den Fleck mit dieser Lösung bearbeiten. Das Wäschestück trocknen lassen und danach waschen.

Hilfe bei Brandflecken

Wenn Sie beim Bügeln den Stoff etwas ansengen, können Sie ihn mit einer hellen Zwiebel abreiben. Andere Brandflecken beseitigen Sie wie folgt.

etwas Borax
100 ml Wasser

Das Borax im Wasser auflösen. Ein sauberes Tuch darin tränken, den Fleck behandeln und mit klarem Wasser abspülen.

Zum ersten Mal Spaghetti mit Tomatensauce selber essen – dieses herrliche Erlebnis sollte nicht durch Ermahnungen über mögliche Flecken getrübt werden. Ein Latz schont die Kleidung und ist leicht zu waschen.

Der gute Rat

Fleckenentferner von A bis Z

- Bierflecken auf der Tischdecke entfernt man mit sehr heißem Wasser.

- Bierflecken in Kleidungsstücken werden mit einer Mischung aus einem Teil Salmiakgeist und einem Teil Spiritus entfernt.

- Blutflecken sollte man mit viel kaltem Wasser ausspülen und einweichen. In hartnäckigen Fällen wird noch etwas Salz zugesetzt. Zum Schluss mit Gallseife waschen.

- Eiweiß wäscht man mit kaltem Wasser aus. Eigelb sollte in Glyzerin eingeweicht und danach mit handwarmem Wasser gewaschen werden.

- Bei Fett- und Ölflecken hilft Kartoffelmehl, Roggenmehl oder Talkumpuder, das aufgestreut und kalt ausgespült wird. Danach so warm wie möglich waschen.

- Grasflecken auf Seide entfernt man mit Waschbenzin.

- Kaffeeflecken sollten sofort mit kaltem Wasser und dann mit Gallseife behandelt werden. Bei älteren Milchkaffeeflecken hilft Glyzerin.

- Auf Karottenflecken in Babykleidung träufelt man sofort etwas Babyöl und wäscht sie wie gewohnt.

- Kaugummi lässt sich entfernen, wenn man das Kleidungsstück eine Stunde lang in die Gefriertruhe legt. Der Kaugummi lässt sich dann mühelos ablösen.

- Klebstoff- oder Leimflecken werden in warmem Wasser aufgeweicht, mit Essig abgewischt und dann ausgespült.

- Frische Milchflecken entfernt man mit kaltem Wasser, ältere mit einer Ammoniaklösung.

Grasflecken

Grasflecken sollten Sie nicht mit purem Wasser behandeln, sonst dringen sie noch weiter ins Gewebe ein.

Spiritus
Seifenwasser

Den Fleck mit Spiritus oder mit reinem Alkohol betupfen. Dann in Seifenwasser auswaschen.

Kugelschreiberflecken

Bei dieser Fleckenart hilft erwärmter Zitronensaft oder folgendes Gemisch.

1 TL Essig
1 TL Spiritus

Essig und Spiritus vermischen. Ein Tuch in der Lösung tränken und den Fleck abreiben. Mit klarem Wasser nachspülen.

Schweißflecken

Weniger empfindliche Stoffe können Sie in lauwarmes Essigwasser legen. Bei heiklen Stoffen hilft dieses Rezept.

1 EL Spiritus
1/4 TL Salizylsäure

Die Zutaten mischen und den Fleck damit bearbeiten. Bei weißen Stoffen empfiehlt sich die Entfernung mit einer konzentrierten Boraxlösung, die in der Apotheke erhältlich ist. Anschließend muss gut mit kaltem Wasser gespült werden.

Die gefürchteten Obstflecken können Sie mit einer warmen schwachen Salmiaklösung vorbehandeln und über Nacht in Buttermilch und Zitronensaft einweichen.

Obstflecken

Oft hilft eine Wäsche mit Spiritus. Wenn die Flecken so nicht zu beseitigen sind, können Sie ein anderes Verfahren anwenden.

Salmiakgeist
Buttermilch
Zitronensaft

Zunächst Salmiak mit etwas Wasser erwärmen und den Fleck vorbehandeln. Dann die Milch mit ein paar Spritzern Zitronensaft mischen und den Fleck über Nacht darin einweichen. Am nächsten Tag auswaschen.

Ölfarbflecken

Flecken von Ölfarbe werden schnell fest und müssen aufgelöst werden.

1 TL Terpentinöl
1 TL Salmiakgeist
1 TL Seifenspiritus

Die Zutaten vermischen und den Fleck damit tränken, bis er weich ist. Mit einem Tuch abreiben und dann die restliche Flüssigkeit mit Löschpapier aufsaugen. Anschließend in klarem Wasser ausspülen und das Kleidungsstück wie gewohnt waschen.

Kerzenwachsflecken

Vor der Behandlung sollten Sie betroffene Textilien in kaltes Wasser legen und danach möglichst viel Wachs vorsichtig ablösen.

Löschpapier
Waschbenzin

Den Fleck zwischen zwei Löschpapierbogen legen und mäßig warm bügeln. Die restlichen Wachsspuren mit dem Waschbenzin abreiben.

Die richtige Pflege nicht nur für Lederschuhe

Leder ist ein natürliches und sehr strapazierfähiges Material. Zu Großmutters Zeiten wurde es in Haus und Hof zu mancherlei Zwecken verwendet, während es mittlerweile oft nur noch zu Schuhen, Kleidern oder Möbeln verarbeitet wird. Dennoch sind viele Rezepte aus der guten alten Zeit heute noch nützlich, um das Leder weich und geschmeidig zu halten. Im Handel käufliche Pflegemittel sind leider nicht alle unbedenklich.

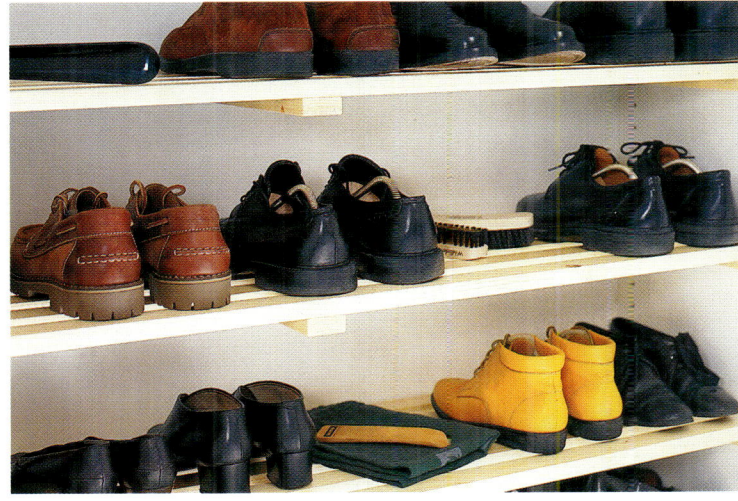

Schuhcreme für alle Fälle

Wenn diese Creme einmal eingetrocknet ist, stellen Sie die Dose in den warmen Backofen, bis sie wieder schön weich geworden ist.

150 g Vaseline
10 g Wachs
10 ml Wasser
5 g Seifenpulver

Vaseline und Wachs im Wasserbad schmelzen lassen. Das Wasser aufkochen lassen und mit dem Seifenpulver zur Wachsmischung geben und umrühren, bis die Masse glatt ist. Erkalten lassen.

Auch wenn man keine 50 Paar Schuhe hat, ist ein Schuhschrank sehr nützlich: Die Schuhe sind aufgeräumt, verstauben nicht und können bei Bedarf luftig trocknen.

Farblose Schuhcreme

Diese Creme ist ganz aus natürlichen Mitteln hergestellt und besonders gut für helle Schuhe geeignet.

**5 g Bienenwachs
5 gehäufte TL Lanolin
30 ml Sojaöl**

Alle Zutaten im Wasserbad vorsichtig erhitzen, bis das Wachs geschmolzen ist. Dann die Mischung mit einem Handrührgerät auf kleiner Stufe verrühren, bis sie cremig ist. In eine Dose füllen. Das Mittel hält sich etwa acht Monate.

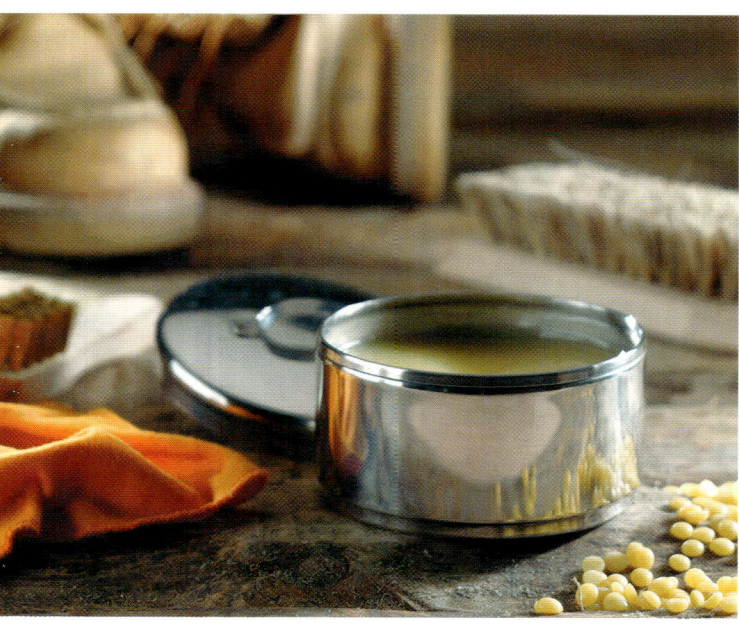

Bienenwachs, Lanolin und Sojaöl ergeben eine hervorragende Pflegecreme für Lederschuhe.

Pflege für braune Schuhe

Zur gründlichen Reinigung brauner Lederschuhe eignet sich diese schnell und einfach zubereitete Lösung.

**3 TL fettarme Milch
1 TL Terpentinöl**

Die Milch und das Terpentin mischen. Ein Tuch darin tränken und die Schuhe abreiben.

Schwarze Schuhcreme

Für dieses Rezept brauchen Sie Ruß. Wenn Sie keinen entsprechenden Ofen haben, lassen Sie sich beim nächsten Schornsteinfegerbesuch etwas aus dem Kamin geben.

**1 Ei
1 TL Essig
2 TL Bier
1 TL Ruß
einige Tropfen Petroleum**

Das Ei verquirlen, nacheinander Essig, Bier, Ruß und Petroleum unterrühren. Die Flüssigkeit mit einem Tuch auftragen und dann blank polieren.

Saures für das Wildleder

Flecken an Wildlederschuhen können Sie mit sehr feinem Schmirgelpapier entfernen. Zum Pflegen ist dieses Spray geeignet.

**15 ml Obstessig
170 ml Wasser**

Den Essig und das Wasser nacheinander in eine Sprühflasche füllen. Die Schuhe einsprühen, trocknen lassen und mit einer Wildlederbürste aufrauen.

Meilenweit mit den Schuhsohlen

Neue oder frisch besohlte Schuhe mit Ledersohlen sollten Sie mit Schmirgelpapier etwas abreiben, damit sie nicht so glatt sind. Wenn sich Ledersohlen nicht so schnell abnutzen sollen, empfiehlt sich ein für diesen Zweck erprobtes Rezept.

**dicke Wasserglaslösung
150 g Leinölfirnis**

Aus den Zutaten eine Lösung zubereiten. Die Sohlen säubern und erwärmen, danach die Lösung mehrmals auftragen.

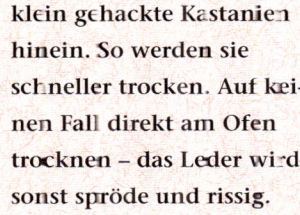

Schutz gegen Feuchtigkeit

Im Winter weichen Stiefel durch Schnee und Matsch auf, deshalb sollte man sie gegen Feuchtigkeit schützen.

2 EL Bienenwachs
1 EL Schafsfett

Wachs und Fett im Wasserbad schmelzen. Etwas erkalten lassen und die Mischung mit einem Tuch auftragen. Die Stiefel über Nacht stehen lassen. Am nächsten Tag mit einem weichen Wolltuch das Fett abreiben.

Neuer Glanz für Lackleder

Dass Sahne nicht nur etwas für Leckermäuler ist, beweist dieses Pflegemittel.

25 ml Leinöl
50 ml Sahne

Das Leinöl und die Sahne mischen. Ein weiches Tuch in die Flüssigkeit tauchen und das Lackleder damit reiben, bis es einen schönen Glanz erhalten hat.

Milde Pflege für feine weiße Lederwaren

Ein Mittel aus natürlichen Zutaten, die in den meisten Küchen vorhanden sind.

1 EL Milch
Eiweiß

Milch und Eiweiß verrühren. Ein helles Tuch mit der Flüssigkeit befeuchten und gleichmäßig auftragen.

Den Reisestaub von diesen herrlichen Koffern entfernt man mit einer Lösung aus Milch und Terpentin.

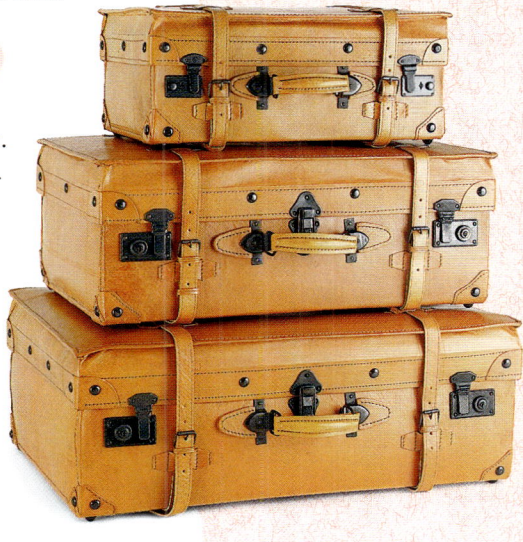

Flecken auf Leder entfernen

- Fleckige Glattlederschuhe bekommt man wieder schön, wenn man sie mit einer Zwiebelhälfte abreibt und danach mit einem weichen Tuch poliert.

- Schneeränder verschwinden, wenn sie mit Essigwasser abgerieben werden. Zum Trocknen werden die Schuhe dann mit Zeitungspapier ausgestopft. Das Papier wird mehrmals gewechselt.

Vor Nässe schützen

- 15 ml Glyzerin, 15 ml Obstessig und 70 ml Wasser ergeben eine Lösung, die man mit einer Sprühflasche sehr gut zum Imprägnieren von Wildleder verwenden kann.

- Das Oberleder von Schuhen wird wasserdicht, wenn man es mehrmals mit Rizinusöl einreibt.

- Sind Schuhe doch einmal feucht geworden, legt man klein gehackte Kastanien hinein. So werden sie schneller trocken. Auf keinen Fall direkt am Ofen trocknen – das Leder wird sonst spröde und rissig.

Reinigung verschiedener Lederartikel

- Wildlederhandschuhe wäscht man in einem Gemisch aus lauwarmen Seifenwasser, Salmiakgeist und Stearinsäure.

- Handschuhe aus Nappaleder behandelt man am besten mit Rizinusöl.

- Weiße Lederhandschuhe können Sie reinigen, indem Sie Mehl darauf streuen und es nach einigen Minuten wieder abbürsten.

- Farbige Ledergürtel lassen sich mit heißem Wasser und Hirschhornsalz reinigen

- Speckige Kragen und Manschetten an Wildlederjacken rubbelt man mit einem Radiergummi ab.

- Das Pelzfutter in Schuhen wird wieder sauber, wenn Talkumpuder hineingestreut wird. Nach einigen Stunden wird es dann ausgeschüttelt.

- Rauleder kann man mit gebranntem Magnesium aus der Apotheke behandeln: Aufstreuen, 24 Stunden einwirken lassen und dann ausschütteln oder wegbürsten.

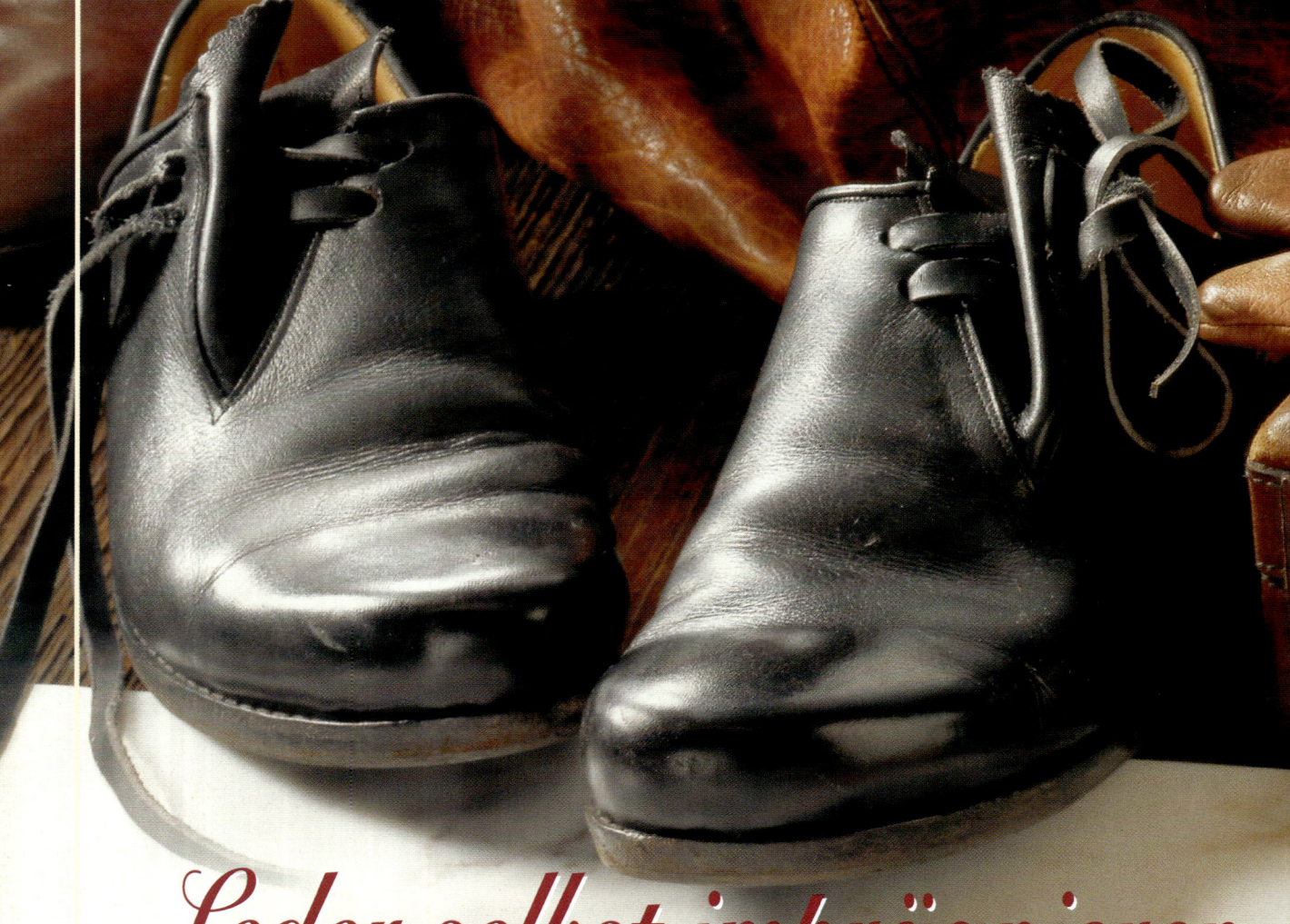

Leder selbst imprägnieren

Vor allem im Winter, bei Matsch und Schnee, setzt Nässe schönen Lederschuhen sehr zu. Durchweichtes Schuhwerk lässt sich aber vermeiden, wenn man das Leder auf natürliche Weise richtig pflegt.

Lange galten Lederschuhe als Luxusartikel für die gehobene Schicht. Ende des 19. Jahrhunderts wurden sie zwar mit der industriellen Fertigung für die Allgemeinheit erschwinglich, blieben jedoch unvermindert wertvoll. Aus Sparsamkeit lernten viele Besitzer, wie man Schuhe reparierte. Außerdem wurde das Leder täglich gepflegt, damit es länger hielt. Sohlen, Absatz und Sohlenrand wurden gründlich gebürstet, ehe man das Oberleder mit Bürste oder Tuch vom Schmutz befreite. Dann wurde dünn Schuhcreme aufgetragen,

zum Schluss rieb man das Leder mit einer weichen Bürste oder einem Tuch glänzend. Abends spannte man die Schuhe auf Holzleisten. Besondere Pflege wurde kostbaren Schuhen im Winter zuteil. Zum Schutz vor Kälte und um zu verhindern, dass nass gewordenes Leder hart und rissig wurde, behandelte man sie mit selbst hergestellten Imprägniermitteln.

Schuhe winterfest – so wird's gemacht

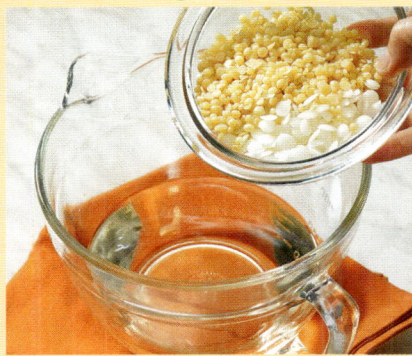

80 g Bienenwachs und 30 g gebleichtes Bienenwachs raspeln. Zu etwa
600 ml reinem Terpentin geben und
vorsichtig im Wasserbad erhitzen.

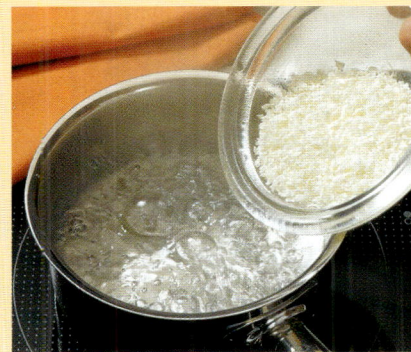

30 g Seifenflocken in 600 ml Wasser
schütten und so lange erhitzen, bis
sich die Flocken aufgelöst haben.

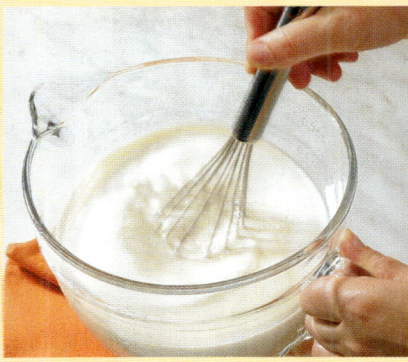

Die Seifenlauge unter kräftigem
Rühren mit der flüssigen Wachs-Ter-
pentin-Lösung mischen. Es soll eine
gleichmäßige Emulsion entstehen.
In eine beschriftete Flasche gießen
und fest verschließen.

3

Von Glas bis Gold – edle Dinge pflegen

Zu Großmutters Zeiten war es in bürgerlichen Kreisen üblich, der Braut ein so genanntes Haushaltsbuch zu schenken. Oftmals war dies aber kein gedrucktes Buch, sondern ein in schöner Handschrift geschriebenes und sorgfältig gebundenes Heft, in dem die Mutter der Braut ihre eigenen Erfahrungen und Ratschläge weitergab. In der Einleitung wurden die Hausfrauentugenden erläutert, dann folgten alle wichtigen Themen der Haushaltsführung: richtig Kochen und Backen mit zahlreichen Geheimrezepten, korrekte Kinderpflege, Handarbeiten, Anschaffung und Wartung von Maschinen. Sehr breiten Raum nahmen auch die Themen Waschen, Putzen und Reinigen ein. Gerade auf die Pflege von Gold, Silber, Kupfer, Messing und Zinn wurde viel Sorgfalt verwendet, denn es war der ganze Stolz der Hausfrau, wenn alle ihre kostbaren Gerätschaften schön glänzten und funkelten.

Kaum zu glauben, aber wahr: Eierschalen und Zitronensaft zaubern den schönsten Glanz aufs Glas.

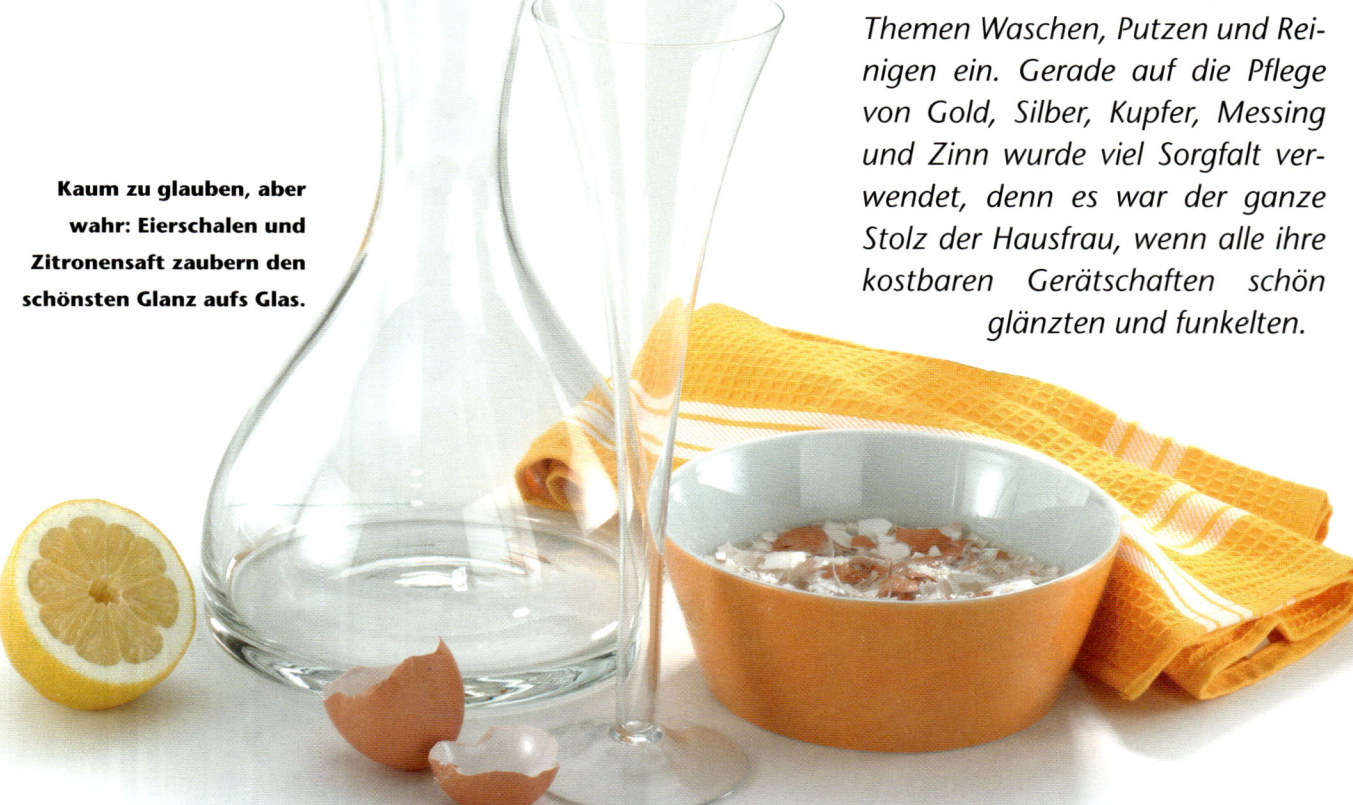

Zum schönen Bild gehört ein gepflegter Rahmen

Bei schweren Gemälden sollten Sie an der Rückseite des Rahmens kleine Klötzchen aus Holz oder Kork anbringen. So wird die Wand geschont und die Zirkulation der Luft gefördert. Dann kann keine Feuchtigkeit in Bild und Rahmen dringen.

Polierte Holzrahmen können Sie mit einem nur wenig angefeuchteten Fensterleder abreiben. Schwieriger sind vergoldete Rahmen zu pflegen. Sie sollten dabei vorsichtig verfahren, weil das Gold nur sehr dünn aufgetragen ist und leicht abgerieben wird.

Schonende Pflege

Dieses Mittel ist sowohl für Bilder- als auch für Spiegelrahmen gut geeignet.

2 EL Salmiakgeist
1/4 l lauwarmes Wasser

Den Salmiakgeist in das Wasser geben, gut vermischen und den Rahmen mit einem Schwamm reinigen.

Für das edelste Material nur das Beste

Nur bei hartnäckigem Schmutz sollten Sie einen Goldrahmen gründlich reinigen.

10 g Salmiakgeist
40 g Seifenspiritus
1 Eiweiß
1 Prise Salz

Salmiak und Spiritus mischen. Einen Wattebausch in die Flüssigkeit tauchen und vorsichtig den Rahmen abtupfen. Anschließend Eiweiß und Salz verrühren und den Rahmen abreiben. Zum Schluss mit einem weichen Tuch blank polieren.

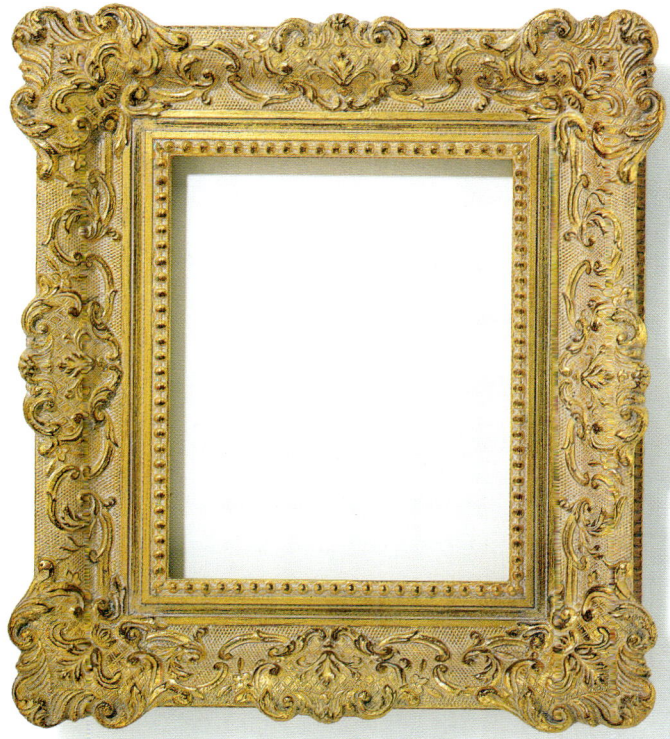

Spieglein, Spieglein an der Wand – wer sich in diesem herrlichen Rahmen erblickt, kommt sich selbst ganz edel vor. Allerdings verlangt dieses Prachtstück auch eine entsprechend vorsichtige Pflege.

Karaffen und Vasen aus Glas

Gläser für den täglichen Gebrauch sind heutzutage spülmaschinenfest. Kostbare Blei- oder Kristallglaswaren sollten Sie von Hand waschen. Sie werden mit Seifenwasser gesäubert, dann getrocknet und mit einem Fensterleder poliert.

Knifflige Stellen reinigen

So schön stilvoll geformte Gefäße aus Glas sind, so schwierig kann die Reinigung sein – hilft auch keine Spezialbürste mehr, versuchen Sie es doch einmal mit diesem Mittel.

Eierschalen
Zitronensaft

Die Menge der Zutaten richtet sich nach der Größe des Gefäßes. Die Eierschalen zerkleinern und den Zitronensaft darüber gießen. Zwei Tage stehen lassen. Dann die Flüssigkeit im Gefäß schwenken.

Flaschenbürsten
Eine Zeit lang waren sie etwas aus der Mode gekommen, doch mittlerweile hat man ihren praktischen Wert wieder entdeckt.

Ungetrübte Freude an schönen Gläsern

Einzelne Flecken können Sie mit einer rohen Kartoffel entfernen, bei großflächigen Stellen hilft dieses Mittel.

**Wasser
Pottasche
Salmiakgeist**

Aus Wasser, Pottasche und Salmiakgeist eine Lösung herstellen und in das betroffene Glasgefäß gießen. Einige Stunden stehen lassen, dann sorgfältig ausspülen.

Tee gegen Grünalgen

Wenn ein Blumenstrauß längere Zeit im Wasser steht, beginnen sich die Stiele zu zersetzen, und es entsteht ein Grünalgenbelag.

**1 Hand voll schwarze Teeblätter
Essig**

Die Teeblätter in die Glasvase geben und mit dem Essig begießen. Die Flüssigkeit schwenken, bis der Belag beseitigt ist.

Ein schöner Herd ...

„Täglich den Rost gründlich reinigen, Schlackenansätze sorgfältig entfernen, Aschenraum völlig entleeren, Rußansätze abkehren und Luftspalten freilegen."

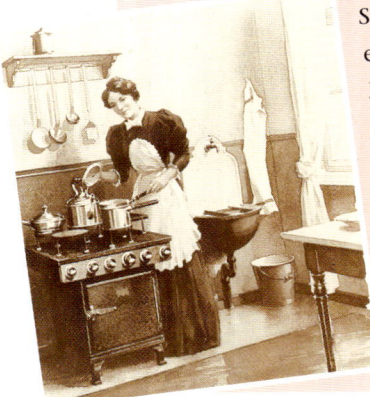

Schon mit dem Reinigen und Anheizen eines klassischen Kohleherds war die Hausfrau oder die Köchin geraume Zeit beschäftigt. Da brachte die Erfindung des Elektro- und Gasherds eine erhebliche Erleichterung. Dennoch gab es in der Küche genug Arbeit – so war auch das Blankhalten des Kupfer-, Messing- oder Aluminiumkochgeschirrs sehr zeitraubend.

Damit alles glänzt, was Gold ist

Gold läuft mit der Zeit ebenso wie Silber an und bekommt einen schwärzlichen Belag. Ein altes Verfahren, diesen Belag zu beseitigen, bestand darin, das Gold mit Zigarrenasche und einem Flanelltuch abzureiben. Vergoldete Gegenstände legte man in Wasser mit Schmierseife.

Grundsätzlich sollte aller Schmuck, der direkt auf der Haut getragen wird, regelmäßig gereinigt werden, um das Hautfett zu beseitigen.

Schwarzfärbung bei Gold entfernen

Bevor Sie goldene Gegenstände mit den hier angeführten Mitteln reinigen, sollten Sie sicher sein, dass es sich um echtes Gold handelt. Im Zweifelsfall wischen Sie den Schmuck lediglich mit lauwarmem Wasser und einem Fensterleder ab.

**11 g Chlorkalk
1 g Salz
18 g lauwarmes Wasser**

Chlorkalk und Salz im Wasser auflösen. Mit einer weichen Bürste und der Flüssigkeit die Färbung entfernen.

So wird Goldschmuck schön

Für diesen Schmuckreiniger braucht man weiches Wasser – am besten Regenwasser.

**25 g Ammoniak
$^{1}/_{2}$ l weiches Wasser**

Die Zutaten in einen Topf geben und den Schmuck hineinlegen. Etwa 10 Minuten kochen lassen. Mit kaltem Wasser abspülen und mit einem Fensterleder gründlich abreiben.

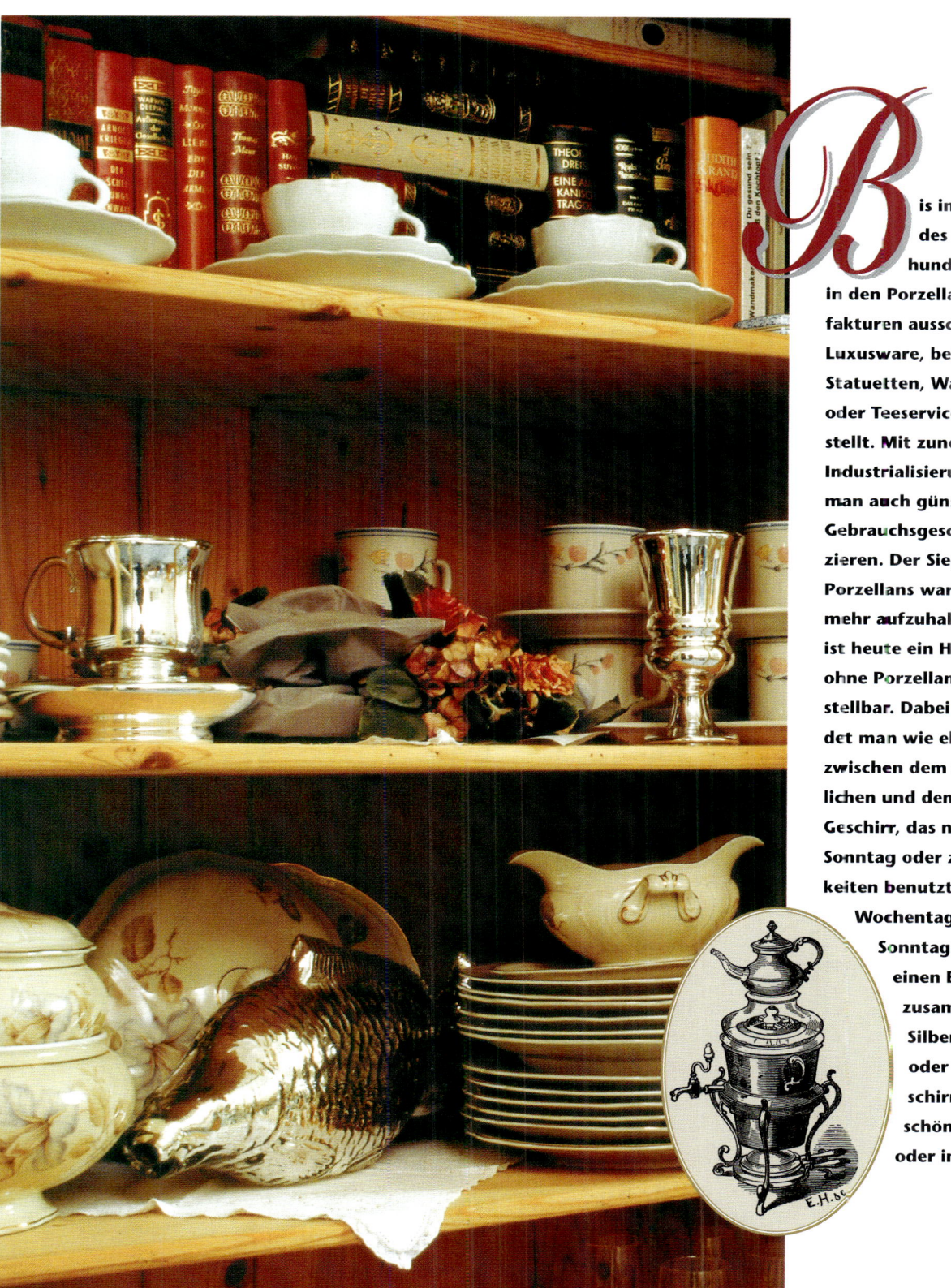

Bis in die Mitte des 19. Jahrhunderts wurde in den Porzellanmanufakturen ausschließlich Luxusware, beispielsweise Statuetten, Wandteller oder Teeservice, hergestellt. Mit zunehmender Industrialisierung konnte man auch günstiger Gebrauchsgeschirr produzieren. Der Siegeszug des Porzellans war dann nicht mehr aufzuhalten. So ist heute ein Haushalt ohne Porzellan kaum vorstellbar. Dabei unterscheidet man wie ehedem zwischen dem alltäglichen und dem „guten" Geschirr, das nur am Sonntag oder zu Festlichkeiten benutzt wird. An Wochentagen hat das Sonntagsgeschirr einen Ehrenplatz – zusammen mit Silber-, Kupfer- oder Zinngeschirr in der schönen Vitrine oder im Regal.

So wird Kupfer blank

In früheren Zeiten hatte jeder gute Haushalt, der etwas auf sich hielt, die Küche mit blitzendem Kupfergeschirr gefüllt. Der Nachteil daran: Auf dem bräunlichen Metall kann sich Grünspan bilden, der gesundheitliche Schäden verursacht. Daher darf Kupfer nicht mit Lebensmitteln direkt in Berührung kommen, das Geschirr muss innen beschichtet sein.

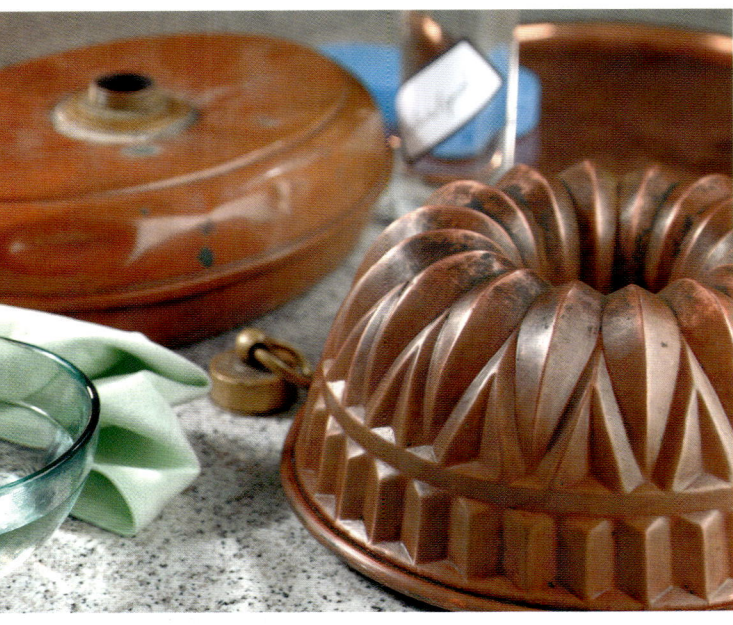

Setzt sich auf Gegenständen aus Kupfer Grünspan an, sollte er möglichst sofort entfernt werden.

Grünspan – muss nicht sein

Polierte Gegenstände aus Kupfer werden mit Öl abgerieben, lackierte mit warmem Wasser und Weinessig. Säure und Fette ergeben mit Kupfer den gefürchteten Grünspan.

Wasser
Salz
Salmiakgeist
Kreide

Wasser, Salz und Salmiak gründlich vermischen. Ein Tuch eintauchen und den Grünspan abreiben. Mit der Kreide blank reiben.

Silber, Messing und Zinn richtig pflegen

Silberbesteck wird am besten in einer Schublade, die mit Samt ausgeschlagen ist, oder in einem Besteckkasten aufbewahrt. Messingbeschläge sollten Sie regelmäßig mit einem Fensterleder abreiben. Geschirr aus Zinn dient heutzutage meist nur noch zu dekorativen Zwecken.

Schönes Silber lieb' ich sehr …

Ein günstiges und wirksames Hausmittel macht Ihr Silber wieder sauber und blank.

1 l Wasser
4 TL Salz
4 TL Soda

Die Zutaten mischen. Das Silber etwa 10 Minuten hineinlegen und dann gut spülen. Mit einem Fensterleder polieren.

Silberschutz auf Vorrat

Mit diesem Rezept erhalten Sie ein Pflegemittel, das Sie aufbewahren können.

75 g Kreidepulver
80 g Salmiakgeist
120 ml Spiritus
1/2 l Wasser

Alle Zutaten gut miteinander verrühren, in eine Flasche gießen und verschließen.

Messing blank reiben

Die Mittel zur Pflege von Kupfer kann man auch für Messinggegenstände nehmen.

einige Tropfen Petroleum
einige Tropfen Spiritus

Beide Zutaten mischen. Ein Tuch eintauchen und das Messing damit abreiben.

Der gute Rat

Natürliche Zinnpflege

Der Ackerschachtelhalm – auch Zinnkraut genannt – ist eigentlich ein Ackerwildkraut und daher vor allem auf Äckern und an Wegrändern zu finden.

Schüssel voll Wasser
1 Hand voll frisches Zinnkraut
1 TL Essigessenz

Zinn in eine Schüssel legen. Zinnkraut und Essig zugeben und über Nacht stehen lassen. Dann mit einem weichen Tuch blank reiben.

Kohl tut Zinn wohl

Verwenden Sie für das Rezept die äußeren Blätter eines Kohlkopfs.

einige Kohlblätter
grüne Blätter einer Lauchstange

Die Kohlblätter klein hacken. Das Zinn damit abreiben. Mit klarem Wasser abspülen und mit dem Lauch abreiben. Wieder mit klarem Wasser abspülen und mit einem weichen Tuch trockenreiben.

Solch ein Silbergeschirr wirkt nur in blitzblankem Zustand prächtig – sollte es einmal angelaufen sein, legen Sie es in Buttermilch und polieren es dann blank.

Die beste Pflege für Bilder und Glas

- Ein Ölgemälde reibt man vorsichtig mit einer halbierten rohen Kartoffel ab oder tupft es mit frischen Weißbrotkrumen ab.

- Eine andere Möglichkeit Ölgemälde zu pflegen besteht darin, ein weiches Tuch in warme Milch zu tunken und das Bild vorsichtig abzureiben. Zum Schluss wird es mit einem Seidentuch getrocknet.

- Wenn man wertvolles Kristallglas von Hand spült und etwas Ammoniak zugibt, funkelt es wieder wie neu.

- Glas-, aber auch Kunststoffflaschen kann man mit Reis säubern: ein paar Körner und wenige Tropfen Wasser in die Flaschen geben und gut schütteln. Danach gründlich ausspülen.

- Wassersteinansatz an Gläsern lässt sich leicht mit Essig lösen.

Aus Großmutters Trickkiste für Kupfer, Messing, Silber

- Kupfergeschirr wird blank, wenn man es mit einem Tuch poliert, das in Essig getaucht und mit etwas Salz bestreut wurde.

- Messing reinigt man mit einer Paste aus Salz und Essig. Man kann auch Salz und Speiseöl nehmen.

- Wasserhähne, Türklinken oder Stangen aus Messing werden dünn mit Bohnerwachs eingerieben, dann bleiben sie länger blank.

- Trübes Messing wird in Sauerkrautsaft gelegt.

- Messing erstrahlt im alten Glanz, wenn es mit einem in Stearinöl getränkten Tuch abgerieben wird, auf das eine Messerspitze ganz feiner Sand gestreut wurde – danach blank polieren.

- Gold- und Silberschmuck glänzt wieder, wenn er mit Zahnpasta poliert wurde.

- Ein Stück Kreide in der Schmuckschatulle verzögert das Anlaufen des Schmucks.

- Schwarz gewordenes Silber reibt man mit Salmiakgeist ab und poliert es dann.

- Ist Zinn stark verschmutzt, wird es mit warmem Bier und einer weichen Bürste gereinigt und anschließend gut abgerieben.

Frische Düfte im ganzen Haus

Angenehme Luft in allen Räumen trägt viel zu einer heimeligen und entspannenden Atmosphäre bei. Das wussten auch schon unsere Großeltern. Daher hatten die Wohlhabenderen unter ihnen vielfach eigene Kräuterstuben, die unter der besonderen Obhut einer Magd standen. Diese musste darauf achten, dass die Vorräte an getrockneten Blumen und Kräutern immer ausreichten. Meist konnte sie auch Parfüm oder schöne Potpourris für die eleganten Salons herstellen. Außerdem war es die Aufgabe dieser Magd, in den Schlafzimmern und Toiletten duftende Kräuter und Blüten zu verteilen und kleine Sträußchen zu binden, die die Herrschaften auf der Straße vor unangenehmen Gerüchen schützen sollten. Nachdem heute aber kaum noch Hausangestellte beschäftigt werden, sorgt man am besten selbst für frische Düfte in Haus und Wohnung. Omas Rezepte und Tricks kommen da gerade recht! Mit Duftsäckchen, getrockneten Blumenblättern und Kräutern können Sie Ihr Heim in eine angenehm duftende Oase verwandeln. Alles, was Sie dazu brauchen, sind ein paar wohlriechende Pflanzen. Die bekanntesten sind wohl Rose und Lavendel. Ersetzen Sie unnatürliche Raumsprays durch die Kraft der Natur!

Getrocknete Rosenblätter in einem schönen Gefäß bezaubern durch ihren Anblick wie durch ihren Duft.

Frische in die Räume!

Bei „dicker Luft" helfen so genannte Luftverbesserer, die auch gezielt gegen einen bestimmten Geruch, z. B. Tabakrauch, eingesetzt werden. Einen anhaltenden Duft erzeugen Sie mit einem Potpourri.

Hilfe aus Australien

Für die hier verwendeten Eukalyptusblätter müssen Sie nicht zum fünften Kontinent reisen – sie sind in der Apotheke erhältlich.

200 g Eukalyptusblätter
1 l farbloser Essig

Blätter und Essig in ein verschließbares Gefäß geben. Bei Bedarf einige Esslöffel der Mischung erhitzen und im Raum verdampfen lassen.

Gegen dicke Luft

Ätherische Öle sind in einer großen Vielfalt erhältlich. Die Dämpfe des Fichtennadelöls eignen sich außerdem zum Inhalieren bei Erkältungen.

Leinen- oder Baumwolltücher
Fichtennadelöl

Die Tücher mit Öl beträufeln und im Raum an mehreren Stellen aufhängen.

Tabakrauch vertreiben

Auch durch lang anhaltendes Lüften ist Tabakgeruch oft schwer zu beseitigen. Da hilft diese bewährte Essenz.

1 EL Ammoniaksalz
1 EL Lavendelessenz

Ammoniak und Lavendel in einer Schale mischen und im Raum aufstellen, bis der Geruch verschwunden ist.

Potpourri – der duftende „Blumeneintopf"

Ein Potpourri besteht meist aus drei Elementen: aus dem Duft, den Fixiermitteln und dem Füllmaterial. Für den Duft sorgen Öle und Gewürze, die Fixiermittel verhindern, dass der Duft sofort verfliegt, und das Füllmaterial ist für das schöne Aussehen zuständig. Die Rezepte können Sie nach Ihrem Geschmack variieren. Zum Trocknen werden die Blätter oder Blüten auf Zeitungspapier gelegt und – vor Sonneneinstrahlung und Zugluft geschützt – an einen warmen Ort gestellt.

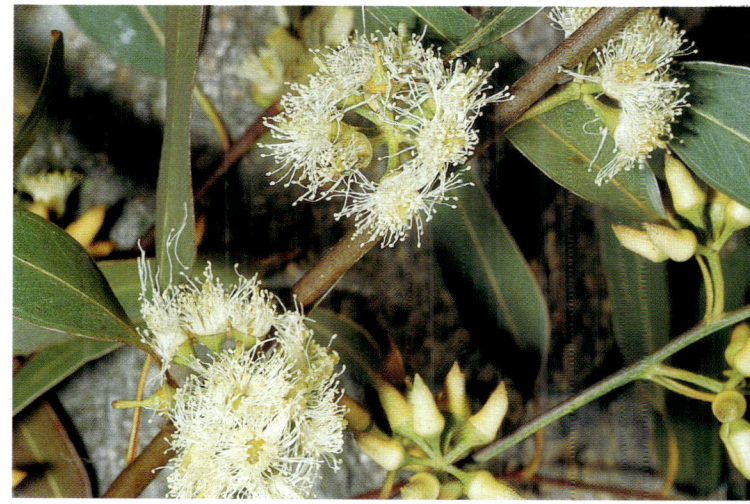

Der Wohlverhüllte – so hieße der Eukalyptus im Deutschen, wenn man den griechischen Namen übersetzen würde. Diese eigenwillige Bezeichnung geht auf die oft haubenartig geschlossenen Blütenkelche zurück.

Potpourri aus Sommerdüften

Die Blüten und Blätter können Sie getrocknet kaufen oder selbst trocknen.

200 g Lavendelblüten
120 g Zitronenstrauchblätter
50 g Jasminblüten
1 EL Veilchenwurzelpulver
1 EL gemahlener Zimt
3 Tropfen Lavendelöl

Die Pflanzen und Gewürze mischen, das Duftöl darüber tröpfeln und einige Zeit an einem kühlen Ort durchziehen lassen.

Der gute Rat

Ein angenehmes Raumklima

- Die Raumluft wird erfrischt, wenn man etwas Zitronensaft in den Heizungsverdunster träufelt.

- Ätherische Öle verbreiten sich schneller und intensiver, wenn man sie in Schalen auf die Heizkörper stellt.

- Um schlechten Geruch im Zimmer zu beseitigen, kann man im Aschenbecher ein Lorbeerblatt verbrennen.

- Nach einem langen Urlaub riecht die Wohnung oft etwas muffig. Abhilfe schaffen auf die Heizkörper oder Öfen gelegte Orangen- oder Zitronenschalen.

- Kohlgeruch kann sich nicht verbreiten, wenn beim Kochen dem Kohl ein Stück Brotkruste zugegeben wird.

- Geruch von Tabakrauch verfliegt durch das Aufstellen einer Schale Essig.

- Unangenehmer Geruch von frischer Farbe verschwindet über Nacht, wenn man Gefäße mit Salz, Salzwasser oder halbierten Zwiebeln aufstellt.

Frische auch im Schrank

- Eine leere Parfüm- oder Eau-de-Cologne-Flasche wirft man nicht weg, sondern legt sie in den Schrank. Dort verbreitet sie noch eine Zeit lang ihren Duft.

- Muffiger Geruch im Schrank verschwindet mit Kaffeebohnen oder mit einer mit Nelken gespickten Orange.

- Schuhe im Schrank riechen nicht unangenehm, wenn man Schuhspanner aus Zedernholz oder aus Holz verwendet, das mit Zedernöl getränkt wurde.

Alles für den besten Duft

- Rosenblätter werden mit Salz und einigen Tropfen hochprozentigem Alkohol gemischt und dann einige Zeit an einem kühlen Ort verschlossen aufbewahrt. Danach wird das Gefäß offen im Raum aufgestellt.

- Säckchen mit getrockneten Lavendelblüten verbreiten einen frischen Geruch. Sie werden auch im Wäscheschrank verteilt.

- Dekorativ sind in der Wohnung aufgehängte Lavendelkörbchen: Die Stiele eines Büschels aus frischem Lavendel, die noch biegsam sind, werden über die Blüten gebogen. Durch das Geflecht werden Bänder geflochten. Das Körbchen wird an beiden Enden mit einer Schleife zusammengehalten und aufgehängt.

- Die duftenden Potpourris kann man auch in Säckchen füllen und in den Wäscheschrank legen.

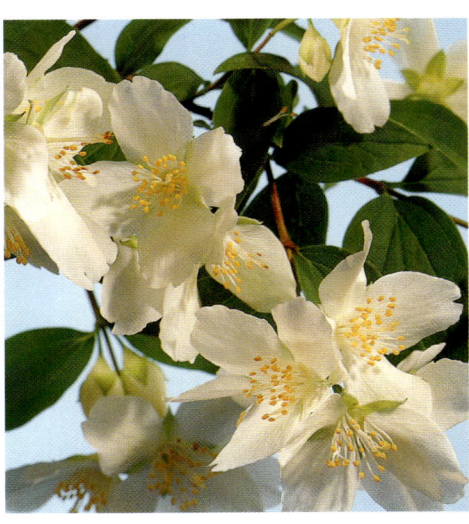

Die weißen Blüten des Falschen Jasmins erscheinen im Juni und zeichnen sich durch einen intensiven Duft aus.

Kräuter- und Blumenpotpourri

Myrrhe ist eine Duftpflanze, die bereits in der Antike bekannt war. Das daraus gewonnene ätherische Öl wird heute noch zur Parfümherstellung verwendet. Iriswurzel ist dagegen schwer erhältlich. Den herrlichen Duft können Sie aber auch mit Irisöl erzeugen.

15 g Myrrhe
15 g Thymian
30 g Waldmeister
30 g Geranienblätter
30 g getrocknete Pfefferminze
30 g Iriswurzel
30 g Eisenkraut
60 g Engelwurz
100 g Rosenknospen
120 g Lavendelblüten
Duftöl nach Belieben
Moschus

In einer Schale oder einem Korb die Blätter und Blüten verteilen. Einige Tropfen Duftöl darüber sprenkeln. Hin und wieder mit Moschus auffrischen. Andere Fixiermittel sind Amber oder Zibet.

„Gewürztes" Potpourri

Die Gewürze sind in gut sortierten Super-
märkten erhältlich. Als zusätzliche Beigaben
eignen sich verschiedene Nussarten.

100 g Zimtstangen
30 g getrockneter Estragon
30 g Nelken
30 g Lorbeerblätter
100 g getrocknete Pfefferminzblätter
30 g getrockneter Salbei
60 g Kamillenblüten
60 g Muskatblüten
60 g Hopfen

Den Zimt in einem Mörser grob zerstoßen. Die Blätter mit den Blüten vermischen und alle Gewürze zugeben.

Englisches Rosenpotpourri

Rosen sind besonders für ein Potpourri geeig-
net. Sie bleiben lange ansehnlich und duften
köstlich. Der Duft entfaltet sich stärker,
wenn das Potpourri einige Zeit in einer
Papiertüte im Dunkeln aufbewahrt wird.

1 Zimtstange
1 EL Pimentkörner
1 EL Gewürznelken
400 g Rosenblütenblätter und -knospen
200 g Lavendelblüten
100 g getrocknete Rosmarinblüten
25 g Iriswurzel
3 Tropfen Rosenöl
1 Tropfen Rosmarinöl
1 Tropfen Pelargonienöl

Zimt, Piment und Nelken in einem Mörser grob zerstoßen. Einige Rosenknospen
beiseite legen. Die restlichen Zutaten
außer dem Öl vermischen. Dann so viel
Öl verteilen, bis die trockenen Zutaten es
aufgenommen haben. Zum Schluss die
restlichen Knospen dekorativ verteilen.

Gartenpotpourri

Wenn Sie Blumen und Kräuter auf Ihrem
Balkon oder im Garten haben, können Sie
sich aus Ihren Lieblingspflanzen eine ganz
individuelle Mischung zusammenstellen.

300 g Blüten
100 g Rosenblüten
100 g duftende Blätter
1/2 Vanilleschote
25 g Iriswurzel
1 TL gemahlener Zimt
1/2 TL gemahlener Piment
5 Sternanis
2 Tropfen Lavendelöl
2 Tropfen Nelkenöl
2 Tropfen Geißblattöl

Die Blüten und Blätter trocknen. Geeignet sind alle Pflanzen, die nicht zu
schnell den Duft verlieren – für die
Blüten also beispielsweise Gartenaster,
Gartennelken, Jasmin, Pelargonien, Mai-
glöckchen, Stockrosen oder Veilchen. Für
die Blätterbeigabe sind gut geeignet
Lavendel, Minze, Rosmarin, Süßdolde,
Ysop oder Zitronenmelisse. Die Vanilleschote in kleine Stücke schneiden. Alle
Zutaten in einer farblich zu den Pflanzen
passenden Schale arrangieren und das Öl
darüber träufeln. Einige Zeit an einem
kühlen Ort gut durchziehen lassen.

Salbei
hilft nicht nur bei
Erkältungskrank-
heiten, sondern
ist oft in Potpour-
ris zu finden. Das
ätherische Öl
in den Blättern
sorgt für einen
intensiven Duft.

Wem steigt bei diesem
herrlichen Arrangement
nicht der Duft des
Sommers in die Nase?

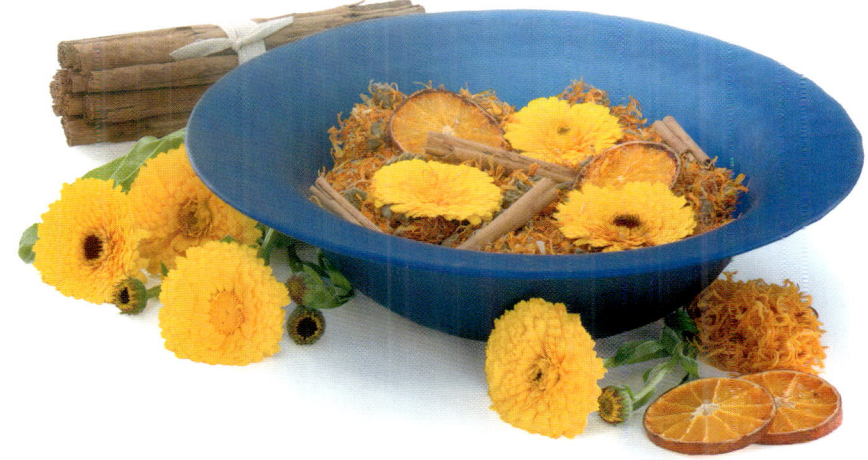

Dekorative Duftkugeln

Die Duftspender aus Großmutters Zeit erleben heute wieder eine Renaissance. Sie sind hübsch anzusehen und kinderleicht herzustellen.

Wer erinnert sich nicht gern an die Kindheit, als die Familie in der Vorweihnachtszeit beisammensaß und bastelte? Kerzen brannten, und der Duft von Tannennadeln, Weihnachtsgebäck, Orangen, Punsch und Gewürzen erfüllte das ganze Haus. Es war Sitte, am Fest Großeltern, Tanten, Onkel und Freunde zu beschenken, und in vielen Familien wurden diese Geschenke selbst gemacht. Also strickten und stickten die Frauen in der Vorweihnachtszeit, während die Männer schnitzten und sägten. Die Kinder falteten und klebten und zauberten so aus allerlei Gegenständen Figuren. Selbst die Kleinsten machten mit und verzierten Nüsse, Äpfel, Zitronen oder Orangen. Am liebsten bemalten die Kinder Nüsse, aber auch die Herstellung der so genannten Duftkugeln wurde ihnen anvertraut. Bestimmte Früchte wurden dabei mit Gewürzen gespickt, die später in Haus und Wohnung für den typisch weihnachtlichen Duft sorgten. In den letzten Jahren ist diese Tradition wieder in Mode gekommen. Vor allem Orangen, die man mit Nelken spickt, werden zur Herstellung verwendet. Weil sie ihren angenehmen Geruch mehrere Monate lang verströmen, werden sie auch nach der Weihnachtszeit als Duftspender z. B. in Schränke und Schubladen gelegt. Am besten geeignet sind schöne, feste und dickschalige Früchte. In diesem Rezept wird die Orange in Gewürzpulver gewälzt, in eine Papiertüte gelegt und 4–6 Wochen an einem warmen, dunklen Ort gelagert. Auf diese Weise ziehen die Gewürze in die Schale ein und sorgen damit für die erwünschte lang anhaltende Wirkung.

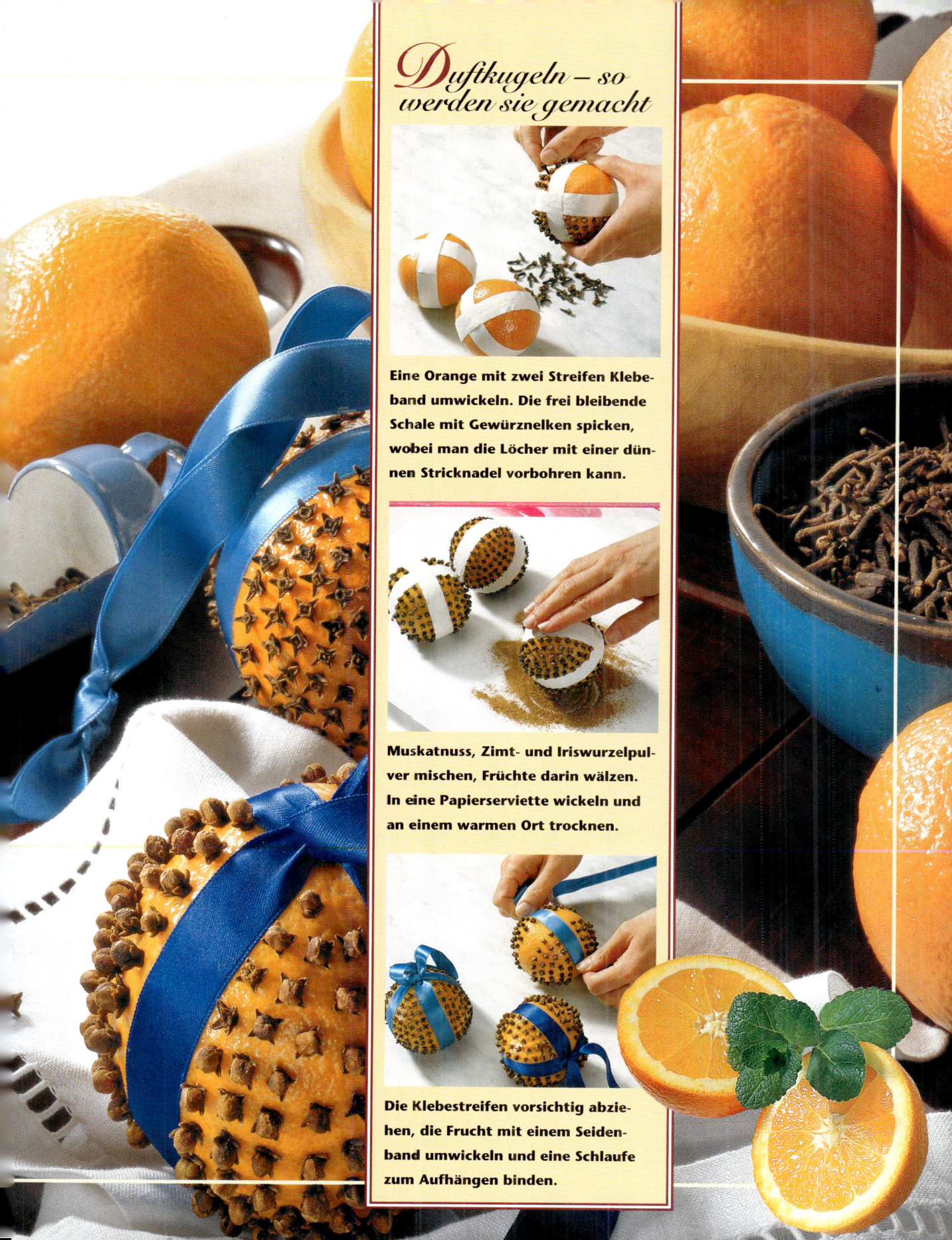

Duftkugeln – so werden sie gemacht

Eine Orange mit zwei Streifen Klebeband umwickeln. Die frei bleibende Schale mit Gewürznelken spicken, wobei man die Löcher mit einer dünnen Stricknadel vorbohren kann.

Muskatnuss, Zimt- und Iriswurzelpulver mischen, Früchte darin wälzen. In eine Papierserviette wickeln und an einem warmen Ort trocknen.

Die Klebestreifen vorsichtig abziehen, die Frucht mit einem Seidenband umwickeln und eine Schlaufe zum Aufhängen binden.

Wie man unliebsame Gäste vertreibt

„Fortuna lächelt, doch sie mag nur ungern voll beglücken – schenkt sie uns einen Sommertag, so schenkt sie uns auch Mücken!" Diese Einsicht von Wilhelm Busch gilt auch heute noch: Wespen machen uns den Erdbeerkuchen streitig, hässliche Fliegen setzen sich aufs Grillfleisch, und Ameisen bauen ihre Straßen quer durch die Wohnung. Dabei sind längst nicht alle ungebetenen „tierischen Besucher" im Haus schädlich oder gar gefährlich – harmlose Spinnen machen sich als gute Fliegenfänger nützlich, und verirrte Nachtfalter sind oft nur der Anziehungskraft der hellen Lampe im Schlafzimmer erlegen. Diese Tiere sollten Sie einfach nur ins Freie zurückbringen. Die Anwendung einer chemischen Giftkeule wäre unangebracht und würde auch Ihre eigene Gesundheit belasten. Dagegen sollten Sie bei Ungeziefer sofort handeln: Einzelne Tiere werden entfernt, bei stärkerem Befall muss man gezielt etwas tun. Doch auch in diesem Fall empfiehlt es sich, zunächst einfache, für Menschen unschädliche Mittel einzusetzen, die schon unsere Großeltern kannten. Hilft dies nichts oder ist es unklar, um welchen Schädling es sich handelt, wendet man sich am besten an einen Schädlingsbekämpfer.

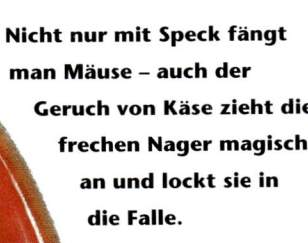

Nicht nur mit Speck fängt man Mäuse – auch der Geruch von Käse zieht die frechen Nager magisch an und lockt sie in die Falle.

Was bei der Schädlingsbekämpfung zu beachten ist

Sollten Sie ungebetene Gäste aus dem Tierreich haben, stellen Sie zunächst fest, um welche Art es sich handelt. Dann können Sie die Bekämpfung gezielt ausrichten. Einzelne Ameisen oder andere Insekten können Sie mit dem Staubsauger beseitigen, falls Sie den Tieren nicht „zu nahe" kommen wollen. Tauchen Schädlinge, beispielsweise Schaben, immer wieder auf, empfiehlt es sich, vorbeugende Maßnahmen zu ergreifen. In der Küche sollten alle Lebensmittel fest verschlossen aufbewahrt werden, und alle Ritzen sollten abgedichtet sein, damit sich dort keine Insekten einnisten können.

Stoppt die Ameisen!

Zur Vorbeugung können Sie an allen Wohnungszugängen Gewürznelken auslegen. Haben sich Ameisen schon eingenistet, stellen Sie folgende Falle auf.

¹/₂ l Wasser
1 EL Zucker
2 EL Hefe

Den Zucker und die Hefe im Wasser auflösen. In flache Gefäße füllen und in Haus oder Wohnung verteilen.

Hilfe bei hartnäckigem Befall

Wegen des Zusatzes von Borax sollte das Mittel außer Reichweite von Kindern und Haustieren ausgelegt werden!

1 EL Borax
1 EL Puderzucker

Die Zutaten mischen und in der Nähe des Eingangs zum Ameisenbau verstreuen. Bei Bedarf wiederholen.

Ameisenhaufen beseitigen

Ameisenhaufen im Garten sollten Sie dulden, denn die Tiere vertilgen eine große Anzahl von Pflanzenschädlingen. Im Haus oder in dessen unmittelbarer Nähe sollten die Nester allerdings entfernt werden.

1 Teil Kampfer
9 Teile Spiritus

Den Kampfer und den Spiritus vermischen. Die Flüssigkeit über den Ameisenhaufen gießen. Haben die Ameisen ihr Nest in einem Hohlraum, können Sie reines Kampferöl hineingießen.

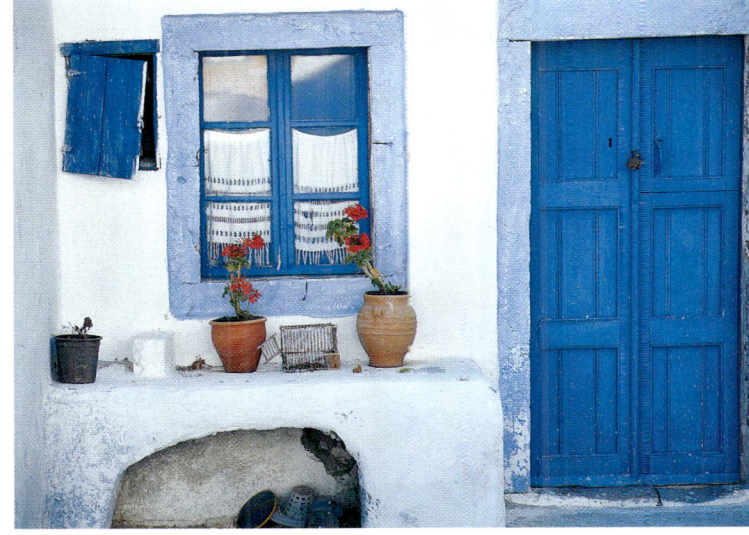

Ein Seil als Fliegenfänger

Mastix wird aus dem Harz eines mediterranen Strauches gewonnen und ist in Apotheken erhältlich.

50 cm langes Seil
1 Stück Harz
Salatöl
einige Tropfen Mastix

Das Harz schmelzen. Mit etwa halb so viel Salatöl mischen und den Mastix unterrühren. Das Seil damit tränken.

Fliegenfalle
In diesen raffiniert geformten Glasbehälter gelangen Fliegen zwar durch die enge Öffnung hinein, aber dann nicht wieder heraus.

Schön und nützlich – das typische Blau an griechischen Häusern zeugt nicht nur vom Geschmack der Südländer, sondern auch von ihrem Sinn fürs Praktische: Fliegen meiden nämlich blaue Farbe und werden so fern gehalten

Der gute Rat

Ungebetene Tiere verjagen oder in die Falle locken

- Ameisen nehmen beim Geruch von Tomatenblättern und frischem Kerbelkraut Reißaus.

- Eine „süße" Falle für Ameisen besteht aus einem sauberen Schwamm, auf den Zucker gestreut wurde. Binnen kurzem siedeln sich Ameisen darauf an. Der Schwamm wird dann in kochendes Wasser gelegt.

- Ameisenstraßen bestreut man mit Salz, Backpulver oder Kalk.

- Fliegen kommen nicht ins Haus, wenn auf der Fensterbank Rizinus-, Tomaten- oder Basilikumpflanzen im Topf stehen.

- Der Geruch von aufgehängten Minze- oder Lavendelsträußen hält Fliegen fern.

- Kellerasseln ködert man mit ausgehöhlten Kartoffeln, die dann auf dem Kompost entsorgt werden.

- Küchenschaben treibt man mit Kampfer aus ihren Löchern und Ritzen, danach müssen alle Schlupflöcher sorgfältig verkittet oder ausgefugt werden.

- Man kann ein Tuch in Bier tränken und es an die Stelle legen, wo sich die Schaben aufhalten. Das Tuch dann in kochendes Wasser legen.

- Die Wohnräume bleiben mückenfrei, wenn ein offenes Fläschchen mit Nelkenöl aufgestellt wird.

- Wenn Mäuse vereinzelt im Haus auftauchen, braucht man nicht unbedingt eine Mausefalle. Man legt stattdessen Sträuße von Pfefferminze und Echter Kamille aus oder verteilt Gefäße mit Pfefferminzöl.

- Bei der Verdauung von bitteren Mandeln entsteht giftige Blausäure. Um die Mäuse anzulocken und zu überlisten, werden die Mandeln klein gehackt und mit Mehl und Puderzucker bestreut.

Haus- und Hoftiere von Ungeziefer frei halten

- Hat ein Vogel Milben, dann hängt man ein dickes weißes Tuch an die Käfigwand. Die Milben setzen sich darauf nieder und können entsorgt werden.

- Hat ein Hofhund Ungeziefer, legt man ihm Walnussblätter in sein Lager.

- So befreit man Hund und Katze von Ungeziefer: Man kocht 2 EL Wermut und 1 l Wasser auf, lässt die Mischung einige Stunden zugedeckt stehen und reibt dann das Fell des Tieres tüchtig ein. Anschließend gut nachspülen und zum Schluss auskämmen.

Fallen für Kellerasseln

Kellerasseln sind grau und haben sieben Paar Beine. Sie richten kaum Schaden an, erregen jedoch bei vielen Menschen Ekel.

> *Holzwolle*
> *Moos*
> *gekochte Kartoffeln*
> *Blumentöpfe*

Die Holzwolle und das Moos anfeuchten. Beides mit Resten von gekochten Kartoffeln in die Blumentöpfe füllen. Mit der Öffnung zur Wand im Abstand von 3 cm auf den Boden legen. Wenn Asseln hineingekrochen sind, die Füllung auf den Kompost werfen.

Kräuter gegen Motten

Motten meiden Schränke, die regelmäßig gelüftet werden. Auch Gerüche von bestimmten Kräutern behagen ihnen nicht, darunter beispielsweise Eberraute, Kampferlorbeer, Rainfarn und Waldmeister.

> *feiner Baumwollstoff*
> *Kräuter*

Aus dem Stoff Säckchen nähen. Mit einer beliebigen Mischung aus den oben angeführten Kräutern füllen, mit einem Band verschließen und zwischen die Wäsche- oder Kleidungsstücke legen.

Feine Düfte als Mottenschreck

Duftkissen sorgen für eine angenehm riechende Wäsche und eine mottenfreie Zone.

> *Seidenstoff*
> *Lavendel- oder Holunderblüten*

Ein 20 × 20 cm großes Kissen aus dem Stoff nähen. Mit den Blüten füllen, zunähen und zwischen die Wäsche legen.

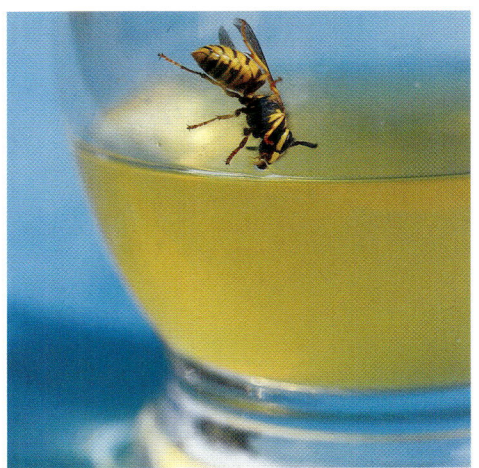

Im Sommer werden Wespen von Getränken unwiderstehlich angezogen und krabbeln in Gläser und Dosen – lassen Sie deshalb Trinkgefäße nicht offen herumstehen.

Motten aus Polstern verjagen

Haben sich Motten in Polstern eingenistet, stellen Sie ihnen eine Falle.

1 kleine Pappschachtel
etwas unbehandelte Rohwolle

In die Schachtel mehrere Löcher mit etwa 2 cm Durchmesser schneiden. Die Wolle oder auch weiche Stoffreste hineinlegen. Nach einer Woche die Falle ausräumen und neu füllen.

Gegen schäbige Schaben!

Küchenschaben werden von Nässe angezogen. Achten Sie darauf, dass der Boden nicht zu feucht gewischt wird.

2 Teile Borax
1 Teil Mehl
1 Teil Zucker

Die Zutaten mischen und an den entsprechenden Stellen ausstreuen. Die Prozedur mehrmals wiederholen. Kinder und Haustiere fern halten.

Silberfischchen vertreiben

Silberfischchen sind nachtaktive Tiere. Die Tipps sollten daher nachts angewendet werden. Verwenden Sie das Rezept auf S. 265 („Hilfe bei hartnäckigem Befall"), oder probieren Sie folgende Methode aus.

weiße Baumwolltücher
etwas Gipspulver

Die Tücher mit Wasser anfeuchten, Gips darauf streuen und in die befallenen Räume legen. Am nächsten Morgen die Tücher im Freien ausschütteln oder die Tiere in heißem Wasser vernichten.

Wespennester entfernen

Wespen stechen dann, wenn sie sich bedroht fühlen oder wenn man in die Nähe ihres Nestes kommt. Daher sollte ein Nest im oder am Haus möglichst entfernt werden.

1 weiches Tuch
Terpentinspiritus

Sobald es dunkel wird und der Schwarm im Nest ist, das Tuch in Terpentin tränken und um die Spitze eines langen Stockes wickeln. Das Tuch möglichst fest in die Nestöffnung stecken.

Wider die gelbschwarzen Flieger

Bei einer Wespenplage oder wenn ein Mitglied Ihrer Familie eine Wespenallergie hat, sollten Sie eine Wespenfalle aufstellen.

$1/4$ l Wasser
4 TL Honig
1 Schuss Essig
1 dunkle Flasche mit engem Hals

Das Wasser etwas erwärmen und den Honig darin auflösen. Abkühlen lassen. Mit dem Essig in die Flasche füllen.

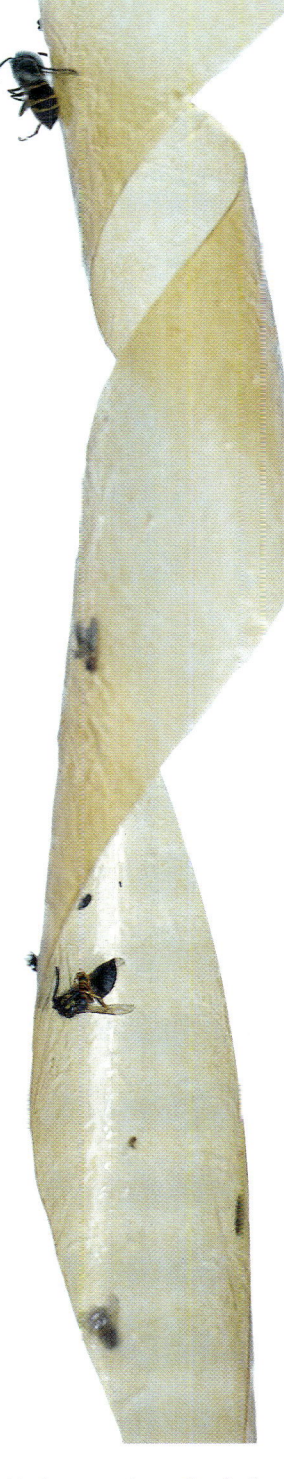

Nicht gerade ästhetisch, aber altbewährt und sehr wirkungsvoll – an Papierstreifen, die mit Leim bestrichen und aufgehängt werden, kleben Fliegen oder Mücken fest.

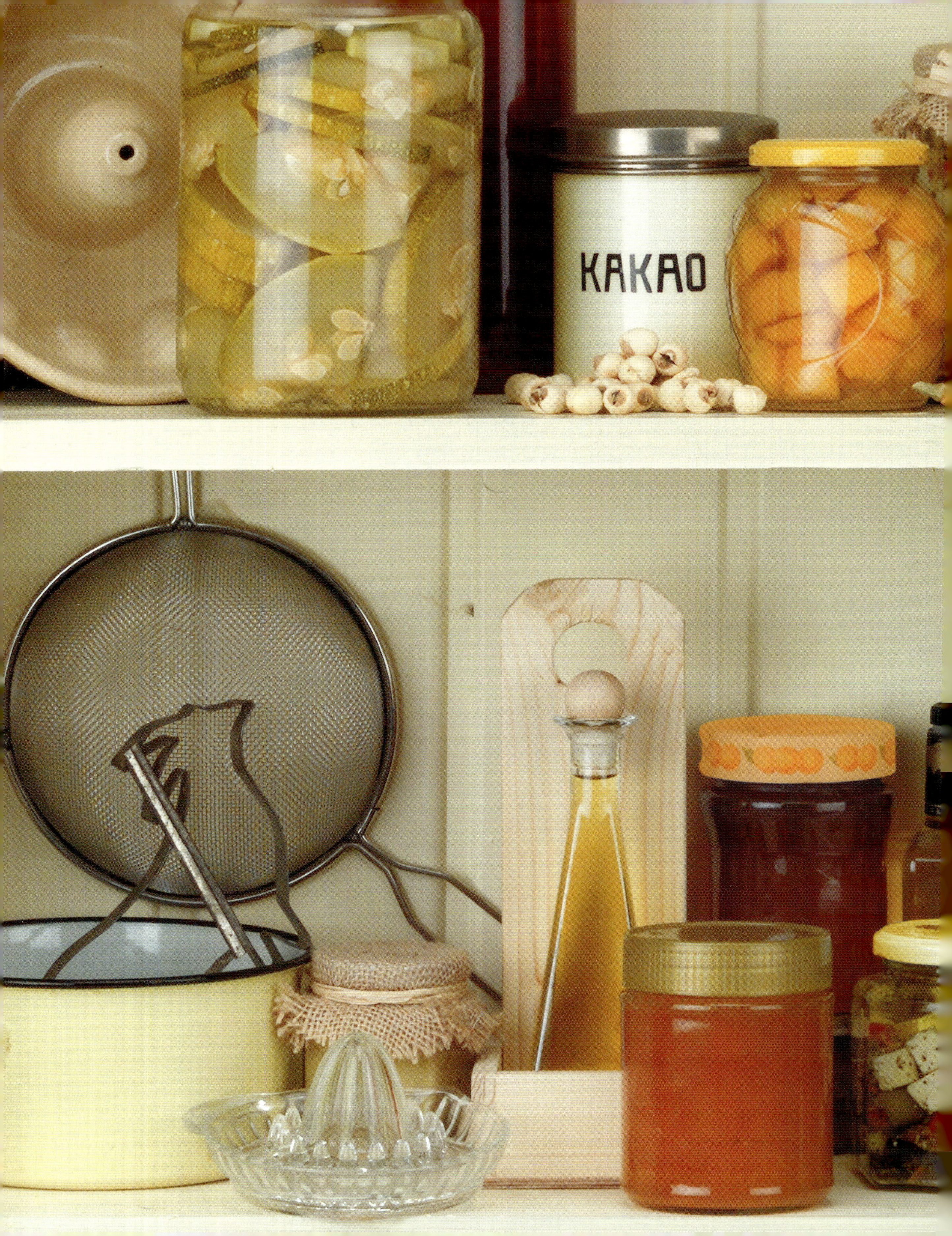

KAKAO

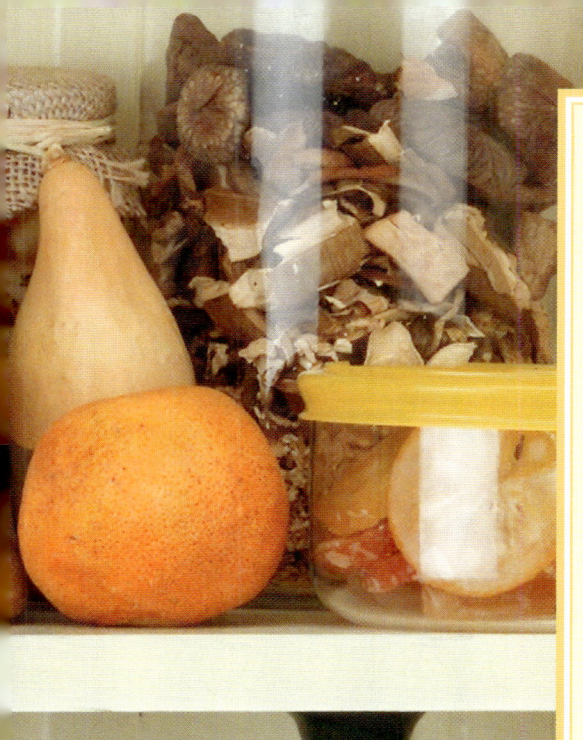
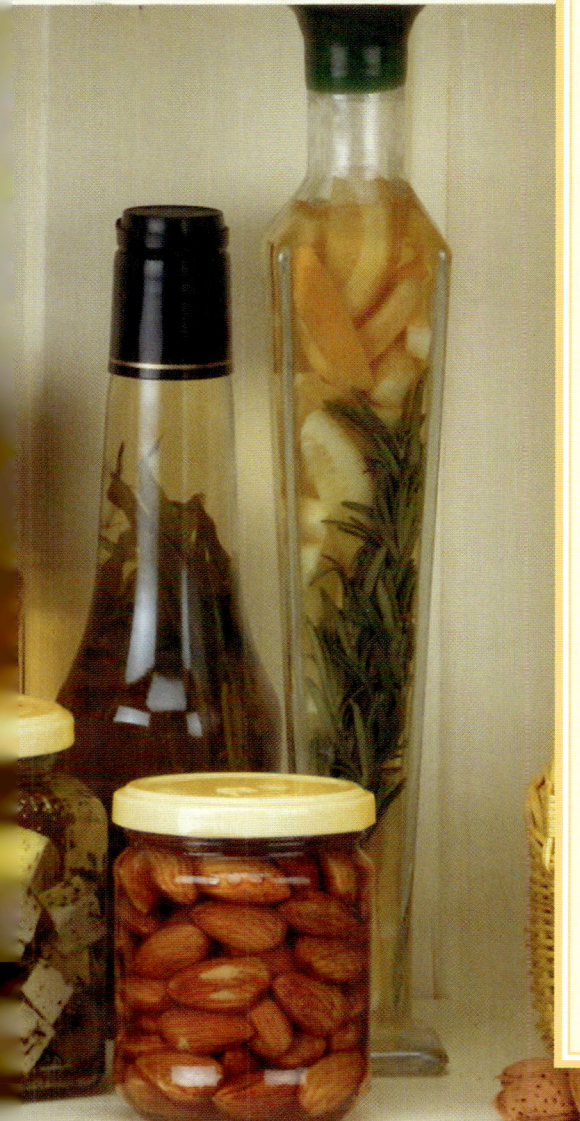
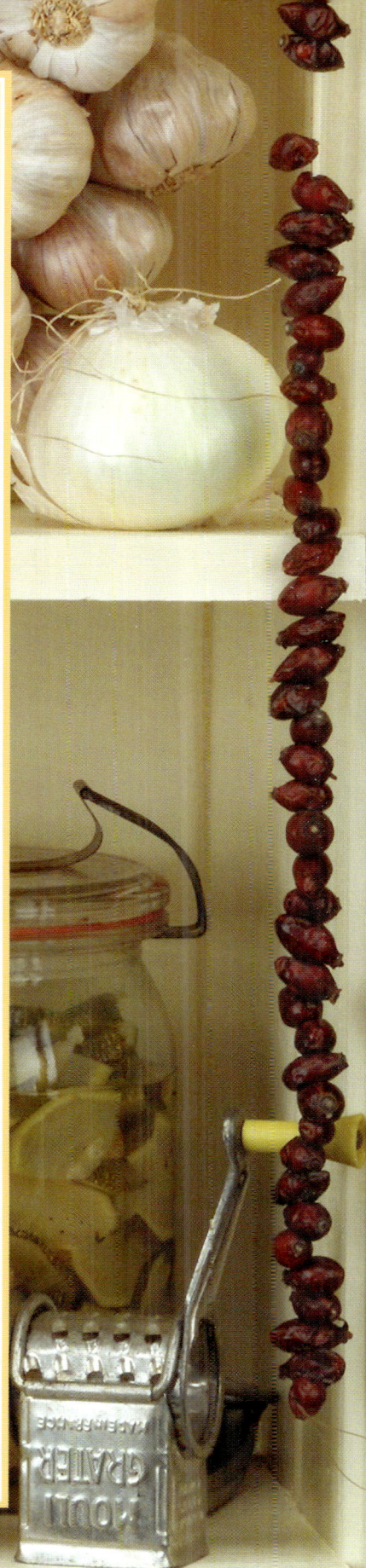

4

KÜCHE

Die leckersten Rezepte…

… für Eingelegtes und Pikantes, für Marmelade und Säfte, für Liköre und Wein, für Brot und süße Leckereien kannte Großmutter in Hülle und Fülle. Mmmh, wie gut das Selbstgemachte schmeckte! Kein Wunder, denn nicht nur beim Kochen und Backen, sondern auch beim Konservieren verließ sich Großmutter weitgehend auf natürliche Zutaten und Hilfsmittel. Ihre besten Rezepte und wichtigsten Techniken und Kniffe werden in diesem Kapitel verraten. Entdecken Sie z. B. wie man

- Obst, Gemüse und Pilze einkocht, einlegt oder dörrt
- Essig und Öl aromatisiert
- einen Rumtopf ansetzt
- Marzipan selbst herstellt
- und Früchte kandiert.

Trocknen auf natürliche Art

Lange bevor andere Konservierungsarten bekannt waren, verstanden es unsere Vorfahren, Nahrungsmittel in Zeiten des Überflusses durch Trocknen oder Dörren für Mangelzeiten haltbar zu machen. Schon frühe Kulturen beherrschten die einfachen Techniken, und in Texten der Antike wird geschildert, wie z. B. Feigen zerstampft, zu Broten geformt und an der Sonne getrocknet wurden. In der Wärme der Sonne oder eines Ofens trockneten noch unsere Großmütter mit wenig Aufwand ihr selbst angebautes Obst und auch Gemüse.

Leider ist diese Kunst in unserer Zeit etwas in Vergessenheit geraten. Je mehr jedoch im Hinblick auf eine gesunde und vitaminreiche Ernährung Trockenfrüchte wie Aprikosen, Feigen oder Ananas wieder einen Platz in den Regalen der Supermärkte erobern, finden auch getrocknete heimische Früchte und Gemüse wieder Liebhaber. Allerdings sind die im Handel erhältlichen Früchte oftmals durch Schwefeln haltbar gemacht, und über ihre Vorbehandlung ist nichts bekannt. Mithilfe von Großmutters Rezepten können Sie Obst, Gemüse, Pilze und Kräuter ohne Konservierungsmittel trocknen. Der Vorgang ist einfach, erfordert aber etwas Zeit und Geduld. Belohnt werden Sie mit einem Vorrat leckerer Zutaten für Ihre Küche.

Nach dem Dörren nimmt man die Apfelringe von den Bambusstäben und lässt sie im Liegen auskühlen.

Sommerobst – Winterfreude

Wohl jeder kennt Früchtemüsli mit Apfelringen und Dörrpflaumen, die geschätzt
werden, weil sie die Verdauung fördern.
Doch wer weiß schon, wie leicht diese
oder Aprikosen, Pfirsiche, Weintrauben,
Birnen oder Quitten selbst zu trocknen
sind. Versuchen Sie es doch einmal. Es
gelingt bestimmt, wenn die wichtigste
Voraussetzung für die Arbeit erfüllt ist:
Man benötigt saubere tadellose Früchte.
Diese werden in Scheiben oder Stücke
zerteilt, auf Tüchern und Trockenrahmen
ausgebreitet bzw. auf Stäben und Gittern
im Backofen getrocknet. Gut verpackt
und trocken und kühl gelagert, hält sich
Dörrobst viele Monate. Es sollte sich elastisch und samtig anfühlen und darf auf
Druck keine Flüssigkeit abgeben. Die kür-
zeste Zeit zum Trocknen benötigen Äpfel,
etwa 6–12 Stunden, am längsten dauert
es bei Pfirsichen: bis zu 38 Stunden.

Apfelringe

*Die Temperatur des Backofens sollte von
anfangs 40 °C auf 60–70 °C erhöht und
gegen Ende wieder abgesenkt werden.*

saftige Äpfel
Wasser und Salz
Apfelausstecher und Bambusstäbe

Die Äpfel waschen, schälen und das
Kerngehäuse mit dem Apfelausstecher
entfernen. Die Früchte in Ringe schneiden. Damit die Scheiben nicht braun
werden, auf je 1 l Wasser 1 TL Salz geben
und die Ringe sofort hineinlegen. Vor
dem Trockenvorgang trockentupfen.
Bambusstäbe auf die Breite des Backofens schneiden, dann die Apfelringe
aufreihen. In den Backofen hängen und
bei leicht geöffneter Tür trocknen lassen.

Aprikosen, Pfirsiche und Pflaumen dörren

*Verwenden Sie große Früchte, da das Stein-
obst während des Dörrens schrumpft.*

Pflaumen, Aprikosen, Pfirsiche
Tücher für Backofengitter

Das Obst waschen. Die Pflaumen ganz
lassen, die Aprikosen und Pfirsiche halbieren und von den Steinen befreien.
Backofengitter mit Tüchern bedecken
und das Obst auflegen – Aprikosen und
Pfirsiche mit der Schnittfläche nach
oben. Trocknen wie die *Apfelringe.*

Birnenviertel

*Gut eignen sich Williamsbirnen, die wie die
Apfelringe im Backofen zu trocknen sind.*

Birnen
Wasser und Essig

Birnen waschen, schälen, vierteln und
vom Kerngehäuse befreien. 1 EL Essig
auf je 1 l Wasser geben und die Schnitze
hineinlegen. Auf mit Tüchern bedeckten
Gittern mit der Schnittfläche nach oben
rund 6–8 Stunden trocknen.

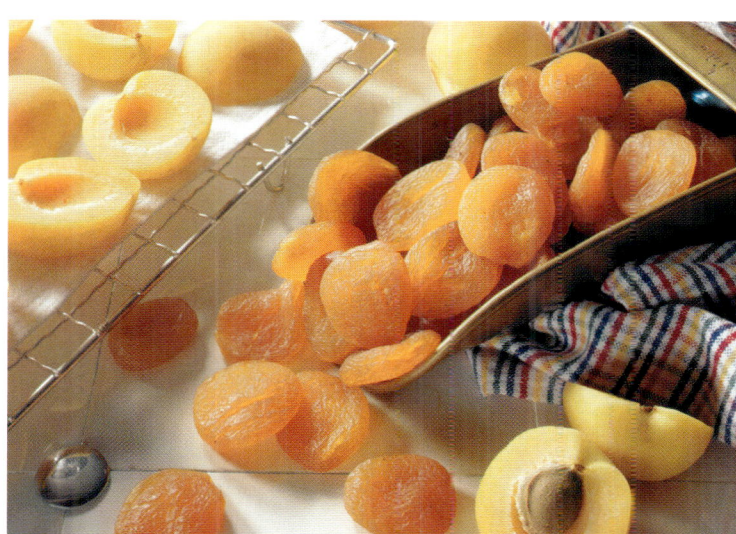

**Aprikosen verlieren beim
Dörrvorgang, der bis zu
2 Tage dauern kann, viel
Wasser und Volumen.**

Gemüse und Pilze dörren

Zum Trocknen von Gemüse eignen sich vor allem Hülsenfrüchte wie Erbsen, Busch- und Stangenbohnen sowie Pilze und Zwiebeln. Wurzelgemüse wie Möhren und Sellerie lassen sich besser in Kisten mit Sand lagern, und die meisten anderen Gemüse werden durch Tiefgefrieren oder Einkochen konserviert. Gemüse, das getrocknet werden soll, ist bald nach der Ernte zu verwerten.

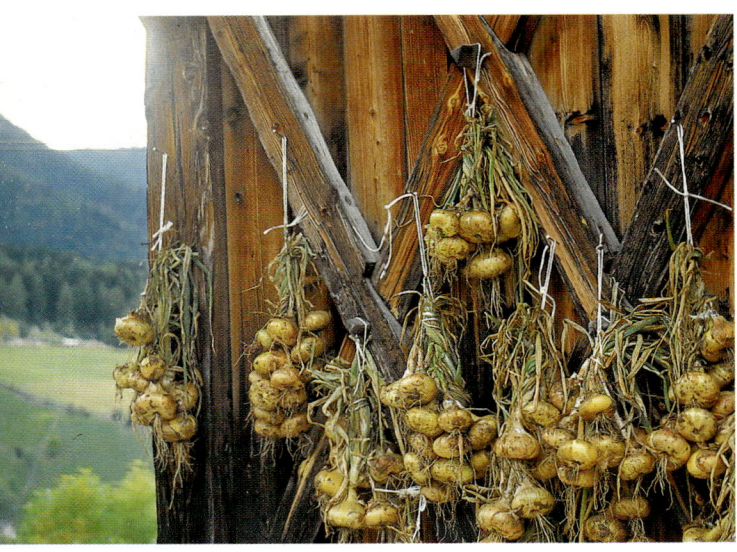

Zwiebeln und Knoblauch lassen sich gut lagern – zu Zöpfen und Bündeln geschnürt oder in Scheiben geschnitten und gedörrt.

Erbsen und Bohnen dörren

Weniger bekannt, aber schmackhaft sind die getrockneten Schoten von Hülsenfrüchten.

Busch- und Stangenbohnen
Wasser

Die Bohnen von den Enden befreien, dann waschen und blanchieren. Dazu das Gemüse in ein Sieb legen. Einen Topf etwa 5 cm hoch mit Wasser füllen, erhitzen und das mit einem Tuch bedeckte Sieb über den Dampf setzen. Das Gemüse einige Minuten blanchieren und dann kurz in viel Eiswasser abschrecken. Trocknen wie die *Apfelringe*.

Getrocknete Erbsen und Bohnen kochen

Trockengemüse wie auch Trockenobst sollte nur bei mittlerer Hitze gekocht werden.

500 g Trockenerbsen oder -bohnen
Wasser
1 TL Natron

Das Gemüse 12 Stunden in eine Schüssel mit kaltem Wasser und Natron legen. Abtropfen lassen, abspülen und dann in Salzwasser weich kochen.

Zwiebelringe

Getrocknete Zwiebelringe sind eine schnell verfügbare Zutat für Saucen und Suppen.

1 kg mittelgroße Zwiebeln
2–3 l Wasser

Die Zwiebeln abziehen, in 0,5 cm dicke Scheiben schneiden und die Ringe teilen. Wasser zum Kochen bringen und die Zwiebeln darin 30 Sekunden blanchieren. Abtrocknen. Im Backofen etwa 3 Stunden trocknen.

Pilze dörren

Als Trockenpilze besonders beliebt sind Steinpilze und Herbsttrompeten. Packen Sie die getrockneten Pilze in kleinen Portionen ab, und verwenden Sie sie zu Braten und Saucen.

frisch gesammelte Pilze
lange, dicke Nadel und Bindfaden

Die Pilze säubern und von den Stielen befreien, große Exemplare in Stücke schneiden. Mit der Nadel auf Bindfäden fädeln, dabei durch die Mitte stechen und nach jedem Pilz einen Knoten knüpfen. Die Fäden zum Dörren an einen warmen Platz hängen.

Die aromatischen Schätze des Gartens trocknen

Kräuter sind in Küche und Haus vielfältig einsetzbar. Sie finden nicht nur beim Kochen Verwendung, sondern viele besitzen auch Heilkräfte oder schaffen durch ihren Duft eine besondere Atmosphäre im Haus. Unübertroffen sind zwar die frischen Kräuter, doch auch getrocknet behalten sie viel von ihrem Aroma und ihrer Heilkraft. Zum Trocknen erntet man die Pflanzen am besten morgens, sobald der Tau verdunstet ist. Je nach Kraut werden einzelne Blätter auf Tüchern oder ganze Stängel in Bündeln an einem luftigen, doch zugleich dunklen Platz im Haus oder draußen getrocknet.

Kleinblättrige Kräuter

Vor dem Trocknen jeden Kräuterzweig sorgfältig untersuchen und beschädigte oder welke Blüten und Blätter entfernen.

**frische Kräuter
2–3 l Wasser
Küchenpapier, Papiertüten**

Die Kräuter bündeln. Das Wasser zum Kochen bringen und die Sträuße kurz eintauchen. Abschütteln und auf Küchenpapier abtropfen lassen. Die Bündel in Papiertüten stecken, damit sie nicht einstauben, dann aufhängen.

Hilfsmittel beim Dörren

- Einen Trockenrahmen kann man leicht selbst bauen, indem man über einen Holzrahmen locker Schnüre flicht und alles mit einem Fliegennetz überzieht.

- Rahmen oder Backofengitter werden mit einem Tuch aus Gaze oder Mull bedeckt. Zum Schutz vor Insekten und Vögeln breitet man über das Trockengut ein zweites Tuch.

- Zum Lagern von Dörrgut sind Blech- oder Aluminiumdosen ungeeignet. Zu empfehlen sind dagegen Schraubgläser, Plastikdosen, Keramikgefäße, Papiertüten, Mull- oder Leinensäcke. Etiketten mit dem Datum und Namen des Füllguts verschaffen einen Überblick.

Wichtig beim Trocknen von Obst, Gemüse und Pilzen

- Dörrobst und -gemüse müssen mindestens 5 Tage nachtrocknen, bevor sie in geschlossene Gefäße kommen.

- Der Trockenvorgang dauert im Freien oder in Trockenschränken zwar länger als im Backofen, erfordert aber weniger Energie, und der Backofen kann anderweitig verwendet werden.

- Ideal zum Dörren sind Umluftherde, in die man mehrere Bleche mit verschiedenem Trockengut gleichzeitig schieben kann.

- Getrocknete Pilze sollte man entweder zu Würzpulver verarbeiten oder vor der Verwendung 12 Stunden in kaltem Wasser einweichen.

- Geschälte Trockenfrüchte halten besser, wenn man beim Abpacken Zucker zwischen die einzelnen Fruchtschichten streut.

Küchenkräuter

- Die Trockenzeit frischer Kräuter hängt von der Dicke der Stiele und der Luftfeuchtigkeit am Trockenplatz ab.

- Harte Blattstängel und -rippen kann man entfernen, indem man die trockenen Kräuter vorsichtig zwischen den Handflächen reibt und die Stiele dann entfernt

Obst und Gemüse einmachen

Kaum jemand kann sich mehr vorstellen, wie es einst im Winter war, wenn weder Südfrüchte noch anderes frisch importiertes Obst und Gemüse aus aller Welt den Speiseplan ergänzten. Wer dagegen früher bei Großmutter in die Speisekammer oder in den Keller ging, konnte sich an gut gefüllten Regalen mit wohl geordneten Einmachglasreihen erfreuen. Rot, gelb, grün – alle Farben des Sommers waren dort vertreten, und so manches Essen mit köstlichem Nachtisch wurde mit diesen Schätzen aus dem Keller angereichert. Und doch gibt es das Einmachen erst rund 100 Jahre, seit Johann Weck das Verfahren des Sterilisierens entwickelt hatte. Seine Erfindung ist in „Einwecken" verewigt – dem geläufigen anderen Begriff für das Einmachen. Bis heute ist seine Methode neben dem Einfrieren die einzige, bei der Gartenprodukte ihren Geschmack und das Aussehen bewahren.

Gelbe Pflaumen sind als Konserven selten erhältlich. Legen Sie sich einen Vorrat an. Mit Zimtstangen und Nelken bekommen die Früchte einen aromatischen Geschmack.

Einmachgläser voller Obst

Jeden Frühsommer beginnt die Zeit des Einkochens. Den Reigen eröffnen die ersten Frühkirschen, dann folgen andere Stein- und Kernobstarten und natürlich Beeren. Es kommt nur frisches und unverletztes Obst infrage. Die Utensilien für das Einkochen sind im Fachhandel erhältlich.

Richtig sterilisieren

Vor dem Sterilisieren müssen Geräte, Einmachgläser, -ringe und -verschlüsse gespült und mit kochendem Wasser übergossen werden. Bis zum Gebrauch stülpt man die Gläser auf ein sauberes Tuch. Sterilisiert wird in einem großen Kochtopf, im Backofen, im Schnellkochtopf oder in einem speziellen Sterilisierapparat.

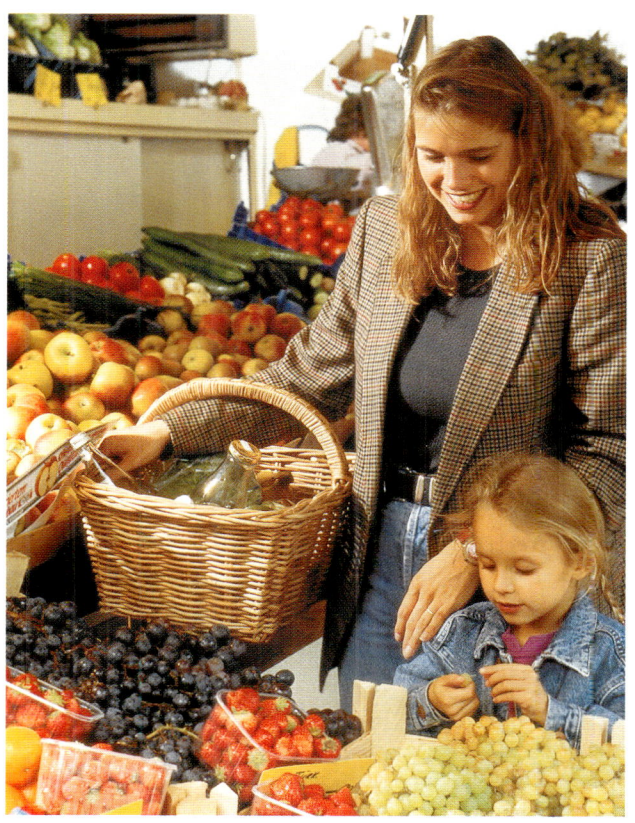

Grundrezept

Dieses Rezept eignet sich beispielsweise für Birnen, aber auch für nahezu alle anderen Obstsorten. Je nach Süße der Früchte variieren die Zuckermenge und, abhängig von der Fruchtbeschaffenheit, die Einkochdauer.

2 kg aromatische Birnen
3–4 l Wasser
200–500 g Zucker

Die Einmachgläser vorbereiten. Die Birnen waschen, schälen, halbieren und vom Kerngehäuse befreien. Wasser aufkochen, darin die Birnen blanchieren, dann in Eiswasser abschrecken und in einem Sieb abtropfen lassen. Die Früchte in Einmachgläser bis etwa 2 cm unter den Rand schichten. In einem Topf 2 l Wasser und Zucker etwa 5 Minuten bei großer Hitze kochen. Über die Früchte gießen, bis diese ganz bedeckt sind. Der Rand der Gläser muss sauber bleiben! Das Glas nach Vorschrift verschließen und etwa 25 Minuten sterilisieren.

Unreife Stachelbeeren

Eingekochte Stachelbeeren eignen sich vorzüglich als Kuchenbelag. Die Beeren sollen ausgewachsen, aber nicht reif sein, damit sie Form und Geschmack besser erhalten.

2 kg Stachelbeeren
Zahnstocher
1 l Wasser
800 g Zucker

Die Stachelbeeren waschen und von den Enden befreien. Jede Frucht mit einem Zahnstocher 5- bis 6-mal einstechen und in eine Schüssel geben. Wasser und Zucker einige Minuten kochen lassen und heiß über die Beeren gießen. Etwa 5 Minuten stehen lassen, bis sie gelb geworden sind. Die Beeren in Gläser füllen, die Lösung nochmals aufkochen, darüber geben und die Gläser verschließen.

Wer keine eigene Ernte verarbeiten kann, findet auch auf dem Markt oder im Fachgeschäft erstklassiges und frisches Obst. Während der Erntesaison ist es am günstigsten.

Kirschenentkerner

Je nach Vorliebe kann man Kirschen entkernen oder mit dem Stein einkochen. Sauerkirschen für Kuchen sollten man ohne Stein verwenden.

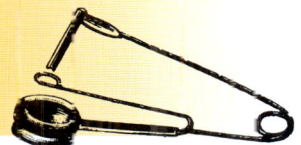

Äpfel mit Pfefferminzblättern

Minze und Vanille verleihen den Äpfeln eine besondere frische Note.

2 kg kleine Äpfel
Saft von 2 Zitronen
500 g Zucker
1 Vanilleschote
¹/₂ Bund frische Pfefferminze

Die Äpfel schälen, halbieren und vom Kerngehäuse befreien. Wasser in einen Topf füllen, die Hälfte des Zitronensafts

Saftige aromatische Äpfel harmonieren besonders gut mit Pfefferminze. Sie werden von dem Geschmack begeistert sein!

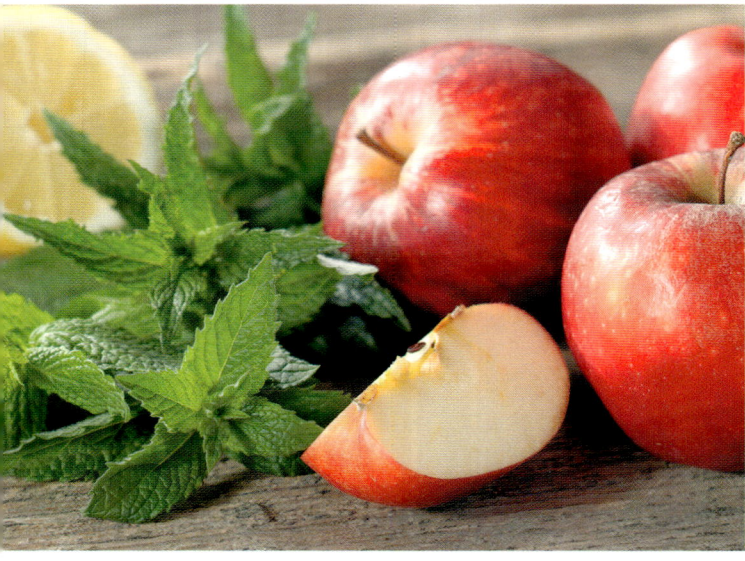

Apfelausstecher sind unentbehrlich bei der Zubereitung von Apfelringen oder Bratäpfeln. Wahlweise kann man das Gehäuse auch mit einem scharfen Messer ausschneiden.

zugießen und die Äpfel etwa 2 Minuten blanchieren. Dann die Früchte in Eiswasser abschrecken. 1 l Wasser mit dem Zucker aufkochen. Inzwischen die Vanilleschote halbieren und das Mark auskratzen. Mit dem restlichen Zitronensaft zum Sirup geben. Die Minze vorsichtig waschen, trockentupfen und in kleine Stücke teilen. Abwechselnd die Kräuter mit den Äpfeln in die vorbereiteten heißen Gläser bis etwa 2 cm unter den Rand schichten und mit dem heißen Sirup bedecken. Zuletzt die Gläser verschließen und 30 Minuten sterilisieren.

Der schnelle Weg

Für ganz Eilige gibt es eine weniger aufwendige Einkochmethode, die bei sorgfältiger Arbeitsweise ähnlich lange Haltbarkeit zur Folge hat wie das Sterilisieren. Dabei wird das Obst in einer Zuckerlösung gegart und dann heiß in Gläser eingefüllt. Das Obst sollte nicht zu weich werden, weil es in den Gläsern nachgart.

Kirschen und Johannisbeeren in Sirup

Fürs Einkochen eignen sich nur große Johannisbeeren. Säubern Sie sorgfältig 3 Einmachgläser und achten Sie darauf, dass diese beim Einfüllen möglichst heiß sind.

1 kg Kirschen
1 kg rote oder schwarze Johannisbeeren
600 g Zucker

Das Obst waschen. Die Kirschen entstielen und entsteinen, die Johannisbeeren abstreifen. 1 l Wasser mit dem Zucker aufkochen, dann zuerst die Kirschen 5 Minuten und zuletzt die Johannisbeeren 2 Minuten mitkochen. Obst mit dem Sirup sofort in die heißen Gläser füllen, diese verschließen und abkühlen lassen.

Himbeeren in Sirup

Bewahren Sie Gläser mit dunklen Früchten an einem kühlen dunklen Ort auf.

2 kg Himbeeren
600 g Zucker

Die Beeren waschen und trockentupfen. 1 l Wasser und Zucker aufkochen. Die Beeren darin 4–6 Minuten dünsten. Mit dem Schaumlöffel in Gläser füllen. Den Sirup nochmals zum Kochen bringen, über die Beeren gießen und verschließen.

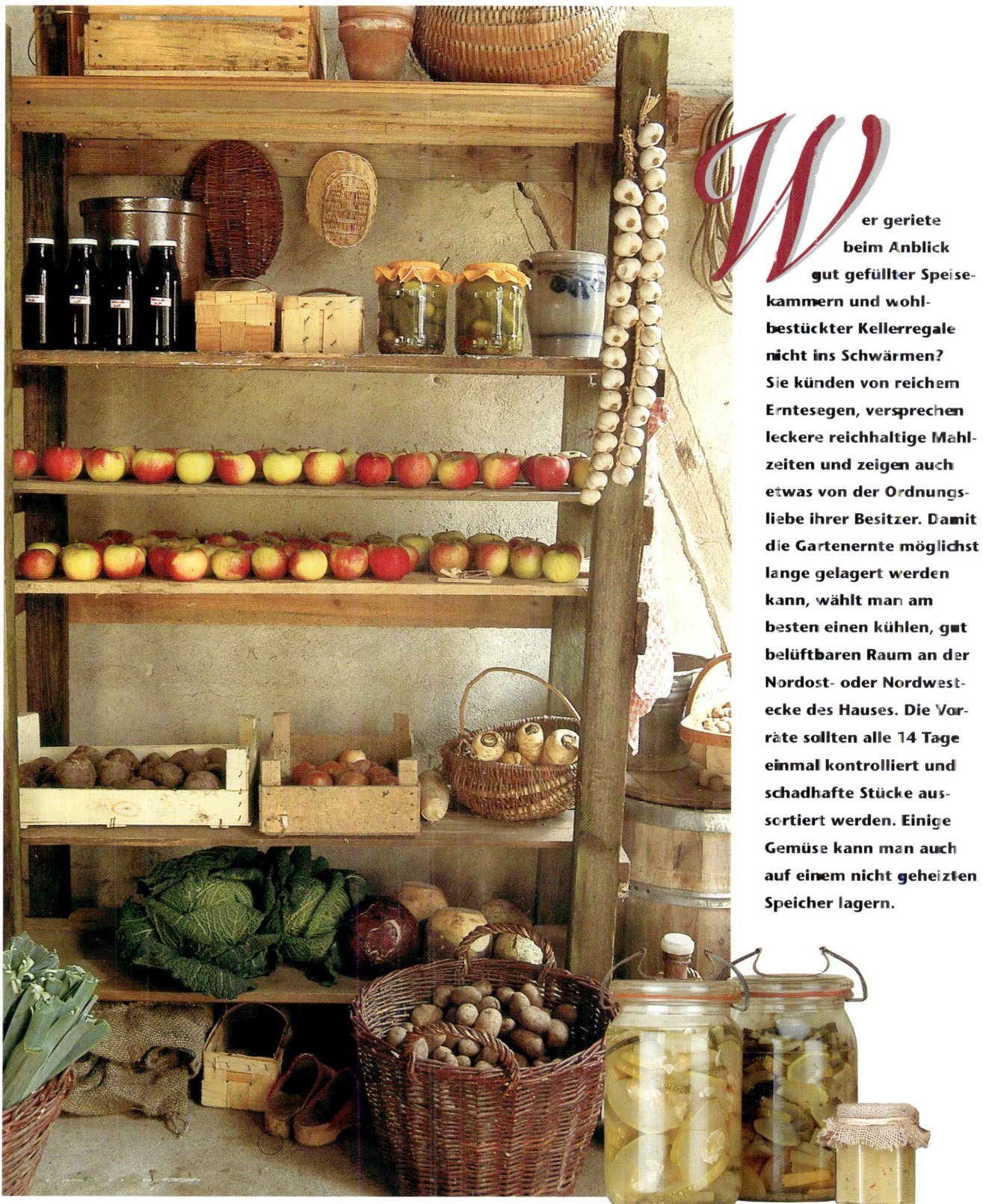

Wer geriete beim Anblick gut gefüllter Speise-kammern und wohl-bestückter Kellerregale nicht ins Schwärmen? Sie künden von reichem Erntesegen, versprechen leckere reichhaltige Mahl-zeiten und zeigen auch etwas von der Ordnungs-liebe ihrer Besitzer. Damit die Gartenernte möglichst lange gelagert werden kann, wählt man am besten einen kühlen, gut belüftbaren Raum an der Nordost- oder Nordwest-ecke des Hauses. Die Vor-räte sollten alle 14 Tage einmal kontrolliert und schadhafte Stücke aus-sortiert werden. Einige Gemüse kann man auch auf einem nicht geheizten Speicher lagern.

Der gute Rat

Gefäße und Geräte zum Einmachen

🌿 Neben Gläsern mit Schnappverschluss sind solche mit Schraubdeckel erhältlich.

🌿 Die Gläser dürfen sich beim Sterilisieren nicht berühren. Um den Abstand zu gewährleisten, kann man sie mit Tüchern umwickeln.

🌿 Alle benutzten Geräte und Gefäße müssen peinlich sauber sein. Nach dem Spülen werden sie nicht abgetrocknet, damit keine Flusen an ihnen hängen bleiben.

Allerlei zum Obsteinmachen

🌿 Ganze oder halbierte Früchte behalten ihr Aroma, wenn sie vor dem Sterilisieren mit kochendem Zuckerwasser übergossen werden. Der Zusatz von Zucker ist nicht unbedingt notwendig.

🌿 Reineclauden und Mirabellen werden gewaschen, entstielt und 10 Minuten in Wasser gekocht. Dann nimmt man sie mit einem Schaumlöffel heraus und füllt sie in Gläser. Sie werden luftdicht verschlossen und 10 Minuten bei 100 °C sterilisiert.

🌿 Weiche Früchte wie Brombeeren, Johannisbeeren, Maulbeeren und Himbeeren sollten verlesen und enthülst oder entstielt werden.

🌿 Luftblasen, die beim Einfüllen des Obstes und Wassers entstehen, kann man mit einem Kochlöffelstiel lösen.

🌿 Zum Einmachen wird Rhabarber gesäubert, in 5 cm lange Stücke geschnitten und über Nacht in heißem Sirup eingeweicht.

🌿 Statt mit Zuckersirup können die Gläser auch mit heißem Obstsaft gefüllt werden.

Wissenswertes über das Eingemachte

🌿 Um zu kontrollieren, ob die Gläser luftdicht verschlossen sind, lösen Sie den Verschluss und heben das Glas an den Deckelrändern an. Der Deckel darf sich nicht lösen.

🌿 Einteilige Schraubverschlüsse wölben sich in der Mitte nach innen, wenn sich das Vakuum gebildet hat.

🌿 Die Gläser müssen regelmäßig überprüft werden. Wenn das Eingemachte farblos geworden ist, wenn sich Schaum bildet, Flüssigkeit austritt oder die Ringe nicht passgenau sitzen, verdirbt der Inhalt, und das Glas muss ausgemustert werden.

Gemüse einmachen

Nicht nur süße Früchte, auch Gemüse finden den Weg ins Einmachglas. Hier gilt ebenso: Das Gemüse muss sorgfältig gesäubert, zerkleinert, jedoch zuvor in kleinen Mengen in Salzwasser gekocht werden. Klein geschnittenes Gemüse darf nicht zu dicht gepackt sein, da es sonst gären kann. Das Kochwasser mit den wertvollen Nährstoffen aus den Pflanzen eignet sich gut zum Auffüllen der Gläser.

Schwarzwurzeln

Dieses altbekannte Wurzelgemüse schmeckt als Beilage zu Braten vorzüglich.

2 kg Schwarzwurzeln
Wasser
3 TL Salz

Schwarzwurzeln mit Handschuhen schälen und in Zitronenwasser legen. Wasser und Salz erhitzen. Das Gemüse darin weich kochen, in Gläser füllen und 75 Minuten bei 90 °C sterilisieren.

Abwechslung auf den Speiseplan bringen im Winter Kirschtomaten in Basilikum.

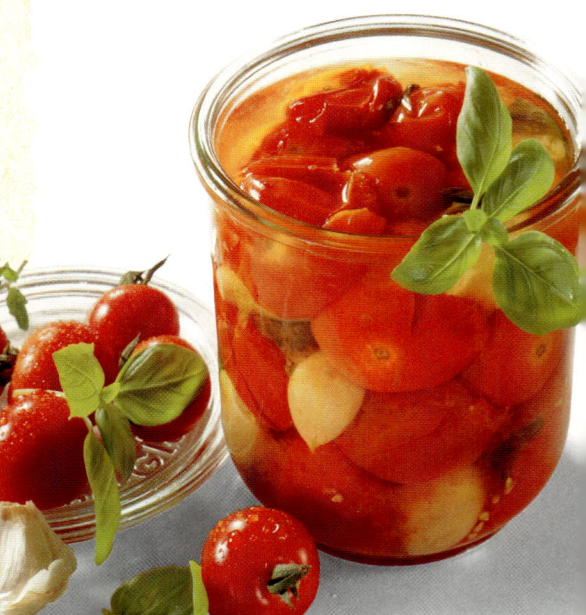

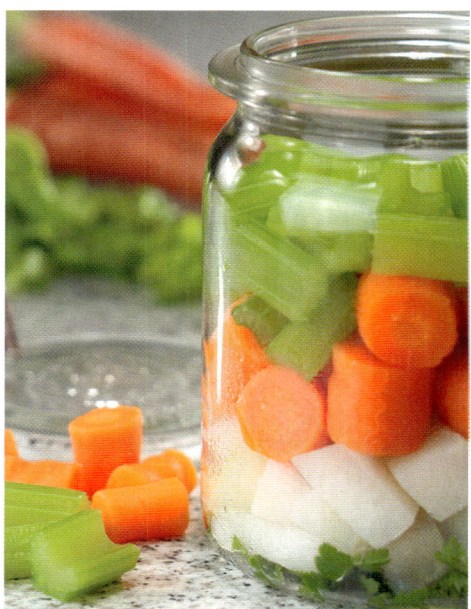

Knackiges Gemüse behält sein Aroma, wenn es mit Salzwasser übergossen wird. Mit Sahne und Gewürzen verfeinert ergibt es eine schmackhafte Beilage.

Suppengemüse

Mit diesem eingemachten Gemüse haben Sie die Grundzutaten für eine schnelle Suppe.

*je 500 g Möhren, Kohlrabi und
Stangensellerie
200 g Petersilienwurzel
1 TL Salz
1 großes Bund glatte Petersilie*

Möhren und Kohlrabi schälen und waschen. Selleriestangen waschen und von den Blättern befreien. Das Gemüse in etwa 3 cm große Stücke schneiden. Wasser mit Salz aufkochen. Nacheinander jedes Gemüse darin blanchieren, in Eiswasser abschrecken und auf einem Tuch trocknen lassen. Petersilie waschen, in zwei Bunde teilen und zusammenbinden. In jedes Glas ein Bund geben und das Gemüse schichtweise einfüllen. 1 l Wasser mit dem Salz aufkochen, so über das

Gemüse gießen, dass oben ein 1 cm breiter Rand bleibt. Die Gläser verschließen und bei 115 °C eine Stunde sterilisieren.

Kirschtomaten mit Basilikum

Zaubern Sie einen Hauch südliche Atmosphäre auf Ihren Esstisch. Die Menge der Zutaten reicht für ein 1-Liter-Glas.

*1 kg Kirschtomaten
je 1 TL Salz und Zucker
frisches Basilikum
5 Knoblauchzehen*

Die Tomaten waschen und mit einem Zahnstocher einstechen. Das Glas vorbereiten. Basilikum waschen und die Knoblauchzehen abziehen. Tomaten einfüllen, dazwischen Basilikumblättchen und Knoblauch, Salz und Zucker zufügen. Den Deckel aufs Glas legen, aber nicht verschließen. Das Glas auf ein mit Pappe belegtes Backblech stellen und bei 120 °C im Backofen 45 Minuten erhitzen, dann verschließen und abkühlen lassen.

Der Mittelpunkt im Haus

„Die Küche als Werkstätte für die Zubereitung der Nahrungsmittel spielt im Haushalt eine außerordentlich wichtige Rolle." (Aus einem alten Haushaltsbuch)

In der Küche wurde einer zweckmäßigen praktischen Einteilung stets große Beachtung geschenkt. Dabei ist die Grundeinrichtung – Herd, Spültisch, Arbeitstisch, Geschirr- und Lebensmittelschränke – über die Jahre hinweg trotz Elektrifizierung und wechselndem Küchendesign die Gleiche geblieben.

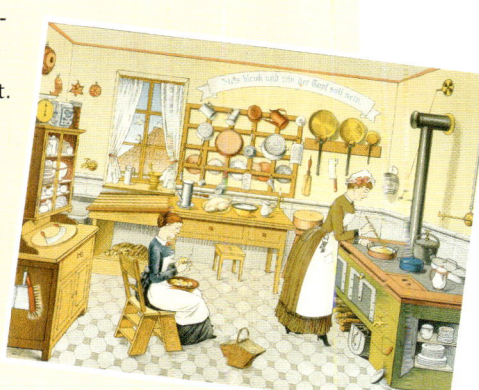

Eisschüssel mit Blüten

Diese originelle Dekoration wird bei Ihren Gästen sicher große Bewunderung hervorrufen. Sie eignet sich zum Kühlhalten von Früchten, Butter oder Speiseeis.

Für die Herstellung der Eisschüssel brauchen Sie zwei Schüsseln aus Glas oder rostfreiem Stahl – eine kleinere und eine größere. Die beiden Schüsseln werden ineinander gestellt, wobei der Zwischenraum etwa 2,5 cm betragen sollte. Erst nachdem das eingefüllte Wasser gefroren ist, kommen die im Eis eingeschlossenen Blumen, Blätter oder Kräuter zur Geltung. Für die auf dem Foto gezeigten Beispiele wurden einmal blaue und weiße Blüten mit Kräutern gemischt und einmal Rosenblütenblätter mit Kamillenblüten. Entscheidend für die Wirkung ist die Verteilung der Blüten und Blätter im Wasser zwischen den Schüsseln. Auf die

Wasseroberfläche legt man besonders attraktive Blüten. Bei der Ablösung der Eisschüssel müssen Sie sehr behutsam sein. Dazu werden die Glas- oder Stahlschüsseln etwas erwärmt. Danach stellt man die Eisschüssel wieder ins Gefrierfach, bis der Tisch gedeckt wird. Ein dekorativer Teller als Untersetzer fängt das Schmelzwasser auf.

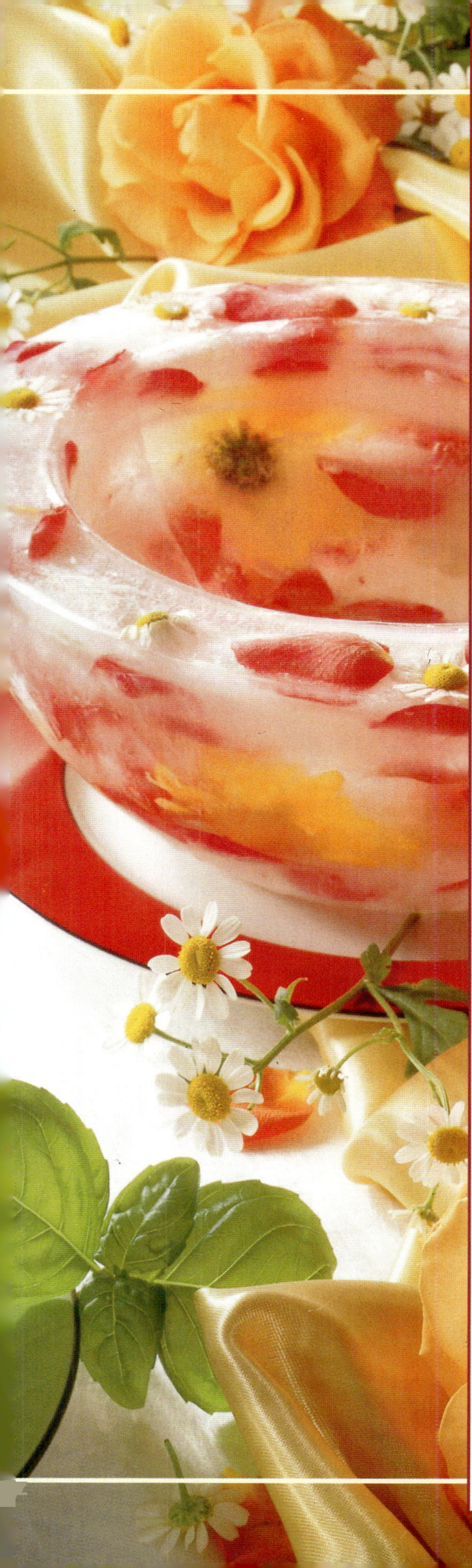

Eisschüssel –
so wird sie gemacht

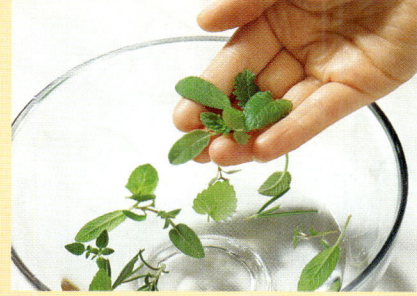

In eine große Schüssel eine Hand voll Blüten und etwa 4 cm Wasser geben. Die Schüssel ins Gefrierfach stellen. Sie muss eben stehen.

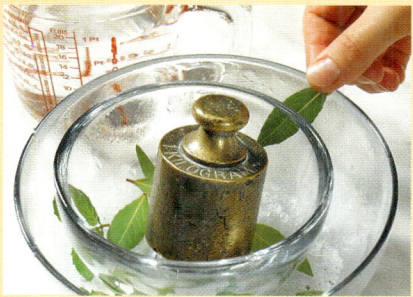

Eine kleinere Schüssel auf das entstandene Eis stellen und mit einem Gewicht beschweren. Zwischenraum mit Wasser füllen, weitere Blüten oder Blätter in das Wasser geben und gleichmäßig verteilen. Beide Schüsseln ins Gefrierfach stellen.

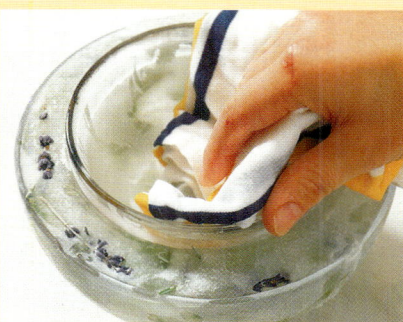

Wieder herausnehmen und die kleine Schüssel mit einem warmen Tuch auswischen. Die große in lauwarmes Wasser tauchen und umdrehen, damit sich die Eisschale löst. Bis zum Gebrauch ins Gefrierfach legen.

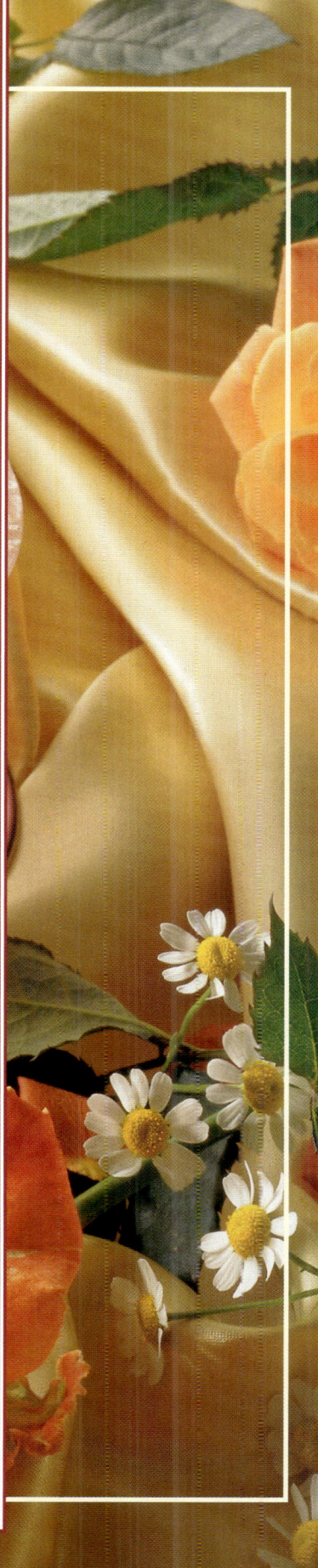

Pikantes in Salz, Essig und Öl

Was haben Salz, Essig und Öl gemeinsam? – Sie behindern die Arbeit unerwünschter Mikroorganismen und sorgen so dafür, dass Gemüse und Obst, mit viel Salz sogar auch Fleisch, nicht verderben. Zudem erhält man durch diese Konservierungsmöglichkeiten allerlei Würzig-Pikantes. Vor allem ist diese Methode des Haltbarmachens gesund, denn sie schont die Inhaltsstoffe der Gemüse. Heute ist es zwar nicht mehr lebensnotwendig, sich schon im Sommer Vorräte für den Winter anzulegen, weil preiswerte Konserven oder Tiefkühlkost in Hülle und Fülle erhältlich sind. Wer aber den Geschmack von selbst Gemachtem oder Eingelagertem mit dem gekaufter Ware vergleicht, wird den Unterschied feststellen und die eigenen Konserven vorziehen, zumal man sie ganz nach Belieben würzen kann. Außerdem ist es beruhigend, wenn man weiß, welche Zutaten man verwendet hat. Wie wäre es also, wenn Sie sich an einem Wochenende entschließen, Essiggürkchen oder Sauerkraut anzusetzen?

Eingesalzene Stangenbohnen schmecken viel besser als tiefgekühlte und sind kaum von frischen Bohnen zu unterscheiden.

Mit Salz gegen Verderbnis

Wird wie beim Einsalzen oder Pökeln viel Salz verwendet, verhindert dies die Bildung von Schimmel und Fäulnisbakterien. Bei geringerer Konzentration fördert Salz dagegen die Arbeit von Milchsäurebakterien, vorausgesetzt die Gärung kann sich unter Luftausschluss entwickeln. So entsteht z.B. Sauerkraut aus Weißkohl, indem man den fein geschnittenen Kohl salzt und stampft, bis Flüssigkeit austritt. Die dem Gemüse anhaftenden Bakterien erledigen den Rest, und der Kohl wird milchsauer vergoren. Um unerwünschte Prozesse zu vermeiden, muss das Gärgut ganz in der Flüssigkeit liegen und luftdicht abgeschlossen sein. Früher beschwerte man dazu z.B. den Kohl mit einem Gewicht und verschloss das Gefäß luftdicht. Am besten eignet sich dafür ein unlasierter Steinguttopf. Heute sind sogar spezielle Töpfe für Milchsaures erhältlich.

Bohnen

Zum Festdrücken der Bohnen eignen sich nur Holzlöffel oder -stampfer.

1,5 kg junge Stangenbohnen
500 g Salz

Die Bohnen waschen, putzen und trocknen. Dann in etwa 2,5 cm lange Stücke schneiden. In den Topf abwechselnd eine etwa 1,5 cm dicke Salzschicht und eine etwa 2,5 cm dicke Schicht Bohnen füllen, dabei jede Schicht fest andrücken; mit einer Lage Salz abschließen. Obenauf eine umgedrehte Untertasse legen, damit die Bohnen mit Salz bedeckt bleiben. Ein Tuch lose über den Topf decken. 24 Stunden stehen lassen. Hat sich kein Saft gebildet, Salzwasser einfüllen. Bei 3–4 °C aufbewahren. Das Tuch öfter wechseln.

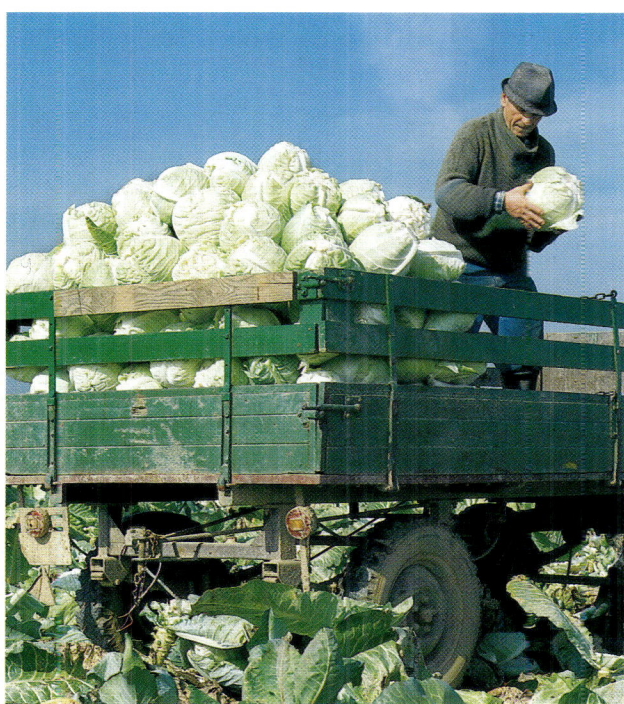

Sauerkraut

Sauerkraut enthält viel Vitamin C und andere Pflanzenstoffe, die krebserzeugende Substanzen unschädlich machen können.

2,5 kg Weißkohl
3 EL Salz

Die festen Kohlköpfe von den welken Blättern befreien, waschen und fein hobeln. Die Strünke wegwerfen, die Kohlstreifen abwechselnd mit dem Salz in einen Steinguttopf einfüllen. Jede Lage kräftig feststampfen. Alles mit einem Teller und einem Tuch bedecken und mit einem sauberen, schweren Gewicht abschließen. Das Gewicht soll den entstehenden Saft nach oben drücken. 10 Tage warm, dann 4–6 Wochen kühl stehen lassen. Regelmäßig den Schaum abschöpfen. Wenn keine Luftblasen mehr nach oben steigen, wird der Topf mit einem sauberen Tuch bedeckt und mit einem Deckel fest verschlossen.

Wenn im Herbst der Kohl geerntet und eingefahren wird, liegt über den Feldern ein unverwechselbarer Duft. Doch die Arbeit ist damit nicht zu Ende. Die Kohlköpfe werden fein geschnitten, gesalzen und der Milchsäuregärung überlassen.

Bohnenhobel

Die mühsame Arbeit des Schnippelns erledigte dieser Haushaltshelfer im „Handumdrehen". Bei großen Mengen war dies eine echte Entlastung.

Saures – die würzige Abwechslung

Essig konserviert Lebensmittel und verleiht ihnen einen delikaten Geschmack. Er eignet sich zwar nicht für alle Obst- und Gemüsesorten, aber für die Konservierung von Gurken, kleinen grünen Gürkchen (Cornichons) oder von Kürbissen gibt es kaum eine wohlschmeckendere Alternative. 4%iger bis 6%iger Weinessig ist sehr zu empfehlen, aber auch Obstessig ist dafür geeignet.

Heiß oder kalt?

Man unterscheidet die Kalt- und die Heißkonservierung. In beiden Fällen sind die Konservierungsmittel Essig und Salzlake,

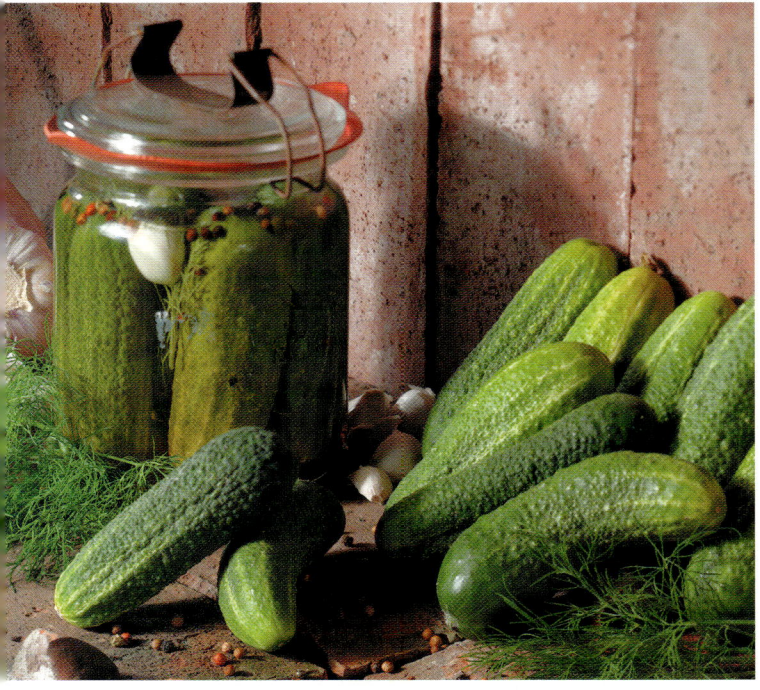

Es gibt viele Gurkensorten – fragen Sie beim Kauf nach Einlege- oder Delikatessgurken. Die Ware sollte in jedem Fall möglichst frisch und fest sein.

denen nach Geschmack Kräuter, Gewürze oder Zucker hinzugefügt werden. In Essig Eingelegtes sollte rasch verzehrt oder sterilisiert werden. Und es sollte nach Möglichkeit nicht mit Metallbesteck aus dem Glas genommen werden.

Essiggurken kalt konservieren

Diese Zubereitung ähnelt der Gärung des Sauerkrauts, man verwendet jedoch eine stärker konzentrierte Lösung aus Salz, Essig und Gewürzen.

> *2 kg Delikatessgurken*
> *2 l Wasser*
> *50 g Salz*
> *1/4 l Essig*
> *15 Dill- oder Fenchelstängel*
> *30 Pimentkörner*

Die Gurken waschen und abbürsten. Wasser, Salz und Essig mischen. Die Hälfte der Gewürze in ein Gefäß von 4 l Fassungsvermögen geben und die Gurken darauf schichten. Dann die restlichen Gewürze zugeben und die Essig-Salz-Lake darüber gießen. Mit einem umgedrehten Teller beschweren, damit die Gurken ganz von der Flüssigkeit bedeckt sind. 1–3 Wochen gären lassen, dabei täglich den Schaum abschöpfen, bis keine Blasen mehr aufsteigen. Dann 3 Wochen an einem kühlen Ort bei 3–4 °C aufbewahren.

Eingemachter Kürbis

Früher fehlte der aparte, süßsauer eingemachte Kürbis in keinem Vorratsregal.

> *1 Kürbis von etwa 500 g*
> *1/2 l Essig*
> *1 Zuckerhut (500 g)*
> *Ingwerpulver*

Den Kürbis waschen und halbieren. Die Kerne entfernen und das Kürbisfleisch in Würfel schneiden. In den Essig legen. Den Zucker mit knapp 1 l Wasser auflösen. Ingwer und Kürbis zufügen. Kochen lassen, bis der Kürbis glasig wird. Den Kürbis in ein Glas füllen. Den Saft dick einkochen und darüber gießen.

Der gute Rat

Genießen Sie Ihr Eingemachtes.

- Sauerkraut wirkt am besten, wenn man es roh isst; dann reinigt es Magen und Darm, stärkt die Nerven und fördert die Blutbildung.

- Zum Trockenkonservieren mit Salz sollte man kein Tafelsalz verwenden. Grobkörniges Meersalz ist ideal, aber teuer. Eine Alternative ist grobes Kochsalz.

Haltbarmachen mit Essig und Öl – so gelingt es bestimmt.

- Beim Einkochen mit Essig keine Aluminiumtöpfe oder solche aus empfindlichen Metallen wie Kupfer und Messing verwenden. Die Essigsäure greift diese Metalle an und setzt gesundheitsschädliche Substanzen frei, die in die Lebensmittel eindringen.

- Gläser mit metallenen Verschlüssen sind für Sauerkonserven ungeeignet.

- Süße Früchte lassen sich am besten einlegen: Birnen, Hagebutten, Himbeeren, Johannisbeeren, Sauerkirschen, Melonen, Zwetschgen, Pflaumen und Trauben.

- Das Öl von aufgebrauchten, mit Kräutern eingelegten Lebensmitteln nicht wegschütten, sondern zum Würzen von Salaten und Gemüse verwenden.

Birnen in Rotweinessig

Kreuzfahrer brachten die saftigen Früchte aus Persien nach Europa. Mittlerweile gehören sie hier zum meistgekauften Obst.

1 unbehandelte Zitrone
600 ml Rotweinessig
1 Stück frische Ingwerwurzel
2 Zimtstangen
1 Lorbeerblatt
1/2 EL Nelken
450 g Zucker
1 kg Birnen

Die Zitrone waschen, trockentupfen und die Schale abziehen. Die Schale mit den anderen Zutaten außer den Birnen in einen Topf geben und bei niedriger Temperatur erhitzen, bis sich der Zucker aufgelöst hat. In der Zwischenzeit die Birnen schälen. Dann in den Essigsud geben und köcheln lassen, bis die Birnen weich sind. Birnen und Zimtstangen in Gläser füllen. Den Saft köcheln lassen, bis er eingedickt ist. Kochend heiß über die Birnen gießen und einen 2 cm breiten Rand lassen. Die Gläser fest verschließen und 20 Minuten sterilisieren.

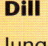

Dill

Junge Dillblüten verleihen eingelegten Gurken ein feines Aroma, die fein gefiederten Blätter würzen Fischgerichte und frische gemischte Salate.

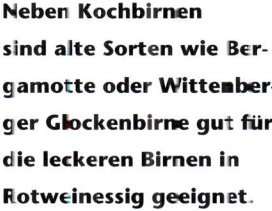

Neben Kochbirnen sind alte Sorten wie Bergamotte oder Wittenberger Glockenbirne gut für die leckeren Birnen in Rotweinessig geeignet.

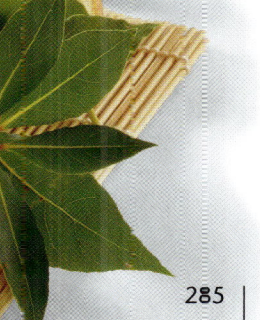

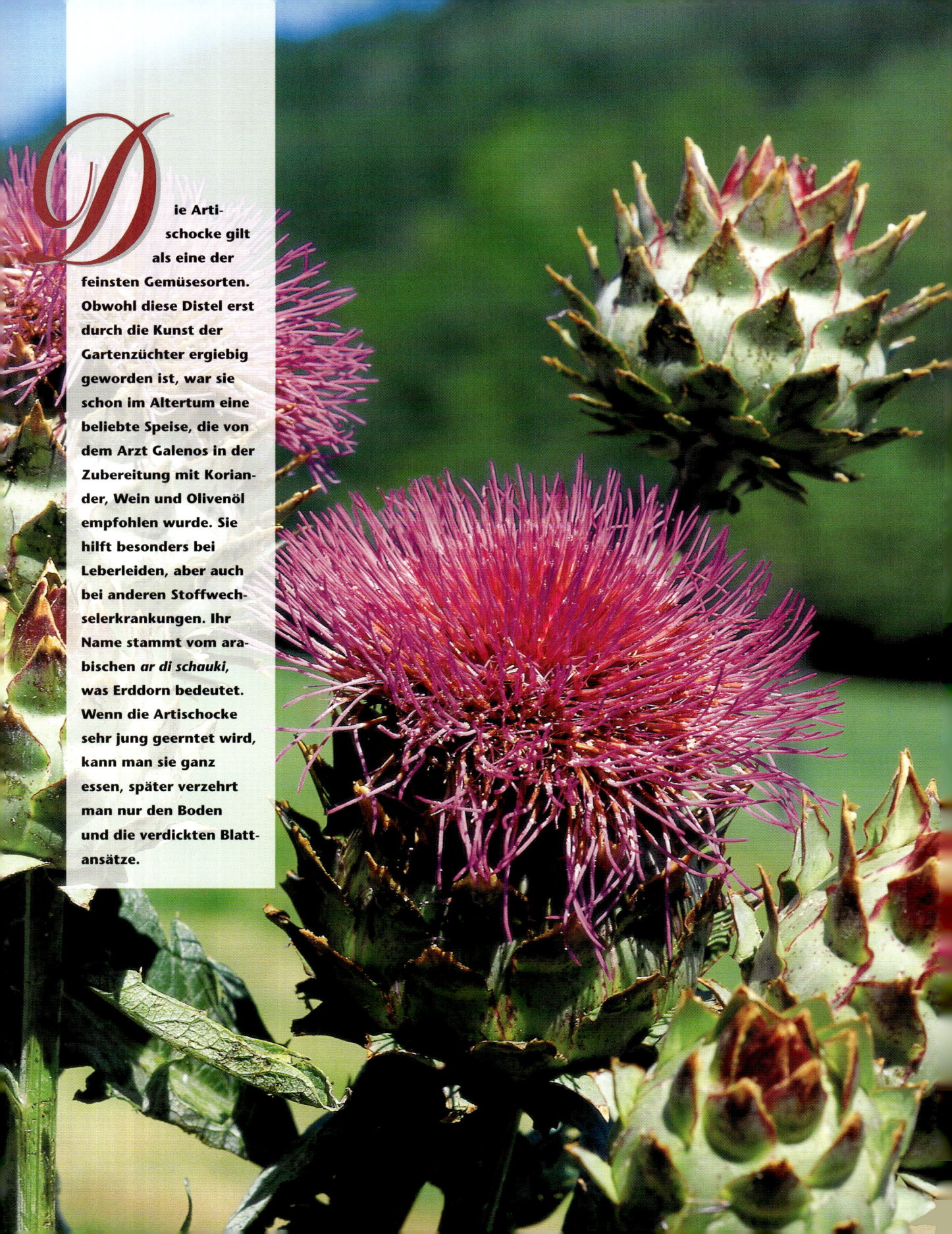

*D*ie Artischocke gilt als eine der feinsten Gemüsesorten. Obwohl diese Distel erst durch die Kunst der Gartenzüchter ergiebig geworden ist, war sie schon im Altertum eine beliebte Speise, die von dem Arzt Galenos in der Zubereitung mit Koriander, Wein und Olivenöl empfohlen wurde. Sie hilft besonders bei Leberleiden, aber auch bei anderen Stoffwechselerkrankungen. Ihr Name stammt vom arabischen *ar di schauki*, was Erddorn bedeutet. Wenn die Artischocke sehr jung geerntet wird, kann man sie ganz essen, später verzehrt man nur den Boden und die verdickten Blattansätze.

Köstlichkeiten in Öl

Wenn man in alten Kochbüchern liest, taucht Öl als Küchenfett kaum auf. Unsere Großmütter setzten Öle weit häufiger als Heilmittel ein, z. B. bei der Behandlung von Darm- und Gallebeschwerden. Erst Mitte der 20er-Jahre ersetzte das Öl nach und nach die Butter in der Küche. Man hatte erkannt, dass pflanzliche Fette gesünder sind als tierische, da sie weniger Cholesterin enthalten. Heute ist vor allem das Olivenöl seines Geschmacks und seiner Bekömmlichkeit wegen sehr beliebt.

Artischocken in Öl

Verwenden Sie längliche junge Artischocken und kaltgepresstes Olivenöl.

5–8 Artischocken
Saft von 3 Zitronen
3 EL Salz
1 EL schwarze Pfefferkörner
2 Lorbeerblätter
1/2 l trockener Weißweinessig
1 unbehandelte Zitrone
1 l Olivenöl

Die Spitzen der Artischockenblätter abschneiden, die Samenfäden im Inneren mit einem Löffel auskratzen und die Stiele kürzen. Zitronensaft in eine Schüssel mit Wasser geben und die Artischocken hineinlegen, damit sie nicht anlaufen. Salz, Pfeffer, Lorbeerblätter, Essig und 1/2 l Wasser aufkochen. Die Artischocken vierteln, im Sud etwa 20 Minuten kochen. Die Gewürze herausnehmen, ins Glas füllen, dann die abgekühlten Artischocken ausdrücken und dazugeben. Die unbehandelte Zitrone waschen, in Scheiben schneiden, zu den Artischocken geben und mit Öl übergießen. Dunkel und kühl eine Woche stehen lassen.

Eingelegte Tomaten

Trocknen Sie die Tomaten bei gutem Wetter in der Sonne, damit sie noch aromatischer werden. Sonst dörren Sie sie im Backofen, wie im Rezept „Apfelringe", S. 271, beschrieben. Die eingelegten Tomaten können Sie mit und ohne Kräuter anrichten.

2 kg reife, feste kleine Tomaten
1/4 l Weißweinessig
1 Knolle Knoblauch
nach Belieben Basilikum, Salbei,
Thymian, Petersilie
1 l Olivenöl, kaltgepresst

Die Tomaten waschen, trockentupfen, halbieren und trocknen. Den Essig mit 1/4 l Wasser mischen und die Tomaten darin kurz liegen lassen. Die Knoblauchzehen abziehen. Nach Belieben Basilikum-, Salbei-, Thymian- und oder Petersilienzweige waschen und trockentupfen. Tomaten, Knoblauch und Kräuter in ein Glas schichten. Das Öl darüber gießen und das Glas verschließen.

Öl aus alten Pressen

Wenn im Winter die Oliven geerntet werden, herrscht in den kleinen traditionellen Ölmühlen am Mittelmeer reger Betrieb. Beinahe rund um die Uhr drehen sich die Mahlsteine.

Durch Zerreiben und Auspressen der Oliven entsteht zunächst eine Paste, die weiteren Behandlungen unterzogen wird. Aus dieser ersten Pressung stammt das hochwertigste Olivenöl, *extra vergine* oder „natives Olivenöl extra" genannt. Dieses kaltgepresste Öl, das in verhältnismäßig geringen Mengen anfällt, wird nur mechanisch gereinigt und gefiltert, aber nicht raffiniert.

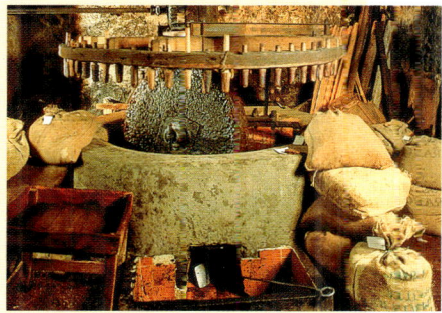

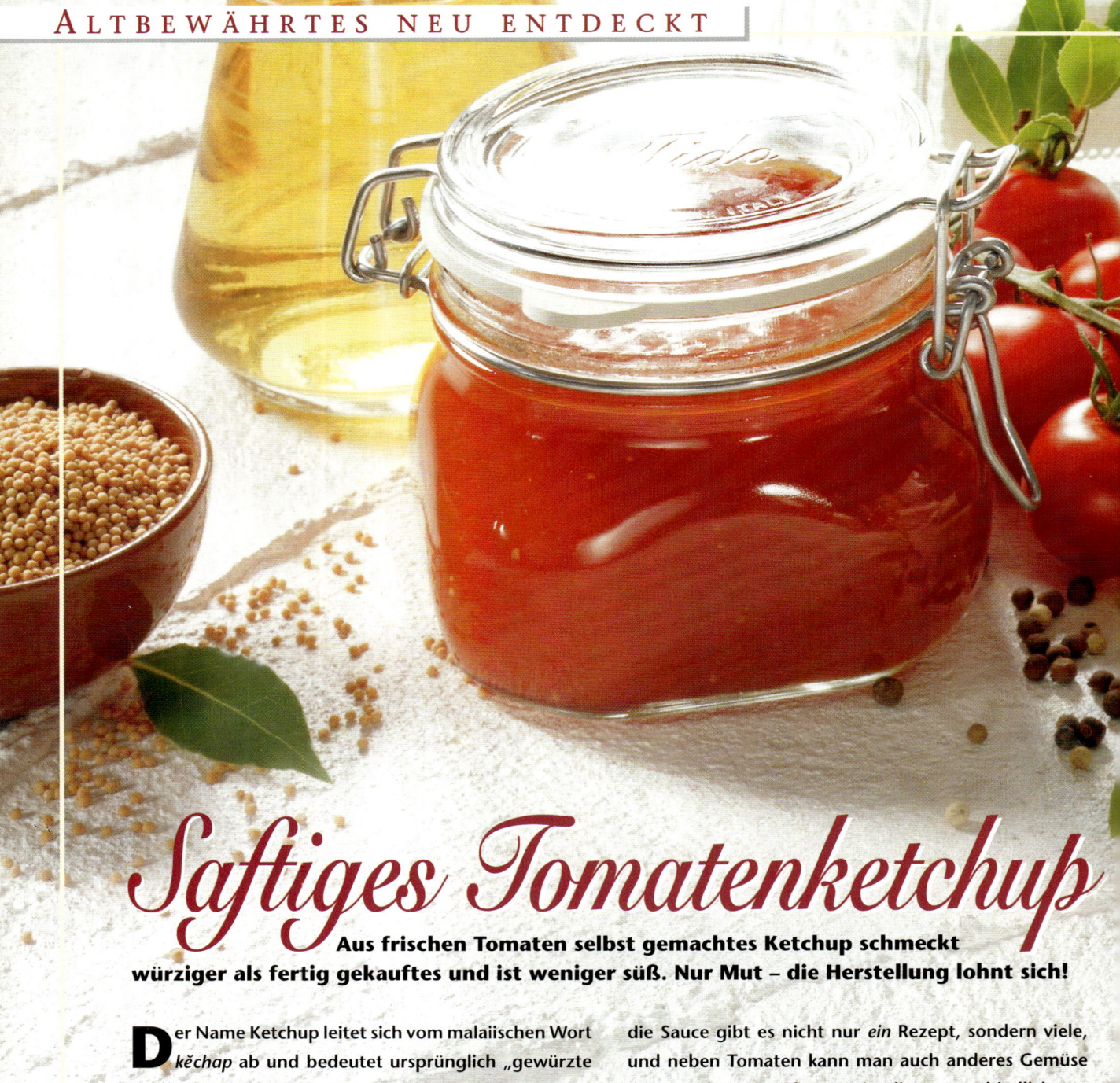

Saftiges Tomatenketchup

Aus frischen Tomaten selbst gemachtes Ketchup schmeckt würziger als fertig gekauftes und ist weniger süß. Nur Mut – die Herstellung lohnt sich!

Der Name Ketchup leitet sich vom malaiischen Wort *kĕchap* ab und bedeutet ursprünglich „gewürzte Fischtunke". Heute versteht man darunter eine säuerliche Sauce aus Tomaten oder Tomatenmark mit Gewürzen. Von Asien kam sie im 18. Jahrhundert nach Europa und gelangte von dort in die Vereinigten Staaten, wo sie zur beliebtesten Fertigsauce aufstieg. Mancher Gourmet rümpft beim Gedanken an Tomatenketchup die Nase – zu Unrecht, denn selbst gemacht ist es eine Delikatesse! Für die Sauce gibt es nicht nur *ein* Rezept, sondern viele, und neben Tomaten kann man auch anderes Gemüse und sogar Obst sowie die unterschiedlichsten Gewürze verwenden. Essig sorgt für den gewünschten säuerlichen Geschmack, während trockener Rotwein Ketchup verfeinert. Vor der Zubereitung größerer Mengen müssen die Einmachgläser sterilisiert werden. In diesem Fall hält Ketchup 4–5 Monate.

Tomatenketchup – so wird's gemacht

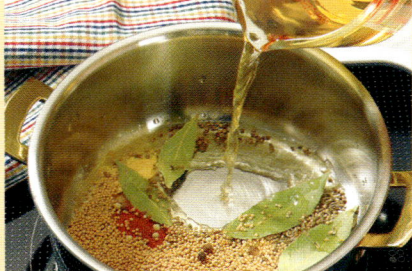

4 Lorbeerblätter, 16 Pfefferkörner, 2 EL Senfkörner, 1 TL Kümmel in einen Topf legen, mit $\frac{1}{4}$ l Apfelessig übergießen. Bis kurz vor dem Sieden erhitzen. Durch ein Sieb schütten.

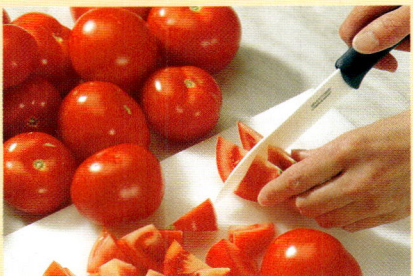

4 kg Tomaten in Viertel schneiden. Ohne Wasser bei kleiner Hitze kochen, bis sich die Schale löst. Durch ein Sieb rühren. 500 g Zwiebeln mit etwas Wasser weich kochen und pürieren. Dann mit 500 g Zucker, 150 g Salz, 200 ml Öl und 200 ml Essig bei schwacher Hitze unter Rühren kurz köcheln lassen.

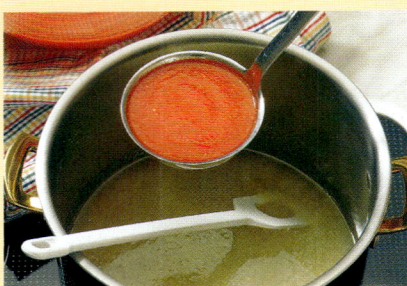

Die Tomatensauce hinzufügen, unter Rühren zum Kochen bringen und den Würzessig unterrühren. Etwa 30 Minuten zu einer dicken Masse köcheln lassen und in Einmachgläser füllen.

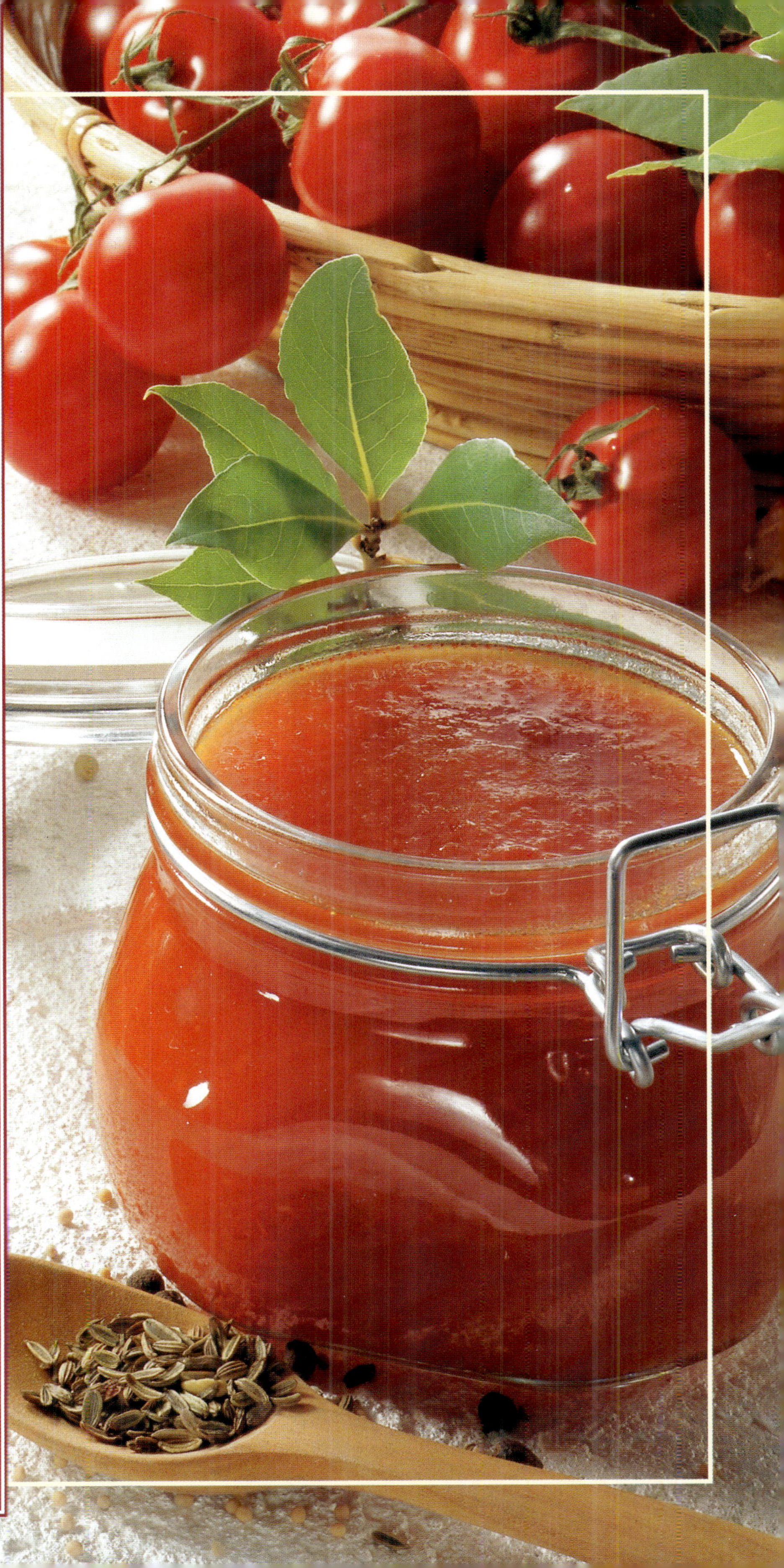

Saft und Sirup selbst gemacht

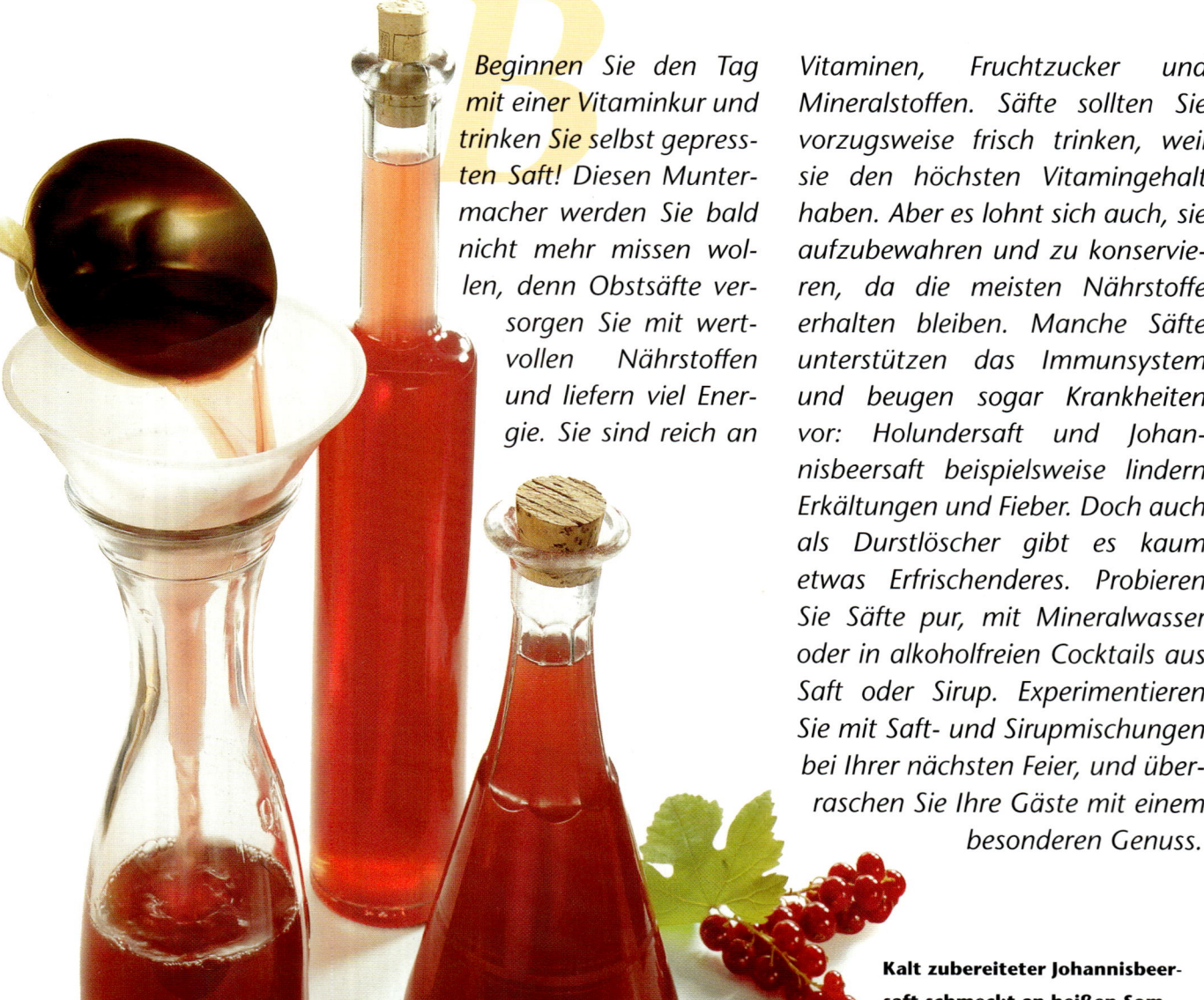

Beginnen Sie den Tag mit einer Vitaminkur und trinken Sie selbst gepressten Saft! Diesen Muntermacher werden Sie bald nicht mehr missen wollen, denn Obstsäfte versorgen Sie mit wertvollen Nährstoffen und liefern viel Energie. Sie sind reich an Vitaminen, Fruchtzucker und Mineralstoffen. Säfte sollten Sie vorzugsweise frisch trinken, weil sie den höchsten Vitamingehalt haben. Aber es lohnt sich auch, sie aufzubewahren und zu konservieren, da die meisten Nährstoffe erhalten bleiben. Manche Säfte unterstützen das Immunsystem und beugen sogar Krankheiten vor: Holundersaft und Johannisbeersaft beispielsweise lindern Erkältungen und Fieber. Doch auch als Durstlöscher gibt es kaum etwas Erfrischenderes. Probieren Sie Säfte pur, mit Mineralwasser oder in alkoholfreien Cocktails aus Saft oder Sirup. Experimentieren Sie mit Saft- und Sirupmischungen bei Ihrer nächsten Feier, und überraschen Sie Ihre Gäste mit einem besonderen Genuss.

Kalt zubereiteter Johannisbeersaft schmeckt an heißen Sommertagen besonders gut. Er sollte im Kühlschrank aufbewahrt werden.

Geräte zur Konservierung von Säften

Am einfachsten gewinnt man große Saftmengen mit einem Entsafter. Es geht aber auch ohne dieses Spezialgerät. Dazu zerkleinert man die kalten oder erhitzten Früchte z. B. im Mixer zu Fruchtmus. Dieses treibt man durch ein Passiersieb und nochmals durch ein feines Sieb oder Mulltuch, um den Saft aus dem Brei zu filtern.

Zur Aufbewahrung sind besonders Saftflaschen mit Gummikappenverschluss geeignet. Flaschen mit Schraubverschluss können zerplatzen, wenn der Saft trotz sorgfältigen Arbeitens gärt. Achten Sie auf saubere Geräte, Flaschen und Verschlüsse. Die Früchte müssen reif und einwandfrei sein. Unreifes Obst enthält zu wenig Saft.

Brombeersaft

Zum Abseihen des Saftes können Sie ein Mulltuch über einen umgedrehten Schemel spannen und an dessen Füßen festbinden. Stellen Sie eine Schüssel unter das Mulltuch, und lassen Sie den Saft ablaufen.

2 kg Brombeeren
250 g Zucker
1 Zimtstange
3–4 Gewürznelken
1/2 unbehandelte Zitrone

Die Brombeeren waschen und ohne Wasser in einen Topf geben. Bei schwacher Hitze erwärmen, bis sich Saft bildet, aber nicht kochen lassen. Durch ein Tuch abseihen, den Saft auffangen und die Früchte abtropfen lassen. Den Saft in einen Topf gießen. Die Zitrone waschen und abschälen. Mit dem Zucker und den Gewürzen zum Saft geben und 30 Minuten kochen lassen. Abseihen, in Flaschen füllen und verschließen.

Saurer Johannisbeersaft

Dieser leuchtend rote, erfrischende Saft ist besonders zur Zubereitung von Limonaden und Saucen geeignet. Die Beeren enthalten etwa dreimal so viel Vitamin C wie Zitrusfrüchte. Zucker kann wie angegeben oder nach Belieben zugefügt werden.

2 kg rote Johannisbeeren
40 g Weinsteinsäure
2 l Wasser
150 g Zucker

Die Johannisbeeren waschen und mit einer Gabel von den Stängeln streifen. Die Weinsteinsäure im Wasser auflösen und alles über die Beeren gießen. Über Nacht stehen lassen und durch ein gespanntes Tuch gießen. Den Saft aus den Früchten ablaufen lassen, den Zucker darin vollständig auflösen und in trockene Flaschen füllen.

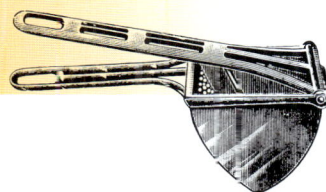

Fruchtpresse
Kernobst muss vor dem Entsaften entsteint, feste Früchte müssen unter Umständen durch die Fruchtpresse getrieben und bei Bedarf püriert werden.

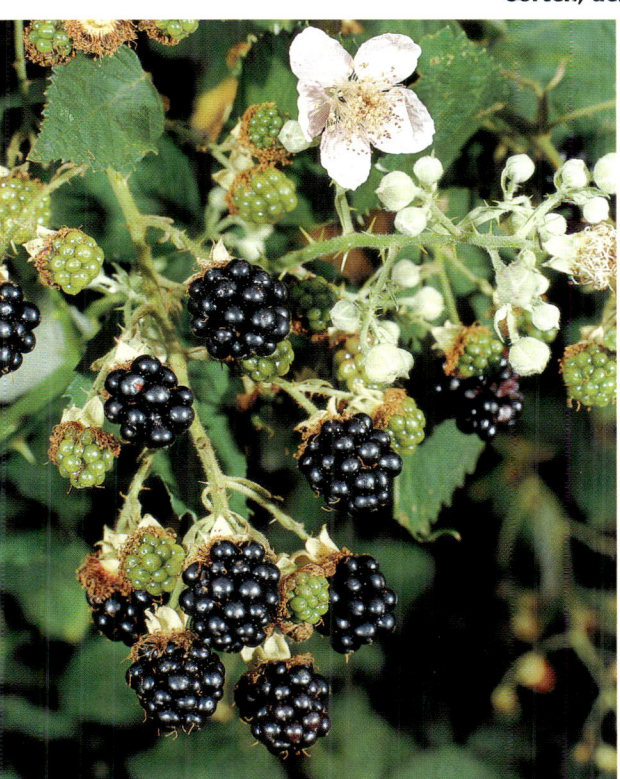

Brombeerpflücken ist mühsam, weil überall an den Ranken Stacheln lauern. Seit einiger Zeit gibt es jedoch auch stachellose Sorten, deren Früchte allerdings weniger aromatisch sind.

Holunder entsaften

Unreife Holunderbeeren dürfen nicht roh gegessen werden, denn manche Pflanzenteile enthalten giftige Substanzen. Holundersaft, nach diesem Rezept zubereitet, ist jedoch völlig unbedenklich.

3 kg reife, tief schwarze Holunderbeeren
Dampfentsafter

Die Holunderbeeren sorgfältig abzupfen, waschen und in den Entsafter geben. Mindestens eine Stunde kochen lassen. Deckel abnehmen, nach 5 Minuten den Saft in Flaschen füllen und verschließen.

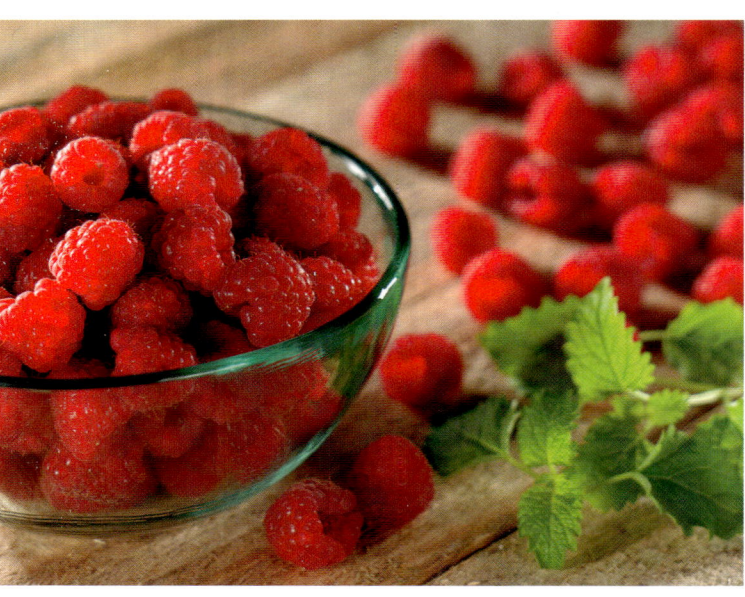

Da Himbeeren schnell verderben, sollte man sie so bald wie möglich nach der Ernte oder dem Kauf essen oder verarbeiten.

Himbeer-Erdbeer-Bowle

Bereiten Sie aus frischen Früchten und selbst gemachten Säften eine alkoholfreie Bowle zu.

1 kg Himbeeren und Erdbeeren
Saft von 1 Zitrone
1–1,5 l verschiedene Fruchtsäfte
1–2 Flaschen Mineralwasser

Früchte und Säfte in eine Glasschüssel geben; 2–3 Stunden ziehen lassen. Vor dem Servieren mit dem Wasser auffüllen.

Der gute Rat

Delikate Gemüsesäfte

- Leckere und gesunde Säfte lassen sich auch aus Gemüse herstellen. Zum Aufbewahren werden sie sterilisiert.

- Für Tomatensaft werden halbierte reife Tomaten weich gekocht und durch ein Sieb passiert. Auf je $1/2$ l Brei gibt man 100 ml Wasser, 15 g Zucker, $1/2$ TL Salz und $1/2$ TL Pfeffer. Dann erhitzt man den Saft und füllt ihn in Flaschen.

- 2 kg junge Möhren werden nur gewaschen und ganz fein gerieben. Den Brei mit 1 EL Orangensaft beträufeln und in den Entsafter geben. Dann den Saft durch ein Tuch abseihen, in Flaschen füllen und in den Kühlschrank stellen. Er muss innerhalb eines Tages verbraucht werden.

Helfer beim Entsaften

- Eine schonende Methode des Entsaftens ist das Dampfentsaften mit einem speziellen Dampftopf. Dabei wird das Obst in ein Sieb gefüllt und über kochendem Wasser erhitzt. Im Dampf platzen die Früchte, und der Saft sammelt sich im Saftbehälter. Er kann dann direkt abgefüllt werden.

- Rohe Säfte werden am einfachsten in einem elektrischen Entsafter hergestellt. Eine Zentrifuge schleudert die klein geschnittenen Früchte so lange, bis der Saft austritt.

Hausgemachter Sirup

Sirup besteht aus einer konzentrierten Lösung von Frucht- bzw. Pflanzensaft und Zucker. Geeignet sind Obstarten wie Johannisbeeren, Brombeeren, Stachelbeeren und Erdbeeren sowie Kräuter wie Pfefferminze und Waldmeister. Die Früchte oder Kräuter werden roh entsaftet, dann stellt man den Saft bis zur Gärung warm. Man kann sie aber auch kochen und durch ein Tuch abseihen.

Himbeersirup

Genießen Sie an heißen Tagen eine erfrischende „Berliner Weiße" mit Himbeersirup.

1,2 kg Himbeeren
1 kg Zucker
20 g Zitronensäure

Die Himbeeren zerdrücken und in ein Gefäß füllen. Mit einem Tuch bedecken und über Nacht an einem kühlen Ort stehen lassen. Die Beeren auf ein Tuch geben und den Saft ausdrücken. Zucker und Säure dazurühren. Die Masse in einem Topf 10 Minuten kochen lassen. In Flaschen füllen und verschließen.

Rhabarbersirup

Wer die Säure des Rhabarbers mildern will, gibt am besten etwas Ingwer zum Saft.

15 Rhabarberstängel
Zucker

Rhabarber schälen, waschen, in 2 cm lange Stücke schneiden und 6–8 Minuten in 1 l Wasser kochen lassen. In ein Tuch geben und ausdrücken. Den Saft abwiegen, die gleiche Menge Zucker zugeben und 15 Minuten kochen. Den Schaum abschöpfen und den Saft in Flaschen füllen.

Pfefferminzsirup

Pfefferminzsirup mit Wasser verdünnt schmeckt Kindern besonders gut.

1 Bund frische Pfefferminze
Zucker
nach Belieben grüne Lebensmittelfarbe

Die Blätter waschen, in einen Topf geben, mit Wasser bedecken und 30 Minuten köcheln lassen. Durch ein Tuch abseihen. 1/2 l Saft mit 350 g Zucker mischen. In einen Topf gießen und 15 Minuten köcheln lassen. In Flaschen füllen. Nach Belieben dem Sirup grüne Lebensmittelfarbe zugeben.

Kaffeesirup

Dieses alte Rezept stammt aus Italien. Der Sirup schmeckt köstlich zu Eis und Desserts.

400 g frisch gemahlener Kaffee
1/2 l Wasser
450 g Zucker

Kaffee und Wasser in einem Topf zum Kochen bringen und 20 Minuten kochen lassen. Durch ein Tuch abseihen. Die Flüssigkeit mit dem Zucker in einen Topf geben und köcheln lassen, bis der Sirup dick wird, dabei den Schaum abschöpfen. In Flaschen füllen.

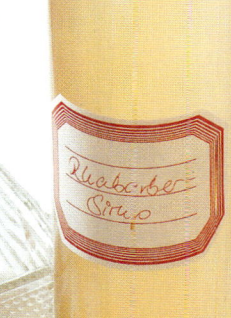
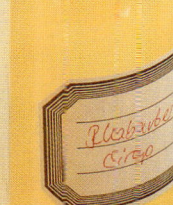
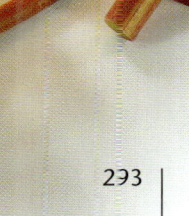

Der aus Asien stammende Rhabarber eroberte von England aus den europäischen Kontinent. Saft aus den Stängeln gibt auch im Winter einen Vorgeschmack auf den Frühling.

Marmelade, Gelee und Fruchtmus

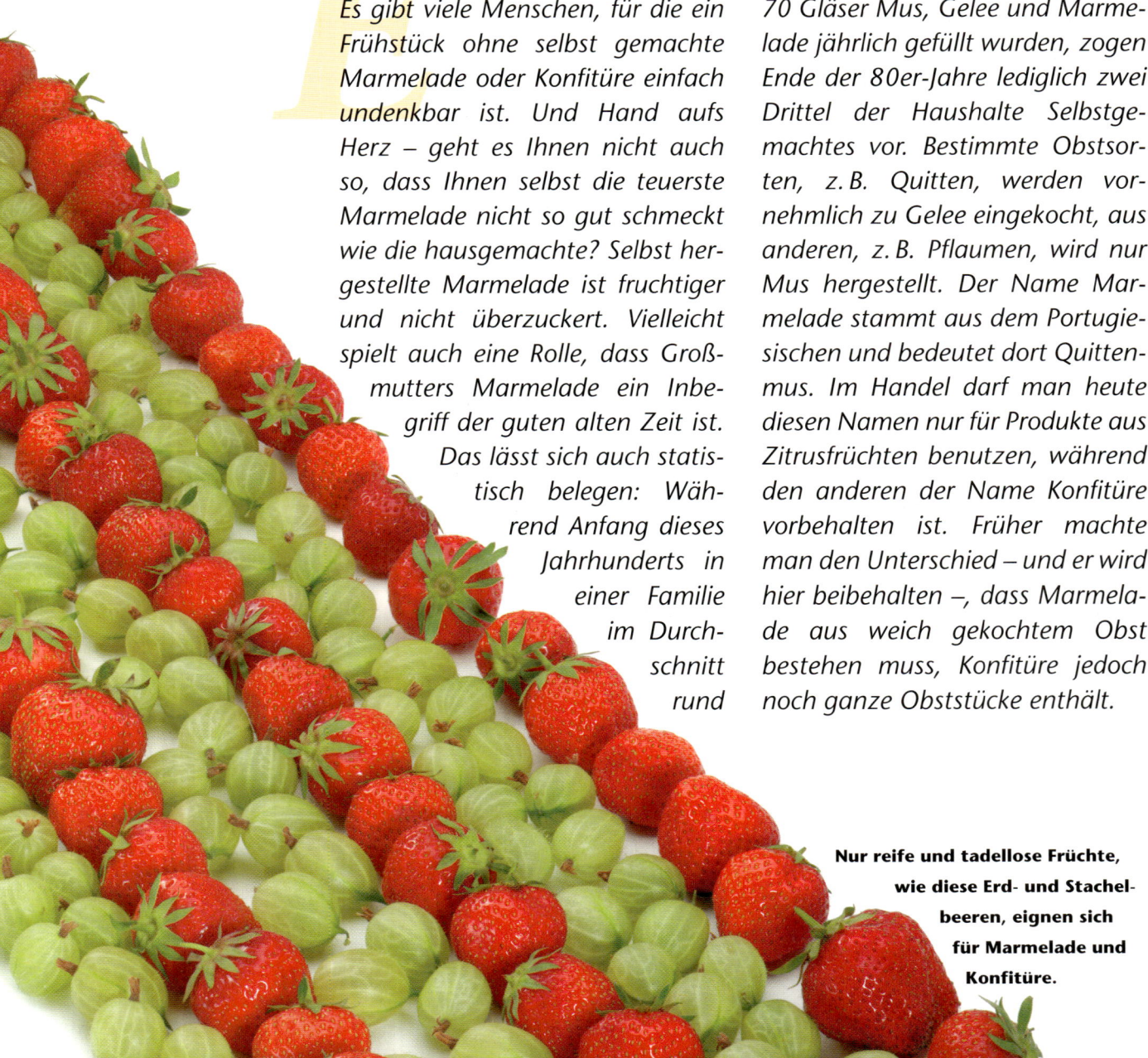

Es gibt viele Menschen, für die ein Frühstück ohne selbst gemachte Marmelade oder Konfitüre einfach undenkbar ist. Und Hand aufs Herz – geht es Ihnen nicht auch so, dass Ihnen selbst die teuerste Marmelade nicht so gut schmeckt wie die hausgemachte? Selbst hergestellte Marmelade ist fruchtiger und nicht überzuckert. Vielleicht spielt auch eine Rolle, dass Großmutters Marmelade ein Inbegriff der guten alten Zeit ist. Das lässt sich auch statistisch belegen: Während Anfang dieses Jahrhunderts in einer Familie im Durchschnitt rund 70 Gläser Mus, Gelee und Marmelade jährlich gefüllt wurden, zogen Ende der 80er-Jahre lediglich zwei Drittel der Haushalte Selbstgemachtes vor. Bestimmte Obstsorten, z. B. Quitten, werden vornehmlich zu Gelee eingekocht, aus anderen, z. B. Pflaumen, wird nur Mus hergestellt. Der Name Marmelade stammt aus dem Portugiesischen und bedeutet dort Quittenmus. Im Handel darf man heute diesen Namen nur für Produkte aus Zitrusfrüchten benutzen, während den anderen der Name Konfitüre vorbehalten ist. Früher machte man den Unterschied – und er wird hier beibehalten –, dass Marmelade aus weich gekochtem Obst bestehen muss, Konfitüre jedoch noch ganze Obststücke enthält.

Nur reife und tadellose Früchte, wie diese Erd- und Stachelbeeren, eignen sich für Marmelade und Konfitüre.

Marmeladen und Konfitüren selbst herstellen

Marmelade- und Konfitürekochen ist nicht schwierig. Doch die Rezepte gelingen nur, wenn Sie sich genau daran halten. Vor allem sollten Sie das Obst sorgfältig auswählen. Für die Verarbeitung werden hauptsächlich Geräte und Utensilien gebraucht, die in jeder Küche vorhanden sind. Wenn Sie größere Mengen herstellen wollen, lohnt sich der Kauf eines Einkochtopfs. Auf jeden Fall sollte der Topf einen dicken Boden haben, damit der Inhalt nicht anbrennt. Nützlich ist zudem ein Zuckerthermometer, mit dem Sie den exakten Gelierpunkt feststellen können.

So gelingt das Gelieren

Um die Fruchtmasse zum Gelieren zu bringen, brauchen Sie entweder Pektin oder Gelierzucker, der aus Pektin und Zucker besteht. Pektin ist flüssig und als Pulver erhältlich. Richten Sie sich beim Pektin und beim Gelierzucker nach den Mengenangaben des Herstellers. Sie können Pektinkonzentrat auch selbst zubereiten.

Pektinkonzentrat

Pektin ist in unterschiedlicher Menge in den Obstsorten erhalten. Unreifes Obst hat den höchsten Pektingehalt.

1 kg unreife Äpfel, grüne Stachelbeeren, Quitten, hellrote Johannisbeeren
¼ l Wasser

Das Obst waschen, entstielen und klein schneiden. Bei einem Elektroherd die Platte vorheizen, da das Pektin schnell hohe Temperaturen erreichen muss, sonst zerfällt es. Obst und Wasser in einem Topf rasch zum Kochen bringen. Bei mäßiger Hitze 30 Minuten köcheln lassen. Unter Rühren bei mittlerer Hitze

auf die Hälfte eindicken. Durch ein Sieb streichen und sofort in Gläser füllen. 10 Minuten in kochendem Wasser sterilisieren. Pektinkonzentrat nach Bedarf anderen Früchten beimengen.

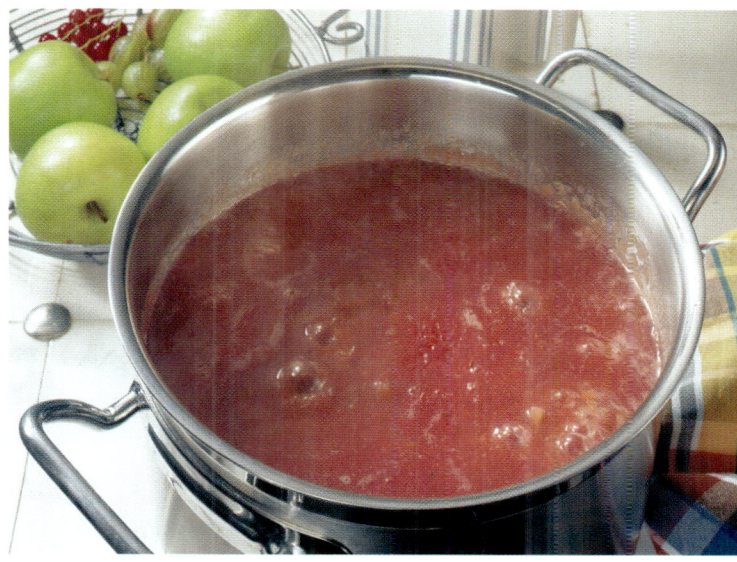

So ist es richtig: Der Topf ist hoch genug, damit die kochende Obstmasse bei der Herstellung von Pektinkonzentrat nicht über den Rand hinausspritzen kann.

Himbeermarmelade

Diese überaus aromareiche Marmelade lässt sich sehr schnell zubereiten.

3 kg Himbeeren
3 kg Zucker

Die Beeren auslesen und nur wenn nötig mit klarem Wasser übersprühen. In einen Topf geben und langsam kochen, bis sich Saft bildet. Dann bei schwacher Hitze köcheln lassen, bis die Beeren weich sind. Den Zucker vorsichtig unterrühren und sprudelnd bis zum Gelieren kochen. Um die Gelierfähigkeit zu testen, etwas Marmelade mit einem Holzlöffel aus dem Topf nehmen, auf eine Untertasse geben und abkühlen lassen. Bildet sich auf der Oberfläche eine Haut, die sich bei der Berührung zusammenzieht, ist der Gelierpunkt erreicht. Andernfalls die Marmelade noch weiter kochen lassen.

**Verschließen Sie Gläser
mit Schraubverschluss
sofort nach dem Einfüllen
der heißen Konfitüre.
Gläser ohne Verschluss
lassen Sie etwas abküh-
len und decken sie mit
einseitig befeuchtetem
Zellophanpapier zu.**

Brombeermarmelade

*Nehmen Sie für die Zubereitung einen brei-
ten Topf, das Obst kocht dann schneller.*

*3 kg Brombeeren
200 ml Wasser
300 ml Pektinkonzentrat
3 kg Zucker*

Die abgetropften Beeren mit dem Wasser
in den Topf geben und bei geringer Hitze
langsam kochen, bis sie weich sind. Pektin und Zucker unter Rühren bis zum
Auflösen der Früchte hinzufügen. Schnell,
sprudelnd bis zum Gelieren kochen.

Erdbeerkonfitüre

*Sie können ein Drittel der Erdbeeren durch
Pektinkonzentrat ersetzen.*

*1 kg Erdbeeren
800 g–1 kg Zucker
3 EL Zitronensaft
Pektin für 2 kg Marmelade*

Die Beeren abzupfen. 500 g Zucker darüber streuen und mehrere Stunden stehen
lassen. Durch ein Sieb

streichen, in einen Topf geben und rasch
zum Kochen bringen. Bei schwacher
Hitze etwa 15 Minuten köcheln lassen.
Unter Rühren langsam 300–500 g
Zucker, Pektin und den Zitronensaft
zugeben. Die Konfitüre bis zum Gelieren
weiterkochen und in Gläser füllen.

Pfirsichkonfitüre mit Süßdolde

*Probieren Sie zur Abwechslung eine Marme-
lade mit Kräutern aus.*

*1 kg Pfirsiche
450 g Zucker
Saft von 2 Zitronen
4–6 Süßdoldenblätter*

Pfirsiche abziehen und in Spalten schneiden. Mit dem Zucker und Saft in einen
Topf geben. Bei schwacher Hitze kochen,
bis sich der Zucker auflöst. Sprudelnd
kochen lassen, bis der Gelierpunkt erreicht ist. Je ein Süßdoldenblatt in ein
Glas legen und die Konfitüre einfüllen.

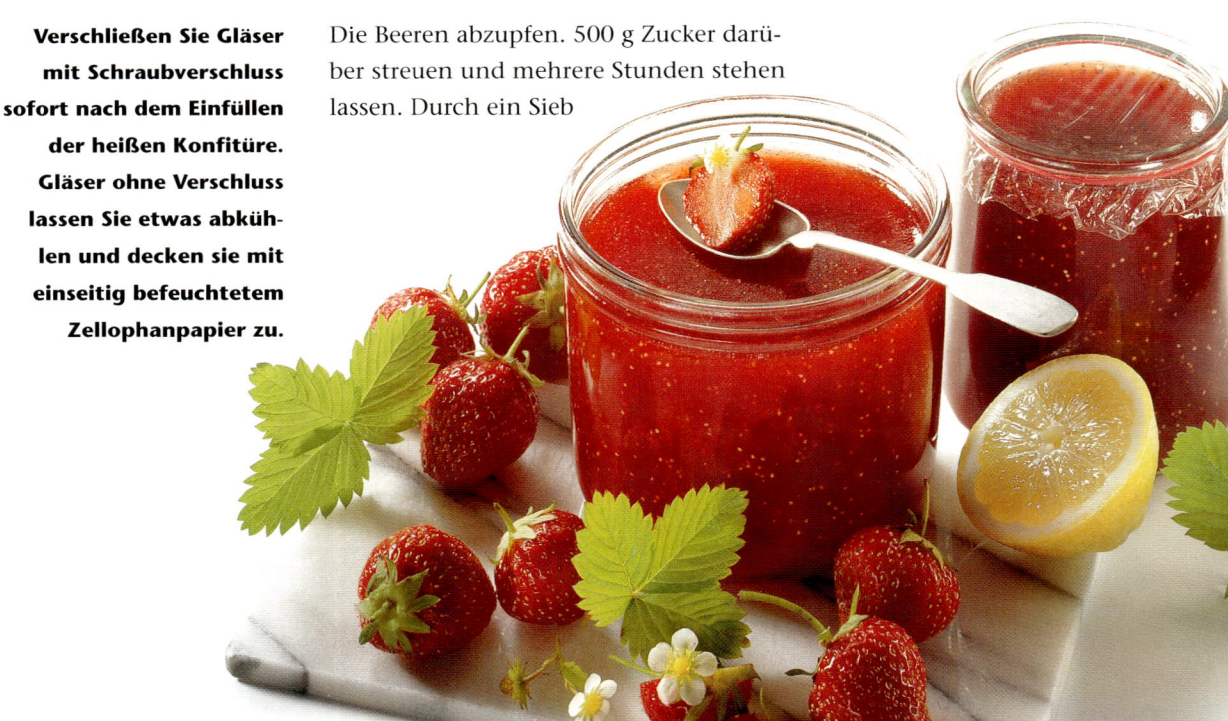

Der gute Rat

So erfreuen Sie sich an Marmeladen, Gelees und Mus

- Es ist nicht nötig, extra Gläser für Marmelade u. a. zu kaufen. Man sammelt Gläser, reinigt sie und bewahrt sie in verschlossenen Kartons auf.

- Vor dem Einfüllen werden die Gläser in den vorgewärmten Backofen gestellt.

- Damit die Gläser beim Einfüllen nicht springen, stellt man sie auf ein feuchtes Tuch oder legt den Griff eines Silberlöffels unter den Glasboden.

- Um Schimmelbildung zu verhindern, legt man ein rundes Stück Zellophan auf das heiße Einmachgut und gießt 1 TL – bei größeren Gefäßen mehr – Rum oder Korn darüber.

- Nach dem Verschließen werden die Gläser auf den Kopf gestellt. Blubbert es im Glas, ist der Verschluss nicht in Ordnung: den Deckel wechseln oder das Gut in ein anderes Glas umfüllen.

Wenn ein Missgeschick passiert

- Wenn Marmeladen, Konfitüren und Gelees nicht gelieren, ist der Pektingehalt zu niedrig. Es wird Pektin zugefügt und noch einmal gekocht, bis der Gelierpunkt erreicht ist.

- Zu feste Marmelade füllt man in Gläser mit Schraubdeckeln und stellt sie in warmen Vorratsräumen ab.

Gelees zubereiten

Gelees werden nur aus Fruchtsäften zubereitet. Also müssen Sie die Früchte entsaften, am besten in einem Dampfentsafter. Ein Gelee soll klar und so fest sein, dass man es mit einem Löffel abstechen kann. Gelees aus pektinreichen Früchten kommen ohne Geliermittel aus. Säuerliche Äpfel, rote Johannisbeeren und nicht ganz reife Quitten enthalten besonders viel Pektin, sodass man dem Saft vor dem Kochen nur Zucker beigeben muss.

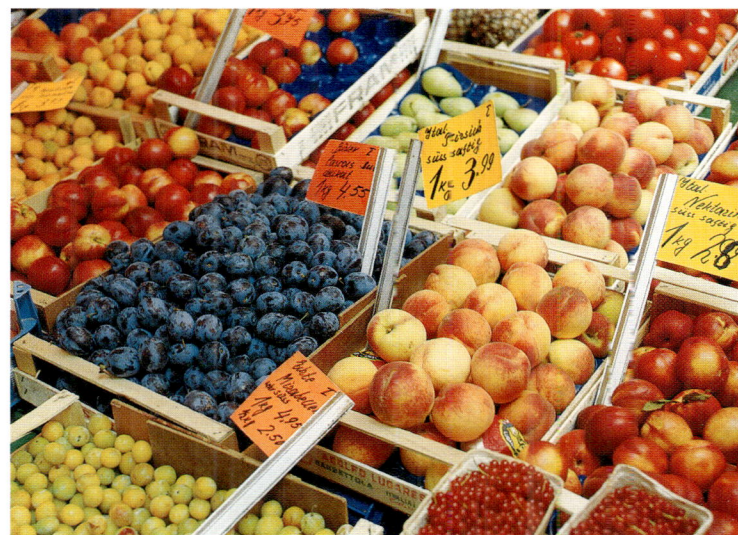

Quittengelee

Bereiten Sie Quittensaft in einem Entsafter zu. Die Quitten werden gewaschen und in kleine Stücke geschnitten.

**1 l Quittensaft
1 kg Gelierzucker
1 Vanille- oder Zimtstange**

Den Saft in einen Topf gießen, den Zucker unterrühren und das Gewürz dazugeben. Zum Kochen bringen und 2 Minuten sprudelnd kochen lassen. Danach das Gewürz herausnehmen, das Gelee in Gläser füllen und fest verschließen.

Im Spätsommer hat die Hausfrau alle Hände voll zu tun: Die in Hülle und Fülle erhältlichen Früchte werden zu Marmelade, Konfitüre und Gelee verarbeitet.

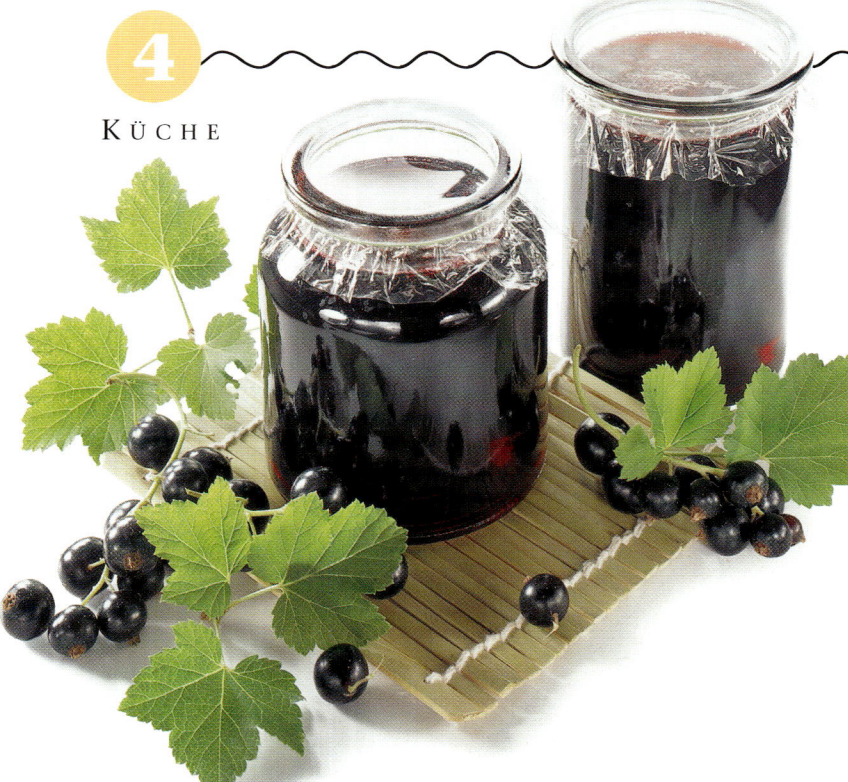

2 kg schwarze Johannisbeeren
1 l Wasser
Zucker

Die Beeren abspülen und mit der Gabel von den Stielen streifen. In einen Topf geben und mit zwei Dritteln des Wassers bei schwacher Hitze kochen lassen, bis sie weich sind. Anschließend durch ein Tuch abseihen. Dann den Fruchtbrei noch einmal mit dem restlichen Wasser kochen lassen. Wieder durch ein Tuch abseihen, dieses Mal 3–4 Stunden lang. Die beiden Säfte zusammengeben, abmessen und zum Kochen bringen, dabei je Liter Saft 1 kg Zucker einrühren. Wieder zum Kochen bringen, bis der Gelierpunkt erreicht ist. Die Gelierprobe machen, gegebenenfalls noch weiterkochen. Wenn die Masse geliert, heiß in Gläser füllen und fest verschließen.

Schwarze Johannisbeeren werden zwar meist roh gegessen, dieses Gelee ist aber sicher eine Bereicherung Ihres Speiseplans.

Schwarzes Johannisbeergelee

Schwarze Johannisbeeren gehören zu den teuersten Beeren. Die Früchte enthalten viel Vitamin C und haben einen unverwechselbaren, sehr intensiven Geschmack.

Apfelgelee mit Rosenblütenblättern

Verwenden Sie für das Gelee nur Blätter von ungespritzten Rosenblüten.

30 stark duftende Rosenblütenblätter
1/2 l frisch gepresster Apfelsaft
250 g Zucker

Die Stielansätze von den Blättern entfernen. Die Blätter mit kochendem Wasser übergießen, kurz in eiskaltes Wasser tauchen und dann zum Trocknen auf ein Tuch legen. Den Saft zusammen mit dem Zucker aufkochen und 5 Minuten sprudelnd kochen lassen, dabei den Schaum abschöpfen. Die Blätter zugeben und noch 4 Minuten weiterkochen. Danach die Gelierprobe machen. Nach Bedarf weiterkochen lassen. Wenn die Masse geliert, in Gläser füllen und verschließen.

Der Kühlschrank

„Eine große Verbreitung haben mechanische Kühlschränke bis jetzt nicht gefunden, weil die Anschaffungskosten verhältnismäßig hoch sind."

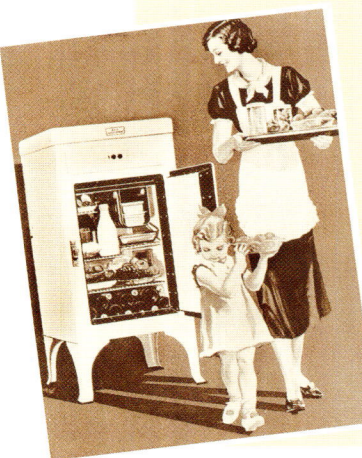

So steht es in einem praktischen Ratgeber für die Hausfrau aus dem Jahr 1929. Und die Hausfrau auf dem Bild, die stolz das neue Stück vorzeigt, gehörte offensichtlich zu den Wohlhabenden. Andere Familien mussten sich noch bis nach Ende des Zweiten Weltkriegs mit dem Eisschrank begnügen. Dieser besaß einen Eisbehälter, in den man die Eisstücke füllte, die täglich vom Eiswagen angeliefert wurden.

Fruchtmus als Beilage und Dessert

Bei Fruchtmus werden reife Früchte mit relativ wenig Zucker so lange eingekocht, bis die gesamte Flüssigkeit verdampft ist und eine dicke, musähnliche Masse entsteht. Geeignete Früchte sind u. a. helle fleischige Äpfel, Quitten und Aprikosen. Fruchtmus wird am besten in Einmachgläser gefüllt, dabei sollten Sie sie nur bis 2 cm unter den Rand füllen. Fruchtmus sollte innerhalb einiger Monate verzehrt werden, weil es sich wegen des geringen Zuckergehalts nicht sehr lange hält. Damit es nicht allzu schnell verdirbt, können Sie es nach dem Einfüllen mit etwas Rum bepinseln.

Holundermus

Früher wurde Holundermus ganz frisch und dick auf in Scheiben geschnittene Brötchen gestrichen und als Dessert gegessen. Das Mus hält sich nicht so lange, weil wenig Zucker verwendet wird.

500 g reife Holunderbeeren
250 g reife Birnen
250 g frische Zwetschgen
60 g Zucker
$^1/_2$ TL gemahlene Nelken
$^1/_2$ TL Zimtpulver

Die Holunderbeeren mit einer Gabel von den Rispen streifen, waschen und gut abtropfen lassen. Die Zwetschgen waschen, entkernen und halbieren. Die Birnen waschen, vierteln und vom Kerngehäuse befreien. Das Obst mit wenig Wasser in einem Topf mit dem Zucker und den Gewürzen zum Kochen bringen. Einige Minuten unter gelegentlichem Umrühren sprudelnd kochen lassen. In Gläser füllen und verschließen.

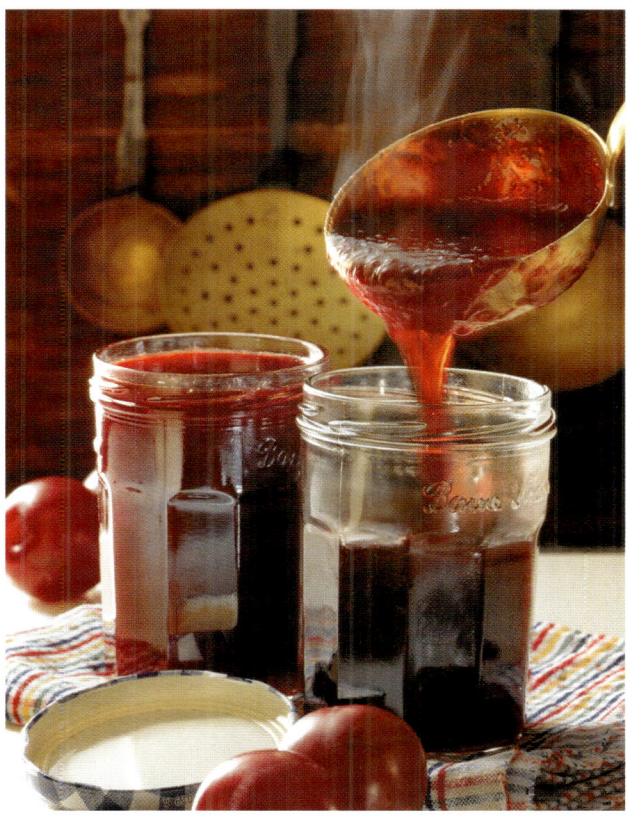

Wenn die Zwetschgen zu einem zähflüssigen Brei eingekocht sind, wird die heiße Masse in die vorbereiteten warmen Einmachgläser abgefüllt.

Zwetschgenmus

Sie können das Zwetschgenmus auch in der Fettpfanne im Backofen bei 150 °C einkochen lassen, wenn Sie gern ganze Fruchtstücke im Mus haben möchten. Dann sollten Sie das Mus nicht umrühren.

2,5 kg Zwetschgen
0,8–1 l Wasser
2 Zimtstangen
3 kg Zucker

Die Zwetschgen waschen und trocknen. In einen Topf mit dem Wasser geben und bei schwacher Hitze zu Brei kochen, dabei hin und wieder umrühren. Die Steine entfernen. Den Zucker und die Zimtstangen zufügen, weiterköcheln lassen, bis sich der Zucker aufgelöst hat. Dann bei starker Hitze schnell bis zum Gelieren kochen. In Gläser füllen und verschließen.

Essig und Öl aromatisieren

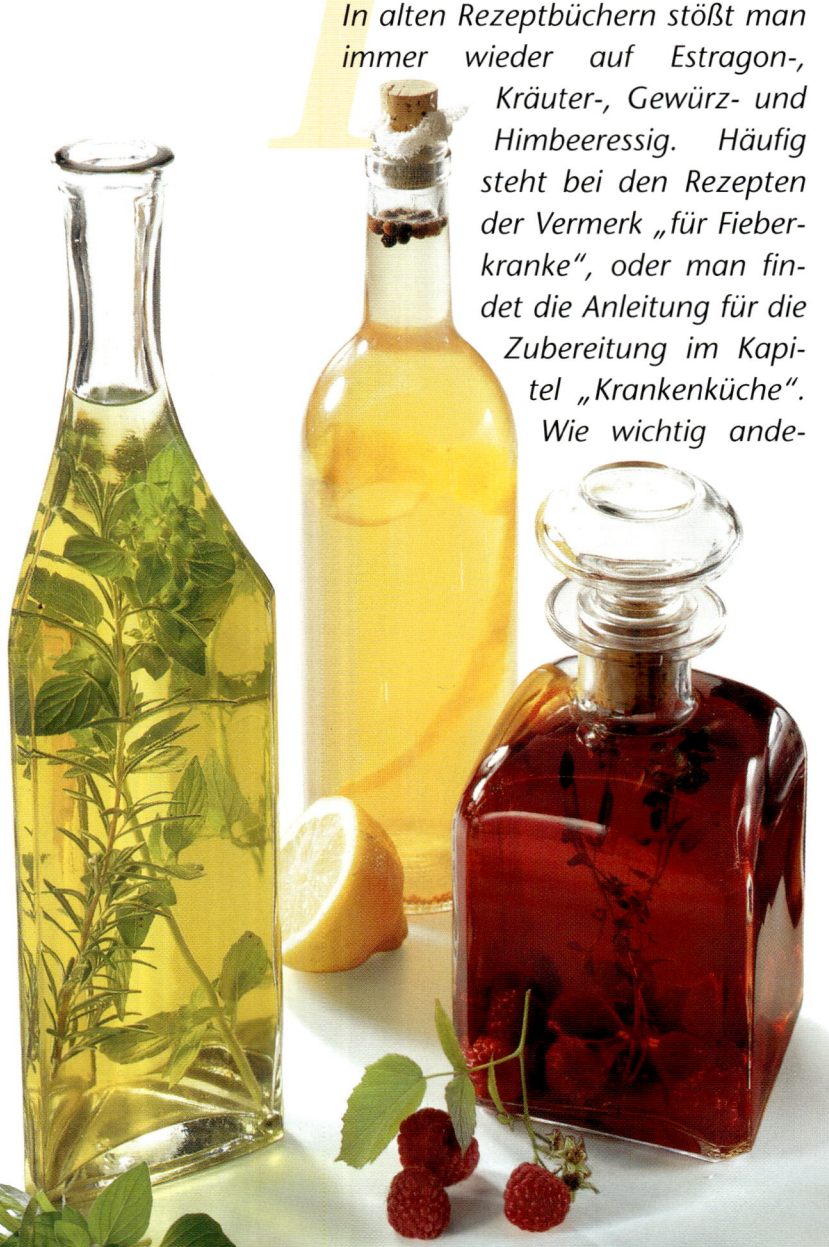

In alten Rezeptbüchern stößt man immer wieder auf Estragon-, Kräuter-, Gewürz- und Himbeeressig. Häufig steht bei den Rezepten der Vermerk „für Fieberkranke", oder man findet die Anleitung für die Zubereitung im Kapitel „Krankenküche". Wie wichtig anderseits das Verfeinern von Speisen schon damals war, zeigt ein altes Rezept über Fliederessig: „Die Beeren werden ohne alle Steine in eine weite Flasche gepflückt, diese mit gutem Essig gefüllt und 14 Tage am besten in die Sonne gestellt. Dann wird der Essig filtriert und in kleinen Flaschen aufbewahrt. Er ist bei mancherlei Fischgerichten ein vorzügliches Würzmittel." Daran erkennt man, dass in der Küche die Koch- und die Heilkunst gleichermaßen gepflegt wurden. Heute findet man in Kochbüchern nur selten Hinweise auf die gesundheitsfördernde Wirkung von aromatisiertem Essig oder Kräuteröl. Gleichwohl ist z. B. kaltgepresstes Öl ein Jungbrunnen für jedermann.

Schön anzusehen und schmackhaft: würziger Kräuteressig, aromatischer Zitronen-Limetten-Essig und erfrischender Himbeeressig.

Was beim Aromatisieren von Essig zu beachten ist

Alle aromatischen Essige sollte man nicht länger als 3 Monate aufbewahren. Bei der Zubereitung ist wichtig, dass alle Geräte, die zum Einsatz kommen, tadellos sauber sind. Die Flaschen müssen beim Einfüllen des Essigs trocken sein. Am besten verschließt man sie mit einem sauberen Korken. Zum Aromatisieren benötigt man einen Topf, eine Schüssel, Mulltücher, ein Sieb und einen Trichter. Vergessen Sie nicht, die Flaschen mit Etiketten zu versehen. Zum Gelingen ist die Verwendung eines guten Weinessigs notwendig.

Zitronen-Limetten-Essig

Dieser mit Zitrusfrüchten gewürzte Essig gibt der holländischen Sauce frisches Aroma.

600 ml Weißweinessig
1 unbehandelte Limette
2 unbehandelte Zitronen

Den Essig in einem Topf aufkochen. Die Limette und eine Zitrone waschen und abschälen. Die Schalen in eine Schüssel geben, den kochenden Essig darüber gießen, zudecken und 3 Tage stehen lassen. Die zweite Zitrone abschälen. Den Essig durch ein Sieb gießen, in eine Flasche füllen und die Zitronenschale zugeben

Estragonessig

Nehmen Sie für den Essig nach Möglichkeit nur frische, junge Estragonblätter.

Estragonblätter und Estragonzweige
etwa 1 l Weißweinessig

Ein 1-l-Glas zur Hälfte mit Estragonblättern füllen. Das Glas mit Weißweinessig auffüllen, verschließen und 4 Wochen

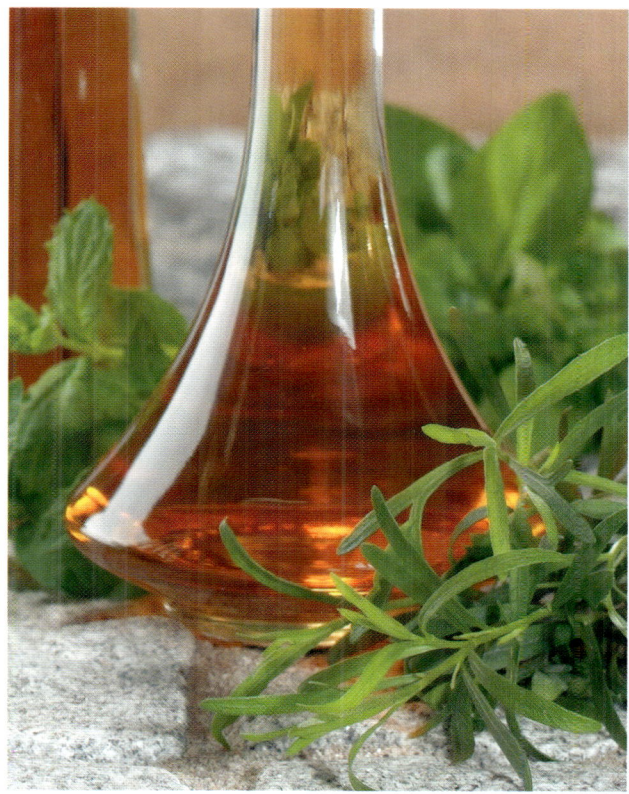

stehen lassen. Dann durch ein Tuch abseihen. Je einen Estragonzweig in Flaschen geben und mit Essig übergießen.

Rosmarinessig

Der aromatische Rosmarinessig ist hervorragend für Salatsaucen geeignet.

etwa 7 große Rosmarinzweige
600 ml Weißwein- oder Apfelessig

Rosmarin waschen, einen Zweig beiseite legen. Von den restlichen Zweigen die Blätter abzupfen und klein hacken. Den Essig in einem Topf aufkochen. Die zerkleinerten Rosmarinblätter in eine Schüssel legen, den Essig dazugeben, die Schüssel zudecken und 3 Tage stehen lassen. Dann den Essig mit einem Sieb abseihen, den Rosmarinzweig in eine Flasche geben und anschließend den Essig eingießen.

Mit Estragon wird ein klassischer Kräuteressig zubereitet. Er eignet sich besonders für die Verfeinerung von Saucen zu Fisch, Geflügel und als Salatdressing.

Wiegemesser
sind bewährte Hilfer zur schonenden Zerkleinerung von Kräutern. Die Form dieses vor rund 90 Jahren hergestellten Geräts blieb seither fast unverändert.

Pfefferminzessig

Früher reinigte man nach der Verwendung die Essigflaschen mit Senfmehl und warmem Wasser, um den Essiggeruch zu beseitigen.

2 Hand voll junge Minzeblätter
1 l Weißweinessig

Die Blätter vorsichtig mit klarem Wasser abspülen, trockentupfen und in eine Schüssel legen. Den Essig in einem Topf zum Kochen bringen und über die Blätter gießen. Zudecken und 2 Stunden ziehen lassen. Den Essig abseihen, dabei die Blätter ausdrücken. In Flaschen füllen. Mindestens 8 Tage kühl stellen.

Himbeeressig

Wenn man dem Essig vor dem Einfüllen pro Liter 500 g Zucker zugibt, wirkt er fiebersenkend.

2 l Rotweinessig
500 g Himbeeren

Die Himbeeren sorgfältig verlesen und mit einer Gabel zerdrücken. Das Püree in eine Schüssel geben und mit dem Essig übergießen. Die Schüssel bedecken und 12 bis 14 Tage an einen warmen Ort stellen. Danach den Essig durch ein Tuch abseihen und in Flaschen füllen.

Minze
ist vielseitig verwendbar. Die Blätter werden Fleischsaucen zugefügt, würzen Desserts und Getränke. Aus ihnen wird auch einer der beliebtesten Kräutertees hergestellt.

Mit Sellerie oder Estragon aromatisierter Essig wurde schon in der „guten alten Zeit" zur Verfeinerung von Salatsaucen eingesetzt.

Der gute Rat

Nur der richtige Essig trägt zum Gelingen bei.

∾ Der Weinessig muss einen Säuregehalt von mindestens 5 % aufweisen und klar sein.

∾ Zu empfehlen sind Essige, die mit Weinen aus biologischem Anbau hergestellt wurden.

∾ Dillessig wird genauso zubereitet wie Estragonessig, nur muss er nach 14 Tagen abgeseiht werden.

Noch einige Tipps für aromatisierte Öle

∾ Geeignet sind Öle ohne Eigengeschmack, z. B. mildes Olivenöl, Soja-, Weizenkeim- oder Sonnenblumenöl.

∾ Einen frischen Rosmarinzweig in eine Flasche geben, mit kaltgepresstem Olivenöl übergießen, 14 Tage stehen lassen und dann das Öl abgießen.

∾ Olivenöl keinesfalls in den Kühlschrank stellen, da es verdickt und seine Farbe ändert.

∾ Kräuteröle kann man auch mit getrockneten Kräutern zubereiten.

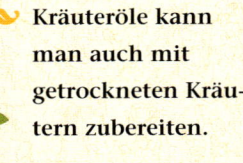

Sellerieessig

Dieser einst sehr verbreitete Essig ist heute fast in Vergessenheit geraten. Er schmeckt zu Salat und kaltem Huhn.

1 große Sellerieknolle mit Blättern
Weißweinessig oder heller Obstessig

Die Sellerieknolle von den Stielen und Blättern befreien und beiseite stellen. Die Blätter und Stiele waschen, trockentupfen und sehr klein hacken. Die Knolle schälen, waschen und ebenfalls sehr klein hacken. Alles in ein Glas geben und so viel Essig darüber gießen, bis der Sellerie bedeckt ist. Ein Tuch über das Glas legen und 2 Wochen stehen lassen. Dann den Essig durch ein Tuch abseihen und in Flaschen füllen.

Chiliessig

Füllen Sie den Chiliessig in einen Zerstäuber und sprühen Sie ihn vor dem Servieren in kleinen Mengen über pikante Speisen.

50 g rote Chilischoten
1 l Rotweinessig

Die Schoten waschen, halbieren und in ein kleines Glas füllen. Den Rotweinessig darüber gießen und bedeckt 4–6 Wochen stehen lassen. Durch ein Tuch abseihen und in kleine Flaschen füllen.

Rosenblütenessig

Nehmen Sie für den Essig nach Möglichkeit alte, stark duftende Rosensorten.

dunkelrote Rosenblüten
1 l Weißweinessig

Rosenblüten säubern und ein 1-l-Glas zur Hälfte damit füllen. Die Blütenblätter kräftig zusammendrücken und das Glas

bis zum Rand mit Essig füllen. Mit einem Tuch bedecken und 2–3 Wochen stehen lassen. Dann den Essig durch ein sauberes Tuch abseihen und in Flaschen füllen.

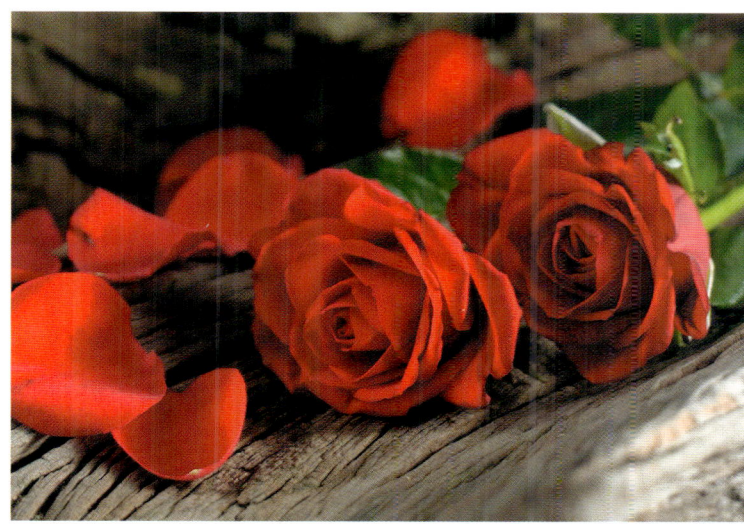

Gewürzessig

Bewahren Sie den Gewürzessig an einem kühlen und dunklen Ort auf.

1 kleines Stück frischer Ingwer
1 Muskatnuss
1/2 Orange
4–5 Nelken
10 g Senfkörner
60 g Salz
1 TL schwarze Pfefferkörner
6 Schalotten
5 l Weißweinessig

Den Ingwer schälen und klein hacken. Die Muskatnuss reiben. Die Orange waschen und schälen. Die Schale mit Nelken, Senfkörnern, Salz und Pfeffer im Mörser zerstoßen. Die Schalotten abziehen und vierteln. Alles in ein Glas füllen und den Weißweinessig darüber gießen. Zudecken und 4 Wochen ruhen lassen. Dann den Essig durch ein Tuch abseihen und in Flaschen füllen.

Rosenessig ist eine Delikatesse. Verwenden Sie ihn zu allen Speisen, in die Sie sonst auch Essig geben. Die Rosenblüten sollten Sie vor Sonnenaufgang abschneiden, bevor sie ihren Duft verlieren, und binnen 24 Stunden verarbeiten.

Das Oliven-
öl ist nicht
nur sehr be-
kömmlich, ihm wird seit
alters auch eine gesund-
heitsfördernde Wirkung
zugesprochen. Davon be-
richtet bereits der römi-
sche Historiker Plinius.
Und moderne Untersu-
chungen in den Mittel-
meerländern, in denen die
Speisen überwiegend mit
Olivenöl zubereitet wer-
den, scheinen dies zu
bestätigen. Man sollte
stets nur Öle bester Qua-
lität verwenden. Dazu
zählen vor allem kalt-
gepresstes Olivenöl und
Sonnenblumenöl. Ge-
eignet sind auch Soja-
oder Weizenkeimöl.
Diese Öle vertragen
sich mit Kräutern
und Gewürzen, die
ihnen ein besonderes
Aroma verleihen.

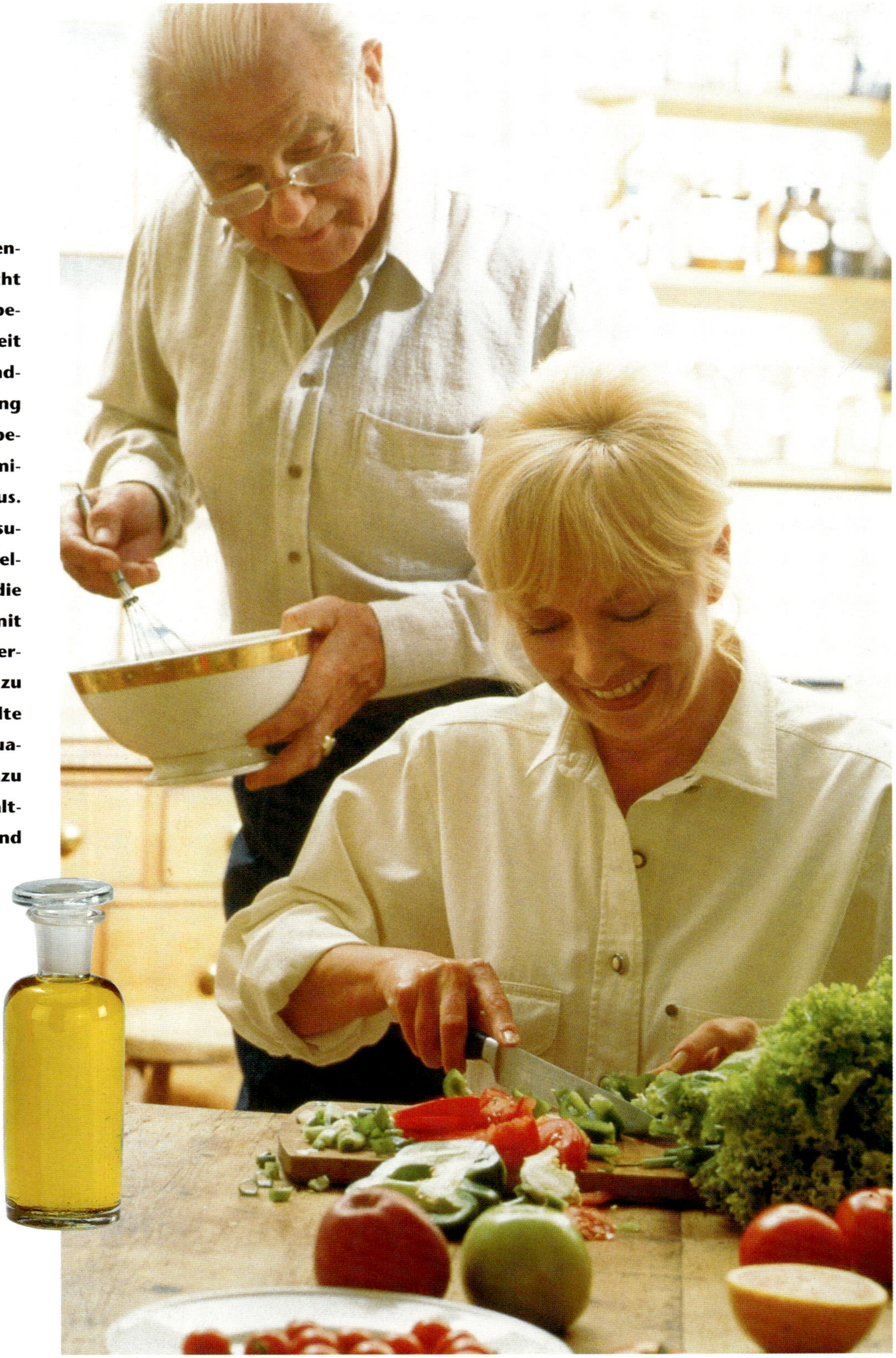

Würzige Öle selbst herstellen

Durch die vielseitige Verwendung der Küchenkräuter hat das Kochen an Kreativität gewonnen. Auch Öl können Sie mit geschmackvollen Zusätzen versehen und so vielen Speisen ein besonderes Aroma verleihen. Die Zubereitung würziger Öle ist ganz einfach. Sie brauchen gutes, kaltgepresstes Öl, frische Kräuter und Gewürze. Man benötigt die gleichen Geräte wie bei der Herstellung aromatisierter Essige.

Thymianöl

Verwenden Sie das Öl zum Würzen von Salaten oder als Badeöl bei Erkältungen.

200 g frische Thymianzweige
1 l Oliven- oder Sonnenblumenöl

Die Thymianzweige waschen, trockentupfen und die Blättchen abzupfen. Die Blättchen auf dem Brett leicht mit einer Gabel andrücken. In eine Flasche geben, zudecken und 2 Wochen stehen lassen. Dann durch ein Sieb abseihen und in eine Flasche füllen.

Knoblauchöl

Das Öl lässt sich vorzüglich zum Bestreichen von Fisch, Fleisch und Gemüse verwenden.

2 Knoblauchzehen
je 1 Zweig Thymian und Rosmarin
1 kleine getrocknete rote Chilischote
¹/₂ l Olivenöl

Die beiden Knoblauchzehen abziehen und mit der breiten Messerseite so lange drücken, bis etwas Flüssigkeit austritt. Den Knoblauch in eine Flasche geben. Den Thymian mit Wasser übersprühen und trockentupfen. Mit der Chilischote zum Knoblauch geben. Das Öl hinzugießen, verschließen und vor dem Gebrauch noch eine Woche stehen lassen.

Basilikumöl

Das Einlegen in Olivenöl ist die einzige Methode, das Aroma von Basilikum zu erhalten.

150 g Basilikum
1 l Olivenöl

Das Basilikum kurz mit Wasser übersprühen und trockentupfen. Dann in eine Flasche geben und mit einem Holzlöffel fest drücken. Das Öl in einem Topf

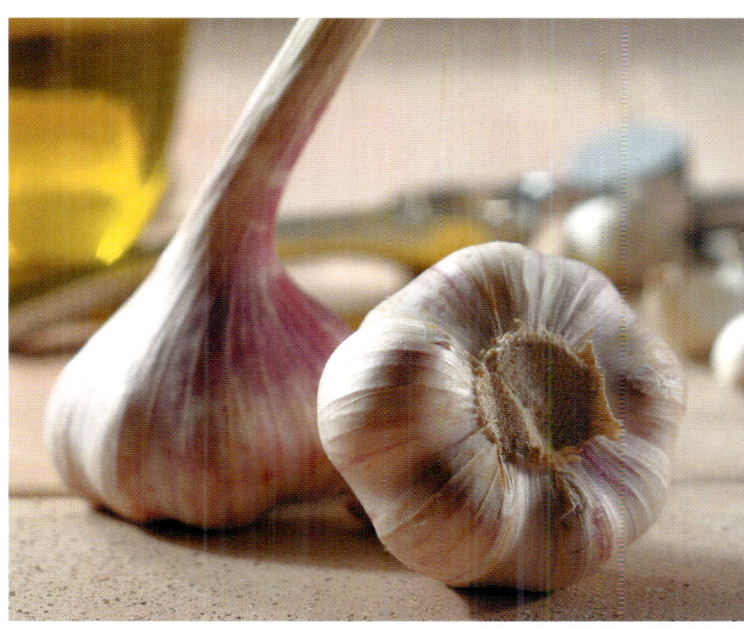

bei schwacher Hitze auf 40 °C erhitzen. Anschließend gießt man das Öl auf die Blätter, verschließt die Flasche und lässt sie 3–4 Wochen stehen. Das Öl innerhalb von einigen Wochen verbrauchen. Will man Basilikumöl länger aufbewahren, sollten die Blätter entfernt werden, da sie nach einiger Zeit schleimig werden. Das Öl durch ein Sieb filtern, erneut in eine Flasche füllen und verschließen.

Sie können auch mehrere Knoblauchzehen in Öl einlegen und sie danach zum Kochen verwenden. Das erspart Ihnen das Auspressen.

Weine, Liköre und Schnäpse

Lieben Sie etwas Besonderes? Wie wäre es mit einem Pfirsichwein, einem Hagebuttenlikör oder Pflaumen in Armagnac? Bald werden Sie diese Delikatessen nicht mehr allein genießen wollen, sondern sie auch Ihren Gästen vorsetzen. Heute ist die Herstellung süßer aromatischer Weine und Spirituosen zur Liebhaberei geworden, einst hatte sie einen praktischen Nutzen. Die Erzeugung von Likören reicht bis ins 12. Jahrhundert zurück. In Klöstern und Apotheken hatte man erkannt, dass Alkohol die als Heilmittel verwendeten Früchte und Kräuter konserviert und deren Substanzen aufnimmt. Man gab etwas Zucker zu, um den oft bitteren Geschmack der Kräuter zu mildern. Von diesen Likören genehmigten sich die Mönche nicht nur zur Heilung ein Gläschen. Etwa 300 Jahre später kam das Schnapsbrennen auf, während die Weinherstellung ein Erbe der alten Römer ist.

Es ist Tradition, zur Weihnachtszeit Punsch zu trinken. Auf Weihnachtsmärkten wird er als willkommene Erwärmung angeboten.

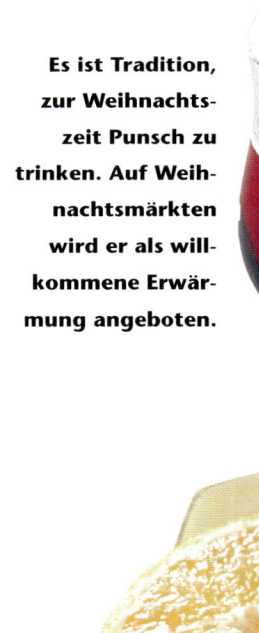

Wein und Punsch leicht selbst hergestellt

Nur wenn man frische Kräuter und Gewürze sowie gute Weine verwendet, kann man auch qualitätsvolle Kräuter- und Fruchtweine selbst herstellen. Für Kräuterweine eignen sich am besten trockene Weißweine. Es empfiehlt sich, mit kleinen Mengen anzufangen; auf diese Weise können Sie unbesorgt die verschiedenen Rezepte ausprobieren.

Pfirsichwein

Der Wein hält sich im Kühlschrank, allerdings nicht länger als 2 Wochen.

6 reife Pfirsiche
1 l Weißwein
200 g Zucker
175 ml Branntwein

Die Pfirsiche schälen, halbieren und entsteinen. Den Wein in einen Topf gießen, die Pfirsiche zugeben. Alles erhitzen, bis die Früchte weich sind, aber nicht kochen. Dann zudecken und über Nacht stehen lassen. Die Pfirsiche entfernen, den Wein durch eine Filtertüte gießen, Branntwein zufügen und den Zucker darin auflösen. In Flaschen füllen und verkorken. Im Kühlschrank aufbewahren.

Schwarzer Johannisbeerwein

In diesem Rezept werden die Beeren einem Gärungsprozess ausgesetzt.

2 kg reife schwarze Johannisbeeren
1 l Rotwein
150 g Zucker
2–3 Schnapsgläser Obstbranntwein

Die Johannisbeeren waschen und mit einer Gabel von den Stielen abstreifen.

Mit dem Rotwein in eine Schüssel geben und ein Tuch lose darüber legen. Dann 3–4 Tage stehen lassen. Alles durch ein Tuch seihen und die Beeren ausdrücken. Den Zucker im Wein auflösen und den Branntwein zugießen. In Flaschen füllen.

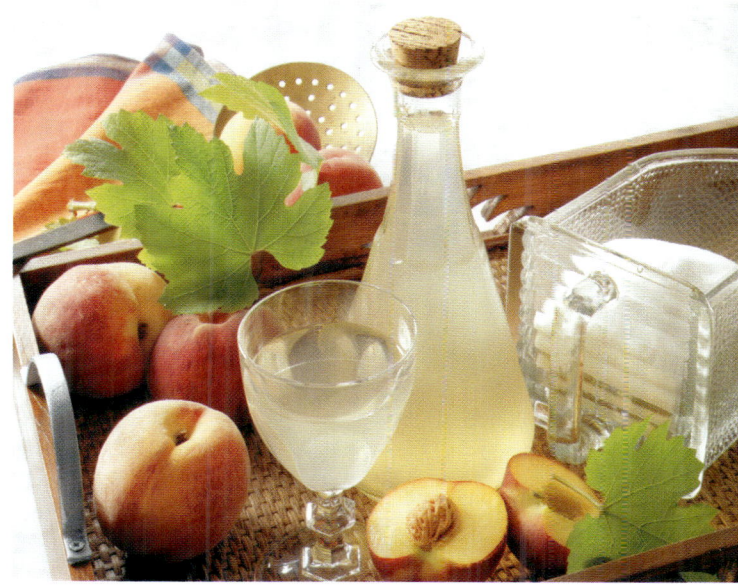

Wie wäre es einmal zur Abwechslung mit einem Pfirsichwein zum Dessert?

Deutscher Punsch

An langen Winterabenden können Sie diesen Wein pur oder mit Sodawasser genießen.

180 g Zucker
300 ml Wasser
Schale von 1 Zitrone und 1 Orange
2 Zimtstangen
6 Gewürznelken
1 Flasche Weißwein
1 Flasche Rotwein
3 Schnapsgläser Weinbrand

Zucker, Wasser, Zitronen- und Orangenschalen sowie Gewürze in einem Topf erhitzen und dabei umrühren, bis sich der Zucker aufgelöst hat. Bei schwacher Hitze dann 30–40 Minuten köcheln lassen. Wein und Weinbrand hinzugießen, nochmals erhitzen und servieren.

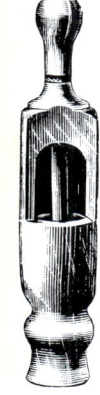

Korkmaschine
Beim Einführen des Korkens in den Flaschenhals drückt die Korkmaschine den Korken zusammen und presst dabei die Luft heraus. So wird die Flasche luftdicht verschlossen.

Likör, Schnaps und Früchte in Alkohol

Für die Zubereitung von Schnäpsen und Likören eignen sich Weinbrand oder Obstbranntwein. Manchmal wird auch Cognac beigefügt. Die Getränke bereitet man in breithalsigen Flaschen zu. Wer Früchte in Alkohol einlegen will, verwendet am besten Rum, Obstbranntwein oder Armagnac. Man nimmt meist 50%igen Alkohol, aber auch mit 40%igem lassen sich gute Ergebnisse erzielen.

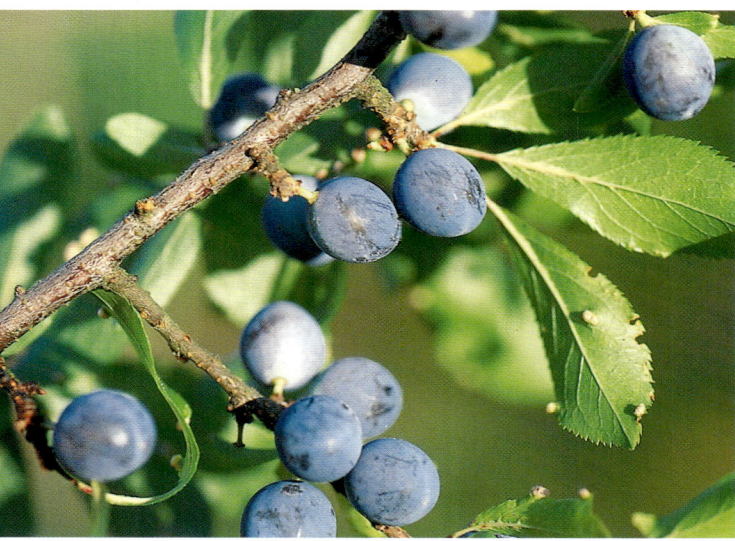

Die kleinen blauen Schlehenbeeren sind roh erst im Spätherbst genießbar, nachdem sie mehrfach durchgefroren waren.

Schlehenschnaps

Um den herben Geschmack zu mildern, werden die Beeren im Gefrierfach tiefgefroren.

**250–300 g Schlehenbeeren
2 TL Honig
1/2 l Schnaps (40 %)**

Die Beeren waschen, trockentupfen und ins Gefrierfach geben. Gefroren in eine Flasche füllen. Den Honig zufügen und den Schnaps darüber gießen. Anschließend 3–4 Monate stehen lassen. Durch ein Tuch abseihen, dann in eine saubere Flasche gießen und fest verkorken.

Aprikosenlikör

Anders als die Schnäpse brauchen Liköre Wärme, um zu reifen.

**500 g Aprikosen
500 g Zucker
1 l trockener Weißwein
700 ml Gin**

Die Aprikosen waschen, halbieren und die Steine beiseite stellen. Mit Zucker und Wein in einem Topf aufkochen, bis der Zucker aufgelöst ist. In eine Schüssel geben und den Gin zugießen. Die Steine knacken, die Mandeln herauslösen und in die Schüssel geben. 3–4 Tage warm stellen. Abseihen und in Flaschen füllen

.

Pflaumen in Armagnac

Ein Klassiker, zu dem Sie nur die schönsten Pflaumen verwenden sollten.

**1/4 l Lindenblütenaufguss
4 Blätter Eisenkraut
1 kg Trockenpflaumen
200 g Puderzucker
2 EL Wasser
1 l Armagnac**

Einen starken Lindenblütenaufguss vorbereiten und das Eisenkraut hinzugeben. Abkühlen lassen und die Pflaumen hineinlegen. Die Pflaumen über Nacht einweichen, dann herausnehmen und trockentupfen. Zucker und Wasser in einen Topf geben, zum Kochen bringen und einige Minuten kochen lassen, bis ein Sirup entstanden ist. Abkühlen lassen, den Armagnac zugießen und alles gut umrühren. Die Pflaumen in ein Glas geben, den Armagnacsirup darüber gießen, bis die Früchte vollständig bedeckt sind. Das Glas verschließen und die Pflaumen einige Monate ziehen lassen.

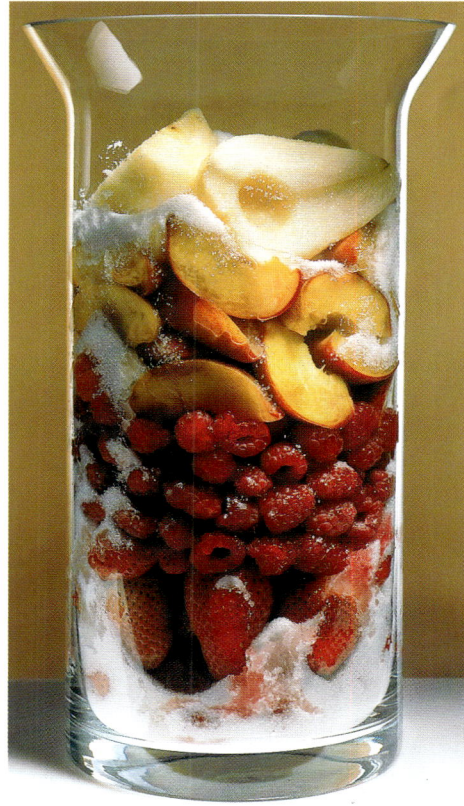

In den Rumtopf gibt man im Frühjahr die ersten Früchte hinein, und im Herbst kommen die letzten hinzu.

Rumtopf

Nehmen Sie für den Rumtopf einen Steingut-topf von etwa 3 l Fassungsvermögen.

1 kg Gartenfrüchte
1 l Rum
1 kg Zucker

Das Obst waschen, abtropfen lassen, je nach Obstart entsteinen und zerkleinern. Aprikosen, Pfirsiche und Birnen schälen. Die reifen Früchte in kleinen Portionen einfüllen. Stets die gleiche Menge Obst, Zucker und Rum in den Topf geben und kühl aufbewahren. Nach der letzten Einlage noch einen Monat stehen lassen.

Der gute Rat

Kurzrezepte

- Für Nusslikör schneidet man 12 noch grüne Nüsse in dünne Scheiben, gibt 1 Zimtstange, 6 Gewürznelken, 1 Prise Muskatblüte und 1 l Branntwein hinzu. Man stellt ihn 4 Tage warm. Danach 500 g Zucker in wenig Wasser zu Sirup kochen und zum Nussbranntwein gießen. Den Likör seiht man ab, lässt ihn erkalten und füllt ihn in Flaschen.

- Himbeerschnaps wird wie folgt zubereitet: 250 g Himbeeren und 250 g weißer Kandis werden mit einer Flasche Korn in eine große Flasche gefüllt. Nach 4 Wochen wird er abgeseiht und in Flaschen gefüllt. Ebenso bereitet man Brombeer- und Johannisbeerschnaps zu.

- Mit Früchten und Kräutern aromatisierten Weinbrand nennt man Ratafia. Man gibt dabei Früchte und Kräuter in Weinbrand und lässt die Mischung 4 Wochen warm stehen.

- Es ist ratsam, für allerlei Beschwerden einen Vorrat an Kräuterschnäpsen und -likören anzulegen. Rosmarin z. B. wirkt anregend bei Erschöpfung, und Pfefferminze fördert die Verdauung.

- Für einen Nussschnaps zerstampft man 500 g noch nicht ganz reife, geschälte Walnüsse, füllt sie in eine Flasche und gießt $1/2$ l reinen Alkohol dazu. Nach 6 Wochen wird der Ansatz abgeseiht. Dann löst man 1 kg Zucker in 1 $1/4$ l Wasser auf und gibt die Lösung mit $1/2$ l 50%igem Alkohol zum Nussextrakt. Alles gründlich umrühren, in Flaschen füllen und gut verkorken.

Vielfältige Liköre und Spirituosen und Tipps

- Mit Doppelkorn hergestellte Schnäpse nennt man Aufgesetzte.

- Ein Wacholderschnaps hilft u. a. bei übersättigtem Magen oder empfiehlt sich zur Stärkung der Abwehr bei Grippe. Er wird wie der Schlehenschnaps zubereitet, allerdings muss man die Wacholderbeeren nicht zuvor einfrieren.

- Für die Zubereitung aparter Liköre und Schnäpse eignen sich auch Wildkirschen, Preiselbeeren, Vogelbeeren.

- Vogelbeeren sind sehr wertvoll, aber roh wegen ihres hohen Gerbstoffgehalts ungenießbar. Sie müssen vor der Verarbeitung 48 Stunden in eine Mischung aus $1/3$ Essig und $2/3$ Wasser gelegt und dann gekocht werden.

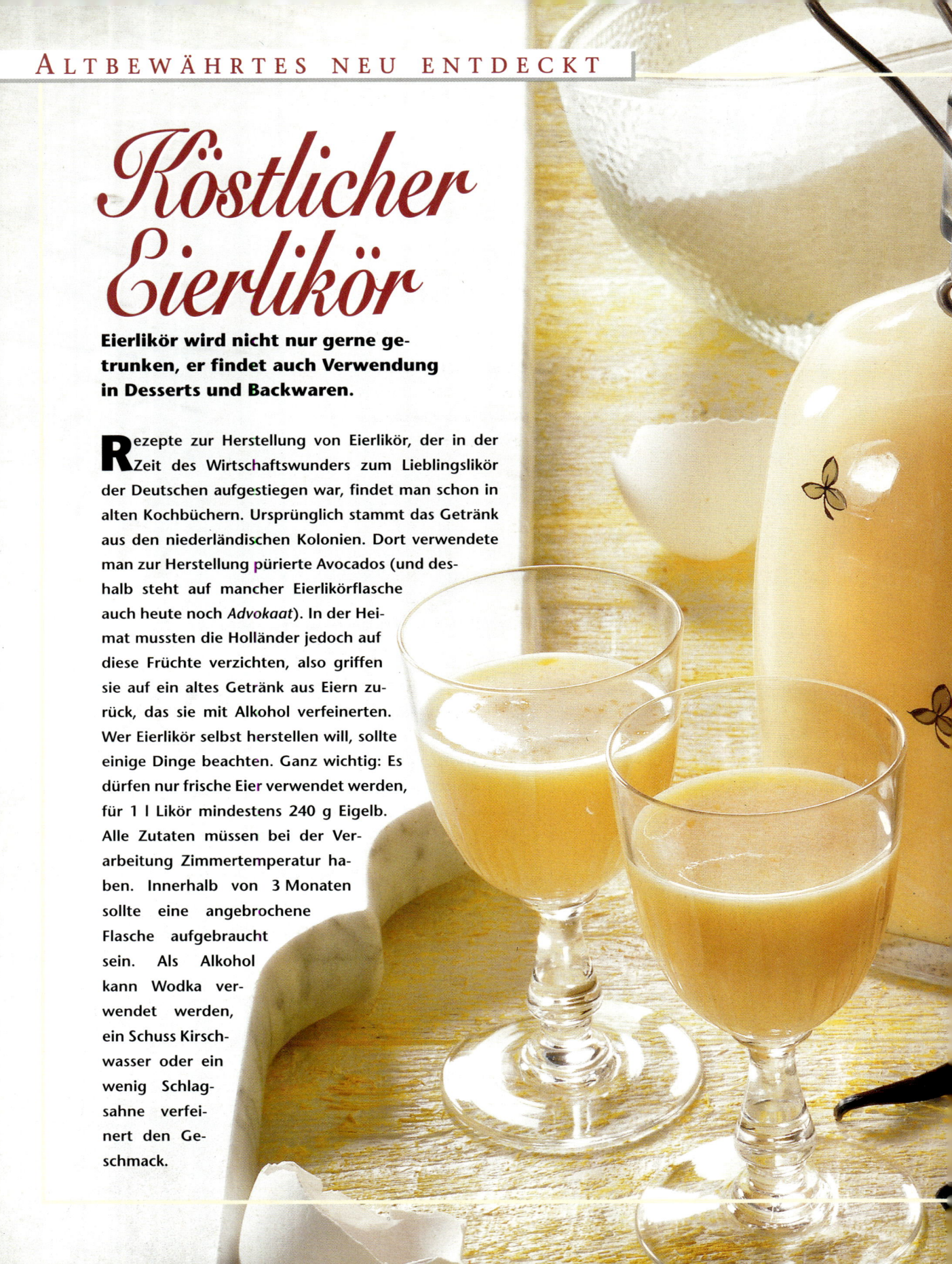

Köstlicher Eierlikör

Eierlikör wird nicht nur gerne getrunken, er findet auch Verwendung in Desserts und Backwaren.

Rezepte zur Herstellung von Eierlikör, der in der Zeit des Wirtschaftswunders zum Lieblingslikör der Deutschen aufgestiegen war, findet man schon in alten Kochbüchern. Ursprünglich stammt das Getränk aus den niederländischen Kolonien. Dort verwendete man zur Herstellung pürierte Avocados (und deshalb steht auf mancher Eierlikörflasche auch heute noch *Advokaat*). In der Heimat mussten die Holländer jedoch auf diese Früchte verzichten, also griffen sie auf ein altes Getränk aus Eiern zurück, das sie mit Alkohol verfeinerten. Wer Eierlikör selbst herstellen will, sollte einige Dinge beachten. Ganz wichtig: Es dürfen nur frische Eier verwendet werden, für 1 l Likör mindestens 240 g Eigelb. Alle Zutaten müssen bei der Verarbeitung Zimmertemperatur haben. Innerhalb von 3 Monaten sollte eine angebrochene Flasche aufgebraucht sein. Als Alkohol kann Wodka verwendet werden, ein Schuss Kirschwasser oder ein wenig Schlagsahne verfeinert den Geschmack.

Eierlikör –
so wird er gemacht

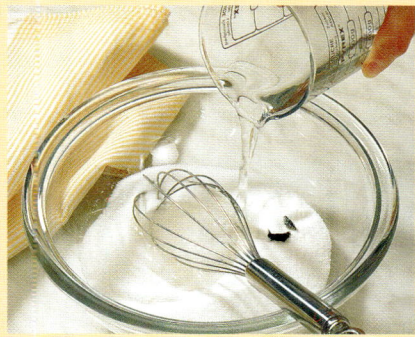

Das ausgeschabte Mark einer Vanilleschote mit 300 g Zucker in
220 ml warmem Wasser auflösen
und abkühlen lassen.

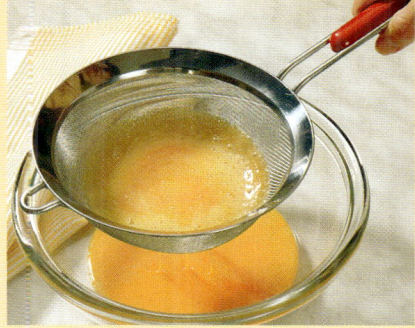

In einer Schüssel 15 Eigelb glatt
rühren und durch ein Haarsieb
passieren. Die Zuckerlösung portionsweise unter ständigem Rühren
mit der Eigelbmasse mischen. Dann
ein Eiweiß einrühren.

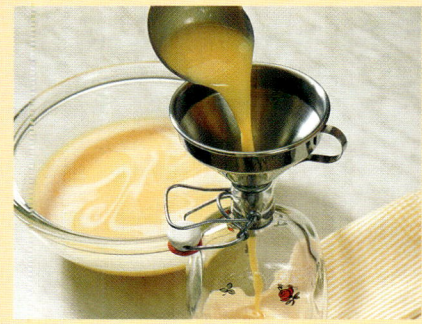

230 ml 90%igen Weingeist mit
110 ml Wasser mischen und unter
den Liköransatz rühren. Den Eierlikör
in eine Flasche abfüllen, fest verschließen und kühl aufbewahren.

Neu entdeckte Leckereien

Konfekt selber machen – das klingt nach viel Mühe. Im Grund sind die meisten Spezialitäten jedoch einfacher herzustellen, als es zunächst scheint. Wagen Sie sich deshalb ruhig heran – die hier vorgestellten Rezepte, auch jene für kandierte Früchte, gelingen selbst Anfängern. Die hohe Kunst des Kandierens ist in Vergessenheit geraten, vielleicht auch weil man in der Hektik unserer Tage nicht mehr die nötige Geduld für das etwas aufwendige Verfahren aufbringt. Dabei entstanden Leckereien, die zum Feinsten gehörten, was der Zuckerbäcker einst zu bieten hatte. Man kandierte Früchte, weil sie dadurch konserviert wurden. Nicht nur Obst lässt sich kandieren, ein besonderer Gaumenschmaus sind kandierte Blütenblätter. Wenn Sie auf die Gesundheit achten, aber Süßes lieben, ist Fruchtkonfekt genau das Richtige. Durch Trocknung bleiben die Nährstoffe und Vitamine der Früchte erhalten. Auch die Zugabe von Zucker entfällt, da diese Süßigkeiten schon Fruchtzucker enthalten. Oder zaubern Sie mit wenig Aufwand Marzipan und gebrannte Mandeln.

Der Fantasie sind beim Dekorieren von kandierten Früchten keine Grenzen gesetzt.

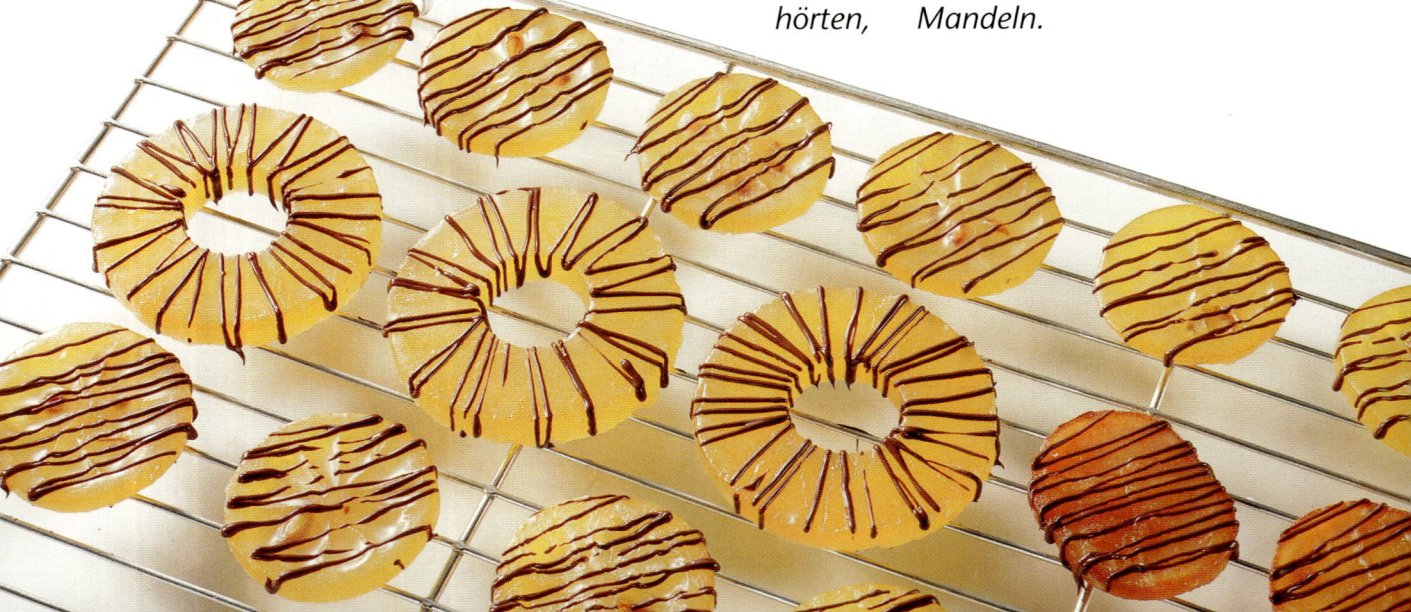

Fruchtkonfekt und kandierte Früchte

Fruchtkonfekt ist sehr preiswert und zudem gesund. Statt gekauftem Trockenobst können Sie die Früchte auch selbst trocknen (siehe S. 271). Die Herstellung kandierter Früchte ist zeitraubend, aber problemlos. Man benötigt einen Topf mit dickem Boden und nach Möglichkeit ein Zuckerthermometer mit Gitterschutz, damit das Glas nicht zerspringt.

Weißes Fruchtkonfekt

Bewahren Sie das Konfekt in einem mit Pergamentpapier ausgelegten Behälter auf.

300 g Dörrobst
1 EL Orangenlikör
40 g geröstete geschälte Mandeln
100 g weiße Kuvertüre
geröstete Mandel- und Pistazienstifte
Schokoladenraspel
Mandel- oder Nussöl zum Bepinseln

Ein Blech oder Tablett mit Alufolie auslegen und mit dem Mandel- oder Nussöl bepinseln. Die Früchte, am besten Backpflaumen, getrocknete Aprikosen oder Datteln, längs einschneiden, entkernen, innen mit einigen Tropfen Likör beträufeln und mit Mandeln füllen. Die Kuvertüre im Wasserbad erhitzen, bis sie schmilzt. Die Früchte mit einer großen Pinzette herausgreifen, die untere Hälfte in die Kuvertüre tauchen und etwas trocknen lassen. Die Mandel- und Pistazienstifte sowie die Schokoladenraspel getrennt auf einen Teller geben und das Konfekt eindrücken. Danach zum Trocknen auf das Blech oder Tablett legen. Das Konfekt 5–6 Stunden kühl stellen, dann in Pralinenhütchen legen. In einen Behälter füllen und verschließen.

Kandiertes Obst

Das Rezept gelingt nur, wenn die Temperatur des Zuckersirups genau eingehalten wird.

Obst, z. B. Ananas, Erdbeeren, Kirschen, Nektarinen oder Zitrusfrüchte
1 l Wasser
1 kg Zucker

Das Obst waschen, abtropfen lassen oder trockentupfen. Größere Früchte in Stücke oder Scheiben schneiden. Trauben und Kirschen mit einer Nadel einstechen. Das Wasser mit dem Zucker kochen lassen, bis die Lösung Fäden zieht und auf 105 °

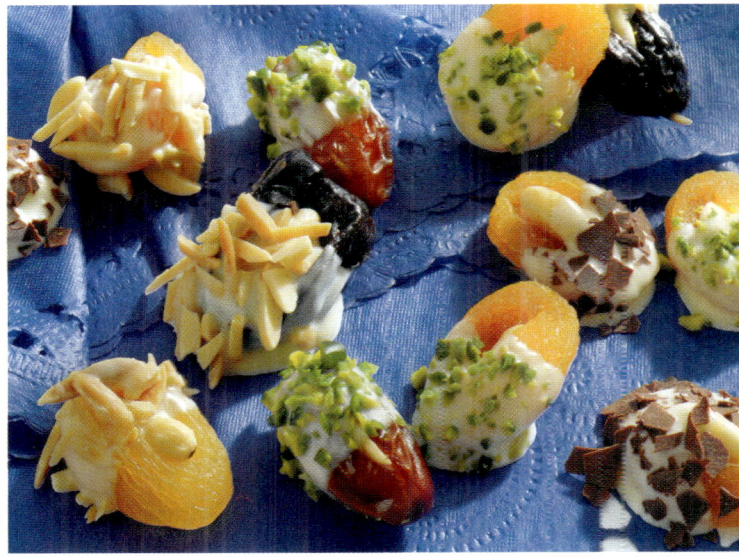

erhitzt ist. Das Obst in ein Sieb geben und über eine Metallschüssel hängen. Die Zuckerlösung so über die Früchte gießen, dass sie überzogen werden. Zugedeckt 24 Stunden stehen lassen. Danach die Lösung nochmals auf 105 °C erhitzen. Früchte erneut mit der Lösung bedecken. Den Vorgang nach jeweils 24 Stunden insgesamt 5-mal wiederholen. Beim letzten Mal die Lösung auf 108 °C erhitzen, die Früchte damit übergießen und auf einem Gitter trocknen lassen.

Erfreuen Sie sich an einem liebevoll verzierten Fruchtkonfekt, das garantiert in keinem Laden erhältlich ist.

Fruchtlutscher

Wenn Sie andere Fruchtsäfte als Orangensaft dafür verwenden, müssen Sie auch andere Lebensmittelfarben nehmen.

**100 ml frisch gepresster Orangensaft
250 g Zucker
3 TL Traubenzucker
¹/₂ TL Zitronensäure
Lebensmittelfarbe
etwa 8 Holzspießchen
Mandel- oder Nussöl zum Bepinseln**

Ein originelles Geschenk zum Kindergeburtstag: Die Fruchtlutscher in Cellophanpapier einwickeln und mit einer Schleife schmücken.

Den Saft mit Zucker, Traubenzucker, Zitronensäure und einigen Tropfen Lebensmittelfarbe in einem Topf bei schwacher Hitze erwärmen. Die Masse unter ständigem Rühren auf 150 °C erhitzen, dabei die Temperatur mit dem Zuckerthermometer kontrollieren. Sobald die Temperatur erreicht ist, den Topf in ein großes Gefäß mit kaltem Wasser stellen, damit sich die Masse nicht weiter erhitzt. Die Masse mit einem Löffel in Form von Kreisen auf das Blech gießen. Sofort die Holzspießchen eindrücken und etwas Zuckermasse darauf träufeln. Die Lutscher erkalten lassen.

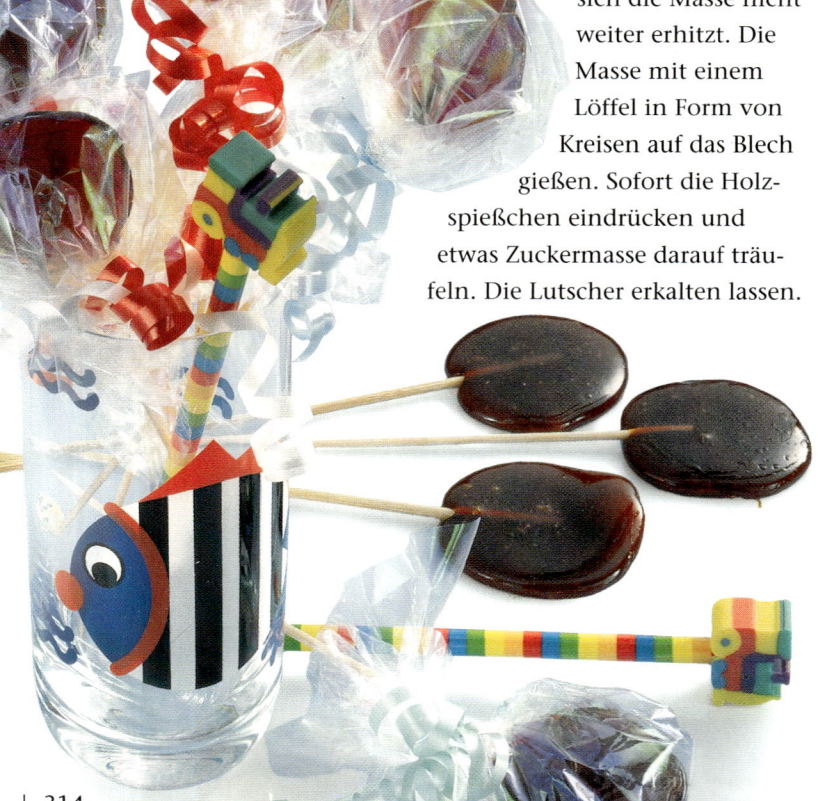

Marzipan für viele Zwecke

Die Rohmarzipanmasse ist vielfach nutzbar: Man kann aus ihr Marzipankartoffeln, -brote und -früchte formen, sie für Füllungen und Torten verwenden oder mit allerlei Zutaten daraus Konfekt herstellen. Damit Marzipan den typischen Geschmack erhält, braucht man bittere Mandeln – sie sind in Drogerien erhältlich. Allerdings ist Vorsicht geboten: In großen Mengen verzehrt, können bittere Mandeln tödlich wirken. Wenn Sie Kinder haben, sollten Sie die Bittermandeln durch Bittermandelaroma ersetzen. Die Mandeln müssen ganz fein gerieben werden. Sie können dafür eine Mandelmühle nehmen oder die Mandeln im Mörser zerstoßen.

Marzipan

Diese Köstlichkeit hat in Lübeck und Königsberg eine lange Tradition aufzuweisen.

**250 g süße Mandeln
30–40 g bittere Mandeln oder
3–4 Tropfen Bittermandelaroma
125–150 g Puderzucker
2–3 EL Rosenwasser**

Die süßen und eventuell die bitteren Mandeln in einer Schüssel mit kochendem Wasser überbrühen. Nach 2 Minuten die Schalen abziehen, die Mandeln auf einem Tuch ausbreiten und 24 Stunden trocknen lassen. 3- bis 4-mal mit der Mandelmühle zerkleinern. Zwischen den Gängen jeweils auf einem Tablett ausbreiten und 10 Minuten ins Gefrierfach legen. Puderzucker und Rosenwasser unter die Mandeln kneten, bis ein fester, aber geschmeidiger Teig entsteht. Die Masse zu kleinen Ziegeln formen und sorgfältig in Alufolie verpacken. Mindestens 5–6 Tage kühl stellen.

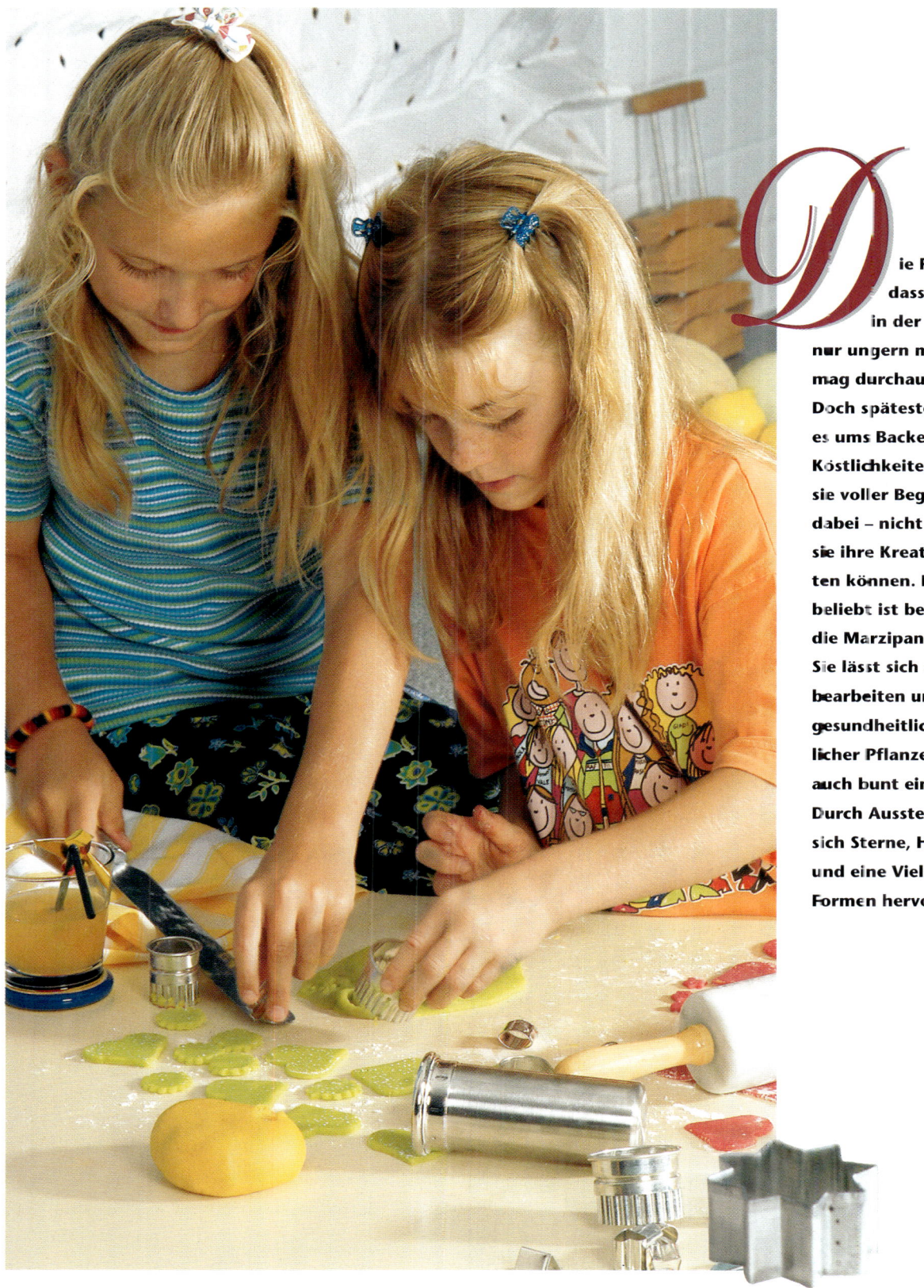

Die Feststellung, dass Kinder in der Küche oft nur ungern mithelfen, mag durchaus zutreffen. Doch spätestens, wenn es ums Backen und süße Köstlichkeiten geht, sind sie voller Begeisterung dabei – nicht zuletzt, weil sie ihre Kreativität entfalten können. Besonders beliebt ist bei Kindern die Marzipanrohmasse. Sie lässt sich sehr leicht bearbeiten und mithilfe gesundheitlich unbedenklicher Pflanzenfarben auch bunt einfärben. Durch Ausstechen lassen sich Sterne, Herzen, Ringe und eine Vielzahl anderer Formen hervorzaubern.

Süßes aus Äpfeln, Mandeln und Schokolade

Damit die Leckereien gelingen, muss man die Mengenangaben genauestens befolgen – nur so erreicht die Konfektmasse die erforderliche Dichte. Und sparen Sie nicht an den Zutaten, denn aus Billigschokolade, die oft mehr Zucker als Kakao enthält, kann nun mal kein exquisites Konfekt entstehen. Wichtig: Nachdem die Süßigkeiten erkaltet sind, müssen sie unbedingt in fest verschließbaren Behältern gelagert werden. Am besten eignen sich Dosen,

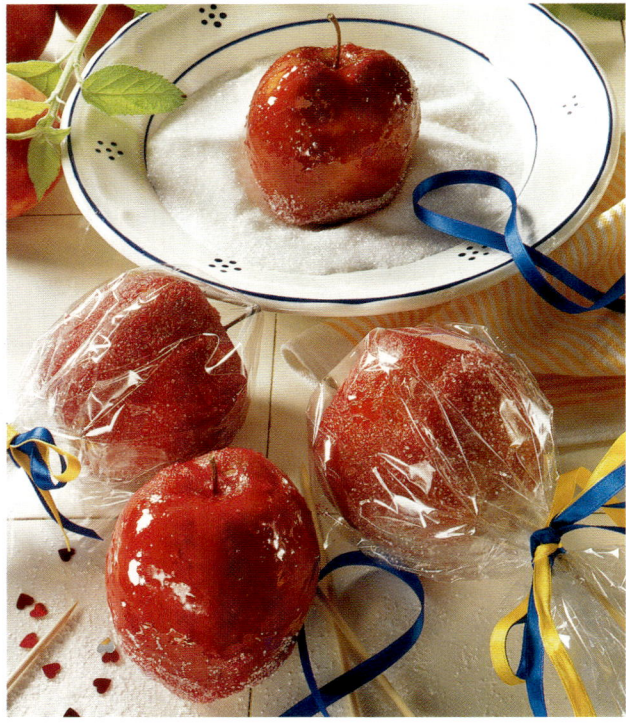

Liebesäpfel schmecken nicht nur sehr lecker, man kann sie auch zu einem hübschen Geschenk verpacken.

die man mit Pergamentpapier auskleidet, damit die Zucker- oder Schokoladenhülle nicht klebrig wird. Legen Sie bei selbst gemachten Mandelsplittern auch zwischen die Lagen Pergamentpapier. Zur Zubereitung brauchen Sie einen Topf mit dickem Boden, für die Liebesäpfel außerdem ein Zuckerthermometer. Zum Umrühren nehmen Sie einen Holzlöffel.

Liebesäpfel

Am besten eignen sich mittelgroße säuerliche Äpfel, z. B. Golden Delicious.

4 Äpfel
4 Holzspießchen
4 EL Zucker
400 g Würfelzucker
50 ml Wasser
1 TL Lebensmittelfarbe nach Belieben
1 TL Vanilleessenz
1 TL Essig

Die Äpfel waschen, gut abtrocknen und von den Stielen befreien. In jeden Apfel anstelle des Stiels ein Holzspießchen stecken. Einen großen Teller mit dem Zucker bestreuen. Würfelzucker, Wasser, Lebensmittelfarbe, Vanilleessenz und Essig im Topf zum Kochen bringen, bis die Lösung auf 150 °C erhitzt ist. Den Topf sofort in eine Schüssel mit kaltem Wasser stellen. Die Äpfel nacheinander so lange in den Sirup tauchen, bis sie damit dick überzogen sind. Anschließend die Äpfel mit dem Spießchen nach oben auf den Teller mit Zucker legen. Abkühlen und trocknen lassen.

Mandelsplitter

Reichen Sie Mandelsplitter als Beilage zum Nachmittagstee oder -kaffee.

100 g Vollmilchschokolade
100 g Mandelstifte

Ein großes Brett mit Alufolie bedecken. Die Schokolade zerbröckeln und im Wasserbad erhitzen, bis sie geschmolzen ist. Die Mandelstifte ohne Fett in einer Pfanne unter Rühren rösten. Etwas abkühlen lassen. Unter die Schokolade rühren. Mithilfe von zwei Teelöffeln Häufchen auf das Brett setzen und kühl stellen.

Gebrannte Mandeln

Wenn die Mandeln geröstet werden, erhalten sie einen intensiveren Geschmack.

250 g ungeschälte Mandeln
250 g Würfelzucker
5 EL Wasser
1/2 TL Zimt
Mandel- oder Nussöl zum Bepinseln

Die Mandeln auf einem Blech im Backofen bei 200 °C (Gas Stufe 4) rösten, bis sich die Schale löst. Im Topf Zucker und Wasser zuerst bei schwacher Hitze, dann bei starker Hitze unter ständigem Rühren kochen. Wenn die Masse anfängt, bröckelig zu werden, die Mandeln zugeben. Weiter erhitzen. Mit dem Holzlöffel umrühren, bis die Mandeln den Sirup angenommen haben. Anschließend den Topf von der Kochstelle entfernen, Zimt zufügen und rühren, bis die Mandeln trocken sind. Die Masse wieder erwärmen, bis sie glänzt. Ein Blech mit Öl bepinseln. Mandeln darauf legen und mit einer Gabel voneinander lösen.

Gebrannte Mandeln schmecken noch viel besser, wenn sie so hübsch wie hier dekoriert werden.

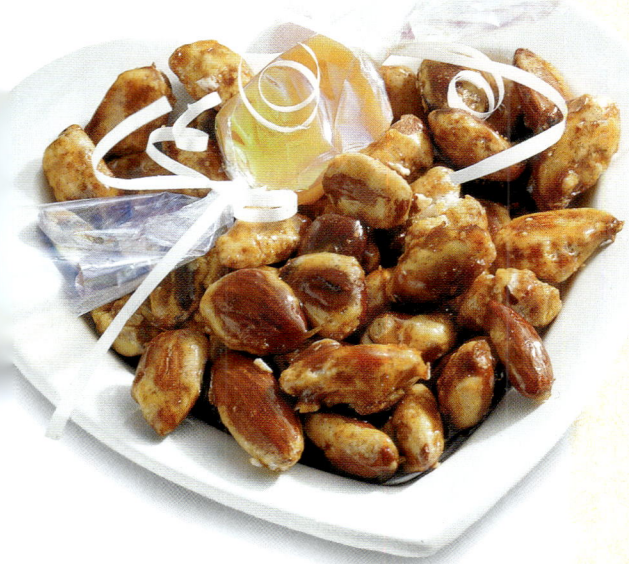

Der gute Rat

Weitere leckere Sachen für Schleckermäuler

- Für Marzipankartoffeln wird die Marzipanmasse zu kleinen Kugeln geformt und in Kakao gewälzt.

- So wird Königsberger Marzipan hergestellt: Unter die Marzipanmasse wird 1 EL Orangenlikör gemischt. Die restliche Masse bis auf ein Viertel wird portionsweise zwischen Klarsichtfolie ausgerollt und zu Herzen ausgestochen. Die restliche Masse formt man zu dünnen Röllchen und klebt diese mit Eiweiß auf die Ränder. Die Röllchen werden eingekerbt und mit Eigelb bestrichen. Den Backofen auf 200 °C (Gas Stufe 4) vorheizen und das Konfekt darin 4 Minuten backen, bis die Ränder hellbraun sind.

- Für Marzipankonfekt verknetet man 200 g Rohmasse mit 100 g Puderzucker und schneidet alles in 3 gleiche Stücke. Unter einen Teil wird Kakao gemischt, in den zweiten je 4 Tropfen rote Speisefarbe und Kirschwasser, in den dritten je 4 Tropfen gelbe Speisefarbe und Zitronenessenz. Sie werden einzeln zwischen Klarsichtfolie ausgerollt, ohne Folie übereinander gelegt und festgerollt. Dann 1,5 cm breite Rechtecke ausschneiden.

- Für kandierte Rosenblütenblätter nimmt man 20 stark duftende, ungespritzte Blütenblätter, übersprüht sie und tupft sie ab. Den Backofen auf 50 °C vorheizen, dann 2 Eiweiß steif schlagen. Die Blütenblätter darin eintauchen und auf das Blech legen. Mit 80 g grobem Zucker bestreuen, das Blech in den Backofen schieben und ihn ausschalten. Die Blüten darin 20 Minuten trocknen lassen. Dann nimmt man sie heraus, lässt sie abkühlen und füllt sie in einen Behälter.

Einige Ratschläge zum Gelingen der Leckereien

- Mandeln sollten möglichst frisch sein und vor allem frisch gemahlen werden, damit sie ihr volles Aroma entfalten können.

- Pralinenhütchen aus Papier und Metall gibt es in gut sortierten Supermärkten.

- Konfekt ist empfindlich gegen Wärme, deshalb im kühlen Zimmer oder Kühlschrank aufbewahren.

- Zum Verschenken der Mandelsplitter in der Weihnachtszeit wickelt man sie in Goldpapier oder -folie.

- Kandierte Früchte eignen sich zur Dekoration von Torten und als Beilage zu Desserts.

Walnuss-Karamell

Karamell ist bei Jung und Alt unverändert beliebt. Und die Begeisterung für die Süßigkeit wächst noch mehr, wenn diese aus der häuslichen Produktion stammt.

Staunend und mit großen Augen beobachten Kinder, wie aus der klebrigen braunen Masse plötzlich Bonbons entstehen. Und mit Feuereifer helfen sie bei der Herstellung mit, wenn sie am Ende Schüsseln und Löffel abschlecken dürfen. Gönnen Sie sich und Ihren Kindern oder Enkeln dieses Erlebnis, und zaubern Sie gemeinsam Köstlichkeiten wie den hier vorgestellten Walnuss-Karamell. Die Vorweihnachtszeit eignet sich besonders für

diese Aktivität, weil den Kindern dann die zusätzliche Aufgabe zukommt, die Walnüsse zu knacken. Beim Karamellisieren sollten Sie darauf achten, dass sich die Masse goldgelb färbt, also nicht zu dunkel wird, sonst kann der Karamell bitter werden. Doch sollte er auch nicht zu hell sein, weil er sonst kaum Geschmack entwickelt. Die heiße Karamellmasse wird in eine flache Form gegeben und kalt gestellt. Sobald die Masse lauwarm geworden ist, schneiden Sie sie in Rechtecke und verzieren jedes mit einer Walnusshälfte. Legen Sie das Konfekt nach dem Erkalten in eine gut verschließbare Dose. Der Walnuss-Karamell eignet sich auch gut als Geschenk. Füllen Sie das Konfekt in eine Klarsichttüte, und binden Sie diese mit farbigen Bändern zu.

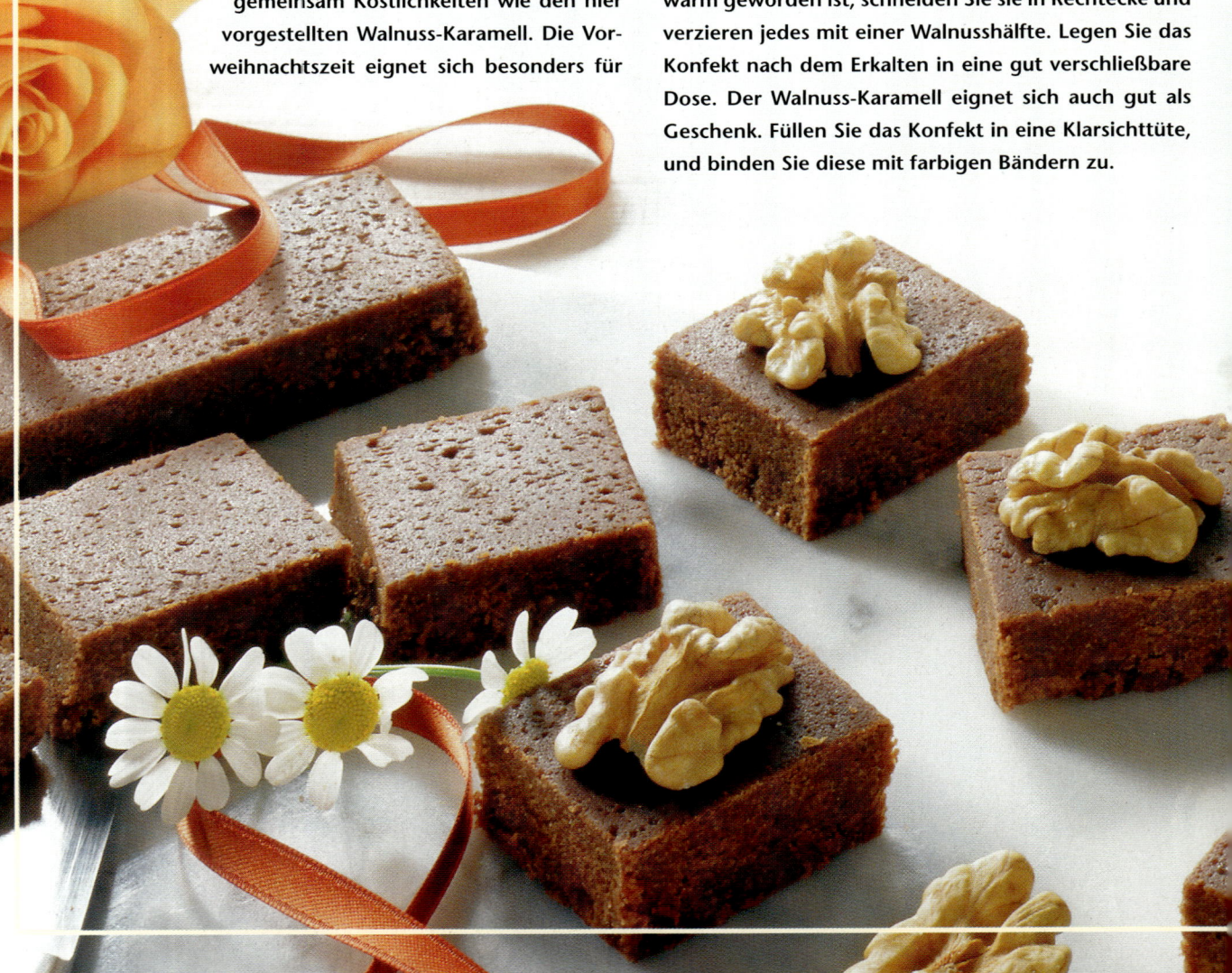

Karamell – so wird er gemacht

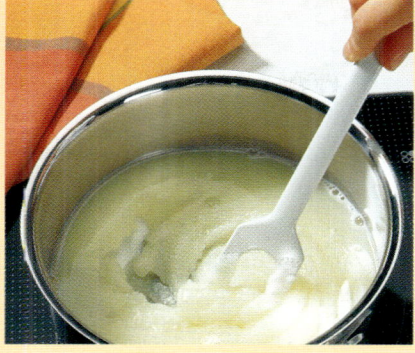

450 g Zucker und 6 EL Kaffeesahne in einem Topf verrühren, bis eine dickliche Masse entstanden ist.

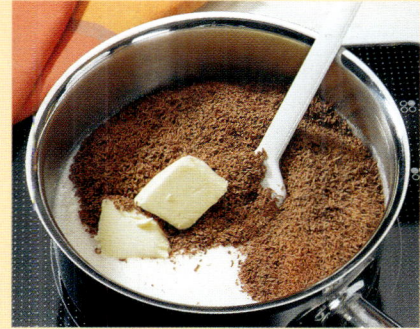

25 g weiche Butter und 175 g geriebene Halbbitterschokolade hinzufügen. Bei schwacher Hitze und unter Rühren schmelzen.

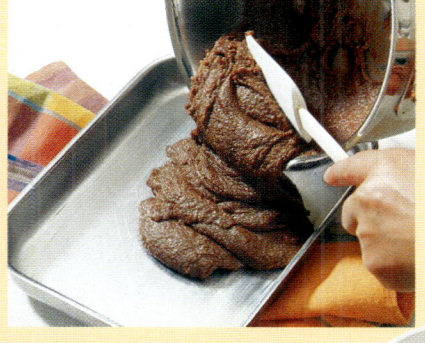

Bei großer Hitze 5 Minuten kochen lassen, dabei kräftig umrühren. Den Topf von der Kochstelle nehmen und die Masse schlagen, bis sie dick ist. Eine Form einfetten und die Masse darin verteilen.

Brot backen wie anno dazumal

Brot spielt in unserem Land eine wichtige Rolle, weil es nach wie vor eines der Grundnahrungsmittel ist. Die Geschichte seiner Herstellung reicht viele Jahrtausende zurück. Vorgänger war der Brei aus Wasser und grob gemahlenen Getreidekörnern. Später kam man darauf, den Brei zu Teig zu verdicken und diesen an der Sonne zu dörren, am Feuer zu rösten und schließlich auf Steinen zu backen. Noch bis weit ins 20. Jahrhundert hinein wurde, besonders auf dem Land, Brot in der Familie gebacken. Vollkornbrot galt lange als das Brot der armen Leute im Gegensatz zum „feineren", hellen Weißbrot. Heute wird Vollkornbrot wieder geschätzt, weil man den hohen Nährwert der Kleie erkannt hat. Es enthält sämtliche Bestandteile des Korns, wozu auch die Schalenteile gehören. Fast ein Drittel des Brotverbrauchs im nördlichen Europa entfällt auf das Roggenbrot, da Roggen im Gegensatz zu Weizen auch in rauerem Klima heranreift. Dafür enthält Weizenmehl mehr Eiweiß als Roggenmehl. Das Mehl wird in Typeklassen eingeteilt. Mehl mit niedriger Typezahl ist meist heller, allerdings auch arm an Mineralstoffen und Vitaminen.

So locker wird das Brot, wenn es vor dem Backen mehrfach im Warmen aufgeht.

Den Sauerteig vorbereiten

Einen Sauerteig anzusetzen ist eigentlich einfach – vorausgesetzt, Sie beginnen damit 3 Tage vor dem Brotbacken. Für Sauerteig eignet sich jedes Mehl, es sollte aber immer eine Sorte sein, die auch im Brot verwendet wird. Grundsätzlich besteht Sauerteig nur aus Mehl und Wasser, aber Zusätze wie Buttermilch, gekochte Kartoffel oder Zucker können für den Gärungsvorgang hilfreich sein. Ein schnelleres Verfahren ist das Ansetzen des Sauerteigs mit Hefe.

Sauerteig ohne Hefe

Füllen Sie einige Löffel des Teigs in ein verschließbares Gefäß für die nächsten Brote.

**400 g Roggenmehl
400 ml lauwarmes Wasser
3 EL Buttermilch**

100 g Mehl, 100 ml Wasser und Buttermilch in einem Steingutgefäß verrühren und zugedeckt bei 25–28 °C über Nacht stehen lassen. Morgens dem Brei 100 g Mehl und 100 ml Wasser hinzufügen und wieder zugedeckt warm stellen. Am Abend umrühren. Am nächsten Morgen 200 g Mehl und 200 ml Wasser untermischen. Abends erneut umrühren. Am nächsten Tag ist der Sauerteig fertig.

Sauerteig mit Hefe

Als Backschrot bezeichnet man das aus dem ganzen Korn bestehende Mahlprodukt.

**10 g Hefe
¹⁄₄ l handwarmes Wasser
150 g Roggenbackschrot**

Die Hefe in eine Schüssel bröckeln, Wasser hinzugießen und die Hefe darin auflösen. Mehl beigeben, verkneten und den Ansatz zugedeckt 3 Tage warm stellen.

Einfaches Roggenbrot

Roggenbrot wird in den meisten Fällen mit Sauerteig zubereitet.

**1 kg Roggenmehl
30 g Sauerteig
600 ml warmes Wasser
Salz**

Zwei Drittel des Mehls mit dem Wasser verkneten. Sauerteig und Salz zufügen und zu einem glatten, festen Teig verkne-

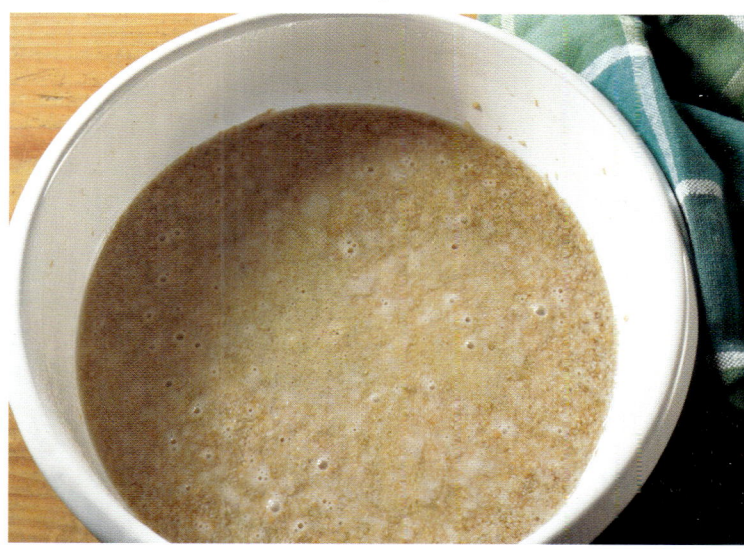

Ein Sauerteigansatz: Deutlich sieht man die Blasen auf der Oberfläche, die beim Gärungsprozess entstehen.

ten. Dick mit Mehl bestreuen und zugedeckt gären lassen, bis der Teig nicht mehr wächst. Ein Brot formen und in die Backform legen. Wieder aufgehen lassen und mit lauwarmem Wasser bestreichen, damit es nicht aufreißt. Den Backofen auf 250 °C vorheizen, das Brot erneut mit Wasser bestreichen und etwa 45 Minuten backen. Ob das Brot gar ist, kann man hören: Es klingt hohl, wenn man auf die Unterseite klopft. Mit Wasser bestreichen, umdrehen und auskühlen lassen.

Brot und Brötchen aus Hefeteig zubereiten

Für Roggen- und Mischbrot werden zur Lockerung des Teigs Sauerteig oder Hefe und Sauerteig genommen. Bei Teigen aus Weizenmehl verwendet man Hefe. Am besten eignen sich Hefewürfel, die man in Bäckereien und Supermärkten erhält. Hefeteig kann man gut einen Tag im Kühlschrank aufbewahren.

Kastenweißbrot

Zum Backen dieses Weißbrots benötigen Sie eine Kastenform.

380 g Weizenmehl Type 405
200 ml lauwarmes Wasser
25 g Hefe
1 Prise Zucker
5 g Salz
20 g Butter zum Einfetten

Stellen Sie etwa 20 g Mehl zum Bemehlen der Arbeitsfläche und zum Kneten beiseite. Hefe und Zucker in 75 ml Wasser auflösen. 80 g Mehl unterrühren. Den Vorteig 30 Minuten gehen lassen, bis sich die Masse verdoppelt. Das restliche Mehl in eine Schüssel geben und in der Mitte eine Vertiefung formen. Das Salz im restlichen Wasser auflösen. Den Vorteig in die Vertiefung geben und das Salzwasser zugießen. Alles verkneten, bis sich Blasen bilden. Zu einer Kugel formen, mit Mehl bestreuen und 30–40 Minuten gehen lassen. Die Arbeitsfläche mit Mehl bestreuen und mit bemehlten Händen den Teig kurz durchkneten. Eine Minute stehen lassen, dann erneut etwa 5 Minuten durchkneten. Den Backofen auf 200 °C (Gas Stufe 4) vorheizen. Die Kastenform einfetten, den Teig einfüllen, mit lauwarmem Wasser bepinseln und zugedeckt 15 Minuten gehen lassen. Das Brot auf die mittlere Backofenschiene schieben, nach 10 Minuten auf 180 °C (Gas Stufe 3) zurückstellen und dann etwa 35 Minuten backen. Anschließend abkühlen lassen.

Brot aus dem Holzfeuer

In ländlichen Gegenden Europas war die verbreitetste Ofenform der halbkugelförmig gewölbte Backofen aus Stein oder aus feuerfesten Ziegeln.

Richtig knusprig schmeckt in der Holzglut gebackenes Brot. Früher wurde Stunden zuvor im Backofen viel trockenes Holz verbrannt. Man verteilte die Glut auf dem Boden des Ofens, und die Ziegel erhitzten sich bis auf 250 °C. Kurz vor dem Einschieben der Brote wurde die Glut entfernt. Die Brote wurden mit dem Holzschieber in den Ofen „eingeschossen". Damit das Brot seine glänzende goldbraune Farbe erhielt, musste Wasser verdunsten; deshalb gab man ein Büschel feuchtes Stroh mit in den Ofen.

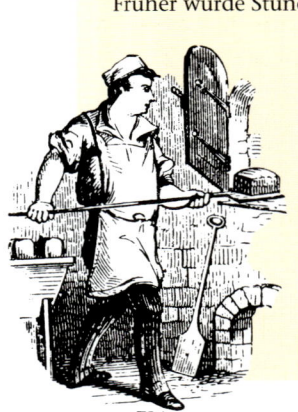

Milchbrot

Das mit Milch zubereitete Milchbrot ist eine feinere Variante des Kastenweißbrots.

500 g Mehl
30 g Butter
25 g Hefe
7 g Salz
20 g Zucker
150 ml Milch

Mehl in eine Schüssel geben, in der Mitte eine Vertiefung formen. Hefe mit Zucker in Milch auflösen, in die Vertiefung gießen und mit etwas Mehl bedecken. Gehen lassen, bis die Oberfläche rissig wird. Mit den restlichen Zutaten zu einem glatten Teig verkneten. Weiter zubereiten wie in *Kastenweißbrot* beschrieben.

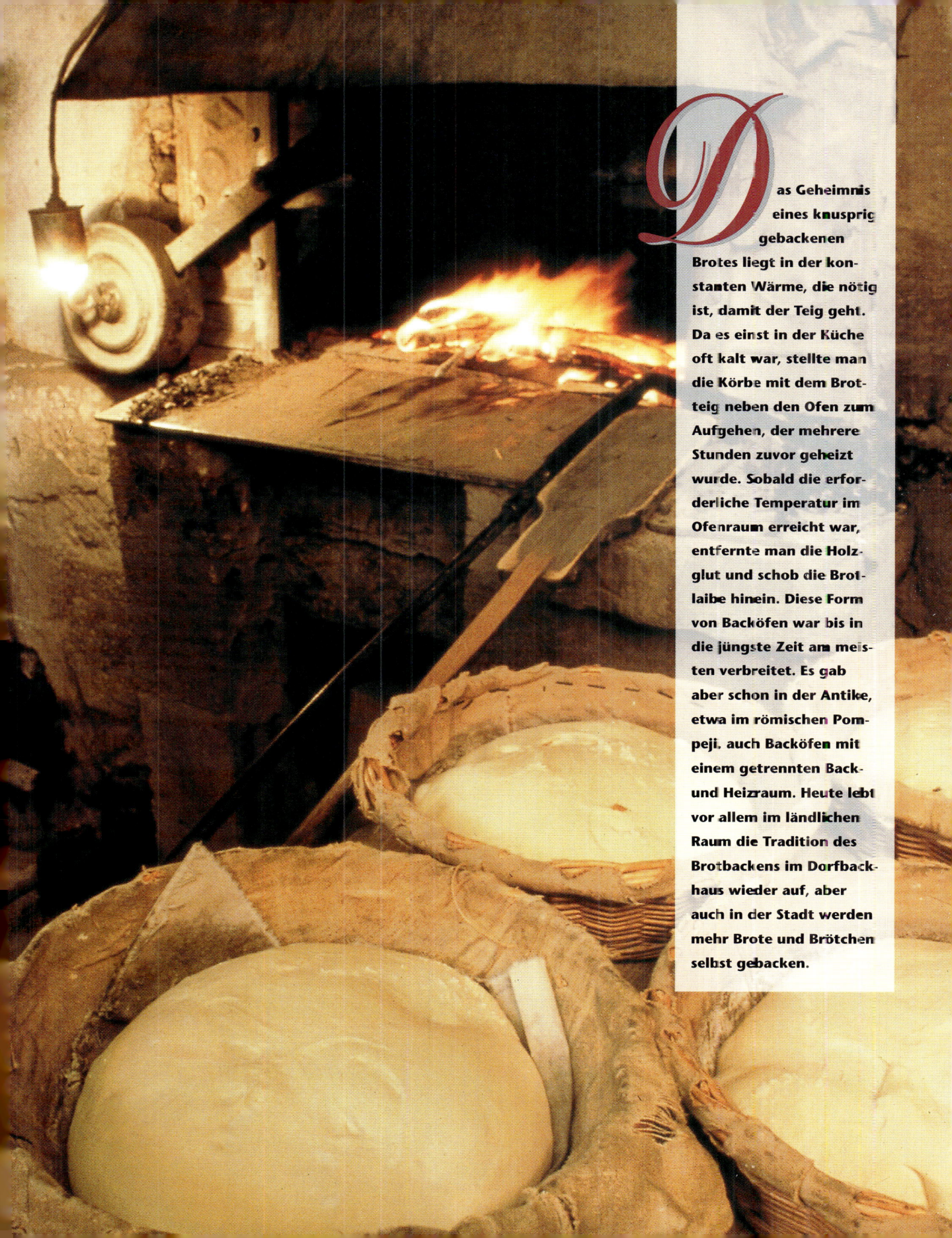

D as Geheimnis eines knusprig gebackenen Brotes liegt in der konstanten Wärme, die nötig ist, damit der Teig geht. Da es einst in der Küche oft kalt war, stellte man die Körbe mit dem Brotteig neben den Ofen zum Aufgehen, der mehrere Stunden zuvor geheizt wurde. Sobald die erforderliche Temperatur im Ofenraum erreicht war, entfernte man die Holzglut und schob die Brotlaibe hinein. Diese Form von Backöfen war bis in die jüngste Zeit am meisten verbreitet. Es gab aber schon in der Antike, etwa im römischen Pompeji, auch Backöfen mit einem getrennten Back- und Heizraum. Heute lebt vor allem im ländlichen Raum die Tradition des Brotbackens im Dorfbackhaus wieder auf, aber auch in der Stadt werden mehr Brote und Brötchen selbst gebacken.

Vollkornbrot

Frisch gemahlene Getreidekörner enthalten noch die meisten wertvollen Nährstoffe.

250 g Weizen
250 g Dinkel
1 Päckchen Trockenhefe
1 gehäufter TL gemahlener Kümmel
je ¹/₂ EL Salz und Öl
¹/₂ l lauwarme Buttermilch
100 g Kürbiskerne
Fett für die Form
4 EL Milch

Weizen und Dinkel fein mahlen, mit Salz, Hefe und Kümmel mischen und Öl und Buttermilch zugießen. Durchkneten, bis der Teig Blasen wirft. Bei Zimmertempera-

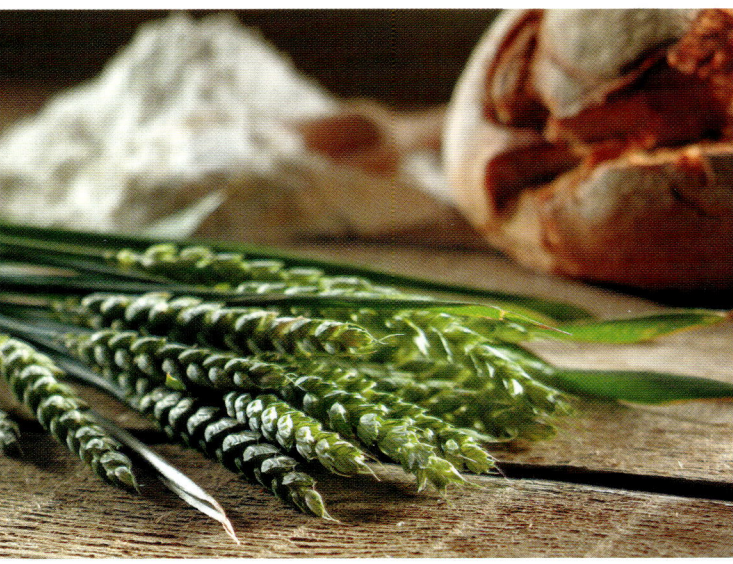

Das Korn sitzt in den Ähren des Getreides. Es besteht aus der Schale und dem Mehlkörper, der wiederum Eiweiß und Stärke enthält. Die Schale enthält Zellulose.

tur zugedeckt 1 ¹/₄ Stunden gehen lassen, bis sich der Teig verdoppelt. Die Kürbiskerne unter den Teig mischen. Eine Kastenform einfetten, den Teig einfüllen, mit Milch bepinseln und weitere 15 Minuten gehen lassen. Auf die mittlere Backofenschiene schieben. Bei 200 °C (Gas Stufe 4) 1 ¹/₄ Stunden backen. Nach 10 Minuten aus der Form nehmen, abkühlen lassen.

Nussbrot

Nüsse schmecken nicht nur gut, sie sind auch gesund, da sie reichlich Vitamin B enthalten.

1 Würfel Hefe
250 g lauwarmer Kefir
200 g Weizenmehl Type 550
200 g Roggenmehl Type 997
75 g gemahlene Haselnüsse
1 TL Salz
3 EL Nussöl
100 g Haselnusskerne
Fett für die Form

Die Hefe zerbröckeln und in 4 EL Kefir auflösen. Beide Mehlsorten, die gemahlenen Nüsse und das Salz in einer Schüssel vermischen. In der Mitte eine Vertiefung formen, die Hefe hineingeben. An einem warmen Ort zugedeckt 15 Minuten gehen lassen. Dann den restlichen Kefir und das Öl zufügen. Alles zu einem glatten Teig kneten. An einem warmen Ort zugedeckt 2–3 Stunden gehen lassen. Auf einer bemehlten Fläche kräftig durchkneten und die ganzen Nüsse einarbeiten. Eine Kastenform einfetten, den Teig einfüllen und 45 Minuten gehen lassen. Im vorgeheizten Backofen bei 200 °C (Gas Stufe 4) etwa 60 Minuten backen.

Kartoffelbrot

Kartoffeln sind ein gesundes, an Vitaminen und Mineralstoffen reiches Nahrungsmittel.

1 kg mehlige Kartoffeln
1 ¹/₂ Würfel Hefe
125 ml lauwarme Milch
1 ¹/₂ TL Zucker
500 g Mehl
1 ¹/₂ TL Salz

Die Kartoffeln waschen, schälen und reiben. In ein Sieb geben und abtropfen

Der gute Rat

Einige Zusatzrezepte für angehende Profis im Brotbacken

🔹 Für 8–16 Kräuterfladen braucht man 250 g Kartoffeln, 1–2 EL Olivenöl, $\frac{1}{2}$ TL Salz, 150 g Weizenmehl, 300 g Roggenvollkornmehl Type 1800, 160 ml Wasser, $\frac{1}{2}$ TL Zucker und 4 EL frisch gehackte Kräuter. Der Hefeteig wird wie beim „Kartoffelbrot" zubereitet. Zum Schluss werden die Kräuter hinzugefügt. Anschließend formt man den Teig zu Fladen von beliebiger Größe. 20–25 Minuten bei 220 °C (Gas Stufe 4–5) backen.

🔹 Ein kräftiges Sechskornbrot backt man, indem man aus 200 g Roggenmehl, 150 g Sauerteig und $\frac{1}{4}$ l Wasser einen Vorteig anrührt und über Nacht stehen lässt. Je 100 g Haferflocken, Dinkel-, Weizenschrot, je 75 g geschrotete Hirse und Sonnenblumenkerne, 3 TL Salz und 2 Päckchen Trockenhefe werden dem Vorteig zugegeben und kräftig durchgeknetet. Der Teig muss 2 Stunden gehen, dann wird er erneut durchgeknetet, zu einem Laib geformt und auf ein gefettetes Backblech gelegt. Wieder muss er 2 Stunden gehen. Man heizt den Backofen auf 200 °C (Gas Stufe 4) vor, ritzt den Laib kreuzförmig etwa 1 cm tief ein, bestreut ihn mit einer Hand voll Haferflocken und backt ihn etwa 1 $\frac{1}{4}$ Stunden.

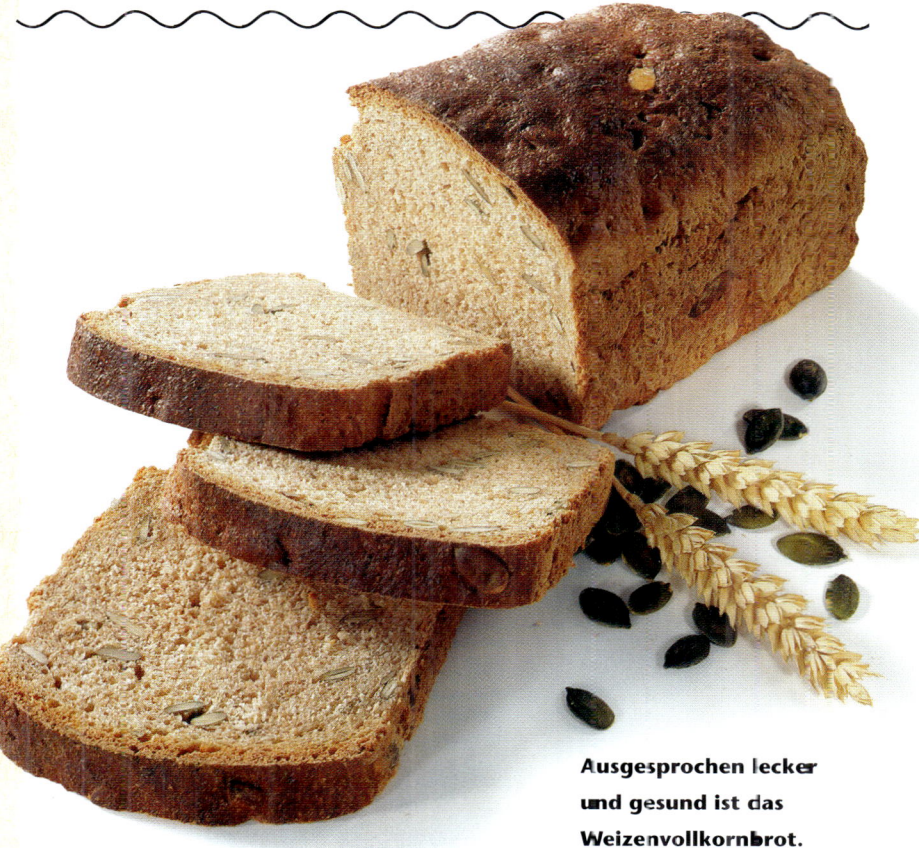

Ausgesprochen lecker und gesund ist das Weizenvollkornbrot.

lassen. Mit einem Löffel zusätzlich noch Flüssigkeit ausdrücken. Die Hefe und den Zucker in der Milch auflösen. Den Vorteig an einem warmen Ort zugedeckt gehen lassen, bis sich Blasen bilden. Die Kartoffeln in eine Schüssel geben. Vorteig, Mehl und Salz zugeben. Den Teig gut durchkneten. Zugedeckt an einem warmen Ort gehen lassen. Die Arbeitsfläche mit Mehl bestreuen und darauf den Teig etwa 5 Minuten durchkneten. Den Backofen auf 150 °C (Gas Stufe 2) vorheizen. Eine Kastenform ausfetten, den Teig einfüllen und glatt streichen. Erneut an einem warmen Ort zugedeckt etwa 15 Minuten gehen lassen. In den Backofen auf die zweite Schiene von unten schieben. 20 Minuten backen, dann bei 200 °C (Gas Stufe 4) weitere 40 Minuten backen. Das Brot nach 10 Minuten aus der Form nehmen und auf einem Gitter auskühlen lassen.

Schneidemaschine

Diese alte Brotschneidemaschine ist heute noch in manchen Haushalten zu finden. Allerdings lässt sich frisches Brot damit schwer schneiden.

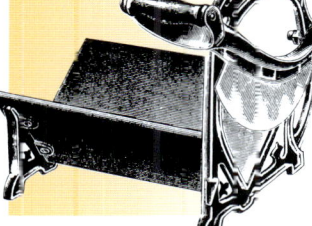

Leinsamenbrötchen

Die Samen liefern nicht nur das Leinöl,
sie sind auch für die Ernährung wertvoll.

150 g Magerquark
200–250 ml Wasser
50 g Leinsamen
1 EL Sonnenblumenöl
1 TL Salz
250 g Weizenmehl Type 405
250 g Weizenvollkornmehl Type 1700
1 Würfel Hefe
¹/₂ TL Zucker
Leinsamen zum Bestreuen

Den Quark abtropfen lassen und 100 g abwiegen. 100 ml Wasser zum Kochen bringen, die Leinsamen damit übergie-

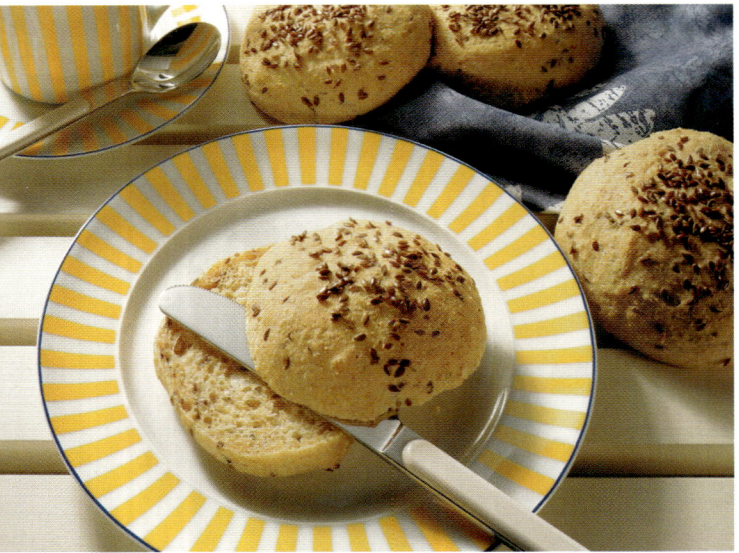

Selbst gebackene Leinsamenbrötchen schmecken nicht nur frisch gut, man kann sie auch einfrieren und viel später verzehren.

ßen und 5 Minuten zugedeckt quellen lassen. Öl, Salz und Mehl in eine Schüssel geben. Im restlichen lauwarmen Wasser Hefe und Zucker auflösen. Quark und Leinsamen in die Schüssel geben. Alles zu einem lockeren Teig kneten. Zugedeckt an einem warmen Ort gehen lassen, bis sich der Teig verdoppelt. 2 Backbleche mit Backpapier auslegen. Den Teig noch-

mals durchkneten und 16 Brötchen auf die Bleche setzen. Mit Wasser bepinseln und mit Leinsamen bestreuen. Erneut 15 Minuten gehen lassen. Dann die Brötchen bei 200 °C (Gas Stufe 4) 25–30 Minuten backen, bis sie mittelbraun sind.

Korinthenbrötchen

Durch Zugabe von Korinthen lassen sich
Brötchen verfeinern.

3 EL Sonnenblumenöl
1 TL Salz
500 g Weizenmehl Type 550
200–250 ml lauwarme Milch
1 Würfel Hefe
1 TL Zucker
2 Eier
250 g Korinthen

Öl, Salz und Mehl in eine Schüssel geben. Danach Milch, Hefe, Zucker und die Eier gut verrühren und in die Mehlmischung gießen. Alles verkneten, bis sich der Teig vom Schüsselrand löst. Die Korinthen zugeben. Den Teig zugedeckt 30 Minuten gehen lassen. Die Arbeitsfläche mit Mehl bestreuen, den Teig darauf etwa 5 Minuten durchkneten, zu einer Rolle formen und in 12–16 Stücke teilen. Jedes Stück mit bemehlten Händen zu Brötchen formen. 2 Bleche mit Backpapier auslegen, die Brötchen darauf legen, mit Milch bepinseln und an einem warmen Ort zugedeckt 30 Minuten gehen lassen. Inzwischen den Ofen auf 180 °C (Gas Stufe 2–3) vorheizen. Auf der mittleren Backofenschiene 25–30 Minuten backen, bis die Brötchen mittelbraun sind.

Erdnussbrötchen

Sie können das Currypulver auch aus je 1 TL
Kurkuma, Safranfäden, Kreuzkümmel und

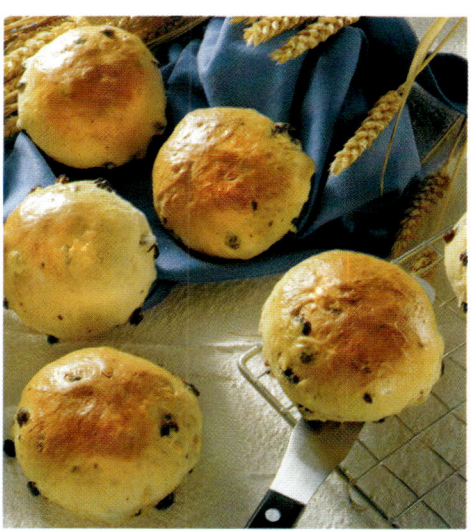

Die Korinthenbrötchen schmecken am besten, wenn man sie noch lauwarm mit Butter bestrichen isst.

gemahlenem Koriander, je ¹/₂ TL Ingwer- und Kardamompulver selbst mischen.

> 500 g Weizenvollkornmehl
> 1 Päckchen Trockenhefe
> ¹/₂ EL Salz
> 200 ml Wasser
> 300 g Magerjoghurt
> 1–2 TL Currypulver
> 150 g grob gehackte Erdnusskerne

Mehl, Hefe und Salz in einer Schüssel vermischen. Wasser mit Curry und Joghurt vermengen, lauwarm erhitzen und zur Mehlmischung geben. Alles verkneten, bis sich der Teig vom Schüsselrand löst. Den Teig zugedeckt bei Zimmertemperatur etwa 1 ¹/₄ Stunden gehen lassen, bis er sich verdoppelt hat. Die Arbeitsfläche mit Mehl bestreuen und den Teig darauf etwa 5 Minuten durchkneten. Ein Backblech mit Backpapier auslegen. Mit bemehlten Händen 12 Brötchen formen, auf das Blech legen und 15 Minuten gehen lassen. Dann bei 180 °C (Gas Stufe 2–3) etwa 45 Minuten backen.

Der gute Rat

Allerlei Wissenswertes rund ums Brot

- Zwiebelfladen werden genauso wie Kräuterfladen zubereitet. Statt der Kräuter knetet man 25–30 g geröstete Zwiebeln darunter.

- Brote können Sie in Kastenformen oder als runde Laibe auf dem Blech backen.

- Vollkornbrotteige sollten nicht zu trocken sein, das fertige Brot wird sonst zu bröckelig.

Tipps zum Umgang mit Brot und Brötchen

- Brot bleibt frisch, wenn man in den Brotbehälter eine rohe geschälte Kartoffel legt.

- Am längsten hält sich Brot frisch, wenn man es in einem möglichst luftdichten Brotkasten oder Steinguttopf aufbewahrt.

- Brotbehälter sollten einmal wöchentlich mit Essigwasser ausgewischt werden, damit sich kein Schimmel bildet.

- Brötchen vom Vortag bestreicht man mit reichlich Wasser und backt sie etwa 10 Minuten bei 150 °C (Gas Stufe 1) auf.

- Brot und Brötchen lassen sich sehr gut einfrieren und halten sich 2–6 Wochen.

- Man friert Brot möglichst frisch, jedoch ausgekühlt ein, dann schmeckt es nach dem Auftauen am besten. Aufgetautes Brot kann nicht wieder eingefroren werden.

- Brot sofort wegwerfen, auch wenn es nur an einer Stelle sichtbar von Schimmel befallen ist.

Mehl und Hefe

- Weißes Mehl hält sich kühl, luftig und trocken etwa 1 Jahr.

- Die Zahl der Mehltype weist nicht auf den Feinheitsgrad des Mehls hin, sondern zeigt den Gehalt an Mineralstoffen an: So hat die Type 405 auf 100 g Mehl 405 mg Mineralstoffe, und bei der Type 1050 entfallen 1050 mg Mineralstoffe auf 100 g Mehl.

- Man kann Hefeteig gut einen Tag im Kühlschrank aufheben. Im Tiefkühlfach hält er sich bis zu 5 Monate.

- Frische Backhefe hält sich in Alufolie verpackt im Kühlschrank bis zu 2 Wochen.

- Zum Brotbacken ist Trockenhefe in Päckchen genauso gut geeignet wie die in 42-g-Würfeln abgepackte frische Hefe.

- Um festzustellen, ob die Hefe frisch ist, gibt man ein kleines Stück davon in heißes Wasser. Steigt sie sofort nach oben, ist sie noch zu verwenden.

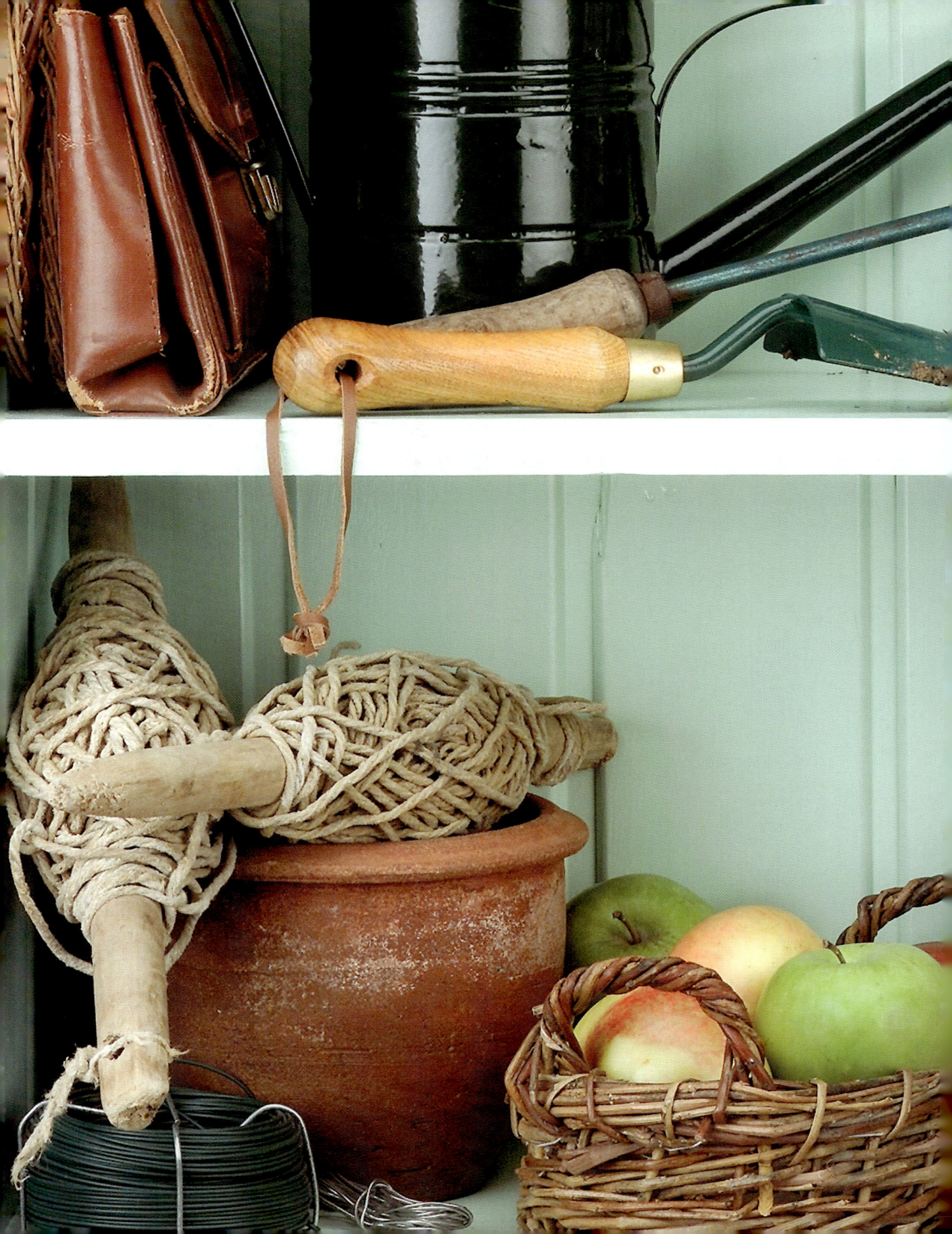

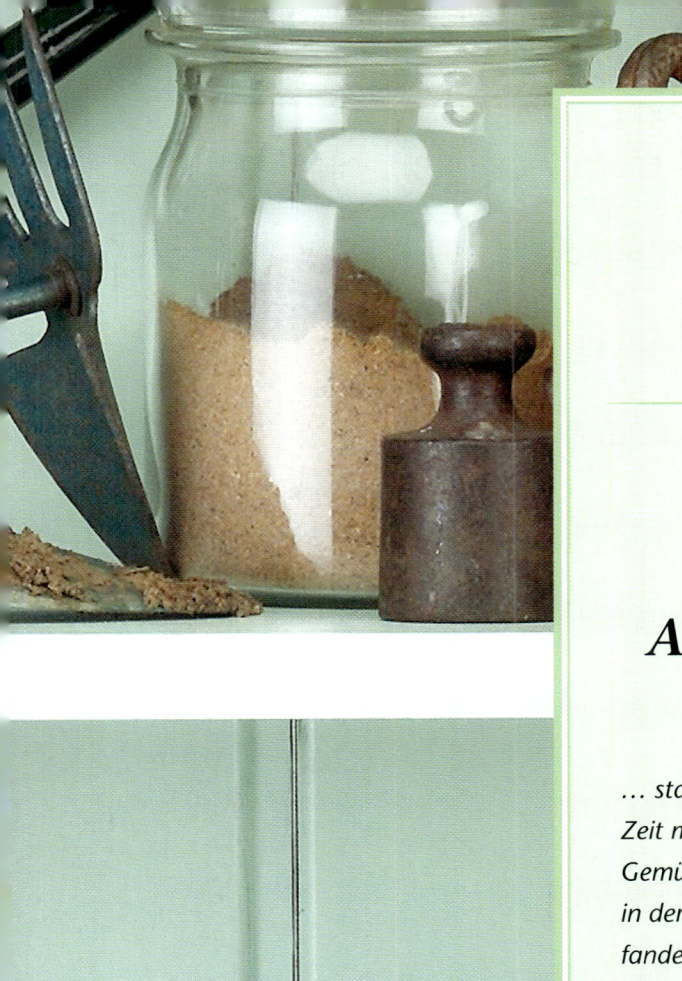
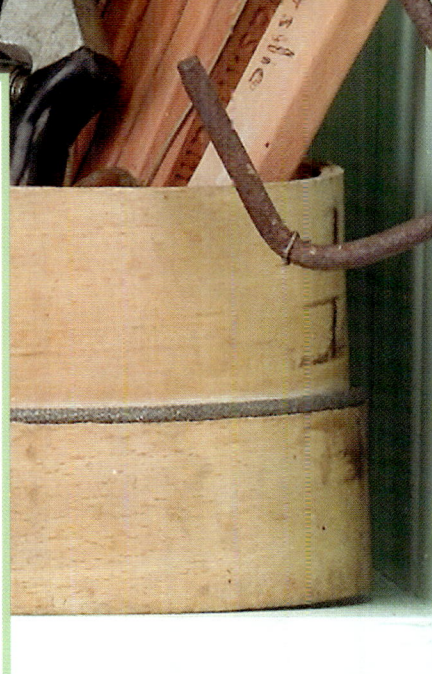

5

GARTEN

Aus eigener Ernte…

… stammten zu Großmutters Zeit meist die Früchte, das Gemüse und die Kräuter, die in der Küche Verwendung fanden. Zu den Schätzen aus dem Garten zählten aber auch Blumen, die zu dekorativen Sträußen oder Gestecken verarbeitet wurden. In diesem Kapitel erhalten Sie dazu pfiffige Anleitungen und Tipps. Außerdem erfahren Sie, wie Sie einen Garten dazu bewegen können, dass er reiche Ernte abwirft. Auf natürliche Weise erreichen Sie dies durch

● Kompostieren und gezieltes Düngen oder Mulchen

● Mischkultur und geschickten Fruchtwechsel

● den Anbau robuster Obst- und Gemüsesorten

● sanfte Schädlingsabwehr.

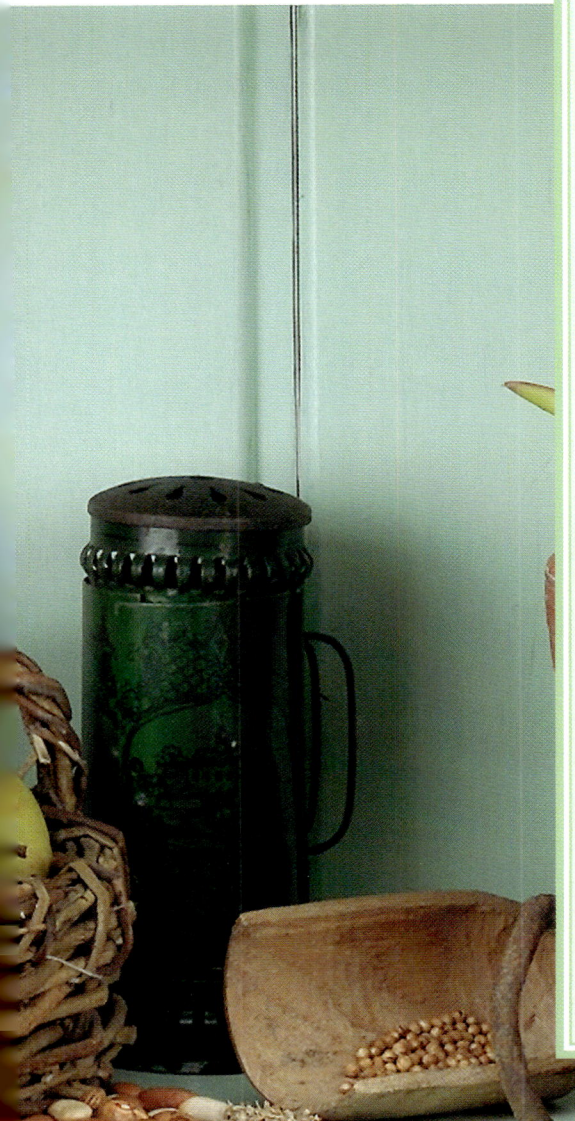

Auf den Boden kommt es an

Boden ist nicht gleich Boden, das hat jeder Hobbygärtner schon erfahren – meist leidvoll. Denn oft entspricht die Beschaffenheit des Bodens nicht den Wünschen des Gartenbesitzers, da die wenigsten Gemüse- und Obstsorten auf gewöhnlicher Feldkrume die erhofften Erträge erbringen. Diese Sorten sind anspruchsvoller als Wild- oder viele Feldpflanzen. Wirklich fruchtbarer Boden sollte viel Humus enthalten, und er muss leicht und krümelig sein. Lehmig verdichtete Böden sind, ebenso wie sandige oder kieshaltige Böden, für den Anbau von Pflanzen eher schlecht geeignet. Aber wie stellt man fest, welche Art von Boden man im eigenen Garten zur Verfügung hat? Man muss nicht gleich ein professionelles und teures Labor zu Rate ziehen – meist genügt es, sich die Erde etwas genauer anzuschauen und die so genannte Schlämmprobe zu machen. Will man dann die Qualität des Bodens verbessern, gibt es zwei einfache und zugleich wirksame Maßnahmen: das Mulchen und die Gründüngung. Beide sind schon seit dem Mittelalter bekannt und wurden in Klostergärten erfolgreich angewendet.

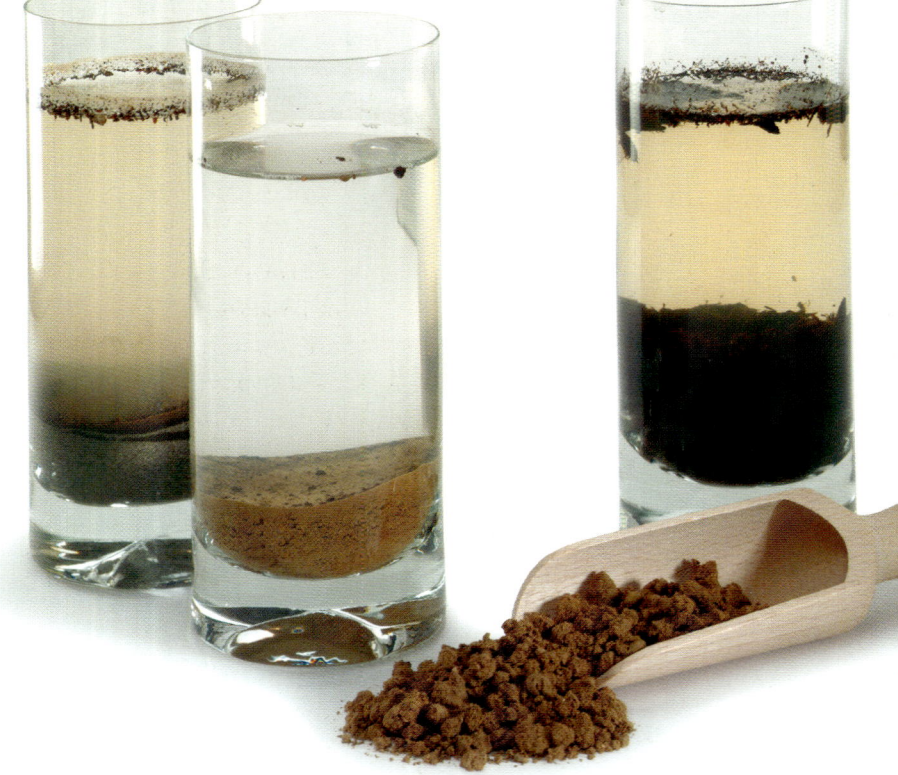

Die einfache Methode der Schlämmprobe bringt es an den Tag. Von links: sandiger Lehmboden, reiner Sandboden, humusreicher Sandboden.

Welchen Boden habe ich im Garten?

Der Charakter eines Bodens lässt sich an der Feinheit der einzelnen Bodenteilchen bestimmen: Ein leichter Boden hat mehr grobkörnige Anteile, er besteht zu einem hohen Prozentsatz aus Sand. Dieser setzt sich wiederum aus Gesteinskörnchen zusammen, die noch mit bloßem Auge zu erkennen sind. Ein schwerer Boden dagegen ist sehr feinkörnig, was auf seinen hohen Gehalt an Ton und Lehm zurückzuführen ist. Lehmteilchen sind nicht mehr mit bloßem Auge zu erkennen, sie fühlen sich rau an und lassen sich gut formen. Ton ist fein, weich oder fettig glänzend.

Pflanzen wachsen am besten auf einem Boden, der Sand und Lehm zu ungefähr gleichen Anteilen enthält und Regenwasser und Nährstoffe im richtigen Verhältnis speichert. In einem Boden mit hohem Tonanteil sind die feinen Bestandteile so dicht gelagert, dass er zu wenig wasserdurchlässig ist und kaum Nährstoffe an die Pflanzen abgibt. Zu viel Sandanteil bedeutet, dass Wasser und Nährstoffanteile wenig gespeichert werden. Eine alte Bauernweisheit besagt deshalb zu Recht, dass sandhaltiger Boden mit humusreicher Erde zu verbessern ist, schwerer Boden dagegen mit Sand.

Schlämmen bringt die Wahrheit ans Licht

Reine Sand-, Lehm- oder Tonböden sind selten. In welchem Mischungsverhältnis sie jeweils vorliegen, zeigt dieses Verfahren.

**1 Glas Wasser
1 Hand voll Erde**

Eine Hand voll Gartenerde in das Glas Wasser geben und gründlich umrühren.

Ungefähr 12 Stunden warten, bis sich die Bestandteile gesetzt haben. Dann kann man Folgendes erkennen: Da Sand über die größten Körnchen verfügt, setzt dieser sich zuerst am Boden des Glases ab. Danach folgt Lehm. Ton ist wesentlich leichter und feiner und setzt sich erst danach ab. Humus, als leichtester Bestandteil, bildet die oberste Schicht oder schwimmt sogar teilweise. Bei einer optimalen Bodenzusammensetzung sind die Anteile an Lehm und Sand in etwa gleich, und die Humusschicht ist stark ausgeprägt (siehe auch Bild links).

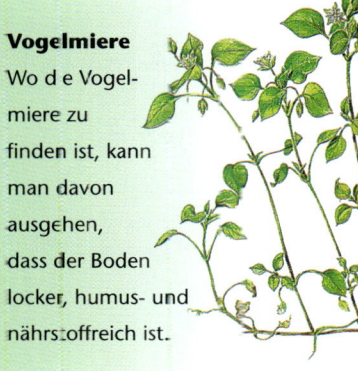

Vogelmiere
Wo die Vogelmiere zu finden ist, kann man davon ausgehen, dass der Boden locker, humus- und nährstoffreich ist.

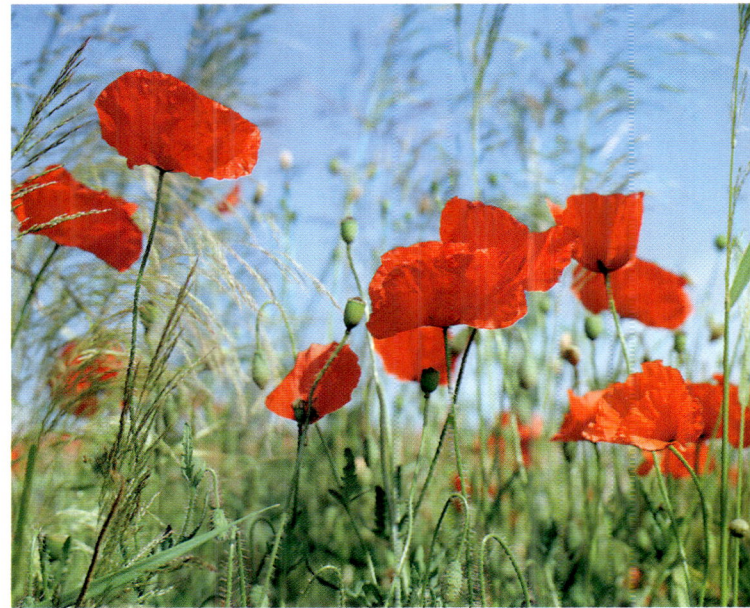

Der früher häufiger als Ackerunkraut auftretende Klatschmohn bevorzugt kalkhaltige Böden mit mittlerem Stickstoffgehalt.

Was Klatschmohn und Löwenzahn verraten

Man kann sich über die Beschaffenheit des Bodens auch klarer werden, wenn man sich die natürlich vorkommenden Pflanzen in seinem Garten etwas genauer ansieht. Da jede Pflanzenart eine Vorliebe für einen bestimmten Standort hat, kann man sie als so genannte Zeigerpflanzen für den Boden betrachten. So gedeihen auf trockenen Böden nur solche Pflanzen,

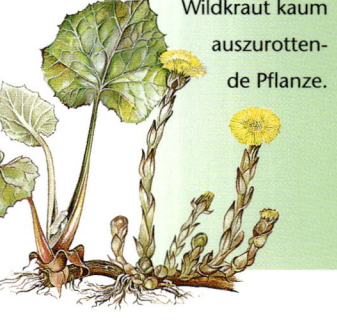

Huflattich

Huflattich siedelt sich auf tonigem und lehmigem Boden an. Er ist eine sehr widerstandsfähige, als Wildkraut kaum auszurottende Pflanze.

Wer hätte nicht gern so einen „Garten Eden" vor seiner Haustür? Davor hat die Natur allerdings den täglichen Schweiß der Gärtnerarbeit gesetzt: gießen, jäten, düngen.

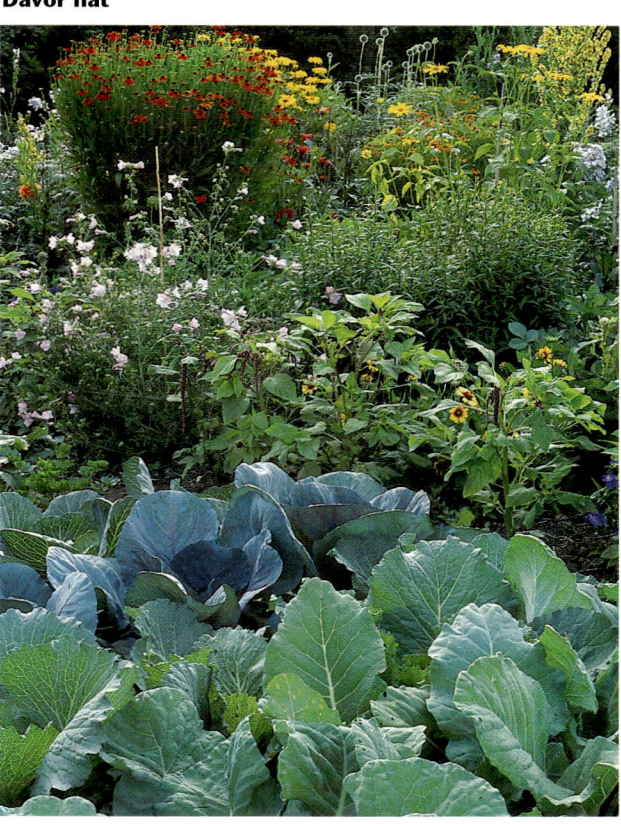

die tief wurzeln oder aber gut Wasser speichern könnnen. Auf feuchten Böden dagegen wachsen Pflanzen, die nicht mit dem Wasser haushalten können und fäulnisfeste Wurzeln haben.

Lehmigen Boden zeigen Ackerhahnenfuß, Ackerkratzdistel, Breitwegerich, Gänsefingerkraut und Löwenzahn an.

Lockerer Humusboden wird gern besiedelt von Vogelmiere, Ackersenf, Erdrauch und Melde.

Einen hohen Stickstoffgehalt verraten Brennnessel, Schwarzer Nachtschatten und Franzosenkraut.

Mit magerem Sandboden nehmen Feldthymian und Vogelknöterich vorlieb.

Ist der Boden kalkarm, dann gedeihen Feldehrenpreis, Hundskamille, Hederich.

Kalkreichen Boden lieben Ackerwinde, Klatschmohn, Schneckenklee und Echter Gamander.

Bodenpflege für einen guten Start

Wenn man herausgefunden hat, welche Art von Boden man sein Eigen nennt, kann man gezielt den Boden verbessern und fehlende Anteile zumischen. Nährstoffe sind in der Natur sehr begehrt, daher fehlen sie in den meisten Böden. Nun muss man nicht gleich zum Kunstdünger greifen. Es ist besser, man vertraut auf die Kräfte der Natur und versucht es mit Gründüngung oder Mulchen.

Der grüne Daumen der Natur

Unter Gründüngung versteht man das Säen und spätere Einarbeiten ganz bestimmter Grünpflanzen in den Boden. Diese Methode hat gleich mehrere Vorteile: Während der Wachstumszeit der Düngepflanzen wird der Boden vor starken Temperaturschwankungen, vor Austrocknung und vor Unkraut geschützt. Zudem wird er durch die intensive Durchwurzelung gelockert und gelüftet.

Haben die Pflanzen eine gewisse Höhe erreicht, werden sie abgeschnitten und einfach liegen gelassen. Nachdem sie verrottet sind, hackt oder pflügt man sie unter. So bildet sich Humusmaterial, das den Boden verbessert und gleichzeitig Nährstoffe abgibt.

Zur Gründüngung eignen sich besonders Arten aus der Familie der Hülsenfrüchtler. Sie haben die Fähigkeit, mittels Knöllchenbakterien, die in ihren Wurzeln leben, Stickstoff aus der Luft zu binden. Damit erhält man eine preiswerte und gleichzeitig ökologische Stickstoffdüngung. Gründüngung sollte immer dann ausgebracht werden, wenn ein Beet nicht wieder sofort angesät oder bepflanzt wird. Das ist vor allem im Frühherbst sinnvoll, wenn schon ein großer Teil der Beete abgeerntet ist.

Der gute Rat

Mulchen will gelernt sein

- Mulch sollte immer auf feuchten und gut gelockerten Boden ausgebracht werden.

- Einen frisch eingesäten Boden darf man nicht mulchen.

- Laub und Heckenschnitt lässt man 3–4 Wochen anrotten, bevor sie als Mulch verwendet werden.

- Gehäckseltes Holz darf erst nach einem Jahr Kompostierung auf die Beete verteilt werden, da es in frischem Zustand das Wachstum hemmt.

- Grünes, saftiges Material sollte nur dünn ausgebracht werden, da es bei längerem Regen zu einer luftundurchlässigen Schicht verklebt.

- Beim Ausbringen des Mulchs muss man darauf achten, dass die Setzlinge nicht bedeckt werden.

- Strohmulch eignet sich besonders gut für Erdbeeren. Der Boden ist geschützt, und die Früchte bleiben sauber und trocken.

- Tomaten mulcht man mit ihrem eigenen Kraut, das beim Entfernen der Nebentriebe anfällt.

- Ein ausgezeichnetes Mulchmaterial für Beerenobst, wie Johannisbeeren, Himbeeren Stachelbeeren und Brombeeren, ist Laub mit Hobelspänen und Sägemehl vermischt.

Buchweizen beispielsweise ist für sandige Böden gut geeignet. Man sät im Frühjahr und Sommer und arbeitet die Pflanzen im Spätsommer ein. Inkarnatklee gehört zu den Hülsenfrüchtlern und ist stark Stickstoff bindend (Aussaat im Frühjahr oder Spätsommer). Phazelia, auch Bienenweide genannt, bietet zusätzlich Insekten reichlich Nahrung (Aussaat von April bis Anfang September). Im Winter verrotten die frostempfindlichen Pflanzen.

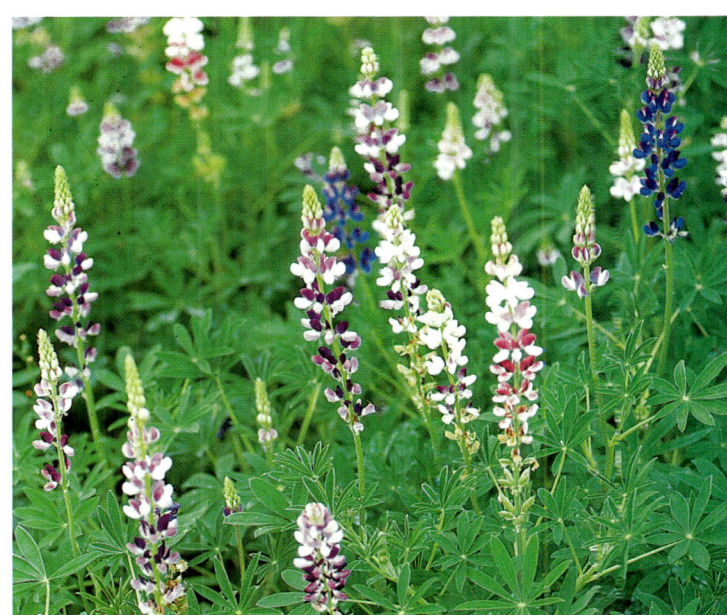

Viel Mulch, viel Schutz

Durch Mulch werden zu starke Temperaturschwankungen in den oberen Bodenschichten verringert, die Verschlämmung durch den Regen verhindert und ebenso die Austrocknung. So bleibt der Boden unter einer Mulchdecke feucht und krümelig, was wiederum hilft, Wasser zu sparen. Auch das Unkraut hat weniger Chancen sich anzusiedeln. Zum Mulchen verwendet man alles, was im Garten anfällt, z. B. Grasschnitt, Laub, Grünabfall von Blumen- und Gemüsebeeten – am besten fein geschnitten oder gehäckselt.

Die farbenfrohen Lupinen eignen sich hervorragend zur Gründüngung, da sie den für das Pflanzenwachstum wichtigen Stickstoff binden können.

Kompost – das Gold des Gärtners

Kompost stammt wortgeschicht-lich aus dem Lateinischen und be-deutet „Zusammengesetztes". Ge-nau darum handelt es sich auch im Garten: Aus allen Arten von pflanzlichen Abfällen, die im Haus-halt und im Verlauf eines Jahres im Garten anfallen, wird der Kom-posthaufen zusammengetragen. Was dann etwas lapidar Verrot-tung genannt wird, bedeutet für Milliarden von kleinsten Boden-organismen, für zahlreiche Regen-würmer, Käfer und Asseln harten Arbeitseinsatz, an dessen Ende schließlich nährstoffreiche Humus-erde entsteht. Sterile Sandböden und feste Tonböden vermag der Kompost in fruchtbares Land zu verwandeln, ausgelaugten Böden gibt er wieder neue Kraft. Er ist das effektivste Mittel zur Bodenverbes-serung. Damit die kleinen Helfer der Natur möglichst gute Arbeits-bedingungen haben, sollte man einige Grundregeln beachten und mit Großvaters spezieller Kräuter-zugabe etwas Anschub leisten.

Kräutermischungen beschleunigen die Kom-postrotte: Die krautigen Pflanzenteile haben einen hohen Anteil an Mineral- und Nährstoffen, der wie ein Enzym wirkt.

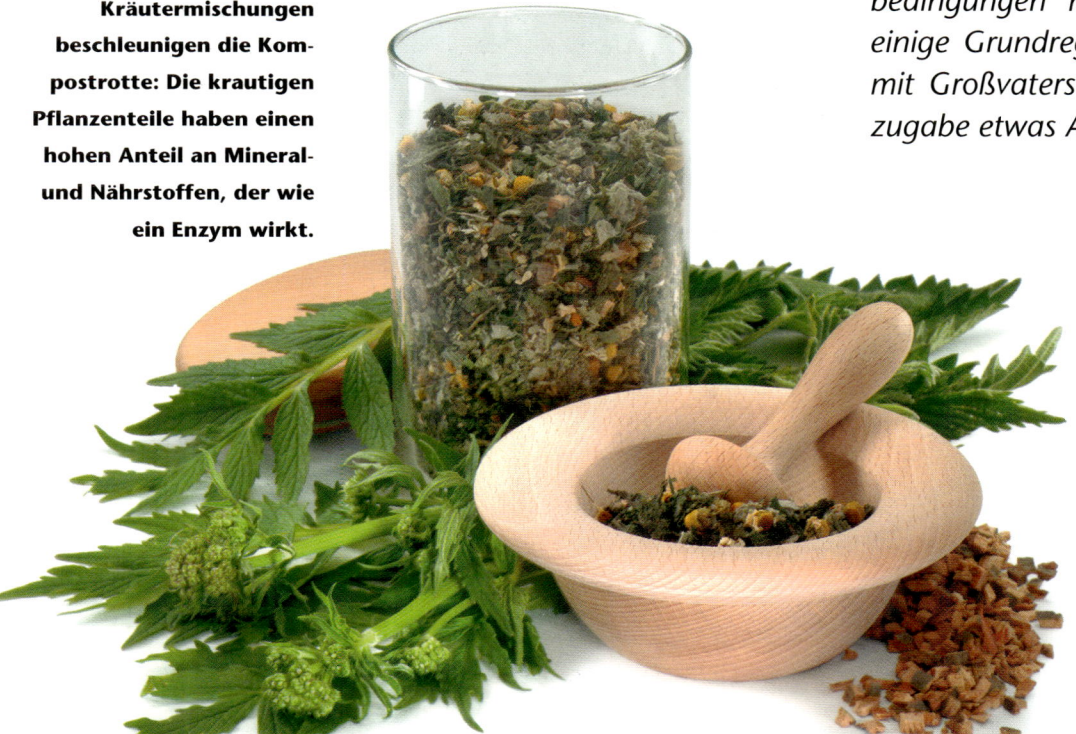

Das A und O des Kompostierens

Der Kompost sollte im Halbschatten liegen, sodass er nicht austrocknet. Damit Regenwürmer von unten her zuwandern können, setzt man ihn direkt auf den Mutterboden – sonst muss man die Würmer „zukaufen". Alles organische ungekochte Material, das in Küche und Garten anfällt, mit Ausnahme von Fleischresten, kann kompostiert werden. Grobe oder sperrige Zugaben, wie Zweige und Heckenschnitt, zerkleinert man.

Wichtig ist eine lockere Schichtung beim Aufbau eines Komposthaufens, denn der Prozess der Verrottung braucht Sauerstoff. Wenn man den Haufen hin und wieder umsetzt, wird er auch weiterhin gut durchlüftet. Sehr feuchte Abfälle kleben zusammen und faulen, daher sollten sie mit trockenen Anteilen gemischt werden. Der Kompost ist reif, wenn er dunkelbraun und krümelig geworden ist.

Turbo-Verrottung

Bis zu zwei Jahre kann es dauern, bis ein Komposthaufen zu gutem Humus geworden ist. Man kann den Verrottungsvorgang beschleunigen, wenn man eine Mischung verschiedener Kräuter zusetzt. So kann der Kompost im Frühsommer schon in 6 Wochen, im Herbst in 3 Monaten oder im Winter nach 5 Monaten reifen.

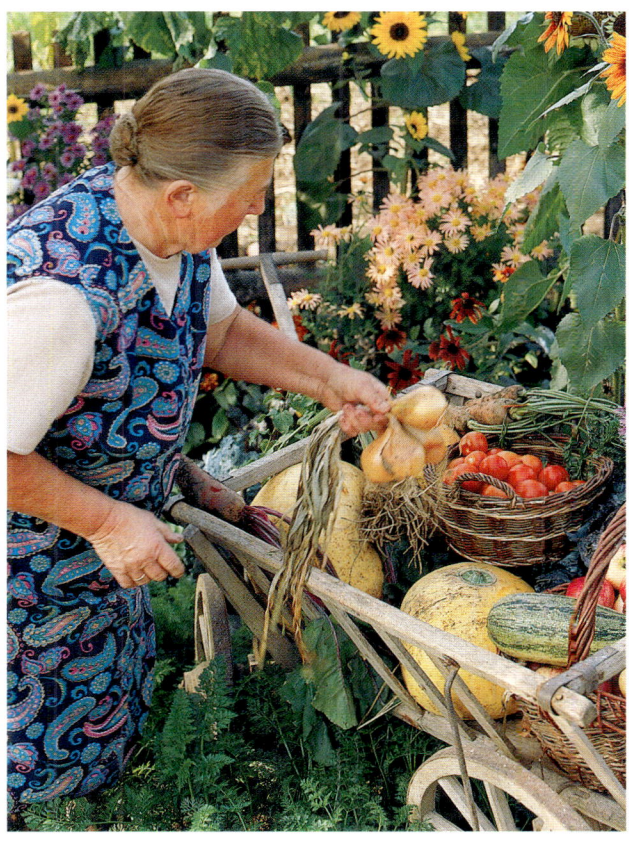

Das ist wohl nicht nur Großmutters Wunsch – eine reiche Ernte im Herbst. Einen großen Verdienst an solchen Erfolgen hat die Verwendung von guter Komposterde.

Kräuterkraft für den Kompost

Ein altbewährtes Rezept für den Kompost verwendet auch einige als Heilkräuter bekannte Pflanzen.

Kräutermischung
Eichenrinde
etwas Honig
6 TL Milchzucker

Blätter und Blüten folgender Kräuter und Heilpflanzen sammeln, am besten vormittags: Baldrian, Brennnessel, Kamille, Löwenzahn und Schafgarbe. Im Backofen bei 35 °C langsam trocknen, dann die einzelnen Kräuter sehr fein vermahlen und getrennt aufbewahren. 6 Tropfen Honig mit 6 TL Milchzucker vermischen. Von jedem Kraut und von der gemahlenen Eichenrinde je 1 TL mit der Honig-Milchzucker-Mischung vermengen. Im Schnitt reicht diese Menge für etwa ein Jahr aus. Für den Anfang gibt man 2 TL dieses Gemischs in $1/2$ l Regenwasser und lässt das Ganze 24 Stunden ruhen. Mit einer Stange 5 Löcher in den Komposthaufen bohren und in jedes Loch 6 EL der Kräuterflüssigkeit gießen. Die Löcher wieder mit feiner Erde füllen und etwas feststampfen. Bei Bedarf wiederholen.

Düngen, stärken, Schädlinge abwehren

Düngen und naturgemäße Schädlingsabwehr wollen gelernt sein – denn die optimalen Mittel zum besten Zeitpunkt an die richtige Stelle zu bringen, erfordert einige Erfahrung. Daher teilte früher ein Gärtner das Wissen um den besonders wirkungsvollen Dünger nur mit wenigen Eingeweihten. Heutzutage gibt es in den entsprechenden Fachgeschäften eine riesige Auswahl an Düngemitteln. Denn die Nachfrage ist groß – jeder Hobbygärtner weiß, dass Pflanzen für das Wachstum und zur Ausbildung von Blüten und Früchten Nährstoffe benötigen, die sie über die Blätter und Wurzeln aufnehmen. Fehlen diese Nährstoffe, bleiben die Pflanzen klein, sie blühen schlecht und bilden kaum Früchte aus. Auch Krankheiten und Schädlinge haben dann meist leichtes Spiel mit ihnen. Doch bevor man zum chemischen Rundumschlag ausholt, sollte man zuerst auf die Kräfte der Natur bauen. Aus vielen Kräutern lassen sich Tees, Brühen und Jauchen herstellen, mit denen man auf natürliche Weise düngen oder Schädlinge abwehren kann. Schließlich sollte man sich natürliche Verbündete suchen – Marienkäfer, Raubmilben, Igel und Vögel sind die besten Schädlingsbekämpfer. Unterstützen Sie sie mit einem „natürlich" gestalteten Garten.

Kräuter und Knoblauch *aus* dem Garten, ja das kennt man. Aber Kräuertees oder eine Knoblauchkur *für* den Garten, das wird erst heutzutage wieder entdeckt.

Brühen, Jauchen und Tees

An die 30 Pflanzenarten eignen sich zur Herstellung stärkender, düngender oder schädlingsabwehrender Mittel. Die Kräuter können auf vier verschiedene Arten zubereitet werden, wobei man Kaltwasserauszug, Tee, Brühe und Jauche unterscheidet. Da die Arten der Zubereitung bei den verschiedenen Rezepten gleich bleiben, werden sie hier nur einmal im Detail erklärt. Grundsätzlich braucht man ein Litermaß, ein grobes und ein feines Sieb sowie eine Schöpfkelle.

Die fertigen Mittel werden entweder über die Pflanzen versprüht – mit einem Pumpzerstäuber oder einer Pflanzenschutzspritze – oder direkt auf die Erde gegossen. Um Verbrennungen an den Pflanzen zu vermeiden, müssen die Mittel meist verdünnt werden (1:10), in manchen Fällen kann aber auch eine stärkere Konzentration erforderlich sein.

Kaltwasserauszug

Manche Pflanzen enthalten Wirkstoffe, die beim Erhitzen zerstört würden. Daher muss man sie mit kaltem Wasser herauslösen.

Pflanzen
1 kleiner Topf
1 l kaltes Wasser
1 Stein

Die Pflanzenteile zerkleinern, mit kaltem Wasser übergießen und mit einem Stein beschweren. Je nach Pflanzenart 1–24 Stunden ziehen lassen, danach abseihen.

Teeaufguss

Ein Aufguss ist die einfachste und schnellste Methode, um aus Blüten und Blättern ein wirksames Mittel zu gewinnen. Damit sich

die wichtigen ätherischen Öle beim Aufgießen nicht verflüchtigen, sollte man das Aufgussgefäß zudecken.

Pflanzen
1 emaillierter Kochtopf
1 l siedendes Wasser

Das Wasser zum Sieden bringen. Die zerkleinerten Pflanzen in den Topf geben und das siedende Wasser darüber gießen. Zugedeckt 15 Minuten ziehen lassen, danach abseihen.

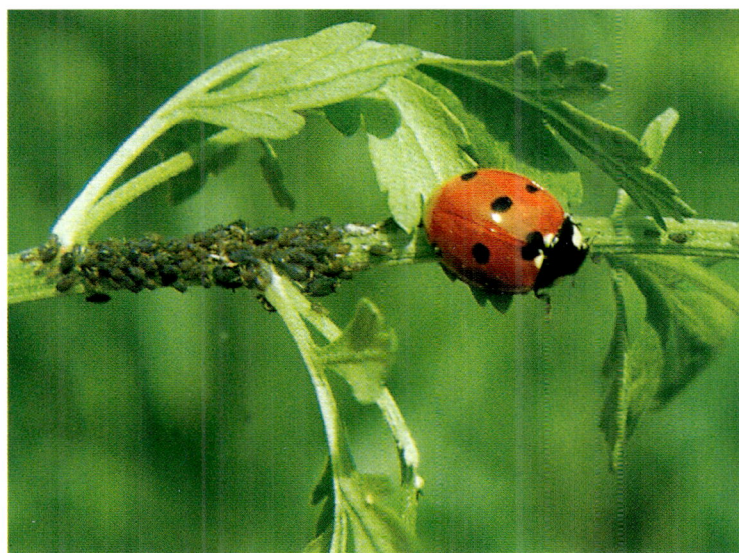

Brühe

Bei manchen Pflanzen muss man etwas mehr Aufwand betreiben.

Pflanzen
1 Eimer (5 l)
1 emaillierter Kochtopf
Wasser

Die Pflanzen zerkleinern, im Eimer mit kaltem Wasser übergießen und 24 Stunden ziehen lassen. Dann im Kochtopf zum Sieden bringen und 15–30 Minuten auf kleiner Flamme köcheln. Brühe abkühlen lassen, durchsieben.

Als Glücksbringer ist der Marienkäfer bei jedermann beliebt. Noch wichtiger ist sein Beitrag als unnachgiebiger Blattlausjäger – bis zu 150 Schädlinge vertilgt er täglich.

Jauche

Gegen die Geruchsentwicklung kann man etwas Gesteinsmehl oder einige Tropfen Baldrianblütenextrakt zugeben.

Pflanzen
Plastikeimer (10 l)
Wasser

Die zerkleinerten Pflanzen in den Eimer mit Wasser geben. Täglich durchrühren. Nach 3–4 Tagen setzt die Gärung ein. Dunkle Farbe und das Nachlassen der Schaumbildung zeigen nach 10–14 Tagen eine reife Jauche an: Die Feststoffe haben sich abgesetzt, und der Überstand kann abgeschöpft werden.

Kraft durch Beinwell

Jauche mit Beinwell ist ein vorzüglicher und sehr kaliumreicher Dünger, den besonders Tomatenpflanzen mögen.

Die Kraft des Mistes

„Verdient unter den verschiedenen Arten des Stalldüngers eine den Vorzug, so ist es der Rindviehdünger. Es wird ihm nachgerühmt, dass er den Boden milde, frisch und sehr kräftig macht." (Der Lehrmeister im Garten, 1908)

Bevor der Kunstdünger erfunden wurde, sorgte der Stallmist für die Fruchtbarkeit des Bodens, und zwar sowohl bei der Feld- als auch bei der Gartenarbeit. Über die Eigenschaften der verschiedenen Dünger, ob Mist von Pferden, Rindern, Schweinen oder Hühnern, wusste man genau Bescheid. In Gartenbüchern von einst war diesem Thema daher meist ein ausführliches Kapitel gewidmet.

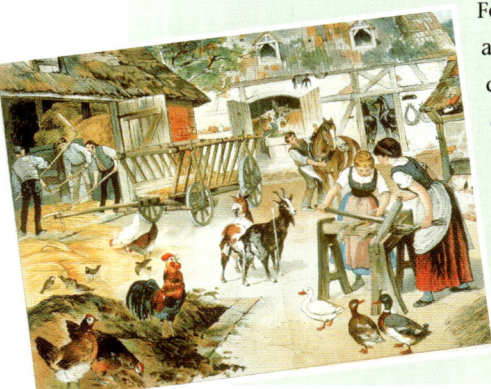

1 kg Beinwellkraut
10 l Wasser

Die Blätter des Beinwells zerkleinern und zur Jauche ansetzen. Als Bodendünger 1:10 verdünnt verwenden.

Brennnesseln zur Düngung

Wer bisher nur „brennende" Erfahrungen mit dieser Pflanze gemacht hat, sollte umdenken – Brennnesseljauche versorgt die Pflanzen mit einer Extra-Portion Stickstoff!

1 kg Brennnesseln
10 l Wasser

Die Jauche möglichst mit Brennnesseln ansetzen, die kurz vor der Blüte stehen. Die Jauche 1:10 verdünnt auf dem Boden ausbringen.

Teestunde für Pflanzen

Manch einer schwört auf Kamillentee, wenn es um allerlei Wehwehchen bei Menschen geht – aber Kamille wirkt auch stärkend auf viele Pflanzen.

20 g Kamillenblüten (getrocknet)
1 l Wasser

Der Kamillentee wird 1:5 verdünnt auf die Pflanzen und den umgebenden Boden gespritzt.

Gut gestärkt mit Löwenzahn!

Löwenzahn ist nicht nur ein „Unkraut", man kann ihn als Stärkungsmittel verwenden.

2 kg Löwenzahn
10 l Wasser

Aus Blättern und Blüten eine Jauche ansetzen, unverdünnt spritzen oder auf den Boden ausbringen.

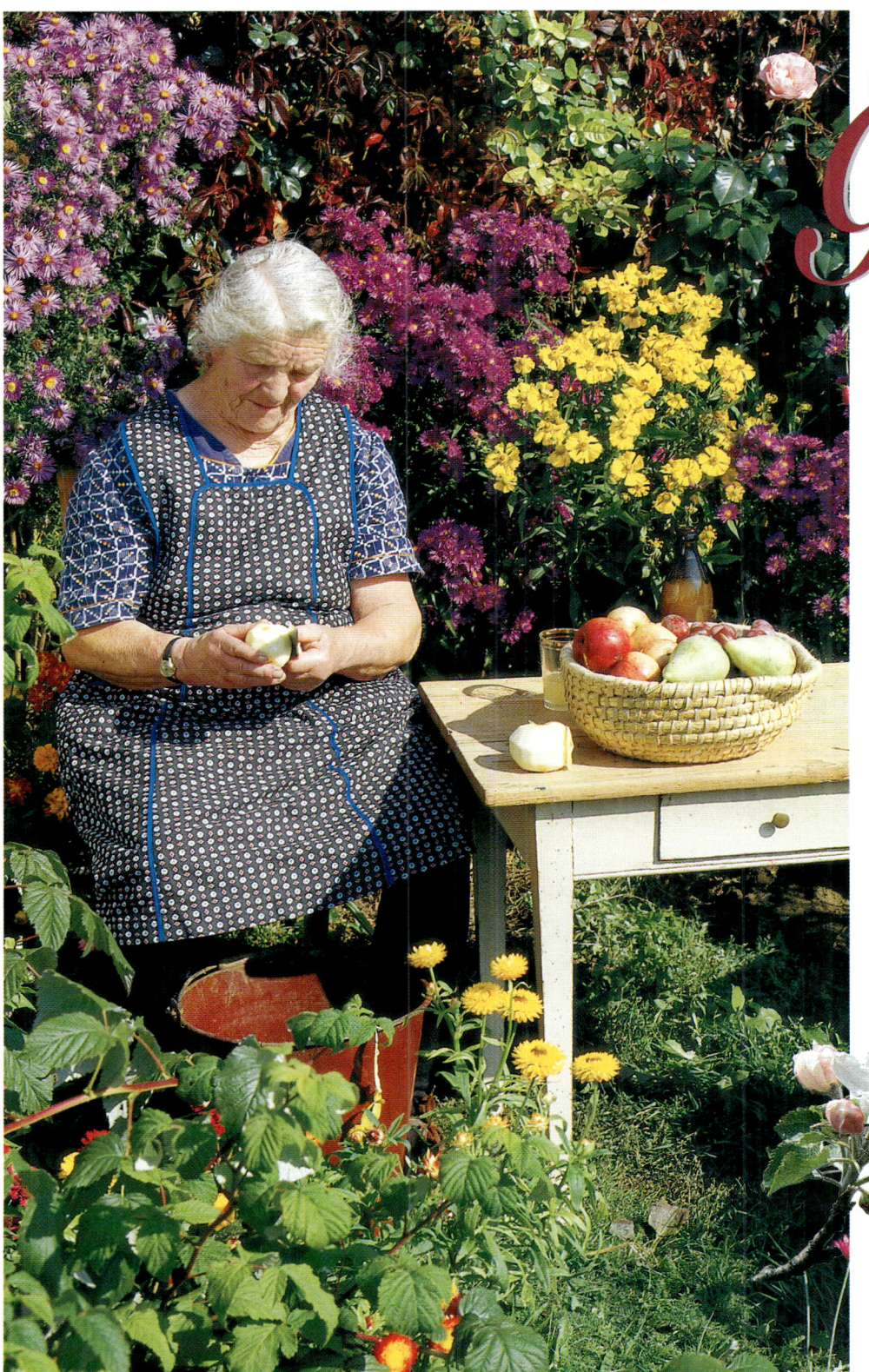

Großmutters Traum – es ist Spätsommer in ihrem Garten. Zufrieden sitzt sie inmitten von reifem Obst und Gemüse. Dazu entfaltet sich noch einmal die ganze Blütenpracht und leuchtet in allen Farben in der herbstlichen Sonne. Doch reiche Ernte und üppiger Blumenschmuck haben auch ihren Preis. Das ganze Jahr über muss der Garten gepflegt und gehegt werden. Es beginnt schon, bevor die ersten zarten Pflanzen den vom Frost befreiten Boden durchbrechen und die Apfelblüten den Anfang des Frühlings verkünden. Der Boden muss geharkt und gedüngt werden. Gegen zahllose Schädlinge werden mit verschiedenen Wild- und Gartenkräutern Brühen und Jauchen hergestellt, die zusätzlich die Pflanzen stärken sollen.

Schafgarbe zur Stärkung

Dieses Mittel stärkt die Pflanzen im Kampf gegen Pilze und Insekten.

200 g Schafgarbenblüten
1 l Wasser

Aus den Schafgarbenblüten einen Auszug bereiten und 1:10 verdünnt spritzen.

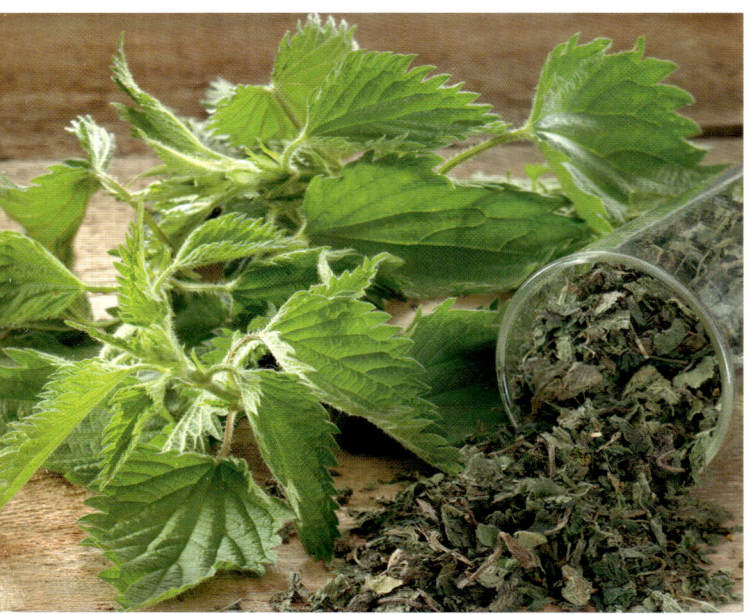

Anstelle von frischen Brennnesseln kann man auch getrocknete verwenden, die Wirkstoffe bleiben erhalten.

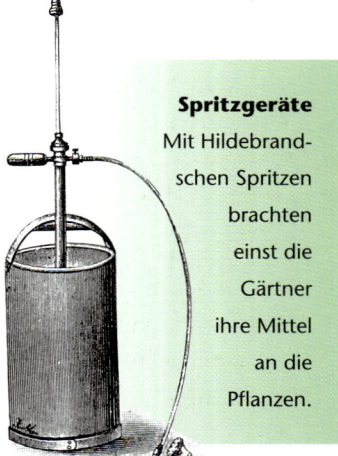

Spritzgeräte
Mit Hildebrand-schen Spritzen brachten einst die Gärtner ihre Mittel an die Pflanzen.

Ackerschachtelhalm gegen Pilze

Gegen echten und falschen Mehltau und andere Pilze wirkt diese Brühe.

500 g Ackerschachtelhalmkraut
5 l Wasser

Aus dem Ackerschachtelhalmkraut eine Brühe herstellen und möglichst bei Sonne im Verhältnis 1:5 verdünnt spritzen. 3 Tage hintereinander anwenden.

Brennnesseln gegen Blattläuse

Mit einem Kaltwasserauszug aus Brenn-nesseln – auch „beißende Brühe" genannt – lassen sich gut Blattläuse bekämpfen.

200 g Brennnesseln
2 l Wasser

Den Kaltwasserauszug einen Tag an der Sonne stehen lassen. Abgießen und 1:5 verdünnt spritzen.

Kapuzinerkresse gegen Blutläuse

Blutläuse an Apfelbäumen lassen sich mit Tee von Kapuzinerkresse bekämpfen. Er muss sehr konzentriert angesetzt werden.

200 g Kapuzinerkresse
1 l Wasser

Aus der Kapuzinerkresse einen Tee berei-ten. Mit dem unverdünnten Tee die Ansammlungen der Blutläuse mit einem Pinsel bestreichen.

Knoblauch – nicht nur gegen Vampire gut

Knoblauchtee steigert die Abwehrkräfte der Pflanzen gegen Grauschimmel.

20 g Knoblauchzehen
1 l Wasser

Der abgekühlte Knoblauchtee wird unverdünnt gespritzt und wirkt beson-ders gut bei Erdbeeren.

Meerrettich – extra scharf!

Tee vom Meerrettich wird bei Steinobst gegen Blütenfäule und die so genannte Monilia-spitzendürre eingesetzt.

500 g Meerrettichblätter
1 l Wasser

Gegen Blütenfäule den fertigen Tee 1:5 verdünnen und in die Blüte spritzen. Gegen Monilia 1:1 verdünnen und auf die Blätter und den Boden spritzen.

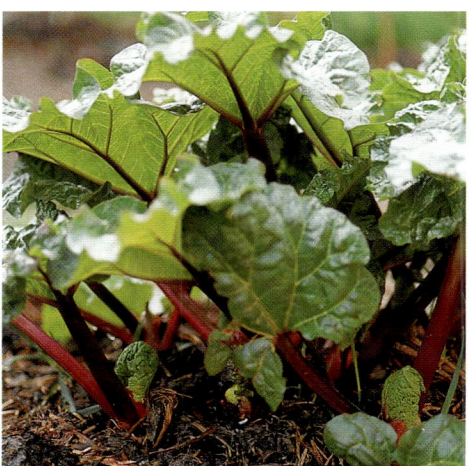

Rhabarberblätter liefern eine wirksame Brühe gegen vielerlei Schädlinge.

Den Milben keine Chance!

Rainfarntee wirkt allgemein gut gegen Ungeziefer, vor allem aber gegen Spinnmilben an Gemüse oder auch gegen Milbenbefall an Erdbeeren.

300 g blühender Rainfarn
1 l Wasser

Der Tee aus Rainfarn wird 1:3 verdünnt gespritzt. Rainfarntee ist sehr wirksam, er enthält aber auch Inhaltsstoffe, die sogar für den Menschen giftig sind. Daher sollte man vorsichtig damit umgehen und ihn nur im Notfall einsetzen.

Rhabarber – einmal nicht für einen Kuchen

Rhabarberbrühe ist wirksam gegen Läuse sowie gegen Raupen und Larven verschiedener Schädlinge.

1 kg Rhabarberblätter
5 l Wasser

Aus den Rhabarberblättern eine Brühe zubereiten und entweder unverdünnt spritzen oder auf den Boden ausbringen.

Der gute Rat

Tipps zur Verwendung von Jauchen

- Keine Metallfässer zur Zubereitung von Jauchen verwenden, da Metall durch die Gärungsprodukte angegriffen wird.

- Frische Kräuter kann man auch durch getrocknete ersetzen. Statt 1 kg Frischgewicht verwendet man 100 g Trockengewicht.

- Zum Ansetzen von Jauchen empfiehlt es sich, Regenwasser zu verwenden.

- Beim Ausbringen der Jauche sollte der Boden nicht zu trocken sein.

- Jauchen sollten nicht bei praller Sonne ausgebracht werden, weil sonst Verbrennungen an den Pflanzen drohen. Am besten arbeitet man frühmorgens oder spätabends.

- An einem sonnigen Platz verläuft der Gärungsprozess in der Jauche schneller.

- Zum Düngen können auch gemischte Kräuterjauchen angesetzt werden.

- Brennnesseljauche und Schachtelhalmbrühe können gemischt werden.

- Bohnen, Erbsen und Zwiebeln vertragen keine Brennnesseljauche.

- Die beiden Beinwellarten *Symphytum officinale* und *Symphytum peregrinum*, beide gut für eine kaliumreiche Jauche, können leicht im Garten angebaut werden.

- Eine Jauche aus den Geiztrieben der Tomate hat nicht nur auf Tomaten selbst, sondern auch auf Bohnen, Gurken, Kohl, Lauch, Petersilie und Zwiebeln eine gute Wirkung.

- Eine Jauche aus Tomatengeiztrieben mit Zwiebeln, Taubnesseln und Birkenblättern wirkt vor allem bei Rosen als Vorbeugung gegen Mehltau.

- Eine Jauche aus Blättern der Roten Bete fördert das Wachstum eines neu angelegten Rasens. Sie wird 1:5 verdünnt zweimal wöchentlich angewendet.

- Eine Jauche aus Ringelblumen stärkt die Abwehrkräfte von Gemüse und Zierpflanzen. 1 kg Ringelblumenkraut mit 10 l Wasser ansetzen und dann 1:10 verdünnt anwenden.

- Aus den Blättern des Essigbaumes *(Rhus typhina)* lässt sich ein wirksamer Auszug gegen Blattläuse und Kartoffelkäferlarven gewinnen.

- Zu Pflanzenjauchen, die für die Düngung verwendet werden, kann man auch etwas tierischen Dünger wie Guano, Horn-, Blut- und Knochenmehl beigeben.

Fruchtwechsel und Mischkultur

Gute Vorgänger und schlechte Nachbarn – auch Pflanzen haben ihre Vorlieben und Abneigungen, was das Zusammenleben mit anderen Pflanzen angeht. Das wussten auch schon unsere Großeltern. Zu diesem Wissen gehörte zudem, dass man auf einem Feld nicht jedes Jahr dieselben Pflanzen anbauen sollte, weil sonst der Boden „müde" wurde. Heutzutage versteht man genauer, warum der Fruchtwechsel notwendig ist: Jede Pflanze entnimmt dem Boden bestimmte Nährstoffe. Wenn man mehrere Jahre hintereinander auf dem gleichen Beet dieselbe Pflanzenart anbaut, dann fehlen im Lauf der Zeit genau diese Anteile, die auch mit Düngergaben kaum ausgeglichen werden können. Andererseits finden wirtsspezifische Krankheitserreger einen idealen Nährboden und vermehren sich explosionsartig. Schließlich geben die Pflanzen über ihre Wurzeln Stoffe ab, die ab einer gewissen Konzentration das Wachstum hemmen. Bei einer Mischkultur ergänzen sich verschiedene Pflanzen auf einem Beet.

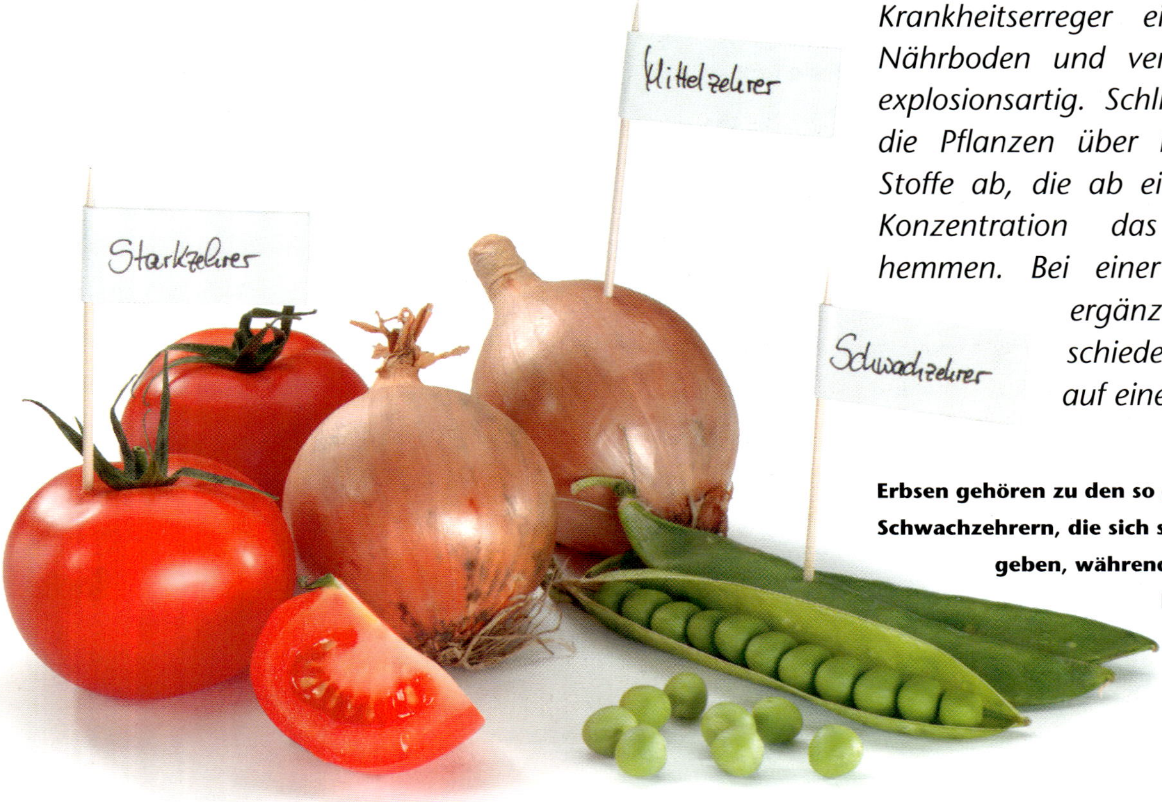

Mittelzehrer

Starkzehrer

Schwachzehrer

Erbsen gehören zu den so genannten Schwachzehrern, die sich sehr genügsam geben, während Tomaten dem Boden sehr viele Nährstoffe entziehen.

„Bäumchen, wechsle dich"
im heimischen Garten

Für einen planvoll durchgeführten Fruchtwechsel empfiehlt es sich, einen Gartenkalender anzulegen. Darin kann man notieren, welche Pflanzen man in welchem Jahr auf welchem Beet ausgebracht hat und welche dann im nächsten Jahr jeweils dran sind. Der Garten wird dabei oft in drei Bereiche geteilt, sodass eine Gemüsesorte frühestens im vierten Jahr wieder an dieselbe Stelle kommt. Besonders empfindliche Gemüsearten sollten sogar nur alle 6 Jahre an derselben Stelle gepflanzt werden, entsprechend mehr Einzelbeete muss man dann anlegen.

Nach ihrer Eigenschaft, dem Boden eher mehr oder eher weniger Nährstoffe zu entnehmen, werden die Pflanzen in Starkzehrer, Mittelzehrer und Schwachzehrer eingeteilt. Auf einem gut gedüngten Beet werden im ersten Jahr Starkzehrer, im zweiten Jahr Mittelzehrer und im dritten Jahr Schwachzehrer gepflanzt. Danach müssen dem Boden über Gründüngung, Mulchen und Kompost wieder reichlich Nährstoffe zugefügt werden. Dann kann der Zyklus von neuem beginnen.

Mit einer gut aufeinander abgestimmten Fruchtfolge werden die Nährstoffe des Bodens am besten genutzt, ohne dass der Boden ausgelaugt wird. Außerdem kann man so schädlichen Bodenpilzen oder Fadenwürmern, die sich auf eine Wirtspflanze spezialisiert haben, das Leben schwer machen.

Die dem Boden viel abverlangen –
die Starkzehrer

Zu den Starkzehrern gehören Tomaten, Kartoffeln, Wirsing, Blumen- und Rosenkohl, Sellerie, Lauch, Mais, Gurken, Zucchini und Kürbis. Die Beete für diese Pflanzen werden bereits im Herbst mit

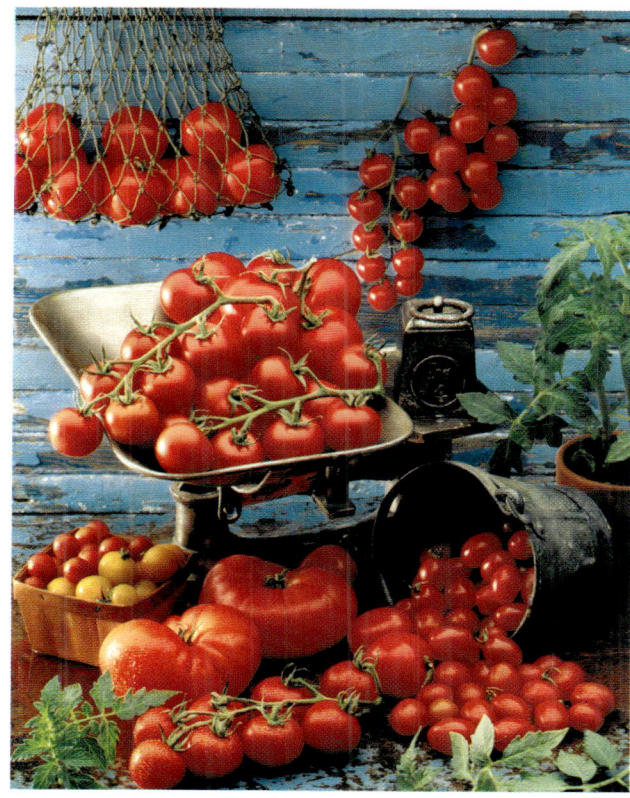

Wer eine so reiche und herrliche Tomatenernte einfahren will, muss gut düngen und dem „roten Gemüse" beim Fruchtwechsel den ersten Platz einräumen.

Kompost und organischem Dünger – etwa einer Mischung aus Horn-, Blut- und Knochenmehl – vorbereitet.

Die Fraktion der goldenen Mitte –
die Mittelzehrer

Als Mittelzehrer werden Kopfsalat, Möhren, Rettich, Radieschen, Kohlrabi, Spinat, Mangold, Paprika, Rote Bete und Zwiebeln bezeichnet. Für sie reichen Kompost und eventuell etwas organischer Dünger oder Pflanzenjauchen aus.

Die Lebenskünstler unter den
Pflanzen – die Schwachzehrer

Die bescheidenen Schwachzehrer sind beispielsweise Erbsen, Buschbohnen, Feldsalat, Winterportulak, Kresse und viele Kräuter. Sie geben sich mit mäßigen Mengen Kompost und Pflanzenjauche zufrieden, die bei Kräutern oft nur sehr sparsam verwendet werden dürfen.

Mischkultur – eine gute Nachbarschaft

Bei einer Mischkultur werden auf einem Beet gleichzeitig mehrere Gemüsearten angebaut. Auf diese Weise kann man die Fruchtbarkeit des Bodens am besten ausnützen. Die Mischkultur ist im Grund eine Art feinst abgestimmter Fruchtwechsel innerhalb eines Gartenjahres. Die unterschiedliche Reifedauer und Erntezeit der Gemüsearten spielt eine Rolle, außerdem wird beachtet, ob es sich um flach oder tief wurzelnde Pflanzen handelt und wie sich die Nährstoffaufnahme von Stark-, Schwach- und Mittelzehrern ergänzen.

Zusätzliche Vorteile ergeben sich daraus, dass manche Pflanzen durch Stoffe, die sie ausscheiden, Ertrag und Qualität ihrer Nachbarn steigern oder sie vor Krankheiten und Schädlingen schützen können. Schließlich hat die Kultivierung verschiedener Gemüsearten zur gleichen Zeit auch den Vorteil, dass der Boden das ganze Jahr über mit jungen und ausgewachsenen Pflanzen bewachsen ist. Dann trocknet er nicht so leicht aus und ist dem „Angriff" von Wildkräutern weniger stark ausgesetzt.

Gute Partner, schlechte Partner

Im Folgenden werden exemplarisch für einige Pflanzen freundschaftliche oder schädliche Verbindungen vorgestellt. **Kohlgewächse und Kopfsalat** passen zu fast allen Gemüsesorten – nur mit Kartoffeln, Knoblauch und Zwiebeln vertragen sich Kohlgewächse nicht; Petersilie und Sellerie sind nichts für den Kopfsalat. **Kartoffeln** sind sehr wählerisch und harmonieren nur mit Buschbohnen und Kohlrabi. **Stangenbohnen** sind gute Partner für Gurken, Kohlrabi, Radieschen, Rettiche, Sellerie und Spinat. **Tomaten** passen wiederum gut zu Buschbohnen, Knoblauch, Kopfsalat, Lauch, Möhren und Radieschen.

Der Wechsel macht's

„Im ersten Jahr war das Land neu und frisch, im zweiten und dritten Jahre war es durch die vorhergegangene Selleriekultur verschlechtert, es war selleriemüde. Der Wechsel im Anbau ist eine der wichtigsten Aufgaben rationeller Gemüsezucht." (Der Lehrmeister im Garten, 1908)

In vielen alten Gartenbüchern erfährt man etwas über den so genannten Wechselbau, heute als Fruchtfolge bekannt. Das Phänomen, dass in einem Jahr eine Kultur hervorragend wuchs, im darauf folgenden aber ein völliger Misserfolg wurde, konnte man sich nicht erklären. Man nannte es nur Bodenmüdigkeit. Durch Versuch und Irrtum gelangte man zu den optimalen Abfolgen der verschiedenen Sorten.

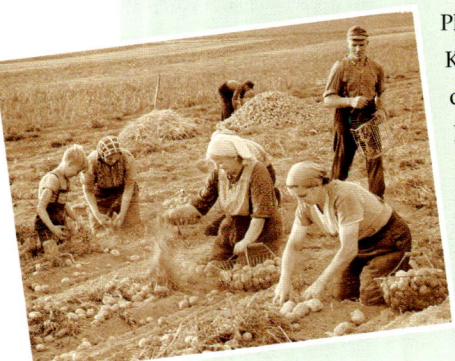

Doppelte Ernte

Der Feldsalat schmeckt zwar sehr gut, steht aber nicht hoch im Kurs, weil er vor dem Verzehr sehr gut „geputzt" werden muss.

Zwiebeln
Möhren
Feldsalat

Im Frühjahr steckt man eine Reihe Zwiebeln und sät eine Reihe Möhren im Wechsel. Im Spätsommer, wenn Zwiebeln und Möhren geerntet sind, wird Feldsalat gesät.

Gleich vier auf einen Streich

Die ideale Mischung von Stark-, Mittel- und Schwachzehrern ist folgende Kombination.

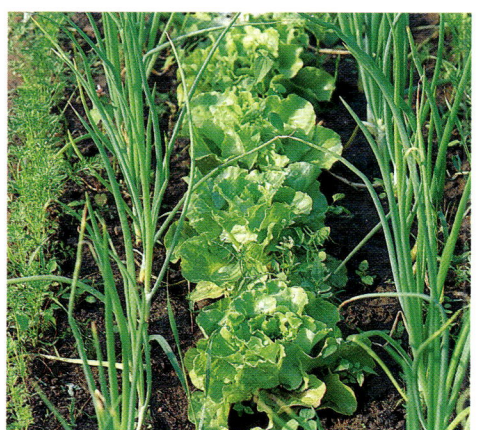

Kopfsalat harmoniert mit Zwiebeln, die sich wiederum mit Möhren gut vertragen.

Kohlrabi
Erbsen
&
Endivie
Lauch

Im Frühjahr setzt man eine Reihe Kohlrabi und sät eine Reihe Erbsen. Im Juli, wenn Kohlrabi und Erbsen geerntet sind, wird Endivie anstelle von Kohlrabi und Lauch anstelle von Erbsen gesetzt.

Fünf in einem tollen Beet!

Fast das ganze Jahr über ist das Beet doppelt besetzt – besser kann man es kaum nutzen.

Radieschen
Kopfsalat
&
Stangenbohnen
Lauch
Winterspinat

Im Frühjahr werden Radieschen in Reihen gesät. Zwischen die Reihen wird später der Salat gepflanzt. Im Mai werden in die abgeernteten Reihen der Radieschen Stangenbohnen gelegt. Im Frühherbst wird in die Reihen der abgeernteten Bohnen Lauch gepflanzt, in die Salatreihen kommt schließlich der Winterspinat.

Der gute Rat

Noch mehr über nützliche Nachbarschaften

- Spinat ist grundsätzlich ein guter Partner. Seine Wurzelausscheidungen fördern fast alle Gemüsearten.

- Auch Sommerblumen können gute Nachbarn sein. Ringelblume und Tagetes (Studentenblume) halten durch ihren Duft zahlreiche Schädlinge ab.

- Kümmel verbessert das Aroma von Kartoffeln.

- Bohnenkraut hält die Schwarze Bohnenlaus von Bohnen fern.

- Ein guter Partner im Gurkenbeet ist Dill, der anfangs den Jungpflanzen Schutz vor der Sonne bietet und später als Gewürz für den Salat gute Dienste leistet.

- Knoblauch, zwischen Rosen gepflanzt, stärkt die Abwehrkräfte der Rosen.

- Knoblauch oder Lauch, zwischen den Erdbeerreihen gesetzt, schützen die Früchte vor Grauschimmel.

- Kapuzinerkresse hält Blutläuse von Obstbäumen fern.

- Lavendel zwischen den Rosen wehrt zuverlässig Blattläuse von den dornigen Schönheiten ab.

- Thymian und Pfefferminze schützen Kohlpflanzen vor dem Kohlweißling.

- Hoch wachsende und klein bleibende Gemüsearten auf einem Beet, wie beispielsweise Buschbohnen als Unterpflanzung von Tomaten oder Kopfsalat bei Lauch, nutzen den Raum über der Erde optimal aus.

- Senf zur Gründüngung darf nie auf Beete gesät werden, die später mit Kohlarten bepflanzt werden sollen.

Fruchtfolge

- Statt der 3-jährigen kann auch eine 4-jährige Fruchtfolge sinnvoll sein. Hierbei wird auf einem vierten Beet Gründünger ausgesät, auf dem man im darauf folgenden Jahr Starkzehrer anpflanzen kann.

- Tomaten sind sehr „konservativ", sie können mehrere Jahre auf demselben Platz kultiviert werden.

- Auch Erdbeeren bleiben 3 Jahre auf einem Beet

- Dagegen sind Möhren, Frühkartoffeln, Petersilie, Gurken und Erbsen richtige Wanderburschen, denn sie sollten erst nach 6 Jahren wieder auf demselben Beet angebaut werden.

- Die Familie der Kreuzblütler verträgt sich nicht mit verwandten Arten. Eine ungeeignete Fruchtfolge sind daher Rettich, Radieschen, Kohlrabi und alle Kohlarten.

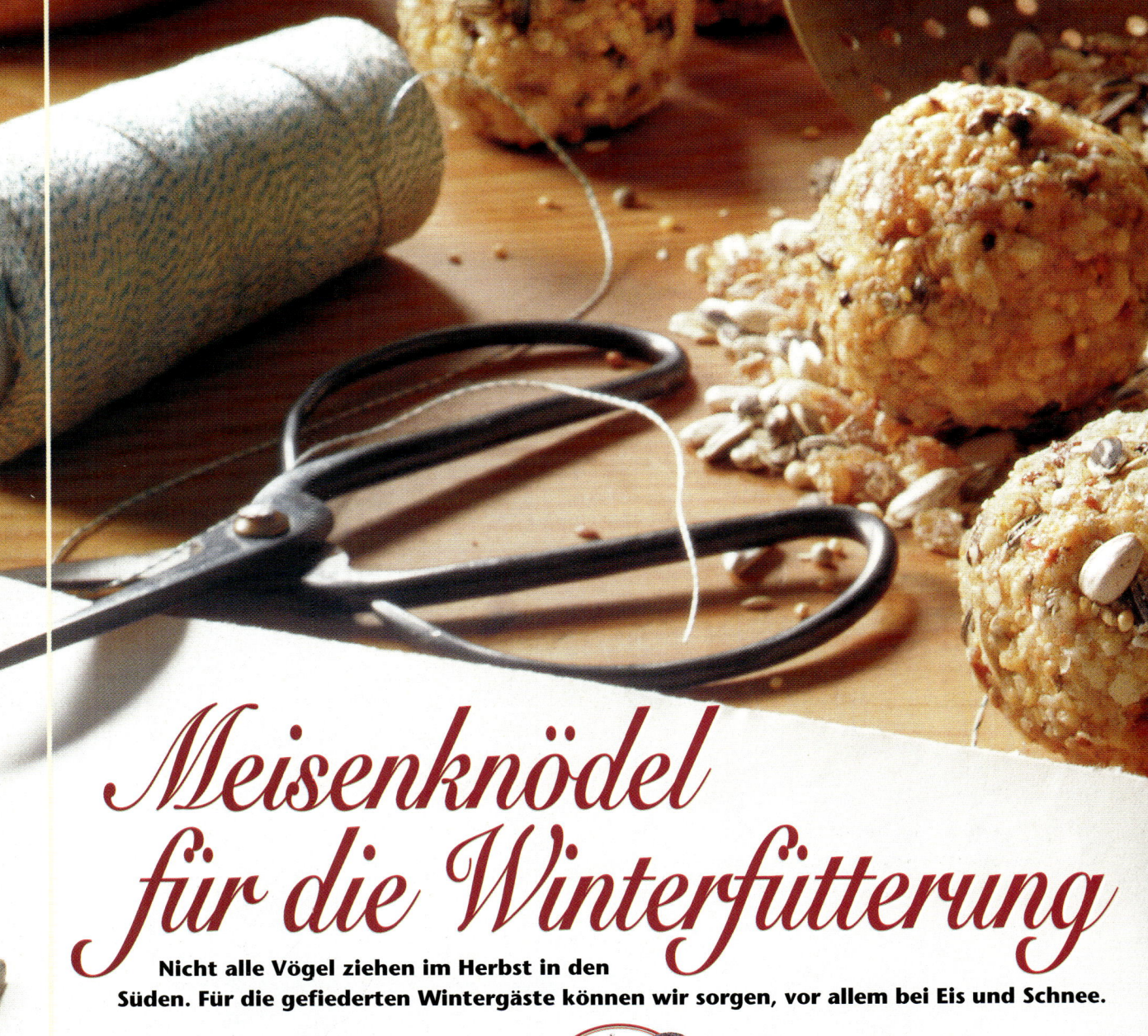

Meisenknödel für die Winterfütterung

Nicht alle Vögel ziehen im Herbst in den Süden. Für die gefiederten Wintergäste können wir sorgen, vor allem bei Eis und Schnee.

Sobald der Winter naht, stellen viele Menschen ein Futterhäuschen auf. Schließlich bereitet es viel Freude, die gefiederten Gesellen von der warmen Stube aus zu beobachten. Für das Füttern gelten allerdings ein paar Regeln. Es ist nur sinnvoll bei andauernd hohem Schnee oder bei starker Vereisung. Bei milder Witterung dagegen sind die heimischen Vögel gut selbst in der Lage, sich ihr Futter zu suchen. Entscheidend ist stets, was gefüttert wird. Während Essensreste und salzhaltiges Brot völlig ungeeignet sind, ist gegen handelsübliches Vogelfutter nichts einzuwenden. Im Futterhaus kann es aber mit dem Kot der Vögel in Berührung kommen, wodurch sich Krankheiten leichter ausbreiten. Diese Gefahr besteht nicht bei den hier vorgestellten Meisenknödeln, die aufgehängt werden.

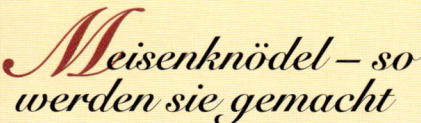

Meisenknödel – so werden sie gemacht

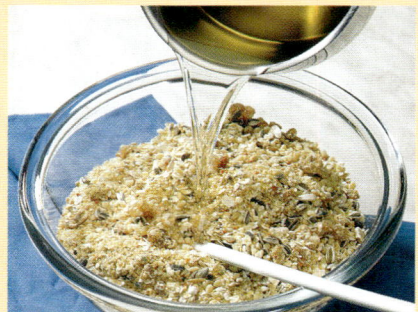

250 g gehärtetes Pflanzenfett in einem Topf zerlassen. Je 170 g Haferflocken, gehackte Nüsse, Weizenschrot, Pflanzensamen und gehackte Rosinen in einer Schüssel mischen. Etwa 5 EL beiseite stellen. Den Rest mit dem flüssigen Fett übergießen und abkühlen lassen.

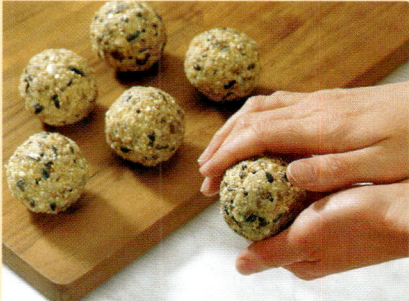

Wenn das Fett fest zu werden beginnt, mit angefeuchteten Händen Kugeln formen und eine Schnur durch die Mitte ziehen.

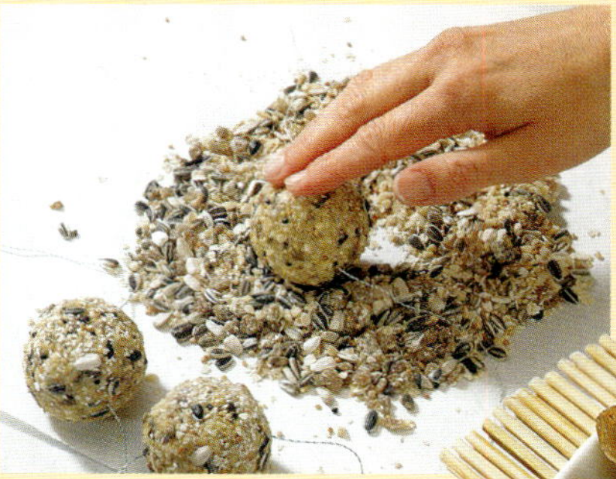

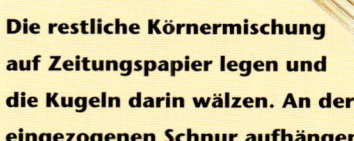

Die restliche Körnermischung auf Zeitungspapier legen und die Kugeln darin wälzen. An der eingezogenen Schnur aufhängen.

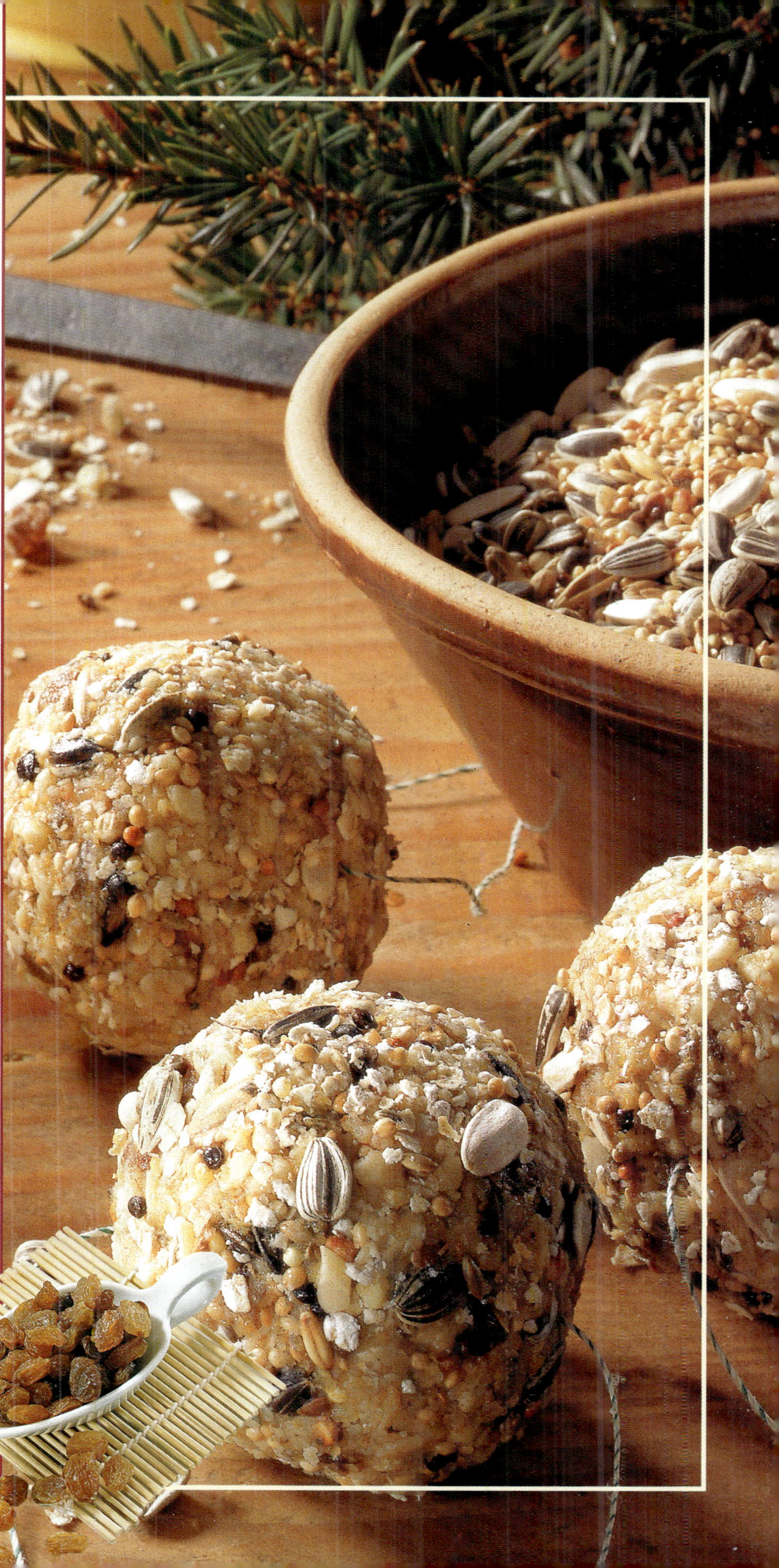

Wiederentdeckte alte Gemüsesorten

Gartenmelde, Mairübchen, Portulak und Nachtkerze – wer kennt heute noch diese Namen? Dabei handelt es sich um Gemüsesorten, die einst in vielen Gärten heimisch waren, im Laufe der Zeit aber den heutigen Sorten weichen mussten. Sie alle zeichnen sich durch intensiven Geschmack aus, sind vitaminreich und gesund. In Großmutters Küche wurden daraus delikate Gerichte zubereitet. Wer heute in den Genuss solcher nostalgischer Köstlichkeiten kommen will, muss dieses Gemüse im eigenen Garten ziehen, denn im Supermarkt sucht man sie vergeblich. Ihr Anbau ist problemlos – sie sind in der Regel wenig anspruchsvoll und kaum krankheitsanfällig. Daher gab es früher selbst im Winter frisches, knackiges Gemüse, denn mithilfe einiger Tricks aus altem Gärtnerwissen ließen sich sogar Schnee und Eis überlisten. Das erreichte man durch spezielle Abdeckungen, Frühbeete und das Einschlagen von Pflanzen in sandgefüllten Kisten, die man im dunklen und kühlen Keller aufbewahrte. Die Wiederentdeckung vergessener Gemüsesorten bereichert nicht nur unseren täglichen Speisezettel, sie trägt auch wesentlich zu einer gesunden Ernährungsweise bei.

Mangold kommt zu neuen Ehren – hier gedämpft als delikates Blattgemüse.

Vitamine und Wohlgeschmack

Sie schmecken gut, enthalten viele wertvolle Aufbaustoffe und sind dennoch in Vergessenheit geraten: Karde und Löwenzahn mit ihren verdauungsfördernden Bitterstoffen, der mineralstoffreiche Mangold, die aromatische Pastinake oder der an Vitamin C reiche Portulak.

Karde

Die Karde oder Kardendistel ist mit der Artischocke verwandt und war im vorigen Jahrhundert ein weit verbreitetes Gemüse. Im Gegensatz zur Artischocke verwendet man nicht die Blütenknospen, sondern die Blattstiele. Sie werden in etwa 7 cm lange Stücke geschnitten und in Salzwasser gekocht. Um eine Braunfärbung zu verhindern, wird dem Kochwasser Essig oder Zitronensaft sowie Mehl zugesetzt. Nach dem Garen kann man sie als Suppe, Gratin, Gemüsebeilage oder als Salat weiter zubereiten. Die Karde wird Anfang Mai in warme, nährstoffreiche Böden gesät. Eine ausgewachsene Pflanze hat einen Platzbedarf von etwa 80 x 80 cm. Will man besonders zarte Blattstiele ernten, kann man die Pflanzen Anfang September bleichen. Nach etwa 2 – 3 Wochen können die Stiele geschnitten werden. Die Karde ist auch als Wintergemüse geeignet: Man gräbt die Pflanzen im Spätherbst aus und schlägt sie im Keller in Sand ein.

Gartenmelde

Die Gartenmelde war einst als „Spinat" geschätzt. Im Vergleich zu diesem ist ihr Geschmack jedoch intensiver und würziger; zudem enthält sie weniger Oxalsäure. Ganz junge Blätter können auch als Salat zubereitet werden.

Die Gartenmelde kann das ganze Jahr über ausgesät werden. Sobald die Pflan-

zen Rosetten entwickeln, kann man die Blätter pflücken. Bei Herbstaussaat ist eine Ernte schon im Frühjahr möglich. Die Gartenmelde stellt kaum Ansprüche an Klima und Boden und gedeiht auch im Halbschatten. Gut gedüngte, lockere und bewässerte Böden fördern die Bildung größerer und zarterer Blätter.

Hopfensprossen

Eine Delikatesse früherer Zeiten sind Hopfensprossen. Die jungen Triebe werden im Frühjahr, wenn sie eine Länge von 10 cm erreicht haben, über dem Boden abgeschnitten und entweder als Salat oder wie

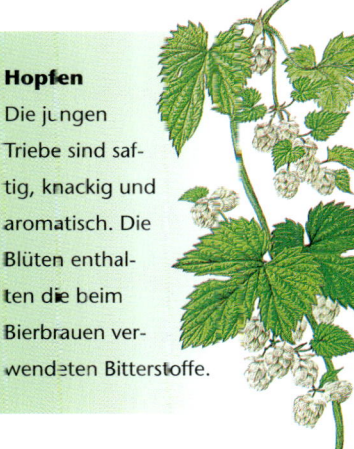

Hopfen
Die jungen Triebe sind saftig, knackig und aromatisch. Die Blüten enthalten die beim Bierbrauen verwendeten Bitterstoffe.

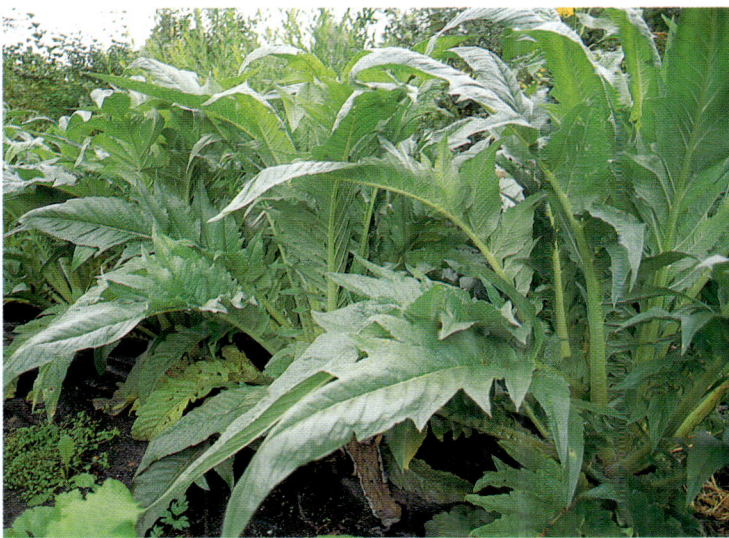

Spargel zubereitet. Der Hopfen wird im Frühjahr oder im Herbst gepflanzt. Bei Herbstpflanzung kann bereits im Frühjahr geerntet werden.

Kürbis

Das attraktivste und bunteste Gemüse der Gärten des vorigen Jahrhunderts war sicherlich der Kürbis. Es lohnt sich, alte Sorten wie Türkenbund, Astrachanischer Kürbis, Mandelkürbis oder Großer Gelber Zentner wieder anzubauen. So vielfältig wie ihre Form ist auch die Verwendung.

Die Karde ist nicht nur ein gesundes Gemüse, sondern auch ein attraktiver Blickfang im Garten.

Aus dem Fruchtfleisch kann man Gemüsebeilagen, Gratins, Suppen, Kuchen sowie Desserts oder Konfitüren zubereiten.

Die frostempfindlichen Kürbisse werden im April in Töpfe gesät und ab Mitte Mai in nährstoffreichen, humosen Boden, am besten am Fuß eines Komposthaufens, ausgepflanzt. Die Pflanzen lieben Wärme und brauchen ausreichend Wasser, damit sich große Früchte heranbilden. Ende August bis Anfang Oktober sind diese je nach Sorte erntereif.

Löwenzahn

Zu den gesündesten Frühlingssalaten zählen junge Löwenzahnblätter. Aus ihnen kann man auch delikates Bleichgemüse

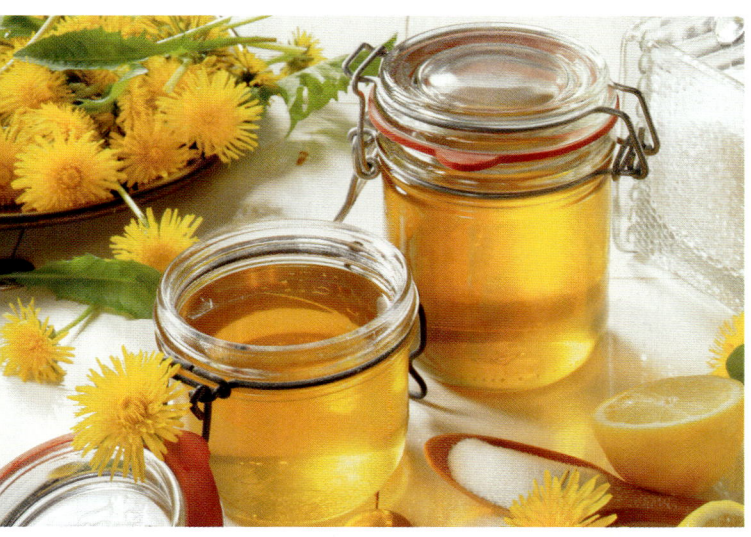

Mit Sirup von Löwenzahnblüten lassen sich köstliche Mischgetränke und Desserts zaubern.

zubereiten, das einst besonders geschätzt wurde. In Großmutters Küche fehlte nicht der leckere Honig aus Löwenzahnblüten, und in Essig eingelegte Knospen ergaben einen pikanten Kapernersatz. Die mehrjährige Kulturpflanze wird im Frühjahr direkt im Freiland ausgesät, und ab September können die Blätter geschnitten werden. Der Löwenzahn ist wenig anspruchsvoll und gedeiht problemlos in jedem Gartenboden.

Löwenzahnblüten-Siruphonig

Aus den leuchtend gelben Blütenköpfen des Löwenzahns lässt sich ein würziger honigartiger Sirup zubereiten.

**250 g Löwenzahnblüten
750 ml Wasser
1 kg Zucker
1 Zitrone**

Die Zitrone in Scheiben schneiden, mit den Blüten 20 Minuten bei schwacher Hitze kochen, danach abseihen und die Blüten sowie die Zitrone auspressen. Den Zucker in die heiße Flüssigkeit rühren und 15 Minuten sanft kochen lassen. In Marmeladegläser füllen und verschließen. Kühl und trocken aufbewahrt, ist der „Löwenzahnblütenhonig" über ein Jahr haltbar.

Mangold

Von diesem Gemüse, das früher in keinem Hausgarten fehlte, gibt es zwei Sorten: Blatt- und Stielmangold. Mit seinen großen Blättern und den feuerroten oder weißen Stielen ist der Stielmangold auch eine äußerst dekorative Pflanze. Die Blätter werden wie Spinat zubereitet. Die Stiele haben einen leicht nussigen Geschmack und werden mit Bechamelsauce oder gratiniert serviert.

Mangold wird Ende April in humosen Boden gesät. Während der Wachstumszeit muss er mit Nährstoffen und Wasser versorgt sein. Mit dem Schneiden der Blätter kann ab Juli bei einer Blatthöhe von 10–15 cm begonnen werden. Die Pflanze verträgt halbschattige Lagen und ist sehr widerstandsfähig. In manchen Gegenden ist der Mangold winterhart und treibt im Frühjahr wieder aus, doch sobald die ersten Blüten erscheinen, ist er nicht mehr genießbar.

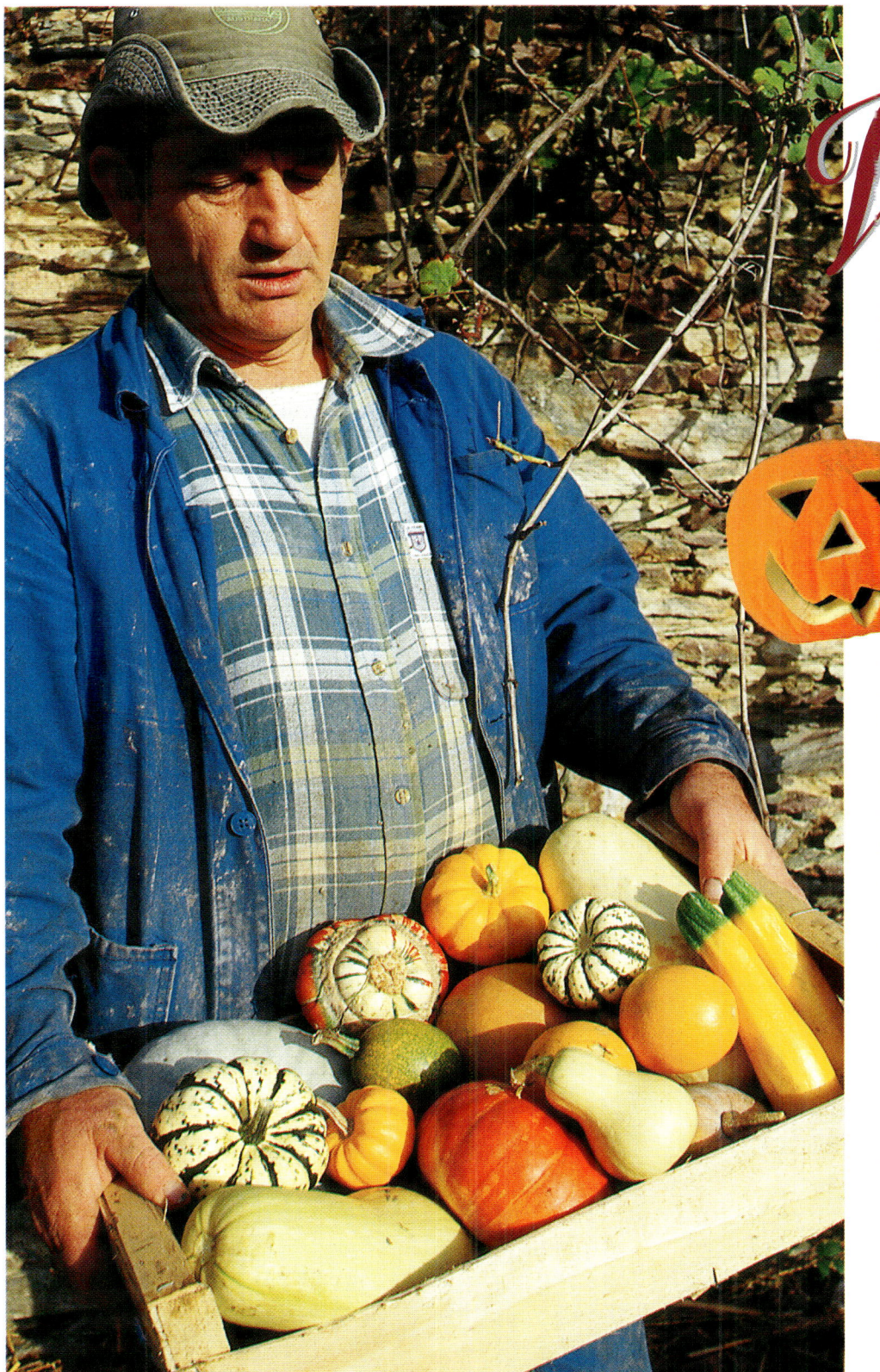

Während die Blätter in der wärmenden Herbstsonne allmählich vertrocknen, reifen noch auf den Beeten wulstige Turbane, Ufo-, Spaghetti- und Muskatkürbis, Bunter Patisson, Butternuss, Gelber Zentner und die gefurchten bunten Kugeln der Zierkürbisse. Von der Sonne verwöhnt wachsen oft Mammutfrüchte heran, die der ganze Stolz des Züchters sind. Doch zur Verarbeitung in der Küche sind kleinere Kürbisse praktischer und meist auch geschmacklich intensiver als Prachtexemplare von bis zu 50 kg. Kürbisse sind zwar das kalorienärmste Gemüse, sie verfügen aber über einen hohen Gehalt an Mineralien, und vor allem die orange gefärbten Sorten sind besonders reich an Provitamin A.

Gedämpfter Mangold

Mangold, Großmutters Sommerspinat, ergibt ein feinwürziges Gemüsegericht.

750 g Mangold
1 kleine Zwiebel
2 Stängel Majoran
4 EL Olivenöl
Salz
frisch gemahlener Pfeffer
geriebene Muskatnuss
200 g Sahne

Den Mangold waschen, Blätter und Stiele in Streifen schneiden. Majoran waschen, trockentupfen und hacken. Gehackte Zwiebeln in heißem Öl glasig werden lassen. Mangold und Majoran zugeben, kurz anbraten. Etwas Wasser hinzufügen und bei schwacher Hitze 10 Minuten dünsten lassen. Die Sahne einrühren und mit Salz, Pfeffer und Muskat abschmecken.

Nachtkerze

Nachtkerzenwurzeln, auch Rapontikawurzeln genannt, waren eine Spezialität vergangener Zeiten. Die bis zu 18 cm langen, fleischigen und rötlichen Wurzeln haben einen feinen Geschmack. Man kocht sie in Salzwasser und serviert sie kalt als Salat oder als Gemüse mit einer weißen Sauce. Die Pflanze wird von April bis Ende Mai direkt ins Beet gesät. Sie stellt keine besonderen Bodenansprüche und gedeiht

Nachtkerze

Mit ihren gelben, trichterförmigen Blüten ist die Nachtkerze eine überaus dekorative Pflanze, die nachts einen süßen Duft verströmt.

Das nussig würzige Aroma der Rauke harmoniert gut mit gehobeltem Parmesan.

Der gute Rat

Bleichen von Gemüse

- Durch Bleichen erhält man zartes Gemüse, außerdem kann man so die Bildung von Bitterstoffen verringern.

- Über kleinere Pflanzen wie etwa Löwenzahn werden Tontöpfe gestülpt.

- Größere Pflanzen, z. B. Karde oder Staudensellerie, werden zusammengebunden. Zusätzlich können sie mit einer Manschette aus Stroh oder Pappe umwickelt werden.

- Endiviensalat bleicht man, indem man einige Tage vor der Ernte einen Teller auf die Köpfe legt.

- Blumenkohl bleibt schön weiß, wenn man ein großes Kohlblatt auflegt.

- Junge Kürbispflanzen lässt man unter einer Glasglocke anwachsen.

- Wenn man unter die heranwachsende Kürbisfrucht einen alten Dachziegel oder ein Brett legt, schützt man diese gegen Bodenfeuchte und verhindert so die Bildung von Faulstellen.

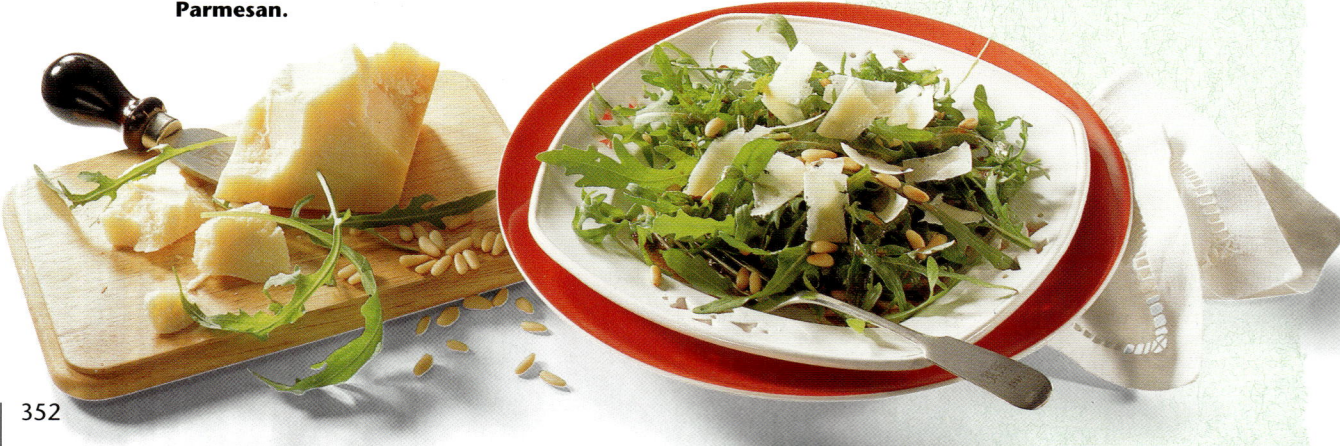

sogar in Sandböden. Ein Gartenbuch aus dem Jahr 1887 empfiehlt allerdings, keinen frisch gedüngten Boden zu verwenden. Ab Herbst und über den ganzen Winter bis ins Frühjahr können die Wurzeln geerntet werden.

Pastinake

Die Pastinake, ein Wurzelgemüse mit gelben Blüten, war schon im Altertum als Wiesen- und Kulturpflanze bekannt. Ihr würziger, süßlich aromatischer Geschmack erinnert an eine Mischung aus Möhre, Sellerie und Petersilie. Sie wird roh als Salat, gekocht in Suppen oder Eintöpfen, als Püree oder Gratin gegessen. Im zeitigen Frühjahr wird sie in humosen, lockeren Boden ausgesät. Die Pastinake ist frostunempfindlich, daher kann man sie noch im Winter ausgraben. Im Herbst geerntete Wurzeln werden in Erde, Sand oder Torf an einem kühlen Platz gelagert.

Portulak

Schon die alten Ägypter schätzten den Portulak als Gemüse und als Heilpflanze. Er hat einen nussartigen, säuerlich erfrischenden Geschmack. Man kann ihn roh als Salat oder gekocht als Spinat oder in der Suppe verzehren. Die Blütenknospen können als Kapernersatz verwendet werden. Der Portulak liebt Wärme, deshalb sät man ihn erst Ende Mai bis Ende Juni an sonniger Stelle dünn aus. Sandböden und Sommertrockenheit verträgt er ausgesprochen gut. Die Blätter und die Triebspitzen werden geerntet, bevor die Blütezeit einsetzt.

Rauke

Die Rauke, heute weitaus bekannter unter dem Namen Rucola, zeichnet sich durch ein eigenartiges, nussig scharfes und etwas bitteres Aroma aus. Die interessante Gemüse- und Salatpflanze wird von

März bis Anfang September ausgesät. Nach ungefähr 6 Wochen können schon die Blätter geschnitten werden.

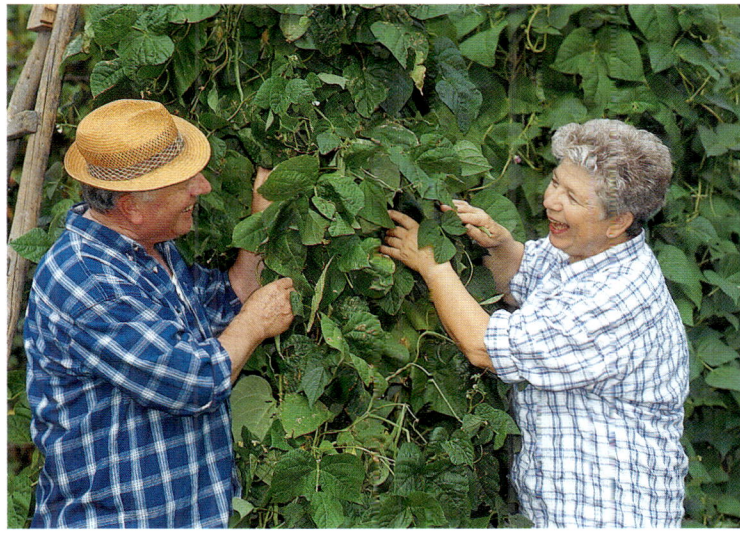

Frisch geerntetes, knackiges Gemüse ist der schönste Lohn für jeden Hobbygärtner.

Rauke mit Parmesan

Schnell und einfach lässt sich diese aromatisch würzige Vorspeise zubereiten.

350 g Rauke
2 EL Balsamessig
4 EL Olivenöl
Pfeffer aus der Mühle
Salz
2 EL Pinienkerne
2 EL frisch gehobelter Parmesan

Die Rauke putzen, waschen und abtropfen lassen. Aus Balsamessig, Olivenöl, Pfeffer und Salz eine Marinade bereiten. Die Pinienkerne in einer Pfanne kurz rösten. Anschließend den Parmesan und die Pinienkerne über die Rauke geben und die Marinade darüber gießen.

Rüben

Auf Großmutters Speiseplan standen im Frühling Mairübchen, und im Spätherbst und Winter gab es Teltower Rübchen

sowie Herbstrüben. Mairübchen ähneln den Radieschen und werden roh gegessen oder kurz in Butter gedünstet. Die Herzblätter bereitet man wie Spinat zu.

Im zeitigen Frühjahr wird ins Freiland in nährstoffreichen Boden gesät, den man bis zur Ernte gleichmäßig feucht halten soll. Mairübchen werden im Mai und Juni geerntet, wenn sie einen Durchmesser von etwa 5 cm erreichen. Herbstrüben und Teltower Rübchen werden von Ende Juli bis Anfang August gesät und ansonsten wie Mairübchen kultiviert. Nach der Ernte im Oktober und November werden sie am besten im Keller in Sand eingeschlagen. Herbstrüben können als Püree, Suppe oder Gemüsebeilage zubereitet oder wie Sauerkraut eingelegt werden. Eine besondere Delikatesse sind gratinierte oder lasierte Teltower Rübchen.

Schwarzwurzel

Die Schwarzwurzel ist ein feines, zart würziges Wintergemüse mit Nussaroma, das als Salat, Gratin oder als Gemüsebeilage mit einer Bechamelsauce zubereitet wird.

Schwarzwurzeln werden von März bis April oder im August gesät. Damit sich ihre langen Wurzeln gut entwickeln können, brauchen sie lockere und humusreiche Böden. Je nach der Zeit der Aussaat werden die Wurzeln im Oktober oder im darauf folgenden Frühjahr ausgegraben.

Zuckerwurzel

Zuckerwurzeln haben einen mehlig süßen Geschmack. Sie werden gekocht und können danach in Butter gebraten oder in einer Teighülle ausgebacken werden. Ausgesät werden sie im April oder im August in nährstoffreichen Boden in sonniger Lage, und geerntet wird im Herbst und Winter. Die Wurzeln kann man im Keller in Sand einschlagen. Da Zuckerwurzeln winterhart sind, können sie auch nach Bedarf im Winter ausgegraben werden.

Winterpostelein

Die tellerförmigen Blätter des Winterposteleins, auch Tellerkraut oder Kubaspinat genannt, haben einen milden Geschmack. Sie finden hauptsächlich als Salat Verwendung und lassen sich sehr gut zu anderen Salaten mischen. Die winterharte einjährige Pflanze ist in der Pflege wenig anspruchsvoll und wird von Ende August bis April direkt ins Beet gesät. Auch eine Ernte im Winter ist möglich, wenn im Herbst ins Frühbeet gesät wird.

Spargelerbse

Die Spargelerbse, wegen ihrer markanten, geflügelten Hülsen auch Flügelerbse genannt, ist ein aromatisches Gemüse. Allerdings müssen die Hülsen jung geerntet werden, da sie sonst ihren Geschmack verlieren und hart werden. Die leicht fleischigen Hülsen werden nur kurz gekocht und als Gemüsebeilage gereicht. Mit ihren samtroten Blüten ist die Spargelerbse gleichzeitig eine Zierde des Gemüsegartens. Man sät ab Mitte März in Töpfe und pflanzt ab Mitte Mai ins Freiland.

Salat als Schlafmittel

Der Stängel blühender Salatpflanzen enthält besonders viel Milchsaft, der über zwei Eigenschaften verfügt: Er wirkt nervenberuhigend und fördert den Schlaf.

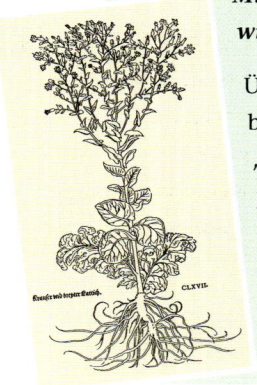

Über die Verwendung des Salates als Schlafmittel berichtet schon der griechisch-römische Arzt Galen: „Sobald er aber im Sommer in Samen gehen will, pflegt man ihn zu kochen und mit Olivenöl, Essig und anderen Zusätzen zu genießen. Als ich älter zu werden begann ... war ich nur dadurch imstande, mir den nötigen Schlaf zu verschaffen, dass ich abends eine Portion gekochten Salats verspeiste."

Manche Gemüsesorten werden wegen ihrer Inhaltsstoffe sogar therapeutisch eingesetzt.

- Schon alte Kräuterbücher rühmen den Kürbis als harntreibendes Mittel.

- Die wohlschmeckenden Schwarzwurzeln eignen sich auch als Schonkost bei verschiedenen Magen- und Darmleiden.

- Die Topinamburknolle ist ein wertvolles Nahrungsmittel für Diabetiker. Sie enthält Inulin, ein Kohlenhydrat, das bei Zuckerkrankheit vertragen wird. Daher auch der Beiname Diabetikerkartoffel.

Großmutters spezielle Gießtipps für Gemüse

- Jungpflanzen wachsen besser an, wenn man sie während oder nach dem Regen setzt.

- Die Rauke entwickelt besonders zarte Pflanzen, wenn sie häufig gegossen wird. Dadurch verzögert man die Blütenbildung und kann die Blätter länger ernten.

- Gemüse gießt man nur morgens. So kann es schneller abtrocknen, und man wirkt dem Pilzbefall entgegen.

- Tomaten und Gurken dürfen nur am Fuß gegossen werden.

- Gurken sollen nur mit abgestandenem warmem Wasser gegossen werden.

Winterkresse

Die Winterkresse heißt auch Barbarakraut, da sie noch am 4. Dezember, dem Barbaratag, geerntet wird. Die säuerlich herben Blätter mit kresseähnlichem Geschmack ergeben einen würzigen Wintersalat, der viel Vitamin C enthält. Sie eignen sich gut zum Beimischen zu anderen Salaten, als pikanter Brotbelag und für Suppen.

Topinambur

Der Topinambur, auch Erdbirne oder Erdsonnenblume genannt, sieht der Sonnenblume sehr ähnlich. Er erreicht wie diese eine Höhe von 2–3 m, ist aber ausdauernd und frosthart. Man verwertet die hellbraun oder violett gefärbten Knollen. Beim Garen entwickeln sie einen nussi-

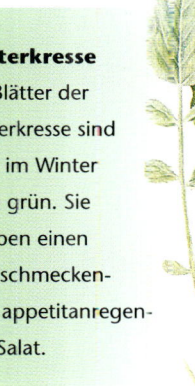

Winterkresse
Die Blätter der Winterkresse sind auch im Winter noch grün. Sie ergeben einen wohlschmeckenden, appetitanregenden Salat.

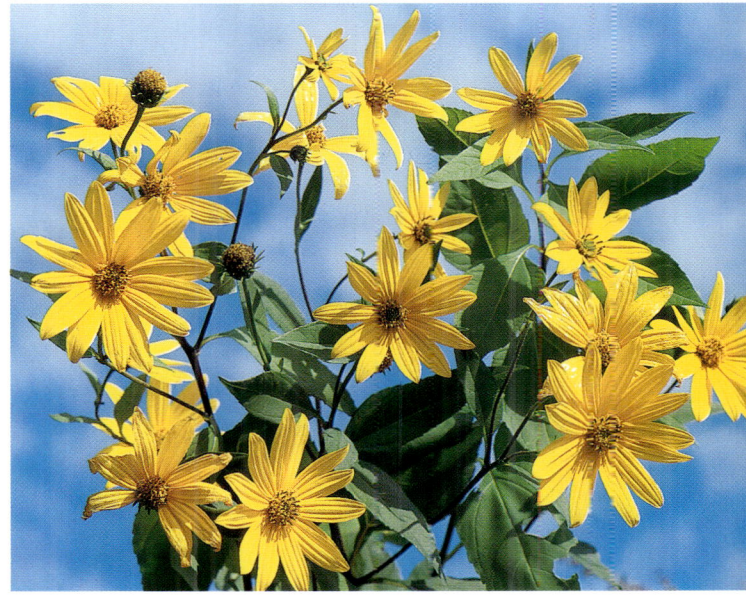

Topinambur – die Blüten ähneln kleinen Sonnenblumen, und die Knollen ergeben ein vielseitiges Wintergemüse.

gen, artischockenähnlichen Geschmack. Sie finden eine vielfältige Verwendung: Man kann sie als Rohkost, Gratin, Püree oder als Gemüsebeilage zubereiten, aber auch paniert und ausgebacken schmecken sie köstlich. Die Knollen werden im Frühjahr etwa 10 cm tief in den Boden gelegt und nach dem Austrieb angehäufelt.

Großmutters Kräutergarten

Ein Garten ohne Kräuterecke wäre zu Großmutters Zeiten undenkbar gewesen, denn die aromatischen Pflanzen, die uns durch ihren wundervollen Duft und teilweise auch durch die Farbe ihrer Blüten erfreuen, fanden im Alltag eine vielseitige Verwendung. Ihre Duft- und Wirkstoffe wurden zu Aufgüssen und Cremes zur Körperpflege eingesetzt, und zu Kränzen oder Sträußen gebundene Kräuter waren ein beliebter traditioneller Raumschmuck. In der Küche dienten sie zur Verfeinerung einer Vielzahl von Speisen, und als grüne Hausapotheke waren sie unentbehrlich dank ihrer medizinischen Eigenschaften, Leiden zu lindern und Leib und Seele zu erfrischen. Mit Recht heißt es, gegen jede Krankheit sei ein Kraut gewachsen. Lavendel und Zitronenmelisse etwa verhelfen zu einem guten Schlaf, Pfefferminze wirkt bei Kopfschmerzen, Fenchel bei Blähungen, Kamille und Ringelblume lindern Entzündungen, während Salbei, Thymian und Ysop die Verdauung anregen. Duftendes frisches Grün für Salate, für Kräuterquark oder für die berühmte Frankfurter Grüne Sauce – Kräuter sind der Inbegriff für Wohlgeschmack und gesunde Kost.

Kräuter bereichern nicht nur durch ihr Aroma den Geschmack von Speisen, sie sind auch reich an Vitaminen und Spurenelementen.

Anbau und Verwertung altbewährter Kräuter

Ein Kräutergarten sollte schon aus praktischen Gründen nah am Haus liegen, damit der Weg zur Küche möglichst kurz ist. Ideal sind sonnige Standorte, da die meisten Kräuter ihr Aroma und ihre heilkräftigen Wirkstoffe nur bei Wärme voll entwickeln können.

Einjährige Kräuter zieht man jedes Jahr neu, denn sie sterben im Herbst ab. Zweijährige Kräuter blühen im zweiten Jahr und sterben dann ebenfalls ab. Ausdauernde Kräuter sind frosthart und treiben jährlich wieder aus. Wer nicht selbst aussäen will, kann die Kräuter als Jungpflanzen in Gärtnereien kaufen.

Basilikum

Basilikum, auch Königskraut genannt, verströmt bereits bei zartester Berührung einen warmen würzigen Duft. Es passt besonders gut zu Tomatengerichten, Salaten und kalten Saucen. Als Heilkraut wirkt es krampflösend und beruhigend auf Magen und Darm. Basilikumblätter sollten möglichst frisch verwendet werden, da sie beim Trocknen und beim Kochen ihre Aromastoffe größtenteils verlieren.

Das einjährige Kraut wird im Frühjahr in Töpfen auf der Fensterbank ausgesät. Basilikum ist das wärmebedürftigste aller Kräuter, daher gedeiht es am besten, wenn man es ab Mitte Mai in großen Töpfen mit nährstoffreicher Erde auf der Terrasse oder an einer sonnigen Hauswand vor Regen geschützt kultiviert. Vorsicht ist an heißen Tagen geboten: Man darf das Gießen nicht vergessen, denn die Pflanze benötigt sehr viel Wasser.

Bohnenkraut

Vom Bohnenkraut gibt es eine einjährige und eine ausdauernde Art. Das ausdauernde Bohnenkraut, auch Winter- oder Bergbohnenkraut genannt, ist winterhart und bildet einen niedrigen, verholzten Strauch. Sein würzig pfeffriges Aroma ist stärker als das des einjährigen Bohnenkrauts. Beide Arten passen zu Lamm- und Schweinefleisch, zu Bratkartoffeln, Hül-

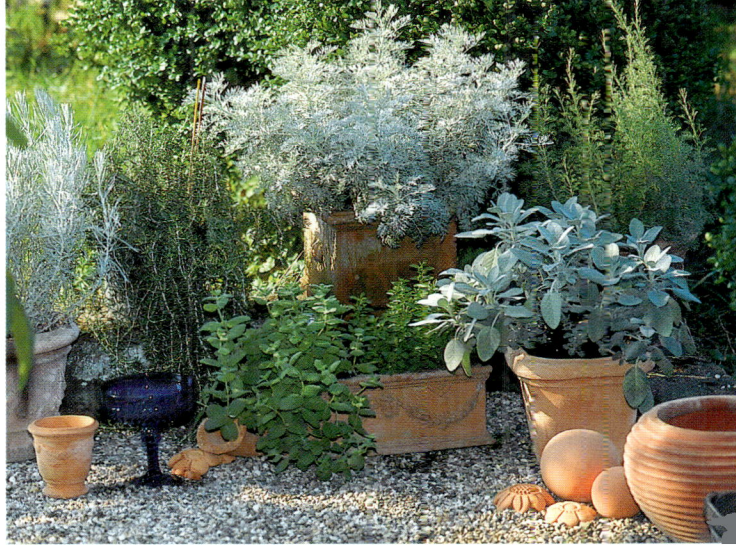

senfrüchten und Eintöpfen. Dank der verdauungsfördernden Eigenschaften des Bohnenkrauts werden vor allem schwer verdauliche Gerichte bekömmlicher.

Beide Arten werden Ende März in Töpfen oder ab Mai direkt an einem sonnigen Standort gesät. Kurz vor der Blüte im Juli bis August ist die beste Erntezeit.

Borretsch

Borretsch verleiht Salaten, besonders Gurkensalat, ein unverwechselbares Aroma. Ebenso verfeinert er Kräuterquark, grüne Saucen und Brotaufstriche. Borretschblätter sollten stets frisch und fein gehackt zugesetzt werden. Die hübschen blauen Blüten verwendete man früher zum Verzieren von Speisen oder kandiert als Konfekt. Den einjährigen Borretsch kann man von April bis Juli aussäen. Etwa 8 Wochen

Kräuter in Töpfen und Kübeln zaubern in jeden Garten eine südländische Stimmung.

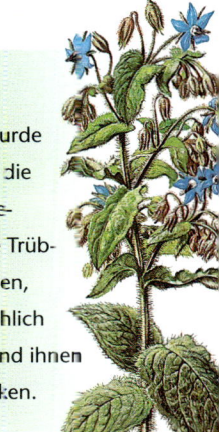

Borretsch
Der Pflanze wurde im Mittelalter die Fähigkeit zugeschrieben, die Trübsal zu vertreiben, Menschen fröhlich zu stimmen und ihnen Mut zu schenken.

nach der Aussaat können die ersten jungen Blättchen gepflückt werden.

Dill

Mit seinen filigranen Blättern und seinem zarten Geschmack ist der Dill ein unentbehrliches Gewürzkraut. Er verleiht Gurkensalat, Kräuterbutter, Kräuterquark, Grüner Sauce sowie Fisch ein feines Aroma. Dillkraut wird am besten frisch verwendet und erst nach dem Kochen zugesetzt. Dillsamen eignen sich zum Einlegen von Gurken und für die Zubereitung von Kräuteressig. Als Heilkraut wirkt Dill beruhigend und entkrampfend.

Man sät jedes Jahr neu ab April bis Juni an einem sonnigen Platz in humosem Boden aus und sorgt für gleichmäßige Feuchtigkeit. Dillkraut kann den ganzen Sommer über bis in den Herbst hinein geschnitten werden.

Fenchel

Fenchel ist eine alte Heil- und Gewürzpflanze. Das zarte Fenchelgrün verwendet man zu Salaten, Fisch und Saucen. Die Samen sind ein beliebtes Einmach- und Brotgewürz, aber auch Fisch und Fleisch lassen sich damit würzen. Fencheltee ist ein wirksames Mittel gegen Blähungen und Bauchschmerzen und wird vor allem Kindern verabreicht. Fenchel ist in milden Gegenden eine ausdauernde Staude und wird im April an einem warmen, sonnigen Standort ausgesät. Er blüht erst im zweiten Jahr in der Zeit von Juli bis September.

Johanniskraut

Johanniskraut wird ausschließlich zu Heilzwecken verwendet. Man erntet das ganze Kraut, das in Öl angesetzt oder als Tee getrocknet wird. Die von vielen kleinen Drüsen durchsetzten Blätter enthalten ein rotes Öl, das die Nerven beruhigt, schlaffördernd und antidepressiv wirkt.

Johanniskraut ist ein ausdauerndes Gewächs und gedeiht in sonniger Lage auf trockenen Böden. Es kann im Frühjahr direkt gesät werden. Seine Blüte- und Erntezeit reicht von Mitte Juni bis August.

Kamille

Die Kamille, das wohl bekannteste Heilkraut, wird u. a. bei Entzündungen und Erkältungen empfohlen. Ein Aufguss aus Blüten eignet sich für Gesichtsdampfbäder, zum Inhalieren und für Augenbäder. Man sammelt die Blütenköpfchen an trockenen Sommertagen. Kamille wird im März oder April an einem sonnigen Standort ausgesät. Sie bevorzugt humusreichen lehmigen Boden.

Kapuzinerkresse

Blätter und Blüten der Kapuzinerkresse enthalten Vitamin C und haben eine antibiotische Wirkung. Ihr leicht scharfes, erfrischendes Aroma passt gut zu Salaten oder Kräuterquark. Knospen und unreife Samen eignen sich als Kapernersatz. Die frostempfindliche Kapuzinerkresse kann ab Mai im Freiland in humusreichem

Das Kräuterbüschel

Ein Brauch, der bis in die germanische Zeit zurückreicht, ist das Aufhängen eines Kräuterbüschels. Ursprünglich wurden die Pflanzen für ein heidnisches Vorerntefest gesammelt.

In katholischen Gegenden werden noch heute farbenprächtige Kräutersträuße zu Mariä Himmelfahrt am 15. August in einem feierlichen Gottesdienst geweiht. Sie gelten als heilkräftig für Mensch und Tier, sollen Glück bringen und vor Unheil schützen. Je nach Region werden sieben, neun oder fünfzehn verschiedene Kräuter um die so genannte Sonnenpflanze kunstvoll gebunden.

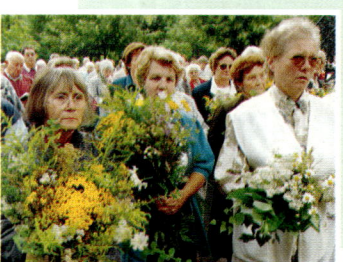

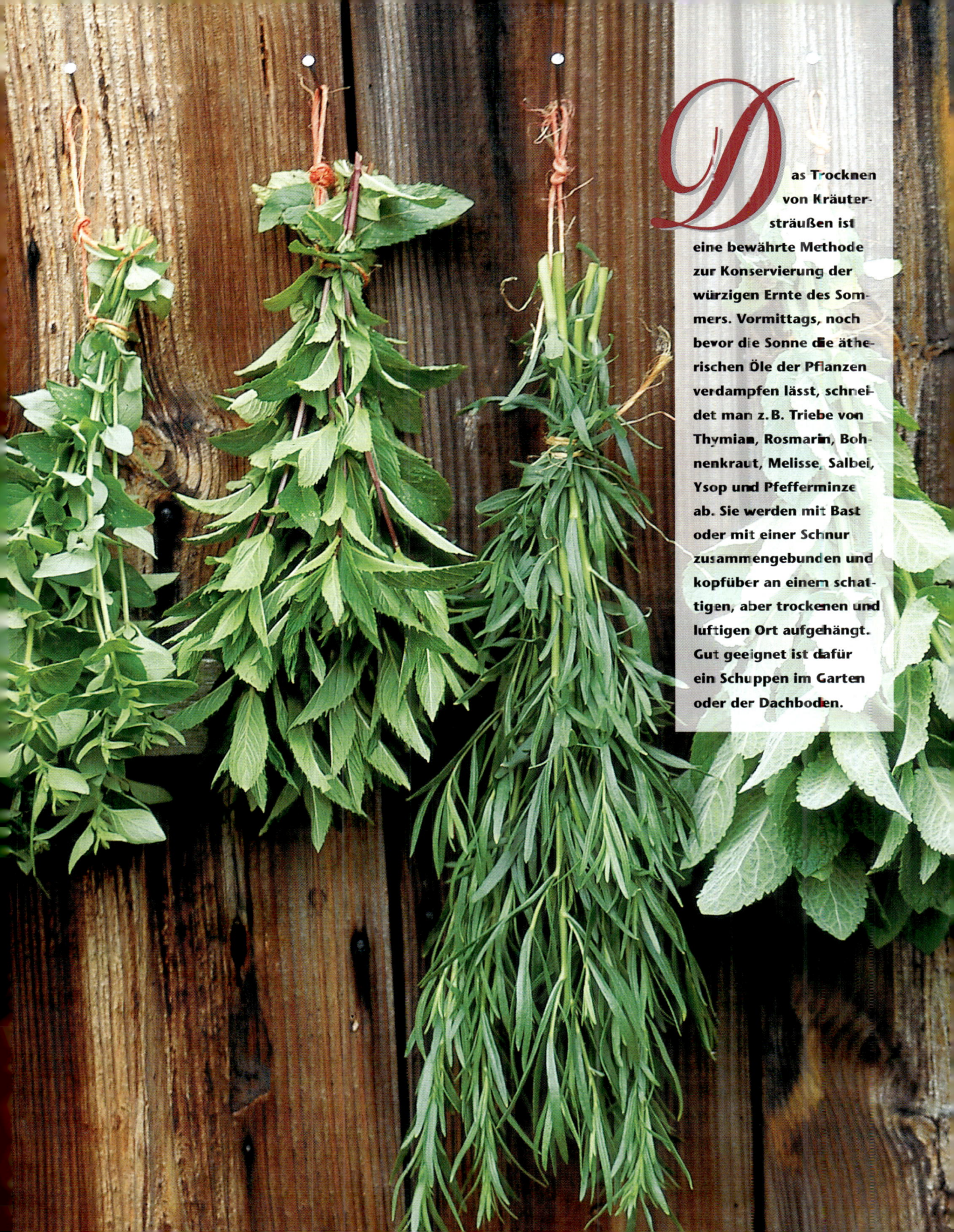

Das Trocknen von Kräutersträußen ist eine bewährte Methode zur Konservierung der würzigen Ernte des Sommers. Vormittags, noch bevor die Sonne die ätherischen Öle der Pflanzen verdampfen lässt, schneidet man z. B. Triebe von Thymian, Rosmarin, Bohnenkraut, Melisse, Salbei, Ysop und Pfefferminze ab. Sie werden mit Bast oder mit einer Schnur zusammengebunden und kopfüber an einem schattigen, aber trockenen und luftigen Ort aufgehängt. Gut geeignet ist dafür ein Schuppen im Garten oder der Dachboden.

Boden ausgesät werden. Sie gedeiht in der Sonne und im Halbschatten bei gleichmäßig feuchtem Boden.

Knoblauch

Knoblauch ist ein Universalgewürz mit zahlreichen heilenden Eigenschaften: Er wirkt z. B. keimtötend, blutdrucksenkend, schleimlösend und hilft auch bei Arteriosklerose. Die jungen Blätter können im Frühjahr wie Zwiebelgrün oder Schnittlauch verwendet werden.

Knoblauchzehen steckt man im Herbst oder im März etwa 5 cm tief in die Erde.

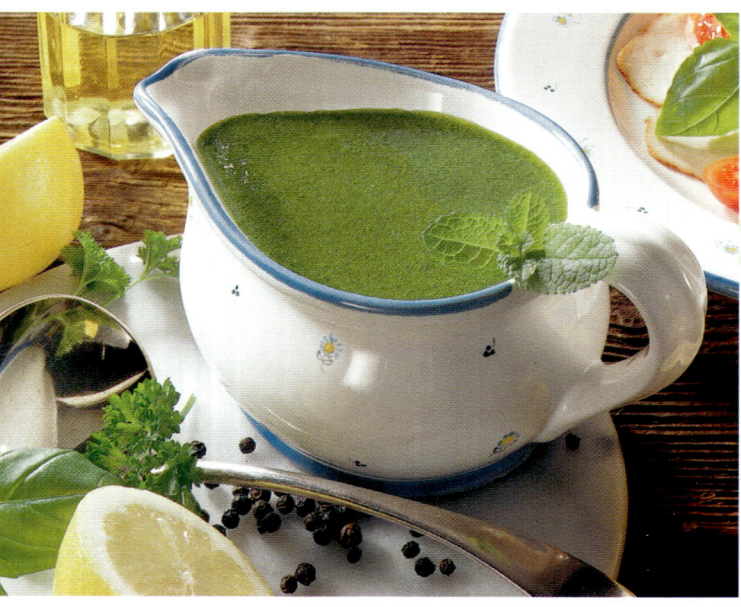

Frisch und aromatisch schmeckt eine kalte Sauce aus mehreren Kräutern und Zitrone.

Lavendel

Lavendel, der blaue Zauber in Großmutters Kräutergarten, verleiht nicht nur eine südländische Atmosphäre, sondern ist auch vielseitig einsetzbar. Als Gewürz passt er zu gebratenem und gegrilltem Fleisch, vor allem zu Lammfleisch. Als Heilpflanze, etwa als Tee, hilft Lavendel gegen Unruhe, Krämpfe und Blähungen, während ein Lavendelbad entspannend und schlaffördernd wirkt. Duftsäckchen aus Lavendelblüten vertreiben Motten.

Lavendel wird im März in Töpfe gesät und im Mai an einem sonnigen und trockenen Standort ausgepflanzt. Die Pflanze bevorzugt einen kalkhaltigen Boden. Die Blütezeit reicht je nach Sorte und Standort von Ende Juni bis Anfang August.

Kräutersauce

Die kalt gerührte Kräutersauce ist eine köstliche Beigabe zu Salaten, gegrilltem oder kaltem Fleisch, Fisch und in der Schale gebackenen Kartoffeln. Sie wird aus einer Mischung aus möglichst vielen Kräutern hergestellt. Geeignet sind etwa Basilikum, Dill, Fenchelgrün, Borretsch, Kapuzinerkresse, Petersilie, Knoblauchgrün, Pimpinelle und Thymian.

3 EL gehackte frische Kräuter
175 ml Olivenöl
2 EL Zitronensaft
$^1/_4$ TL geriebene Zitronenschale
2 Tropfen Tabasco
Salz
Pfeffer aus der Mühle

Kräuter, Olivenöl, Zitronensaft, Zitronenschale und Tabasco mit dem Stabmixer vermischen. Danach mit Pfeffer und Salz abschmecken und 3 Stunden ziehen lassen. Gekühlt ist die Sauce 2 Tage haltbar.

Petersilie

Petersilie zählt zu den bekanntesten Würzkräutern überhaupt. Sie aromatisiert Suppen, Eintöpfe, Fleisch-, Geflügel-, Fisch-, Gemüsegerichte und Salate. Die appetitanregende und blutreinigende Wirkung der Petersilie schätzte man bereits im Altertum.

Das Würzkraut kann man im März ins Freiland säen. Ein gleichmäßig feuchter und humusreicher Standort verhilft zu üppigem Wachstum. Petersilie ist zweijährig und frosthart. Wird sie im Winter mit Reisig bedeckt, kann man bereits im zeitigen Frühjahr frisches Grün ernten.

Pimpinelle

Die gefiederten Blätter der Pimpinelle haben einen gurkenähnlichen, nussigen, leicht bitteren Geschmack. Man verwendet sie klein gehackt zu Salaten, Frischkäse, Kräuterbutter und Eierspeisen. Sie ist ein wichtiger Bestandteil der Frankfurter Grünen Sauce.

Die mehrjährige Pflanze kann ab März im Freiland gesät werden. Die zarten Blätter pflückt man von Frühjahr bis Herbst.

Ringelblume

Die Ringelblume ist in der Volksmedizin wegen ihrer wundheilenden Eigenschaften seit alters bekannt. Man verwendet sie meist in Tee- oder Salbenzubereitungen. Ihre orangegelben Blütenblätter färben Butter oder Käse, und auch für Salate sind sie eine attraktive Dekoration.

Die einjährige Pflanze ist anspruchslos hinsichtlich Boden und Standort. Man sät im März ins Freiland. Haben Ringelblumen im Garten Samen gebildet, so vermehren sie sich immer wieder von selbst.

Rosmarin

Das intensive Aroma des Rosmarins harmoniert zu Gegrilltem, Bratkartoffeln, Tomaten und Hülsenfrüchten. Das ätherische Öl des Rosmarins stärkt den Kreislauf und wirkt stimulierend auf die Verdauung und das Nervensystem.

Das wärmeliebende Kraut ist nur in extrem geschützten Lagen winterhart. Am besten kultiviert man es in Töpfen auf der Terrasse oder auf dem Balkon in voller Sonne. Im Winter stellt man den Rosmarin an einen kühlen, aber hellen Platz im Haus und gießt nur mäßig. Rosmarin benötigt einen mageren, durchlässigen Boden.

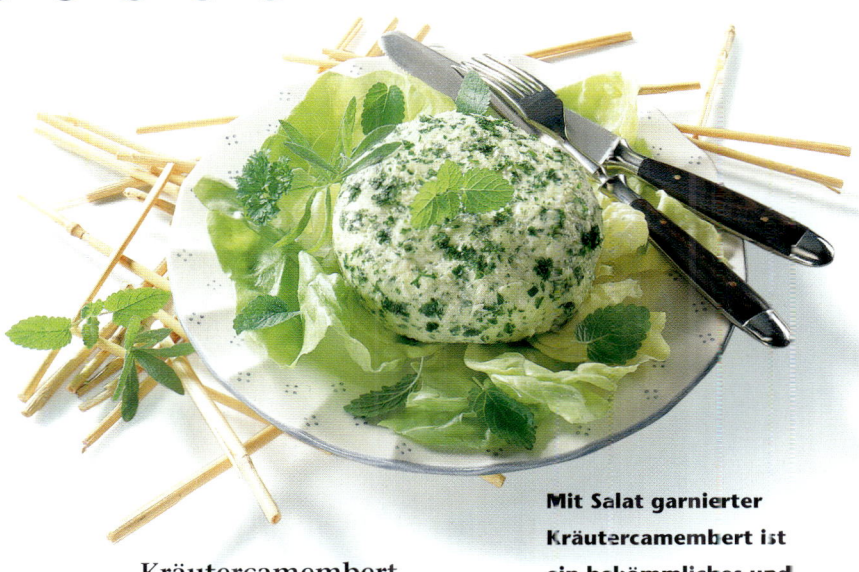

Mit Salat garnierter Kräutercamembert ist ein bekömmliches und zugleich würziges Gericht.

Kräutercamembert

Ein delikater Serviervorschlag zu knusprigem Bauernbrot oder Pellkartoffeln ist der mit aromatischen Kräutern vermischte Camembert, der auf Salat angerichtet wird.

200 g Camembert
50 g weiche Butter
1 EL Sahne
fein gehackte Kräuter:
1 TL Dill
1 TL Fenchelgrün
1 TL Petersilie
1 TL Pimpinelle
1 TL Kapuzinerkresse
1 TL Zitronenmelisse
Ringelblumenblüten zum Dekorieren

Den Camembert mit einer Gabel zerdrücken, Butter, Sahne und Kräuter dazumischen. Von den Ringelblumen Blütenblätter abzupfen und den Käse damit dekorieren. Auf Salatblättern servieren.

Salbei

Der aromatische Salbei würzt Geflügel-, Lamm- und Schweinebraten sowie Fischsuppen. Als vielseitige Heilpflanze regt er u.a. die Verdauung an und bekämpft Entzündungen im Hals- und Mundbereich.

Rosmarin

Der blauviolett blühende Rosmarin wird auch zur Schmerzlinderung bei Rheuma angewendet. Sein ätherisches Öl ist Bestandteil von Einreibemitteln und Massageölen.

Eine Wonne – nicht nur fürs Auge – ist der farbenprächtige und herrlich duftende Kräutergarten.

Den ausdauernden Salbei kann man das ganze Jahr über pflücken, da er auch im Winter seine Blätter nicht abwirft. Man sät im März in Töpfen auf der Fensterbank und pflanzt ab Mai ins Freiland. Dabei empfiehlt es sich, einen Abstand von ungefähr 30–40 cm zwischen den Pflanzen zu halten, da sich der Salbei zu einem verholzten kleinen Strauch entwickelt.

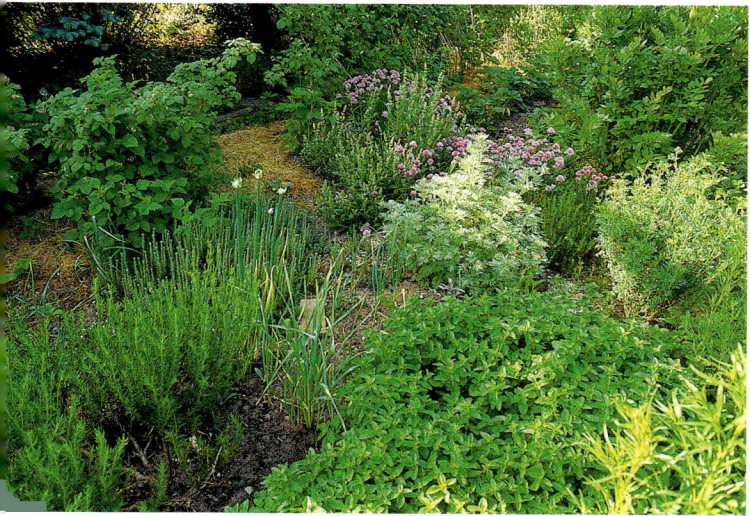

Thymian

Thymian würzt Fleisch, Geflügel, Pizza, Kartoffeln und Hülsenfrüchte. Er regt die Verdauung an, wirkt desinfizierend, hustenlindernd und krampflösend.

Thymian ist ein kleiner, mehrjähriger verholzter Strauch, der am besten in kalkhaltigen mageren Böden an sonnigen Standorten gedeiht. Man sät im März in Töpfe oder ab Mai ins Freiland.

Echte Pfefferminze

Die Pfefferminze zeichnet sich durch starken Geruch und scharfen Geschmack aus. Man verwendet sie frisch oder getrocknet zu Saucen, Wild, Kalb- und Lammfleisch, Fisch, Salaten, Obst und zu Longdrinks. Pfefferminze bekämpft Blähungen, Übelkeit, Kopfschmerzen und Erkältungen.

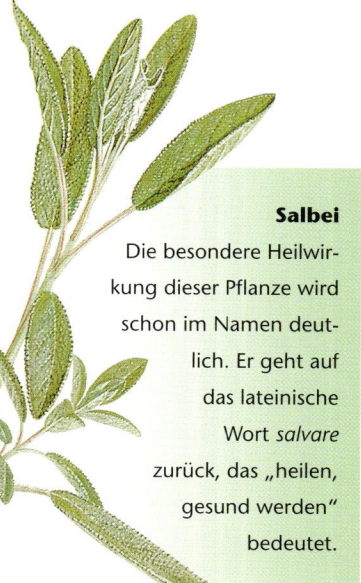

Salbei

Die besondere Heilwirkung dieser Pflanze wird schon im Namen deutlich. Er geht auf das lateinische Wort *salvare* zurück, das „heilen, gesund werden" bedeutet.

Pfefferminze wird nicht gesät, sondern durch Ausläufer oder Stecklinge im April oder Mai vermehrt. Sie gedeiht auf feuchtem, lehmig humosem Boden in halbschattiger Lage. Ihre Blätter können den ganzen Sommer über geerntet werden. Wenn man die Pfefferminze kurz vor der Blüte über dem Boden abschneidet, treibt sie wieder frisch aus.

Tripmadam

Tripmadam gehörte zu Großmutters sieben Aalkräutern. Die frischen Triebspitzen werden zum Würzen von Rohkostsalaten, Kartoffelsalat, Saucen und zur Zubereitung von Kräuteressig verwendet. Tripmadam ist eine immergrüne, kriechende, winterharte Pflanze, die sich in Steingärten in magerem Boden wohl fühlt. Sie lässt sich leicht durch Teilung, aber auch durch Aussaat im Frühjahr vermehren.

Ysop

Ysop ist ein kleiner hübscher Strauch mit blauen, manchmal auch rosa oder weißen Blüten, der im Mittelalter in Klostergärten kultiviert wurde. Er hat einen herben, leicht bitteren, minzeartigen Geschmack. Ysop verwendet man zu Salaten, Saucen, Eintöpfen, Bohnen- und Kartoffelgerichten sowie zu Kräuterlikören. Er wirkt verdauungsfördernd, lindernd bei Erkältungen, Bronchitis und Husten. Man sät Ysop im März in Töpfe und pflanzt ihn im Mai an einem sonnigen Standort aus.

Zitronenmelisse

Das fein gehackte Gewürzkraut eignet sich als Zutat für Kräutersaucen, Kräuterquark, Salate, Desserts und Mixgetränke, denen es ein angenehmes Zitronenaroma verleiht. Aus Melissenblättern zubereiteter Tee beruhigt Herz und Nerven.

Die Pflanze wird im April ins Freiland in humusreichen, durchlässigen Boden gesät. Die Blätter können den ganzen Sommer über geerntet werden.

Kräuter-Aufgesetzter

Weingeist, angesetzt mit einer Mischung verschiedener Kräuter wie Basilikum, Kamille, Melisse, Minze, Salbei, Rosmarin, Thymian, Lavendel und Ysop, ergibt einen köstlichen Likör mit verdauungsfördernder Wirkung.

200 g frische Kräuter
1 l Weingeist (90 %)
1 unbehandelte Zitrone
1 kg Zucker
1 l Wasser

Die Kräuter waschen, abtrocknen lassen, in ein helles verschließbares Gefäß geben, mit dem Weingeist übergießen und an einem hellen Ort 12 Tage ziehen lassen. Dann die Zitrone gut waschen, die Schale abreiben, dem Kräutergeist beigeben und erneut 2 Tage ziehen lassen. Den Zucker mit dem Wasser aufkochen und den entstehenden Schaum abschöpfen. Nach dem Erkalten mit dem Kräuteralkohol vermischen. Nochmals 2 Tage verschlossen stehen lassen, dann durch ein Tuch gießen. Danach in Flaschen abfüllen und verschlossen lagern.

Dieser aromatische Kräuterlikör unterstützt die Verdauung vor allem nach schweren, fetten Speisen.

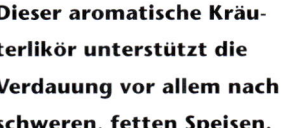

Rund um das Aroma von Kräutern

- Die meisten Kräuter entwickeln ein kräftigeres Aroma, d. h. einen höheren Gehalt an ätherischen Ölen, wenn man sie nur äußerst sparsam düngt. Es reicht, etwas reifen Kompost oberflächlich einzuarbeiten.

- Kräuter wie Thymian, Bergbohnenkraut, Lavendel und Ysop brauchen sonnige Standorte und einen trockenen, mageren Boden, damit sich das Aroma bildet.

- Glattblättrige Petersiliensorten sind aromatischer als die krausblättrigen. Dafür eignen sich die krausen Sorten gut zum Dekorieren.

- Kräuter sind empfehlenswert bei salzarmer Diät, da durch ihr Aroma das Salz sparsamer verwendet werden kann.

- Die Blüten von Fenchel und Dill können als aromatische Dekoration von Salaten verwendet werden.

Kultur der Kräuter

- Bohnenkraut ist ein so genannter Lichtkeimer, daher dürfen die Samen nur dünn mit Erde bedeckt werden.

- Borretsch sollte mehrmals gesät werden, wenn man jederzeit junge Blätter ernten möchte. Alte Blätter sind rau und zäh.

- Dill sät sich leicht von selbst wieder aus, wenn er einmal zum Blühen und Fruchten gekommen ist.

- Petersilie ist mit sich selbst unverträglich, sie muss deshalb jedes Jahr an einem anderen Platz gesät werden.

- Da Petersilie sehr lang zum Keimen braucht, kann man sie auch zunächst in Töpfen vorkultivieren.

- In Töpfen auf der Fensterbank kann man kleinwüchsige Kräuter wie Rosmarin, Thymian, Schnittlauch oder Petersilie züchten.

- Thymian und Bergbohnenkraut sind auch dekorative Gewächse für Steingärten.

- Regelmäßiger Rückschnitt im zeitigen Frühjahr sichert Lavendel, Thymian und Ysop buschigen Wuchs.

- Mehrjährige Kräuter wie Fenchel, Zitronenmelisse, Pfefferminze, Pimpinelle schneidet man im Herbst über dem Boden ab.

Bunter Blütenkranz

Aus Blüten und Kräutern lässt sich ganz leicht ein hübscher Kranz stecken, der so herrlich duftet wie ein Sommergarten. Er eignet sich als Geschenk genauso wie als Tischschmuck.

Kränze haben eine lange Tradition, und vielerorts gibt es noch den schönen Brauch, einen Kranz als Willkommensgruß an die Haustür zu hängen. Das Binden oder Stecken von Kränzen ist meist einfacher, als man glaubt. Den so genannten Unterbau gibt es beim Blumenhändler oder im Bastelladen fertig zu kaufen. Beim Binden werden um einen Drahtring als Kranzunterlage Zweige gewunden. Dann befestigt man einzelne Blumen- und Pflanzenbüschel von außen nach innen am Kranz. Das Stecken von Kränzen ist die Gestaltungsvariante, die hier gezeigt wird. Dazu steckt man Blütenköpfe mit kurzen Stielen und Kräuterzweige in einen Kranz aus Trockensteckschaum. Besonders zum Stecken eignen sich runde Blüten, etwa von Ringelblume, Arnika oder Kamille, sowie Kräuter wie Zitronenmelisse, Lorbeer, Basilikum und Rosmarin.

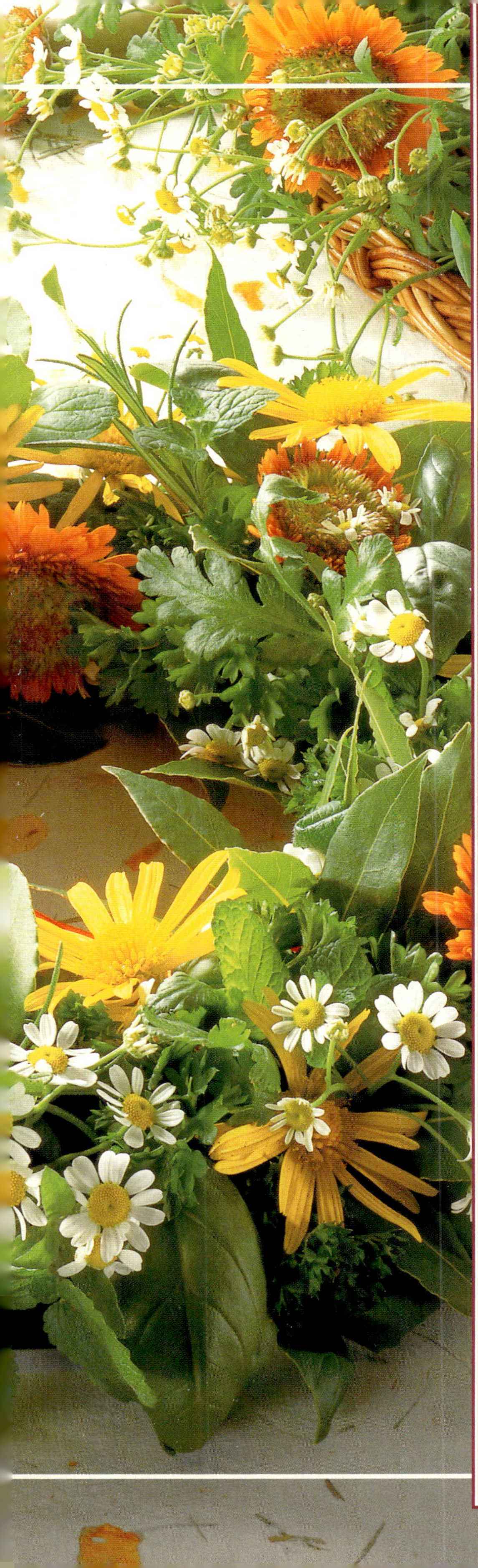

Blütenkranz –
so wird er gemacht

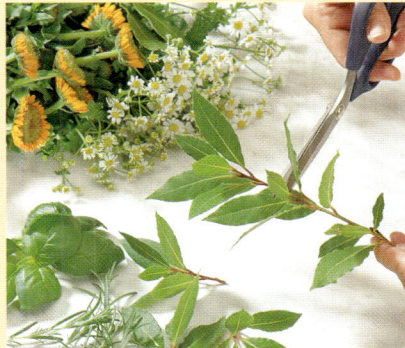

Die Stiele von Blüten kurz schneiden oder kurzstielige Blumen kaufen. Von den Kräutern kleine Zweige abschneiden.

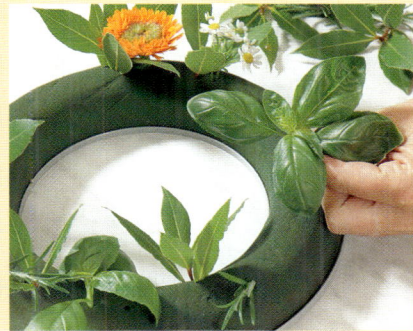

Damit die Pflanzen frisch bleiben, den Steckschaum einige Zeit in Wasser legen. Blüten und Kräuter in den Kranz stecken, dabei darauf achten, dass sie gleichmäßig verteilt sind.

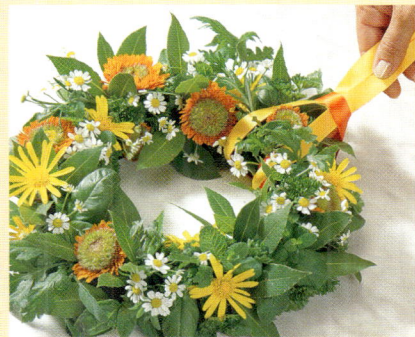

Mit Bändern verzieren, die farblich zu den Blüten passen. Soll der Kranz als Tischdekoration dienen, eine flache runde Schale mit Wasser füllen und den Kranz darauf legen.

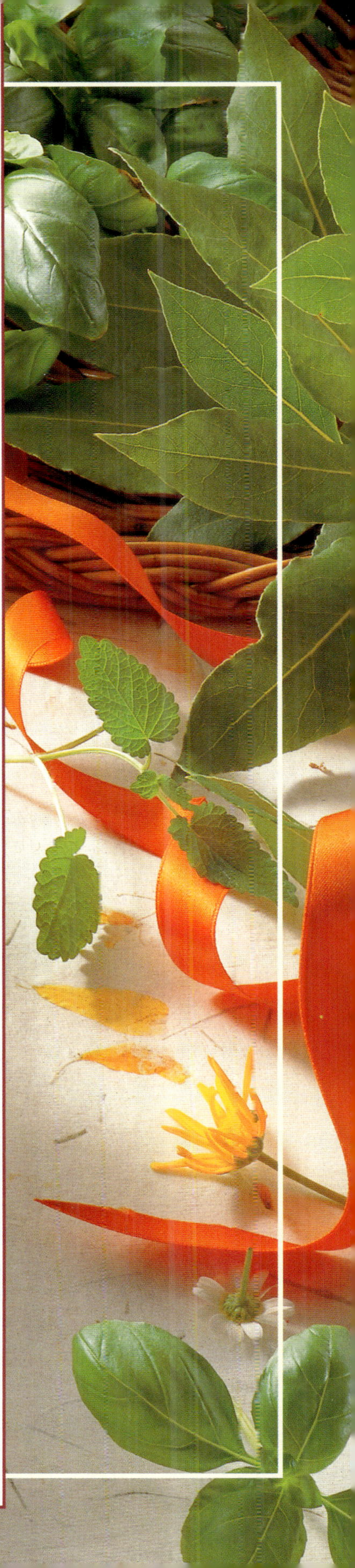

Von Äpfeln, Birnen und derlei

Im Winter, wenn es draußen so richtig kalt wird, bricht die Zeit der Back- und Bratäpfel an. Eine köstliche Variante, die schnell zuzubereiten ist, sind diese Puttäpfel.

Erinnern Sie sich noch, wie es im Garten der Großeltern oder von Onkel und Tante aussah? Inmitten der Wiese standen Kirsch- und Apfelbäume, an der schützenden Hauswand wuchs eine wärmeliebende Aprikose oder ein Spalier mit süßen Birnen. Im Frühjahr erfreuten diese Bäume das Herz mit bienenumsummten Blüten, verwöhnten im Sommer und Herbst den Gaumen und füllten schließlich vor dem Winter den Keller mit köstlichem vitamin- und mineral-

stoffreichem Obst. Sicher lieferten damals die alten Sorten nicht die großen makellosen Früchte, wie man sie heute im Supermarkt bekommt, doch sie waren dafür unvergleichlich im Aroma. Dank vieler spezialisierter Obstbaumschulen können auch heute noch alte Obstsorten gepflanzt werden; viele von ihnen sind sogar ausgesprochen pflegeleicht und anspruchslos. Und frisch vom Baum genossen oder zu Marmelade, Saft, Mus, Kompott oder Kuchen verarbeitet, schmeckt das Obst immer noch wie an Großmutters Küchentisch.

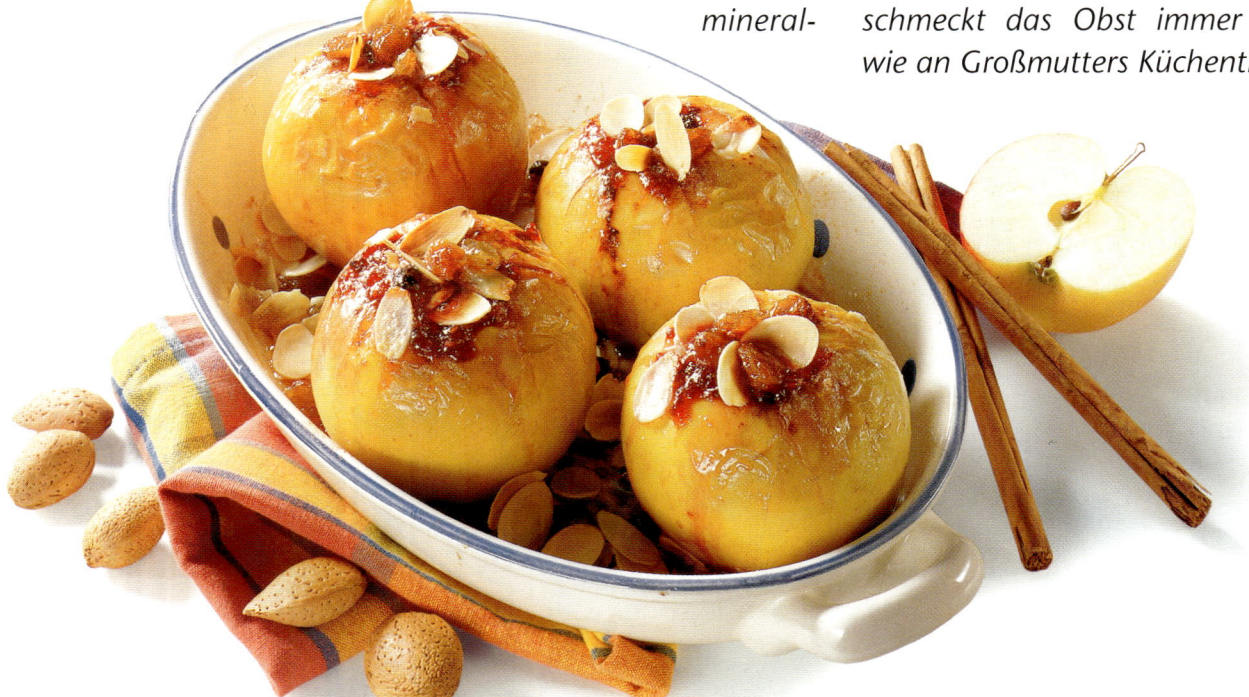

Reinbeißen und genießen

Von allen Obstarten wurde der Apfel im Lauf der Jahrhunderte in der größten Sortenvielfalt gezüchtet. Außer den wenigen modernen, so genannten Marktsorten gibt es noch eine fast unübersehbare Anzahl alter Apfelsorten, die in ihrem Geschmack unübertroffen sind.

Danziger Kantapfel

Diese sehr alte, kräftig rote Sorte, die bereits um 1760 bekannt war, eignet sich besonders für raue Lagen, mag jedoch Sandboden nicht. Je nach Klima sind die Früchte Ende September bis Mitte Oktober pflückreif. Sie schmecken süß fruchtig, leicht würzig und können bis Januar gelagert werden.

Rote Sternrenette

Aufgrund der schönen roten Farbe war die Sternrenette zu Großmutters Zeiten ein beliebter Weihnachtsapfel. Die Sternrenette ist eine sehr robuste Sorte und für mittlere Höhenlagen geeignet. Ihre würzigen Früchte werden Mitte Oktober gepflückt, Lagerung ist bis März möglich.

Schöner aus Boskoop

Für den Schönen aus Boskoop, auch Graue Winterrenette genannt, sind nährstoffreiche, genügend feuchte Böden in mäßig warmen Lagen optimal. Ende September bis Mitte Oktober sind die Früchte erntereif; sie lassen sich gut bis zum Frühjahr lagern. Der saftige, kräftig säuerliche Boskoop ist ein idealer Kuchenapfel und eignet sich auch gut als Bratapfel.

Wintergoldparmäne

Die aus einem Zufallssämling in der Normandie entstandene Wintergoldparmäne war in Frankreich schon vor 1700 bekannt. Sie liebt einen warmen Standort mit nährstoffreichem, nicht zu feuchtem Boden. Wo es ihr gefällt, dankt sie es mit reichem Früchtesegen. Goldparmänen schmecken süß und haben ein nussig würziges Aroma. Man erntet sie Mitte bis Ende September, ihre volle Reife erreichen sie von Oktober bis Dezember.

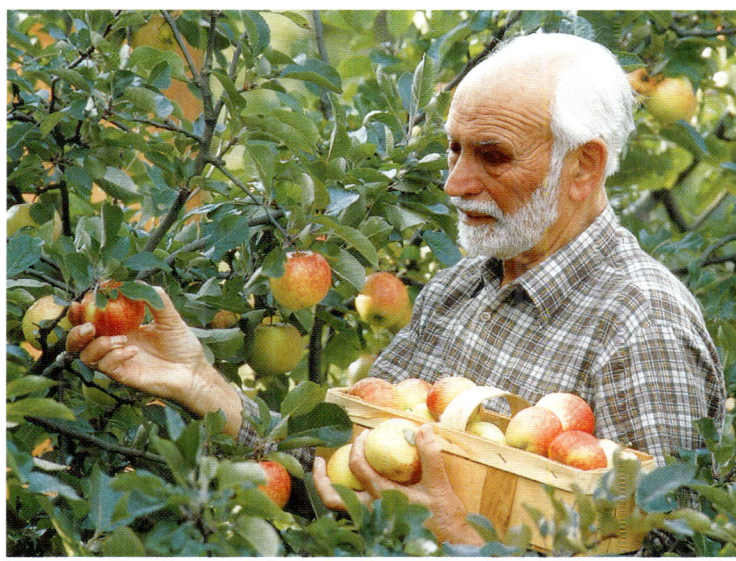

Tafelobst muss vorsichtig gepflückt und transportiert werden, wenn man Druckstellen und damit Einbußen der Lagerfähigkeit vermeiden will.

Puttäpfel

Gute Kochäpfel sind die Sorten Schöner aus Boskoop oder Roter Boskoop, doch auch andere säuerliche Äpfel sind dafür geeignet.

8 gleich große Äpfel
8 TL Johannisbeergelee
1 Messerspitze Zimt
4 EL Zucker
50 g Butter
50 g Mandelstifte

Die Äpfel waschen und vom Kerngehäuse befreien. In eine flache, ofenfeste, gefettete Form setzen. Gelee in die Äpfel füllen und mit Zucker und Zimt bestreuen. Mandelstifte und Butterflöckchen über die Äpfel verteilen. Im Backofen bei 175 °C etwa 20 Minuten backen. Dazu schmeckt frische Schlagsahne mit Vanillezucker aus echter Bourbonvanille.

Finger-Obstpflücker

Mit diesem trefflichen Erntehelfer bleiben die süßesten und schönsten Früchte, die meist ganz oben am Baum hängen, nicht länger den Vögeln überlassen.

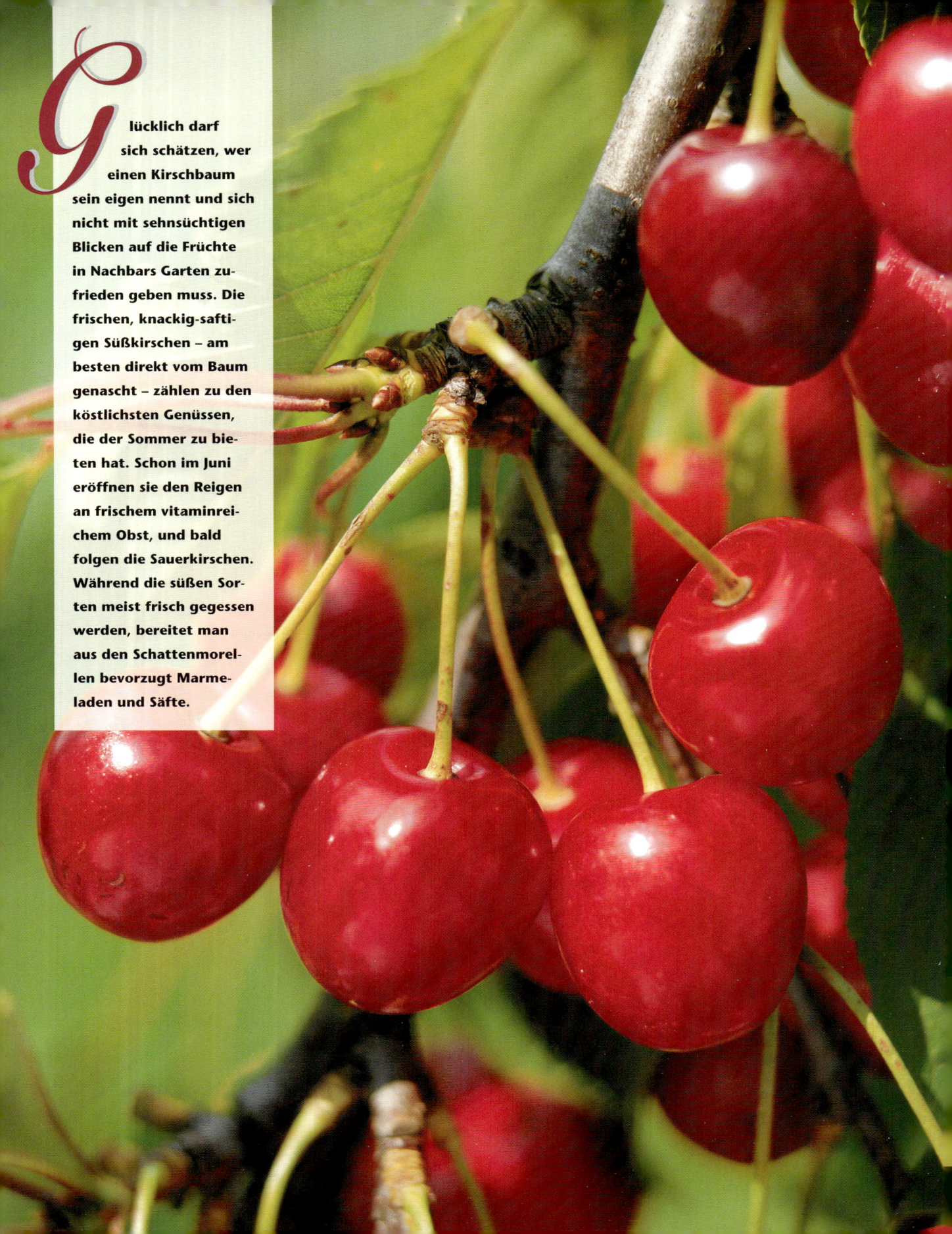

Glücklich darf sich schätzen, wer einen Kirschbaum sein eigen nennt und sich nicht mit sehnsüchtigen Blicken auf die Früchte in Nachbars Garten zufrieden geben muss. Die frischen, knackig-saftigen Süßkirschen – am besten direkt vom Baum genascht – zählen zu den köstlichsten Genüssen, die der Sommer zu bieten hat. Schon im Juni eröffnen sie den Reigen an frischem vitaminreichem Obst, und bald folgen die Sauerkirschen. Während die süßen Sorten meist frisch gegessen werden, bereitet man aus den Schattenmorellen bevorzugt Marmeladen und Säfte.

Birnen: herb und süß

Da Birnen früher als die Äpfel blühen, sind sie spätfrostgefährdet und benötigen deshalb geschützte Standorte. Dank regionaler Züchter gibt es jedoch Sorten, die toleranter sind und sich auch für Höhenlagen eignen. Dieses Obst schmeckt am besten frisch, lässt sich aber auch gut einmachen

Gute Graue

Wie der Name schon besagt, schmeckt diese süßsäuerliche Sommerbirne köstlich aromatisch, und sie kann sogar in rauen Lagen auf genügend feuchten Böden gezogen werden. Wenn ihre Früchte Ende August bis Anfang September reifen, sollte man sie sofort verbrauchen oder verarbeiten, da sie schnell teigig werden.

Madame Verte

Diese späte Sorte gedeiht auf genügend feuchtem und warmem Boden und reift Mitte bis Ende Oktober. Das schmelzende Fruchtfleisch ist saftig und sehr angenehm im Geschmack.

Bunte Julibirne

Da die Ansprüche der Bunten Julibirne an Feuchtigkeit und Nährstoffe nicht sehr hoch sind, kann man sie in wärmeren wie in höheren Lagen pflanzen. Je nach Standort reifen von Mitte Juli bis Mitte August süße und säurearme Früchte, die allerdings bald verzehrt werden sollten.

Geißhirtle

Vom Geißhirtle erzählt man, dass es vor 1800 von einem schwäbischen Ziegenhirten entdeckt worden sein soll. Den würzigen Geschmack und das schmelzende Fruchtfleisch entwickelt diese kleinfruchtige Sorte nur in warmen Lagen; in Höhenlagen mangelt es den Birnen oft an Süße und Aroma. Die Erntezeit erstreckt sich von Ende August bis Mitte September.

So ist gut Kirschen essen

Kirschen können in Höhenlagen gepflanzt werden, auf denen scheinbar robustere Obstarten nur noch schwer gedeihen. Die Erntezeit der Kirschsorten kann man nach einem besonderen Kalender bestimmen. Er beginnt, sobald die ersten Früchte in einer Region reifen, währt 7 Wochen, und jede „Kirschenwoche" umfasst 10 Tage.

Büttners späte rote Knorpelkirsche

Diese Süßkirsche wurde vom Amtmann Büttner aus Halle 1795 aus einem Sämling gezogen. Sie gilt als robust, bevorzugt warme Standorte und reift in der 4. und 5. Kirschenwoche.

Rote Maikirsche

Eine sehr alte Sauerkirschsorte ist die Rote Maikirsche, die nahrhaften, durchlässigen Boden liebt, ansonsten aber keinerlei

Reicher Früchtesegen

„Große Fruchtbarkeit in der Jugend macht die Bäume im Alter unfruchtbar. Es ist einer der schlimmsten Fehler, dass man junge Obstbäume zu früh tragen und sich erschöpfen lässt." (Aus einem alten Gartenbuch)

Zu allen Zeiten beschäftigte die Obstbauern, wie man die Fruchtbarkeit von Obstgehölzen steigern und erhalten kann. So steht in alten Bücher auch, dass „übermäßiges Tragen in einem Jahre Unfruchtbarkeit im Folgenden zur Folge hat". Als Gegenmaßnahme wird empfohlen, zu dichten Fruchtbesatz durch Ausbrechen auszudünnen. „Die bleibenden Früchte werden nicht nur größer und dadurch wertvoller, auch die Knospen für das nächste Jahr bilden sich besser aus."

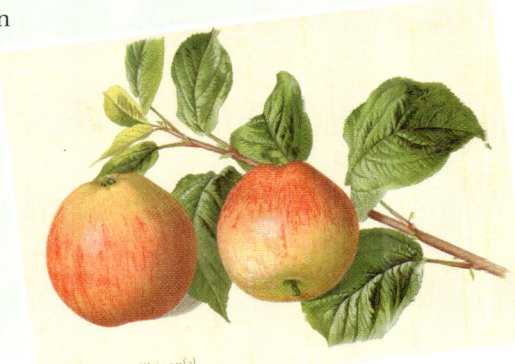

5. Roter Trierer Weinapfel

Ansprüche stellt. Auch in mittleren Höhenlagen gedeiht sie gut. Ihre Früchte reifen in der 3. Kirschwoche und eignen sich für Kuchen und zum Einmachen.

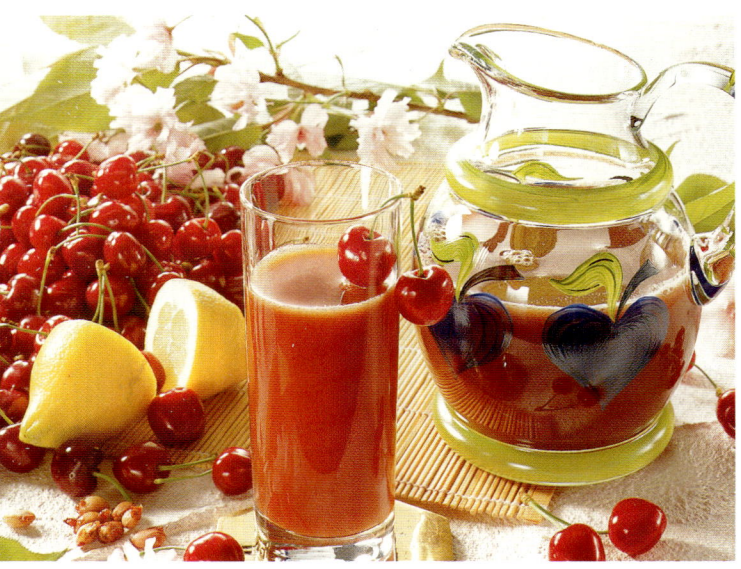

Diese alkoholfreie Kirschlimonade erfreut an einem heißen Sommertag Jung und Alt.

Süß, rot und erfrischend

An heißen Tagen erfrischt eine fruchtige Kirschlimonade, die am besten eisgekühlt serviert werden sollte.

1 kg Süßkirschen
2 Zitronen
200 g Zucker
2 l Wasser
1 Vanilleschote

Die Kirschen waschen und entsteinen. Von den Steinen 200 g zurückbehalten, aufbrechen und die Kerne entfernen. Wasser zum Kochen bringen, darin die zerstoßenen Steine sowie das ausgeschabte Vanillemark mit der Schote 2 Stunden bei schwacher Hitze ziehen lassen. Kirschen pürieren und den Brei durch ein sauberes Tuch filtrieren. Den Steinsud ebenfalls filtrieren, den Saft der ausgepressten Zitronen sowie Zucker zufügen und mit dem Kirschsaft vermischen.

Pfropfen in den Spalt
ist eine verbreitete Veredelungsart im Obstgartenbau. Dabei wird der Wildstamm glatt abgeschnitten und aufgespalten. Dann das Reis keilförmig zuschneiden und Rinde an Rinde in den Spalt zwängen.

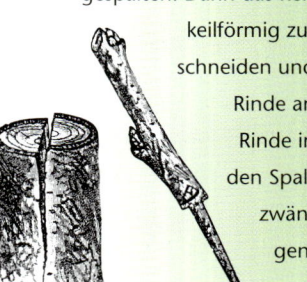

Genügsame Sonnenanbeter

Pflaumen, Zwetschgen und Mirabellen erfreuen jeden Gartenbesitzer durch ihre Wuchsfreudigkeit und reichen Früchtesegen. Zwar sind die sehr früh blühenden Bäume frostempfindlicher, doch wesentlich weniger anfällig gegenüber Schädlingen und Krankheiten als Birnen und Äpfel. Die reifen Früchte eignen sich nicht zum Lagern, doch in Marmelade, Mus oder Saft und Kuchen sowie in Obstbränden bleibt ihr Aroma erhalten.

Kirkes Pflaume
Die große dunkelviolette Pflaume, die 1840 von England nach Deutschland kam, ist nach ihrem Züchter benannt. An den Standort stellt sie keine besonderen Ansprüche. Mit ihrem sehr süßen würzigen Geschmack übertrifft die frische Frucht alle anderen Pflaumensorten. Sie eignet sich auch gut für Trockenpflaumen.

Hauszwetschge
Die weit verbreitete Hauszwetschge ist eine sehr alte und beliebte deutsche Sorte. Sie reift ab Mitte September bis Mitte Oktober und findet dann Verwendung in Kuchen und Kompott, zum Dörren und für die Schnapsbrennerei. Durch ihre große Anpassungsfähigkeit an Boden und Klima sind auch windige Höhenlagen für den Anbau möglich.

Mirabelle von Nancy
Die gelben kugeligen Mirabellen sind in der Kultur etwas anspruchsvoller als Zwetschgen und Pflaumen. Einen warmen, geschützten Standort und gute Wasserversorgung dankt der Baum mit einem reichen Segen an leckeren Früchten, die frisch vorzüglich schmecken und auch für Kompott und Marmelade sehr gefragt sind. Großvater erntete sie übrigens für selbst angesetzten Obstbrand.

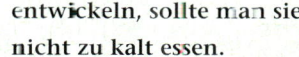

Seltene Gartenbäume

Quitten und Holunder gehören zu den ältesten Obstarten im Hausgarten, sind heute jedoch eher selten anzutreffen. Dabei haben sie einige Vorzüge zu bieten.

Duftende Quitten

Aus den herben, leuchtend gelben Früchten, die ab Ende September bis Ende Oktober geerntet werden, lassen sich Gelee und Kompott oder auch Quittenbrot herstellen. Säften oder Most verleihen schon wenige Quitten im Ansatz ein besonderes Aroma. Aber selbst außerhalb der Küche finden sie Verwendung. Großmutter legte sie in ihren Wäscheschrank, um die Wäsche zu parfümieren und Ungeziefer fern zu halten.

Quittenbrot

Es bedarf schon etwas Kraftaufwand, um die festen Quitten zu zerteilen, doch das Ergebnis ist der Mühe wert.

2 kg Quitten
2 l Wasser
1 unbehandelte Zitrone
500 g Zucker
neutrales Pflanzenöl zum Einfetten

Fortsetzung S. 373

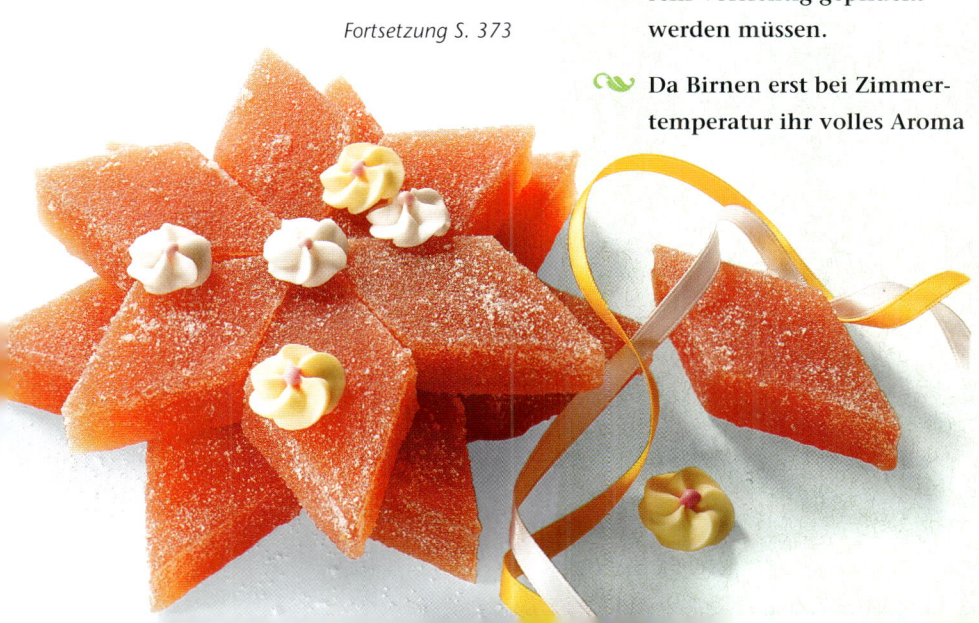

Sorgfältige Ernte und richtige Lagerung für lang anhaltenden optimalen Genuss

- Ein Apfel ist pflückreif, wenn er sich leicht vom Baum löst und der Stiel an der Frucht bleibt.

- Frühe Apfelsorten reifen im August und September. Sie lassen sich nicht lagern.

- Herbst- und Winteräpfel werden im September oder Oktober gepflückt, bevor sie ganz reif sind. Sie reifen während der Lagerung aus.

- Herbstäpfel nicht mit Winteräpfeln zusammen lagern, da sie ein Gas verströmen, das die Reifung der Winteräpfel beschleunigt.

- Äpfel nicht mit Kartoffeln in einem Raum lagern, da sie das Austreiben der Kartoffeln fördern.

- Birnen sind extrem druckempfindlich, weshalb sie sehr vorsichtig gepflückt werden müssen.

- Da Birnen erst bei Zimmertemperatur ihr volles Aroma entwickeln, sollte man sie nicht zu kalt essen.

- Quitten sollten nicht bei anderen Obstarten gelagert werden, da sie deren Geschmack beeinflussen.

Obstbäume pflanzen und pflegen

- Einen reichen Fruchtbesatz bei Äpfeln dünnt man nach dem so genannten Junifall auf 1–2 Äpfel pro Fruchtansatz aus. Die größte Frucht belässt man am Ast; die anderen werden ausgebrochen oder abgeschnitten.

- Reich behangene Äste müssen gestützt werden, da sie sonst unter der Last ihrer Früchte abbrechen.

- Walnussbäume brauchen nur wenig Schnitt. Wenn aber doch Holz entfernt werden muss, dann sollte man im Spätsommer zur Säge greifen. Im späten Winter würden die verletzten Stellen zu stark bluten.

- Quitten brauchen keinen regelmäßigen Rückschnitt. Nur in den ersten 3–4 Jahren nach dem Anpflanzen wird der Baum geformt.

- Sehr trockene Südhanglagen eignen sich nicht für Apfelbäume. An solchen Standorten wachsen sie sehr langsam, tragen schlechter und sind krankheitsanfälliger.

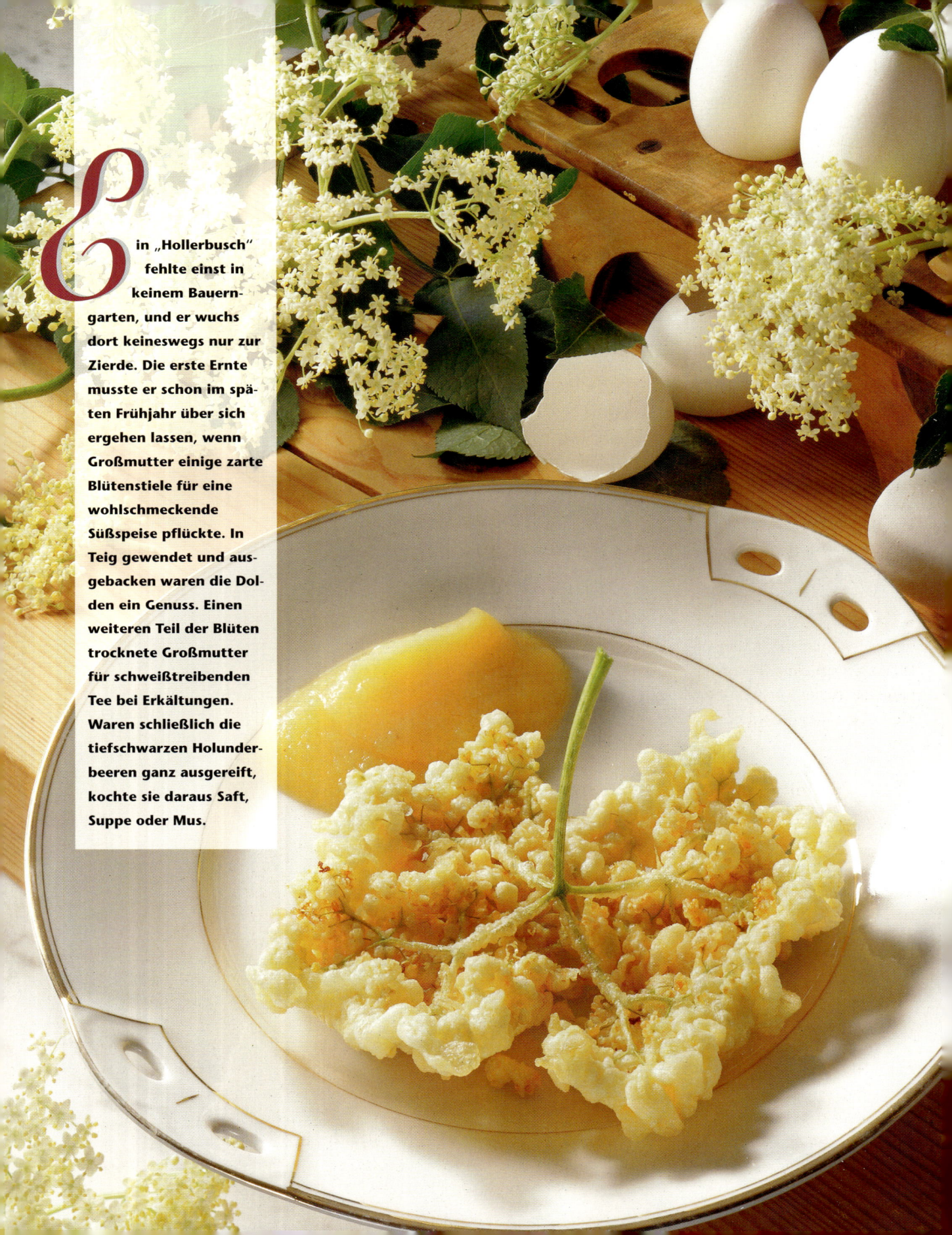

Ein „Hollerbusch" fehlte einst in keinem Bauerngarten, und er wuchs dort keineswegs nur zur Zierde. Die erste Ernte musste er schon im späten Frühjahr über sich ergehen lassen, wenn Großmutter einige zarte Blütenstiele für eine wohlschmeckende Süßspeise pflückte. In Teig gewendet und ausgebacken waren die Dolden ein Genuss. Einen weiteren Teil der Blüten trocknete Großmutter für schweißtreibenden Tee bei Erkältungen. Waren schließlich die tiefschwarzen Holunderbeeren ganz ausgereift, kochte sie daraus Saft, Suppe oder Mus.

Quitten mit einem trockenen Tuch abreiben, waschen und in Stücke schneiden. Mit Wasser, Saft und abgeriebener Schale der Zitrone aufkochen und etwa 30 Minuten köcheln lassen, bis das Fruchtfleisch zerfällt. Die Masse passieren und mit dem Zucker unter Rühren weitere 30–60 Minuten köcheln lassen, bis die Masse anfängt, rot und dick zu werden. Abkühlen lassen und auf einem geölten Backblech 3 cm dick ausstreichen. Im Backofen bei 50 °C trocknen. Vom Blech lösen, in Rauten schneiden und mit Zucker bestäuben. Gut trocknen lassen und dann in einer Dose aufbewahren.

Schwarzer Holunder

Aus den Blüten lassen sich ein aromatischer Sirup, prickelnder Sekt oder wohlschmeckende Pfannkuchen zubereiten, aus den Beeren Saft, Wein und Marmelade. Beeren, Blüten und Blätter helfen gegen so manche Alltagsbeschwerden. Holunder gedeiht fast überall, doch an nährstoffreichen, halbschattigen bis sonnigen Standorten trägt er am besten.

Hollerküchle

Diese typisch bayerische Spezialität wird vorzugsweise mit dunklem Bier zubereitet.

12 Holunderblütendolden
200 g Dinkel- oder Weizenmehl
1 Prise Salz
¹/₄ l dunkles Bier
3 Eier
Fett zum Ausbacken
2 EL Puderzucker

Aus Eiern, Mehl, Salz und Bier einen Teig herstellen. Fett in einer Pfanne erhitzen. Die Blütendolden am Stiel halten, kurz in den Teig tauchen und ausbacken. Vor dem Servieren mit Puderzucker bestäuben.

Obst auf kleinem Raum gezogen

Nicht jeder, der gerne verschiedene Obstarten ernten würde, hat dafür genügend Fläche im eigenen Garten. Sowohl Apfel- als auch Kirschbäume bilden als Hochstamm (Stammhöhe ca. 2 m) sehr große Kronen aus und benötigen viel Raum. Weniger ausladend sind kleinere Halb- und Niederstämmchen mit Stammhöhen von 1–1,4 m bzw. unter 1 m, und auch Spalierbäume sparen Platz.

Nahezu alle Kern- und Steinobstarten eignen sich für Spaliere, wobei es dem Hobbygärtner überlassen bleibt, ob er Palmetten (siehe unten) oder Fächerspalier ziehen will. An begünstigten warmen Südwänden pflanzt man Aprikosen oder Pfirsiche, an Südwest- bzw. Südostseiten Pflaumen und Mirabellen, Ost- und West-

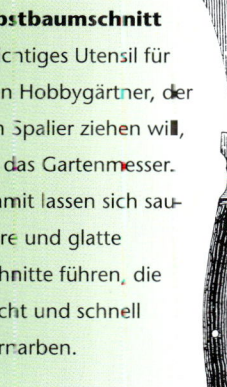

Obstbaumschnitt
Wichtiges Utensil für den Hobbygärtner, der ein Spalier ziehen will, ist das Gartenmesser. Damit lassen sich saubere und glatte Schnitte führen, die leicht und schnell vernarben.

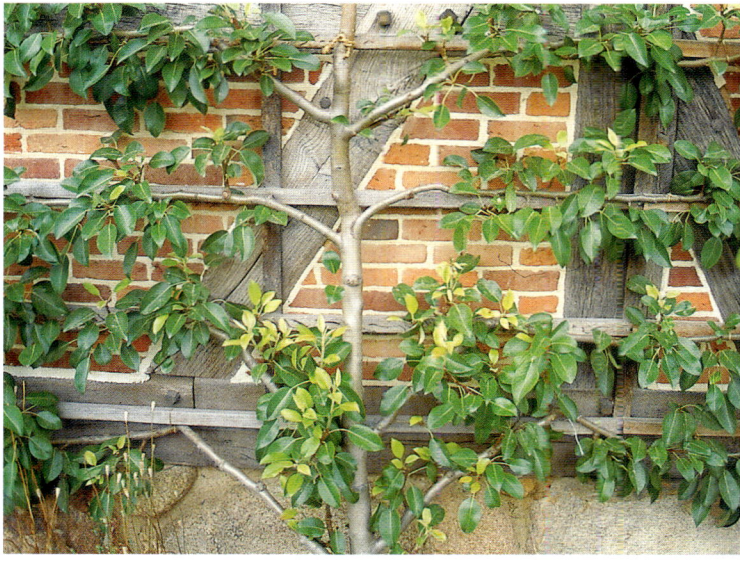

Hauswände und freistehende Mauern geben dem Spalier Halt, speichern die Sonnenwärme und halten Wind fern.

mauern bieten Birnen und Süßkirschen noch genügend Sonne. Äpfel brauchen einen luftigen Platz, man zieht sie als freies Spalier im Garten. An einem sorgfältig gepflegten Spalier wachsen besonders schöne und schmackhafte Früchte.

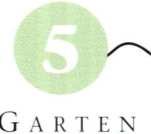
Duftende Blütenzier aus dem Garten

Ein nostalgischer Blütentraum aus gefüllten Rosen, duftender Reseda, zierlichen Nelken und reinweißen Madonnenlilien – das war Großmutters Blumengarten. Die üppige Fülle bunter wohlriechender Blüten zauberte eine unvergleichliche Stimmung herbei. Dazu trugen typische Bauerngartenblumen wie Stockrose, Schwertlilie oder Goldlack ebenso bei wie alte Bourbonrosen, Damaszenerrosen, Zentifolien und Albarosen mit ihrem betörenden Duft und ihren unvergleichlichen Farben. Sie sind zwar etwas in Vergessenheit geraten, finden jedoch wieder mehr Liebhaber, da sie meist recht robust sind und den Winter besser überstehen als neuere Sorten. Großmutters besondere Liebe galt den Duftpflanzen, die sie in ihrem Garten erntete und aus denen sie Köstlichkeiten für Gaumen und Auge zubereiten konnte. Im Haus schuf Großmutter mit Topfblumen ein romantisches Flair – mit der duftenden Gardenie, der porzellanartigen Wachsblume, der samtigen Drehfrucht oder dem exotischen großblütigen Ritterstern.

Augenschmaus und willkommenes leckeres Geschenk ist das selbst gemachte Rosengelee.

Alte Rosen

Mit verschwenderischer Fülle, geheimnisvollen Farben und unbeschreiblichem Duft betört die Rose seit Jahrtausenden die Menschen. Unzählige Züchter versuchten sich in der Kunst, neue Rosen zu schaffen. An die 6000 Rosensorten verzeichnete man im Jahr 1870, ihre heutige Zahl vermag man schon nicht mehr zu nennen. Doch ein ganz besonderer Reiz geht von den alten Rosen aus. Sie sind anspruchsloser, widerstandsfähiger und auch frostbeständiger als ihre modernen Nachkommen. Ein humusreicher lockerer Boden und ausreichende Versorgung mit Kompost oder organischem Dünger sorgen für üppiges Wachstum und reichen Flor. Die günstigste Zeit, Rosen zu pflanzen, sind Frühjahr und Herbst. Zum Schutz vor Austrocknung und Wind werden die Triebe das ganze Jahr über ungefähr 15 cm hoch angehäufelt.

Bourbonrose

Aus einer zufälligen natürlichen Kreuzung entstand um 1817 auf der Insel Bourbon im Indischen Ozean eine neue Rose, die Bourbonrose *(Rosa bourboniana)*. Sie blüht von Juni bis September, allerdings mit Blühpausen. Die Farbskala ihrer großen, dicht gefüllten Blüten reicht von Weiß über Rosa bis Purpurrot. Sonnige warme Lagen an Säulen und Mauern sind ideale Standorte. Die Sorte 'Souvenir de la Malmaison' aus dem Garten der Kaiserin Josephine ist eine robuste Sorte mit zartrosa Blüten und fruchtigem Duft.

Damaszenerrose

In der Gegend von Damaskus fanden die Kreuzritter im 13. Jh. die so genannte Damaszenerrose *(Rosa × damascena)*, die sie nach Deutschland brachten. Die Sorte 'Jacques Cartier' verströmt mit ihren seidi-

gen Blüten einen betörend schweren Duft. Der tiefrosa blühende Strauch kann 1,5 m hoch werden und übersteht Kälte ausgesprochen gut.

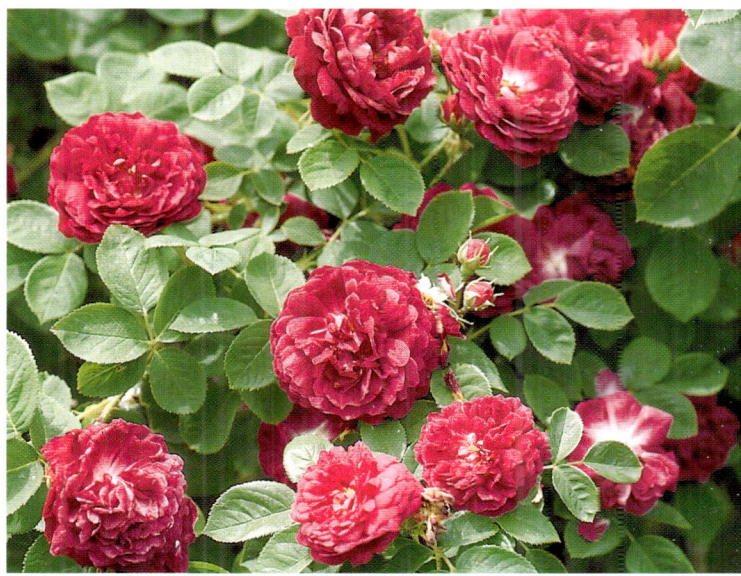

Die Bourbonrose „Zigeunerknabe" bildet einen dichten Strauch und entwickelt einen üppigen Flor an gefüllten Blüten.

Rosengelee

Am besten eignen sich als Zutaten Blütenblätter einer stark duftenden Sorte und selbst hergestellter Saft aus Frühäpfeln oder fertiger naturbelassener Apfelsaft.

125 g Rosenblütenblätter
500 ml Apfelsaft
500 g Zucker

Marmeladengläser vorbereiten und in jedes Glas einige frische Rosenblätter legen. Apfelsaft und Zucker unter Rühren erwärmen, bis sich der Zucker gelöst hat, restliche Rosenblätter hinzufügen und aufkochen. Heiß in die Gläser füllen und verschließen.

Gallische Rose

Die Gallische Rose *(Rosa gallica)* ist die Urmutter der Gartenrosen, die aus den Gärten des alten Rom nach Deutschland kam. Aus der Apothekerrose *(Rosa gallica* var.

Rosenokuliermesser

Okulieren nennt man das Versetzen von triebfähigen „Augen" von einer Edelrose auf einen Wildstamm. Es geht am besten mit einem scharfen Okuliermesser.

officinalis), einer Hybride, werden Rosenöl und Rosenwasser gewonnen.

Gallicarosen gehören zu den anspruchslosesten Rosensorten, die in nahezu jedem Boden gedeihen.

Weiße Rose

Zu den kräftigsten und gesündesten Rosen zählen die weißen Rosen *(Rosa alba)* oder Albarosen. Sie bilden dichte, robuste Büsche und gedeihen auch in kälteren und höheren Lagen. Aus den süß duftenden Blüten reifen große Hagebutten.

Die Sorte 'Felicité Parmentier' trägt weißrosa, stark duftende schwere Blütenbälle, die die Zweige überhängen lassen. Sie kann aufgrund ihrer Winterhärte auch in rauen Lagen gepflanzt werden.

Zentifolie

Die Zentifolie oder Kohlrose der Provence *(Rosa centifolia)* ist benannt nach ihren Blütenblättern, von denen sich oftmals bis zu hundert wie Kohlblätter ineinander falten. Durch ihre Färbung erwecken die schweren Blütenkugeln den Anschein, als wären sie aus rosa Porzellan.

Rosen in der Medizin

Hildegard von Bingen empfahl Rosenblüten gegen Augenleiden und Geschwüre. Wahrscheinlich verwendete sie Teile der Gallischen Rose, deren Blätter und Blüten sie auf die betroffenen Stellen oder auf die Augen legen ließ.

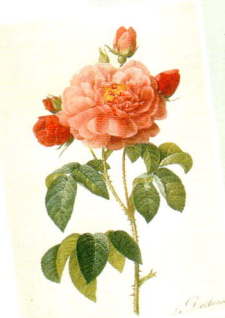

„Die Rose ist kalt, und diese Kälte hat eine nützliche Mischung in sich", lautete ihre Empfehlung. „Am frühen Morgen oder wenn der Tag schon angebrochen ist, nimm ein Rosenblatt, lege es auf deine Augen. Es zieht den Saft, das ist das Trieffen, heraus und macht sie klar. Aber auch wer etwas Geschwüre an seinem Körper hat, lege Rosenblätter darauf, und es zieht den Schleim heraus."

Großmutters Duftpflanzen

Zu jeder Jahreszeit verströmten süß duftende Pflanzen ihren betörenden Geruch in Großmutters Garten und Haus. Viele gibt es heute noch, einige sind etwas in Vergessenheit geraten.

Duftwicken

Mit ihren Ranken erklimmt die Wicke *(Lathyrus odoratus)* Mauern, Zäune und Spaliere. Schon im 17. Jh. kultivierte man die aus Sizilien stammende, angenehm duftende Kletterpflanze. Von Juni bis September erscheinen die Blüten in Weiß, Gelb, Rosa, Rot oder Violett. Man sät die einjährige Duftwicke von April bis Ende Mai direkt ins Freiland.

Levkojen

Levkojen *(Matthiola incana)* sind einjährige Sommerblumen, die ab Februar unter Glas vorgezogen werden sollten. Ihre meist gefüllten Blüten leuchten von Mai bis August in vielen zarten Tönen und bereichern üppige Sommersträuße mit ihrem Duft. Die Pflanzen bevorzugen Sonne oder Halbschatten und schätzen nährstofreichen Boden.

Nelken

Die Schönheit und den würzigen Duft der Nelken liebte man schon im klassischen Altertum. Viele Nelkenarten lassen sich problemlos kultivieren. Besonders stark duften die Federnelken *(Dianthus plumarius)*, sie eignen sich gut zum Einzuckern.

Nelken bevorzugen sonnige Plätze in Rabatten und Steingärten. Dort pflanzt man sie am besten im Frühjahr.

Reseda

Eine fast vergessene Duftpflanze ist die Reseda *(Reseda odorata)*. Von Juni bis September verströmen die eher unscheinbaren Blütenstände mit ihren gelbgrünen

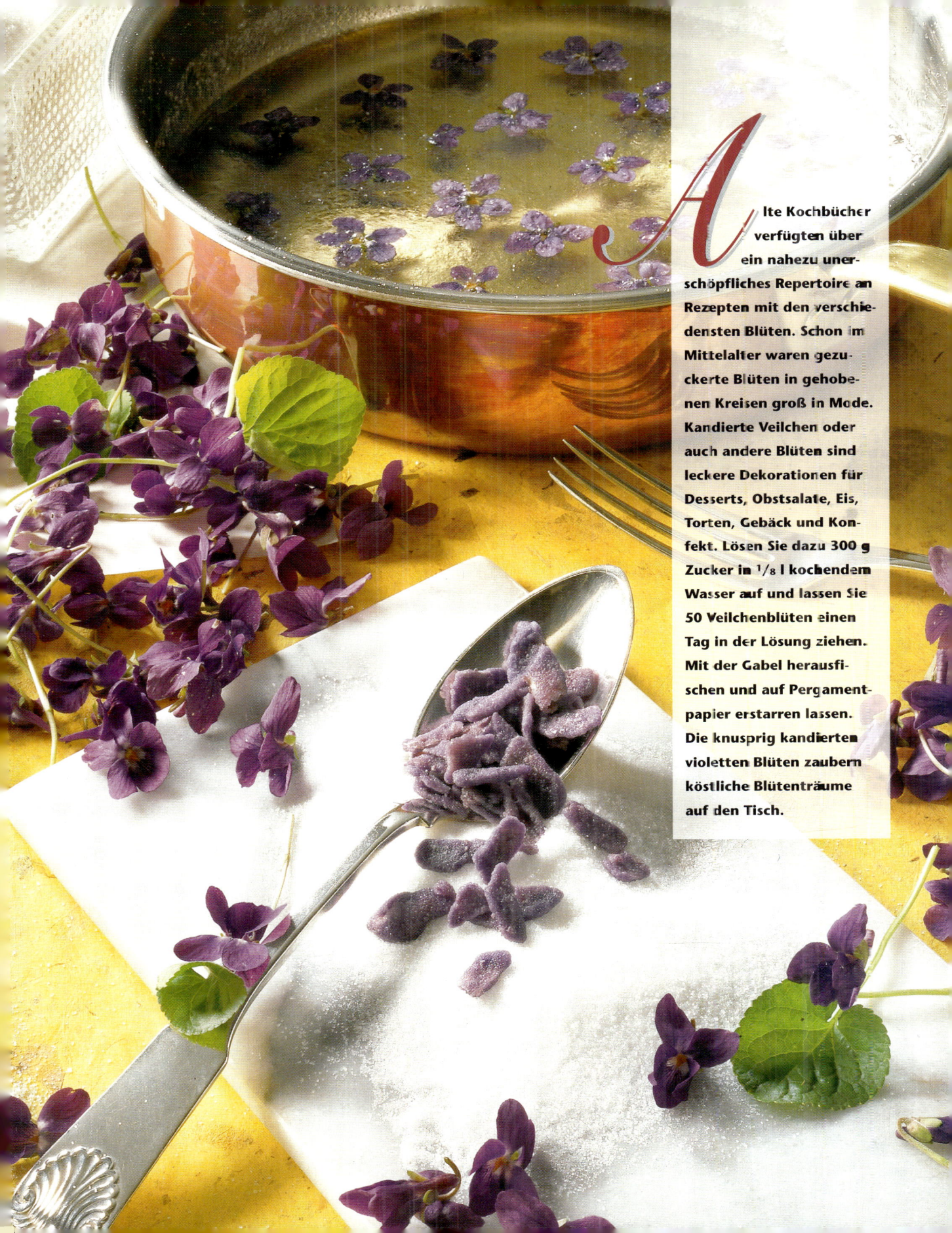

Alte Kochbücher verfügten über ein nahezu unerschöpfliches Repertoire an Rezepten mit den verschiedensten Blüten. Schon im Mittelalter waren gezuckerte Blüten in gehobenen Kreisen groß in Mode. Kandierte Veilchen oder auch andere Blüten sind leckere Dekorationen für Desserts, Obstsalate, Eis, Torten, Gebäck und Konfekt. Lösen Sie dazu 300 g Zucker in 1/8 l kochendem Wasser auf und lassen Sie 50 Veilchenblüten einen Tag in der Lösung ziehen. Mit der Gabel herausfischen und auf Pergamentpapier erstarren lassen. Die knusprig kandierten violetten Blüten zaubern köstliche Blütenträume auf den Tisch.

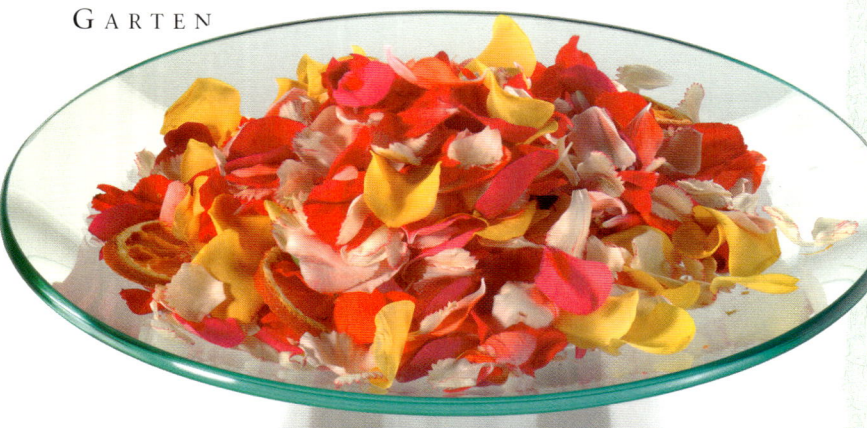

Für Potpourris verwendet man Blätter und Blüten von stark duftenden Pflanzen. Geeignet sind z. B. Blüten von Levkojen, Lavendel, Nelken, Rosen, Orangen, Zitronen, Geißblatt, Veilchen, Jasmin sowie Blätter von Lorbeer, Rosmarin, Zitronengras, Zitronenverbene oder der Duftpelargonie.

Blüten einen angenehmen Duft. Im April sät man ins Freiland und vereinzelt die Pflänzchen auf 25 cm Abstand.

Veilchen

Einer der ersten Blüher ist im Frühjahr das Duftveilchen *(Viola odorata)* mit seinen blauvioletten Blüten. Unter Laubbäumen, auf feuchtem humusreichem Boden fühlt es sich besonders wohl. Man pflanzt es im Frühjahr oder vermehrt es durch Samen und Ausläufer im Herbst.

Blumige Duftspender

Man lässt die ausgewählten Blüten auf einem Küchentuch an einem schattigen, luftigen und warmen Ort trocknen.

1 l getrocknete Blüten
25 g gemahlene Veilchenwurzel
1 TL gemahlene Würzmischung (Zimt, Nelken, Kardamom, Sternanis)
1 EL ganze Gewürze (Nelken, Zimt, Piment)

Blüten (siehe Abb. oben) in eine Schale geben, mit der pulverisierten Veilchenwurzel als Fixiermittel bestreuen und mit den Gewürzen mischen.

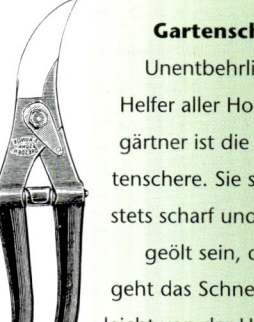

Gartenschere
Unentbehrlicher Helfer aller Hobbygärtner ist die Gartenschere. Sie sollte stets scharf und gut geölt sein, dann geht das Schneiden leicht von der Hand.

Der gute Rat

Rosengärtner schöpfen aus einem reichen Erfahrungsschatz

- **Rosenhochstämme werden im Herbst vorsichtig zur Erde gebogen, in ausgehobene Mulden gelegt und mit einer Mischung aus Erde und Sand bedeckt.**

- **Rosenstämme, die sich nicht mehr biegen lassen, werden in Stroh eingepackt und mit Fichtenzweigen umhüllt.**

- **Rose und Reseda dürfen nicht zusammengepflanzt werden, da sie sich nicht vertragen.**

- **Rosen werden nicht schon im Herbst, sondern erst ab März zurückgeschnitten.**

- **Ein idealer Rosendünger ist eine Mischung aus Horn-, Blut- und Knochenmehl.**

Bauerngartenblumen kamen nie ganz aus der Mode

- **Pfingstrosen blühen umso üppiger, je länger sie am selben Platz stehen.**

- **Stockrosen sind anfällig für Malvenrost. Mit Schachtelhalmtee-Spritzungen kann vorgebeugt werden.**

- **Die Schwertlilie braucht viel Luft, deshalb sollte sie nicht mit Bodendeckern kombiniert werden.**

- **Die Zwiebeln der Kaiserkrone haben einen starken Geruch, der Wühlmäuse aus ihrer Umgebung vertreibt.**

Blühende Zierde des Bauerngartens

Vielerorts zählen Bauerngärten zu den Schmuckstücken im Dorf und zeugen vom Fleiß der Gärtner und Gärtnerinnen. Neben den Gemüse- und Kräuterbeeten gehört zu einem typischen Bauerngarten stets auch die üppige Blütenfülle charakteristischer Blumen wie Madonnenlilie, Pfingstrose oder Stockrose.

Goldlack

Der gelb oder rostrot blühende Goldlack (Cheiranthus cheiri) belebt mit seinem starken Duft im Frühjahr jeden Bauerngarten. Man zieht ihn an einem sonnigen Platz in windgeschützter Lage. Günstigste Aussaatzeit ist der Juni, die Blüten erscheinen im darauf folgenden Frühjahr.

Kaiserkrone

Die Kaiserkrone (Fritillaria imperialis) ist ein majestätischer Frühjahrsblüher, dessen Krone aus gelben oder roten Glocken bis zu 1 m hoch aus dem Beet ragt. Man pflanzt das Liliengewächs im Herbst an einem sonnigen Standort mit lockerem, gut durchlässigem Boden.

Madonnenlilie

Die schneeweiße, süß duftende Madonnenlilie (Lilium candidum) gilt seit je als Sinnbild der Reinheit. Ihre Knollen setzt man im August, wobei zu beachten ist, dass die Pflanztiefe nur 3 cm betragen darf. Wenn mit Kompost gedüngt wird, muss er gut verrottet sein, da die Zwiebeln sonst leicht verfaulen.

Pfingstrose

Die dicht belaubte Pfingstrose (Paeonia officinalis) kann bis zu 80 cm hoch werden. Außer der klassischen, tiefrot gefärbten Sorte gibt es noch rosa und weiße Zuchtformen. Pfingstrosen gedeihen auf nährstoffreichem Humusboden an sonnigem bis halbschattigem Standort. Sie können durch Teilung des Wurzelstocks leicht vermehrt werden. Die günstigste Zeit dafür ist September bis Oktober. Pfingstrosen dürfen höchstens 3 cm mit Erde bedeckt sein, sonst blühen sie nicht.

Schwertlilie

Aus dem Mittelmeerraum stammt die Schwertlilie (Iris germanica), die als vielseitige Heilpflanze fester Bestandteil mittelalterlicher Klostergärten war. Schwertlilien schätzen lockere, durchlässige und

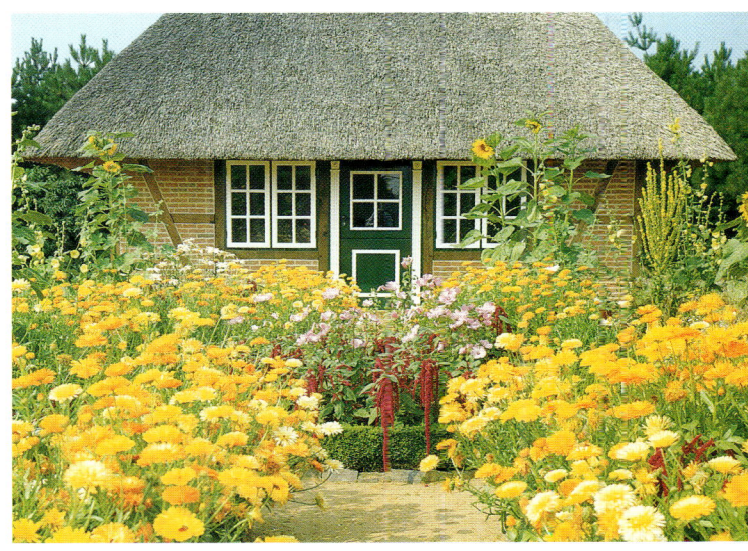

trockene Böden in voller Sonne. Man vermehrt die Stauden, indem man den Wurzelstock nach der Blüte Ende Juni teilt.

Stockrose

Mannshohe Blütenkerzen mit leuchtenden rosenähnlichen Blüten entwickelt die zweijährige Stockrose (Alcea rosea). Die Farbpalette reicht von Weiß über Zartgelb und Rosa bis hin zu einem dunklen Rot. Im Juni und Juli werden die Pflanzen in Töpfchen vorgezogen und im Herbst an einer nährstoffreichen und warmen, windgeschützten Stelle ausgepflanzt.

Hohe Sonnenblumen, dicht bewachsene Ringelblumenbeete, anmutige Schmuckkörbchen: Eir Bauerngarten mit üppigen Blütenarrangements Ton in Ton bringt die ganze Fülle des Sommers zum Ausdruck.

Gesteck aus Trockenblumen

Trockengestecke zaubern das ganze Jahr über einen Hauch von Sommer in Ihr Heim. Dazu kombinieren Sie Blumen in kräftigen Farben mit Gräsern, Ähren und duftenden Kräutern.

Viele Würzkräuter sind bekanntlich auch Heilpflanzen, und die meisten von ihnen zeichnen sich zudem durch dekorative Farben und Formen aus. Gelbgrüner Kronendill, silbrig weißer Wermut, graugrüne Eberraute, weißes Mutterkraut oder die weißrosa Blütendolden des Baldrians werden als schmückendes Beiwerk in Blumensträußen sehr geschätzt. Nutzen Sie die Vielfalt und Schönheit der Kräuter, und schneiden Sie gleich im nächsten Sommer zusammen mit den Blumen einen Vorrat zum Trocknen ab. Damit können Sie das ganze Jahr über immer neue Gestecke fertigen. Pflücken Sie außerdem Gräser und Ähren mit möglichst langen Stielen. Sie werden mit den Blüten und Kräutern zu Sträußen gebunden, die man mit dem Kopf nach unten an einem warmen Ort zum Trocknen aufhängt. Dann müssen sie eine Zeit lang an einem staubfreien, trockenen dunklen Platz lagern – am besten in einer Kiste. Die so präparierten Pflanzenteile besprüht man vor dem Stecken leicht mit Wasser, damit sie nicht zerbrechen. Weiche oder brüchige Stiele werden durch Draht ersetzt. Die passendsten Gefäße für Trockengestecke sind Körbe. Sie ernten überall Freude, wenn Sie Ihre attraktiven Gestecke verschenken.

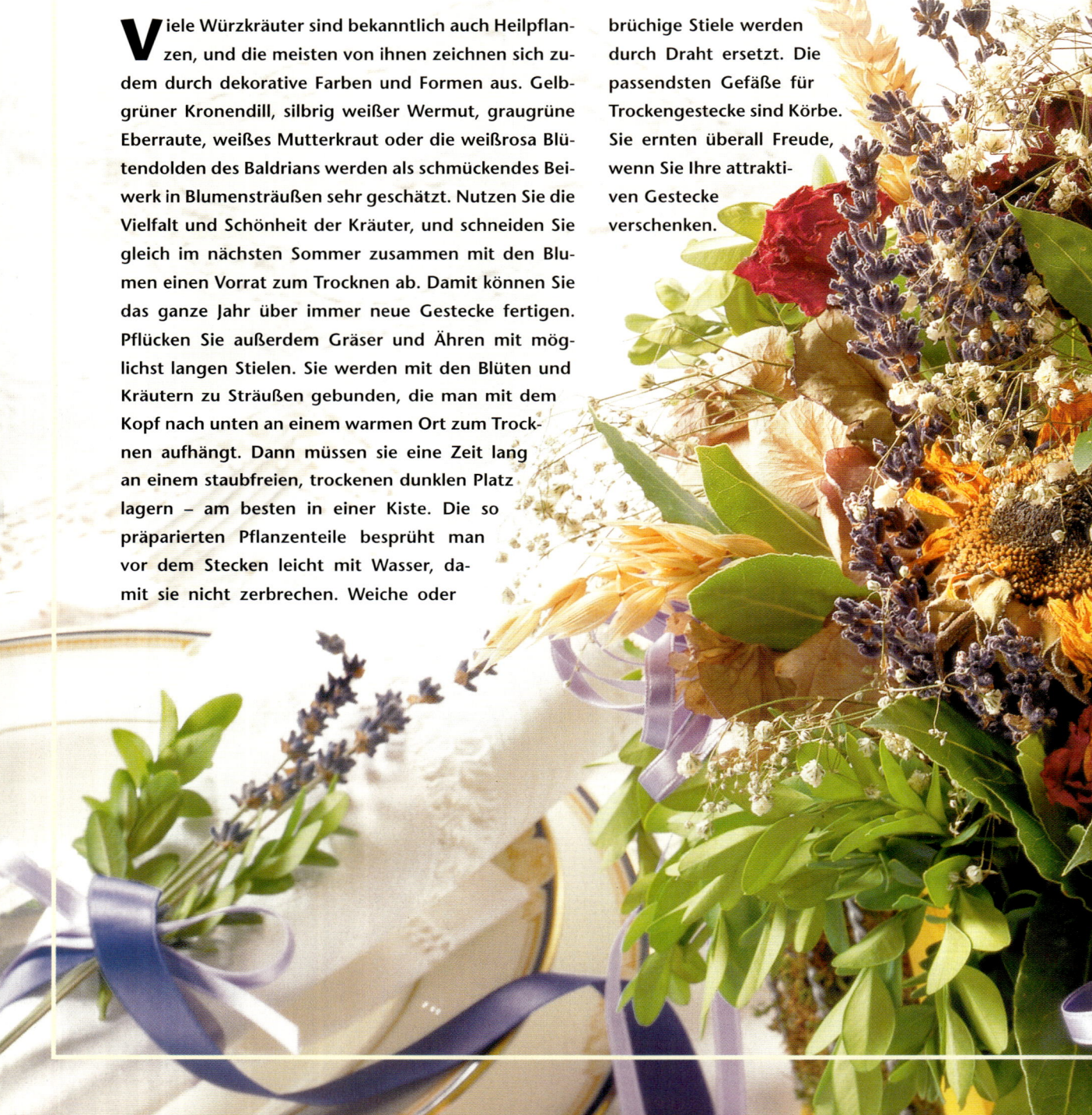

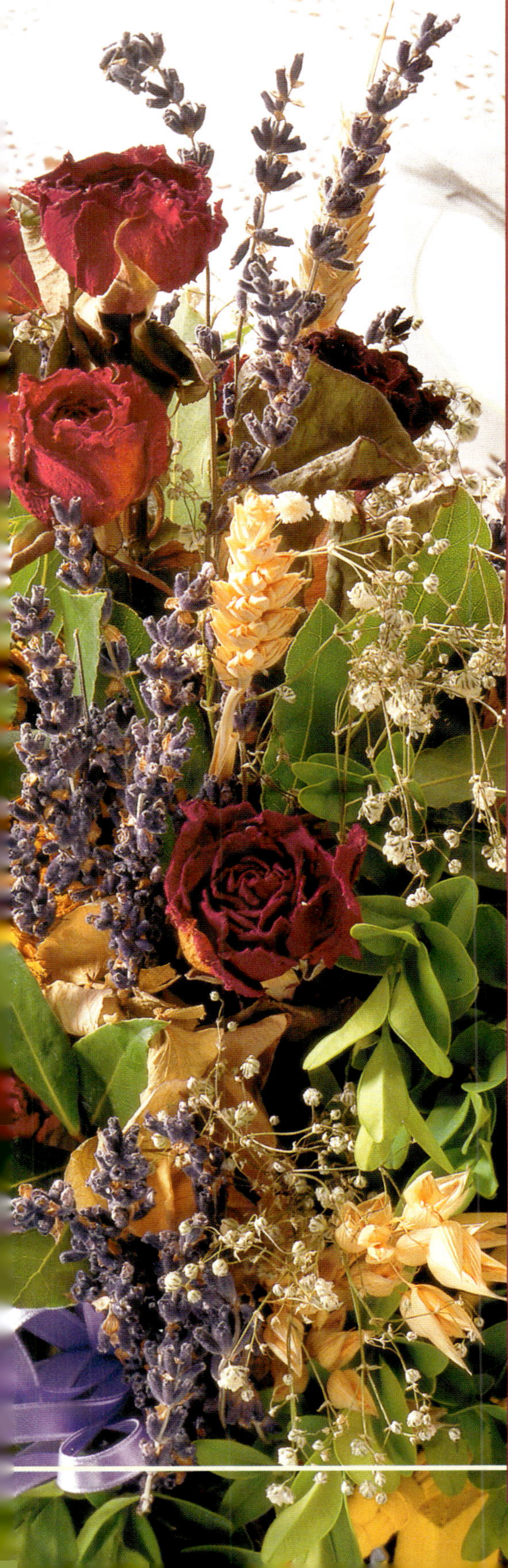

Trockengesteck –
so wird's gemacht

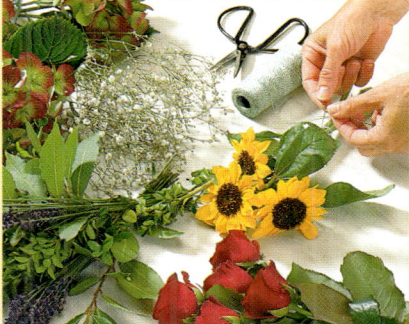

Frische Blumen, etwa Rosen oder Sonnenblumen, sowie Gräser und Kräuter werden zu Sträußen gebunden und zum Trocknen aufgehängt.

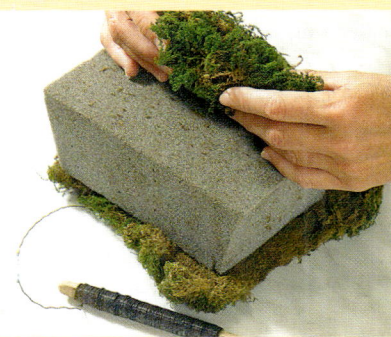

Legen Sie einen Korb mit Folie aus und schneiden den Steckschaum passend zu. Rundherum wird Moos mit Draht festgesteckt.

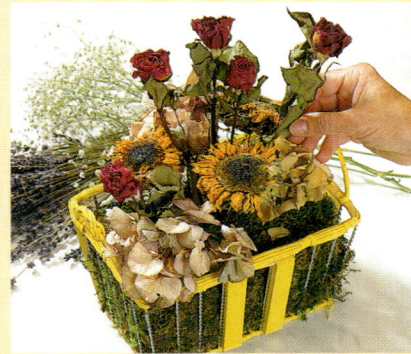

Schneiden Sie Blumen, Gräser, Blätter und Kräuter auf 15–20 cm Länge zu und stecken sie in dieser Reihenfolge in den Schaum. Falls die Stiele nicht in den Schaum dringen, mit einem Nagel ein Loch bohren.

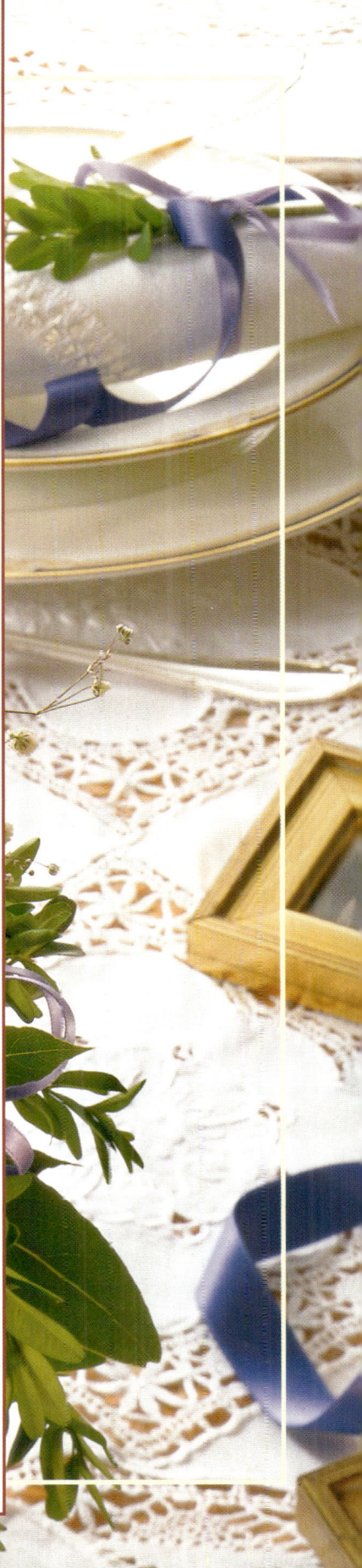

G A R T E N

Zimmerpflanzen

Großmutter hegte ihre Zimmerpflanzen mit viel Liebe, und sie dankten es mit reichlichem Blütenflor und erfüllten die gute Stube mit ihrem Duft. Ohnehin sind die beliebtesten Pflanzen von anno dazumal im Allgemeinen leicht zu pflegen. Damit die Pflanzen gesund bleiben, sollten allerdings die Ansprüche der einzelnen Arten beachtet werden.

Gardenie

Die weiß blühende Gardenie (Gardenia jasminoides), auch Jasminrose genannt, verströmt einen intensiven jasminartigen Duft. Ihr Blütenflor entwickelt sich an hellen Standorten ohne direkte Sonne und fern der Heizung. Die Raumluft sollte stets 18–20 °C betragen.

Jasmin

Unermüdlich treibt der kletternde Jasmin (Jasminum officinale) vom Sommer bis in den Herbst hinein stark duftende, zierliche weiße Blüten. Voraussetzung dafür ist nährstoffreiche Erde, ein heller und nicht zu warmer Standort. Nach der Blüte sollte Jasmin zurückgeschnitten werden.

Wachsblume

Ein dankbarer Dauerblüher ist die Wachsblume (Hoya carnosa). Ihre porzellanartigen, rosaweißen, sternförmigen Blüten verströmen einen angenehmen Duft. Die Kletterpflanze liebt einen hellen Standort sowie mäßige Düngergaben.

Ritterstern

Ritterstern (Hippeastrum), auch Amaryllis genannt, war zu Großmutters Zeiten die beliebteste Blühpflanze zur Winterzeit. Die exotisch anmutenden riesigen Blüten in Weiß, Rosa oder Rot grenzen schon an ein kleines Wunder, entsprießen sie doch recht unscheinbaren, fast kugelförmigen Zwiebeln. Die Zwiebeln werden gegen Ende Dezember bis zur Hälfte in einen schmalen Topf gesetzt, der mit einer 4 cm dicken Drainageschicht versehen wurde. Rittersterne gedeihen an einem hellen bis vollsonnigen Standort, sie wollen mäßig gegossen und alle 2 Wochen gedüngt werden. Ab August ist das Gießen und Düngen zu vermindern und einzustellen, sodass die Blätter einziehen. Bis Dezember die Zwiebel völlig trocken halten.

Drehfrucht

Drehfrucht-Pflanzen (Streptocarpus-Hybriden) treiben aus den Blattrosetten samtige trompetenförmige Blüten. Ihre Farbvarianten reichen von Weiß über Rosa zu strahlendem Rot, von Hellblau über Zartlila zu einem tiefen Dunkelviolett. Für anhaltenden Blüherfolg ist Helligkeit ohne direkte Sonne optimal. Man gießt mäßig und düngt alle 2 Wochen.

Gießwasser

Viele Pflanzen wie z. B. die Gardenie und die Kamelie vertragen keinen Kalk im Gießwasser. Hängt man ein Säckchen mit Torf rund 24 Stunden in die Gießkanne, wird das Wasser enthärtet.

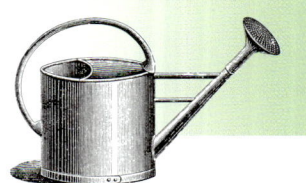

Vorgetriebene Hyazinthen sind duftende Boten des Frühlings, die es heute in immer mehr Farbvarianten zu kaufen gibt.

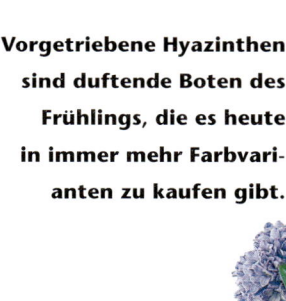

Der gute Rat

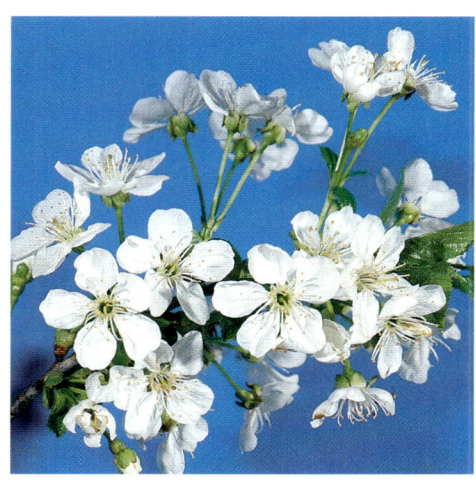

Barbarazweige sind ein alter Brauch. Sie werden am Barbaratag (4. Dezember) vom Kirschbaum geschnitten und in eine Vase ins warme Zimmer gestellt. Mit etwas Glück blühen sie an Weihnachten.

Frühlingsboten auf dem Fensterbrett

Schon Urgroßmutter erfreute sich an vorgezogenen Hyazinthen und Narzissen, wenn draußen noch Schnee und Eis regierten.

Hyazinthenzwiebeln
Einheitserde
Sand
Töpfchen
Kiste

Die Zwiebeln Anfang September bis Mitte Oktober in Töpfe stecken, die mit Sand vermischte Einheitserde enthalten. Dann die Töpfe im Garten oder auf dem Balkon in eine abdeckbare Kiste stellen, die mit Sand und Torf gefüllt wird. 8–10 Wochen draußen lassen und gleichmäßig feucht halten. Zum Antreiben die Töpfe herausnehmen und 8 Tage kühl und dunkel stellen. Wenn die Triebe etwa 15 cm lang sind, die Töpfe ins Helle stellen. Narzissen werden wie Hyazinthen vorkultiviert, jedoch nicht abgedunkelt.

Zimmerpflanzen

- Viele Zimmerpflanzen lassen sich durch Stecklinge vermehren. Man schneidet dazu Triebspitzen von Mutterpflanzen und steckt sie in spezielle Vermehrungserde.

- Um die Wasserverdunstung bei Stecklingen einzudämmen, stülpt man ein Glas über das Gefäß.

- Gardenien, Hibiskus und Kamelien leiden leicht an Knospenfall, weshalb sie nach dem Knospenansatz möglichst am gleichen Platz stehen bleiben sollten.

- Gardenien bleiben niedrig und buschig, wenn man sie nach der Blüte zurückschneidet.

- Abgeblühte Dolden der Wachsblume nicht entfernen, da sich auch an alten Trieben neue Blüten bilden.

- Abgestorbene Pflanzenteile von Topfpflanzen müssen regelmäßig entfernt werden, da sie leicht faulen oder verschimmeln.

- Lüftet man im Winter bei Minusgraden Wohnräume zu lange, nehmen viele Zimmerpflanzen Schaden: Blätter oder Triebe können dadurch absterben.

- Will man Zimmerpflanzen im Sommer ins Freie stellen oder Kübelpflanzen aus dem Winterquartier holen, müssen sie langsam der Sonne ausgesetzt werden. Es empfiehlt sich, sie zuerst im Schatten aufzustellen und dann mit Morgen- oder Abendsonne an die Strahlung zu gewöhnen.

- Blattläuse an Zimmerpflanzen bekämpft man mit Brennnesselbrühe. 100g Blätter in 1 l Wasser 24 Stunden ziehen lassen und die Jauche aufsprühen.

Schnittblumen

- Reifes Obst verströmt ein Gas, das Schnittblumen welken lässt. Daher darf man Obstschalen nicht zu Blumensträußen stellen.

- Die Blühdauer von Barbarazweigen lässt sich verlängern, wenn nach dem Aufblühen der Knospen pro Liter Wasser 20 g Zucker zugefügt werden.

- Narzissen scheiden nach dem Schnitt einen für andere Blumen giftigen Schleim aus, deshalb sollten sie für einige Stunden separat in Wasser gestellt werden. Sobald der Schleimfluss gestoppt ist, können sie mit anderen Blumen gemeinsam in einem Gefäß stehen.

- Blätter von Schnittblumen sollten nicht im Vasenwasser stehen, da sie faulen und so das Bakterienwachstum begünstigen.

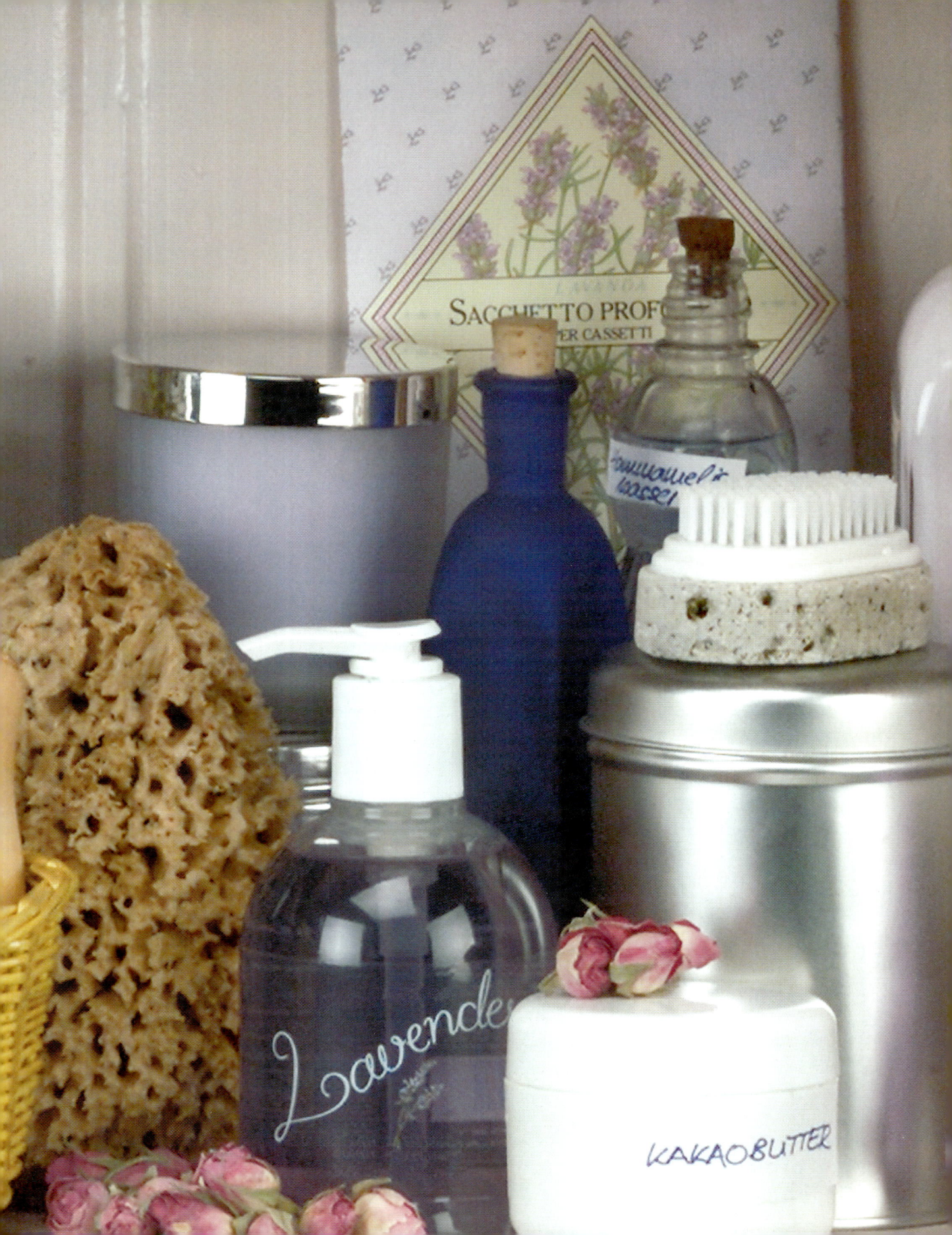

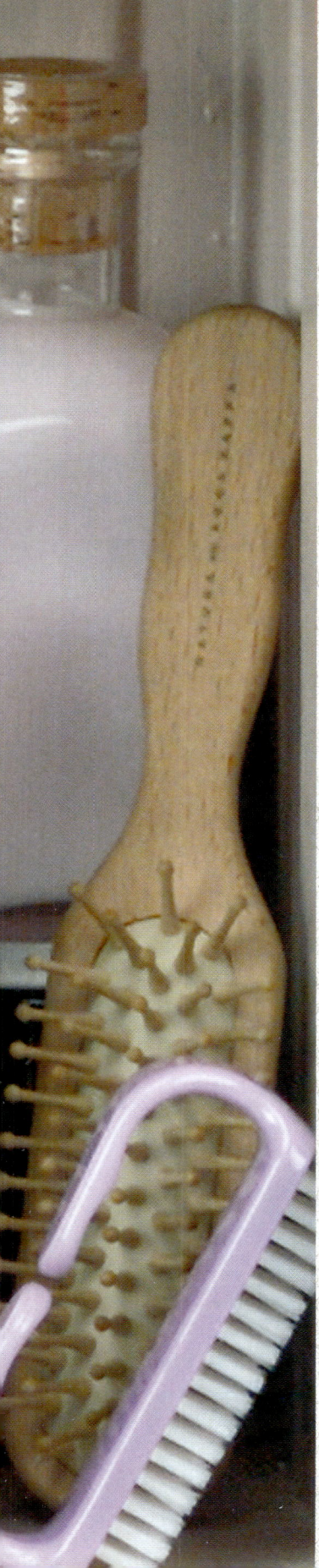

6

GRUNDSUBSTANZEN

Das Wichtigste auf einen Blick…

…enthält diese Übersicht von A bis Z. Auf den folgenden Seiten finden Sie die rund 100 wichtigsten Zutaten und Ausgangsstoffe für die im Buch vorgestellten Hausmittel. Wenn Sie z. B. ein Rezept ausprobieren und sich zuvor informieren wollen, wie die darin verwendeten Heilkräuter oder andere Zutaten wirken, erhalten Sie darüber klare Auskunft in den Rubriken „Inhaltsstoffe und Wirkungsweise" bzw. „Anwendung".

Einige der aufgeführten Ausgangsmittel haben Sie bestimmt schon in Ihrem Haushalt vorrätig, manches müssen Sie sich wahrscheinlich bei Bedarf erst besorgen – wo, das erfahren Sie unter „Bezugsquelle". Heilpflanzen kauft man meist in getrockneter Form, manche davon können Sie auch selbst ziehen, um sie frisch zu verwenden oder sich einen eigenen Trockenvorrat für den Winter anzulegen.

Bei gekauften Zutaten für Ihre selbst gemachten Hausmittel sollten Sie in jedem Fall die Hinweise zu Haltbarkeit, Lagerung und Anwendung auf den Verpackungen berücksichtigen, damit Sie stets einwandfreie Produkte erzeugen.

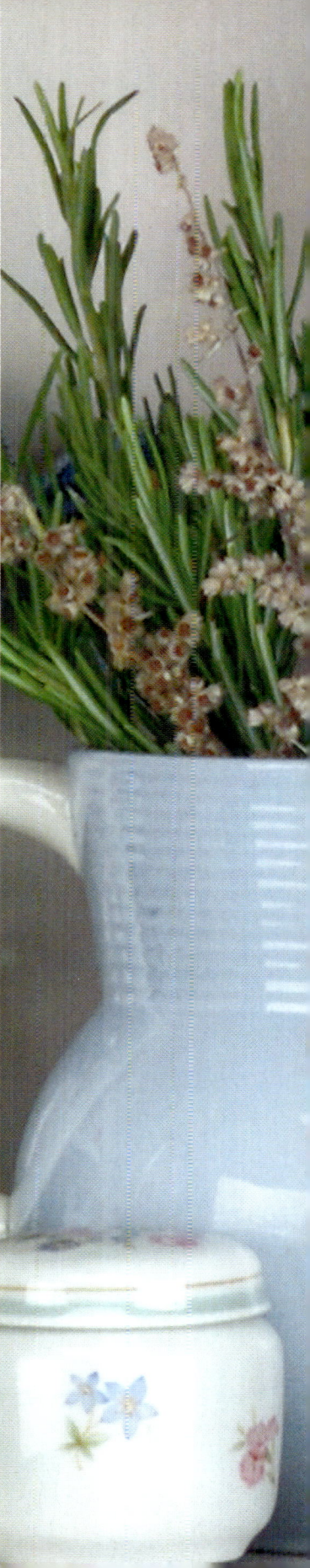

Name	Inhaltsstoffe und Wirkungsweise
Ackerschachtelhalm auch Zinnkraut genannt	Kieselsäure, Flavonoide und Saponine wirken adstringierend, harntreibend und fördern die Mineralsalzzufuhr. Die Kristalle der Kieselsäure eignen sich als Putzkörper.
Agar-Agar	Aus bestimmten Rotalgen gewonnenes Kohlenhydrat in Pulver- oder Flockenform, das sich in heißem Wasser löst und beim Erkalten aufquillt.
Alaun	Kaliumalaun ist ein weißes Pulver mit adstringierender und desinfizierender Wirkung.
Alkohol (50-, 70-, 90%ig)	Alkoholmischung mit 50, 30, 10 % (ml/ml) Anteil an Wasser; dient als Lösungs- und Konservierungsmittel.
Ammoniakwasser	5%ige Lösung von Ammoniak in Wasser.
Anis	Das ätherische Öl aus den Samen wirkt krampflösend, milchtreibend, schleimlösend und windtreibend.
Apfelessig siehe auch Essig	Enthält Vitamine, Mineralstoffe, Spurenelemente, organische Säuren, Flavonoide und Polyphenole. Stoffwechsel- und verdauungsanregend.
Arnika	Ätherisches Öl, Flavonoide, Gerbstoffe und Sesquiterpen-Lactone. Zusammenziehend (adstringierend), entzündungshemmend, fördert die Wundheilung.
Augentrost	Ätherisches Öl, Aucubin, Gerbstoffe, Flavonoide. Schmerzlindernd und entzündungshemmend.
Avocadoöl	Fettes Öl, das aus dem Fruchtfleisch gewonnen wird, enthält Vitamin A und D sowie B-Vitamine.
Baldrian	Alkaloide, ätherisches Öl, Valepotriate, Sesquiterpene. Krampflösend, schlaffördernd, beruhigend.
Bärentraubenblätter	Arbutin, Methylarbutin und Gerbstoffe wirken adstringierend, keimtötend, harntreibend.

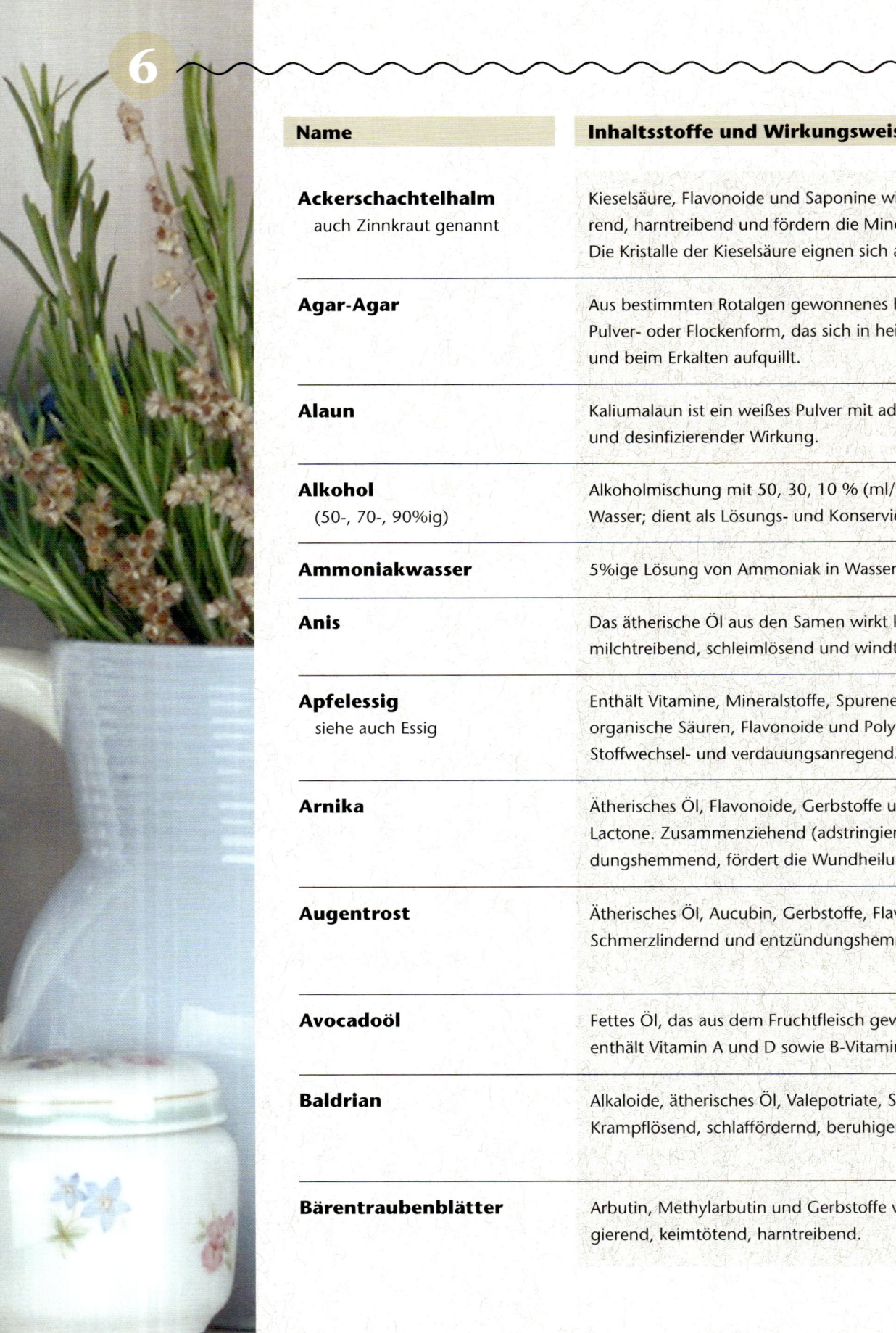

Anwendung	Bezugsquelle	Haltbarkeit
Innerlich bei Husten, Rheuma, Blasenerkrankungen; äußerlich bei Wunden und Ekzemen. Für Haarpflegemittel und als Badezusatz. Zur Reinigung von Zinn.	Apotheke; in der Schweiz auch in der Drogerie	bis zu 2 Jahre; siehe Packungsaufdruck
Innerlich bei Magenübersäuerung, als mildes Abführmittel. In der Küche als Geliermittel.	Reformhaus, Bioladen, Apotheke	bis zu 3 Jahre; siehe Packungsaufdruck
In der Kosmetik als Zusatz zu Badesalzen und Deodorantien. Im Haushalt, um Textilien wasserdicht zu machen.	Apotheke und Drogerie	siehe Packungsaufdruck
Zur Bereitung von pflanzlichen Tinkturen, für Einreibemittel, Kosmetika, Liköre und Reinigungsmittel.	Apotheke und Drogerie	siehe Packungsaufdruck
Im Haushalt als Zusatz für Reinigungsmittel. **Ätzend!**	Apotheke, Drogerie	
Als Tee bei Blähungen, Husten, während der Stillzeit. Das Öl bei Verdauungs-, Schlafstörungen, in Hustenmitteln.	Apotheke, Drogerie, Reformhaus, Supermarkt	18 Monate; siehe Packungsaufdruck
Innerlich zum Entschlacken und Entwässern; äußerlich für Waschungen und Kompressen sowie als Badezusatz. In der Küche für Speisen und Salate.	Reformhaus, Bioladen, Supermarkt	2 Jahre; siehe Vermerk auf den Flaschen
Innerlich als Fieber- und Herz-Kreislauf-Mittel (nur unter ärztlicher Aufsicht); äußerlich bei Zerrungen, Quetschungen, Blutergüssen, Gelenk- und Muskelbeschwerden.	Blüten und Tinktur in der Apotheke; in der Schweiz auch in der Drogerie	3 Jahre; siehe Packungsaufdruck
Innerlich bei Heuschnupfen, Magenbeschwerden; äußerlich als Aufguss bei verschiedenen Augenentzündungen.	Apotheke; in der Schweiz auch in Drogerie und Reformhaus	2 Jahre; siehe Packungsaufdruck
Basisöl für Gesichtscremes und Körperöle.	Apotheke, Bioladen, Reformhaus	1 Jahr; siehe Packungsaufdruck
Innerlich als Schlafmittel, bei Magen-Darm-Krämpfen und nervöser Unruhe, bei Frauenleiden; äußerlich als Badezusatz.	Wurzeln und Tinktur in Apotheke, Reformhaus, Drogerie	3 Jahre; siehe Packungsaufdruck
Innerlich bei Blasenentzündungen. **Achtung:** Nicht über längere Zeit und in großen Mengen anwenden!	getrocknete Blätter in Apotheke und Drogerie	2 Jahre; siehe Packungsaufdruck

Name	Inhaltsstoffe und Wirkungsweise
Basiscreme DAC Cremegrundlage (Schweiz)	Weiße weiche, mit Wasser abwaschbare Creme ohne Eigengeruch. Dient als Emulgator für Cremes.
Beinwell	Allantoin, Schleim- und Gerbstoffe wirken heilend und fördern die Bindegewebsbildung.
Benzoetinktur	Alkoholische Lösung des Harzes verschiedener Styrax-Bäume. Konservierend. Das Öl wirkt antibakteriell.
Bergamottöl	Ätherisches Öl aus den Fruchtschalen der Bergamottorange. Keimtötend, krampflösend.
Bienenwachs	Hauptbestandteil sind Fettsäureester. Ungebleichtes Wachs wird durch Ausschmelzen der Bienenwaben gewonnen; weißes Wachs durch nachträgliches Bleichen.
Birkenblätter	Bitterstoffe, Gerbstoffe, Saponine. Wirken harntreibend und regen den Stoffwechsel an.
Bleichsoda	Gemisch aus Soda, Wasserglas, Phosphorsalzen und aktiven Schaummitteln, wirkt wasserenthärtend.
Blütenpollen	Staubleichte Körnchen aus den Staubbeuteln von Blüten. Reich an Vitaminen, Mineralstoffen und Eiweiß. Wird mit einer so genannten Pollenfalle am Bienenstock geerntet.
Blutwurz auch Tormentill genannt	Gerbstoffe wirken adstringierend und blutstillend. Der Farbstoff Tormentillrot ist antibakteriell.
Borax	Natriumtetraborat ist ein Salz mit eiweiß- und fettlösenden sowie wasserenthärtenden und desinfizierenden Eigenschaften.
Brennnessel	Flavonoide, Chlorophyll, Karotinoide, Mineralsalze, Kieselsäure. Adstringierend, blutbildend, harntreibend und milchtreibend. Brennnesselauszüge wehren an Pflanzen Schadinsekten ab.

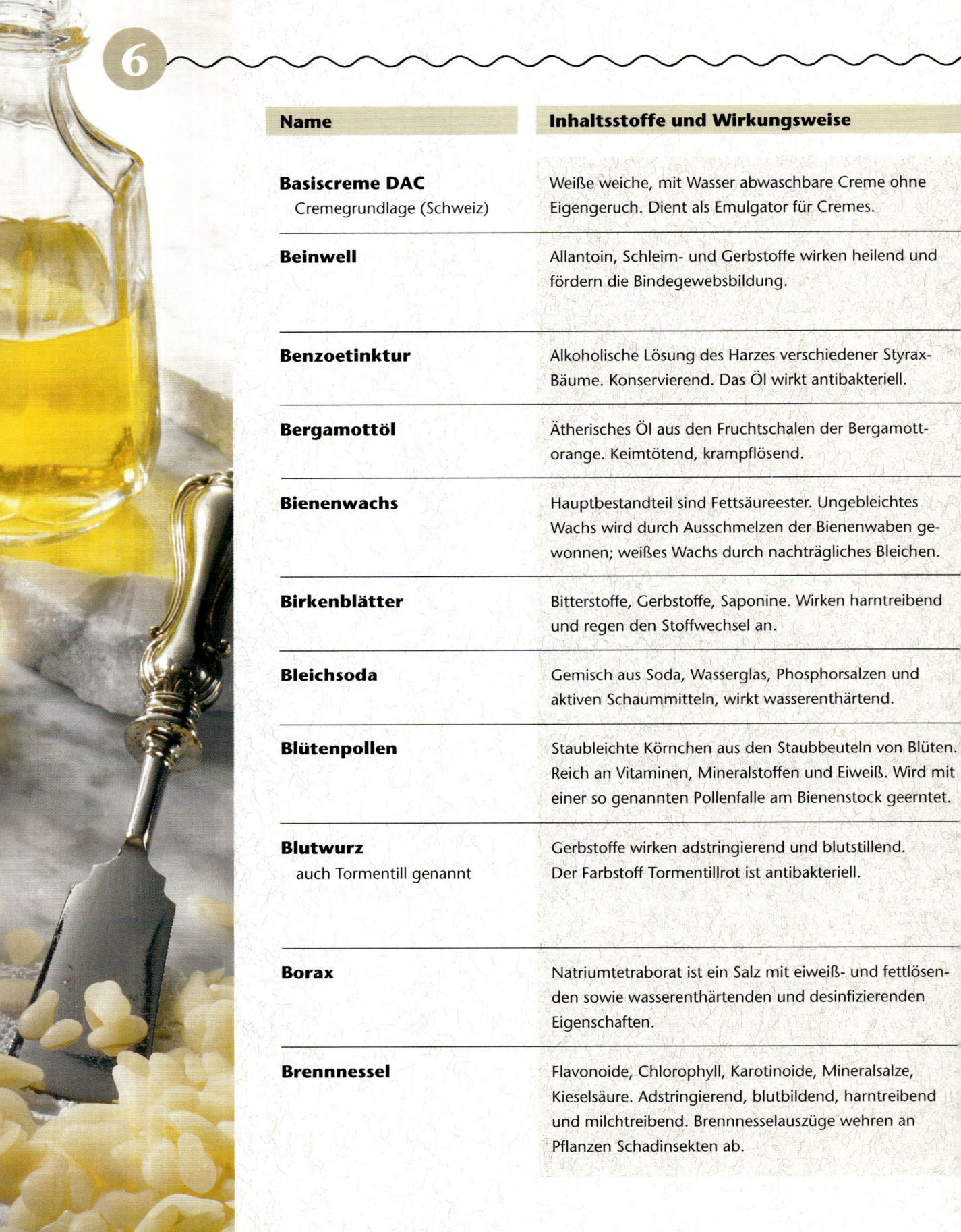

Anwendung	Bezugsquelle	Haltbarkeit
Als Basiscreme für Kosmetikrezepte.	Apotheke; in der Schweiz Apotheke und Drogerie	15 Monate; siehe Packungsaufdruck
Nur äußerlich bei Knochenverletzungen, Sehnenentzündungen, Zerrungen, Prellungen, Wunden. Im Garten als Dünge- und Pflanzenschutzmittel.	Apotheke; auch Drogerie (Schweiz); für frische Blätter Anbau im Garten	getrocknete Wurzeln 2 Jahre; siehe Packungsaufdruck
In Kosmetikprodukten als Konservierungsmittel und als Fixierungsmittel für Duftstoffe.	Apotheke und Drogerie	2 Jahre; siehe Packungsaufdruck
In der Küche zum Aromatisieren; in der Kosmetik als Duftstoff; für Potpourris.	Apotheke, Reformhaus, Bioladen, Drogerie	1 Jahr; siehe Packungsaufdruck
In der Kosmetik für die Konsistenz von Hautcremes; im Haushalt zur Möbelpflege und zur Herstellung von hochwertigen Kerzen.	Apotheke, Drogerie, Bioladen, Reformhaus	3 Jahre; siehe Packungsaufdruck
Bei Arthritis, Gicht, Blaseninfektionen, blutreinigender Anteil in der Frühjahrskur, bei Haarausfall.	Apotheke, Reformhaus, Drogerie	2 Jahre; siehe Packungsaufdruck
Im Haushalt zum Einweichen von Wäsche, zum Reinigen von Backöfen.	Drogerie	4 Jahre; siehe Packungsaufdruck
Bei Mangelerscheinungen, geistiger und körperlicher Ermüdung. **Achtung:** Pollen können Allergien auslösen und sind daher ungeeignet für Pollenallergiker!	Apotheke, Reformhaus, Drogerie	1 Jahr; siehe Packungsaufdruck
Innerlich bei Durchfällen, Magen-Darm-Störungen, Herz-Kreislauf-Beschwerden; äußerlich als Gurgelmittel bei Schleimhauterkrankungen des Mund- und Rachenraumes, für Umschläge und Bäder.	getrocknete Wurzel in der Apotheke	2 Jahre; siehe Packungsaufdruck
In Kosmetikprodukten als keimtötendes Mittel. Im Haushalt als Wasch- und Putzmittelzusatz.	Apotheke und Drogerie; in der Schweiz nur in der Apotheke erhältlich	5 Jahre; siehe Packungsaufdruck
Innerlich bei Rheuma, Gicht, Galle- und Leberbeschwerden. In der Küche als Gemüse. Im Garten für Pflanzenschutz und Düngung.	Apotheke, Reformhaus, Drogerie; Pulver als Pflanzenhilfsmittel im Gartenmarkt	getrocknete Blätter 2 Jahre; siehe Packungsaufdruck

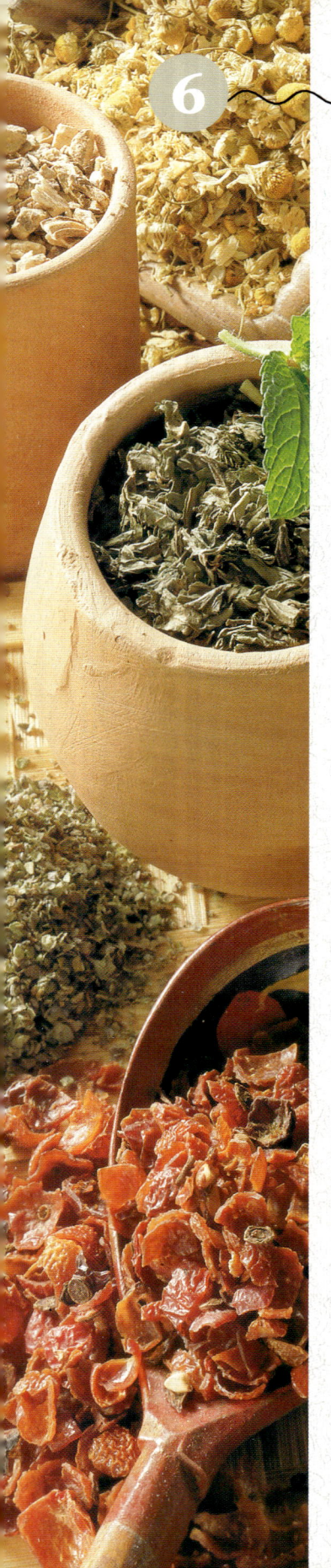

Name	Inhaltsstoffe und Wirkungsweise
Eibisch	Schleimstoffe und Gerbstoffe wirken reizlindernd und feuchtigkeitsspendend.
Eichenrinde	Hoher Gehalt an Gerbstoffen. Wirken zusammenziehend (adstringierend) und entzündungshemmend.
Essig/Essigessenz siehe auch Apfelessig	Essig ist eine verdünnte Lösung von Essigsäure in Wasser mit einem Mindestgehalt von 5% Säure. Er entsteht durch Vergären von Alkohol durch Essigsäurebakterien. Die Säure löst Kalk und Rost. Essigessenz ist 60–80%ige Essigsäurelösung in Wasser.
Eukalyptus	Ätherische Öle und Gerbstoffe. Wirken belebend, adstringierend, keimtötend und antirheumatisch, senken Fieber, fördern die Durchblutung, entstauen Gefäße und sind insektizid.
Fenchel	Ätherische Öle, Karotinoide. Appetitanregend, verdauungsfördernd, auswurffördernd, harntreibend, krampflösend, wundheilend, milchbildend.
Frauenmantel in der Schweiz auch Frauenmänteli genannt	Gerb- und Bitterstoffe, Flavonoide wirken adstringierend (zusammenziehend) und blutreinigend.
Gallseife	Mit Rindergalle versetzte Kernseife. Dient als Bleichmittel und wirkt fettemulgierend.
Gesteinsmehl	Fein gemahlenes Gestein.
Glyzerin	Klarer, farbloser, sirupartiger Alkohol, der feuchtigkeitsanziehend wirkt. Bestandteil aller natürlichen Fette. Dient zur Konsistenzanpassung bei der Zubereitung von Cremes oder Lotionen und als Trägerstoff.

Anwendung	Bezugsquelle	Haltbarkeit
Innerlich und äußerlich, besonders bei Entzündungen der Haut und der Schleimhäute, auch als Hustenmittel. In der Kosmetik als Feuchtigkeitsspender.	Apotheke, Reformhaus und Drogerie	18 Monate; siehe Packungsaufdruck
Innerlich bei Magen-Darm-Beschwerden, Blutungen; äußerlich bei Zahnfleisch- und Mundentzündungen, bei nässendem Ekzem, Hämorrhoiden, Verbrennungen; im Garten zur Herstellung eines Kompostbeschleunigers.	Apotheke, gelegentlich auch in Reformhaus und Drogerie	18 Monate; siehe Packungsaufdruck
Für kosmetische Zwecke. In der Küche z. B. für Salate oder eingelegtes Gemüse. Im Haushalt zum Lösen von Kalk und Rost, als Zusatz in Reinigungsmitteln, zur Wäschepflege und Geruchsbekämpfung. **Vorsicht:** Essigessenz ist ätzend, Hautkontakt vermeiden!	Reformhaus, Drogerie, Supermarkt	2 Jahre; siehe Vermerk auf der Flasche
Äußerlich als Einreibemittel bei Hautwunden, Gelenkbeschwerden wie Arthritis und Rheuma, zum Inhalieren bei Atemwegserkrankungen, Bronchitis und Husten. **Vorsicht:** Nicht innerlich anwenden!	getrocknete Blätter und ätherisches Öl in Apotheke, Reformhaus, Bioladen, Drogerie	getrocknete Blätter 18 Monate; ätherisches Öl 1 Jahr; siehe Packungsaufdruck
Tee und Öl innerlich bei Blähungen, Darmkrämpfen, Kopfschmerzen, Erkältungskrankheiten, Asthma. Äußerlich bei Hautausschlägen und Augenentzündungen, das Öl bei Dreimonatskoliken von Säuglingen.	getrocknete Früchte in Apotheke, Drogerie, Reformhaus, Supermarkt; frische Blätter im Garten	getrocknete Früchte 18 Monate; siehe Packungsaufdruck
Innerlich bei starken Monatsblutungen, Hautunreinheiten junger Mädchen; äußerlich bei eiternden Wunden, entzündeten Augen und Schleimhäuten; als Badezusatz	getrocknete Blätter in Apotheke, Reformhaus, Bioladen	18 Monate; siehe Packungsaufdruck
Zur Entfernung von Flecken auf Textilien. **Vorsicht:** Gefärbte Textilien vorher auf Farbechtheit prüfen!	Drogerie und Supermarkt	3 Jahre; siehe Packungsaufdruck
Im Garten zur Bodenverbesserung und zum Binden unangenehmer Gerüche von Pflanzenjauchen; im Haushalt als Scheuerpulver z. B. für Fensterbänke aus Stein.	Gartenmarkt	unbegrenzt
In der Kosmetik für Cremes und Lotionen. Schützt die Haut vor Spröde- und Rissigwerden. Im Haushalt als Zusatz zu Reinigungsmitteln.	Apotheke und Drogerie	3 Jahre; siehe Angabe auf der Flasche

Name	Inhaltsstoffe und Wirkungsweise
Hagebutte	Hagebutten sind die getrockneten Früchte der Heckenrose. Sie enthalten Vitamin C, Gerbstoffe, Flavonoide sowie Mineralstoffe und wirken abwehrsteigernd und wundheilend.
Hamamelis oder Zaubernuss	Gerbstoffe, ätherische Öle, Flavonoide wirken entzündungshemmend und gefäßverengend.
Hefe	Die einzelligen Hefepilze haben einen hohen Gehalt an Eiweiß und B-Vitaminen. Je nach Anwendungsgebiet setzt man verschiedene Heferassen ein.
Heilerde	Zu Heilzwecken verwendete, sehr feinkörnige Erde. Besteht aus einem Gemisch aus Lehm, weißem und rotem Ton sowie Aluminiumsilikaten. Das sterilisierte Pulver bindet Giftstoffe.
Heublumen	Gemisch aus Blütenteilen, Samen und Blatt- und Stängelstücken verschiedener Wiesenpflanzen. Wirkt entspannend, schmerzlindernd, stoffwechselanregend, durchblutungs- und abwehrsteigernd.
Hirtentäschelkraut	Flavonoide, Acetylcholin, Cholin. Gerbstoffe wirken adstringierend und blutstillend.
Holunder	Blüten enthalten schweißtreibende Glykoside und entzündungshemmende Flavonoide; reife Früchte enthalten viel Vitamin C und Mineralstoffe.
Hopfenblüten und Hopfenzapfen	Weibliche Blütenstände des Hopfens enthalten Bitterstoffe, ätherisches Öl, Humulon und Lupulon sowie Harzsubstanzen. Sie wirken beruhigend und appetitanregend.
Huflattich	Schleimstoffe, Gerb- und Bitterstoffe, Flavonoide wirken auswurffördernd, reizlindernd.

Anwendung	Bezugsquelle	Haltbarkeit
Bei Erkältungen, Fieber, zur Wundheilung und Frühjahrs-kur. In der Küche zur Bereitung von Marmelade. **Keine frischen Früchte verzehren!**	Apotheke, Drogerie, Reformhaus und Super-markt; frische Früchte durch Wildsammlung	getrocknete Früchte 18 Monate; siehe Packungsaufdruck
Innerlich bei Durchfällen; äußerlich zum Gurgeln oder Spülen bei Zahnfleisch- und Mundschleimhautentzün-dungen, bei schlecht heilenden Wunden. In der Kosme-tik Hamameliswasser in Gesichtswässern und Cremes.	getrocknete Blätter und Rinde in Apotheke und Drogerie; Hamamelis-wasser in Apotheke	2 Jahre; siehe Packungs-aufdruck
Innerlich bei Hautkrankheiten, Eiweißmangel und Erschöpfungszuständen, Bierhefeflocken bei Vitamin-B-Mangel; in der Küche als Backtriebmittel sowie zur Wein- und Bierbereitung.	Apotheke, Drogerie und Supermarkt. Schweiz: Medizinalhefe in Droge-rie und Apotheke, Back-hefe in Supermarkt	siehe Packungsaufdruck; frische Backhefe kühl lagern
Innerlich bei Sodbrennen, Magenbeschwerden, Durch-fall, Blähungen, Verstopfung, Mund- und Rachenentzün-dungen. Äußerlich bei Wunden, Entzündungen und Ekzemen. Äußerlich nicht mehr als 2-mal pro Woche anwenden, da Heilerde der Haut Fett entzieht.	Apotheke, Reformhaus und Drogerie	3 Jahre; siehe Packungs-aufdruck
Äußerlich zu Bädern und Auflagen zur Schmerzlinderung und Entspannung verkrampfter Muskulatur, zur Steige-rung der Abwehrkräfte bei Erkältung, Rheuma, Nieren- und Blasenleiden. **Für Pollenallergiker nicht geeignet!**	Apotheke, seltener in Reformhaus und Drogerie	2 Jahre; siehe Packungs-aufdruck
Bei Menstruations- und Wechseljahrebeschwerden, Wunden, Blutungen wie z. B. Nasenbluten.	getrocknetes Kraut in Apotheke, Drogerie	1 Jahr; siehe Packungs-aufdruck
Steigerung der Abwehrkräfte bei grippalen Infekten. In der Küche Blüten zu Sirup, Sekt, Hollerküchle; Früchte zu Marmeladen und Saft. **Nur reife Früchte verwenden!**	getrocknet in Apotheke, Drogerie, Reformhaus; frisch aus Wildsammlung	getrocknete Blüten, Früchte und Blätter 1 Jahr; siehe Packung
Bei Menstruationsbeschwerden, Schlafstörungen, Unruhe, nervösen Magenbeschwerden.	getrocknete Blüten-stände in Apotheke und Drogerie	6 Monate: siehe Packungsaufdruck
Innerlich bei Husten, Bronchitis, zur Blutreinigung; äu-ßerlich zur Behandlung von Wunden und Entzündungen.	getrocknete Blätter und Blüten in Apotheke	18 Monate; siehe Packungsaufdruck

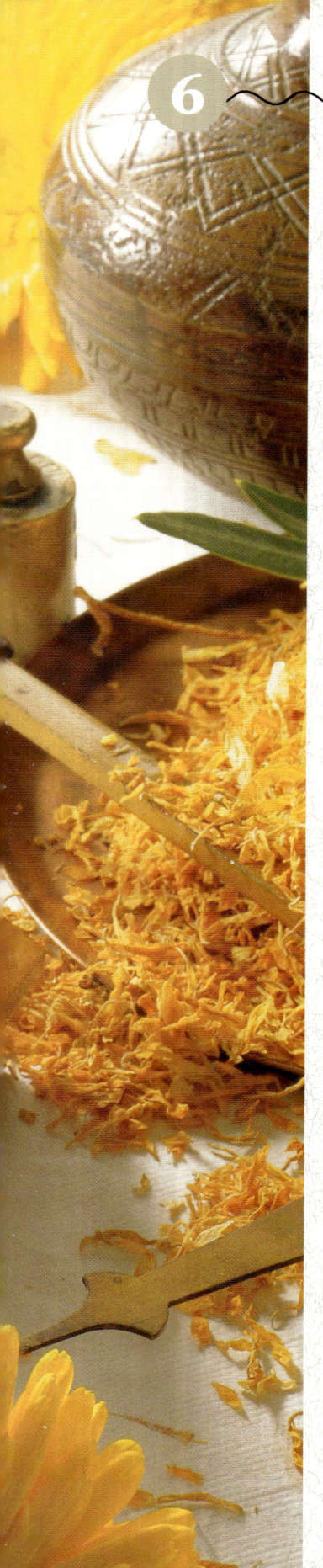

Name	Inhaltsstoffe und Wirkungsweise
Ingwer	Ätherisches Öl und Oleoresine aus der Wurzel wirken appetitanregend, verdauungsfördernd, schweißtreibend und regen den Kreislauf an.
Isländisch Moos	Flechtensäuren wirken antibiotisch, Schleimstoffe reizlindernd.
Johanniskraut	Ätherisches Öl, Hypericin, Flavonoide und Gerbstoffe wirken wundheilend, antidepressiv und beruhigend.
Jojobaöl	Durch Pressen der Samen des Jojobastrauches wird ein hochwertiges flüssiges Wachs gewonnen, das sich sehr gut auf der Haut verteilen lässt.
Kakaobutter	Fett, das aus gerösteten Kakaobohnen bei der Herstellung von Kakao gepresst wird.
Kalk, gelöschter	Erhält man aus ungefähr 5 Teilen Kalziumhydroxid und 6 Teilen Wasser. Aus dem weichen gelöschten Kalk entsteht an der Luft hartes Kalziumcarbonat.
Kalmuswurzel	Bitterstoffe, Gerbstoffe, ätherisches Öl regen die Verdauung an, wirken beruhigend.
Kamille	Flavonoide, ätherisches Öl mit Chamazulen wirken entzündungshemmend, desinfizierend, krampflösend, schmerzstillend.
Kampfer	Aus dem ätherischen Öl aus dem Holz des Kampferbaums wird kristalliner Kampfer gewonnen. Er wirkt kreislaufanregend, keimtötend und lindernd bei Rheuma.
Kernseife	Harte Natronseife aus Fettsäuren und Natronlauge unter Zusatz von Kochsalz gewonnen.

Anwendung	Bezugsquelle	Haltbarkeit
Innerlich bei nervösem Magen, gegen Übelkeit (auch in der Schwangerschaft), bei Reisekrankheit, Verdauungsstörungen sowie bei Kreislaufschwäche. In der Küche als Gewürz.	getrocknet in Apotheke und Drogerie; frisch in Supermarkt und Reformhaus	getrocknete Wurzel und Pulver 1 Jahr; siehe Packungsaufdruck. Frisch ca. 1 Monat
Innerlich bei Reizhusten, Magen-Darm-Beschwerden, äußerlich zum Gurgeln und Spülen bei Entzündungen im Mund und zur Wundbehandlung. **Achtung:** Nicht bei Geschwüren anwenden!	getrocknete Flechte in Apotheke. In der Schweiz auch in Drogerie und Reformhaus	2 Jahre; siehe Packungsaufdruck
Innerlich bei Depressionen, vegetativer Dystonie, Magen-Darm-Beschwerden; äußerlich bei Verbrennungen, Schnittwunden, Neuralgien. **Achtung:** Bei Anwendung reagiert die Haut besonders lichtempfindlich!	getrocknetes Kraut mit Blüten sowie Öl in Apotheke und Drogerie	6 Monate; siehe Packungsaufdruck
In der Kosmetik als nichtfettende Grundlage für Cremes und Körperöle.	Apotheke und Drogerie	2 Jahre; siehe Packungsaufdruck
In der Kosmetik als fettende Grundlage für Salben und Cremes.	Apotheke	18 Monate; siehe Packungsaufdruck
Im Haushalt zur Reinigung z. B. von Marmor.	Kalziumhydroxid in Apotheke und Drogerie	trocken gelagert 3 Jahre; siehe Packungsaufdruck
Innerlich bei Magen-Darm- und Gallebeschwerden besonders nervöser Art; äußerlich zu Umschlägen und als Badezusatz. **Achtung:** Nicht über längere Zeit anwenden!	getrocknete Wurzeln in Apotheke	18 Monate; siehe Packungsaufdruck
Innerlich bei Magen-Darm-Beschwerden, bei Magenschleimhautentzündung; äußerlich bei Haut- und Schleimhauterkrankungen, für Inhalationen und Bäder.	Apotheke, Drogerie, Reformhaus und Supermarkt	9 Monate; siehe Packungsaufdruck
Innerlich bei Kreislaufschwäche, Erkrankungen der Luftwege; äußerlich als Zusatz zu Mund- und Hautwässern, Salben.	Apotheke	2 Jahre; siehe Packungsaufdruck
Kosmetisch und im Haushalt als Reinigungsmittel.	Bioladen, Reformhaus, Drogerie	3 Jahre

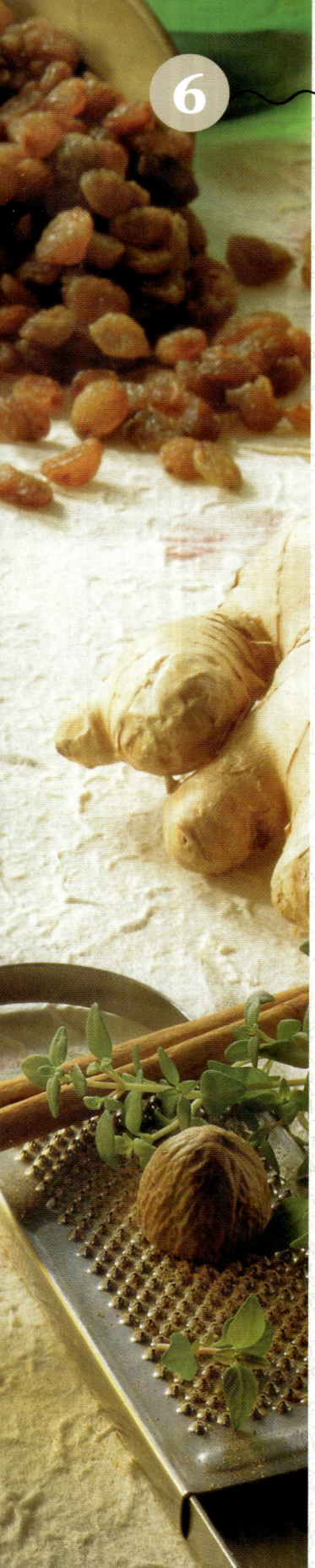

Name	Inhaltsstoffe und Wirkungsweise
Kleie	Die beim Mahlen abgesonderten Schalen, Keime und äußeren Schichten der Getreidekörner enthalten Eiweiß und die Vitamine B_1 und E.
Königskerze	Schleimstoffe, Flavonoide, Saponine und ätherisches Öl aus Blättern und Blüten wirken reizlindernd, auswurffördernd und blutreinigend.
Kümmel	Ätherisches Öl wirkt windtreibend und verdauungsfördernd.
Lakritze	Der eingedickte Saft der Süßholzwurzel enthält Glycyrrhizin, Sterole, Flavonoide, die auswurffördernd, entzündungshemmend und krampflösend wirken.
Lanolin, Lanolinanhydrid	Wasserhaltiges, aus Schafwolle ausgewaschenes Wollwachs. Lanolinanhydrid ist wasserfreies Lanolin.
Lavendel, Lavendelöl	Ätherisches Öl wirkt galletreibend, beruhigend, krampflösend, windtreibend.
Leinöl, Leinölfirnis	Das aus Leinsamen gepresste, goldgelbe Öl ist reich an ungesättigten Fettsäuren. Der Zusatz von Metallverbindungen ergibt schnelltrocknenden Leinölfirnis.
Leinsamen	Getrocknete reife Samen enthalten Schleimstoffe und fettes Öl. Sie verfügen über quellende, entzündungshemmende und krampflösende Eigenschaften.
Lindenblüten	Ätherisches Öl, Flavonoide, Schleimstoffe, Gerbstoffe wirken schweißtreibend und abwehrsteigernd.
Löwenzahn	Bitterstoffe, Gerbstoffe und Flavonoide wirken entwässernd, appetitanregend und gallenanregend.
Mädesüß	Flavonoide, Gerbstoffe, Schleimstoffe, Salicylsäureverbindungen. Harn- und schweißtreibend, fiebersenkend, reizlindernd auf Schleimhäute.

Anwendung	Bezugsquelle	Haltbarkeit
Innerlich als Ballaststoff, da Kleie nicht verdaut werden kann; in der Kosmetik aufgrund der körnigen Beschaffenheit für Peelings.	Reformhaus, Drogerie und Supermarkt	1 Jahr; siehe Packungsaufdruck
Innerlich bei Heiserkeit und Husten; äußerlich „Königsöl" aus frischen Blüten bei Mittelohrvereiterung, Ohrenschmerzen, Gelenkbeschwerden.	Blüten und Öl in Apotheke; frisch aus Wildsammlung	getrocknete Blüten dicht verschlossen ca. 9 Monate; siehe Packung
Samen und Öl bei Blähungen, Völlegefühl, krampfartigen Magen-Darm-Störungen. Früchte in der Küche als Gewürz.	Früchte in Apotheke, Drogerie, Reformhaus, Supermarkt	18 Monate; siehe Packungsaufdruck
Bei Magen- und Zwölffingerdarmgeschwüren, Erkältungskrankheiten, Bronchitis. **Achtung:** Nicht bei Bluthochdruck und chronischer Leberentzündung!	Apotheke, Drogerie	18 Monate; siehe Packungsaufdruck
Grundlage zur Herstellung von Cremes.	Apotheke	18 Monate; siehe Packungsaufdruck
Innerlich bei Nervosität, Schlafstörungen, Verdauungsbeschwerden, Blähungen. Äußerlich das Öl zu Einreibungen und Bädern. Im Haushalt gegen Insekten.	Blüten und Öl in Apotheke, Reformhaus, Drogerie und Bioladen	18 Monate; siehe Packungsaufdruck
Leinöl findet Verwendung in der Küche, Leinölfirnis im Haushalt zum Konservieren von Holz.	Reformhaus, Apotheke und Supermarkt; Leinölfirnis im Baumarkt	Öl und Firnis ca. 1 Jahr; siehe Packungsaufdruck
Innerlich bei Darmträgheit, zur Schleimzubereitung bei Magen-Darm-Erkrankungen; äußerlich zu Umschlägen bei Furunkeln und Geschwüren.	Apotheke, Reformhaus, Drogerie und Supermarkt	3 Jahre; siehe Packungsaufdruck
Zur Vorbeugung gegen Bluthochdruck und bei Erkältungskrankheiten zur Fiebersenkung.	Apotheke, Drogerie und Reformhaus	18 Monate; siehe Packungsaufdruck
Innerlich zur Frühjahrskur, bei Gelbsucht, Leber- und Galleerkrankungen. In der Küche als Salat im Frühjahr.	Apotheke, Drogerie; frisch aus Wildsammlung	18 Monate; siehe Packungsaufdruck
Bei Rheuma und Gicht (fördert die Ausscheidung von Harnsäure), bei Fieber, bei Sodbrennen und Magengeschwüren.	Blätter und Blüten getrocknet in Apotheke	18 Monate; siehe Packungsaufdruck

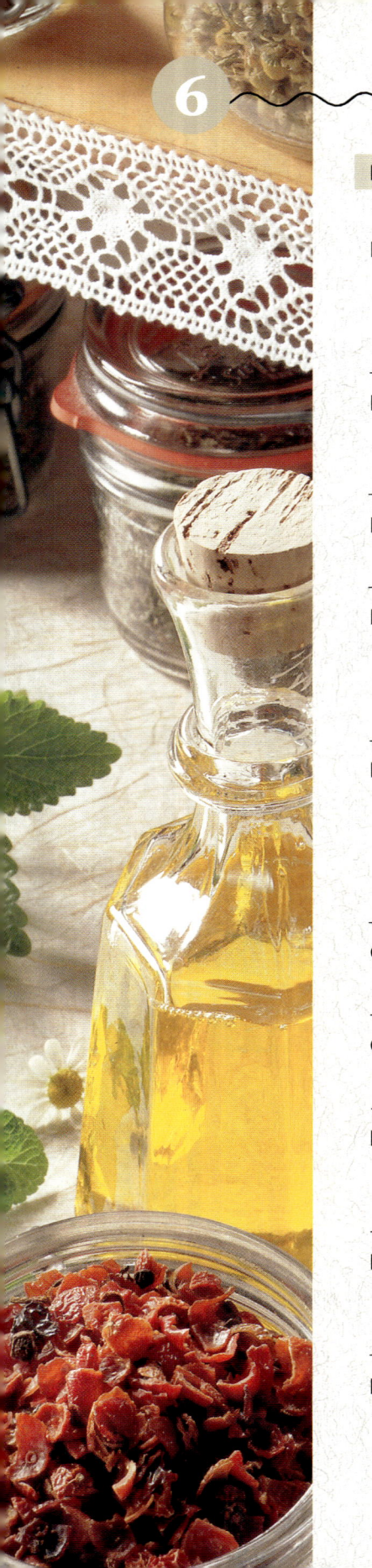

Name	Inhaltsstoffe und Wirkungsweise
Majoran	Ätherisches Öl, Gerb- und Bitterstoffe wirken krampflösend, windtreibend, verdauungsfördernd.
Mandelkleie	Der Pressrückstand bei der Gewinnung von Mandelöl ergibt ein feines Mehl, das reinigend und hautpflegend wirkt.
Mandelöl	Durch Pressen von Mandeln gewonnenes Öl, enthält Proteine, Vitamine, Mineralstoffe, wirkt reizmildernd.
Melisse	Ätherische Öle, Gerb- und Bitterstoffe, Flavonoide, wirken krampflösend, beruhigend, antiviral, abwehrsteigernd und fördern den Appetit.
Natron	Natriumbikarbonat neutralisiert durch Kohlendioxidabgabe im Körper vorhandene Säuren.
Olivenöl	Wird durch Pressen von Oliven gewonnen. Am besten ist kaltgepresstes Olivenöl.
Orangenblüten	Ätherische Öle, Flavonoide, Bitterstoffe wirken beruhigend.
Pektin	Im Zellgerüst von Pflanzen, besonders in unreifen Früchten vorkommendes Kohlenhydrat mit gelierenden Eigenschaften. Als Flüssigkeit oder in Pulverform erhältlich.
Pfefferminze	Ätherisches Öl, Gerb- und Bitterstoffe wirken krampflösend, windtreibend, gallenanregend, keimtötend.
Pottasche	Kaliumkarbonat ist in pflanzlicher Asche enthalten. Diese wurde früher mit Wasser versetzt und diente als „Pottasche" zum Waschen.

Anwendung	Bezugsquelle	Haltbarkeit
Tee innerlich bei Magen-Darm- und Gallebeschwerden, Blähungen, Verdauungsschwäche; äußerlich als Salbe bei Schnupfen, Nervenschmerzen, Verrenkungen. In der Küche als Gewürz.	getrocknetes Kraut in Reformhaus, Drogerie und Supermarkt; frisch aus dem Garten	18 Monate; siehe Packungsaufdruck
In der Kosmetik als Peeling und Hautreinigungsmittel.	Apotheke und Drogerie	3 Jahre; siehe Packungsaufdruck
In der Küche für feine Salate. In der Kosmetik als Basisöl für Körperöle und als Salbengrundlage.	Apotheke, Reformhaus, Bioladen	1 Jahr; siehe Packungsaufdruck
Innerlich bei nervösen Herz-, Magen- und Darmbeschwerden, zur Stimmungsaufhellung; äußerlich zum Einreiben und als Badezusatz. Als Duftstoff in Kosmetika. In der Küche als Gewürz für Salate und Saucen.	Apotheke, Reformhaus, Drogerie; frisches Kraut durch Anbau im Garten	18 Monate; siehe Packungsaufdruck
Innerlich bei Übersäuerung des Magens. Äußerlich zur Zahnpflege, als Badezusatz und bei Insektenstichen. Im Haushalt zur Bindung von unangenehmen Gerüchen. In der Küche zum schnelleren Weichwerden von Kohl und Hülsenfrüchten.	Apotheke, Drogerie, Supermarkt	2 Jahre; siehe Packungsaufdruck
In der Kosmetik für Salben und Körperöle; in der Küche zum Kochen, Braten und für Salatmarinaden.	Reformhaus, Bioladen, Supermarkt	1 Jahr; siehe Packungsaufdruck
In der Küche zum Aromatisieren; in der Kosmetik als Badezusatz.	getrocknete Blüten in Apotheke	6 Monate; siehe Packungsaufdruck
In der Küche als Geliermittel.	Apotheke, Reformhaus, Drogerie, Bioladen	3 Jahre; siehe Packungsaufdruck
Bei Magen-Darm- und Gallenbeschwerden, Blähungen, Übelkeit, Kopfschmerz, Erkältungen. **Achtung:** Nicht über längeren Zeitraum anwenden, nie bei Säuglingen.	Apotheke, Drogerie, Supermarkt; frisches Kraut im Selbstanbau	18 Monate; siehe Packungsaufdruck
In der Küche als Backtriebmittel; im Haushalt als Zusatz zu Reinigungsmitteln.	Apotheke, Drogerie, Supermarkt	3 Jahre; siehe Packungsaufdruck

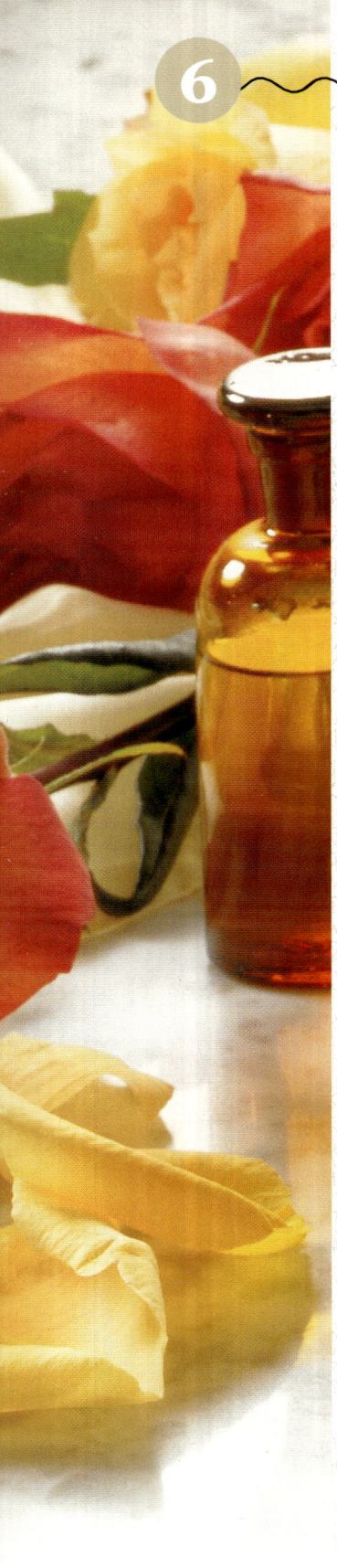

Name	Inhaltsstoffe und Wirkungsweise
Ringelblume	Ätherisches Öl, Karotinoide, Flavonoide, Bitterstoffe wirken vor allem entzündungshemmend und wundheilungsfördernd.
Rizinusöl	Das gepresste Öl aus Rizinussamen wirkt abführend, aber auch pflegend für Haut und Haar.
Rosenblätter, Rosenöl, Rosenwasser	Enthalten eine Vielzahl ätherischer Öle. Rosenblütenwasser wird als Nebenprodukt bei der Destillation von ätherischem Rosenöl gewonnen. Es wirkt adstringierend (zusammenziehend).
Rosmarin	Ätherisches Öl, Gerb- und Bitterstoffe, Flavonoide wirken kreislaufanregend, durchblutungs- und verdauungsfördernd.
Salbei	Ätherisches Öl, Gerb- und Bitterstoffe, Flavonoide mit desinfizierender, entzündungshemmender, krampflösender Wirkung.
Salicylsäure	Kommt in gebundener Form u. a. in Weidenrinde vor; weiße geruchlose Kristalle; keimtötend und hornhautlösend.
Salmiakgeist siehe auch Ammoniakwasser	Stechend riechende Lösung von 9,7 bis 10,3 % Ammoniak in Wasser, wirkt reinigend.
Schafgarbe	Bitterstoffe, ätherisches Öl, Flavonoide. Desinfizierend, krampflösend, entzündungshemmend, appetitanregend, schweißtreibend.
Schellack	Rötliche Ausscheidung von Lackschildläusen, die auf verschiedenen tropischen Bäumen vorkommen.
Schlämmkreide	Gemahlene Kreide, durch Schlämmen in Wasser gereinigt.
Schmierseife	Entsteht durch Versetzen von Fettsäuren mit Kalilauge.

Anwendung	Bezugsquelle	Haltbarkeit
Vorwiegend äußerlich in Salbe, Tinktur oder als Aufguss in Umschlägen bei schlecht heilenden Wunden, Entzündungen, Verstauchungen, Verrenkungen.	Apotheke, Drogerie, Reformhaus	3 Jahre; siehe Packungsaufdruck
Innerlich als Abführmittel; äußerlich in der Kosmetik zur Haut- und Haarpflege.	Apotheke	2 Jahre; siehe Packungsaufdruck
Ätherisches Öl und Rosenwasser für kosmetische Cremes, Lotionen, Gesichtswässer und Duftmischungen. In der Küche zum Aromatisieren von Speisen und Potpourris.	Rosenöl und -wasser in Apotheke, Reformhaus, Drogerie; trockene Blüten im Delikatessladen	Blütenöl und Blütenwasser ca. 9 Monate; siehe Packungsaufdruck
Innerlich bei Herz- und Kreislaufbeschwerden, Verdauungsstörungen, nervöser Erschöpfung; äußerlich bei Muskel- und Gelenkrheumatismus und zur Durchblutungsförderung; in der Küche als Gewürz; kosmetisch für Shampoos und Körperöle.	getrocknete Blätter in Apotheke, Reformhaus, Bioladen	getrocknete Blätter 18 Monate; siehe Packungsaufdruck
Innerlich bei Halsentzündungen, Erkältungen, Verdauungsstörungen; äußerlich zum Gurgeln und für Wundumschläge; in der Küche als Gewürz.	Apotheke, Drogerie, Reformhaus, Supermarkt, Gartenmarkt	getrocknete Blätter und Öl 2 Jahre; siehe Packungsaufdruck
In der Kosmetik für Salben, Puder, Lotionen; gegen Schweißabsonderung an Füßen und Händen; zum Hornhautauflösen etwa bei Nagelpilz oder Hühneraugen.	Apotheke und Drogerie	2 Jahre; siehe Packungsaufdruck
Im Haushalt als Reinigungsmittel.	Apotheke und Drogerie	siehe Packungsaufdruck
Innerlich zur Verdauungsförderung, bei grippalen Infekten und schmerzhaften Regelblutungen; äußerlich zur Wundheilung; kosmetisch als Hautreinigungsmittel.	Apotheke, Reformhaus, Drogerie, Bioladen	18 Monate; siehe Packungsaufdruck
Im Haushalt für Firnisse und Möbelpolituren.	Drogerie	siehe Packungsaufdruck
Im Haushalt als Poliermittel; zur Zahnpflege.	Apotheke und Drogerie	3 Jahre; siehe Packung
Im Haushalt zum Reinigen.	Drogerie, Supermarkt, Bioladen	3 Jahre; siehe Packungsaufdruck

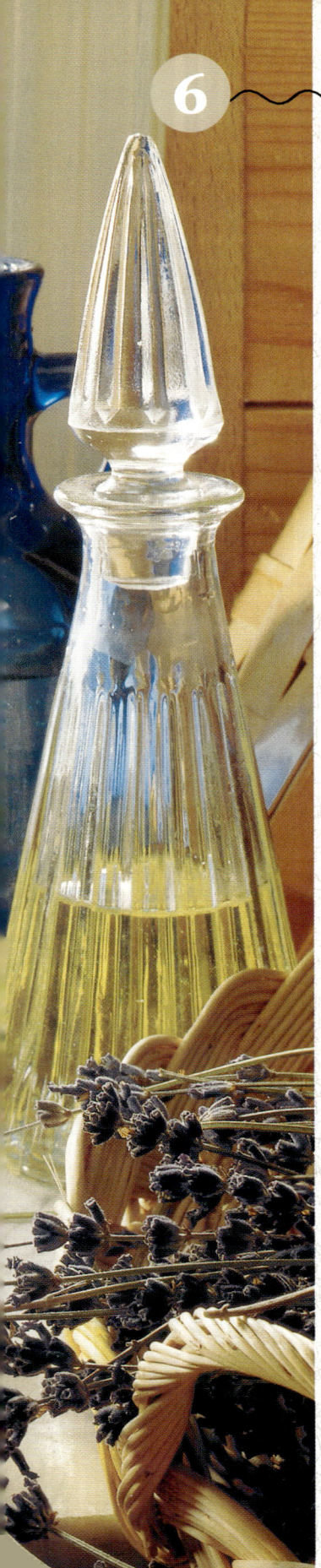

Name	Inhaltsstoffe und Wirkungsweise
Schwefel	Feines gelbes geruch- und geschmackloses Pulver, wirkt desinfizierend.
Seifenflocken	Gehobelte Kernseife, auch aus Olivenölseife erhältlich.
Seifenspiritus	Seifensprititus (Spiritus saponatus) ist eine wässrige alkoholische Lösung einer Seife aus Olivenöl und Kalilauge.
Silberweide	Salicylsäureverbindungen, Flavonoide, Gerbstoffe wirken fiebersenkend, antirheumatisch und schmerzstillend.
Soda	Natriumkarbonat, aus Kochsalz hergestelltes weißes Pulver, wirkt wasserenthärtend und stark schäumend.
Sojaöl	Aus Sojabohnen gepresstes geschmacksneutrales Öl.
Sonnenhut auch als Echinacea geläufig	Echinacin, ätherisches Öl, Bitterstoffe wirken keimtötend, abwehrsteigernd.
Spiritus auch Brennspiritus genannt	Brennspiritus ist ein hochprozentiger Alkohol, der mit einem Vergällungsmittel ungenießbar gemacht wurde.
Spitzwegerich	Schleimstoffe, Bitterstoffe, Flavonoide, Kieselsäure, Aucubin wirken schleimlösend, auswurffördernd, entzündungshemmend.
Sternanis	Ätherisches Öl wirkt reizmildernd, schleimlösend, verdauungsfördernd, windtreibend.
Süßholzwurzel	Glycyrrhizin, Sterole, Flavonoide wirken auswurffördernd, entzündungshemmend, krampflösend.
Tausendgüldenkraut	Bitterstoffe, Flavonoide, ätherisches Öl wirken appetitanregend, steigern den Speichelfluss, fördern den Gallefluss und den Milchfluss.

Anwendung	Bezugsquelle	Haltbarkeit
Im Haushalt zur Desinfektion, z. B. von Holzfässern.	Apotheke und Drogerie	3 Jahre; siehe Packungsaufdruck
In der Kosmetik zur Reinigung von Haut und Haaren; im Haushalt als Putzmittel.	Drogerie	3 Jahre; siehe Packungsaufdruck
Im Haushalt als Reinigungsmittel.	Apotheke und Drogerie	18 Monate; siehe Packungsaufdruck
Bei fieberhaften Erkältungen, Kopfschmerzen, rheumatischen Beschwerden.	Apotheke	3 Jahre; siehe Packungsaufdruck
Im Haushalt als Reinigungsmittel, zum Einweichen und Vorwaschen.	Apotheke und Drogerie	18 Monate; siehe Packungsaufdruck
In der Küche und zu kosmetischen Zwecken zu verwenden.	Reformhaus, Bioladen, Supermarkt. In der Schweiz nur Reformhaus	3 Jahre; siehe Packungsaufdruck
Innerlich zur Stärkung der körpereigenen Abwehrkräfte, besonders bei Erkältungskrankheiten, Entzündungen im Mund- und Rachenraum.	Apotheke, Drogerie	1 Jahr; siehe Packungsaufdruck
Brennspiritus nur im Haushalt als Zusatz zu Reinigungsmitteln.	Drogerie und Supermarkt	siehe Packungsaufdruck
Innerlich besonders bei Husten, zur Blutreinigung und Frühjahrskur; äußerlich zu Umschlägen bei schlecht heilenden Wunden.	getrocknete Blätter in Apotheke, Drogerie, Reformhaus	siehe Packungsaufdruck
Innerlich bei Husten, Verdauungsbeschwerden. In der Küche als Gewürz für Gebäck, Pflaumenmus, Geflügel.	Apotheke, Reformhaus, Drogerie, Supermarkt	18 Monate; siehe Packungsaufdruck
Innerlich zur Schleimlösung bei Bronchitis, gegen Magenschleimhautentzündungen und Magengeschwüre. **Achtung:** Nicht länger als 4–6 Wochen anwenden!	getrocknete Wurzel in Apotheke, Reformhaus und Drogerie	18 Monate; siehe Packungsaufdruck
Innerlich bei Appetitlosigkeit, Magenschwäche, Blähungen, nervöser Erschöpfung; äußerlich zur Förderung von Wundheilung.	Apotheke	18 Monate; siehe Packungsaufdruck

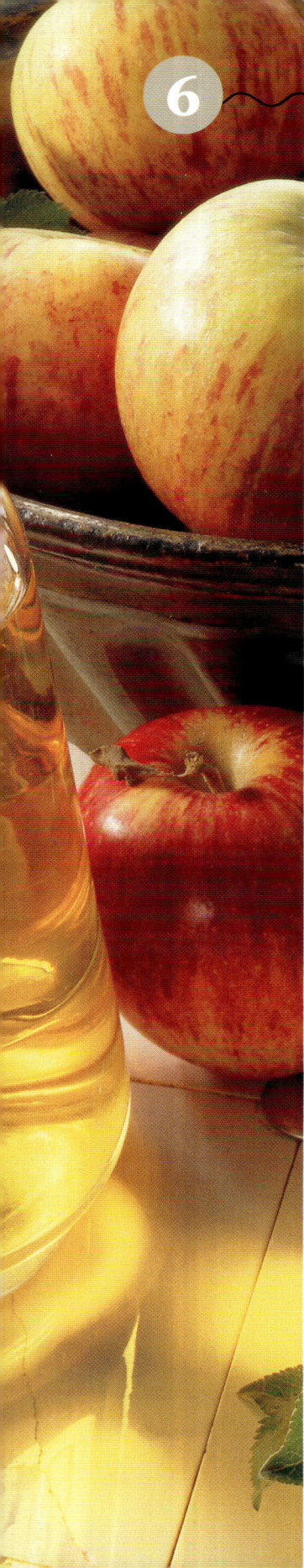

Name	Inhaltsstoffe und Wirkungsweise
Teebaumöl	Ätherisches Öl aus den Blättern des australischen Teebaums. Keimtötend, abwehrsteigernd, schmerzstillend.
Terpentinöl	Ätherisches Öl, das aus dem Balsam verschiedener Kiefernarten gewonnen wird, wirkt fettlösend.
Thymian	Ätherisches Öl, Gerbstoffe, Flavonoide wirken keimtötend, auswurffördernd, krampflösend, entzündungshemmend.
Tonerde, essigsaure Tonerde	Tonerde (Aluminiumoxyd), auch Bolus alba genannt, ist ein weißes Pulver, das adsorbierend wirkt. Essigsaure Tonerde ist eine farblose, klare Lösung von Aluminiumazetat-Tartrat in Wasser; wirkt zusammenziehend.
Vaseline, Vaselinöl	Kohlenwasserstoffgemisch, das man bei der Destillation von Erdöl gewinnt; wird nicht ranzig.
Wasserglas	Wasserglas (Natriumsilikat) ist eine dicke, klebrige, helle, geruchlose Flüssigkeit, die in Wasser löslich ist.
Weingeist	Hochprozentiger Ethylalkohol; früher 96%iger, heute 90%iger reiner Alkohol. Konservierend; Lösungsmittel für viele Stoffe.
Weißdorn	Flavonoide, Gerbstoffe, Crataeguslacton, ätherisches Öl. Blutdruckregulierend, beruhigend, krampflösend.
Wermut	Bitterstoffe, Gerbstoffe, ätherisches Öl. Appetit- und verdauungsanregend.
Ylang-Ylang-Öl	Ätherisches Öl aus den Blüten des Ylang-Ylang-Baums *(Cananga odorata)*. Beruhigend, soll aphrodisisch wirken.
Ysop	Ätherisches Öl, Gerbstoffe, Flavonoide. Auswurf- und verdauungsfördernd, windtreibend.
Zitronensäure	Weiße saure, wasserlösliche Kristalle. Kommt natürlich im Saft von Zitronen vor, wird auch durch Gärung mit Schimmelpilzen gewonnen. Kalklösend, bleichend.

Anwendung	Bezugsquelle	Haltbarkeit
Nur äußerlich bei Hauterkrankungen, Pilzinfektionen und Muskelschmerzen.	Apotheke, Drogerie, Reformhaus, Bioladen	2 Jahre; siehe Packungsaufdruck
Im Haushalt für Bohnerwachs, Schuhcreme, als Lösungsmittel für Farben und Lacke.	Apotheke und Drogerie	2 Jahre; siehe Packungsaufdruck
Innerlich bei Bronchitis, Katarrhen der oberen Luftwege, Keuchhusten, Darmbeschwerden; äußerlich als Badezusatz bei Rheuma, das Öl bei Erkältung, Halsschmerzen.	Apotheke, Reformhaus, Drogerie, Supermarkt	18 Monate; siehe Packungsaufdruck
Tonerde in der Kosmetik als Pudergrundlage, zu Masken, Lotionen. Essigsaure Tonerde zu adstringierenden und entzündungshemmenden Umschlägen. Im Haushalt zum Imprägnieren von Textilien.	Apotheke, Drogerie	Tonerde 3 Jahre; essigsaure Tonerde 9 Monate, siehe Packungsaufdruck
In der Kosmetik als Grundlage für Salben und Cremes. Im Haushalt als Schmiermittel.	Apotheke und Drogerie	3 Jahre; siehe Packungsaufdruck
Im Haushalt als Zusatz zu Waschmitteln, zur Appretur von Textilien. In der Küche zur Eierkonservierung.	Apotheke und Drogerie	2 Jahre; siehe Packungsaufdruck
Zur Bereitung pflanzlicher Tinkturen, für Einreibemittel und verschiedene Kosmetika. Im Haushalt für Likör.	Apotheke	siehe Packungsaufdruck
Innerlich bei Herz- und Kreislauferkrankungen.	Apotheke, Drogerie	18 Monate; siehe Packungsaufdruck
Magen-, Darm- und Gallebeschwerden. **Vorsicht:** Nicht bei Magen-, Darmgeschwüren, in der Schwangerschaft!	Apotheke	18 Monate; siehe Packungsaufdruck
Zusatz für Duft-Potpourris, Parfüm, Körperöle.	Apotheke, Reformhaus, Bioladen	2 Jahre; siehe Packungsaufdruck
Innerlich bei Husten und Blähungen. In der Küche als Gewürz.	Apotheke	18 Monate; siehe Packungsaufdruck
In der Küche zur Bereitung von Getränken, Marmeladen, Gelees. Im Haushalt zur Entfernung von Kalk und Flecken. **Vorsicht:** Nur verdünnt anwenden!	Apotheke, Drogerie	3 Jahre; siehe Packungsaufdruck

BILDNACHWEIS